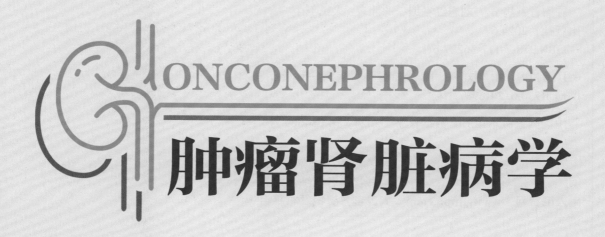

肿瘤肾脏病学

ONCONEPHROLOGY

主　　编　刘志红

副 主 编　黄湘华　左　科　蒋　松

特邀编者　王红阳　于金明　徐兵河　黄晓军

U0245846

人民卫生出版社

·北　京·

图书在版编目（CIP）数据

肿瘤肾脏病学 / 刘志红主编 . —北京：人民卫生
出版社，2024.6
　ISBN 978-7-117-36227-6

　I.①肿… 　II.①刘… 　III.①肿瘤 －肾疾病 －诊疗
IV.①R730.6 ②R692

中国国家版本馆 CIP 数据核字（2024）第 084609 号

| 人卫智网 | www.ipmph.com | 医学教育、学术、考试、健康，购书智慧智能综合服务平台 |
| 人卫官网 | www.pmph.com | 人卫官方资讯发布平台 |

肿瘤肾脏病学
Zhongliu Shenzangbingxue

主　　编：刘志红
出版发行：人民卫生出版社（中继线 010-59780011）
地　　址：北京市朝阳区潘家园南里 19 号
邮　　编：100021
E - mail：pmph @ pmph.com
购书热线：010-59787592　010-59787584　010-65264830
印　　刷：北京盛通印刷股份有限公司
经　　销：新华书店
开　　本：889×1194　1/16　　印张：23
字　　数：649 千字
版　　次：2024 年 6 月第 1 版
印　　次：2024 年 9 月第 1 次印刷
标准书号：ISBN 978-7-117-36227-6
定　　价：248.00 元
打击盗版举报电话：010-59787491　E-mail：WQ @ pmph.com
质量问题联系电话：010-59787234　E-mail：zhiliang @ pmph.com
数字融合服务电话：4001118166　　E-mail：zengzhi @ pmph.com

编者名单

（以姓氏笔画为序）

于金明　山东省肿瘤医院

王风华　中山大学肿瘤防治中心

王红阳　中国人民解放军海军军医大学第三附属医院

左　力　北京大学人民医院

左　科　中国人民解放军东部战区总医院

刘志红　中国人民解放军东部战区总医院

李明焕　山东省肿瘤医院

李春辉　中南大学湘雅医院

李贵森　四川省医学科学院·四川省人民医院

李雪梅　中国医学科学院北京协和医院

吴德沛　苏州大学附属第一医院

张　炯　中国人民解放军东部战区总医院

张路霞　北京大学第一医院

陈　崴　中山大学附属第一医院

陈大进　浙江大学医学院附属第一医院

陈江华　浙江大学医学院附属第一医院

陈晓农　上海交通大学医学院附属瑞金医院

周巧玲　中南大学湘雅医院

赵方辉　中国医学科学院肿瘤医院

徐兵河　中国医学科学院肿瘤医院

徐瑞华　中山大学肿瘤防治中心

郭宏骞　南京大学医学院附属鼓楼医院

唐　荣　中南大学湘雅医院

黄晓军　北京大学人民医院

黄湘华　中国人民解放军东部战区总医院

蒋　松　中国人民解放军东部战区总医院

程　虹　首都医科大学附属北京安贞医院

程　震　中国人民解放军东部战区总医院

曾彩虹　中国人民解放军东部战区总医院

路　瑾　北京大学人民医院

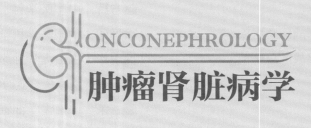

ONCONEPHROLOGY

肿瘤肾脏病学

主编简介

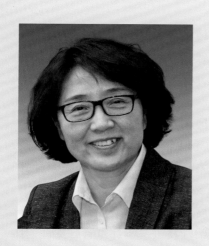

刘志红，中国工程院院士，主任医师、教授、博士生导师。现任中国人民解放军东部战区总医院国家肾脏疾病临床医学研究中心主任。中国医学科学院学部委员，中国中医科学院学部委员，中华医学会第二十六届理事会常务理事，中华医学会肾脏病学分会第九届委员会主任委员，江苏省医学会副会长。曾任南京大学医学院院长、浙江大学医学院院长。是国际肾脏病学会（ISN）常务理事，美国布朗（Brown）大学医学院客座教授。《肾脏病与透析肾移植杂志》主编，*Kidney Diseases* 主编。长期从事肾脏疾病的临床和基础研究，主持多项国家级重大科研项目，是国家 973 计划项目首席科学家，国家"精准医学研究"重点研发计划项目首席科学家。获国家科学技术进步奖二等奖 4 项，军队和省、部级科学技术奖一等奖 9 项。出版专著 5 部，主编主审教材 3 部。获中国青年科技奖、中国科协求是杰出青年实用工程奖、中国工程院光华工程科技奖、军队专业技术重大贡献奖。被评为全国优秀科技工作者、全国巾帼建功标兵、全国三八红旗手、全军优秀共产党员。是中国共产党第十六次全国代表大会代表，中国人民政治协商会议第十届、第十一届和第十二届全国委员会委员，中华人民共和国第十四届全国人民代表大会代表。

前　言

　　肾脏作为人体内的一个重要脏器,其独特的结构及在维持机体内环境稳定中的作用,使肾脏成为全身系统性炎症免疫反应、代谢性疾病、心血管疾病、药物毒副作用及环境致病因素最常累及的器官,如狼疮肾炎、糖尿病肾病、高血压肾损伤、药物肾脏损伤、重金属肾脏损伤等。同样,在肿瘤的发生、发展及其治疗过程中,肾脏也未能幸免。

　　从世界范围来看,恶性肿瘤的发病率和死亡率呈逐年上升的趋势,且这一趋势在未来还将持续,我国也不例外。肿瘤患者合并的肾脏损伤,可以由肿瘤本身所致,更多的是肿瘤治疗过程中导致的急性和慢性损伤。肿瘤导致肾脏损伤较为常见的有单克隆免疫球蛋白病相关肾脏损伤,多发性骨髓瘤肾脏损伤,实体肿瘤导致的肾脏损伤,肿瘤引发的电解质和酸碱平衡紊乱所致肾脏损伤等。肿瘤治疗方法(化疗、免疫治疗、靶向治疗、放疗、手术、造血干细胞移植等)均可不同程度地导致肾脏损伤,如肿瘤溶解综合征、自身免疫相关不良反应、移植物抗宿主病等。此外,肿瘤的联合治疗将进一步加重肾脏毒性,有可能导致有效抗肿瘤治疗的中断,影响患者的生存率和远期预后。由于在肿瘤治疗过程中缺乏系统监测和相关诊断标准,上述肾脏损伤往往被低估。不仅如此,随着肿瘤患者存活率的提高及人口老龄化,同时合并慢性肾脏病(chronic kidney disease,CKD)的患者不断增加,有报道肿瘤患者中合并肾功能损伤者(CKD 3 期)可占 13%~30%。这类患者的肾功能评估、治疗药物选择及剂量和疗程调整,包括透析治疗对抗肿瘤药物的清除等,均需要进行系统的研究和规范管理。

　　慢性肾脏病是危害人类健康的重大慢性疾病,对其的预防和诊治已成为全球范围内重要的公共卫生问题之一。根据全球疾病负担研究的最新数据,2017 年全球慢性肾脏病的患病率为 9.1%,估计约有6.98 亿慢性肾脏病患者。值得注意的是,目前发病率在不断攀升的一些重大慢性非传染性疾病,如高血压、糖尿病、心脑血管疾病、肥胖等,不仅成为慢性肾脏病发病率逐年升高的重要影响因素,也使 CKD患者具有更复杂的共病背景,并成为肿瘤的高发人群,有报道 CKD 患者肿瘤的发生率可达 2.7%~6.0%。当慢性肾脏病患者的肾功能进行性下降,进入终末期肾病(end stage renal disease,ESRD)后,需要借助肾脏替代治疗(血液透析,腹膜透析,肾移植)维系其肾脏功能,而长期接受这类治疗促发肿瘤的问题开始受到关注。有观察发现,接受透析治疗的终末期肾病患者发生肿瘤的风险增加,合并肿瘤的患者生存率明显低于未合并肿瘤者。不仅如此,有数据显示,肾移植术后实体器官肿瘤累积发病率为:术后 5 年4%~5%,术后 10 年 10%,术后 20 年可超过 25%。肿瘤的发生成为影响移植受者长期存活的重要因素之一。健全肾移植受者登记系统中对于肿瘤的记录,完善移植术前及术后肿瘤筛查,合理使用免疫抑制剂及相关生物制剂,已成为肾脏疾病一体化治疗中的一个重要内容。

　　综上所述,肿瘤肾脏病学(onconephrology)应运而生,成为融肾脏病、肿瘤等相关学科为一体的新兴领域,并开始受到国内外学术界的关注。尽管如此,目前国内尚缺乏对肿瘤肾脏病学加以系统阐述的专著。为了满足该领域快速发展的需求,我们组织肾脏病、肿瘤、血液病、泌尿外科和临床药理学等相关领域的专家撰写了这本《肿瘤肾脏病学》。本书以当今肿瘤和肾脏病流行病学特征及诊断治疗进展开篇,系统地介绍了肿瘤各种治疗方法所致肾脏损伤的特点及机制,对血液系统肿瘤和实体瘤导致的肾脏损伤以及慢性肾脏病、血液透析和肾移植与肿瘤发生的关联进行了介绍,并对肿瘤患者肾功能评估、合理用药、电解质酸碱平衡、高血压管理、泌尿系统感染及生活质量评估等特殊问题进行系统的阐述。本书着力于体现肿瘤、肾脏病及多学科交叉的特点,从不同的专业视角聚焦肿瘤肾脏病,从病理生理机制认识肿瘤肾脏病,从临床特殊问题解析肿瘤肾脏病,在充分体现其交叉性、前沿性的同时,以期能形成一个较为完整的知识体系和更加开放的诊治体系。

本书的作者都是工作在医教研一线的杰出专家和学者,他们在相关领域有很深的造诣,对学科前沿和最新进展有准确的把握,并具有丰富的临床经验,从而保证了本书能够比较全面地反映出肿瘤肾脏病学这个领域的内涵和外延。在此,对他们的大力支持和帮助表示最诚挚的感谢。我们还要特别感谢王红阳院士、于金明院士、徐兵河院士和黄晓军院士,作为中国肿瘤和血液病领域的领军学者,他们的加盟完美诠释了肿瘤肾脏病学多学科交叉和前沿汇聚的特性,也为本书在该领域发挥其引领作用提供了保证。希望本书能为临床医务工作者和医学生进一步了解肿瘤肾脏病学,在临床工作和医学研究中践行多学科团队医疗和学科交叉研究,提供参考。

刘志红

2024 年 6 月

目 录

ONCONEPHROLOGY

肿瘤肾脏病学

第一章

肿瘤肾脏病学的起源

第一节　肿瘤流行病学的变迁

随着人均寿命延长、工业化加速、环境污染加重及生活方式的改变,恶性肿瘤已经成为全球第二大死亡病因,是严重威胁人类生存和社会发展的全球重要公共卫生问题。肿瘤防控被世界各国政府列为卫生战略重点。肿瘤流行病学(cancer epidemiology)是流行病学的一个重要分支,主要研究恶性肿瘤在人群中的分布及其影响因素,探索病因,从而制定和评价预防对策及干预措施。

一、肿瘤登记

肿瘤的发病和死亡等相关数据主要通过"肿瘤登记"获得,肿瘤登记是系统、常规地收集、存储、整理、分析和评价肿瘤发病、死亡和生存资料的统计制度,能够比较宏观地反映不同性别、种族、区域的肿瘤发病率、死亡率、患病率和生存率等流行病学信息。以人群为基础的肿瘤登记(population-based cancer registry,PBCR)是最理想的评估模式,可以提供对特定人群的肿瘤负担及其随时间变化趋势的估计,这对于评估因肿瘤带来的负担,制订肿瘤防控计划至关重要,亦可进一步调整肿瘤防控工作的方向和重点,使肿瘤防治工作的开展更具针对性和预见性。

2020 年全球癌症统计(GLOBOCAN)是世界卫生组织(World Health Organization,WHO)/国际癌症研究机构(International Agency for Research on Cancer,IARC)建立的全球肿瘤监测在线数据平台,覆盖 185 个国家 / 地区的 36 种肿瘤,是国际最权威的肿瘤负担数据来源。GLOBOCAN 肿瘤发病率数据是通过 PBCR(包括国家级和地区级)而收集。由于人力和财力资源短缺,中低收入国家的 PBCR 的建立、发展速度远低于高收入国家。在高收入国家,PBCR 的覆盖范围较广,但在中低收入国家,PBCR 的覆盖范围较小,往往仅覆盖部分地区 / 人口。在没有 PBCR 的国家,其肿瘤负担数据是通过邻国的 PBCR 系统估计而来,并非实际发生值。2010 年,全球约 24% 的人口被 PBCR 覆盖,南美洲、亚洲和非洲的覆盖比例较低,分别为总人口的 19%、15% 和 13%。全球约 15% 的人口被高质量的肿瘤登记系统所覆盖。GLOBOCAN 的死亡数据来自 WHO 的死亡数据库,在高收入国家,其死亡数据具有国家范围的高覆盖率和长期稳定性的优点,但在中低收入国家,死亡登记数据的完整性和质量差异很大,从而影响了数据的准确性。目前,约 1/5 的国家报告的死亡登记数据为高质量数据。

我国肿瘤登记工作起步较晚,可追溯到 20 世纪 50 年代末 60 年代初,经过近 60 年的发展,实现了"从无到有""从弱到强",至今已初步建成覆盖全国的肿瘤登记及监测随访网络,并在我国肿瘤防控规划、政策制定、防控效果评价及肿瘤患者康复生存等方面发挥越来越重要的作用。截至 2020 年底,我国肿瘤登记工作区县达到 1 152 个,覆盖 5.98 亿人口。但现阶段我国肿瘤登记仍存在登记点分布不均衡,肿瘤登记数据深度和广度不足、信息资源交互共享利用度低等问题,针对此,《健康中国行动——癌症防治实施方案(2019—2022 年)》对我国肿瘤登记工作以制度标准、数据质量和资源共享为切入点,通过"扩面""提质""增效"三个方面的具体行动措施,进一步推进我国肿瘤登记工作。

二、全球肿瘤疾病负担及变化趋势

从世界范围来看,恶性肿瘤的发病率和死亡率呈逐年上升趋势,是全球重大公共卫生问题。WHO 2019 年数据显示:在 183 个国家中,恶性肿瘤位列 112 个国家 70 岁以下人口死亡原因顺位的第一或第二位,位列 23 个国家死亡原因顺位的第三或第四位。根据 IARC 公布的 GLOBOCAN 2020 数据估算,全球约 1 809 万肿瘤新发病例(不包括非黑色素瘤皮肤癌),其中,男性病例约 934 万,女性病例约 875 万,粗发病率为 232.1/10 万,世界人口年龄标化(简称世标)发病率为 190.0/10 万;肿瘤死亡病例约 989 万,其中男性肿瘤死亡病例 549 万,女性肿瘤死亡病例 440 万,粗死亡率为 126.9/10 万,世标死亡率为 100.1/10 万。值得注意的是全球约有 226 万乳腺癌新增病例,首次超过了肺癌的新增病例数（221万），成为最常见的恶性肿瘤，其次是结直肠癌（193万）、前列腺癌（141万）和胃癌（109万）。肺癌仍然位于恶性肿瘤死因顺位的第一位，全球约180万人死于肺癌，其次是结直肠癌（93.5万）、肝癌（83万）、胃癌（76.9万）和女性乳腺癌（68.5万）。按照发病例数顺位排序，全球范围内，前10位最常见的肿瘤分别是乳腺癌、肺癌、结直肠癌、前列腺癌、胃癌、肝癌、宫颈癌、食管癌、甲状腺癌和膀胱癌，占所有肿瘤发病例数的60%以上；按照死亡例数顺位排序，前10位的肿瘤分别是肺癌、结直肠癌、肝癌、胃癌、乳腺癌、食管癌、胰腺癌、前列腺癌、宫颈癌和白血病，占所有肿瘤死亡例数的70%以上。

GLOBOCAN 2020数据显示：全球肿瘤发病率的分布存在明显的地区差异。总体而言，澳大利亚、新西兰、爱尔兰、美国、加拿大及部分欧洲地区，肿瘤的年龄别发病率较高。在考虑人口数量的因素之后，亚洲是发生新发肿瘤例数最多的地区（占世界新发病例的49.3%），其次是欧洲（22.8%）、北美洲（13.3%）、拉丁美洲（7.6%）、非洲（5.7%）和大洋洲（1.3%）。23.7%的新发病例发生在我国，其次是美国（11.8%）和印度（6.9%）。

与肿瘤发病率类似，全球肿瘤死亡率的分布也存在明显的地区差异。总体而言，蒙古国、塞尔维亚、匈牙利、黑山、斯洛伐克、津巴布韦和萨摩亚的肿瘤年龄别死亡率较高。在考虑人口数量的因素之后，亚洲同样是发生肿瘤死亡例数最多的地区（占全球死亡病例的58.3%），其次是欧洲（19.6%）、北美洲（7.2%）、拉丁美洲（7.1%）、非洲（7%）和大洋洲（0.7%）。30.2%的死亡病例发生在我国，其次是印度（8.6%）和美国（6.1%）。

世界范围内不同国家男性、女性中最常见的恶性肿瘤以及位于死因首位的恶性肿瘤分布不尽相同。发病率层面，在男性中，前列腺癌在112个国家是最常见的恶性肿瘤，其次是肺癌（36个国家）、结直肠癌（11个国家）和肝癌（11个国家）。恶性肿瘤死亡率层面，肺癌位居93个国家的首位死因，其次是前列腺癌（48个国家）、结直肠癌和肝癌（23个国家）。在女性中，最常见的恶性肿瘤分别是乳腺癌（159个国家）和宫颈癌（23个国家），此外，乳腺癌、宫颈癌分别位于110个、36个国家的首位死因，其次是肺癌（25个国家）。

根据GLOBOCAN 2012、GLOBOCAN 2018和GLOBOCAN 2020年全球肿瘤发病和死亡的数据估计，2012年全部癌症新发病例1 410万，死亡病例820万；2018年新发病例1 700万，死亡病例950万；2020年新发病例1 810万，死亡990万。全球肿瘤发病和死亡例数呈上升趋势。IARC估计至2040年，全球恶性肿瘤新发病例将达2 840万，相比2020年将增长47%，相对增长幅度在低人类发展指数（human development index，HDI）国家中最为突出（95%），其次是中HDI国家（65%）、高HDI国家（56%）、较高HDI国家（32%）。这主要是由于人口的增长及老龄化的加剧，同时，相关危险因素的日益流行也是主要原因之一。估计至2040年，全球恶性肿瘤死亡病例将达到1 615万，同样，在低HDI国家中增幅最大（98%），其次是高HDI国家（71%）、中HDI国家（70%）和较高HDI国家（43%）。

三、全球主要恶性肿瘤的流行特征

（一）女性乳腺癌

GLOBOCAN 2020最新数据显示：乳腺癌已经超过肺癌，成为全球发病率最高的恶性肿瘤。全球新发病例226万，占所有肿瘤病例的12.5%，在女性肿瘤中，乳腺癌占1/4。粗发病率为58.5/10万，世标发病率为47.8/10万。乳腺癌发病率在较高HDI的国家（世标发病率75.6/10万）显著高于低HDI国家（世标发病率36.1/10万）。澳大利亚、新西兰、西欧、北美和北欧国家的女性乳腺癌发病率最高（世标发病率>80/10万），中美洲、非洲东部和中部以及中南亚的发病率最低（世标发病率<40/10万）。全球乳腺癌死亡病例68.5万，位居恶性肿瘤死因第五位，占所有肿瘤死亡病例的6.9%。在女性肿瘤中，乳腺癌占1/6，是女性恶性肿瘤死因顺位的第一位。粗死亡率为17.7/10万，世标死亡率为13.6/10万。低HDI的国家乳腺癌死亡率高于较高HDI的国家（世标死亡率20.1/10万 vs 13.4/10万），美拉尼西亚、西非、密克罗尼西亚/波利尼西亚和加勒比地区的乳腺癌死亡率最高。

在20世纪80年代至90年代，北美洲、大洋洲和欧洲很多国家的乳腺癌发病率显著增长，主要因为相关危险因素的变化，如推迟生育、生育次数减少、减少母乳喂养、绝经期采用激素治疗、饮酒、超重和肥胖，以及广泛采用乳房 X 线筛查。之后，乳腺癌发病率上升相对缓慢，主要归因于绝经期激素治疗的减少。自 2007 年以来，美国的乳腺癌发病率上升缓慢（每年<0.5%），但在欧洲以及大洋洲的国家增幅较大。美国、丹麦、爱尔兰和苏格兰的研究提示，乳腺癌发病率的增加仅局限于雌激素受体阳性的肿瘤患者，而雌激素受体阴性的肿瘤患者在下降，可能是肥胖的流行导致了这一现象，因为研究发现肥胖和雌激素受体阳性肿瘤存在较强的关联性。

（二）肺癌

据 GLOBOCAN 2020 显示肺癌是全球第二大常见恶性肿瘤，在男性肿瘤中居第一位，在女性肿瘤中居第三位。2020 年全球肺癌新发病例 221 万，占全部肿瘤新发病例的 12.2%，粗发病率为 28.3/10 万，世标发病率为 22.4/10 万。较高 HDI 国家的肺癌发病率显著高于低 HDI 的国家（世标发病率为 29.9/10 万 vs 3.5/10 万）。随着烟草流行的发展，这种模式未来可能会发生改变，因为研究发现 80% 的 15 岁以上吸烟者居住在中低收入国家。男性肺癌发病率显著高于女性，约是女性的 2 倍。匈牙利、塞尔维亚和土耳其的肺癌发病率最高，世标发病率均高于 40.0/10 万。全球肺癌死亡病例 180 万，占全部肿瘤死亡病例的 18.2%，粗死亡率为 23.0/10 万，世标死亡率为 18.0/10 万，分别居男性、女性恶性肿瘤死因顺位的第一位和第二位。较高 HDI 国家的肺癌死亡率显著高于低 HDI 国家（世标死亡率为 20.6/10 万 vs 3.2/10 万）。男性肺癌死亡率约是女性的 2 倍，在不同地区这一比例差异较大，比如在北美地区这一比例约为 1.2，而在北非地区这一比例高达 5.6。在男性中，肺癌是 36 个国家最常见的恶性肿瘤，位于 93 个国家恶性肿瘤死因的首位。密克罗尼西亚 / 波利尼西亚、东欧以及南欧、东亚和西亚的肺癌发病率较高，非洲男性肺癌发病率整体较低。在女性中，肺癌位居 25 个国家恶性肿瘤死因的首位，这些国家主要集中在北美洲、大洋洲和欧洲部分地区。

吸烟是肺癌发生的主要原因，全球范围内，约 2/3 以上的肺癌死亡归因于吸烟。在男女吸烟均较为普遍的国家，这一比例高达 90% 以上。吸烟最早流行于英国和美国，在吸烟率下降后的 20~30 年，该地区男性肺癌的发病率和死亡率也显著下降。而在肺癌发病率稍低的国家 / 地区，近年来男性肺癌发病率呈现稳定或增加的趋势，如印度、泰国。随着女性吸烟人数逐年增多，女性肺癌发病率也随之上升，上升较为明显的国家有澳大利亚、日本、英国和美国等，其中英国和美国随着发病率的逐渐上升达到峰值后，呈现下降趋势。

（三）结直肠癌

结直肠癌是全球第三大常见恶性肿瘤，在男性肿瘤中居第三位，在女性肿瘤中居第二位。2020 年全球结直肠癌新发病例 193 万，占全部肿瘤新发病例的 10.7%，粗发病率为 24.8/10 万，世标发病率为 19.5/10 万。较高 HDI 国家的肺癌发病率显著高于低 HDI 国家（世标发病率为 29.4/10 万 vs 7.4/10 万）。结直肠癌发病率随年龄的增加而增加，且男性发病率高于女性。世界范围内，结直肠癌发病率约存在 9 倍的差异，欧洲、新西兰、北美、匈牙利和挪威的发病率最高，在非洲以及中南亚地区，结直肠癌发病率较低。结直肠癌的发病率与社会经济发展相关，发病率在东欧、东南亚、中南亚和南美洲国家呈稳步上升趋势。其发病率的上升与生活方式以及饮食习惯的改变相关，比如动物源性食物摄入的增加、久坐、体力活动减少、超重和肥胖的流行。其他危险因素包括吸烟、饮酒，使用红肉或加工肉类。在结直肠癌高发病率国家出现的发病率下降趋势主要归因于更加健康的生活方式的转变，以及筛查的实施。但是，早发性结直肠癌（诊断年龄<50 岁）在美国、加拿大、澳大利亚和 6 个其他高收入国家每年增加 1%~4%，仍需更多的研究阐明潜在的影响因素。2020 年，全球结直肠癌死亡病例 93.5 万，占全球肿瘤死亡的 9.5%，粗死亡率为 12.0/10 万，世标死亡率为 9.0/10 万，位于恶性肿瘤死因顺位的第二位。死亡率在不同 HDI 国家间的差异较小（世标死亡率：较高 HDI 国家 10.9/10 万 vs 低 HDI 国家 5.5/10 万）。匈牙利和斯洛伐克的结直肠癌世标死亡率较高，超过 20/10 万。

（四）前列腺癌

前列腺癌是全球第四大常见恶性肿瘤，位居男性肿瘤的第二位。2020 年全球前列腺癌新发病例141万,占全部肿瘤新发病例的7.8%,粗发病率为36.0/10万,世标发病率为30.7/10万。较高HDI国家的前列腺癌发病率是低HDI国家的近3倍(分别是61.2/10万和27.7/10万)。在男性肿瘤中,前列腺癌是112个国家最常见的癌种。北欧、西欧、加勒比、澳大利亚/新西兰、北美洲和南非的前列腺癌发病率最高,亚洲和北非的发病率最低。全球前列腺癌死亡病例37.5万,占全部肿瘤死亡病例的3.8%,粗死亡率为9.5/10万,世标死亡率为7.7/10万。在男性肿瘤中,前列腺癌位于48个国家死因顺位的第一位。低HDI国家的前列腺癌死亡率高于较高HDI的国家(世标死亡率:17.0/10万 vs 9.1/10万)。死亡率的分布模式与发病率分布模式不同,加勒比、撒哈拉以南的非洲及密克罗尼西亚/波利尼西亚的前列腺癌死亡率最高。

前列腺癌已经确定的危险因素包括年龄和恶性肿瘤家族史及某些基因突变,其他危险因素尚不明确。在20世纪80年代至90年代早期,由于应用前列腺特异性抗原(prostate specific antigen, PSA)检测进行广泛筛查,美国、加拿大和澳大利亚的前列腺癌发病率显著增加,在之后的几年急剧下降,在21世纪初期进一步下降,主要因为PSA检测的使用减少。自20世纪90年代中期以来,北美洲、大洋洲、北欧和西欧的高收入国家的前列癌死亡率呈下降趋势,主要得益于筛查带来的早发现、早诊断和早治疗。

(五) 胃癌

胃癌仍然是世界范围内的重要癌种之一,是全球第五大常见恶性肿瘤,在男性肿瘤中居第四位,在女性肿瘤中居第七位。2020年全球新增胃癌病例109万,占全部肿瘤新发病例的6.0%,粗发病率为14.0/10万,世标发病率为11.1/10万。男性胃癌发病率是女性的2倍。较高HDI国家的胃癌发病率高于低HDI的国家(世标发病率:10.5/10万 vs 4.5/10万)。中亚地区(日本和蒙古国)的胃癌发病率最高,其次是中欧地区,而北美洲、北欧以及非洲地区的胃癌发病率较低。2020年全球胃癌死亡病例76.9万,占全部肿瘤死亡病例的7.8%,粗死亡率为9.9/10万,世标死亡率为7.7/10万,位于肿瘤死因顺位的第四位。较高HDI国家的胃癌死亡率与低HDI国家的接近(世

标死亡率:5.0/10万 vs 4.0/10万)。蒙古国的胃癌死亡率最高,世标死亡率为24.6/10万。

胃癌包括贲门癌(源自贲门)和非贲门癌(源于贲门之外的其他胃部),两者的危险因素、致癌机制及流行特征有所不同。慢性幽门螺杆菌(helicobacter pylori)感染是非贲门癌的主要病因,其他危险因素包括饮酒、吸烟和食用盐腌制食物。而慢性幽门螺杆菌感染与贲门癌病因学关系尚不明确。自20世纪90年代以来,非贲门癌的发病率和死亡率呈稳步下降趋势,主要得益于慢性幽门螺杆菌感染率的下降及食品保存的改进。值得注意的是,最新的研究显示无论是在胃癌高风险国家还是在低风险国家,包括美国、加拿大、英国、智利和白俄罗斯,50岁以下胃癌(包括贲门癌、非贲门癌)的发病率呈上升趋势。

(六) 肝癌

肝癌是第六大常见恶性肿瘤,在男性肿瘤中居第五位,在女性肿瘤中居第九位。2020年全球肝癌新发病例约90.6万,占全部肿瘤新发病例的5.0%,粗发病率为11.6/10万,世标发病率为9.5/10万。在全球大部分地区,男性肝癌的发病率是女性的2~3倍。全球肝癌发病率最高的国家主要是较低HDI的国家,集中在东亚、东南亚、北非和西非。2020年全球肝癌死亡病例约83万,占全部肿瘤死亡病例的8.4%,粗死亡率为10.7/10万,世标死亡率为8.7/10万,位居恶性肿瘤死因顺位的第三位。蒙古国的肝癌死亡率最高,世标死亡率高达101.9/10万,远高于位于第二位的埃及(世标死亡率为43.7.9/10万)。

原发性肝癌包括肝细胞癌(占75%~85%)和肝内胆管癌(占10%~15%),以及其他罕见类型。肝细胞癌的主要危险因素是慢性乙型肝炎病毒(hepatitis B virus, HBV)或丙型肝炎病毒(hepatitis C virus, HCV)感染。肝内胆管癌的主要危险因素包括肝吸虫、肥胖、糖尿病和非酒精性脂肪肝。自20世纪70年代以来,肝癌的发病率和死亡率在东亚和东南亚的高风险国家(包括中国、韩国、菲律宾)呈下降趋势。1995年以来,意大利的肝癌发病率也在下降,这一下降趋势可能归因于人群HBV、HCV感染率的下降及黄曲霉素暴露的减少,得益于HBV疫苗的免疫接种,大幅降低了HBV感染。

（七）宫颈癌

宫颈癌是第七大常见恶性肿瘤,位居女性肿瘤的第四位。2020 年全球新发病例约 60.4 万,占全部肿瘤新发病例的 3.3%,粗发病率为 15.6/10 万,世标发病率为 13.3/10 万。低 HDI 国家的宫颈癌发病率显著高于较高 HDI 国家(世标发病率:27.2/10 万 vs 9.1/10 万)。宫颈癌是 23 个国家最常见的恶性肿瘤,这些国家主要集中在撒哈拉以南的非洲、美拉尼西亚、南美洲及东南亚。北美洲、澳大利亚 / 新西兰以及西亚地区的发病率较低。2020 年全球宫颈癌死亡病例约 34.2 万,占全部肿瘤新发病例的 3.5%,粗死亡率为 8.8/10 万,世标死亡率为 7.3/10 万,位于女性肿瘤死因顺位的第四位。低 HDI 国家的宫颈癌死亡率显著高于较高 HDI 国家(世标死亡率为 19.8/10 万 vs 3.1/10 万)。斯威士兰的宫颈癌死亡率最高(世标死亡率为 55.7/10 万),其次是马拉维(世标死亡率为 51.5/10 万)。

高危型人乳头瘤病毒(human papilloma virus,HPV)的持续感染是宫颈癌的主要病因,其中 12 种致癌性 HPV 已被 IARC 归为一类致癌物。由于一级预防(预防性 HPV 疫苗)和二级预防(多种宫颈癌筛查方法)的存在,宫颈癌被认为是最有希望被消除的癌症。在过去的几十年,宫颈癌的发病率和死亡率在一些国家呈现下降趋势,主要得益于 HPV 持续感染率的下降及大规模以人群为基础的宫颈癌筛查。在东欧及中亚地区,由于尚未开展以人群为基础的宫颈癌筛查,近年来,该地区的宫颈癌发病率显著增加。截至 2020 年 5 月,30% 的中低收入国家将预防性 HPV 疫苗纳入国家免疫接种规划,而这一比例在高收入国家已达 80% 以上。在中低收入国家,报告研究显示仅 44% 的女性曾经接受过宫颈癌筛查,而在高收入国家,这一比例超过 60%。

WHO 于 2018 年 5 月提出了全球消除宫颈癌的行动号召,目标将宫颈癌发病率控制在 4/10 万以下。WHO 总干事制定了加速消除宫颈癌的全球策略,具体包括:① 90% 的适龄女孩在 15 岁之前接种 HPV 疫苗;② 为 70% 的 35~45 岁女性提供高效的宫颈癌筛查;③ 为 90% 诊断为宫颈癌或癌前病变的女性提供规范的治疗和管理。该策略于 2020 年被第 73 届世界卫生大会批准采纳。

模型研究预测较高 HDI 国家可能在 2055—2059 年实现消除宫颈癌的宏伟目标,而在低 HDI 国家,这一目标可能在 21 世纪末实现。

（八）食管癌

食管癌是第八大常见恶性肿瘤,在男性肿瘤中居第七位,在女性肿瘤中居第 13 位。2020 年全球食管癌新发病例约 60.4 万,占全部肿瘤新发病例的 3.3%,粗发病率为 7.8/10 万,世标发病率为 6.3/10 万。约 70% 的食管癌病例发生在男性中。较高 HDI 国家的食管癌发病率与低 HDI 国家接近(世标发病率:3.5/10 万 vs 3.7/10 万)。全球食管癌发病率最高的国家是马拉维(世标发病率为 17.5/10 万),其次是蒙古国(世标发病率为 17.1/10 万)。2020 年全球食管癌死亡病例约 54.4 万,占全部肿瘤死亡病例的 5.5%,粗死亡率为 7.0/10 万,世标死亡率为 5.6/10 万,位居恶性肿瘤死因顺位的第六位。全球食管癌死亡率最高的国家是马拉维(世标死亡率为 16.7/10 万),其次是蒙古国(世标死亡率为 16.2/10 万)。

食管癌分为鳞状细胞癌和腺癌,二者的病因及发病率存在很大地区差异。近年来,在食管癌高风险国家,由于饮食习惯的改变,食管鳞状细胞癌的发病率普遍下降。在一些高收入国家,如美国、澳大利亚、法国和英国,食管鳞状细胞癌发病率的下降主要与吸烟率的下降有关。在高收入国家,食管腺癌约占总病例的 2/3,其主要危险因素包括超重、胃食管反流病和巴雷特食管。在一些高收入国家,食管腺癌发病率的迅速上升主要因为超重以及胃食管反流的增加。在未来,这一趋势可能仍会持续。

（九）甲状腺癌

甲状腺癌是第九大常见恶性肿瘤,在男性肿瘤中居第 16 位,在女性肿瘤中居第五位。2020 年全球新发病例约 58.6 万,占全部肿瘤新发病例的 3.2%,粗发病率为 7.5/10 万,世标发病率为 6.6/10 万,女性发病率显著高于男性。较高 HDI 国家的甲状腺癌发病率显著高于低 HDI 国家(世标发病率:10.0/10 万 vs 1.7/10 万),较高 HDI 国家可能存在甲状腺癌的过度诊断。甲状腺癌发病率最高的国家是韩国(世标发病率为 26.6/10 万),其次是塞浦路斯(世标发病率为 19.3/10 万)。2020 年全球甲状腺癌死亡病例约 4.4 万,占所有肿瘤死亡的 0.44%,粗死亡率为 0.56/10 万,世标死亡率为 0.43/10 万。不同 HDI 国家间的甲状腺癌死亡率接近。萨摩亚和瓦努阿图的甲状腺癌死亡率最高,世标死亡率分别是 2.7/10 万和 2.1/10 万。

(十) 肾癌

肾癌是第 14 大常见恶性肿瘤,在男性中居第九位,在女性中居第 14 位,男性发病率约是女性发病率的 2 倍。2020 年全球新发肾癌病例约 43 万,占全部肿瘤新发病例的 2.4%。粗发病率为 5.5/10 万,世标发病率为 4.6/10 万。较高 HDI 国家的肾癌发病率高于低 HDI 国家(世标发病率为 9.4/10 万 vs 1.7/10 万)。北美、东欧、澳大利亚和新西兰的肾癌疾病负担高于非洲、亚洲地区。立陶宛的肾癌发病率最高(世标发病率为 14.5/10 万),其次是捷克(世标发病率为 14.4/10 万)和乌拉圭(世标发病率为 14.3/10 万)。2020 年全球肾癌死亡病例 17.9 万,占所有肿瘤死亡病例的 1.81%,粗死亡率为 2.3/10 万,世标死亡率为 1.8/10 万。较高 HDI 国家的肾癌死亡率高于低 HDI 国家(世标死亡率为 2.5/10 万 vs 1.2/10 万)。斯洛伐克肾癌死亡率最高(世标死亡率为 4.7/10 万),其次是乌拉圭(世标死亡率为 4.4/10 万)。

研究表明,吸烟、饮酒、多囊肾病、高血压、超重和肥胖是肾癌的危险因素。虽然发达国家的肾癌发病率呈下降趋势,而发展中国家肾癌的发病率仍在上升。全球总体而言,肾癌的发病率仍呈上升趋势,值得注意的是,50 岁以下肾癌的发病率在增加。未来应加强危险因素控制,特别是可调整的危险因素,如超重、肥胖、吸烟、饮酒。

四、我国肿瘤疾病负担及变化趋势

(一) 我国恶性肿瘤发病率、死亡率及其变化趋势

我国恶性肿瘤负担日益加重,城乡差异较大,地区分布不均衡,防控形势严峻。根据国家癌症中心发布的最新数据,估计 2016 年全国新发恶性肿瘤病例约为 406.4 万例(男性 223.4 万例,女性 183.0 万例),粗发病率为 293.91/10 万,世标发病率为 186.46/10 万;2016 年全国恶性肿瘤死亡病例约 241.4 万例(男性 153.1 万例,女性 88.3 万例),粗死亡率为 174.55/10 万,世标死亡率为 105.19/10 万。

肺癌仍是我国最常见的恶性肿瘤,2016 年全国估计约 82.8 万新发病例,其次是结直肠癌、胃癌、肝癌和乳腺癌。在男性中,前五位肿瘤分别是肺癌、肝癌、胃癌、结直肠癌和食管癌,占我国男性恶性肿瘤总新发病例的 68.83%;在女性中,前五位肿瘤分别是乳腺癌、肺癌、结直肠癌、甲状腺癌和胃癌,占我国女性恶性肿瘤总新发病例的 56.11%。肺癌仍然是导致我国癌症死亡的首要恶性肿瘤,2016 年约 65.1 万人死于肺癌,其次是肝癌、胃癌、结直肠癌和食管癌。在男性中,位于恶性肿瘤死因顺位的前五位分别是肺癌、肝癌、胃癌、食管癌和结直肠癌,占我国男性恶性肿瘤总死亡病例的 78.87%;在女性中,前五位肿瘤分别是肺癌、胃癌、肝癌、结直肠癌和乳腺癌,占我国女性恶性肿瘤总死亡病例的 60.06%。

我国肿瘤疾病负担地区分布不均衡,恶性肿瘤的年龄别发病率:总体而言,城市高于农村(189.7/10 万 vs 176.2/10 万),华南地区(204.3/10 万)最高,其次是东北地区,而西南地区发病率最低(167.5/10 万)。结直肠癌、肺癌、前列腺癌以及女性乳腺癌的发病率在城市高于农村地区,然而,消化系统肿瘤,比如食管癌、胃癌,以及肝癌,农村地区的发病率较高。恶性肿瘤的年龄别死亡率:农村高于城市(106.1/10 万 vs 102.8/10 万)。华中地区的死亡率最高(112.0/10 万),其次是东北、华南地区,华北地区的死亡率最低(94.5/10 万)。然而,不同恶性肿瘤的地区分布存在差异。结直肠癌、肺癌、女性乳腺癌、前列腺癌、肾癌、膀胱癌、淋巴瘤和白血病的死亡率城市高于农村,而农村的消化系统肿瘤,比如食管癌、胃癌、肝癌等的死亡率较高。

我国恶性肿瘤的发病率、死亡率均随着年龄的增加而逐渐上升,分别在 80~84 岁年龄组和 >85 年龄组达到高峰。结合人口数量分布,在男性中,60~64 岁组的肿瘤发病例数和死亡例数均最多,而在女性中,50~54 岁组的肿瘤发病例数最多,75~79 岁组的肿瘤死亡例数最多。总体而言,男性发病率和死亡率高于女性,但 20~49 岁组女性发病率高于男性。

我国肿瘤登记中心数据显示,近 10 年来,我国恶性肿瘤整体粗发病率、粗死亡率呈现双增长

趋势,在进行标化后(即排除人口年龄结构的影响),我国肿瘤的发病率仍然呈现逐步上升的趋势,而死亡率相对比较平稳。造成这一上升趋势的原因主要包括:预期寿命的延长以及人口的老龄化、城镇化工业化水平的提高,以及危险因素、致癌因素的暴露增加。

2000—2016 年,在男性中,前列腺癌、结肠癌、白血病、脑癌、胰腺癌和膀胱癌的发病率呈上升趋势,其年均变化百分比(average annual percentage change,AAPC)分别是 7.1%、2.4%、1.9%、1.5%、1%、0.8%。而食管癌、胃癌和肝癌的发病率呈现下降趋势,其 AAPC 分别是 3.9%、3.0% 和 2.2%。而肺癌的发病趋势在 2000—2016 年呈稳定趋势。在女性中,甲状腺癌、宫颈癌、子宫体癌、结直肠癌、肺癌和乳腺癌的发病呈上升趋势,其 APPC 分别是 17.7%、8.5%、3.5%、1.2%、2.1% 和 3.0%。但食管癌、胃癌以及肝癌在女性中的发病呈下降趋势,其 APPC 分别是 6.4%、2.9% 和 2.7%。

2000—2016 年,在男性中,总体而言恶性肿瘤死亡率呈现下降趋势(AAPC,1.2%),主要是由于食管癌、胃癌、肝癌和肺癌死亡率的下降,其 AAPC 分别是 4.1%、3.4%、2.7% 和 0.6%。然而,在此期间,前列腺癌、结直肠癌和胰腺癌的死亡率逐年上升,其 AAPC 分别是 4.6%、1.3% 和 1.0%。其他恶性肿瘤,比如,膀胱癌、脑癌和白血病的死亡率保持稳定。在女性中,宫颈癌、甲状腺癌和乳腺癌的死亡率呈上升趋势,但食管癌、胃癌、肝癌和肺癌的死亡率呈下降趋势。

综上所述,我国肿瘤负担的持续增加主要是由于人口老龄化,但调整人口年龄结构后,各个恶性肿瘤的变化趋势不同,但消化系统肿瘤无论发病率和死亡率均呈下降趋势,标志着我国针对消化系统肿瘤的防控措施发挥着积极作用。

(二)我国主要恶性肿瘤的流行特征

1. 肺癌 按照发病人数顺位排序,肺癌位居我国恶性肿瘤发病首位。2016 年我国新发肺癌病例约为 82.8 万,粗发病率为 59.89/10 万,世标发病率为 36.46/10 万。据肿瘤登记地区的数据估计,0~74 岁肺癌累积发病率为 4.41%。肺癌的年龄别发病率在 40 岁之前均处于较低水平,自 40~44 岁开始迅速上升,男性、女性的发病率均

在 80~84 岁达到峰值。男性肺癌发病率高于女性(世标发病率为 49.78/10 万 vs 23.70/10 万)。城市地区和农村地区的发病率相似(年龄别标化率为 36.7/10 万 vs 35.2/10 万)。东北地区的肺癌发病率最高,其次是西南、华中地区,西北地区的发病率最低。此外,按照死亡人数顺位排序,肺癌也位于恶性肿瘤死因顺位的首位。据估计,2016 年我国肺癌死亡病例约为 65.7 万,粗死亡率为 47.51/10 万,世标死亡率为 28.09/10 万。据肿瘤登记地区的数据估计,0~74 岁肺癌累积死亡率为 3.27%。肺癌的年龄别死亡率在 40 岁之前均处于较低水平,自 40~44 岁开始迅速上升,男性死亡率在 85 岁及以上达到峰值,女性在 80~84 岁达到峰值。男性肺癌死亡率高于女性(世标死亡率为 40.58/10 万 vs 16.24/10 万)。城市地区和农村地区的死亡率相似(年龄别标化率为 28.0/10 万 vs 27.6/10 万),东北地区的死亡率最高,其次是西南、华中地区,西北地区的死亡率最低。肺癌中腺癌的比例最高,占 55.16%,其次是鳞状细胞癌和小细胞癌,分别占 28.82% 和 11.29%。

2. 结直肠癌 2016 年我国结直肠癌新发病例约为 40.8 万,粗发病率为 29.51/10 万,世标发病率为 18.05/10 万。据肿瘤登记地区的数据估计,0~74 岁结直肠癌累积发病率为 2.08%。结直肠癌的年龄别发病率在男性和女性中均随年龄增加呈上升趋势,自 40~44 岁开始上升明显,发病率在 80~84 岁达到高峰。男性结直肠癌发病率高于女性(世标发病率为 33.65/10 万 vs 14.7/10 万)。城市的结直肠癌发病率高于农村(年龄别标化率为 35.2/10 万 vs 20.0/10 万)。华南地区的结直肠癌发病率最高,其次是东北、华东地区,华中地区的发病率最低。2016 年我国结直肠死亡病例约为 19.6 万,粗死亡率为 14.14/10 万,世标率为 8.13/10 万。据肿瘤登记地区的数据估计,0~74 岁结直肠癌累积死亡率为 0.83%。结直肠癌年龄别死亡率在男性和女性中均随年龄增加呈上升趋势,死亡率在 85 岁以上达到高峰。男性结直肠癌死亡率高于女性(世标死亡率为 10.04/10 万 vs 6.36/10 万)。城市高于农村(年龄别标化率为 9.0/10 万 vs 6.7/10 万),东北地区的死亡率最高,其次是华南地区和西南地区。结直肠癌中乙状结肠发生恶性肿瘤的比例最高,占 42.45%,其次是

升结肠、横结肠和降结肠,分别占 22.87%、8.68% 和 8.14%。

3. 胃癌 2016 年我国胃癌新发病例约为 39.7 万,粗发病率为 28.68/10 万,世标发病率为 17.59/10 万。据肿瘤登记地区的数据估计,0~74 岁胃癌累积发病率为 2.17%。胃癌年龄别发病率在 40 岁之前处于较低水平,40 岁后快速上升,男女发病率均于 80~84 岁达到高峰。男性胃癌发病率高于女性(世标发病率为 25.14/10 万 *vs* 10.31/10 万)。城市的胃癌发病率低于农村(年龄别标化率为 15.5/10 万 *vs* 19.8/10 万)。西北地区的发病率最高,其次是华东地区和华中地区,华南地区的发病率最低。2016 年我国胃癌死亡病例约为 28.9 万,粗死亡率为 29.87/10 万,世标死亡率为 12.3/10 万。据肿瘤登记地区的数据估计,0~74 岁胃癌累积死亡率为 1.43%。胃癌年龄别死亡率在 40 岁之前处于较低水平,40 岁后快速上升,男性死亡率在 80~84 岁达到高峰,女性死亡率在 85 岁之后达到高峰。男性胃癌死亡率高于女性(世标死亡率为 17.77/10 万 *vs* 7.13/10 万)。城市地区低于农村地区(年龄别标化率为 10.6/10 万 *vs* 14.3/10 万),西北地区的死亡率最高,其次是华东地区和华中地区,华南地区的死亡率最低。腺癌是胃癌中最主要的病理类型,占 91.03%,其次是鳞状细胞癌,占 4.35%。

4. 肝癌 2016 年我国肝癌新发病例约为 38.9 万,粗发病率为 28.12/10 万,世标发病率为 17.65/10 万。据肿瘤登记地区的数据估计,0~74 岁肝癌累积发病率为 2.07%。男性、女性的肝癌发病率分别自 30~34 岁和 40~44 岁开始上升,至 80~84 岁达到高峰。男性肝癌发病率高于女性(世标发病率为 26.65/10 万 *vs* 8.65/10 万)。城市地区肝癌发病率低于农村地区(年龄别标化率为 16.3/10 万 *vs* 19.3/10 万)。华南地区的发病率最高,其次是西南、东北地区,华北地区的发病率最低。2016 年我国肝癌死亡病例约为 33.6 万,粗死亡率为 24.33/10 万,世标死亡率为 15.07/10 万。据肿瘤登记地区的数据估计,0~74 岁累积死亡率为 1.76%。男性、女性的死亡率分别自 30~34 岁和 45~50 岁开始上升,均至 85 岁以上年龄组达到高峰。男性肝癌死亡率高于女性(世标死亡率为 22.90/10 万 *vs* 7.27/10 万)。城市地区低于农村

地区(年龄别标化率为 13.9/10 万 *vs* 16.6/10 万),华南地区的死亡率最高,其次是西南地区和东北地区。

5. 乳腺癌 2016 年我国女性乳腺癌新发病例约为 30.6 万,粗发病率为 45.37/10 万,世标发病率为 29.05/10 万。据肿瘤登记地区的数据估计,0~74 岁乳腺癌累积发病率为 3.01%。女性乳腺癌发病率均自 20~24 岁开始快速上升,在城市至 60~64 岁达到高峰,而农村至 50~54 岁达到高峰,随后快速下降。城市的乳腺癌发病率高于农村地区(年龄别标化率为 31.8/10 万 *vs* 23.8/10 万)。华南地区的发病率最高,其次是东北、华北地区,西南地区的发病率最低。2016 年我国女性乳腺癌死亡病例约为 7.2 万,粗死亡率为 10.62/10 万,世标死亡率为 6.39/10 万。据肿瘤登记地区的数据估计,0~74 岁累积死亡率为 0.68%。女性乳腺癌死亡率从 25~29 岁开始缓慢上升。城市地区女性乳腺癌死亡率高于农村地区(年龄别标化率为 7.0/10 万 *vs* 5.4/10 万),华南地区的死亡率最高,其次是东北地区和华中地区,西南地区的死亡率最低。乳腺癌中导管癌的比例最高,占 79.22%,其次是小叶癌,占 4.37%。

6. 食管癌 2016 年我国食管癌新发病例约为 25.3 万,粗发病率为 18.26/10 万,世标发病率为 11.13/10 万。据肿瘤登记地区的数据估计,0~74 岁累积发病率为 1.46%。食管癌年龄别发病率和死亡率在 40 岁之前处于较低水平,自 40 岁之后开始快速上升。男女发病率均于 80~84 岁达到高峰。男性食管癌发病率高于女性(世标发病率为 16.81/10 万 *vs* 5.6/10 万)。城市地区食管癌发病率低于农村地区(年龄别标化率为 8.2/10 万 *vs* 15.0/10 万)。华中地区的发病率最高,其次是西南、华东地区,东北地区的发病率最低。2016 年我国食管癌死亡病例约为 19.4 万,粗死亡率为 14.02/10 万,世标死亡率为 8.28/10 万。据肿瘤登记地区的数据估计,0~74 岁累积死亡率为 1.02%。男性死亡率在 80~84 岁达到高峰,女性死亡率在 85 岁之后达到高峰。男性各年龄别发病率和死亡率均明显高于女性。城市地区的死亡率低于农村(年龄别标化率为 6.2/10 万 *vs* 11.0/10 万),华中地区的死亡率最高,其次是华东地区和西南地区,东北地区的死亡率最低。鳞状细胞癌

是食管癌最主要的病理类型,占85.79%;其次是腺癌、腺鳞癌,分别占11.00%、0.82%。

7. 甲状腺癌 2016年我国甲状腺癌新发病例约为20.3万,粗发病率为14.65/10万,世标发病率为10.37/10万。甲状腺癌年龄别发病率呈明显的性别差异。女性甲状腺癌发病率约是男性的3倍(世标发病率:女性15.81/10万 *vs* 男性5.11/10万)。甲状腺癌发病率在女性15~19岁开始快速上升,至50~54岁达高峰;而男性从20~24岁开始呈缓慢上升趋势。女性各年龄别发病率均明显高于男性。城市地区甲状腺癌发病率高于农村地区(世标发病率为12.84/10万 *vs* 6.33/10万)。华北地区的发病率最高,其次是东北地区,西南地区较低。2016年我国甲状腺癌死亡病例约为8 300例,粗死亡率为0.6/10万,世标死亡率为0.37/10万。男性甲状腺癌死亡率低于女性(世标死亡率:0.29/10万 *vs* 0.45/10万)。近年来,在所有恶性肿瘤中,甲状腺癌的发病率增幅最大,而其死亡率却保持稳定,这提示随着我国社会经济水平的提高,可能存在甲状腺癌过度诊断的现象。

8. 宫颈癌 2016年我国宫颈癌新发病例约为11.9万,粗发病率为17.69/10万,世标发病率为11.34/10万。据肿瘤登记地区的数据估计,0~74岁累积发病率为1.20%。宫颈癌的年龄别发病率在20岁之前处于较低水平,20岁以后快速上升,至50~54岁年龄组达高峰,之后逐渐下降。城市地区宫颈癌发病率低于农村地区(年龄别标化率:10.9/10万 *vs* 11.9/10万)。华中地区的发病率最高,其次是西北地区和华南地区,华北地区的发病率最低。2016年我国宫颈癌死亡病例约为3.7万,粗死亡率为5.52/10万,世标死亡率为3.36/10万。据肿瘤登记地区的数据估计,0~74岁累积死亡率为0.38%。年龄别死亡率在25岁之前处于较低水平,25岁以后随年龄增加逐渐升高,在80~84岁组达到高峰。城市和农村的宫颈癌死亡率接近(年龄别标化率:3.3/10万 *vs* 3.5/10万)。华中地区的死亡率最高,其次是西北地区和西南地区。

9. 肾癌 2016年我国肾癌新发病例约为7.6万,粗发病率为5.48/10万,世标发病率为3.51/10万。男性肾癌发病率高于女性(世标发病率:4.51/10万 *vs* 2.53/10万)。城市地区肾癌发病率高于农村地区(年龄别标化率:4.1/10万 *vs* 2.5/10万)。华北地区的肾癌发病率最高,其次是东北地区和西北地区,西南地区的发病率最低。我国肾癌发病率每年以4%~7%的幅度在增加,其中城市的增幅大约在6.0%,农村地区的增幅约为13.5%。2016年我国肾癌死亡病例约为2.7万,粗死亡率为1.95/10万,世标死亡率为1.17/10万。男性肾癌死亡率高于女性(世标死亡率:1.55/10万 *vs* 0.81/10万)。城市地区高于农村地区(年龄别标化率:1.4/10万 *vs* 0.8/10万),东北地区的死亡率最高,其次是华北地区,西南地区肾癌的死亡率最低。

五、肿瘤防控

(一) 一级预防

早在2006年,WHO已将肿瘤定位为可控的慢性疾病。世界范围内,30%~50%的肿瘤可以通过健康的生活方式来预防,如戒烟戒酒、适当的体育锻炼,疫苗接种等。我国的1项研究从行为、饮食、代谢、环境和感染5个方面分析了23种肿瘤可控危险因素,包括吸烟、饮酒等行为因素,水果蔬菜摄入不足等饮食因素,超重、肥胖等代谢因素,$PM_{2.5}$暴露、紫外线辐射等环境因素,以及HPV感染等感染因素,结果显示2014年我国45.2%(1 036 004例)的恶性肿瘤死亡归因于以上5个方面的可控危险因素,其中,男性为742 082例,占男性肿瘤总死亡例数的51.2%;女性为293 922例,占女性肿瘤总死亡例数的34.9%。总体而言,风险因素最高的地区是黑龙江,其次是广东、吉林和湖北,最低的是上海、西藏和新疆。但男性和女性略有区别,在男性中,危险因素导致肿瘤死亡比例最高的是广东、黑龙江、湖北、吉林,上海、新疆、西藏则居于后三位。而在女性汇总中,危险因素导致肿瘤死亡比例最高的是黑龙江、吉林、天津、内蒙古和宁夏,上海、云南、江苏则居于后三位。在男性中,前五位的危险因素分别是吸烟、HBV感染、水果摄入不足、饮酒及$PM_{2.5}$暴露。在女性中,前五位的危险因素分别是水果摄入不足、HBV感染、吸烟(尤其是二手烟)、超重及HPV感染。

不同危险因素导致恶性肿瘤的年龄别人群归因分值(population attributable fractions,PAFs)

在男性和女性中的分布不同。行为因素的 PAFs 在大年龄组较高，男性 50~54 岁达到峰值，女性 65~69 岁达到峰值；感染因素的 PAFs 在男性 30~54 岁达到峰值，女性 35~39 岁达到峰值；饮食以及环境因素的 PAFs 在男性和女性中均随着年龄的增加而升高。代谢因素的 PAFs 在男性 40~44 岁达到峰值，女性 50~54 岁达到峰值。在 50 岁之前以上因素在男性中的 PAFs 高于女性，而在 50 岁之后，女性的 PAFs 高于男性。

1. 控烟 世界范围内，约 1/3 肿瘤由吸烟引起。吸烟与多种肿瘤相关，包括肺癌、喉癌、口腔癌、食管癌、咽喉癌、膀胱癌、肾癌、肝癌、胃癌、胰腺癌、结肠癌、直肠癌、宫颈癌及急性髓系白血病。使用无烟烟草（包括鼻烟、嚼烟）会增加口腔癌的发生风险。目前全球估计约 10 亿烟民（包括 8 亿男性和 2 亿女性），这一数字存在低估的可能，因为不包括儿童吸烟、无烟烟草的使用以及二手烟。世界各地的吸烟率差异较大，超过 80% 的成年男性吸烟者和一半的成年女性吸烟者生活在中低收入国家。全球吸烟率总体呈上升趋势，然而，不同国家处于不同的阶段中，中低收入国家普遍处于早期阶段，吸烟率呈上升趋势，而大多数高收入国家处于后期阶段，吸烟率呈现下降的趋势。中国是世界上最大的烟草生产国和消费国，烟民已逾 3 亿，由吸烟导致的疾病负担更是灾难性的。

2003 年 WHO 世界卫生大会一致通过《烟草控制框架公约》，该公约是针对烟草的第一部世界范围多边协议，为帮助各国实施《烟草控制框架公约》中有关减少烟草需求的条款，WHO 于 2007 年推出了一个技术工具，即 MPOWER 措施，以指导国家层面建立有效的控烟措施，具体包括 6 项：①监测烟草使用和预防政策（Monitor）；②保护人们远离烟草烟雾（Protect）；③提供戒烟帮助（Offer）；④警示烟草危害（Warn）；⑤禁止烟草广告、促销和赞助（Enforce）；⑥提高烟草税（Raise）。2007 年以来，102 个国家已经采取一个或多个 MPOWER 措施，并达到最高实现水平。中国于 2003 年 11 月 10 日签署了 WHO《烟草控制框架公约》，自此，中国亦成为签署国。尽管我国近年来在控烟方面做出了许多努力，取得了一定成果，但当前仍有较大的进步空间，我国广告法已禁止在所有广告中宣传吸烟。我国已经有部分城市实施了市级的全面无烟立法，但尚缺乏全国范围内的无烟立法。我国烟税有所提高，大概占到烟草零售价格的 50%，但仍未达到 WHO 推荐的 75% 的水平。我国应尽快推动全国无烟立法的实施，保护人们免受二手烟危害。其次，进一步提高烟草税，从经济角度而言降低可接受性，从而减少抽烟者的数量。第三，提供戒烟帮助，协助烟民戒烟。

2. 控制感染 2018 年，全球范围内约 220 万肿瘤由感染引起，即 13% 的肿瘤负担归因于感染因素，包括幽门螺杆菌感染、HPV 感染、HBV 感染和 HCV 感染，分别导致约 81 万（主要是非贲门癌）、69 万（主要是宫颈癌）、36 万和 16 万（主要是肝癌）肿瘤病例，其他感染因素〔包括 Epstein-Barr 病毒、人类嗜 T 淋巴细胞病毒 1（human T-cell lymphotropic virus type-1，HTLV-1）、人类疱疹病毒 8 型（human herpes virus 8，HHV-8）和寄生虫感染〕共同导致了 21 万肿瘤病例。总体而言，归于感染的肿瘤疾病负担，在东亚和撒哈拉以南的非洲最高，在北欧和西亚最低。不同感染所引起的肿瘤负担地区分布有所不同：由幽门螺杆菌感染引起的肿瘤负担在东亚地区最高，其次是拉美地区；HPV 感染导致的肿瘤负担与国家收入水平呈明显的负相关。由 HPV 感染引起的肿瘤负担在撒哈拉以南的非洲地区最高；由 HBV 感染引起的肿瘤负担在东亚地区引起的肿瘤负担显著高于其他地区；而 HCV 感染引起的肿瘤负担在西亚和北非地区引起的肿瘤负担最高。此外，其他感染因素导致的肿瘤负担在东南亚以及撒哈拉以南的非洲地区最高。据估计，2018 年，我国约 78 万肿瘤患者归因于感染因素，占全球范围内由感染引起的肿瘤病例的 1/3，尤其是幽门螺杆菌及 HBV 感染，分别导致了我国 34 万和 25 万的肿瘤新发病例。导致这一现象不仅因为我国庞大的人口基数，而且与这些因素在我国的高感染率有关。

2002 年，我国将 HBV 疫苗纳入国家免疫规划，为所有新生儿提供免费的 HBV 疫苗接种。2005 年，政府开始为新生儿及儿童免费接种 HBV 疫苗，疫苗接种率才出现大幅上升。2006 年在 15~59 岁人群中报告接种过 HBV 疫苗的比例为 13.8%，在 5~14 岁儿童中这一比例为 72.7%，

5岁以下儿童的HBV疫苗接种比例为94.5%。2009—2011年作为国家医药卫生体制改革重大公共卫生项目,在全国范围内开展了15岁以下人群补种HBV疫苗工作,共补种6800万余人。自1992年起,HBV疫苗的首针接种率及3针全程接种率均呈上升趋势。2012年HBV疫苗首针接种率为95.74%,3针全程接种率为99.67%。在2014年开展的1项研究显示:1~19岁人群中,57.8%均表达了乙型肝炎表面抗体,而这一比例在1992年仅为25.4%。在1~12岁人群中,乙型肝炎表面抗原携带率不足1%。2012年5月,中国正式通过了WHO西太区的认证,实现了将5岁以下儿童慢性HBV感染率降至1%以下的目标。

HPV病毒主要通过性接触传播,80%~90%有性生活的女性在一生中都有可能感染HPV,但只有高危型HPV的持续感染才会增加罹患宫颈癌的风险。在高危型HPV中,HPV16/18是最主要的型别,导致了我国84.5%的宫颈鳞状细胞癌以及65.7%的宫颈腺癌。2016、2017和2018年我国批准了进口二价HPV疫苗、四价HPV疫苗以及九价HPV疫苗。2019年12月,国家药品监督管理局批准了我国首个国产HPV疫苗(cecolin),该疫苗于2021年通过了世界卫生组织预认证,成为全球范围内第四个获此认证的宫颈癌疫苗产品。目前,国内虽有多种HPV疫苗供选择,但由于我国人口众多,区域经济发展不均衡,科学、有序地推广疫苗接种仍存在一些障碍,适宜接种的9~45岁年龄组疫苗覆盖率均处于较低水平。目前全国多地逐步推进适龄女性接种HPV疫苗的工作,目前已有内蒙古鄂尔多斯、山东济南、四川成都、江苏连云港等市,以及广东、海南和福建全省启动适龄女性HPV疫苗免费或补贴接种计划。未来应进一步完善疫苗供应保障、提高公众认知、提高HPV疫苗的可及性和可接受性。

3. 控制饮酒 据估计,2020年饮酒导致全球约74.1万例肿瘤,其中约3/4肿瘤发生在男性中(约56.9万),饮酒导致男性肿瘤的PAFs为6.1%。在女性中,约17.3万肿瘤由饮酒导致,PAFs为2.0%。在所有饮酒导致的肿瘤中,食管癌、肝癌和乳腺癌所占比重较大,由饮酒导致的新发例数分别为19.0万、15.5万和9.8万。此外,不同恶性肿瘤的饮酒PAFs不同:食管癌的饮酒PAFs最高,为31.6%,其次是咽癌(PAFs:22.0%);口腔癌(PAFs:20.2%)。在男性、女性中,即使针对同一恶性肿瘤,饮酒的PAFs差异较大。比如,在男性中,39.2%的食管癌归因于饮酒,而在女性中,仅14.3%的食管癌归因于饮酒。蒙古国、中国、摩尔多瓦和罗马尼亚归因于饮酒的PAFs最高,而北美和西亚地区的肿瘤归因于饮酒的PAFs最低,包括科威特、利比亚和沙特阿拉伯。进一步量化分析,重度饮酒(>60g/d)导致的肿瘤负担最重(34.6万例),其次是高危饮酒(20~60g/d),导致29.2万例肿瘤,中度饮酒(<20g/d)导致了10.3万例肿瘤,其中每天饮酒不超过10g导致了4.1万例。每日饮酒量每增加10g(最多150g),由饮酒导致的恶性肿瘤数量增加,在男性中,由饮酒导致的恶性肿瘤数量在饮酒30~40g/d及40~50g/d达到峰值,而在女性中,其在饮酒10~20g/d及20~30g/d达到峰值。之后,随着每日饮酒量的增加,由饮酒导致的癌症数量呈下降趋势,但在男性中,始终维持在较高水平。

受历史、文化的影响,我国的饮酒现象尤为普遍,调查显示:2010—2012年,在15岁以上人群中,饮酒率为34.3%,这一比例在女性中为13.3%,而男性高达54.6%。15岁以上的中国人每年平均饮酒量逐渐增加,从1952年的0.4L纯酒精到1978年的2.5L,到2009年的4.9L。在我国,由饮酒导致的肿瘤负担严重。研究估计,2013年,我国约38.1万肿瘤死亡归因于饮酒,其中包括8.8万例肝癌和4.9万例食管癌。我国迫切需要制定全面的国家酒精政策:如酒精广告的限制,酒精饮料的征税,法定饮酒年龄的设定等。目前,我国对酒类征收的零售税为17.0%,略高于全球平均水平(16.6%)。

4. 健康饮食 增加体力活动并控制体重。肥胖与多种癌症相关,包括子宫内膜癌、乳腺癌、卵巢癌、前列腺癌、肝癌、胆囊癌、肾癌和结肠癌。不良的饮食习惯和体力活动的下降导致肥胖成为一个严重的全球性问题。自1975年以来,全球肥胖率已经增加近2倍,尤其是在中低收入国家。2016年,超过19亿的18岁以上成年人超重,其中超过6.5亿人肥胖。随着体力活动的减少,肥胖在我国也成为一个日益严重的问题,在过去的十年呈上升趋势,2020年我国成人肥胖率是

16.4%,6 岁以下儿童和 6~17 岁青少年的肥胖率分别是 3.6% 和 7.9%。

(二)二级预防

1. 肿瘤筛查 筛查,即运用快速、简便的检验、检查手段,在表面健康人群中查出可能患病者,以便进一步诊治的过程。而肿瘤筛查,通过最大限度地对目标人群进行筛查,确保对筛查阳性或结果异常的人群进行相应的随访和治疗,从而实现肿瘤的早发现、早诊断和早治疗,进而降低肿瘤疾病负担。国内外大量的研究已经证实:通过开展有组织的大规模肿瘤筛查,可降低相关肿瘤的发病率和死亡率。但并不是所有肿瘤均适用于筛查,该肿瘤需要满足:该疾病是重大的公共卫生问题;对该疾病的自然史比较了解;有足够长的可识别临床前期和临床前期标志;对所筛检的疾病的预防效果及副作用认识清楚;对筛查阳性者能实行有效的追踪和干预。目前,WHO 推荐进行大规模人群筛查的恶性肿瘤包括乳腺癌、宫颈癌和结直肠癌。

筛查的形式主要包括以人群为基础的筛查和机会性筛查。以人群为基础的筛查,是利用现有资源最大限度地对尽可能多的目标人群进行检查,常通过项目的形式在国家或地方层面,有组织、有计划地对适龄人群进行普遍性筛查。机会性筛查,指当个体由于其他原因到医疗机构就诊时,医务人员在咨询中推荐进行筛查或由个体主动提出接受筛查。筛查是一个多阶段有组织的过程,具体包括识别目标人群、发出筛查邀请、告知筛查结果以及进一步沟通、管理筛查阳性人群、治疗检出的癌前病变 / 癌症患者及以上各个环节的质量控制。而在真实世界的实施过程中,不同国家由于资源和政府意愿的不同,筛查实施的真实情况差异较大,特别是在对目标人群发出邀请,对筛查阳性人群的管理方面存在较大差异。但是,目前仍缺乏世界范围内的针对国家 / 地区层面筛查项目的评估,尚不能进行全面、客观的比较。

2. 全球宫颈癌筛查概况 目前世界范围内使用的宫颈癌筛查方法包括肉眼观察、细胞学、HPV DNA 检测,以及联合筛查(HPV DNA 检测和细胞学)。肉眼观察检测,是在宫颈上皮涂抹醋酸(VIA)和 / 或碘染色(VILI),通过观察宫颈染色情况来判断是否病变。VIA/VILI 的筛查方法成本低廉、操作简单、可立即给出结果,但该方法的主观性较强,筛查准确性与操作人员是否接受过培训及专业技术有关,筛查准确性在不同地区差异较大。细胞学,主要是液基细胞学检测,通过显微镜观察宫颈细胞形态的变化,筛查特异度较高,但灵敏度较低。同样,细胞学结果的主观性较强,与操作人员的技术水平相关,且制片、阅片等环节对当地医疗资源的依赖性较高,不适宜低资源地区推广使用。HPV DNA 检测结果客观,但无法区分一过性感染和持续性感染,只有持续性感染才会增加发生宫颈癌的风险,所以 HPV DNA 检测的灵敏度较高,但特异度较低。传统的宫颈癌筛查方案包括三步:①对适龄妇女进行筛查;②筛查阳性者进行阴道镜转诊,必要时行活检以进一步确诊;③对检出的高度宫颈癌前病变 / 宫颈癌进行宫颈环形电切术 / 子宫切除等传统治疗。

在低资源地区,比如非洲的很多国家,由于当地资源的匮乏,难以开展高效的以人群为基础的宫颈癌筛查项目。但非洲的大部分国家已经开始实施国家性的宫颈癌筛查方案,VIA 是非洲国家主流的宫颈癌筛查方法,且多数国家采取了WHO 推荐的即筛即治的方法:基于初筛结果,对筛查结果阳性妇女(通常是 VIA 阳性)采取冷凝治疗。部分国家在探索以细胞学为基础的筛查,少数国家开展 HPV DNA 检测的预实验,以探索开展 HPV DNA 检测的可能性。对于非洲的多数国家而言,宫颈癌筛查的扩大实施仍然面临很大的挑战,仅少数国家的筛查项目覆盖了全国范围的目标人群。1 项在贝宁开展的调查显示 2015 年该国 30~44 岁妇女中仅 0.9% 接受过宫颈癌筛查。在东地中海地区,大部分国家采取以细胞学为基础的筛查方法,主要以机会性筛查为主。而欧洲,早在 20 世纪 50 年代末,已有国家开始实施以人群为基础的宫颈癌筛查。现在正处于以细胞学为基础的筛查方案向以 HPV DNA 检测为主的筛查方案过渡的时期,2019 年,荷兰已经实现了国家性的 HPV DNA 筛查方案。在 2008 年和 2017 年,欧盟委员会对欧盟成员国的宫颈癌筛查进行了系统全面的评估,截至 2016 年底,已有 22 个欧盟成员国实施以人群为基础的宫颈癌筛查。2013 年,1 项包括 15 个欧盟国家的研究显示宫颈癌筛查的整体覆盖率为45.5%(范围为9.2%~86.3%)。北美地区(加拿大和美国)主要采取以人群为基础是宫颈癌筛查,同时,机会性筛查在美国也占据较大比重。加拿大主要采取细胞学为基础的宫颈癌筛查,同时,向HPV DNA检测为主的筛查方案过渡。在美国,多种筛查方案并存,包括HPV DNA检测,细胞学筛查以及二者的联合筛查。在北美地区,宫颈癌筛查覆盖率超过70%。在拉美及地中海地区,大部分国家采用细胞学筛查,其中部分国家也采用HPV DNA检测或VIA检测。即筛即治的筛查方案被拉美地区的8个国家所采纳,主要针对获取医疗资源不便捷的妇女。调查研究显示:在35~45岁妇女中,70%报告曾接受过宫颈癌筛查,但这一结果存在高估的可能性。在东南亚地区,不丹、马尔代夫、斯里兰卡和泰国实施以人群为基础的宫颈癌筛查,其他国家主要采取机会性筛查。细胞学和VIA是主要的筛查方法,大部分国家缺乏筛查覆盖率的数据,已有的部分数据显示,该地区的筛查覆盖率处于较低水平(范围为2.8%~61.0%)。在西太平洋地区,由于发展水平的不平衡,一些中高收入国家,如澳大利亚、新西兰、韩国,实施以人群为基础的宫颈癌筛查,采用HPV DNA检测或者细胞学筛查。其他国家则采取以VIA或者细胞学为主的机会性筛查。同样,该地区的宫颈癌筛查覆盖率存在较大差异,范围为12.8%~70.4%。

我国政府高度重视宫颈癌的防控,逐步开展宫颈癌的筛查和早诊早治工作。2005年卫生部与中国癌症基金会联合建立宫颈癌早诊早治示范基地;2006—2009年通过中央财政地方转移支付癌症早诊早治项目,支持宫颈癌的筛查,项目点由2006年的5个增加到2009年覆盖31个省、自治区、直辖市的43个点。从2009年起,由卫生部、财政部及全国妇联三部委合作,在全国范围内广泛开展农村妇女"两癌"(宫颈癌和乳腺癌)检查项目,2009—2011年已对1169万农村妇女进行了宫颈癌筛查,此项目不仅提高了筛查的覆盖率,而且筛查方法在原来VIA的基础上增加了细胞学检查。从2012年起每年筛查人数增加至1000万。农村妇女"两癌"检查项目的实施对宫颈癌筛查覆盖率有极大的促进作用。根据全国31个省(自治区、直辖市)的慢性病及危险因素监测数据,我国35~64岁女性宫颈癌筛查覆盖率由2014年的26.7%上升到2015年的31.4%,同时,"两癌"筛查项目地区的筛查覆盖率高于非项目地区。2022年,国家卫生健康委员会发布了《宫颈癌筛查工作方案》,筛查服务对象范围由以往的农村适龄妇女扩大为城乡适龄(35~64岁)妇女,优先保障农村妇女和城镇低保妇女。根据方案,到2025年底,适龄妇女宫颈癌筛查率要达到50%以上。

3. 全球乳腺癌筛查概况 目前世界范围内使用的乳腺癌筛查方法包括乳腺自我检查(breast self-examinations,BSE)、临床乳腺查体(clinical breast examination,CBE)、乳腺X线检查、乳腺超声筛查以及乳腺X线联合乳腺超声。BSE是指女性自己进行定期的乳腺手诊检查,由女性自行进行,有利于提高女性乳腺健康和防癌意识,成本低、易操作,便于大规模推广应用,但其能否提高乳腺癌的早诊率、生存率尚存在争议。CBE是指由临床医师对女性进行乳腺和腋窝的视诊及触诊。与BSE相比,CBE更加全面、细致和精准。作为一种较经济且易操作的筛查方式,CBE是乳腺癌筛查的重要手段和方法,在发展中国家被广泛应用。乳腺X线检查是利用高速运行的电子撞击金属钼靶后产生的"软射线"穿过乳房,由于乳房各个组织对X射线的吸收系数不同而产生的具有组织密度差异的二维灰阶影像,也称作X线钼靶。该方法简单方便、价格低廉,对于乳腺内钙化的检出率高,但对致密型腺体的灵敏度低,亚洲女性乳腺普遍为致密型,体积较小,乳腺X线检查的灵敏度和准确度低。乳腺超声是一种具有无创、无辐射、费用低、操作简便等优点的检查方法。近年来有研究提示超声替代X线检查用于乳腺癌筛查是可行的,尤其是对于致密型乳腺,但传统手持超声检查结果对操作者经验和水平依赖较大。

乳腺癌筛查项目在欧洲开展较早,芬兰、荷兰、英国早在30年前便开展了乳腺癌筛查,且欧洲地区大部分国家的乳腺癌筛查项目组织性较高。2007年发布的报告显示在27个欧盟成员国,其中26个已经开展了国家级乳腺癌筛查项目,且其中22个国家实施的是以人群为基础的乳腺癌筛查。乳腺X线检查是欧洲地区采取的乳腺癌筛查方法,总体筛查覆盖率为79%,不同国家/地区间差异较大(范围为29.0%~92.1%)。北美地区(加拿大和美国)同样采取乳腺X线筛查,但加拿大主要开展以人群为基础的乳腺癌筛查,总体筛查覆盖率为47.3%,而美国主要开展机会性筛查,筛查覆盖率约50%。在拉丁美洲,由于乳腺癌位于大部分国家女性恶性肿瘤死亡的榜首,所以大部分国家均已开展了国家级乳腺癌筛查项目,但由于社会、卫生资源可及性的差异,不同国家乳腺癌筛查实施情况存在较大差异。在拉美地区,乳腺X线检查及CBE是最常用的乳腺癌筛查方法,超声也被部分国家采用,不同国家的乳腺癌筛查覆盖率存在较大差异(范围为14.0%~54.2%)。在撒哈拉以南的非洲国家,由于卫生医疗资源以及基础设施的匮乏,实施国家级乳腺癌筛查项目依然面临巨大挑战。肯尼亚、毛里求斯、南非、斯威士兰和津巴布韦开展了国家范围的乳腺癌筛查项目,其中,南非、斯威士兰和津巴布韦主要通过非政府组织(Non-Governmental Organizations,NGO)的资助得以实施。在撒哈拉以南的非洲,CBE是主要的筛查方法。1项在南非开展的全国性调查研究显示约15.5%的妇女曾经接受过乳腺癌筛查。在中亚、西亚和北非地区,由于当地医疗资源的有限,大部分国家尚未开展乳腺癌筛查。而在东南亚地区的15个国家中,绝大部分已经开展了国家级的乳腺癌筛查项目,乳腺X线检查以及CBE是主要的筛查方法,但仅有少数国家可以提供筛查覆盖率数据(范围为7.6%~51.8%)。大洋洲(澳大利亚和新西兰)早在20世纪90年代已经开展了乳腺癌筛查,现阶段已发展为以人群为基础的乳腺癌筛查,乳腺X线检查是该地区的筛查方法,且筛查覆盖率维持在较高水平,澳大利亚为55.0%,新西兰为70.2%。

我国政府一直高度重视妇女乳腺癌防控工作,自2009年已将农村妇女乳腺癌检查列入重大公共卫生服务项目("两癌"筛查),对项目地区35~64岁农村妇女免费进行乳腺癌检查,2009—2020年全国共开展免费乳腺癌检查超6 500万人次。但我国人口众多,仍存在较大的改善空间。国家卫生健康委员会2022年发布的《乳腺癌筛查工作方案》,加强中央地方协调,强化地方对乳腺癌检查重要性的认识,以农村妇女和城镇低保

妇女为重点,逐年提高乳腺癌筛查覆盖率。

4. 全球结直肠癌筛查概况 目前,世界范围内普遍使用的结直肠癌筛查方法包括:愈创木脂便潜血检测(gFOBT)、粪便免疫化学检测(FIT)和结肠镜、乙状结肠镜和结肠成像等影像学检查手段。gFOBT的筛查灵敏度较低,且易受饮食成分影响,近年来已逐步被FIT替代。FIT分为定量、定性检测,定量检测已在发达国家广泛开展,其结果经由高质量的自动化分析得出,利于进行质量控制,阳性阈值可根据内镜资源及临床检测需求适当调整。结肠镜检查作为一项有创检查,成本高,前期准备手续繁琐,且具有大出血的风险,筛查对象依从性较差。

在欧盟国家,截至2016年,以人群为基础的结直肠癌筛查已经在22个欧盟国家建立或处于预实验阶段,大部分国家处于由gFOBT向FIT转换的过程。在北美地区,加拿大已开展以人群为基础的结直肠癌筛查,采用gFOBT或FIT,而在美国,结直肠癌筛查主要是机会性筛查,且不同的组织推荐使用的筛查方法不同,包括FIT、gFOBT和结肠镜检查。在拉丁美洲及加勒比地区,阿根廷、智利和巴西开展FIT筛查的预实验,哥伦比亚、古巴、墨西哥等主要提供机会性筛查。而在非洲,IARC与摩洛哥合作开展的结直肠癌筛查试点示范研究项目,南非在开展预实验,其他国家尚未建立结直肠癌筛查。在中亚、西亚和南亚地区,以色列、卡塔尔和阿拉伯联合酋长国实施了以FIT为筛查方法的以人群为基础的结直肠癌筛查项目,巴林和科威特处于试点研究阶段。伊朗、黎巴嫩、沙特阿拉伯和土耳其均提供机会性筛查。在东亚地区,韩国开展了以FIT为筛查方法的以人群为基础的筛查。在日本,结直肠癌筛查主要是机会性筛查。在东南亚,只有新加坡开展以FIT为筛查方法的全国性结直肠癌筛查,泰国在结束预实验后,正在全国范围的扩大实施中。文莱、马来西亚和菲律宾均提供机会性筛查。澳大利亚和新西兰开展以FIT为筛查方法的以人群为基础的结直肠癌筛查,大洋洲的其他国家尚未开展结直肠癌筛查。

我国台湾地区开展了以FIT为筛查方法的以人群为基础的筛查,香港特别行政区处于试点研究阶段。我国结直肠癌筛查的科研探索及实践可

以追溯至 20 世纪 70 年代,浙江省(海宁市和嘉善县等地)率先开展结直肠癌普查项目。此后,天津、上海、广州等城市相继开展了针对全市居民的结直肠癌筛查项目,但大多规模较小,周期较短。2005 年,在中央财政补助地方公共卫生专项资金的支持下,我国开展了癌症早诊早治项目,并将海宁市、嘉善县两地作为示范基地,进一步推广了结直肠癌筛查。2012 年启动的国家重大公共卫生项目——城市癌症早诊早治项目,针对城市地区 40~69 岁(后调整为 40~74 岁)居民提供包含结直肠癌在内的五大类癌症筛查服务,到目前为止,我国的结直肠癌筛查项目并未覆盖全国范围。

六、小结

在过去的几十年,全球总体的肿瘤疾病负担呈现增长趋势,且这一趋势在未来将会持续,我国也不例外,在人口老龄化和工业化进程的背景下,面临严峻的肿瘤防控难题。肿瘤流行病学,描述肿瘤分布,探索危险因素,制订一级预防、二级预防措施为人类攻克肿瘤奠定坚实的基础。

(徐兵河 赵方辉)

———— 主要参考文献 ————

[1] International Agency for Research on Cancer. Global Cancer Observatory [D/OL]. (2020-12-31) [2024-01-31]. https://gco. iarc. fr.

[2] SUNG H, FERLAY J, SIEGEL R L, et al. Global cancer statistics 2020: GLOBOCAN estimates of incidence and mortality worldwide for 36 cancers in 185 countries [J]. CA Cancer J Clin, 2021, 71 (3): 209-249.

[3] ZHENG R, ZHANG S, ZENG H, et al. Cancer incidence and mortality in China, 2016 [J]. J Natl Cancer Cent, 2022, 2 (1): 1-9.

[4] 赫捷, 魏文强. 2019 中国肿瘤登记年报 [M]. 北京: 人民卫生出版社, 2021: 108-187.

[5] CHEN W, XIA C, ZHENG R, et al. Disparities by province, age, and sex in site-specific cancer burden attributable to 23 potentially modifiable risk factors in China: a comparative risk assessment [J]. Lancet Glob Health, 2019, 7 (2): e257-e269.

[6] DE MARTEL C, GEORGES D, BRAY F, et al. Global burden of cancer attributable to infections in 2018: a worldwide incidence analysis [J]. Lancet Glob Health, 2020, 8 (2): e180-e190.

[7] RUMGAY H, SHIELD K, CHARVAT H, et al. Global burden of cancer in 2020 attributable to alcohol consumption: a population-based study [J]. Lancet Oncol, 2021, 22 (8): 1071-1080.

[8] International Agency for Research on Cancer. Cervical cancer screening [M]//IARC handbooks of cancer prevention. Genève: WHO Press, 2022: 433-435.

[9] International Agency for Research on Cancer. Breast cancer screening [M]//IARC handbooks of cancer prevention. Genève: WHO Press, 2016: 113-214.

[10] International Agency for Research on Cancer. Colorectal cancer screening [M]//IARC handbooks of cancer prevention. Genève: WHO Press, 2019: 284-285.

第二节　肿瘤诊断治疗进展

恶性肿瘤发病隐匿，缺乏有效治疗手段，是严重影响肿瘤患者生存时间和生存质量的瓶颈问题。近年来围绕提高肿瘤早期诊断率、个体化治疗水平开展了大量的基础和临床研究。同时，新技术、新方法的不断涌现也进一步推动了相关领域的快速发展。本节将以几种临床常见的实体肿瘤为例，介绍近年来肿瘤诊断和治疗方面的最新进展，尤其是液体活检技术、靶向治疗和/或免疫疗法在上述肿瘤中的应用情况。

一、肿瘤诊断新进展

2020年，全球有1 000万人死于恶性肿瘤，占全部死亡事件的16.7%，是第二大死亡原因。以现代技术对不同类型肿瘤的病因、症状进行检查、分析、判定的过程即为肿瘤的诊断。对于几乎所有的恶性肿瘤来说，早期发现、诊断和治疗可显著延长患者的生存时间、提高生活质量。然而，约50%的恶性肿瘤患者发现时已是中晚期，丧失了手术切除的最佳时机。探索肿瘤的早期诊断方法，提高患者生存率，是从事医学相关基础和临床研究人员不断追求的目标。随着人类对生物医学认知的日益深入和科学技术进步的步伐不断加快，肿瘤诊断领域正在迅速发展。我们将就肿瘤诊断领域近年的前沿进展进行简要介绍。

（一）肿瘤诊断常规方法

1. 临床诊断　肿瘤的临床诊断依赖于肿瘤发生位置、性质以及进展快慢。恶性肿瘤早期多无明显的临床表现，当患者出现典型临床表现时，往往已处于中晚期。肿瘤的临床诊断主要包括询问病史和体格检查两大方面。

（1）询问病史：首先通过患者主诉进行初步判断。肿瘤患者常因肿瘤性质以及发生部位不同，其最初症状表现的特点、部位和时间有明显差异。临床上，患者常因局部不明原因疼痛、出现凸起性肿块或者是发现异常分泌物等，也会因出现发热咳嗽、消瘦无力、贫血等全身表现来就诊。除此以外，还存在肿瘤引发的一系列综合征，主要涉及皮肤、神经系统、心血管系统、内分泌与代谢系统、血液系统等几个方面。

不同年龄人群恶性肿瘤发病率不同。多数恶性肿瘤多发于中老年，但也有少数恶性肿瘤可见于青少年。如肺癌、胃癌在男性人群中高发，乳腺癌主要发生在40岁以上妇女。其中良性肿瘤病程较为漫长，若在短期内肿瘤体积突然增大，则意味着转变为恶性或在良性肿瘤内发生出血、液化、坏死等情况。恶性肿瘤病程较短，可在数月甚至是数周内进行性长大。此外还需要考虑家族遗传问题。

（2）体格检查：①全身检查。目的在于确定患者是否患有肿瘤，肿瘤性质是良性还是恶性，属于原发性还是继发性，是否存在其他组织器官转移。首先了解患者的一般情况（如体态、面容、有无呼吸困难等），然后进行视触叩听等物理检查。②局部检查。主要是为了明确肿瘤发生的部位、大小、与周围组织的关系，以及能否进行外科手术治疗。检查肿块与局部淋巴结受累情况。

2. 影像学检查　为了确定肿瘤的位置、大小、范围及与周边脏器的相关性，根据需要进行影像学检查，例如X线检查、计算机体层扫描术（computer tomography，CT）、磁共振成像（magnetic resonance imaging，MRI）、发射型计算机体层成像（emission computerized tomography，ECT）、B超等。另外，在上述部分成像技术上还可以利用各种造影剂以增加对比，亦可进行血管造影。各种内腔镜检查可直接观察检查部位有无肿块及其形态与大小，从而做出相应的诊断。如纤维食管镜用于食管癌诊断，胃镜用于胃癌诊断，支气管镜用于肺癌诊断，喉镜用于喉癌诊断等。

近几年，人工智能在恶性肿瘤的应用越来越多。在分类及模型构建方面，人工智能的目的是识别那些临床或生物学上相关的或者是有因果关系的影像学特征，从而与其临床诊断达成共识。它从所提供的图像中提取深度特征，嵌入到相关的分割步骤中，在临床工作流程中引入图像衍生特征,从而用于诊断和治疗疾病。随着近几年大规模数据集和相关软件的建立,大大促进了人工智能研究。对于肺癌患者来说,早期发现肺部病变对提高患者生存率具有重要意义。目前,胸部CT虽已被广泛应用,但对CT图像上的细小结节大小范围划分仍十分模糊。Hua等利用深度学习技术简化传统计算机辅助设计(computer aided design,CAD)图像分析流程,在体层扫描图像中引入了卷积神经网络模型(convolutional neural networks,CNN)和深度信念网络模型(deep belief networks,DBN),试验证实DBN和CNN能有效地识别CT图像上肺小结节的分类,对早期肺部结节的诊断具有潜在意义。

3. 生化免疫检查

(1)常规检查:包括血、尿和粪便常规化验。胃肠道肿瘤患者会出现贫血、大便隐血等症状。恶性肿瘤患者常可伴红细胞沉降率加快。值得注意的是常规检查中的指标异常并不能完全确诊为肿瘤,但是这些异常往往可以成为辅助肿瘤早期诊断的有力工具。

(2)血清学检查:血液、分泌物和排泄物都可作为检查样本,利用分子生物学的方法对其中的肿瘤标志物进行实验测定。大多数蛋白表达在恶性肿瘤和正常组织之间并无明显差异,故特异度不高。但仍有一些标志物可作为区分癌组织和正常组织的工具,作为肿瘤的辅助性诊断,对早期诊断、疗效评定和术后随访都具有一定的参考性。如肝癌及恶性淋巴瘤的乳酸脱氢酶(lactate dehydrogenase,LDH)增高、消化系统肿瘤中糖类抗原19-9(carbohydrate antigen 19-9,CA19-9)增高,甲胎蛋白(alpha-fetal protein,AFP)可用于肝癌普查。

(3)流式细胞术(flow cytometry,FCM):可用以分析染色体DNA数量和形态、DNA指数等,依据肿瘤病理结果来判定肿瘤恶性程度及预后。

4. 病理检查

(1)细胞学检查:收集痰液、胃液、胸腔积液(胸水)、腹水、尿液等分泌物涂片和肿块穿刺涂片进行检查。

(2)组织活检:活检是最直接的诊断方法。分为咬取活检、切取活检、切除活检、针吸活检、刮取活检等。对于体表、腔道的肿瘤进行切除、切取、咬取活检,可获得明确病理诊断、了解肿瘤组织来

源、分化程度。

5. 肿瘤分子检查 随着分子生物学和精准医学的发展,肿瘤的分子诊断逐渐成为肿瘤诊断中的第五级诊断。肿瘤的分子诊断可检测相关基因、基因甲基化、RNA转录谱或相关蛋白质。检测标本可以是肿瘤组织也可以是血液或血浆。

6. 手术探查 经过详细地询问病史、体格检查和化验检查,对于尚不能明确是否为肿瘤或炎症,在患者状况允许的情况下,必要时可考虑手术探查,以明确病变大小、范围和性质。最好能在手术中进行冰冻切片检查,明确病理诊断。

(二)不同肿瘤的诊断方法及进展

1. 肺癌 根据我国最新恶性肿瘤统计报告,我国每年406.4万新发恶性肿瘤病例中有82.8万肺癌患者,发病率约20.37%。肺癌发病率分别占男性恶性肿瘤患者第一位、女性恶性肿瘤患者第二位,死亡率居所有肿瘤第一位。研究发现若在肺癌早期进行干预治疗,患者生存期较长且预后较好;若发现时已进展至中晚期,则患者手术后存活率偏低,甚至不足50%,且预后较差。

(1)肺癌常规的诊断方法:早期肺癌一般无明显症状,多数患者是在行胸片或胸部CT检查时发现的。根据病情进展情况不同,临床表现也有差异。咳嗽咯血、发热喘鸣、呼吸困难是临床上常见的症状。肿瘤如转移至中枢神经系统,则患者会出现头痛、恶心等神经系统症状;如发生骨转移一般会有较为强烈的疼痛感。此外,约1/5的肺癌患者会出现相关的瘤旁综合征,通常会表现为异位内分泌、骨关节代谢异常、神经肌肉传导障碍。瘤旁综合征的出现与疾病进展无显著相关性,有可能先于临床诊断。对合并瘤旁综合征、可手术切除的肺癌患者来说,临床症状对肿瘤复发有重要的提示作用。除此以外,肺癌患者还有可能出现典型的肺外体征,如杵状指(趾)、男性乳腺发育、皮肌炎等。若出现肝大伴有结节、锁骨上窝淋巴结肿大、声带麻痹、霍纳综合征等情况,则提示有肿瘤侵犯和转移的可能。目前,常见的原发性肺癌标志物有癌胚抗原(carcinoembryonic antigen,CEA)、神经元特异性烯醇化酶(neuron specific enolase,NSE)、细胞角蛋白19片段(cytokeratin-19-fragment,CYFRA21-1)和胃泌素释放肽前体(recombinant pro-gastrin releasing peptide,ProGRP),以及鳞状细胞癌抗原 (squamous cell carcinoma antigen,SCCA)等。其中,NSE 和 ProGRP 可作为辅助诊断小细胞肺癌 (small cell lung carcinoma,SCLC)的标志物。而在患者血清中,CYFRA21-1、SCCA 和 CEA 表达水平则有助于提高非小细胞肺癌(non-small cell lung cancer,NSCLC)诊断的准确性。

在我国,X 线检查常是医生确定肺部病变的首选影像学手段,可发现较典型的肺内病灶,但对早期肺癌 X 线检查的诊断有一定局限性。在肺癌诊断、分期、疗效评价及术后随访中,CT 是目前最重要、最普遍的一种检查手段,能准确检测早期肺癌,并进一步定性和确认肿瘤位置。MRI 并非肺癌诊断的常用检查手段,但对肿瘤侵犯到其他部位的诊断更有优势。相比之下,正电子发射断层显像(positron emission tomography,PET)是肺癌确诊、判断病程、疗效评估的最优选择。基于特定的情况,有条件者推荐使用 PET。PET-CT 是近几年兴起的新技术,它将 PET 与 CT 相结合,解决传统的 PET 无法准确定位病灶的问题,提高了定位准确性。肺癌的诊断要结合临床症状及各项辅助检查,尤其是一些在临床症状和影像学上都极难区分的疾病。

近年来,内镜检查在临床上应用也越来越多,常用于肿瘤的初步定位和诊断。支气管镜检查和超声支气管穿刺活检术精度高,对机体的伤害也较小,是最理想的选择。纵隔镜检查常用于肺癌的定性和分期,通常作为判断肿瘤是否转移的金标准。由于纵隔镜检查术需要全身麻醉,对机体有一定的伤害,加之其他非侵入性诊断技术的不断出现,其在临床上应用越来越少。胸腔镜或开胸肺活检只适合于其他无法获得病理确诊和临床上高度可疑的病例。痰脱落细胞学检查是无创性检查,从肺部代谢掉落的癌细胞通过气管咳出,通过痰细胞学检查寻找肺癌细胞,即可确诊。对于疑似肺癌的患者,应定期进行 3 次或 3 次以上的痰液检查,该技术具有简单、无创、易接受的特点,是一种有效的肺癌定性诊断方法,也可用于肺癌高危人群筛查。此外,还可以通过抽取胸水、转移灶组织活检等方法诊断肺癌。

由于肺癌的临床表现多种多样,又缺乏特异性,往往会延迟诊断。因此,发现新型诊断标志物刻不容缓。

(2)肺癌新型的诊断方法及技术:患者的生物液体中存在游离的肿瘤细胞或肿瘤细胞衍生物,可作为实体肿瘤复发诊断的桥梁,放射学、血清学等已广泛应用于检测疾病进展。但传统的液体活检标本大多来自患者血液,具有明显的时效性和特异性,且血液样本中肿瘤标志物浓度较低,影响了对肿瘤复发的早期监测能力。因此,科学家们尝试从非血源性体液入手,研究肺癌诊断和治疗的新方法。

唾液腺的周围分布着大量的毛细血管,血液中相关物质可通过孔道与邻近细胞进行物质交换,使两种液体成分高度相似。在肺癌的发生发展过程中,唾液腺被原发肿瘤分泌的神经生长因子所刺激,导致肺癌患者的唾液腺 RNA 表达谱发生变化,因此唾液腺中差异表达的 RNA 可用于肺癌的诊断。另外,通过对 32 份肺癌样本分析,发现唾液 RNA 生物标志物(如 CCNI、EGFR、FGF19、FRS2、GREB1)在肺癌复发监测和风险评估中具有潜在应用价值。另外有研究收集了 1 000 例 NSCLC 患者的尿液和血液,发现 2 种代谢产物肌酸核苷和 N- 乙酰神经氨酸在肺癌患者血液中明显升高,同时尿液中上述 2 种代谢物的水平与血液呈正相关,提示尿液可作为肺癌预后的潜在非侵入性标志物,用于动态监测肺癌进展。恶性胸腔积液(malignant pleural effusion,MPE)常发生于晚期肺癌患者,有研究证实胸腔积液中外泌体的变化也可作为肺癌的临床诊断。支气管肺泡灌洗(bronchoalveolar lavage,BAL)是一种在临床上利用支气管镜将生理盐水注入肺泡,通过负压获得肺泡细胞和生化成分的临床诊断手段。这种方法的好处在于样本与肿瘤直接接触,可获得比其他生物样品更高质量和数目的生物标志物,对肺癌的诊断更加准确。新型基于 BALF 进行 EGFR 基因分型的液体活检方法与传统 EGFR 基因分型方法相比,提高了突变位点的检出率。EGFR 突变识别是早期 NSCLC 治疗的第一步。

循环肿瘤 DNA(ctDNA)也可作为评估可切除肿瘤患者微小残留灶(mini malresidual disease,MRD)的生物标志物。MRD 不能被传统的诊断方法识别,即使没有观察到的肿瘤临床体征,它也可能导致肿瘤的复发和转移。既往研究证实

ctDNA可在肺癌切除手术后检出,从而识别出高风险复发肺癌患者。Abbosh等报道92.8%肺癌切除患者在复发前检测到血浆中ctDNA呈阳性,且ctDNA检测比放射学诊断提前70余天。

长链非编码RNA(LncRNA)在肿瘤发生、侵袭和转移预警中具有潜在应用价值。有研究发现NSCLC患者血液样本中LncRNA-MALAT1表达下调,其表达水平与转移及病灶位置有关。生长抑制特异性基因(GAS5)在区分肺癌分期中也具有一定的应用价值。

人类研究了大量的肿瘤生物标志物来推动早期肺癌诊断,针对这些生物标志物,新兴的生物识别工程技术也应运而生。目前,最常用的3种技术是分子印迹聚合物、重组抗体和抗体模拟分子。分子印迹聚合物(molecular imprinted polymer,MIP)对目标分子及其结构类似物具有选择性识别吸附。MIP是一个诊断和治疗肿瘤的多功能平台,聚合物可以是封装造影剂、PET剂或包裹抗肿瘤药物的纳米颗粒,可用于肿瘤生物标志物的特异性诊断和追踪。重组抗体依赖于蛋白质工程来合成抗体免疫球蛋白片段,如工程抗体片段和噬菌体展示产生的重组抗体。抗体模拟分子对分析物有较好的亲和力,因其不具有免疫原性,可成为很好的生物传感器。最常用的抗体模拟分子是适配体,核酸适配体对目标分子的DNA或RNA具有高亲和力和特异性,也可结合不同蛋白质以达到诊断的目的。

2. 肝癌 原发性肝癌的死亡率居世界第四。原发性肝癌中最主要的类型是肝细胞癌,也就是我们常说的"肝癌"。诱发肝癌的风险因素有很多,其中最主要的是各种原因导致的肝硬化,肝硬化患者每年的肝癌发病率高达1%~3%。乙型肝炎病毒(hepatitis B virus,HBV)、丙型肝炎病毒(hepatitis C virus,HCV)感染,大量饮酒,肥胖相关的非酒精性脂肪性肝炎(non-alcoholic steatohepatitis,NASH)等都会导致患肝癌的风险增加。由于肝癌发病率致死率高,对人类健康危害极大,发病过程漫长,对大规模人群尤其是肝癌高风险人群展开有效的定期筛查和肿瘤早期诊断十分必要。

(1)肝癌常规的诊断方法:目前国际上推荐的高危人群肝癌筛查手段以超声检查为主,可辅助进行AFP检测,每半年一次。然而超声和AFP都存在检测灵敏度不够高的问题,尤其是针对早期肝癌。肝癌患者进行多期动态增强CT扫描时,肿瘤部位会呈现出"快进快出"的特征。数字减影血管造影(digital subtraction angiography,DSA)是一种X射线检查技术,即将传统的血管造影与电子计算机技术相结合。其原理是将X射线投照人体所得到的光学图像经扫描转换后,将留有造影剂的血管图像保留,可对腹主动脉、肝动脉和门静脉进行显影。该方法不但可以对肝癌进行精确定位,而且还可以与其他疾病进行区分鉴别,是重要的治疗辅助手段。对于缺乏影像学特征的肝癌,肝穿刺活检可获得明确诊断。

(2)肝癌诊断新进展:科学家们不断尝试寻找更多特异且灵敏的肝癌生物标志物,并且持续探索液体活检在标志物开发和检测中的应用潜力。我国是肝癌大国,为了改善中国肝癌患者的预后,我国科研人员采用液体活检技术开展了大量肝癌诊断和预警标志物研究,成果频频发表在国际有影响力期刊。近期科学家研究证实,肝癌患者血浆ctDNA与肿瘤组织DNA高度一致,并且发现ctDNA甲基化特征可以用来诊断肝癌和预测患者预后。研究人员利用建立的队列样本分别构建了诊断预测模型和预后预测模型,其中诊断预测模型兼具高灵敏度和高特异度(灵敏度83.2%;特异度90.5%),针对早期肝癌的检测性能优于AFP。这项研究通过大规模临床试验证实了ctDNA表观遗传特征在肝癌筛查、诊断、预后判断中的重要作用。

肝癌领域专家王红阳院士及其团队始终致力于肝癌基础和临床研究,近年来在肝癌液体活检领域也不断取得新的成果。2020年11月该团队公布了1项肝癌多中心大规模队列研究部分数据。该研究共纳入了来自全国13个医疗中心的肝癌患者、肝硬化患者、健康人共计3 204例,人群分为训练集、测试集和验证集3个子集,入组时采集参与者的外周血提取循环细胞游离DNA(cfDNA),采用5hmC测序和低深度全基因组测序获取不同人群cfDNA特征后对比分析,最终构建了一个基于4种cfDNA特征整合的分类器——"HIFI"模型。此分类器区分肝癌与肝硬化人群的灵敏度为95.42%,特异度为97.83%,且区分肝癌与非肝癌人群的性能更佳。这些工作使得早期肝癌液体活检向前迈进了一大步，并且研究成果也在积极向临床转化，未来有望真正实现为肝癌患者的早期诊断和高危人群分层预警。

cfDNA 作为细胞内"逃出"的 DNA 分子，可能是从凋亡或坏死的细胞或组织中释放出来。恶性肿瘤患者血液中 cfDNA 具有肿瘤异质性的基因突变，因此可作为一种非侵入性的"液体活检"指标。Xiong 等收集 33 份肝癌患者和健康人群的肝组织和血液样本进行分析，发现肝癌患者血浆中 cfDNA 的突变范围为 52%~84%。cfDNA 诊断肝癌的灵敏度为 65%，特异度为 100%。而 cfDNA 突变检测结合 AFP 诊断准确性更高。AFP 阴性患者 cfDNA 灵敏度为 73%，特异度为 100%。AFP 阳性患者 cfDNA 灵敏度为 53%，特异度为 100%。

我国肝癌患者因复发转移 5 年总体生存率仅为 10%。血管侵袭是肝癌患者预后不良的重要危险因素。肿瘤细胞在转移早期就在血液中循环，因此血液中循环肿瘤细胞（circulating tumor cell，CTC）检测是肿瘤存在的直接证据。试验发现 CTC 计数预测肝癌转移的灵敏度和特异度分别为 82.93% 和 52.38%，且与肿瘤体积、癌细胞转移有显著相关性。另外，近年来也有循环肿瘤细胞用于极早期肝癌诊断和预警的相关报道，提示该指标用于大规模高危人群筛查的应用潜力。

3. 胰腺癌 胰腺癌是一种死亡率极高的恶性肿瘤，一旦发病，患者五年存活率不到十分之一。2021 年数据显示，我国胰腺癌发病率居恶性肿瘤第七位，死亡率居第六位。近年来随着诊断技术的不断发展，胰腺癌诊断率有所提升、诊断时间也在不断提前。

（1）胰腺癌常规的诊断方法：酗酒抽烟、高脂饮食、代谢性疾病（如肥胖）、慢性胰腺炎等都是胰腺癌的重要诱因。胰腺癌患者常因腹部不适或腹痛、消瘦乏力、黄疸或消化道症状就诊。首发症状通常与肿瘤的位置和病变程度有关，如患者出现梗阻性黄疸，则考虑癌变位置在胰腺头部。随着疾病病程发展，患者会出现消瘦、肝大等体征。

医生可根据患者的病情和症状，选择合适的影像学检查手段。超声检查对胰腺癌的早期筛查具有简便易行、灵活直观的特点。CT 检查是目前胰腺癌诊断、鉴别诊断和分期的较好的非侵入性成像技术。MRI 可改善图像质量，提高诊断

的准确度。而 PET-CT 检查往往用于定位转移灶，但不适合诊断直径<1cm 的病灶。超声内镜（ultrasonic endoscope，EUS）是目前早期胰腺癌定位及肿瘤性质判断最准确的手段。

在血液检测中，早期胰腺癌并无可用的生化指标。当肿瘤细胞侵犯肝脏或胆管时，谷丙转氨酶、胆汁酸等相关生化指标会改变。当胰腺癌进展至晚期时，可能会出现体内电解质紊乱，同时还会引起血糖改变。临床常用的胰腺癌诊断标志物有 CA19-9、CEA、糖类抗原 125（carbohydrate antigen 125，CA125）等，其中 CA19-9 是胰腺癌中应用最广泛的标志物，可作为诊断的辅助工具，也可用于术后的复发监测。

EUS 是一种非常灵敏的检测手段，但缺乏特异性，且依赖于操作者技术熟练度。人工智能可增强 EUS 的检测准确性，目前应用的人工智能类型有人工神经网络（artificial neural network，ANN）、CNN 和支持向量机（support vector machine，SVM）。其中 SVM 对胰腺癌识别的灵敏度和特异度最高，操作简单，可作为一种快速诊断和筛查的工具。

（2）胰腺癌诊断新进展：除了更有效的治疗方案外，早期胰腺癌的诊断和恶性转化前癌前病变的诊断策略是改善胰腺癌预后的关键因素之一。目前，胰腺癌诊断广泛使用的血液检测方法是血清 CA19-9，它是胰腺癌确诊和疾病监测的标志物，但不适用于早期诊断。研究发现，随着疾病进展，组织中多种肿瘤相关癌基因、抑癌基因发生表达变化或突变，如在胰腺导管腺癌（pancreatic ductal adenocarcinoma，PDAC）的发生发展过程中，最显著的是染色体 12p 上癌基因 KRAS 突变。KRAS 的突变是最早的癌基因变化之一，因此可用于早期胰腺癌的诊断和筛查以及胰腺高低级别病变的鉴别。除了基因组改变，表观遗传也发挥着重要作用，其中 DNA 甲基化最为常见。在癌细胞中，抑癌基因经常因甲基化而沉默，癌基因则通过去甲基化激活表达。因此分析癌变组织的甲基化水平能够预测治疗效果，开发新的诊断、预后和治疗的生物标志物。

Cohen 等对两百多例患有可切除胰腺癌的患者进行抽血检测，其中 30% 患者血浆中检测到染色体 12p 上癌基因 KRAS 改变，同时对患者癌

组织相关基因进行检测,发现突变位点相同。除此以外,作者联合 4 种常用的肿瘤标记物共同检测,其血浆检测灵敏度提高到 60%。而 CTC 也可存在于早期 PDAC 患者血浆中,提示其可作为一种潜在的诊断标志物。Chen 等检测 18 例 CA19-9 低表达(CA19-9<37U/ml)PDAC 患者外周血 CTC,其中 CTC 计数能正确识别其中的 14 例,特异度为 0.95,灵敏度为 0.78。进一步对 15 例 CA19-9 阳性的急性胰腺炎患者外周血 CTC 检测,其中 11 例可通过 CTC 计数准确识别为急性胰腺炎。研究分析当 CA19-9 在急性胰腺炎中出现假阳性结果时,CTC 可以准确区分 PDAC 与非恶性肿瘤。同时 CA19-9 也可纠正 CTC 假阴性诊断,表明 CTC 和 CA19-9 可互为补充诊断早期 PDAC。虽然胰腺不与肠腔直接接触,但肿瘤细胞脱落和 cfDNA 释放后可随胰液进入十二指肠,因此,可从粪便中分析胰腺癌生物标志物表达水平。有研究比较了胰腺癌患者血液和粪便中 miRNA 表达,发现 miRNA 在粪便样本中具有高度稳定性和可重复性,提示来自粪便样本的特征 miRNA 有望作为胰腺癌筛查的新型标志物。

二、肿瘤治疗新进展

治疗恶性肿瘤的方法主要可分为手术、介入、放疗、化疗、生物治疗以及中医药治疗等。随着诊断技术的不断进展、治疗手段的多样化和支持治疗的提升,越来越多的早期肿瘤患者被发现,肿瘤治疗的疗效不断提高。各种治疗手段有其独特的优势和难以克服的缺点。循证医学的不断发展和治疗技术的不断革新,使得整合多个学科、联合应用多种治疗手段成为可能。

近年来,肿瘤免疫治疗和靶向治疗获得了突飞猛进的发展,肿瘤治疗已进入了一个全新的时代。大量的临床试验结果证实:在多种肿瘤,尤其是黑色素瘤和肺癌等,通过联合使用靶向治疗和肿瘤免疫治疗方案,使得肿瘤患者的生存率有了较大幅度的改善。因此,本部分将主要聚焦于肿瘤免疫治疗和靶向治疗,介绍其相关知识和最新进展。

(一)肿瘤免疫治疗

手术、放疗和化疗等常规治疗方法可直接杀伤肿瘤细胞,而肿瘤免疫治疗是采用主动或被动的方法募集能在体内识别肿瘤的免疫细胞,激活机体产生肿瘤特异性免疫应答的能力从而达到抑制和杀伤肿瘤的效果。因此,肿瘤免疫治疗的特异性较高、安全性强,且副作用相对较小。随着肿瘤免疫学理论研究的不断深入和技术的不断革新,免疫治疗已逐渐成为目前肿瘤治疗的重要手段。常用的肿瘤免疫治疗手段主要包括免疫检查点抑制剂(immune-checkpoint inhibitors,ICI)、过继性细胞免疫治疗、细胞因子疗法、肿瘤疫苗、溶瘤病毒等。

1. 免疫检查点抑制剂(ICI) 免疫检查点分子是在免疫系统中担任"刹车"作用的分子,在维持免疫耐受、防止自身免疫反应中起着不可或缺的作用。但这些免疫检查点分子也能被肿瘤细胞利用进而逃避免疫监视。ICI 的作用机制在于通过与免疫检查点分子结合,阻断共抑制信号通路,活化 T 细胞功能进而激活抗肿瘤免疫,最终清除肿瘤细胞。目前,众所周知的 ICI 主要有细胞毒性 T 淋巴细胞相关抗原 4(CTLA-4 或 CD152)、程序性死亡受体 1(PD-1 或 CD279)和程序性细胞死亡受体配体 1(PD-L1 或 CD274)。

2018 年,由于对 CTLA-4 和 PD-1 研究做出的突出贡献,美国科学家詹姆斯·艾利森(James P Alison)和日本医学家本庶佑(Tasuku Honjo)荣获诺贝尔生理学或医学奖。ICI 也逐渐成为肿瘤治疗的重要手段。在经济发达国家,已有近一半的转移性肿瘤患者可给予 ICI 治疗。截至 2021 年 12 月,已有 8 种 ICI 类药物被批准,可用于 17 种不同类型恶性肿瘤的治疗。

(1)ICI 的类型

1)CTLA-4 抑制剂:CTLA-4 是在活化 T 细胞表面表达的共抑制受体的一种,在 T 细胞活化过程中起到传递抑制信号的作用。研究表明,通过抗体阻断 CTLA-4、激活免疫细胞,进一步增强抗肿瘤免疫反应,促进肿瘤的消退。靶向 CTLA-4 策略的出现开启了利用抗体解除免疫细胞刹车抑制、增强抗肿瘤免疫反应的新纪元。一系列临床试验和疗效评估证明伊匹木单抗(ipilimumab,CTLA-4 单抗)不仅具有显著增强 T 细胞活化,而且可以诱导持久的抗肿瘤免疫效果。2011 年 3 月,伊匹木单抗成为第一个被美国食品药品监督管理局(Food and Drug Administration,FDA)批准用于肿瘤免疫治疗的 ICI,该抑制剂主要用于治疗已经转移或无法手术切除的黑色素瘤。

2）程序性死亡受体1（programmed death-1，PD-1）/PD-1配体（PD-L1）信号通路抑制剂：PD-1最初被发现是一类主要位于T细胞膜表面表达的受体，能引起T细胞的凋亡（程序性细胞死亡）。后来，很多研究表明PD-1是一种重要的免疫应答负调控因子。PD-L1与PD-1结合能够负调控T细胞介导的免疫应答反应，以限制效应T细胞的作用。异常高表达PD-L1的肿瘤细胞通过抑制T细胞的功能以逃避机体的免疫监视。通过抑制PD-1和PD-L1可阻断PD-1轴的调控，从而逆转T细胞功能抑制，恢复T细胞的细胞毒效应，增强内源性抗肿瘤免疫，诱导肿瘤消退。事实上，阻断PD-1轴已在多种类型的肿瘤中展现出了显著的临床效果，先后已有多种针对PD-1或PD-L1的抗体获得批准被用于不同类型肿瘤的治疗。2014年9月的pembrolizumab（keytrud，人源化抗PD-1单克隆抗体，派姆单抗/帕博利珠单抗，简称K药）获批。仅仅3个月后，nivolumab（opdivo，人源化抗PD-1单克隆抗体，纳武利尤单抗，简称O药）获批。此后，PD-L1抑制剂durvalumab（度伐利尤单抗，MEDI4736）和atezolizumab（阿替利珠单抗，MPDL3280）相继获批进入临床，在实验研究与临床治疗中都取得了不错的效果。

3）其他ICI：除了上述经典分子之外，一些新免疫调节分子也逐渐引起重视，被用于实验研究和临床前研究。其中，在恶性肿瘤中表现出负的免疫调节作用的新分子包括：淋巴细胞活化基因3（lymphocyte activation gene-3，LAG-3，又被称为CD223）、T细胞免疫球蛋白黏蛋白分子3（T cell immunoglobulin and mucin-containing molecule 3，TIM-3）、T细胞免疫球蛋白含胞内ITIM结构域（T cell immunoglobulin and ITIM domain，TIGIT）、含V-SET免疫球蛋白域蛋白3（V-set and immunoglobulin domain containing 3，VSIG-3）等。具有正性免疫调节作用的检查点分子也被考虑用于癌症免疫治疗应用。例如：诱导性共刺激分子（inducible costimulator，ICOS），属于肿瘤坏死因子受体（tumor necrosis factor receptor，TNFR）超家族，是一类经典的T细胞共刺激分子，其成员如糖皮质激素诱导的肿瘤坏死因子受体相关基因（glucocorticoid-induced TNFR，GITR）和OX40也被评估为治疗靶点。

（2）ICI的免疫毒性：一系列的研究数据表明，ICI的广泛应用不仅产生了抗肿瘤免疫，对机体多种免疫过程（如动脉粥样硬化、高血压、心力衰竭、肥胖、神经炎症等）也具有影响，会引起免疫治疗相关不良反应（immune-related adverse events，irAEs）的发生。

任何器官系统都可发生ICI所导致的免疫治疗相关不良反应（如心脏、肾脏、垂体、骨髓、骨骼和其他器官）。出现免疫治疗相关不良反应的时间无规律可循，不但发生在接受治疗开始的前3个月，而且在治疗期间或结束后的任何时间都有出现的可能。例如，肺炎是造成患者使用抗PD-1抗体死亡的主要原因之一；皮肤毒性（炎症性皮炎综合征、瘙痒和白癜风等）是最常发生的免疫相关不良反应。此外，ICI的使用还会引起内分泌毒性（如新出现的1型糖尿病，甲状腺功能异常，垂体炎）和风湿性毒性（如关节炎）。因此，亟须开展深入研究，以明确ICI的使用如何对机体的整体免疫功能产生长期影响。

（3）影响ICI反应性的因素：目前，ICI面临的一个主要问题是对某些肿瘤（如固有免疫原性较低的胶质母细胞瘤和胰腺癌）反应性低。即使是已被证明有效的肿瘤类型，如黑色素瘤，也仅仅是在部分患者群体中表现出有效和持久的反应。原发性耐药（患者一开始治疗就缺乏反应性）和获得性耐药（治疗最先反应的患者，随着时间的推移产生耐药性）的发生，极大地影响了患者的疗效。

随着对肿瘤、免疫系统和其他系统性因素之间的多维度相互作用的深入了解，人们对ICI耐药机制的理解也在加深。这些因素有内源性因素，包括肿瘤特异性和全局性因素；也有外源性因素，包括环境因素等。

1）内源性因素：遗传和表观遗传缺陷。DNA错配修复缺陷（deficiency of mismatch repair，dMMR）和微卫星不稳定性（microsatellite instability，MSI）等遗传缺陷使肿瘤细胞易于积累体细胞突变，并与肿瘤突变负担增加和免疫检查点抑制（immune checkpoint blockade，ICB）易感性增加相关。

ⅰ 信号通路的缺陷：致癌信号和代谢途径及其相关突变也已被证明在各种癌症类型中驱动免疫原反应。如干扰素（interferon，IFN）信号通过 Janus 激酶（Janus kinase，JAK）/ 信号换能器和转录激活器（signal transducer and activator of transcription，STAT）通路在肿瘤免疫中发挥重要作用。该通路及其下游效应物相关的缺陷与 ICB 反应呈负相关和正相关，提示该通路在肿瘤免疫中具有双重作用。激活 Wnt/β-catenin 通路的突变也可以通过改变 PD-L1 和 PD-L2 在一大类肿瘤（如黑色素瘤、乳腺癌、腺样囊性癌和髓母细胞瘤）中的表达来诱导对 ICB 的耐药性。

ⅱ 细胞外囊泡：最近的研究已经证明了细胞外囊泡，特别是细胞外囊泡的外泌体亚群在肿瘤免疫和 ICB 耐药中的潜在作用。来自多种肿瘤类型（包括黑色素瘤、胶质母细胞瘤、乳腺癌和头颈癌）的细胞外囊泡表面含有功能性 PD-L1。在接受抗 PD-1 治疗的癌症患者中，未从治疗中获益的患者在治疗前的循环外泌体 PD-L1 水平较高。循环 PD-L1$^+$ 细胞外囊泡的水平可以反映肿瘤和免疫系统之间的动态相互作用，并可能作为 ICB 反应的一个有前途的生物标志物。

ⅲ 肿瘤微环境：肿瘤间质细胞（如肿瘤相关成纤维细胞、内皮细胞和脂肪细胞等）、免疫和炎症细胞［如肿瘤相关巨噬细胞（tumor-associated macrophages，TAMs）、T 淋巴细胞、B 淋巴细胞、树突状细胞（dendritic cell，DC）、髓系来源抑制性细胞（myeloid-derived suppressor cells，MDSCs）、自然杀伤细胞（nature killer，NK）和中性粒细胞等］、代谢状态（缺氧、线粒体生物合成状态和代谢物等）、微生物组成（瘤内微生物）等因素，也可以影响抗肿瘤免疫状态。

2）宿主全身性因素：如人类白细胞抗原（human leukocyte antigen，HLA）纯合子性与 ICB 治疗的恶性肿瘤患者存活率下降有关；肠道菌群、肥胖、雌激素和雄激素等也影响着全身免疫和抗肿瘤免疫反应。

3）外源性因素（暴露组学）：来自环境相关的因素，如环境、饮食、行为等外源性的非遗传决定因素也会影响机体对 ICB 的反应性。如暴露于紫外线辐射和 / 或香烟烟雾可增加肿瘤突变负荷（tumor mutational burden，TMB）和继发性新抗原

水平，这被认为是 ICB 在黑色素瘤和 NSCLC 中相对较高的反应率的原因。在临床前模型中，慢性应激可能通过激活交感神经系统的 β$_2$ 受体信号通路来增强肿瘤生长和损害抗肿瘤免疫反应和 ICB 反应。化疗药物或放疗的细胞毒作用可促进抗原递呈，增强抗肿瘤免疫反应。

2. 过继性细胞免疫治疗 过继性细胞免疫治疗是指分离肿瘤患者体内的自体免疫细胞，利用基因工程技术在体外改造 / 扩增，再重新输入患者体内，以发挥抗肿瘤免疫效果清除肿瘤细胞。主要包括嵌合抗原受体 T 细胞免疫疗法（chimeric antigen receptor T-cell immunotherapy，CAR-T）和肿瘤浸润淋巴细胞（tumor infiltrating lymphocytes，TIL）疗法等。

（1）嵌合抗原受体 T 细胞免疫疗法（CAR-T）：CAR-T 是将分离得到的肿瘤患者来源的 T 细胞利用基因工程技术表达一个嵌合抗原受体（chimeric antigen receptor，CAR），能识别肿瘤细胞且激活 T 细胞抗肿瘤活性，修饰改造后在体外扩增表达 CAR 分子的 T 细胞回输患者体内用于杀伤肿瘤。

第一代 CAR 由胞外抗原识别区即单链可变片段（scFv）组成，将跨膜区和 T 细胞受体（t cell receptor，TCR）CD3ζ 分子胞内信号域融合。由于该类细胞存在扩增慢和持久性差等缺点，在临床试验中效果不理想。第二代、第三代 CAR 将 1 个或 2 个共刺激性结构域（通常是 CD28 或 4-1BB）整合在 CD3ζ 上游，赋予了 T 细胞更有效的抗肿瘤细胞作用，同时增加细胞因子的产生，使 CAR-T 细胞的扩增能力和持久性得到大大改善。第四代 CAR 也被称为"装甲 CAR"，在第二代、第三代 CAR 基础上又整合了其他刺激性结构域，通过加入分子有效载荷，旨在修饰肿瘤微环境，以增强抗原交叉呈递并促进表位扩散。

临床研究结果表明，CAR-T 细胞在血液系统恶性肿瘤的治疗中展现出了不可替代的位置。美国 FDA 已批准了共 6 款 CAR-T 药物上市，其中 4 款靶向 CD19，2 款靶向 BCMA。但在 CAR-T 用于临床治疗的过程中，也会经常伴随多种不良反应的发生，包括最常见的细胞因子风暴（也被称为细胞因子释放综合征，CRS）和神经毒性（neurotoxicity）等。此外，还可能出现抗原依赖性

和非抗原依赖性的抗性。因此,如何提高 CAR-T 疗法的特异性、安全性及持久性是亟须解决的科学问题。

随着研究的不断深入,T 细胞受体嵌合型 T 细胞疗法(T cell receptor-gene engineered T Cells, TCR-T)、CAR-NK 细胞、CAR-Treg 细胞、CAR- 巨噬细胞等方向可能会为肿瘤免疫治疗带来新的突破。

(2)TIL 疗法:TIL 是指从血液循环进入到肿瘤间质的具有高度异质性的淋巴细胞,主要包括 T 淋巴细胞和 NK 细胞等。肿瘤内部存在的 TIL 不仅可以释放细胞毒素来直接杀伤肿瘤细胞,还能调节生物体的免疫功能,进而提高生物体抗肿瘤免疫杀伤能力。TIL 来源于患者的肿瘤组织,具备更高的肿瘤识别能力和杀伤能力,因此 TIL 被认为是适合实体瘤的新型 T 细胞疗法。与其他免疫治疗中简单的细胞扩增、回输不同,在 TIL 的培养过程中,首先需要明确患者肿瘤组织中特定的突变类型,然后利用患者突变信息筛选针对这种突变类型的最有效的 T 细胞。最后,分离筛选患者肿瘤组织中特异性 T 细胞,体外扩增后重新回输入患者体内。

3. 细胞因子疗法 细胞因子是由免疫和非免疫细胞释放的可溶性蛋白,介导细胞间的交流,调节免疫系统的稳态。在肿瘤微环境中,一方面,细胞因子可通过抗增殖和促凋亡活性,直接抑制肿瘤细胞生长;另一方面,细胞因子可被免疫细胞识别,参与调节机体抗肿瘤免疫。因此,细胞因子在肿瘤治疗中发挥着非常重要的作用。

细胞因子根据来源不同,可分为淋巴因子、单核细胞因子、趋化因子、白细胞介素(interleukin, IL)等。细胞因子是 FDA 批准的第一类肿瘤免疫治疗药物。IFN-α 于 1986 年获批,IL-2 于 1992 年获批。

IFN-α 是属于 Ⅰ 型干扰素,是一种经典的肿瘤治疗细胞因子。IFN-α 既可以通过诱导衰老和凋亡直接消灭肿瘤细胞,另外,通过促进 DC 成熟,增强细胞毒性 T 细胞抗肿瘤活性,可以进一步刺激生物体抗肿瘤免疫反应,达到杀伤肿瘤细胞的效果。临床研究表明,高剂量 IFN-α 在慢性髓系白血病和黑色素瘤中具有一定的治疗作用。

IL-2 在体外和体内具有强大的促 T 细胞扩增的能力,因此最初被命名为 T 细胞生长因子。由于其免疫刺激的特性,IL-2 成为细胞因子用于肿瘤免疫治疗的典型例子。IL-2 是 FDA 批准用于治疗恶性肿瘤的第一种免疫疗法。在临床应用中,大剂量的 IL-2 可能导致转移性肿瘤患者的肿瘤衰退。但进一步研究表明 IL-2 的使用也会导致 T 细胞的过度分化、诱导 T 细胞发生凋亡,并且对调节性 T 细胞(T regulator cells,Tregs)具有一定的激活作用。使用高剂量 IL-2 治疗恶性肿瘤面对诸如半衰期短、非特异毒性、双面性等多重障碍。因此,通过对细胞因子进行蛋白工程修饰和改造,提高其选择性,增强其半衰期,可改善其靶向性或降低毒性,促进其在免疫治疗中发挥更广泛作用。事实上,IL-2 突变体、聚乙二醇修饰的 IL-2、IL-2 免疫复合体、IL-2-CD25 融合蛋白等策略均已被用来选择性激活抗肿瘤免疫反应或者抑制过度活跃免疫反应,并且多种 IL-2 类似物已经进入临床开发阶段。

随着新的肿瘤免疫治疗方法的不断涌现,一些单用治疗肿瘤效果并不明显的细胞因子(如 GM-CSF 等),在和 ICI 等联合使用过程中,能起到“加热”冷肿瘤的作用,展现出令人振奋的疗效。因此,随着对肿瘤免疫治疗理论和实践更深入的了解,将会有越来越多的细胞因子被逐渐应用于肿瘤治疗的临床实践,造福于肿瘤患者。

4. 肿瘤疫苗 作为预防传染性疾病的重要手段,传统疫苗发挥了重要的作用。肿瘤疫苗则是通过将肿瘤特异性抗原输入患者体内,以此来激活 T 细胞从而增强自身抗肿瘤免疫反应,诱导机体免疫应答,起到预防或治疗肿瘤的作用。肿瘤疫苗出现的早期,接种策略主要集中于肿瘤相关抗原(tumor-associated antigen,TAA),即肿瘤中异常表达或过度表达的自身抗原。这种策略的缺点一方面是 T 细胞的功能因为 TAA 特异性会受到中枢和 / 或外周耐受的影响;另一方面,TAA 在非恶性组织中也有所表达,从而增加了疫苗诱导自身免疫毒性的风险。因此,早期的肿瘤疫苗在临床上未能取得成功。

为了克服这些缺点,针对由于突变产生的肿瘤细胞新表位或新抗原,科学家展开了一系列研究,开发出了非传统疫苗。由于这些新抗原仅表达于肿瘤细胞中,在正常细胞中不表达,从而有效地降低"脱靶"损伤的发生。而且由于位于体细胞突变新表位的新抗原,可以绕过 T 细胞对自身表位的中心耐受,从而能够诱导出更加持久的抗肿瘤免疫反应。

通过测序技术和计算机辅助分析技术的支撑,逐渐开发出了一系列特异个性化的新抗原疫苗。目前,已开展多个新抗原疫苗相关的临床试验。包括使用表位发现平台(automatic tuned linear algebra software,ATLAS)选择的合成长肽的个性化新抗原疫苗 GEN-009、一种编码多达 20 种新抗原的个性化 RNA-lipoplex 新抗原疫苗 RO7198457、一种脂质包裹的 RNA 新抗原疫苗 mRNA-4157 等都展现出了良好的治疗潜力。

由于肿瘤治疗中已广泛使用靶向 PD-1 轴或 CTLA-4 的 ICI,个性化新抗原疫苗联合 ICI 会取得更加显著的成果。

除了肿瘤抗原之外,DC 疫苗也展现出良好的临床应用前景。DC 于 1973 年被首次发现,其特点为星状多形性或树枝状突起,是目前已知的机体内功能最强大的抗原递呈细胞。肿瘤抗原可激活 DC,进一步通过内化、加工,将抗原提呈给 T 细胞,诱导效应细胞毒性 T 淋巴细胞(CTL)活化,从而增强 T 细胞对肿瘤细胞等的杀伤性。

研究人员首先采用特定的方法从患者外周血中分离出具有成为 DC 潜力的前体细胞,再利用选择特异性的肿瘤抗原刺激其分化和成熟,在较短时间使其在体外大量诱导和扩增。然后将捕获这些特定肿瘤抗原的树突状细胞回输入患者体内,最终有效特异地杀伤肿瘤细胞。

PROVENGE(sipuleucel T),一种自体源性晚期前列腺癌疫苗,是首个在美国获批上市用于治疗实体肿瘤的树突细胞疗法。自 2010 年 4 月以来,已有超过 30 000 名男性患者被接受了 PROVENGE 治疗。此外,针对 NSCLC 患者的 DCVAC/LuCa 树突状细胞疫苗、患者自体的特异性树突状细胞疫苗 AV-GBM-1、活性成分是活化的同种异体树突状细胞的 ilixadencel(伊利沙定)等均已在临床试验中展现出巨大潜力,有望在抗肿瘤免疫中发挥至关重要的作用。

在中国科学院国家纳米科学中心的研究人员近期的研究中也发现:通过控制基因工程细菌在肠道内原位生产携带抗原的细菌外膜囊泡来实现免疫刺激,可开发出用于高效激活适应性抗肿瘤免疫应答的口服疫苗体系。

5. 溶瘤病毒 1863 年,Virchow 观察到经常有白细胞大量富集在肿瘤组织中,这是人类首次发现肿瘤和炎症之间存在关联。1891 年,当时的免疫治疗之父 William Coley 发现肉瘤患者的肿瘤因灭活的化脓性链球菌和黏质沙雷菌的混合物而消退,并首次尝试了利用机体的免疫系统来开展肿瘤治疗。由此,诞生了最早的肿瘤免疫治疗案例。几十年后,基于这些理论和实践,溶瘤病毒疗法问世。许多病毒都能作为溶瘤病毒,如腺病毒(adenovirus)、单纯疱疹病毒(herpes simplex virus,HSV)、麻疹病毒(measles virus)、新城疫病毒(newcastle disease virus)、水泡口炎病毒(vesicular stomatitis virus,VSV)、呼肠弧病毒(reovirus)、痘病毒(vaccinia virus)和寨卡病毒(Zika virus)等。

溶瘤病毒发挥作用的基本原理是:利用转基因病毒感染肿瘤细胞,在原位杀死肿瘤细胞,刺激形成促炎微环境,招募抗原提呈细胞来吞噬肿瘤抗原,并促使抗肿瘤 T 细胞的扩增以杀伤肿瘤。

尽管溶瘤病毒可以选择性杀伤肿瘤细胞,但第一代溶瘤病毒(弱病毒的野生型和自然变异株)的临床活性较低。随着基因工程技术和病毒转化效率的不断进步,近年来,人们对溶瘤病毒在抗肿瘤免疫中的激活作用进行了大量研究,其在肿瘤免疫治疗领域取得了显著的进展。一方面,科学家编码溶瘤病毒表达 T 细胞共刺激分子[如 OX40、CD40、细胞间黏附分子 -1(intercellular adhesion molecule-1,ICAM-1)、B7-1、淋巴细胞功能相关抗原 3(lymphocyte function associated antigen 3,LFA3)]、糖皮质激素诱导肿瘤坏死家族受体家族相关基因(GITR 或 4-1BB)以增强溶瘤病毒的抗肿瘤作用;另一方面,溶瘤病毒也可被赋予趋化因子来增强其抗肿瘤疗效,尤其是将"冷"肿瘤转化为"热"肿瘤。如 talimogene laherparepvec(T-VEC,IMLYGIC)由一种转基因疱疹病毒(修饰形式的单纯疱疹 1 型病毒)制成,编码了能够刺激免疫系统的细胞因子 GM-CSF(人粒细胞巨噬细胞集落刺激因子),不仅能直接杀死肿瘤细胞,还可以改善免疫功能。2015 年,美国 FDA 批准 T-VEC 用于治疗不能完全通过手术切除的晚期黑色素瘤患者。这是第一种被 FDA

批准的溶瘤病毒疗法。

越来越多的临床研究数据表明,溶瘤病毒是联合治疗策略中的理想手段之一,它与 ICI、过继性细胞免疫治疗等肿瘤免疫治疗联用均能提升反应率。

6. 免疫治疗未来方向　近年来,肿瘤免疫学领域基础研究和临床应用取得了突飞猛进的进步。肿瘤免疫药物出现了爆发式增长,肿瘤免疫治疗正在极大地提升肿瘤患者的生存和生活质量。目前,继手术治疗、化疗和放疗之后,肿瘤免疫治疗已成为第四种常规肿瘤治疗方法。

然而,并非所有的肿瘤都是相同或相似的。目前,肿瘤免疫治疗的治疗范围还较为局限,并且仅仅在小部分肿瘤类型或患者中取得了理想的治疗效果。如何提高已在临床实践中建立起来的联合疗法的疗效已成为亟待解决的科学问题。因此,未来肿瘤免疫治疗的方向可能依赖于将 ICI 与其他疗法相结合,尤其是将 ICI 与更加结合患者肿瘤个体化特征的肿瘤个体化疫苗和针对肿瘤微环境、肿瘤代谢和宿主微生物组的新型靶向治疗相结合的治疗组合。

随着精准医疗和伴随诊断的不断进步,相信会逐渐开发出针对每种肿瘤、并结合患者独特配对因素的量身定制的治疗方案,从而进一步推动临床肿瘤免疫治疗的飞速发展。

(二) 分子靶向治疗

分子靶向治疗是一种创新的、革命性的治疗策略,通过干扰特定的分子进而实现肿瘤生长、进展和转移的阻断。近年来,一些分子靶向疗法经 FDA 批准,在治疗肿瘤疾病中取得了显著的临床疗效,例如乳腺癌、白血病、结直肠癌、肺癌和卵巢癌。

1. 分子靶向治疗的作用模式　识别理想的目标对于成功开发肿瘤的分子靶向疗法至关重要。恶性肿瘤发生的基础之一是基因谱的改变,导致蛋白质和受体的突变,从而促进细胞的生存和增殖。这些特定的基因改变可以将癌细胞与正常细胞区分开来,在开发分子靶向药物时可以作为潜在的分子靶点。随着对生理学、病理学以及肿瘤特定分子靶点特征认识的逐步深入,研究人员可以开发出相应的靶向策略来抑制肿瘤的生长和进展。肿瘤标志物可以通过基因组测序进行筛选和确定,随着基因组测序时代的到来,比较正常和恶性细胞的基因和蛋白表达以确定其显著变化的分子靶点已经成为了肿瘤研究的大趋势。通过测序技术,可以对各种恶性肿瘤基因组进行测序,以揭示个体恶性细胞和正常细胞之间的遗传异质性,以确定个体化用药策略,实现恶性肿瘤的精准治疗。

近年来,促癌分子在肿瘤进展中的作用已得到证实,其中一些成为分子靶向治疗的靶标,包括生长因子、信号通路分子、细胞周期蛋白、细胞凋亡调节因子及促血管新生的分子等。用于分子靶向治疗的药物可以通过多种方式杀死癌细胞,例如阻断有利于癌细胞生长的信号,干扰细胞周期的调节、诱导细胞死亡等。用于肿瘤治疗的分子靶向药物可能表现出不同的功能和特征。分子靶向药物大致可分为小分子抗体、单克隆抗体和基因治疗。这些药物能够靶向癌细胞以及肿瘤微环境中的成分,从而激活免疫系统。当以上药物作为化疗的辅助用药时,也可以阻碍肿瘤的进展和侵袭,还可使对其他治疗耐药的肿瘤重新获得药物敏感性。

2. 靶向肿瘤细胞和靶向肿瘤微环境

(1) 靶向肿瘤细胞:分子靶向治疗的关键机制之一是诱导肿瘤细胞凋亡。细胞凋亡,也被称为"程序性细胞死亡",指的是消除不需要的、受损的或不健康的异常细胞,以维持正常细胞的平衡状态。细胞凋亡过程的异常在促进肿瘤发生和进展上起着重要作用,导致肿瘤的治疗抵抗。一些抗肿瘤药物可以通过调节凋亡途径来诱导癌细胞凋亡,这些调控通路可作用于凋亡相关组件,如 Bcl-2 家族蛋白、caspase 等。如一种抗凋亡性 Bcl-2 抑制剂维奈托克(venetoclax),它与 Bcl-2 蛋白有很强的结合能力,可导致慢性淋巴细胞白血病(chronic lymphocytic leukemia,CLL)的细胞凋亡。

(2) 靶向肿瘤微环境:靶向药物设计也可以针对肿瘤微环境中细胞所表达的分子标志物进行,这些标志物可通过多种方式促进肿瘤的生长。肿瘤微环境中除了实质细胞,还包含多种间质细胞,例如癌症相关成纤维细胞(CAFs)、免疫细胞、肿瘤相关巨噬细胞(TAMs)、血管内皮细胞等,这些细胞共同构成肿瘤生长的土壤,对于肿瘤的进展至关重要。因此,抗肿瘤药物的开发很有必要针对肿瘤微环境进行更深入的研究。例如,针对单核细胞趋化蛋白 1(monocyte chemotactic protein-1,MCP-1)的小分子抑制剂 bindarit 能减少 TAMs 和 MDSC 的通过,从而抑制细胞迁移、增殖,有效减缓前列腺癌和乳腺癌的生长。癌细胞增殖和转移程度依赖于肿瘤血管的营养和氧气供应,通过靶向血管新生相关标志物抑制血管的生长,是抗血管生成药物设计的基本思路。靶向策略包括靶向血管内皮生长因子(vascular endothelial growth factor,VEGF)、碱性成纤维细胞生长因子(basic fibroblast growth factor,bFGF)、血管生成素、转化生长因子(transforming growth factor,TGF)-α、TGF-β、肿瘤坏死因子(tumor necrosis factor,TNF)-α、血小板衍生生长因子(platelet-derived growth factor,PDGF)等。贝伐珠单抗、舒尼替尼、索拉非尼和培唑帕尼等药物通过阻断 VEGF 及其受体 VEGFR 的活性,以阻断血管新生,进而抑制肿瘤生长。此外,针对免疫抑制状态和免疫系统的调节可以诱导癌细胞与免疫细胞作用模式的改变。如靶向 CTLA-4 或 PD-1 可重新激活免疫系统,以增强针对癌细胞上变异抗原的抗肿瘤免疫反应。

3. 靶向治疗药物类型 肿瘤靶向治疗药物主要分为抗体和小分子抑制剂两种。抗体类药物以具有高选择性为特征,然而它们的靶点通常位于细胞表面,同时抗体类药物的分子量较大,因此,需要静脉或皮下给药。相比之下,小分子抑制剂的选择性参差不齐,由于它们的分子较小,可以更广泛地与潜在的细胞外和细胞内靶标结合。尽管大部分目前已批准的小分子抑制剂适应证为常规化疗无效的晚期恶性肿瘤患者,用以延长其生存期。但其中许多药物显示出不同于传统化疗药物的优势,在复发或转移患者中可作为一线治疗药物,且副作用较小。另有一些小分子抑制剂被批准用于治疗微小残留灶或作为辅助治疗手段,大多数被批准的小分子抑制剂靶向细胞内激酶,通过将磷酸基团转移到靶蛋白来实现细胞信号的调节。小分子抑制剂的分子靶点详见图 1-2-1。近年来,参与蛋白质-蛋白质相互作用、肿瘤代谢和免疫调节的治疗靶点也是研究的热点。下文简要介绍多靶点和基于生物标志物的小分子抑制剂。

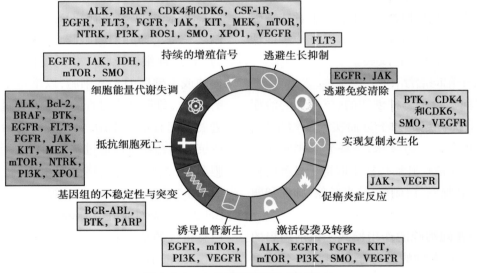

图 1-2-1 小分子抑制剂的分子靶点

注:ALK,间变淋巴瘤激酶;BARF,鼠类肉瘤病毒癌基因同源物 B1;CDK,细胞周期蛋白依赖性激酶;CSF-1R,集落刺激因子 1 受体;EGFR,表皮生长因子受体;FLT3,FMS 样酪氨酸激酶 3;FGFR,成纤维细胞生长因子受体;JAK,Janus 激活激酶;KIT,一种编码 Ⅲ 型跨膜受体酪氨酸激酶的原癌基因;MEK,丝裂原活化蛋白激酶激酶;mTOR,哺乳动物雷帕霉素靶蛋白;NTRK,亲神经营养受体酪氨酸激酶基因;PI3K,人磷脂酰肌醇三羟基激酶;ROS1,一种编码跨膜酪氨酸激酶受体的原癌基因;SMO,编码 smoothened 蛋白的基因;XPO1,核输出蛋白 1;VEGFR,血管内皮细胞生长因子受体;IDH,异柠檬酸脱氢酶;Bcl-2,B 细胞淋巴瘤/白血病-2 基因;BTK,布鲁顿氏酪氨酸激酶;BCR-ABL,一种抗细胞凋亡的融合基因;PARP,多腺苷二磷酸核糖基聚合酶。

（1）小分子抑制剂：小分子抑制剂的开发主要遵循2条相关但相互独立的路径，主要根据靶标选择谱来定义。多激酶小分子抑制剂可同时靶向广谱的多个激酶发挥其抗肿瘤活性，该药物的使用往往基于组织学诊断，无须额外进行患者的个体化选择。与多激酶小分子抑制剂不同，选择性小分子抑制剂的靶点较少，仅抑制细胞信号转导的特定分子。这类抑制剂常根据肿瘤或血液样本中是否能够检测到特定预测性生物标志物，来选择能否接受某种生物制剂的治疗。

1）多激酶小分子抑制剂：索拉非尼和舒尼替尼是2种常用的多激酶小分子抑制剂。与大多数此类药物一样，这2种抑制剂均可广泛作用于VEGFR1、VEGFR2和PDGFR-α等靶点。这类药物表现为相似的剂量依赖性毒性作用，主要由抑制VEGFR的作用而产生。鉴于这些药物可以广谱地抑制多种激酶，因此，通常情况下，多激酶小分子抑制剂的靶点确定及开发，在很大程度上需要依赖经验判断。该类抑制剂的效果最早在肾细胞癌、胰腺神经内分泌肿瘤和肝细胞癌中观察到，进而进行了验证性研究，并最终获得了监管批准。接下来，针对其他不同激酶谱的抑制剂层出不穷，进一步扩大了药物的适应证范围，并进一步拓展到了甲状腺癌、软组织肉瘤和结直肠癌。靶向激酶谱系的选择性以及抑制剂的效能差异导致了治疗反应性和药物毒性的不同。尽管VEGFR是大多数多激酶小分子抑制剂的治疗靶点，但贝伐单抗（一种抗VEGF的单克隆抗体）并未表现出明显的治疗优势，这表明血管生成和非血管生成信号通路同时重叠阻断可能是不同多激酶小分子抑制剂抗癌效能存在差异的原因。

在某些情况下，多靶点药物的临床活性与它们抑制单一激酶活性的效能有关。BCR-ABL融合蛋白是慢性粒细胞白血病的致病标志，伊马替尼是美国FDA批准的第一个针对该靶点的小分子抑制剂。与其他多激酶小分子抑制剂一样，伊马替尼也是包括KIT在内的其他激酶的强效抑制剂，也被批准用于治疗具有KIT突变的胃肠道间质瘤。同样，乐伐替尼、卡博替尼和凡德他尼可以抑制肿瘤中常见的RET激活型突变，用以治疗甲状腺髓样癌。

2）选择性小分子抑制剂：一部分肿瘤强烈依赖于致癌基因的表达，独特的分子依赖性可以选择性地利用通路，例如参与DNA修复或细胞凋亡的通路。选择性小分子抑制剂可有效拮抗预期靶点，最大限度避免了脱靶效应，从而降低药物副作用、提高患者医从性。厄洛替尼和吉非替尼是EGFR抑制剂，最初该药物的使用并没有进行患者选择，在NSCLC患者接受标准细胞毒性化学疗法治疗后运用，总体疗效差强人意。随后，研究者逐渐认识到一部分患者获益极大，总生存期得以延长，针对这一发现进行深入分析后发现，可将EGFR突变作为是否接受该抑制剂治疗的预测性生物标志物，并进一步重新定义了这2种药物的适应证。这一发现推动了一种新的医疗范式的出现，即基于检测储存的肿瘤样本中基因组生物标志物的表达以确定小分子抑制剂是否用以治疗。新型小分子抑制剂的试验逐渐发展到在临床试验的初始阶段即纳入生物标志物的检测，进而对受试者进行精准筛选。一部分黑色素瘤患者存在BRAF基因选择性突变，BRAF Val600Glu激酶抑制剂的开发也使用了上述基于突变筛选的方法，这促使了一批药物在临床试验研究的最初几年即获得全球监管部门的批准，例如维莫非尼、达拉非尼和恩科拉非尼等。ALK和ROS1（即c-ros原癌基因）在约5%的NSCLC中表达，多种靶向以上2种基因重排的小分子抑制剂也显示出类似的治疗优势。在急性髓系白血病中，将FLT3抑制剂（midostaurin）与FLT3突变亚型的诱导化疗相结合可延长总生存期。其他几种基因组靶向药物也被批准用于治疗相应的疾病，如依那西尼（enasidenib）用于治疗IDH2突变的患者，艾伏尼布（ivosidenib）用于IDH1突变的患者。

然而，并非所有选择性小分子抑制剂都需要对患者进行个体化选择。大多数皮肤基底细胞癌以hedgehog信号通路异常激活为特征，该信号通路可以被SMO抑制剂不可逆地阻断。同样地，一些抑制剂的活性依赖于特定的信号通路，即使这些信号通路中没有发生基因组突变。例如，无论JAK2基因突变状态如何，JAK1和JAK2抑制剂磷酸鲁索替尼，均能提高骨髓纤维化患者的生存率。

（2）治疗性单克隆抗体：单克隆抗体通常是针对位于细胞外的靶点而开发的，这类药物相对较大，无法进入细胞。杂交瘤技术最早于1975年由 Köhler 和 Milstein 提出,单克隆抗体是利用该技术开发的,20 世纪 80 年代初单克隆抗体开始被用于实验性治疗。单克隆抗体专门靶向细胞外蛋白,通过中断受体和配体之间的相互作用来抑制肿瘤的生长。当抗体与癌细胞结合后,可以通过直接或间接的机制发挥其作用。直接机制通常是指单克隆抗体与抗原、细胞受体或膜结合蛋白结合,以直接针对特定靶点发挥作用,诱导细胞死亡。间接机制是身体防御机制的后续反应,如招募效应细胞或通过单克隆抗体与癌细胞特异性抗原结合刺激产生的吞噬作用。间接机制经常用于免疫疗法,通过触发身体的免疫系统来攻击癌细胞。单克隆抗体能够通过以下方式启动不同的机制:通过抗体依赖性细胞介导的细胞毒作用、抗体依赖的细胞吞噬作用(antibody-dependent cellular phagocytosis,ADCP),补体依赖的细胞毒作用等,进而诱导下游效应,包括阻断信号转导、诱导细胞凋亡、细胞毒性有效负载的传递等。如曲妥珠单抗可以通过触发 HER2 的内化、降解或二聚化直接抑制 HER2 蛋白的作用,在乳腺癌中也可以通过间接机制启动 CD16 介导的抗体依赖性细胞毒作用,达到减少癌细胞的分裂,促进受体内化并诱导细胞周期停止的作用。单克隆抗体也可以通过多种机制的组合来实现抗肿瘤的效果。

抗体 - 药物偶联体(antibody-drug conjugates,ADC)具有高度的选择性,可以将细胞毒性药物特异性地运送到预定的靶细胞,被认为是一类革命性的治疗方式。简而言之,ADC 可将特异性单克隆抗体与小分子抗肿瘤药物共价连接,通过受体介导的内吞作用内化靶向的癌细胞,释放强效的细胞毒素,导致癌细胞凋亡。此外,单克隆抗体与细胞毒性药物的偶联也可以通过减少分布容积以及延长分布和消除时间来改善药物的药代动力学特征。美国 FDA 批准用于癌症治疗的 ADC 包括:治疗霍奇金淋巴瘤和未分化型大细胞淋巴瘤的布妥昔单抗,治疗转移性乳腺癌的阿妥珠单抗,以及治疗复发或难治性 B 细胞前体急性淋巴细胞白血病的奥英妥珠单抗等。这一药物开发方向前景广阔,目前还有更多的 ADC 候选药物正在进行临床试验。

4. 靶向治疗尚未解决的问题

(1)未发现的靶点以及难以成药的靶点:目前

已发现的激酶超过了 500 种,但已获批药物靶向的激酶不足 5%,并且这些化合物大多是酪氨酸激酶抑制剂。据统计,美国 FDA 批准的药物靶向基因中,约 40% 的恶性肿瘤患者至少有其中一种基因的改变。其他无药物靶向的激酶可能是未定义的,或在肿瘤中的功能未知,也有些由于结构上的挑战而难以成药,例如具有大而扁平的蛋白质 - 蛋白质相互作用界面或缺乏深层蛋白质结合口袋等。新治疗靶点的开发是当前研究的热点,药物研发的热度也一直居高不下,针对这些靶点的新型抗肿瘤药物研发正进行得如火如荼。世界各地研究院所进行的分子表达谱系分析项目在一定程度上推动了以上研究,为揭示编码肿瘤患者生物样本中各种蛋白激酶的基因变异提供了一手资料。Klaeger 及其同事使用蛋白质组学方法,对 243 种激酶抑制剂的细胞靶标进行了系统表征,为靶向药物的开发提供了宝贵的信息。这个庞大的数据库为药物重定向,以及识别和验证潜在的新型激酶提供了参考。

许多在恶性肿瘤中已被证实有明确作用的分子靶点,在进行药物开发时也遇到了较大的困难。维奈托克是抗凋亡蛋白 Bcl-2 的高效选择性抑制剂,其作用机制为破坏 Bcl-2 与促凋亡蛋白 BIM 的蛋白 - 蛋白相互作用。在早期临床研究中,维奈托克抑制效果过强,导致一些 CLL 患者出现了严重的肿瘤溶解综合征。在修改剂量和给药时间后,维奈托克作为 CLL 的单一疗法或与抗 CD20 单克隆抗体联合,在首次治疗或难治性 CLL 的治疗中表现出较好的安全性和有效性。此后,维奈托克也被批准用于急性髓系白血病,并尝试扩大适应证用于其他血液系统恶性肿瘤(包括非霍奇金淋巴瘤和多发性骨髓瘤等)以及实体肿瘤(如乳腺癌)的治疗研究。

恢复抑癌基因的功能比抑制癌基因的作用更具挑战性。肿瘤抑制因子 *TP53* 是肿瘤中最常见发生突变的转录因子,导致多种细胞功能失调。*TP53* 的核定位及其与多个辅因子的多酶组装形成转录复合物,使其靶向药物设计面临着极大的挑战性。研究者进行了一系列尝试,包括开发针对 *TP53* 调节蛋白 MDM2 的小分子抑制剂,通过直接阻断其功能或阻止其与 *TP53* 的相互作用而调控 *TP53* 的功能。虽然第一代和下一代小分子抑制剂已经成功地靶向了一些癌基因及其原代和获得性突变体,但还有很多癌基因的药物靶向设计并不那么简单。RAS癌基因家族在肿瘤学中是非常受关注的靶标,在许多实体肿瘤中突变率较高,但由于它们的蛋白表面缺乏结合口袋,因此,研究人员普遍认为该靶点是很难靶向的。与RAS癌基因类似,转录因子MYC是病理生理学公认的侵袭性非霍奇金淋巴瘤的关键驱动因子,然而,目前普遍认为靶向MYC也是希望不大的。在一些新兴的研究中,研究者也努力尝试在TP53和KRAS的突变形式中寻找结合位点,通过靶向这些位点使特定的共价抑制剂与突变蛋白结合。

(2)靶点选择性与靶点的多样性:在蛋白激酶抑制剂中,药物开发策略大致分为两类:一类为针对抗癌基因激活型的高选择性抗肿瘤药物,另一类为针对多种恶性肿瘤的多靶点药物,如多激酶抑制剂。选择性抑制剂可以精准靶向作用蛋白,减少了由于脱靶效应导致毒性作用的不良反应。相反,在对信号通路异常激活具有更广泛依赖性(例如血管生成)的恶性肿瘤中,这种复杂网络的阻断可能需要通过多激酶抑制剂或联合治疗同时靶向多个靶点。例如,靶向调控血管新生的VEGFR2抑制剂,在许可的药物剂量下,也可抑制其他分子靶标,与药物的生物学效应有关。例如,伊布替尼已被批准用于接受同种异体移植治疗的慢性移植物抗宿主病的患者,通常认为该抑制剂的这一疗效是基于伊布替尼对ITK的脱靶效应,导致辅助性T淋巴细胞功能抑制及调节性T细胞数量增加。临床前研究已证实,脱靶效应在一些情况下可促进癌细胞的杀伤,这也间接表明了在临床试验前彻底搞清楚抗肿瘤药物的作用机制是至关重要的。

(3)下一代药物的开发:尽管靶标选择性与靶点的多样性之争一直未能平息,仍然迫切需要为临床的下一代抑制剂开发制订指南,而不是陷入开发已有的靶点仿制药中。仿制药的药理特性和预期适应证与已有的药物相似,对于治疗进展的推动也较小。相比之下,下一代药物开发的目标是优化现有的药物,以提供更好的临床效果。用以NSCLC治疗的EGFR抑制剂的连续迭代为研究者提供了许多经验教训。第一代抑制剂,吉非替尼和厄洛替尼通过与ATP竞争结合EGFR,阻止受体激活,阻断下游的信号转导。第二代抑制剂,包括阿法替尼、达科米替尼和奈拉替尼,对于EGFR和其他Her家族成员具有更高的抑制效力,并不可逆地结合和靶向受体使其降解。然而,与第一代抑制剂相比,这些化合物也更有效地抑制野生型EGFR,皮肤和胃肠道毒性发生率也更高。第三代EGFR抑制剂提高了对中枢神经系统的渗透性,对EGFR突变类型覆盖更为广泛,如EGFR敏感型和EGFR Thr790Met抵抗型突变均有敏感性。第四代抑制剂的开发则是针对三代抑制剂抵抗型的突变,例如第三代EGFR抑制剂(例如奥西莫替尼)可发生耐药突变EGFR Cys797Ser,其变构抑制剂和蛋白质降解剂也是后续药物开发的热点。靶向EGFR以外分子变异的下一代选择性激酶抑制剂已经进入临床,包括靶向基因重排(如Trk和RET)和靶向拷贝数变异(如MET原癌基因)的抑制剂,其抑制效能和特异性均优于第一代化合物。靶向PI3K-δ、PI3K-δ或PI3K-γ的抑制剂,如艾德拉尼和杜韦利昔布可有效治疗部分血液系统恶性肿瘤。然而,这2种药物都可能导致免疫介导的不良反应,较难纳入早期治疗。新开发的PI3K-δ抑制剂umbralisib,尽管其早期疗效与已经批准的化合物相似,但该药物使用的安全范围更大。总之,下一代药物开发仍有较多值得深入挖掘的领域,包括更加明确治疗指征以确定药物安全使用范围、深入研究抑制剂的药理学特性、如何使药物进入脑转移区或其他较难进入的器官(如脊髓和睾丸)、逆转原发性或获得性耐药性、新突变类型的选择,以及针对共存突变的联合治疗方案等。

(4)联合疗法:联合给药的目的是通过改善作用机制和逆转原发性和获得性耐药性来增加和延长单一治疗的疗效。尽管研究者在小分子靶向抑制剂的组合开发方面投入了大量的精力,但获得临床应用的成功例子相对较少。一个成功的案例,即在丝裂原激活蛋白激酶(mitogen activation protein kinase,MAPK)通路中联合阻断BRAF和MEK的靶向药物组合(如达拉非尼和曲米替尼、维穆拉非尼和科比米替尼、恩可拉非尼和比尼米替尼),该疗法用于治疗带有BRAF Val600Glu突变的晚期黑色素瘤患者。BRAF和MEK抑制剂联合使用的治疗指标优于单独使用,MEK抑制剂的加入可能会减轻 BRAF 抑制 MAPK 通路激活所致的部分毒性。另一个成功的小分子靶向抑制剂组合是伊布替尼和维奈托克,在临床前治疗 CLL 中该组合有互补作用,已被证明效果较好且耐受性好。此外,使用具有良好安全性的下一代药物可能会产生新的药物组合策略。近期 1 项研究表明:在复发和难治的 CLL 或套细胞淋巴瘤中,可使用厄布利塞和伊布替尼双重阻断 B 细胞受体以增强疗效。CDK4 和 CDK6 抑制剂联合内分泌疗法治疗雌激素受体阳性乳腺癌耐受性良好,也是不同药物类别可以成功组合的例子。

一些临床试验也试图评价靶向阻断 PI3K-Akt-mTOR 和 MAPK 通路组合,以克服这两个关键信号级联之间的串扰。叠加的毒性效应包括疲劳、皮肤、黏膜和胃肠道不良事件等限制了这两类药使用不同的药物剂量和给药周期。阻断同一通路多个靶点的抑制剂组合,如 PI3K 和 mTOR 抑制剂或 EGFR 和 MEK 抑制剂组合治疗的试验也困难重重。在今后继续开发 PI3K-MAPK 抑制剂组合时需要注意,采用缓解给药的方式优先使药物到达肿瘤细胞,或者探索交替给药时间周期,以有效地调控这些通路,而不至于引起阻断后的毒性作用。联合抑制的另一挑战是明确指导用药的生物标志物,根据对分子靶向药物组合的敏感性和耐药性制订患者治疗策略。同时,我们也需要注意,当患者单一靶向治疗的费用已经负担不起的时候,联合治疗带来的经济负担会更重。因此,基于经济负担的考虑,对有批准适应证的患者,使用一种以上的药物治疗都应当认真考量。

(5)小分子抑制剂未来方向:在未来抗肿瘤药物的革新中,小分子靶向抑制剂的开发仍占据重要地位,目前所面临的一些靶向性及联合用药策略等问题也将进一步得到解决。随着分子生物学、药物化学和计算化学等学科的发展,研究者也在积极尝试开发上述难以成药靶点的抑制剂,其中一些突变位点选择性抑制剂已经在进行 I 期临床试验。例如,研究表明至少有 3 种 KRAS Gly12Cys 特异性抑制剂(AMG510 [NCT03600883],MRTX849 [NCT03785249] 和 JNJ-74699157 [NCT04006301])具有早期抗肿瘤活性的应用前景。变构抑制剂是一类小分子抑制剂,它们通过与 ATP 竞争性激酶抑制剂结合

诱导失活型激酶构象,可在结构和功能上对上述抑制剂进行补充。动态相互作用分子模型的改进已越来越多地用于识别新的和选择性的变构结合口袋。ASCIMINIB(原始编号:ABL-001,商品名为:scemblix)是一种变构抑制剂,对 BCR-ABL1 肉豆蔻酰口袋具有高亲和力,其与催化位点 ABL1 激酶抑制剂的联合疗法也在积极开展 II 期试验。ALK、EGFR 和 KIT 等实体瘤靶点的变构抑制可能会有类似的治疗获益,并有可能与 ATP 竞争性抑制剂联合应用。另有一些小分子抑制剂的设计针对细胞代谢的易扰动性,包括脂肪酸合成酶抑制剂、烟酰胺磷酸核糖转移酶抑制剂、谷氨酰胺酶抑制剂、异柠檬酸脱氢酶抑制剂、多胺和精氨酸代谢抑制剂等。小分子肿瘤免疫抑制剂也受到了医学界和学术界的积极关注,如 HPK1 拮抗剂、腺苷受体拮抗剂、趋化因子受体的拮抗剂等。除了这些新的化合物之外,随着对小分子抑制剂耐药研究的进展可能会出现新的治疗机会,如在 EGFR 抑制剂治疗后一些 NSCLC 患者出现可靶向的 MET 扩增突变,在黑色素瘤中使用 RAF 和 MEK 双重阻断后再进行 ERK 靶向抑制,以及对乳腺癌使用 CDK4 和 CDK6 抑制后可再进行 CDK7、CDK2 等靶向干预。随着对肿瘤异质性认识的加深,即原发肿瘤的不同空间区域或不同解剖部位的转移瘤具有不同的耐药性突变,将会为未来试验设计提供更多参考,例如使用小分子抑制剂进行序贯靶向治疗。

除了新药和新靶点的出现外,技术进步也加速了小分子靶向抑制剂的开发,例如,使用无创液体活检技术,可随时间的推移以动态的方式进行肿瘤基因组分析。ctDNA 的基因分型已应用于临床试验,为患者使用特定的靶向抑制剂(如 NSCLC 的 B-FAST 研究 [NCT03178552])提供依据,并推动了伞式试验设计,为具有相同组织学但由不同基因驱动的患者分配不同的治疗方案。此外,检测小分子靶向抑制剂治疗后 ctDNA 存在的持续性可以为序贯或联合治疗策略提供评价依据,以提高晚期癌症患者的长期疾病控制率。未来液体活检还可应用于 MRD 的治疗监测,对于接受治疗后体内仍残留肿瘤细胞或者可检测出分子标志物的患者,在接受某种治疗后检测 ctDNA 可能为小分子抑制剂研究的中断提供参考。利用

ctDNA 清除作为疾病长期控制的替代终点,更有可能提高分子残留病灶患者的治愈比例。这种方法有可能通过 ctDNA 清除作为长期疾病控制的替代终点而增加治愈的分子残留病患者的比例。从非临床的角度来看,研究者需要通过预测模型来对新的化合物和组合进行有效和可靠的测试,用基因组和功能定向的分析来优先考虑最有前途的药物进入临床试验。此外,创新的临床试验设计结合实验室发现并跟踪来自现实世界的临床试验数据,对加快小分子抑制剂的创新研发至关重要。

(王红阳)

主要参考文献

[1] CROSBY D, BHATIA S, BRINDLE K M, et al. Early detection of cancer [J]. Science, 2022, 375 (6586): eaay9040.

[2] KUMAR B, GHOSH A, DATTA C, et al. Role of PDL1 as a prognostic marker in renal cell carcinoma: a prospective observational study in eastern India [J]. Ther Adv Urol, 2019, 11: 1756287219868859.

[3] LIAO G, WANG P, WANG Y. Identification of the prognosis value and potential mechanism of immune checkpoints in renal clear cell carcinoma microenvironment [J]. Front Oncol, 2021, 11: 720125.

[4] KRALJEVIĆ M, MARIJANOVIĆ I, BARBARIĆ M, et al. Prognostic and predictive significance of VEGF, CD31, and Ang-1 in patients with metastatic clear cell renal cell carcinoma treated with first-line sunitinib [J]. Biomol Biomed, 2023, 23 (1): 161-169.

[5] KLEZL P, POSPISILOVA E, KOLOSTOVA K, et al. Detection of circulating tumor cells in renal cell carcinoma: disease stage correlation and molecular characterization [J]. J Clin Med, 2020, 9 (5): 1372.

[6] BEL'SKAYA L V, SARF E A, KOSENOK V K. Survival rates of patients with non-small cell lung cancer depending on lymph node metastasis: a focus on saliva [J]. Diagnostics (Basel), 2021, 11 (5): 912.

[7] PATEL D P, PAULY G T, TADA T, et al. Improved detection and precise relative quantification of the urinary cancer metabolite biomarkers-creatine riboside, creatinine riboside, creatine and creatinine by UPLC-ESI-MS/MS: application to the NCI-Maryland cohort population controls and lung cancer cases [J]. J Pharm Biomed Anal, 2020, 191: 113596.

[8] HUR J Y, KIM H J, LEE J S, et al. Extracellular vesicle-derived DNA for performing EGFR genotyping of NSCLC patients [J]. Mol Cancer, 2018, 17 (1): 15.

[9] VILLANUEVA A. Hepatocellular carcinoma [J]. N Engl J Med, 2019, 380 (15): 1450-1462.

[10] MARRERO J A, KULIK L M, SIRLIN C B, et al. Diagnosis, staging, and management of hepatocellular carcinoma: 2018 practice guidance by the American Association for the Study of Liver Diseases [J]. Hepatology, 2018, 68 (2): 723-750.

[11] LLOVET J M, KELLEY R K, VILLANUEVA A, et al. Hepatocellular carcinoma [J]. Nat Rev Dis Primers, 2021, 7 (1): 6.

[12] HEIMBACH J K, KULIK L M, FINN R S, et al. AASLD guidelines for the treatment of hepatocellular carcinoma [J]. Hepatology, 2018, 67 (1): 358-380.

[13] European Association for the Study of the Liver. EASL clinical practice guidelines: management of hepatocellular carcinoma [J]. J Hepatol, 2018, 69 (1): 182-236.

[14] CHEN L, ABOU-ALFA G K, ZHENG B, et al. Genome-scale profiling of circulating cell-free DNA signatures for early detection of hepatocellular carcinoma in cirrhotic patients [J]. Cell Res, 2021, 31 (5): 589-592.

[15] XIONG Y, XIE C R, ZHANG S, et al. Detection of a novel panel of somatic mutations in plasma cell-free DNA and its diagnostic value in hepatocellular carcinoma [J]. Cancer Manag Res, 2019, 11: 5745-5756.

[16] ZHAO X, ZHAO J, TAO L, et al. Significance of circulating tumor cells in the portal vein regarding metastases and vascular invasion in hepatocellular carcinoma patients [J]. J Gastrointest Oncol, 2021, 12 (6): 3050-3060.

[17] CHEN J, WANG H, ZHOU L, et al. A combination of circulating tumor cells and CA199 improves the diagnosis of pancreatic cancer [J]. J Clin Lab Anal, 2022, 36 (5): e24341.

[18] JOHNSON D B, NEBHAN C A, MOSLEHI J J, et al. Immune-checkpoint inhibitors: long-term implications of toxicity [J]. Nat Rev Clin Oncol, 2022, 19 (4): 254-267.

[19] MORAD G, HELMINK B A, SHARMA P, et al. Hallmarks of response, resistance, and toxicity to immune checkpoint blockade [J]. Cell, 2021, 184 (21): 5309-5337.

[20] LARSON R C, MAUS M V. Recent advances and discoveries in the mechanisms and functions of CAR T cells [J]. Nat Rev Cancer, 2021, 21 (3): 145-161.

第三节 肾脏疾病流行病学的变迁

作为常见重大慢性疾病的一种,慢性肾脏病(chronic kidney disease,CKD)是指各种原因引起的慢性肾脏结构或功能损害,持续时间超过3个月。自2002年CKD的定义和分期被正式提出后,人们对肾脏疾病的认识突飞猛进,发生了颠覆性的变化。肾脏疾病相关临床实践、流行病学研究和公共卫生政策也在不断升级和转型。在过去十余年间,CKD因为其患病率高、预后差、医疗费用高、知晓率低的特点,已经成为继恶性肿瘤、心血管疾病、糖尿病之后、严重威胁人类健康的重要疾病,是全球范围重要的公共卫生问题之一。当CKD患者的肾功能进行性下降,进入到终末期肾病(end stage renal disease,ESRD)后,需要进行昂贵的肾脏替代治疗(包括血液透析、腹膜透析或肾移植)来维持生命,并且病死率居高不下。根据全球疾病负担研究的最新数据,2017年,全球CKD的患病率为9.1%,估计共有6.98亿CKD患者,其中1/3在中国和印度;进一步预测显示:2016—2040年,在全球导致过早死亡的病因排序中,CKD将从第16位飞速跃升至第5位。

CKD与其他常见的重大慢性疾病,包括心脑血管疾病、糖尿病、恶性肿瘤等,存在复杂的交互作用。此外,肾脏疾病患者相比于一般人群更容易发生心血管疾病,8%~40%的心血管疾病在已确诊的CKD人群中普遍存在,并且CKD还可导致肾性骨病、肾性贫血、代谢紊乱等多种并发症。1项对于100余万人的随访研究表明:与肾功能正常者相比,肾功能轻度和中度下降者的死亡率增加20%,心脑血管事件发生风险增加40%。还有研究将美国的肾移植受者登记系统与包括不同种类肿瘤的登记系统数据进行匹配,发现了多种肿瘤发生风险增加的趋势。另1项研究显示,肾功能下降的老年男性罹患恶性肿瘤的风险增加约200%。由此可见,肿瘤与肾脏疾病的关系密切,可互为因果,并且在发病危险因素方面也比较相似,肿瘤易感性的增加与肾脏原发病、治疗药物、肾功能减退、免疫功能紊乱和炎症微环境等因素有关。基于此,肿瘤肾脏病学这门肾脏病学的一个新型亚专科应运而生,但是截至目前相关流行病学数据仍需补充。

此外,CKD发病过程隐匿,通常在其他科室就诊过程中被发现,且发现时已经进入中晚期。因此,最终用于透析治疗的高额医疗费用也是患者因病致贫、因病返贫的重要原因之一。据调查,全球范围,部分国家用于透析治疗的费用可达到全部医疗保险基金的15%左右。但即使如此大的资金投入,ESRD患者的死亡率仍然要高于同年龄段的一般人群。随着健康中国建设的深入,接受透析治疗的患者将迅速增多,势必会给社会带来难以承受的经济负担。同样值得关注的是近年来全球范围内急性肾损伤(acute kidney injury,AKI)发病率呈明显上升趋势,病死率居高不下。AKI是以肾小球滤过率急剧减退为特征的临床综合征,是临床上常见的肾脏急、危、重症,其发生发展及预后与病因、病情程度、社会经济状况等多种因素相关。据估计,全球每年大约有1 300万例AKI患者,其中约170万例患者死亡,给患者家庭和社会造成沉重负担。

目前,我国尚缺乏完善的全国性肾脏疾病监测体系,在肾脏疾病诊疗和防治方面也面临若干严峻挑战,比如专科建设不均衡、诊疗异质性大、区域间诊疗水平和资源配备差异明显等。在2017年国务院办公厅发布的《中国防治慢性病中长期规划(2017—2025年)》中,肾脏疾病作为主要慢性疾病之一被列入其中。因此,当前仍需结合高质量的流行病学研究证据,制订合理的CKD防控策略,为人民群众健康提供有力保障。本节内容就肾脏疾病的流行病学研究概况及流行病学特征的变迁进行介绍,并提出符合我国实际的人群防控策略。

一、肾脏疾病流行病学研究概况

近十余年,肾脏内科成为临床医学中进展最为迅猛的学科之一,人们对于肾脏疾病的认识也不断提高。2002 年，美国肾脏基金会（National Kidney Foundation，NKF）肾脏病预后质量倡议（Kidney Disease Outcomes Quality Initiative，KDOQI）工作组制定了 CKD 的定义和分期标准。2004—2006 年，改善全球肾脏病预后组织（Kidney Disease：Improving Global Outcomes，KDIGO）采纳 KDOQI 工作组意见，并对 CKD 的定义和分期标准进行了修正，进而在世界范围内进行推广与应用。医学界逐渐认识到，肾脏疾病是常见的、与其他临床学科密切相关的重要公共卫生问题。自此，肾脏疾病的流行病学研究成为全球肾脏疾病研究的新热点，受到国内外的广泛重视。近 20 年来，全球已开展了多个大样本、关于 CKD 及 ESRD 的流行病学研究，提供了大量关于肾脏疾病防治的证据。例如，美国的肾脏病数据系统（United States Renal Data System，USRDS）每年均会发表年度报告，内容涵盖 CKD 和 ESRD 的发病率、患病率、死亡率以及其他流行病学特征，已成为肾脏病界被引用最多的文献资料。

（一）肾脏疾病流行病学研究目的

开展肾脏疾病流行病学研究，有助于了解其患病率、疾病负担、疾病谱以及危险因素，为制订公共卫生政策提供依据，从而合理配置与规划医疗卫生资源。绝大多数 CKD 患者早期无症状、不易被发现，在出现了明显的临床症状，甚至是肾功能严重受损后才被临床诊断，失去了早期干预和治疗的最佳时机。如不进行人群筛查，将难以发现和识别早期 CKD 患者。国外有研究显示：在一般人群中进行筛查，所诊断 CKD 患者中的 58.7%~89.7% 是通过筛查发现的，这也证明了筛查的必要性和有效性。通过早期适当的干预及治疗，可以有效延缓 CKD 进展，甚至防止 ESRD 的发生，显著提高患者的预后。还有学者认为应该针对 CKD 的高危人群（如糖尿病、高血压及肥胖人群等）进行筛查。总之，开展流行病学研究将有助于 CKD 的三级预防。

（二）流行病学研究对肾脏疾病防治的影响

现代医学中，将循证医学的理念应用于疾病防治，基于现有的、最佳的临床研究证据指导临床实践仍是当前最为推荐的决策范式。循证医学中提及的"临床研究证据"，实际上就是来自流行病学研究。纵览肾脏疾病领域，利用流行病学研究证据辅助临床和公共卫生决策的例子并不少见。如美国的慢性肾功能不全队列研究（chronic renal insufficiency cohort study，CRIC）迄今已建立超过 10 年，入组了近 4 000 例成年 CKD 患者，其中包括 50% 的糖尿病肾病患者，该队列是唯一受到美国国立卫生研究院资助的 CKD 患者队列。CRIC 的目的是识别影响 CKD 患者肾功能进展和心血管并发症的危险因素，建立 CKD 高危人群的预测模型，为后续干预性临床试验和防治措施制订提供参考依据。自 2002 年启动以来，CRIC 已产出数十篇高水平学术论文，内容涉及不同性别和种族人群的肾功能进展及死亡终点分析、CKD 患者心血管疾病危险因素探究、多种血清生物学标志物与肾功能下降的关系分析等。与 CRIC 研究设计类似的还有我国的 CKD 患者多中心前瞻性队列研究（Chinese cohort study of chronic kidney disease，C-STRIDE）。C-STIRDE 由北京大学第一医院肾内科发起，纳入全国 30 余个大型医院的肾科中心，旨在全方位探讨我国 CKD 患者的疾病进展、并发症和预后情况。截至目前，C-STRIDE 已经纳入 3 000 余例不同分期的 CKD 患者，并且仍在继续入组和随访观察中。C-STRIDE 数据的分析已经为了解我国 CKD 患者的诊疗现状提供了大量基础性数据，并将继续为 CKD 患者防治产出更多证据。此外，还有一些其他科学问题，像肾素-血管紧张素-醛固酮系统抑制剂对于肾功能下降的保护作用、CKD 患者血压控制的靶目标值等，均有赖于高质量的流行病学研究来提供证据支撑。

（三）我国肾脏疾病流行病学研究现状

我国肾脏疾病的流行病学研究与实践起步较晚、发展较缓，与庞大的患者群和较快的增长速度不相适应。20 世纪 80 年代初，我国曾在学校、军队及工厂进行过尿常规的筛查，但大多数研究在样本人群的选择上存在偏倚，或研究设计缺乏科学性。1977 年，北戴河肾脏病学术座谈会的召开，标志了我国肾脏病学学科体系的形成，此后一些区域性的肾脏疾病临床研究和流行病学调查逐渐兴起。近年来，我国肾脏疾病的流行病学研究类型逐渐丰富，包括横断面调查、病例对照研究、队列研究、随机对照试验以及基于注册登记数据库和利用多源数据开展的大数据研究，并且逐步形成了若干具有重要影响力的研究网络和学术联盟，包括中国肾脏疾病数据网络（China kidney disease network，CK-NET）、中国肾脏病防治联盟、中国肾脏病大数据应用创新联盟等。

我国人口众多、幅员辽阔，不同地区人群的肾脏疾病特征可能存在明显差异。但是，目前大部分的流行病学研究仍以单中心或区域性研究为主，使得肾脏领域的循证医学证据水平相对较低，在临床指南或共识的数量和质量上仍然落后于发达国家。有研究基于中国临床实践指南评价体系、对近五年我国肾脏疾病的临床指南进行评估，发现大多数指南在科学性、严谨性和经济性上存在不足，与循证指南的要求存在一定差距。再者，我国尚未建立完善的全国性肾脏疾病监测体系，缺少真正意义上的全国肾脏疾病流行病学研究和基础性数据，难以支撑有效的肾脏疾病防治和管理策略的制订。总体来看，当前我国肾脏疾病的防控形势不容乐观，机遇与挑战并存。

二、CKD 流行病学特征

（一）患病率

美国的国家健康与营养调查为了解 CKD 患病情况及动态变化提供了翔实资料。1988—1994 年的调查显示：肾功能下降的患病率为 5.6%，白蛋白尿的患病率为 8.2%，CKD 总体患病率为 10.0%。最新的调查数据显示：美国 2015—2018 年 CKD 的患病率为 14.4%，呈现上升趋势。美国以外的其他国家也有多项研究报道了 CKD 的患病率，但由于研究设计、CKD 诊断标准和定义的差异以及实验室校准未标准化等原因，不同国家间 CKD 的患病率比较仍需谨慎。有荟萃分析针对 44 项国家级的调查进行分析，估计全球 CKD 患病率为 13.4%；还有研究发现与高收入国家相比，低收入和中等收入国家的 CKD 患病率约高出 15%。但是，目前关于 CKD 的发病率、患病率或发病率变化，以及与 ESRD 发病率变化之间的相关性研究仍十分有限。

我国针对 CKD 的患病率调查起始于 2006 年，北京大学第一医院肾内科首次应用国际公认

的 CKD 定义，对北京市石景山地区 40 岁及以上居民进行筛查，发现中老年人群中 CKD 的患病率为 9.4%。随后，广州、郑州、上海、珠海、成都等地陆续开展了区域性的 CKD 流行病学调查，患病率在 5.65%~18.32%。2012 年全国多中心的"中国 CKD 流行病学调查"结果显示我国成人 CKD 的患病率为 10.8%，据此估计我国现有 CKD 患者 1.3 亿人，其中女性的患病率为 12.9%，男性为 8.7%。该研究涉及了全国 13 个省（自治区、直辖市），采用多阶段分层抽样的设计获得了具有代表性的中国成年人群调查样本，从设计、启动、数据采集到整理与分析共历经 4 年的时间。在这项研究中，评价是否存在肾脏损伤的指标为国际公认的 CKD 筛查指标，包括基于肌酐估算的肾小球滤过率（estimated glomerular filtration rate，eGFR）（评价肾功能）和尿白蛋白 / 肌酐比值（评价是否存在蛋白尿）。在应用复合权重的统计法学方法对患病率进行校正后，发现我国人群 CKD 的患病水平与发达国家相近，但相较更低。我国人均收入较高的农村地区的蛋白尿患病率（14.8%）显著高于全国平均水平（9.4%），提示需要对经济快速发展、生活方式急剧变化的农村地区予以特殊关注。我国 CKD 3 期的患者比例明显低于发达国家，仅占 1.6%，而处于早期阶段（肾功能正常或轻度下降）的 CKD 1~2 期患者占 84%。需要注意的是，我国人群 CKD 患者的知晓率偏低，仅为 10.0%，与高患病率的特征形成了鲜明对比。来自浙江省宁波市鄞州区的电子健康档案分析显示：在符合指南诊断标准的 CKD 人群中，有 61.4% 未进行 CKD 相关诊断，仅有 2.9% 标记了 CKD 分期编码。

在住院患者人群中，由 CK-NET 团队发布的《中国肾脏疾病科学报告（第 2 版）》显示：2015 年在全国三级医院 1 850 万住院患者中，CKD 患者占 4.8%，2016 年上升为 4.86%，而这一比例在合并糖尿病和高血压等其他慢性疾病的患者中更高，城镇地区的 CKD 住院患者比例高于农村地区。此外，我国已开展多项基于社区的 CKD 流行病学调查，患病率结果与全国水平基本一致。相较于全国和省市级的调查而言，社区性调查的可行性相对更强，对于区域性的 CKD 防治更有指导意义。还有一点需要关注的是当前全球范围

儿童 CKD 的患病率为(14.9~118.8)/100 万,CKD 发病率为(3.0~17.5)/100 万,不同研究结果受年龄、性别、种族、年代和地域的影响而差异较大,我国在此领域的流行病学数据仍相对匮乏,仅有少数研究为多中心研究或基于注册登记数据库的研究。

(二)死亡率

2017 年,全球因为 CKD 导致的死亡人数为 123 万,所致死亡人数超过肺结核及艾滋病,与道路伤害造成的死亡人数相当,而归因于肾功能受损引起的心血管疾病造成的额外死亡人数为 140 万。我国 2017 年因为 CKD 导致的死亡人数为 17.6 万人,年龄标化后的死亡率为 10.0/10 万;相比于 1990 年,我国年龄标化后的 CKD 死亡率下降 19.0%。预计到 2040 年,CKD 将导致全世界 220 万~400 万人死亡,成为全球第五大主要死因。对于商业保险数据的分析发现 2015 年我国 ESRD 患者的死亡率为 28.42/(千人·年),不同地区间的死亡率亦不相同;并且,随着年龄的增长而增加,年龄在 18~44 岁、45~64 岁、65 岁及以上患者的死亡率分别为 11.80/(1 000 人·年)、31.57/(1 000 人·年)和 91.69/(1 000 人·年)。需要注意的是,商业保险参保人群中相对较低的死亡率可能受人群选择偏倚的影响,因为该人群倾向于具有较高的社会经济地位和较好的健康意识。

关于 CKD 的院内死亡率,2016 年我国三级医院 CKD 住院患者的院内死亡率为 2.56%,略低于 2015 年的 2.63%,并且 CKD 患者的院内死亡率要高于所有住院患者(0.84%)和糖尿病患者(1.48%)的死亡率,但是低于心力衰竭患者(4.52%);合并心力衰竭的 CKD 患者院内死亡率相对更高,为 8.08%。与冠心病、高血压、糖尿病、慢性阻塞性肺疾病和恶性肿瘤等其他重大慢性疾病相比,CKD 所增加的院内死亡风险仅次于恶性肿瘤。另外,新型冠状病毒感染的流行也对包括肾脏疾病在内的许多慢性病患者产生了长期影响,有研究表明 CKD 患者为感染新型冠状病毒后的重症和死亡高风险人群。

(三)伤残调整寿命年

伤残调整寿命年(disability-adjusted life-years,DALYs)是指从发病到死亡所损失的全部健康寿命年,包括因早死所致的寿命损失年(years of life lost,YLLs)和伤残所致的健康寿命损失年(years lived with disability,YLDs)。2017 年,全球范围内 CKD 导致了 730 万的 YLDs、2 850 万的 YLLs 和 3 580 万的 DALYs;我国 CKD 导致的 DALYs 为 489 万,年龄标化率为 264/10 万;相比于 1990 年,年龄标化率下降了 36.1%。在 CKD 患者 DALYs 的危险因素中,空腹血糖受损、高血压、高体质量指数、高钠饮食和铅中毒分别占 57.6%、43.2%、26.6%、9.5% 和 3.6%,其中高血压在东亚、东欧、拉丁美洲等地的 CKD 负担中所占比例最大,而在其他地区中 2 型糖尿病则是 CKD 的主要危险因素。

(四)肾脏替代治疗率

截至 2010 年,全球共有 262 万例 ESRD 患者接受肾脏替代治疗,但是至少还有 228 万例 ESRD 患者因无法得到肾脏替代治疗而死亡。预计到 2030 年,全球接受肾脏替代治疗的人数将倍增至 544 万例,我国的增加将尤其显著。国际肾脏病学会发布的全球肾脏健康地图显示:全球接受肾脏替代治疗的 ESRD 患病率和发病率分别为 759/100 万和 144/100 万,其中我国台湾地区最高,分别为 3 392/100 万和 493/100 万。美国 USRDS 数据显示:2019 年 ESRD 患者共 134 608 例,相比于 2018 年增加了 2.7%,患病率为 2 302/100 万;ESRD 的发病率由 2006 年达到顶峰的 431/100 万下降至 2019 年的 386/100 万。

我国是世界上透析人口最多的国家,全国血液净化病例信息登记系统(Chinese national renal data system,CNRDS)中登记的数据显示:截至 2020 年 12 月底,中国大陆地区在透析血液透析患者 692 736 例,新增血液透析患者 143 513 例,患者数量呈现快速上升趋势,并且因糖尿病肾病而最终进入透析的患者越来越多。我国大陆地区在透析患者的平均年龄也逐年升高,2020 年为 56.9 岁,新增透析患者的平均年龄为 58.1 岁。来自上海市血液透析质量控制中心的区域性数据显示透析患者的患病率从 2007 年的 409.8/100 万上升到 2014 年的 898.2/100 万,远高于全国的平均水平。针对山东、浙江和新疆 3 个地区透析登记系统数据的分析显示:随着各地经济水平的提升,尤其是人均国内生产总值的增加,透析患者的患病率和发病率也在增加。2016 年,山东、浙江和新疆血液透析的患病率分别为 260.8/100 万、390.3/100 万、195.0/100 万，发病率分别为 84.7/100 万、91.8/100 万、51.0/100 万。

近些年，随着我国医疗保险覆盖范围的增加，医疗保险给付数据可以为了解我国透析患者的发病趋势提供独特的视角。CK-NET 团队基于城镇职工和居民基本医疗保险抽样数据，估计并预测了我国透析患者的患病率和未来疾病负担，研究结果显示：2013—2017 年，透析患者的年龄和性别标化患病率总体呈上升趋势，由 255.11/100 万增长至 428.34/100 万，2017 年血液透析和腹膜透析的标化患病率分别为 384.41/100 万和 34.98/100 万，2020 年和 2025 年我国透析患者的预测患病率分别为 534.60/100 万和 629.67/100 万（图 1-3-1）。

过去十余年，我国在器官捐献与移植体系建设工作上取得了显著进步，并获得了国际上的高度认可。自 2013 年 9 月 1 日起，我国所有器官分配必须通过中国人体器官分配与共享计算机系统（China Organ Transplant Response System，COTRS）进行。《中国器官移植发展报告（2015—2018）》的数据显示：截至 2016 年底，全国共有 26 039 人等待肾脏移植（不包含港澳台地区），相比于 2015 年的 21 411 人有所增加。自 2015 年起，我国的公民逝世后器官捐献肾脏移植得到快速发展，这已成为我国肾脏移植的主要类型。综上所述，ESRD 在我国消耗大量医疗卫生资源，未来我国透析患者数量也将呈不断上升趋势，亟须实现疾病防治的"关口前移"。

（五）医疗费用

美国每年用于 CKD 和 ESRD 患者的医疗保险支出总额超过 1 200 亿美元，占整个医疗保险费用总额的 7.2%。来自 CK-NET 的调查数据显示 2015 年我国 CKD 住院患者的中位医疗费用为 14 965 元。CKD 住院患者人数占当年住院患者总人数的 4.80%，但是其医疗花费却占整体费用的 6.34%；而 2016 年 CKD 住院患者的医疗花费较 2015 年有所增长，患者中位医疗费用为 15 405 元，且高于糖尿病患者的 13 868 元和非 CKD 患者的 11 182 元。若患有心脑血管疾病或糖尿病、肿瘤等其他慢性疾病的住院患者合并 CKD，将会导致住院费用的增长幅度异常显著，总体约超过 10%，增加对于医疗资源的利用和挤压。

因透析所导致的"医疗费用放大器"作用更加明显，我国城镇职工和居民基本医疗保险抽样人群中接受血液透析和腹膜透析的患者比例分别为 0.16% 和 0.02%，但是他们的医疗花费却占整个医保基金支出的 2.08% 和 0.34%。2016 年血液透析和腹膜透析患者的中位医疗费用分别为 89 257 元和 79 563 元，其中 75.6% 由城镇职工和城镇居民基本医疗保险承担，45 岁及以上透析患者的花费占到整体费用的 80% 以上。如果我国 CKD 患者按照 2% 的比例进展到 ESRD 阶段，需要通过透析或肾移植来维持生命；按照每例 ESRD 患者透析治疗花费约 10 万元人民币计算，我国每年将为这些患者的透析支付 2 400 亿元人民币。由此可见，ESRD 已经给我国医疗卫生体系带来沉重的经济负担。

（六）住院时长

国外研究表明早期 CKD 患者每年的住院次数风险和住院天数风险是普通人群的 3 倍，约为透析患者的 1/2。我国三级医院 CKD 住院患者的

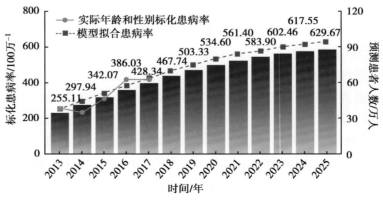

图 1-3-1 基于医疗保险抽样数据的中国 2013—2025 年透析患病率及患者人数预计

平均住院天数为 20.33 天,中位住院天数为 13.00 天,高于糖尿病患者的 11.00 天和非 CKD 住院患者的 8.00 天,在 85 岁及以上患者中的住院天数最长。对于接受透析治疗的 ESRD 患者,全因住院率为 2.67 次/(人·年),其中合并糖尿病住院患者的全因住院率较高,为 2.94 次/(人·年)。透析患者的平均住院天数为 35.90 天,其中腹膜透析患者、女性及合并糖尿病的患者住院天数更长;对于年龄小于 18 岁的人群,血液透析患者的住院天数(17 天)远少于腹膜透析患者(37 天)。此外,我国透析患者的 30 天内再住院率为 24.18%,并且随着患者年龄的增长,30 天内再住院率随之上升。

（七）疾病谱变迁

全球范围内,糖尿病是导致 ESRD 的主要病因之一,国际上新发 ESRD 患者中约有 1/3 由糖尿病造成。2017 年,美国新发 ESRD 患者中 46.9% 由糖尿病所致。既往数据显示,我国接受肾脏替代治疗的 ESRD 患者中约一半由慢性肾小球肾炎所致,与发达国家的疾病构成显著不同。根据 1999 年发布的《中国透析和肾脏移植报告》,全国所有接受透析治疗的 ESRD 患者中,肾炎占 49.9%,而糖尿病肾病的比例仅为 13.3%。基于此,长期以来我国肾脏病学科的医学教育、临床培训与科学研究均集中在肾小球肾炎上。但是,随着近三十年来我国经济的快速发展和人民生活方式的转变,我国肥胖、糖尿病和高血压等代谢相关疾病的患者人数呈现井喷式的爆发增加,已成为 CKD 人群庞大的后备军,势必会对 CKD 的疾病谱构成产生影响。

1. 肥胖 1982 年,我国人群中超重和肥胖的患病率分别为 6.0% 和 0.6%;到了 2002 年,我国成人的超重率和肥胖率倍增至 18.9% 和 2.9%(世界卫生组织标准)。2010—2011 年,我国城市居民的肥胖率达 13.2%,其中儿童和青少年的肥胖问题十分突出。

2. 糖尿病 1980 年的全国调查显示一般人群中糖尿病的患病率仅为 1.0%。1994—1995 年,19 省市的横断面调查结果显示我国 25~64 岁成年人的糖尿病和糖耐量异常的患病率分别为 2.5% 和 3.2%。到了 2007—2008 年,糖尿病和糖尿病前期的患病率分别达到了 9.7% 和 15.5%,糖尿病患病率的上升已经呈现了加速增长的趋势。最新的研究显示 2013—2018 年糖尿病的患病率显著增加,由 10.9% 增至 12.4%;据此估计,我国现有糖尿病患者至少 1 亿人,占全球糖尿病患者的近 1/3。

3. 高血压 1991 年,我国高血压的患病率为 11.6%,其中男性和女性的高血压患病率分别为 12.5% 和 10.7%。2009—2010 年,我国成年人群的高血压患病率为 29.6%,男性和女性的患病率分别增至 31.2% 和 28.0%。最新调查数据显示 2015 年我国 18 岁及以上成人高血压患病率为 27.9%。

北京大学第一医院肾内科团队基于全国代表性一般人群数据(4.7 万人)和全国三级医院住院患者的病案首页数据(3 530 万人次),对我国 CKD 疾病谱的变迁趋势展开了分析。结果显示,在 2010 年住院患者中糖尿病肾病所占比例(0.82%)低于肾小球肾炎(1.01%);从 2011 年起,糖尿病肾病占比(0.71%)超过了肾小球肾炎(0.66%),随后二者差距呈逐年扩大趋势,至 2015 年,两者所占比例分别为 1.10% 和 0.75%(图 1-3-2)。同时,这种疾病谱的变化存在城乡差异。2010—2015 年,城市住院患者中糖尿病肾病所占

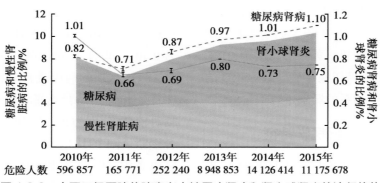

图 1-3-2 中国三级医院住院患者中糖尿病肾病和肾小球肾炎的流行趋势

比例始终高于肾小球肾炎;而同期农村地区患者中则以肾小球肾炎为主,糖尿病肾病所占比例低于前者,但两者差异在逐年缩小(2010年为0.68% *vs* 1.15%,2015年为0.76% *vs* 0.95%)。在一般人群中,2009—2010年糖尿病肾病所占比例(1.23%)已高于肾小球肾炎(0.91%),城乡均是如此。来自北京市血液透析质量控制中心的报告也验证了这种趋势:从2011年开始,在新发血液透析患者中糖尿病肾病的比例超过了肾小球肾炎。根据《中国肾脏疾病科学报告(第2版)》,2016年我国CKD住院患者的常见病因依次为糖尿病肾病(26.70%)、高血压肾损害(21.39%)、梗阻性肾病(16.00%)和肾小球肾炎(14.41%)。而且,CKD的疾病谱存在明显的地区和城乡差异性,比如我国东北和西北地区以糖尿病肾病为主,而在华南和华东地区由泌尿系结石导致的梗阻性肾病患者比例较高。

此外,传统的肾小球肾炎疾病构成也在发生演变。IgA肾病当前仍然是最常见的原发性肾小球肾炎,但是第二大常见的原发性肾小球肾炎已由过去的系膜增生性肾小球肾炎转变为膜性肾病。基于4万余份肾活检病例资料的分析显示2003—2014年膜性肾病的比例较1979—2002年增长近1倍,在青少年患者中的增幅最大。

总之,来自不同研究的分析结果均显示我国CKD的疾病谱正在发生变迁,糖尿病肾病已取代肾小球肾炎成为CKD的首要病因;这种趋势从城市向农村扩展,从早期肾脏病患者向ESRD患者扩展。有研究表明,25%~45%的糖尿病患者将会进展为临床症状明显的糖尿病肾病,而且糖尿病肾病患者中ESRD的总体发病率也非常可观;还有数据提示在初步诊断后的20年期间发生ESRD的比例为4%~17%,30年期间约为16%。按照相关研究结果的估计,我国现有糖尿病肾病患者约2 430万,其中60.5%尚处于早期阶段,具有及时干预的契机。如不加以干预,在未来10~20年我国将出现糖尿病肾病导致ESRD的高峰,对我国医疗卫生体系的影响不可估量。

三、急性肾损伤流行病学特征

AKI的概念是由KDOQI组织于2004年提出来的,然而当前AKI的标准并不完全统一,不同研究中定义基线肌酐值的方法不尽相同,这也导致了现有研究报道的住院人群AKI发病率差异程度较大。AKI根据肾损伤的发生地点可以分为医院获得性AKI(hospital-acquired AKI,HA-AKI)和社区获得性AKI(community-acquired AKI,CA-AKI)。HA-AKI是指患者在住院期间发生的AKI,可以见于各临床科室的住院患者,其发生除了与患者自身疾病状态有关外,常常由医源性检查和治疗所致。CA-AKI是指患者在医院外的疾病状态或者接触肾损伤因素导致的AKI,具有一定的地域性特征。

(一)发病率

2004年以来的一系列研究表明,发达国家中综合医院住院患者AKI的总体发病率为6.4%~18.5%。2013年发表的荟萃分析结果显示:在纳入的全球共154个AKI队列研究中,涉及的住院患者人群共计3 585 911例,这些住院人群的总体AKI发病率为23.2%。值得关注的是,AKI发病率具有显著的地域差异性,从北向南呈增高趋势:南美洲高于北美洲(29.6% *vs* 24.5%),南欧高于北欧(31.5% *vs* 14.7%),南亚高于西亚和东亚(23.7% *vs* 16.7% *vs* 14.7%)。这种地域性的差异可能与气候、地方习俗和地区经济发展水平不同有关。同时,AKI患者院内病死率高、医疗资源消耗大,患者的远期死亡率和CKD发病率都显著增高。

在我国,AKI已成为严峻的医疗负担,在临床诊治方面尚有很大的提升空间。2013年,中国AKI临床研究协作组调查了我国22个省(自治区、直辖市)的44家省级和区县级医院共计220余万例成年住院患者,AKI的总检出率为2.03%;据此估测,我国有140万~290万AKI患者住院,总医疗花费约130亿美元;同时,2013年我国估计有70万例AKI患者死亡。来自CK-NET的数据显示2016年符合AKI诊断编码的患者比例为0.30%,共计1.76%的CKD患者经诊断发生AKI;对CKD的病因进行分析,慢性肾小管间质性肾炎和肾小球肾炎患者被诊断为AKI的比例相对较高,分别为3.78%和3.05%,糖尿病肾病患者诊断AKI的比例最低(1.03%);在所有AKI住院患者中,50~54岁和60~79岁年龄组的人群占了很高的比例,男性和女性均是如此。

我国仅 25%~30% 的患者在住院期间进行了重复血清肌酐检测，因此既往研究报告的 AKI 发病率明显低于西方国家。来自复旦大学附属中山医院和上海交通大学医学院附属仁济医院报道的综合医院住院患者中，AKI 的发病率为 2.4%~3.2%。2013 年全国多中心大样本的流行病学调查结果显示，住院患者血清肌酐水平符合 KDIGO-AKI 标准的只有 7%。在同期的另一项包含 9 家区域性中心医院的调查中，659 945 例成年住院患者的 AKI 检出率为 2.2%，经过数学模型计算校正血清肌酐的检测不足后，估测住院患者 AKI 的发病率为 11.6%。这 2 项多中心研究充分证实，我国 AKI 已经造成严重的疾病负担，并且由于临床肾功能的监测不足，导致这一负担远远被低估。据统计，在 AKI 住院患者中，约 74% 被临床主管医师漏诊，仅 16.7% 的 AKI 患者通过国际疾病分类（international classification of diseases，ICD）编码上报，而在具有透析指征的 AKI 患者中仅有 60% 接受了透析治疗。以上数据提示我国临床医疗工作者对于 AKI 的诊断缺乏认识、治疗欠积极，临床诊疗水平亟待提升。

（二）防治策略

AKI 演变成为 CKD 的风险，以及与其他慢性疾病的关系将对社会经济和公共卫生造成显著负面影响。充分认识导致 AKI 的危险因素，并采取有效的控制措施是预防 AKI 发生的关键。AKI 的危险因素可以分为 2 大类：①易感因素，包括脱水状态或容量不足、高龄、女性、低蛋白血症、贫血、CKD 基础及其他慢性疾病史等；②损伤因素，指可以导致 AKI 的疾病状态和 / 或检查治疗措施，包括脓毒症、休克、烧伤、创伤、心脏外科手术、非心脏大手术、对比剂、肾毒性药物等。主动监测高危患者的血清肌酐和尿量变化，是临床上早期发现 AKI 的关键途径。在目前缺乏公认的早期灵敏诊断指标，以及我国医疗资源分布不均衡的情况下，加强针对高危人群的监测对于 AKI 的早期诊断极为重要，同时亟须提升基层医疗机构的 AKI 防治水平。

总之，AKI 的治疗需要强调防治一体、系统综合的分级治疗策略，既要挽救患者生命，又要注意肾脏保护，期望能够改善整体生存和肾脏预后。由于目前尚缺乏促进肾脏组织修复的治疗

手段，因此要对 AKI 高危人群加强监测、积极开展防治工作，以降低 AKI 的发生率，早期发现、诊断、干预是决定 AKI 患者预后的关键。2013 年，国际肾脏病学会提出"至 2025 年无一例急性肾衰竭患者得不到合理治疗（International Society of Nephrology's 0by25 initiative for Acute Kidney Failure，ISN-AKF 0by25）"计划，号召全球肾脏专业的医生高度重视 AKI，倡议在全球特别是发展中国家大力开展 AKI 防控工作，力争到 2025 年 AKI 患者均能得到合理的诊断和治疗。

四、环境污染与肾脏疾病

肾脏疾病的传统危险因素包括高血压、糖尿病、肥胖、高尿酸血症、高龄等，同时环境污染也是引起发病的重要因素，包括大气污染、气候因素、有机溶剂、重金属污染、生物毒素及农业杀虫剂等。由于在过滤过程中的毒素汇集，肾脏易受环境危险因素毒性效应的影响。多项流行病学研究提示，大气污染及气候因素对人体健康的影响不可忽视，尤其是大气污染已成为导致我国人口死亡及健康寿命损失的第四位危险因素。近年来，越来越多的流行病学证据表明：暴露于空气污染物（如不同粒径颗粒物）及各种气态污染物可导致肾功能下降，增加 CKD 患病及发病风险。

（一）大气污染对肾脏疾病的影响

国内外已开展若干研究证实了空气污染物浓度升高与 CKD 发病及不良预后风险的增加呈现显著关联性，细颗粒物（fine particulate matter of <2.5μm，$PM_{2.5}$）、可吸入颗粒物（coarse particulate matter of <10μm，PM_{10}）、二氧化氮（nitrogen dioxide，NO_2）等不同程度的暴露可增加肾功能下降和 ESRD 的发生风险。国内 1 项研究利用我国 13 个省市 47 204 例研究对象的横断面调查数据，结合卫星遥感数据反演的大气 $PM_{2.5}$ 浓度，分析了 $PM_{2.5}$ 长期暴露对 CKD 患病风险的影响。研究结果显示我国大气 $PM_{2.5}$ 浓度每增加 10μg/m³，CKD 及蛋白尿患病风险比值比分别为 1.28 和 1.39。此种效应的作用在城市高于农村，对 65 岁及以下人群、男性、非糖尿病及非心血管疾病人群的影响更大，提示这些人群有可能是大气污染相关效应的易感人群。并且，基于夜间灯光指数 10km 缓冲区表征的地区城市化水平进行分析发现，中等

城市化地区的 $PM_{2.5}$、NO_2 与 CKD 的关联明显高于较低或较高城市化地区。南方医科大学南方医院侯凡凡院士团队对 2004—2014 年全国 7 万余例肾活检资料进行分析，发现我国膜性肾病以每年 13% 的增长速度呈显著增加的趋势，这种增加与大气 $PM_{2.5}$ 和平均空气质量指数密切相关，而其他类型的肾小球肾炎则相对稳定。另 1 项来自我国台湾地区的研究表明 $PM_{2.5}$、NO_2、二氧化硫（sulfur dioxide，SO_2）的短期暴露会增加肾病综合征的发病风险。

（二）气候因素对肾脏疾病的影响

全球气候变化作为当前全球性的热点问题，同样深刻影响着人类的生存与安全。自 1950 年以来全球热浪频率及强度不断上升，不仅增加了 AKI 的发生率及住院率，也导致了媒介传染病及肾病的增多。来自美国的研究表明：仅经历一天的酷热也会使 ESRD 患者当日的住院风险增至原来的 1.27 倍，死亡风险增至原来的 1.31 倍，提示在指南中应当考虑加强对极端高温天气下肾脏疾病患者的管理建议，以降低相关环境因素可能带来的健康危害效应。环境温度及炎热指数升高也是肾结石形成的危险因素之一，主要与炎热导致大量出汗、尿量减少，以及尿液矿物质及盐过饱和有关。来自美国及韩国的 2 项研究均证实日平均气温的大幅上升可以显著增加肾结石的发生风险。此外，反复高热暴露还可以导致热应激性肾病——一种可能由气候变化引发的不明原因 CKD，主要见于中美洲、南美洲、非洲、印度及斯里兰卡等地区，好发人群为在高热天气下务农的年轻男性。最近还有 1 项研究表明：随着居住地附近绿地水平的增加，人群 CKD 患病风险相应降低，归一化植被指数（NDVI 1 000m）每增加一个四分位数间距（0.26 单位），人群 CKD 患病率的风险比值比为 0.79。因此，建议城镇化发展的过程中也应重视绿色空间的建设和发展，积极倡导公众的良性利用。

五、慢性肾脏病风险预测研究

疾病预测模型的目的是利用一种或多种预测因素构建的模型，以预测研究对象将来出现某种疾病结局的概率，进而基于预测概率判定高危人群，施以针对性的干预措施来预防疾病发生或进展。CKD 的发生和发展是多种病因及危险因素长期累积和交互作用的结果，回顾与总结既往研究，CKD 危险因素包括不可控因素如老龄、种族/民族、性别等，以及可控因素如高血压、肥胖、糖尿病、血糖控制不佳、心脑血管疾病、高尿酸血症、非酒精性脂肪肝、贫血、吸烟、C 反应蛋白增高、白细胞计数增高、总胆固醇增高、高密度脂蛋白胆固醇降低、低密度脂蛋白胆固醇增高等。此外，还有研究发现了非传统的 CKD 危险因素，即肾毒性药物，包括含有肾毒性成分（马兜铃酸）的部分中药和解热镇痛药等。因此，准确识别相关危险因素，早期发现 CKD 高危人群，通过健康监测和管理来改善疾病预后，可减缓甚至避免 CKD 发生，减少并发症及死亡风险。

目前，已有若干关于 CKD 疾病预测模型的研究发表，主要以预测一般人群未来发生 CKD 风险的研究为主，还有一部分研究以预测 CKD 进展或 ESRD 发生为目的。总体来看，当前研究中基于欧美国家人群的研究居多，而关于我国人群 CKD 风险预测模型较少。在近期的 1 项研究中，研究人员通过汇总来自 28 个国家、34 个队列的 500 余万例患者数据，分别针对糖尿病和非糖尿病患者分别建立了 CKD 风险预测模型，其中 eGFR 降低的 5 年风险因素包括年龄、性别、种族/民族、基线 eGFR、心血管病史、吸烟史、高血压、体质量指数和尿蛋白肌酐比值；对于糖尿病患者，预测模型还包括了糖尿病治疗药物、糖化血红蛋白以及两者之间的交互作用。在经过外部验证之后，该预测模型具有较好的准确性及在不同人群中的适用性。韩国有研究使用术后早期血清肌酐水平，对肾癌根治性或部分肾切除术后 1 年的 CKD 发生风险进行有效预测。

我国 CKD 疾病谱、流行特征和危险因素与西方国家具有一定差异，因此构建符合我国人群实际的 CKD 预测模型具有重要公共卫生意义。当前，我国针对 CKD 发生风险预测模型主要有 2 个：一个是基于我国台湾地区一般健康体检人群 CKD 的 5 年发病风险预测模型，另一个是基于山东省健康管理队列建立的一般人群 CKD 发病预测模型。但是，各模型的研究人群来源、地区、人口学特征和气候环境等因素存在差别，将对模型的人群代表性和外推性带来一定影响。

六、肾脏疾病人群防控策略

肾脏疾病的流行病学特征,受宏观的人文社会经济因素、自然地理环境要素以及个体行为因素的共同影响。欧美等发达国家针对肾脏疾病的流行病学研究结果和证据,不断完善其疾病防治体系,我国尚未形成研究实践与公共卫生政策的良性互动。因此,为制订合理的疾病防控策略,需要契合健康中国战略规划,发挥公共卫生、临床医学等不同学科的优势资源,促进医防融合,同时也需要提高社会公众对于肾脏疾病的认知程度,这样才能搭建起符合我国国情的肾脏疾病防治体系,全面提升防控和救治能力,为公共卫生决策提供依据。

(一)搭建完善的全国肾脏疾病监测体系

疾病监测的目的在于预防和控制疾病。以人群为基础的监测,对于从时间和空间维度追踪疾病的发病及变化趋势至关重要,有助于辅助卫生管理与决策。根据国际肾脏病学会的调查结果,全球约62%的国家可以利用肾脏替代治疗的登记系统,来监测本国的肾脏疾病发生情况,但是在低收入国家,这一比例降至24%;在美国、加拿大等发达国家,已经成立了比较完善的全国性CKD监测网络,便于对肾脏疾病的发病情况进行监控。我国对于人群肾脏疾病的患病情况和疾病负担的认知相对匮乏,大规模人群研究相对较少,而且缺乏完善的全国性肾脏疾病监测体系。基于此背景,实现我国全国性监测体系的可能途径包括以下2种方式:①将兼顾可行性与准确性的CKD筛查体系,整合到现有的慢性疾病监测体系中。自2018年以来,中国疾病预防控制中心已将与肾脏疾病有关的指标纳入到中国成人慢性病与营养监测项目中,旨在全面了解我国CKD现状和疾病负担。②在保障数据安全与个人隐私的前提下,适度整合不同来源的健康医疗数据资源以及公共卫生信息平台数据,建立高成本-效益比的全国性监测体系。

我国的CK-NET由北京大学第一医院肾内科王海燕教授于2014年发起,旨在整合多源肾脏病数据,为肾脏疾病各个层面的决策提供依据,推动我国肾脏疾病的有效防治。目前,CK-NET已建立了覆盖全国70余家大型肾脏疾病诊疗中心和若干区域健康医疗数据平台的合作网络,拥有或被授权使用的肾脏相关数据涵盖了超过千万人群的、不同来源的若干大型数据库,包括国家监管性数据、公共卫生信息平台数据、医疗保险数据、区域医疗数据中心数据、流行病学研究和临床数据等。在我国尚缺乏完善的全国性肾脏疾病监测系统的情况下,CK-NET转换研究思路、借力已有多源肾脏疾病大数据,不断探索新的肾脏疾病监测方式,已在2017年、2019年和2020年发布了3部中国肾脏疾病年度科学报告,为了解我国肾脏疾病负担及制订相应的防治策略提供了翔实的数据支持。

(二)加强对代谢相关疾病的防治和管理

既往研究显示与罹患CKD独立相关的因素包括高血压、糖尿病、高尿酸血症、长期大量摄入肾毒性药物等,多数为与不良生活方式有关的代谢相关疾病。这些代谢相关疾病若未能得到及时有效的治疗,部分患者将在病程的5~10年后出现蛋白尿乃至肾功能下降。相比于西方发达国家,我国糖尿病和高血压人群的治疗率和控制率均相对较低。以糖尿病肾病为例,已有循证医学证据表明严格控制血糖和血压、应用肾素-血管紧张素受体阻滞剂(renin-angiotensin system inhibitors,RASi)符合成本-效益比,具有较好的人群可推广性,能够有效控制肾功能进展、降低糖尿病患者进入ESRD的风险。但是,在我国符合适应证的糖尿病肾病患者中,RASi实际应用率不足1/3,仍有较大的改进空间。这些来自临床研究的证据,尚需要从公共卫生的角度加以强化利用,从而改善患者预后、提升生活质量。

鉴于我国糖尿病肾病防治尚缺乏规范化流程,最近北京大学组织肾脏内科、内分泌科、循证医学等相关专家制定了糖尿病肾脏病诊治专家共识,旨在推动我国糖尿病肾病的预防、早期诊断和治疗。此外,美国从2000年开始启动了肾脏早期评价计划(KEEP 2.0),主要对糖尿病、高血压患者或相关疾病患者的一级亲属进行CKD筛查,筛查项目包括尿常规、尿微量白蛋白和血清肌酐。但是,当前全球对CKD的筛查标准并不统一,并且颇具争议,而我国内地尚未对CKD高危人群的患病情况开展过系统筛查,仅在昆明、成都、上海等部分城市开展过相关研究。

需要注意的是,尽管近年来我国肾脏学界对循证医学的重视程度有了很大提升,各类肾脏疾病的临床研究和治疗指南不断涌现,但是目前我国肾脏疾病指南中基于系统综述的循证指南较少,专家共识和以国外指南为基础进行翻译、简化和改编的指南较多,来自中国的高质量临床研究证据高度匮乏。因此,当前迫切需要一个完整的、具有中国特色的 CKD 临床实践指南。此外,针对代谢性疾病导致的 CKD 防治工作,还需要以政府为主导、以政策为杠杆、以学会为依托,并结合当前我国国情和分级诊疗制度,改善代谢性疾病的管理,应当将 CKD 的早期防治方案整合到其他相关慢性疾病的管理方案和我国的公共卫生工作规划中,强化医疗服务共同体牵头和合作单位的肾脏专科建设。

(三) 提高肾脏替代治疗的可负担性和可及性

长久以来,对于医疗花费的可负担能力是制约我国 ESRD 患者接受肾脏替代治疗的主要因素。自 2003 年以来,我国政府开始大力推行全民基本医疗保险制度,目前城乡总体覆盖率已超过95%,很大程度上降低了接受肾脏替代治疗患者的自付和自费比例,提升了患者的可负担性及承受能力。目前,社会上多种多样的商业健康保险产品,也可以为 ESRD 患者提供一定保障,进一步缓解患者及家庭就医的经济压力。

可及性也是我国部分地区患者接受肾脏替代治疗的制约因素。从 2014 年起,我国政府开始逐步降低建立独立血液透析中心的要求,鼓励社会资本进入血液透析领域。2016 年 12 月,国家卫生和计划生育委员会宣布了一项新的政策,允许在我国建立独立的血液透析中心。自此,我国县和乡镇一级已建立多家血液透析中心,不仅缓解了大型公立医院的接诊压力,也大大提升了肾脏替代治疗在欠发达和基层地区的可及性。同时,随着国家器官捐献与移植工作体系的完善,我国器官移植技术能力和质量安全显著提升,全面提升了肾脏移植的医疗服务能力和可及性。

考虑到未来不断增加的 ESRD 患病人数和疾病负担,在我国进一步提升肾脏替代治疗的可负担性和可及性仍将是一项巨大挑战。当前,我国肾脏疾病的诊疗容量和效率非常有限,而且不同地区的诊疗异质性较高,因此有必要依托国家分级诊疗模式、建立一个运行良好的转诊体系,重视构建基层 CKD 防护网,推动新药研发工作,并加强对全科医生的训练和培养。

(四) 开展跨学科、跨机构交叉的研究与实践,推进肾脏疾病防治的关口前移

当前社会公众,包括广大基层医生和专业人员在内,对于肾脏疾病的防治知识亟待提高,这就导致了我国肾脏疾病的防治形势非常严峻,亟须实现"重心下沉、关口前移"。因此,以基层机构为重点、进一步整合专科优势和吸纳更多社会资源,深入开展 CKD 的筛查、防治和健康教育非常重要。在区域和国家级医学中心,要加强对 CKD 的多中心研究和教育培训,注重中医与西医的整合。此外,传统研究可能难以全面探究我国肾脏疾病的流行特征、疾病谱及影响因素,这就需要借助公共卫生、数据科学、信息科学等多学科交叉的理念和技术,最大限度利用已有多源数据、发挥不同学科的优势,提升整体疾病诊疗效率和质量,助力肾脏疾病的防控。近年来,基于真实世界数据开展流行病学研究受到广泛关注与重视,比较效果研究(comparative effectiveness research,CER)是其中的一类研究类型,其强调在真实临床实践环境下进行研究。CER 研究是随机对照试验的强有力补充,能够发现药品在真实环境下的效益和风险,而在肾脏领域尚未见高质量的 CER 研究。

当前,全球范围的数字化变革给医学领域带来巨变,以深度学习为标志的人工智能突破性发展和应用,为海量复杂的健康医疗数据价值挖掘提供了利器。在我国,举国推动大数据战略且健康医疗领域备受关注之际,健康医疗数据资源与前沿技术的深度融合与良性互动,将对健康医疗服务带来变革性的提升,不仅可以改变传统的医疗模式,还可以提高医疗服务质量和效率。当前大数据和人工智能在 CKD 风险预测和决策支持、疾病随访与健康管理等方面已开展初步探索与应用。中国人民解放军东部战区总医院刘志红院士团队将新兴的 XGBoost 机器学习算法与传统统计方法相结合,建立了一套可用于临床的、可解释的 IgA 肾病患者预后预测系统,能够获得患者五年内的肾脏预后风险概率以及风险等级。国外有学者利用自然语言处理技术,从电子病历的

大量医学文本中,挖掘出一些既往未知的、新型 CKD 进展危险因素,比如高剂量抗坏血酸和食用快餐等,对于识别早期 CKD 患者具有重要意义。值得一提的是,近年来新型生物制剂、低氧诱导因子脯氨酰羟化酶抑制剂等一系列新药的问世,以及新型便携式人工肾、体内植入式人工肾和基于基因编辑技术的异种肾移植的突破性进展,为饱受病痛折磨的 CKD 和 ESRD 患者带来新的治疗希望。

此外,鉴于我国肾脏疾病的人群知晓率较低,健康传播学、健康教育、可视化等学科和前沿技术也将在肾脏疾病的防控和科普教育中发挥重要作用,更好地服务于全民健康素养提升,提升全社会对肾脏疾病的重视程度,推进其防治的关口前移。

七、未来展望

综上所述,肾脏疾病是全球性的公共卫生问题,不仅给我国医疗卫生体系带来了沉重负担,也对健康中国建设形成严峻挑战。我国在肾脏领域若干亟待解决的问题和相对有限的医疗资源将长期共存。当前,我国 CKD 的疾病谱呈现向发达国家接近的趋势,但同时又具备我国独有的特色,肾脏疾病流行病学特征也在发生变迁。部分肾脏疾病在很大程度上是可以预防和治疗的,通过调整生活习惯、低盐饮食、戒烟限酒、适当有氧运动、维持血压、血糖、血脂、控制体质量在理想的水平等措施可以预防肾脏病的发生和发展,提高患者生活质量。

肾脏疾病的流行病学调查对于疾病防治工作尤为重要,为制订合理可行的人群层面防治策略,需要医护人员和社会公众对 CKD 的流行病学特征以及相关危险因素有着清晰的认识,还需要政府、多个组织机构和部门的共同努力,将 CKD 纳入国家现有的重大慢性疾病防治策略当中,进而提高人们对 CKD 的认知,减轻 ESRD 疾病负担。

随着大数据、人工智能、云计算、物联网等信息技术的发展,健康医疗数据资源的价值将被不断挖掘与转化,为肾脏疾病的流行病学研究带来新的契机。面对健康医疗大数据和人工智能的热潮,如何将这些前沿的概念和技术在肾脏领域真正落地,带来切实的改变,是需要冷静思考的问题。未来,希望在肾脏专科领域能涌现出更多的前沿创新技术和高质量的流行病学证据,搭建出适合我国国情的跨学科交叉研究体系与肾脏疾病防控模式,从而更好地指导肾脏疾病的预防、诊断、治疗和管理,最终遏制不断攀升的肾脏疾病负担。

(杨 超 张路霞)

主要参考文献

[1] GBD Chronic Kidney Disease Collaboration. Global, regional, and national burden of chronic kidney disease, 1990-2017: a systematic analysis for the Global Burden of Disease Study 2017 [J]. Lancet, 2020, 395 (10225): 709-733.

[2] FOREMAN K J, MARQUEZ N, DOLGERT A, et al. Forecasting life expectancy, years of life lost, and all-cause and cause-specific mortality for 250 causes of death: reference and alternative scenarios for 2016-40 for 195 countries and territories [J]. Lancet, 2018, 392 (10159): 2052-2090.

[3] ZHANG L, WANG F, WANG L, et al. Prevalence of chronic kidney disease in China: a cross-sectional survey [J]. Lancet, 2012, 379 (9818): 815-822.

[4] LIYANAGE T, NINOMIYA T, JHA V, et al. Worldwide access to treatment for end-stage kidney disease: a systematic review [J]. Lancet, 2015, 385 (9981): 1975-1982.

[5] BELLO A K, LEVIN A, LUNNEY M, et al. Status of care for end stage kidney disease in countries and regions worldwide: international cross sectional survey [J]. BMJ, 2019, 367: l5873.

[6] XU X, NIE S, DING H, et al. Environmental pollution and kidney diseases [J]. Nat Rev Nephrol, 2018, 14 (5): 313-324.

[7] LI G, HUANG J, WANG J, et al. Long-term exposure to ambient PM2. 5 and increased risk of CKD prevalence in China [J]. J Am Soc Nephrol, 2021, 32 (2): 448-458.

[8] YANG C, WANG H, ZHAO X, et al. CKD in China: evolving spectrum and public health implications [J]. Am J Kidney Dis, 2020, 76 (2): 258-264.

[9] ZHANG L, LONG J, JIANG W, et al. Trends in chronic kidney disease in China [J]. N Engl J Med, 2016, 375 (9): 905-906.

[10] ZHANG L, ZHAO M H, ZUO L, et al. China Kidney Disease Network (CK-NET) 2016 annual data report [J]. Kidney Int Suppl (2011), 2020, 10 (2): e97-e185.

第四节 肾脏疾病诊断治疗进展

肾脏疾病是全世界范围内影响人口健康的重大慢病之一。全世界约有 7 亿人被诊断患有慢性肾脏病（chronic kidney disease, CKD），CKD 患者过早死亡率较普通人群高，寿命显著缩短，加之目前治疗方法有限，患者需长期带病生存，严重影响人口健康质量，高额的医疗费用也给家庭和社会带来了沉重负担。对于 CKD，我们强调预防为主，要从以治病为中心转到以健康为中心。通过早期发现、早期诊断和早期治疗，防止 CKD 病情进展和并发症的发生，以改善患者的生活质量及远期预后。

多年来，肾脏疾病的诊断一直在临床综合征诊断、病理形态学诊断、病因诊断和分子诊断（基因诊断）这个体系下不断发展进步。尽管目前肾脏疾病的诊断大多还是依据肾活检组织病理学特征进行命名和分类，但随着对发病机制认识的深入，分子诊断和基因诊断开始受到重视，为肾脏疾病精准诊治带来了希望。近年来，基因组、表观遗传组、转录组、蛋白质组、代谢组和单细胞测序等研究手段的发展变革，以及多组学研究和精准医学模式的创新，让我们对导致疾病的基因组变异，细胞特异性表观遗传调控机制，不同病理生理过程中关键致病通路的变化及其调控机制，疾病发生发展中关键细胞特征的时序性变化等肾脏疾病发生发展的分子机制的认识更加深入。在此基础上，发现和验证了一批可以判断肾脏疾病发生、预测治疗反应和长期预后的分子标志物，推动了肾脏疾病从临床综合征和组织形态学诊断向基因诊断和分子诊断体系的迈进，并促进了生物制剂、细胞治疗、基因治疗等新药物和新疗法在肾脏疾病中的研发应用。

一、肾脏疾病诊断

（一）肾脏疾病的分子分型

肾脏疾病目前的诊断主要是根据其临床特征、肾脏病理形态学特点、相关疾病标志物和辅助检查来进行分类和分型。在这一体系下，有相同

诊断的患者在临床表现、疾病进展、治疗反应和最终结局上可能存在巨大的异质性。探索肾脏疾病发生发展的分子机制、寻找更精准地反映疾病内在分子机制的分子标志物、构建分子分型体系是提升肾脏疾病个体化诊疗水平的关键，也是开展分子靶向性治疗的重要依据。

近年来，基于基因组、肾组织，以及血液和尿液等体液样本所开展的多组学研究，在不断加深对肾脏疾病发病机制认识的同时，也为其分子诊断分型提供了依据。通过建立 CKD 患者个体或群体的基因组 - 表型组数据集，发现了一系列新的 CKD 致病基因，解析了多种基因变异与 CKD 复杂的疾病表型之间的关系。此外，通过整合患者基因组、表观遗传数据和肾组织病理、临床表型数据，进一步解释了遗传变异和表观遗传特征对肾脏表型的调控机制，为发现基于基因变异和表观遗传修饰改变的早期分子标志物提供了路径。CKD 患者的肾活检样本则为研究患者肾脏内不同关键细胞亚型的转录本和蛋白质组图谱提供了可能。近年来发展起来的单细胞 RNA 测序（single cell RNA sequencing, scRNA-seq）和空间转录组学（spatial transcriptome），则可以通过整合单细胞和空间转录组信息，在完整组织背景下，揭示细胞间致病基因表达及互相作用的机制，进而更加精细地解读不同细胞层面特异性分子机制在 CKD 发生发展中的作用；而关键细胞亚群的分子特征、活化状态及其调控分子，也有望成为解析 CKD 疾病异质性、判断治疗反应和预测预后的分子标志物。此外，CKD 患者的血液和尿液样本也可以作为"液体活检"的来源，提供患者体液中的转录组、蛋白质组和代谢组图谱，通过整合相应的肾脏组织多组学数据，可以筛选和获得血液和尿液来源的、反映肾脏组织细胞病理生理过程及疾病发生发展的非侵入性分子标志物。

（二）肾脏疾病的分子标志物

1. 基因水平分子标志物 从基因组了解疾病发生发展的规律，并解析其与表型之间的关联，

有助于系统解读疾病的发生机制,推动精准诊治的进展。随着基因组检测技术的发展和大型队列研究的开展,人们不仅揭示了多种单基因变异导致的肾脏疾病,也极大地推动了糖尿病肾脏疾病(diabetic kidney diseases,DKD)、狼疮性肾炎(lupus nephritis,LN)等复杂 CKD 遗传变异研究的进展。研究发现了大量基因多态性位点或遗传变异参与 CKD 发生发展过程,并与其临床表型异质性密切相关。这些基因水平的分子标志物,不仅有助于开展疾病的分子诊断,也逐渐被应用于预测药物治疗效果和判断预后。

遗传位点变异信息被应用于 CKD 风险评估和预后预测。美国非裔慢性肾脏疾病和高血压研究(African American study of kidney disease and hypertension,AASK)以及慢性肾功能不全队列研究(chronic renal insufficiency cohort study,CRIC)评估了载脂蛋白 1(apolipoprotein L1,APOL1)基因多态性对 CKD 患者预后的影响。将研究人群依据 APOL1 基因多态性位点分为高风险组和低风险组。AASK 研究结果显示:在校正治疗方式、基线蛋白尿水平后,APOL1 高风险组患者达到肾脏随访终点的比例显著高于低风险组。CRIC 研究则发现:在 APOL1 高风险人群中,无论是否伴有糖尿病,美国非洲裔种族的估算肾小球滤过率(estimated glomerular filtration rate,eGFR)下降更快,达到肾脏复合终点的风险显著高于白人。这提示携带 APOL1 基因风险位点可以增加 CKD 患者的疾病进展风险,且与美国非洲裔种族患者容易进展至终末期肾脏病(end stage renal disease,ESRD)密切相关。

除对单个遗传位点信息的分析应用外,随着海量遗传学数据的产出,人们开始利用人工智能技术构建遗传特征与表型性状的因果关联,以期为 CKD 诊治提供依据。整合多个基因位点遗传效应的多基因风险评分(polygenetic risk scores,PRS)模型应运而生,其可以根据每个个体的多基因遗传效能来评估其在一段时间内的患病风险。

将与复杂性状相关的遗传评分应用于临床,无论是在识别疾病的易感人群,还是在推动临床个体化的预防和治疗方面都取得了很好的效果。有研究利用我国香港特别行政区糖尿病注册队列的 2 型糖尿病患者随访 12 年的数据,评估了由多个基因组成的遗传评分系统对糖尿病患者发生急性肾损伤(acute kidney injury,AKI)、CKD 和 ESRD 的预测作用。他们利用 27 个已知的与欧洲人群血尿酸水平相关的基因多态性位点构建了 PRS 模型,并发现该 PRS 模型与糖尿病患者 AKI 及 CKD 的发生密切相关,提示基于血尿酸遗传位点的 PRS 模型,可用于评估 2 型糖尿病患者的 AKI 和 CKD 进展风险,有助于临床医生对高危患者进行预防和管理。此外,还有研究利用与膜性肾病(membranous nephropathy,MN)发生相关的基因位点信息构建 PRS 模型,并证实其与患者抗磷脂酶 A2 受体(phospholipase A2 receptor,PLA2R)抗体血清滴度和尿蛋白水平关系密切;研究还证实了 PRS 模型联合血清抗 PLA2R 抗体检查,可以显著增加 MN 的诊断效能。

2. 基于蛋白质组的分子标志物 蛋白质是基因组下游生理功能的执行者。基于肾组织和尿液蛋白质组开展的机制研究,不仅可以进一步解析遗传变异的致病机制,且随着疾病进展,肾脏和尿液蛋白成分会出现相应变化,因此其可以提供特定疾病状态下更加准确的生物信息,从而动态地体现 CKD 发生发展的病理生理过程。因此,基于肾组织和体液样本的蛋白质组数据已成为 CKD 分子标志物的重要来源。

体液中的蛋白水平分子标志物往往与肾脏疾病发生发展的病理生理过程,如炎症反应、纤维化过程或氧化应激反应等变化密切相关。近年来,CKD 患者新型的血液和尿液蛋白水平分子标志物不断被发现,并通过联合传统的尿白蛋白和 eGFR 等指标,提升了 CKD 早期诊断和预后预测能力。比如:肿瘤坏死因子(tumor necrosis factor,TNF)超家族蛋白,特别是其中的 TNF 受体 1(TNF receptor-1,TNFR1)和 TNF 受体 2(TNF receptor-2,TNFR2),被发现与 DKD 患者 10 年内发生 ESRD 的风险密切相关。肾损伤分子 1(kidney injury molecule-1,KIM-1)也被证实能够预测 CKD 的进展。目前,已经有研究开始通过整合 TNFR1、TNFR2 和 KIM-1 水平,以及遗传信息和其他临床特征,利用人工智能算法,预测患者肾功能下降的速度,并协助医生进行临床决策,以给予患者更加优化的个性化治疗。初步结果表明:与标准临床模型相比,这种利用临床和分子标志物共同构建的预测模型,可以更好地早期预测 CKD 患者肾功能的下降。

肾脏是一个复杂的器官,其病理生理过程更是涉及多个环节,捕获疾病不同阶段关键致病通路上多种蛋白水平标志物的变化,比单一蛋白水平分子标志物能更好地预测疾病进展。近年来发展起来的尿液 CKD273 分类器,是一种由多种尿液多肽组成的标志物组合,被用于预测 CKD 发生和肾脏预后的工具。由于其最早是利用 Pima Indians 队列患者的尿液蛋白质组学分析,发现的一种由 273 个肽共同组成的标志物组合,因而被命名为尿液 CKD273 分类器。研究发现其可以预测 DKD 患者随访 10 年的 ESRD 发生风险。在 1 项纳入了 88 例 2 型糖尿病患者的前瞻性病例对照研究中,CKD273 分类器被证实可以很好地预测患者微量和大量白蛋白尿的发生。此外,1 项利用 2 087 例患者的大型糖尿病队列的研究也证实了 CKD273 分类器可以准确预测 eGFR 的下降。因此,这类整合多个分子标志物的标志物组合值得进一步被关注和研究。

3. 基于代谢产物的分子标志物 机体多种代谢产物由肾脏代谢产生进入血液或经肾脏排泄进入尿液,因此利用血液和尿液等体液样本开展肾脏疾病代谢组学研究具有其独特优势。血液中多种代谢产物与 CKD 发生和肾脏损伤程度密切相关。有研究表明,CKD 患者体内色氨酸代谢产物水平升高,其中硫酸吲哚酚被认为是一个主要的尿毒症毒素,具有诱导内皮细胞功能紊乱、白细胞黏附、氧化应激及促进肾脏近端肾小管细胞老化等多种功能。此外,犬尿素通路也被证实与 CKD 发生密切相关。奥格斯堡 S4/F4 合作医疗研究就发现,血清中犬尿素与色氨酸比值是 CKD 发生的独立风险因素。弗雷明汉心脏研究队列研究也发现,犬尿素及其下游代谢产物犬尿酸均为 CKD 发生的风险因子。但是犬尿素介导 CKD 进展的机制尚未完全阐明。犬尿素代谢中的关键限速酶——吲哚胺 2,3- 二氧化酶 1(indoleamine 2,3-dioxygenase 1,IDO1)可能是肾脏损伤的效应分子;此外,犬尿酸还可作为白细胞中 G 蛋白偶联受体 35 的配体促进炎症反应,这些作用均可能引起肾脏疾病进展。

血液中代谢产物还可用于判断 CKD 患者心血管并发症和死亡风险。多项研究表明血中氧化三甲胺(trimetlylamine oxide,TMAO)水平升高可增加心血管事件、卒中和死亡的发生风险。TMAO 主要由肾脏排泄,当 GFR 下降时,血中 TMAO 的水平升高,1 项针对 179 例 CKD 患者的研究证实了血中 TMAO 水平与患者全因死亡率呈正相关。而在 CKD 3b 期和 4 期患者中发现,血中 TMAO 水平升高是 CKD 患者心血管事件的独立风险因子。长期透析患者血浆中 TMAO 水平升高也与不良心血管事件相关,且这一相关性在白种人患者中更加显著。目前认为血浆中 TMAO 导致 CKD 患者心血管事件发生风险增加的机制,可能与其抑制胆固醇逆转运,增加血小板高反应性,以及促进巨噬泡沫细胞形成等作用有关。

综上可见,随着肾脏疾病基因组、蛋白质组和代谢组研究的进展,为探索肾脏疾病分子机制提供了不同形式和不同层次的组学数据。但是,单一组学数据的分析通常只能展示这一组学层面某特定指标,如遗传突变、蛋白含量等与 CKD 表型的关联,而无法阐释其中复杂的致病机制。因此,多组学整合分析显得尤为重要。通过将多组学数据信息整合,分析在特定条件下这些组分间的相互作用,解析其在一定时空顺序内的变化过程及调控机制,将为我们认识肾脏疾病发生发展过程提供更加全面的信息,从而为进一步阐释 CKD 发病机制,构建多维度的分子分型体系提供依据。

(三)基因检测在肾脏疾病诊断中的应用

人们对基因变异在 CKD 中作用的认知,是随着基因变异检测技术和手段的不断进步而逐步深入的。20 世纪,研究人员就利用 PCR 和 Sanger 测序技术,基于已知的与肾脏功能相关的分子通路上的候选基因或大型家系连锁分析,发现和确定了一系列符合孟德尔遗传规律的肾脏疾病致病基因,例如导致常染色体显性遗传多囊肾病(autosomal dominant polycystic kidney disease,ADPKD)的 *PDK1* 和 *PKD2* 基因等。随着基因芯片技术的发展,全基因组关联分析(genome-wide association study,GWAS)方法被广泛应用于复杂多基因肾脏疾病的研究和诊断。

GWAS 研究发现了一系列与 CKD 发生和表型相关的基因多态性位点。目前,有超过 50 个基因变异被发现与 CKD 的蛋白尿和／或肾功能等临床表型相关。其中报道最广泛的与 CKD 发生相关的基因变异位于 UMOD 基因。UMOD 编码尿调素（uromodulin）蛋白，后者是肾脏中合成最丰富的蛋白之一。多项大型 CKD 队列研究均证实了 UMOD 基因的 rs12917707 位点多态性和 CKD 发生密切相关。UMOD 基因变异不仅可以预测 CKD 发生风险，还可以预测患者 eGFR 变化。基于欧洲患者的队列研究发现 UMOD 与血清肌酐水平密切相关，并且和基于肌酐或胱抑素公式计算得到的 eGFR 水平均具有显著的相关性，这表明 UMOD 基因与肾功能本身下降相关，而并非与机体内肌酐生成或代谢途径有关。除了 rs12917707 位点多态性外，冰岛和荷兰的队列研究还发现，UMOD 另外数个基因多态性位点，包括 rs4293393、rs11864909 和 rs13329952 等也与血清肌酐或 eGFR 水平密切相关。

尽管 GWAS 研究发现了一系列与 CKD 疾病发生和临床表型相关的基因位点信息，但这些信息未能完全阐明遗传致病机制，且距离作为临床基因诊断标志物也还有一定距离。主要问题：①目前 GWAS 发现的大部分遗传变异对疾病发生和表型的遗传贡献度有限。② GWAS 发现的遗传变异中，超过 90% 都位于基因组中非编码区，且大多位于增强子区域并呈现细胞特异性。由于连锁不平衡的存在，目前尚无法明确哪些是功能性遗传变异，无法判断相关遗传变异的调控是否具有细胞特异性，无法决定细胞特异性调节与疾病发生的确切关系。③非编码调控区域对基因的调节涉及复杂的染色体三维空间结构，而不同组织细胞类型往往具有不同的三维基因组结构。三维基因组结构是如何形成的，以及遗传变异是否通过影响染色体三维空间结构，调控疾病致病基因表达，从而参与疾病发生发展，仍需研究破解。④除了常见变异，很多罕见变异也可能参与了肾脏疾病的发生发展，但是其致病性仍均需要进一步验证。

二代测序技术的发展，以及测序技术可及性的不断提升推动了 CKD 遗传学研究和基因诊断领域革命性变化。外显子测序和全基因组测序，极大地提高了人们对 CKD 基因背景的解析能力，不仅发现了多种肾脏疾病包括肾纤毛病、

肾病综合征、局灶性节段性肾小球硬化症（focal segmental glomerulosclerosis，FSGS）和先天性肾脏和泌尿道异常（congenital anomalies of the kidney and urinary tract，CAKUT）等的致病新基因，还拓宽了 CKD 基因变异所导致的临床表型谱，促进了多种不同类型 CKD 临床诊断的重新分类。目前，二代测序技术在 CKD 临床实践中正在发挥越来越重要的作用，对疾病预防、遗传咨询和个体化诊疗均产生了巨大影响。

从目前欧洲罕见肾脏疾病登记队列（The European Rare Kidney Disease Registry，ERKReg）等大型登记队列中 ESRD 的单基因致病因素统计数据看，单基因突变疾病分别占到儿童和成人 ESRD 总患病率的 70% 和 10%~15%。特别是对于儿童特发性肾病综合征，基因组变异在其分子诊断中发挥了举足轻重的作用。目前，利用靶向测序或全外显子测序（whole exome sequencing，WES）的方法，对激素抵抗的肾病综合征（steroid-resistant nephrotic syndrome，SRNS）患者进行基因背景筛查发现：在首次出现 SRNS 的儿童中发现单基因突变的概率很高。一项对 1 783 个家族中 2 016 例个体的基因筛查发现，23.6% 儿童患者存在单一基因突变。另一项研究筛查了欧洲 PodoNet 登记研究中 1 655 例儿童期发病患者（其中 26% 为家族病例）的突变基因，发现单基因突变导致疾病的发生率为 29.5%。此外，在英国 SRNS 儿童队列中，使用外显子组测序筛查发现，33% 的 SRNS 儿童存在已知的致病基因变异。这些数据充分提示，在肾脏疾病患者，特别是儿童、具有家族史或早发疾病患者中开展基因筛查和诊断的必要性。

二代测序研究还拓展了我们对于经典 CKD 疾病的基因突变所致临床表型谱的认识。肾小球滤过屏障是由肾小球内皮细胞、肾小球基膜（glomerular basement membrane，GBM）和肾小球足细胞共同构成的一个有机整体，其构成成分损伤可导致足细胞病、GBM 相关疾病、Ⅳ型胶原相关疾病。Ⅳ型胶原蛋白及层粘连蛋白（laminin）是 GBM 的重要组分，而足细胞作为Ⅳ型胶原及 laminin 的主要分泌细胞，其功能缺陷将影响 GBM 正常结构的形成和功能行使。随着基因检测技术的应用，越来越多导致肾小球滤过屏障功

能异常的基因被发现,从而提升了我们对这一类疾病本质的认识。中国人民解放军东部战区总医院国家肾脏疾病临床医学研究中心,对 570 例肾活检确诊 Alport 综合征患者进行了 WES 测序,结果显示 58% 为 X 连锁显性遗传 Alport 综合征(X-linked dominant inheritance Alport syndrome,XLAS),18% 为常染色体隐性遗传 Alport 综合征(autosomal recessive Alport syndrome,ARAS),19% 为常染色体显性遗传 Alport 综合征(autosomal dominant inheritance Alport syndrome,ADAS),以及 5% 的患者存在 COL4A 双基因突变(COL4A3/COL4A4/COL4A5)。此外,在这组 Alport 综合征患者中还检出存在嵌合突变、合并 laminin(LAMA5)基因突变,以及足细胞相关基因突变(包括 ACTN4、INF2、TRPC6、MYO1E 和 NPHS1 等)。上述发现提示,我们在 Alport 综合征观察到的 GBM 变薄分层,结构变异及伴随的足细胞病变,可能是 IV 型胶原编码基因(包括 laminin 编码基因)突变所致,也可能与足细胞相关基因突变相关。此外,一部分 FSGS 患者,特别是激素治疗抵抗的患者进行靶向基因测序,可发现足细胞相关基因突变外,IV 型胶原的基因突变比例也超过 40%。这提示,FSGS 这类病理改变的形成也可能有 IV 型胶原基因突变的参与。在家族性 IgA 肾病中开展的外显子测序分析也发现,部分患者可检测出 IV 型胶原基因突变。因此,临床上对存在以下情况的患者建议进行相关基因的检测:激素抵抗难治性 FSGS,家族性 IgA 肾病,肾小球基膜表现出厚薄不均、分层断裂改变和早发的不明原因的肾衰竭。有鉴于肾小球滤过屏障相关疾病拥有一些相似的表型特征(如 GBM 和足细胞病变),且可由多基因突变所致,在进行基因检测时最好能覆盖基膜相关基因(IV 型胶原、laminin)、足细胞相关基因(裂孔膜蛋白、细胞骨架蛋白、转录因子等)和内皮细胞相关基因。

综上可见,二代测序技术作为基因研究和诊断手段具有巨大的潜力。目前,在多种 CKD 疾病中,基于二代测序技术的 Panel 检测或 WES 检测可以为疾病提供更加精准的诊断,促进疾病的个性化临床决策和疾病管理。此外,基于二代测序的疾病基因诊断,对于遗传咨询、优生优育和肾脏移植捐赠者的选择也发挥着越来越重要的作

用。虽然目前基于多基因 Panel 和 WES 仍然是二代测序检测的主要方式,相信随着全基因组测序及三代测序技术的开展,必将进一步推进基因检测在肾脏疾病诊断中的应用。

二、肾脏疾病治疗

在当今生物医学快速发展的大势下,随着肾脏疾病发病机制研究的不断深入及交叉学科在研究和治疗上的突破,极大地推动了肾脏疾病治疗的发展。例如,肿瘤免疫治疗中使用的一些方法,包括分子靶向性生物制剂和嵌合抗原受体 T 细胞免疫疗法(chimeric antigen receptor T-cell immunotherapy,CAR-T)等新治疗手段正被逐步应用于肾脏疾病治疗,并取得了良好的疗效。此外,随着基因编辑技术、基因递送工具、工程化细胞技术等新型治疗方法的不断开发,基因治疗手段也开始应用于肾脏疾病治疗,为很多既往无法治愈的疾病提供了新的希望。

(一)非奈利酮

糖尿病肾病是国内外最常见的 CKD 之一,其最主要的死亡原因是心血管并发症,降低心血管事件发生风险及死亡率是临床防治的关键目标。非奈利酮(finerenone)作为全球首个被证实具有心肾双重获益的非甾体高选择性盐皮质激素受体拮抗剂(mineralocorticoid receptor antagonists,MRA),于 2022 年 6 月 29 日在国内获批用于 2 型糖尿病相关的 CKD 成人患者,这是肾脏疾病临床治疗领域的一个重要进展。

醛固酮是一种盐皮质激素,是肾素 - 血管紧张素 - 醛固酮系统(renin-angiotensin-aldosterone system,RAAS)重要的组成部分。循环中的醛固酮大部分是由肾上腺球状带产生,非肾上腺组织如心肌、血管内皮、脑、肾等也可局部合成分泌醛固酮。醛固酮通过调节肾脏对钠离子的重吸收,维持机体水盐平衡,调节细胞外液容量和电解质水平。组织中醛固酮过度表达还具有致炎和诱导纤维化的作用。因此,抑制醛固酮的过度活化成为阻止或延缓 CKD 进展的重要策略。传统治疗方案——RAAS 抑制剂(RAAS inhibitor,RAASi)可以间接抑制醛固酮受体(mineralocorticoid receptor,MR)过度活化,但往往存在醛固酮逃逸现象。40%~53% 患者接受 RAASi 治疗后,会出现

血清醛固酮水平升高。所以近年来研究人员致力于开发 MR 更加特异性的抑制药物,发挥心肾保护作用。

非奈利酮是基于二氢吡啶(dihydropyridines,DHP-1)结构研发的萘啶类衍生物,独具非甾体高选择性新结构。不同于传统甾体类 MRA,非奈利酮为非甾体块状结构,对 MR 具有更高的选择性、更强的亲和力,能够高效地阻断醛固酮导致的 MR 过度激活,抑制炎症反应及纤维化,同时性激素相关不良反应发生风险更低。其在肾脏和心脏组织均匀分布,半衰期更短,无活性代谢产物,临床上带来更低的高钾血症发生风险,兼具了良好的疗效和安全性。

2 项大型国际多中心、双盲、随机、安慰剂对照、Ⅲ期临床试验——非奈利酮减少糖尿病肾病的肾衰竭和疾病进展研究(finerenone in reducing kidney failure and disease progression in diabetic kidney disease,FIDELIO-DKD)、非奈利酮降低糖尿病肾病心血管死亡率和发病率中的作用研究(finerenone in reducing cardiovascular mortality and morbidity in diabetic kidney disease,FIGARO-DKD)均证实了非奈利酮对伴糖尿病的 CKD 患者的肾功能和心脏具有保护作用。FIDELIO-DKD 和 FIGARO-DKD 分别以肾脏复合终点和心血管综合事件作为终点事件。一共入组了 13 026 例合并 CKD 的 2 型糖尿病患者,在足量血管紧张素转化酶抑制剂(angiotensin converting enzyme inhibitor,ACEI)或血管紧张素 Ⅱ 受体阻滞剂(angiotensin Ⅱ receptor blocker,ARB)治疗基础上,以 1∶1 随机分配至非奈利酮或安慰剂治疗组。主要终点事件为心血管综合结局(心血管死亡、非致命性心肌梗死、非致命中风或心力衰竭住院)及肾脏复合终点(肾衰竭,eGFR 较基线持续下降 ≥40%,或肾性死亡)。结果显示,平均随访 3.0 年后,非奈利酮组患者出现心血管综合结局和肾脏复合终点的比例均显著低于安慰剂组;2 组治疗的安全性大体相似;但非奈利酮组(1.7%)因高钾血症导致永久停药的比例高于安慰剂组(0.6%)。

FIDELITY 研究(the finerenone in chronic kidney disease and type 2 diabetes: combined FIDELIO-DKD and FIGARO-DKD trial program analysis,非奈利酮治疗慢性肾脏病和 2 型糖尿病:FIDELIO-DKD 和 FIGARO-DKD 联合试验方案分析)则汇总了 FIDELIO 和 FIGARO 的研究数据开展荟萃分析,纳入患者涵盖了 CKD 1~4 期,旨在验证在标准疗法基础上,非奈利酮和安慰剂对降低 CKD 不同分期的 2 型糖尿病相关 CKD 患者心血管事件发生率和延缓肾病进展的疗效及安全性。研究结果显示:在患者已实现血压、血糖达标的情况下,非奈利酮仍可显著降低肾脏复合终点风险达 23%,显著降低心血管复合终点风险达 14%。此外,与安慰剂组相比,非奈利酮使用 4 个月后可以显著降低尿蛋白水平,显示出有效的肾脏保护作用。FIDELITY 研究还发现非奈利酮组的任意严重不良事件、肾脏相关严重不良事件和性激素相关严重不良事件等发生率与安慰剂组相当,且治疗期间患者血钾保持稳定,证实其具有良好心肾保护作用的同时,具有较好的安全性。

目前,非奈利酮在射血分数保留型心力衰竭和非糖尿病 CKD 患者中应用的全球Ⅲ期临床研究也在同步进行中,有望获得更多的循证医学证据,为更多患者治疗获益提供依据。

(二)钠-葡萄糖协同转运蛋白 2 抑制剂

钠-葡萄糖协同转运蛋白 2(sodium-dependent glucose transporters 2,SGLT2)抑制剂(SGLT2 inhibitor,SGLT2i)不仅可以通过阻断肾脏近端肾小管中葡萄糖和钠的重吸收,达到降糖作用,同时因其增加尿液中钠浓度,通过球管反馈机制,降低了肾小球内灌注压,可以发挥肾脏保护作用。多项大型临床试验结果均证明 SGLT2i 类药物可以显著降低动脉粥样硬化事件、心力衰竭住院、心血管和总体死亡率,并延缓 CKD 进展,其疗效特点和临床应用正在改变以往的治疗理念。

研究表明,SGLT2i 可以通过改善心室负荷、心脏代谢、心室重构,发挥其直接的心脏保护作用。SGLT2i 介导的尿钠和尿糖排泄可以降低心脏前负荷并减少肺充血和全身性水肿。组织中 Na^+ 含量增加与左心室肥大相关,SGLT2i 诱导的 Na^+ 耗竭可能会改善左心室重构和射血分数。SGLT2i 还可以通过降低动脉压而不增加心率来降低心脏后负荷。即使在 GFR 降低的患者中,其降压效果依然存在,这表明 SGLT2i 还可能会降低交感神经系统过度激活。去甲肾上腺素上调

SGLT2 的表达,从而增强近端小管对 Na^+ 和葡萄糖的重吸收,而 SGLT2i 则能降低肾脏和心脏中的酪氨酸羟化酶和去甲肾上腺素水平,从而促进尿钠和葡萄糖排泄。恩格列净还被证明,可以降低小鼠心室肌细胞中的钙调蛋白依赖性蛋白激酶 Ⅱ(calcium/calmodulin-dependent protein kinase Ⅱ,CaMK Ⅱ)活性,通过降低 CaMK Ⅱ 磷酸化,减少肌浆内 Ca^{2+} 渗漏,发挥改善心肌收缩力的作用。此外,SGLT2i 还可以通过增加腺苷酸活化蛋白激酶(amp-activated protein kinase,AMPK)的激活而减少肌成纤维细胞的炎症。

SGLT2i 肾脏保护作用也是多方面的,其改善肾功能的机制与促进尿钠排泄、增强球管反馈、扩张入球小动脉、降低肾小球高滤过率及肾小管工作负荷、减少耗氧量等有关。此外,SGLT2i 还通过介导降糖、降压、抗氧化应激、炎症及改善线粒体功能等作用参与肾脏保护。

2015 年具有里程碑意义的恩格列净在 2 型糖尿病中对心血管结局和死亡率的研究(empagliflozin,cardiovascular outcomes,and mortality in type 2 diabetes,EMPA-REG OUTCOME)试验数据显示:SGLT2i——恩格列净不仅可改善 2 型糖尿病患者血糖水平,还可降低心血管死亡和心力衰竭住院率。在未合并 2 型糖尿病的心力衰竭患者中,SGLT2i 也能带来类似的临床益处。除 EMPA-REG OUTCOME 研究外,卡格列净心血管评估研究(the canagliflozin cardiovascular assessment study,CANVAS)、达格列净对心血管事件的影响(the dapagliflozin effect on cardiovascular events,DECLARE)、艾托格列净在心血管结局试验中的疗效及安全性研究(evaluation of ertugliflozin efficacy and safety cardiovascular outcomes trial,VERTIS-CV)和索格列净对 2 型糖尿病和中度肾损害患者心血管和肾脏事件的影响研究(the effect of sotagliflozin on cardiovascular and renal events in patients with type 2 diabetes and moderate renal impairment who are at cardiovascular risk,SCORED)等均以心血管事件为主要研究终点,对此类药物在 2 型糖尿病患者中的心血管保护作用进行了研究。

达格列净和保护慢性肾脏疾病不良预后研究(dapagliflozin and prevention of adverse outcomes in chronic kidney disease,DAPA-CKD)是第一个纳入非糖尿病患者来评估 SGLT2i 心肾保护作用的研究。研究纳入 eGFR 在 25~75ml/(min·1.73m²)且尿白蛋白水平在 200~5 000mg/g 的 CKD 患者,其中非糖尿病患者所占比例为 32.5%。研究结果显示,无论患者是否患有糖尿病,达格列净均可使患者主要终点(eGFR 下降 50% 以上,ESRD 以及因心肾原因死亡)发生风险下降 44%,并显著降低心血管死亡或心力衰竭住院率,以及全因死亡率。最近 1 项荟萃分析研究根据基线肾功能情况进行了亚组分析,评估了 SGLT2i 心血管保护作用的获益人群。研究结果显示,肾功能减退患者 [eGFR<60ml/(min·1.73m²)],服用 SGLT2i 后主要心血管不良事件风险降低 23%,显著高于 eGFR>60ml/(min·1.73m²)患者,提示肾功能不全患者服用 SGLT2i 的心血管获益可能更大。另 1 项纳入 3 679 例 eGFR 在 15~45ml/(min·1.73m²)的 DKD 患者的荟萃分析结果显示:SGLT2i 将这组患者的心力衰竭住院风险降低 26%,卒中风险降低 25%,但心血管死亡及全因死亡率则与安慰剂相似。在不良事件包括骨折、泌尿道感染、低血压、生殖道感染及急性肾损伤等方面 2 组差异均无统计学意义。

恩格列净对心脏和肾脏保护作用的研究(study of heart and kidney protection with empagliflozin,EMPA-KIDNEY)旨在观察恩格列净对 CKD 患者的心肾保护作用,研究结果发表于 2022 年 11 月《新英格兰杂志》,这是迄今为止规模最大,纳入患者最广泛的 SGLT2i 治疗 CKD 的临床试验,结果表明恩格列净将 CKD 患者肾脏病进展或心血管原因死亡风险显著降低 28%,全因住院率显著降低 14%。不仅如此,与 DAPA-CKD 研究相比,EMPA-KIDNEY 试验纳入的非糖尿病 CKD 和 CKD 4 期患者比例更高,分别达到 54% 和 34.5%,且纳入患者的 eGFR 水平下限更低,达到 20ml/(min·1.73m²),研究结果进一步提示 SGLT2i 在非糖尿病 CKD 患者及相对晚期的 CKD 患者中均能有效延缓肾脏病进展。EMPA-KIDNEY 试验将 SGLT2i 的心肾获益适用人群从 2 型糖尿病患者扩展到 CKD 患者,特别是非糖尿病 CKD 患者,为更多的 CKD 患者提供了延缓疾病进展的可能。

(三)生物制剂在肾脏疾病治疗中的应用

随着对肾脏疾病免疫损伤机制探索的不断

深入，针对免疫干预靶点的新型生物制剂，在肾脏疾病治疗中得到越来越广泛地应用，在改善患者临床症状的同时改善了肾脏远期预后。目前临床应用的生物制剂，包括了靶向B细胞、靶向共刺激分子、靶向细胞因子以及靶向补体的生物制剂等。

1. 靶向B细胞的生物制剂　B淋巴细胞（B lymphocyte）简称B细胞，是参与适应性免疫应答的主要细胞之一，介导特异性体液免疫。B细胞的分化和发育异常，进而导致免疫稳态失衡和自身抗体产生，是多种自身免疫性疾病的关键分子机制。多种B细胞表面分子及其调控信号，参与了B细胞的发育和分化过程（图1-4-1）。因此，直接针对B细胞表面分子，包括针对CD20的嵌合型抗体利妥昔单抗（rituximab，RTX）、针对CD20的人源性抗体ocrelizumab、针对CD22的人源性抗体依帕珠单抗（epratuzumab）、人源化Ⅱ型抗CD20抗体奥妥珠单抗（obinutuzumab，OBZ）等，以及针对B细胞生长或存活的关键细胞因子，包括靶向B淋巴细胞刺激活化因子（B-lymphocyte stimulator，BLyS；又名B细胞活化因子：B-cell activation factor，BAFF）的贝利尤单抗（belimumab）、靶向BLyS和增殖诱导配体（a proliferation inducing ligand，APRIL）的TACI-Fc融合蛋白阿塞西普（atacicept）、靶向BLyS和APRIL的泰它西普（telitacicept）、完全人源化可溶性和膜结合BAFF单克隆抗体tabaluma、BAFF结合域靶向融合蛋白blisibimod等，均可以发挥调控B细胞数量和功能的作用，因此成为多种自身免疫性疾病的重要干预药物。

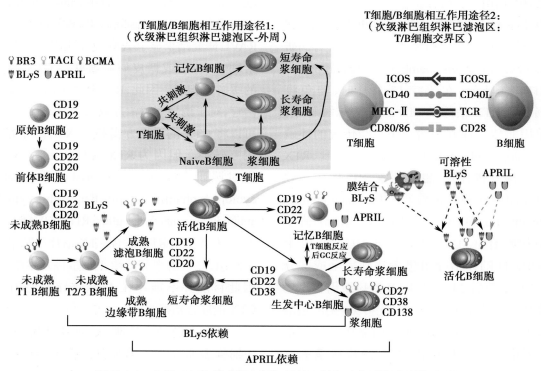

图1-4-1　B淋巴细胞的分化、成熟、调控及其与T细胞共刺激作用

注：B淋巴细胞分为B1细胞和B2细胞两个亚群，B2细胞主要来源于骨髓HSC，是分泌抗体参与体液免疫应答的主要细胞。本图主要描述B2细胞发育分化以及活化的过程。B2细胞在骨髓内由原始B细胞、前体B细胞发育至未成熟B细胞。在进一步发育为成熟B细胞前，称为过渡期B细胞，并分为T1-T2-T3。之后，B细胞从骨髓中迁移至外周淋巴组织，并进一步分化为滤泡B细胞和边缘带B细胞。成熟滤泡B细胞与T细胞存在相互作用，以及抗原和细胞因子共同刺激，促进B细胞活化和浆细胞分化，最终形成长寿命浆细胞。在此过程中，B细胞表面受体（BAFF-R、TACI和BCMA）与B细胞活化因子（BLyS）和APRIL结合，调控B细胞最终分化成熟和长寿命浆细胞存活过程。BLyS，B淋巴细胞刺激活化因子；BR3，BLyS受体3；TACI，跨膜激活剂及钙调亲环素配体相互作用分子；BCMA，B细胞成熟抗原；APRIL，增殖诱导配体；T细胞反应后的生发中心（germinal center，GC）反应：T/B细胞相互作用，促进B细胞活化后迁移回到B细胞区大量增殖，形成生发中心（GC）。

（1）靶向 B 细胞表面分子的生物制剂：RTX 是特异性针对 B 细胞表面抗原 CD20 的人鼠嵌合型 mAb，其结合 CD20，通过抗体依赖性细胞介导的细胞毒性反应（antibody-dependent cell-medicated cytotoxicity，ADCC）、补体依赖的细胞毒性反应（complement dependent cytotoxicity，CDC）以及抗体依赖细胞吞噬效应（antibody-dependent cell-mediated phagocytosis，ADCP）三种方式消耗 CD20$^+$B 细胞。在免疫性肾脏疾病中，RTX 可以降低 B 细胞水平，减少循环抗体产生，进而阻止肾小球免疫沉积物形成，改善肾小球滤过屏障损伤，缓解蛋白尿；此外，RTX 还可以抑制 B 细胞与 T 细胞的相互作用或消耗 CD20 弱表达的 T 细胞，直接或间接调节 T 细胞亚群，减少 CD4$^+$T 细胞，抑制辅助性 T 细胞 17（T helper cell 17，Th17）反应并恢复调节性 T 细胞的功能，达到调控机体免疫反应的作用。

RTX 在 MN 治疗中，具有提高患者长期缓解率和减少复发的优势。RTX 治疗严重膜性肾病研究（rituximab for severe membranous nephropathy，GEMRITUX）显示：在治疗 17 个月时，非免疫抑制剂联合 RTX 治疗的 MN 患者的总缓解率，高于单用非免疫抑制剂治疗组。与传统的环磷酰胺（cyclophosphamide，CTX）治疗相比，RTX 可以更快地发挥作用，更好地维持疾病缓解效果。RTX 的膜性肾病试验研究（the membranous nephropathy trial of rituximab，MENTOR）评估了 RTX 对初始治疗 MN 患者的疗效，在治疗 12 个月后，60% 的 RTX 治疗组患者达到完全或部分缓解；并且治疗后 24 个月，RTX 治疗组仍有 60% 患者维持完全或部分缓解。由此可见，无论是治疗缓解率，还是复发率，RTX 均明显优于环孢素 A。同环孢素 A 治疗相比，RTX 治疗后患者抗 PLA2R 抗体水平下降更快、下降率更大，抗体阴性水平持续时间更久。因此，在基于 MN 危险分层的治疗策略中，对于中高危的 MN 患者推荐使用 RTX 进行治疗。

RTX 在 LN 治疗中也发挥了重要作用，对于难治性和对传统治疗不耐受的 LN 患者，可以考虑选择 RTX。在评估 RTX 在系统性红斑狼疮（systemic lupus erythematosus，SLE）中的探索性 Ⅱ/Ⅲ 期试验研究（the exploratory phase Ⅱ/Ⅲ SLE evaluation of rituximab trial，EXPLORER）中，虽然在总体 LN 人群中未发现 RTX 的疗效优于安慰剂组，但亚组分析显示 RTX 对有色人种治疗效果较好。RTX 治疗增殖性 LN 的初步疗效评价研究（the study to evaluate the effect of adding rituximab to initial therapy for proliferative lupus nephritis，LUNAR）则证明：在 Ⅲ 型和 Ⅳ 型 LN 患者中，RTX 联合糖皮质激素和吗替麦考酚酯（mycophenolate mofetil，MMF）治疗组的抗 dsDNA 水平以及补体水平，均较对照组有显著改善。RTX 治疗后 LN 的长期完全缓解率与其完全 B 细胞耗竭程度相关。目前，RTX 被列入活动性 LN 的二线治疗方案，对于常规免疫抑制剂治疗无效的活动性 LN 患者可以考虑 RTX 治疗方案。

除了 MN 和 LN 外，近来临床试验结果也证实，糖皮质激素联合 RTX 可以用于抗中性粒细胞胞质抗体相关性血管炎（anti-neutrophil cytoplasmic antibody-associated vasculitis，AAV）患者的治疗。RAVE 研究结果显示 AAV 患者随机接受糖皮质激素联合 RTX，或糖皮质激素联合 CTX 治疗，2 组的缓解率相当。因此，RTX 可以用于 AAV 的诱导治疗，对于诱导缓解治疗效果不好或难治的 AAV，可以将 CTX 的诱导方案和 RTX 的诱导方案进行相互转换。但因为 RTX 与 CTX 治疗 AAV 的随机对照研究（a randomized trial of rituximab versus cyclophosphamide in anti-neutrophil cytoplasmic antibody-associated vasculitis，RITUXIVAS）证实了 AAV 患者使用 RTX 联合 CTX 治疗组和单用 CTX 治疗组，在缓解率和严重不良事件发生率上相仿，因此目前并不推荐在 AAV 诱导期使用 RTX 和 CTX 的联合治疗。

除了 RTX 外，其他的一些更加高效的针对 B 细胞表面分子的单抗也被应用于自身免疫性肾脏疾病的治疗。OBZ 是一种人源化抗 CD20 单抗，其激活 NK 细胞、中性粒细胞发挥 ADCC 效应，耗竭 B 细胞的作用是 RTX 的 2 倍。奥妥珠单抗治疗增生性 LN 的随机对照试验研究（a randomized, controlled trial of obinutuzumab for proliferative lupus nephritis，NOBILITY）发现：与安慰剂组对比，OBZ 与激素联合 MMF 治疗成年活动增殖型 LN 患者，其有效率显著提高，同时可以更好地降低尿蛋白水平，改善免疫学指标，且严重不良事件发生率无显著差异。而由于 OBZ 在免疫原性和补体激活方面的安全范围更广，可以有效降低输液不良反应发生率，故而其在临床中的使用效果值得期待。依帕珠单抗则是一种针对成熟 B 细胞表面 CD22 受体的人源化单克隆抗体。1 项有关依帕珠单抗治疗中重度 SLE 的研究显示，依帕珠单抗可明显改善中重度 SLE 患者的临床症状。随后的 1 项 Ⅱb 期 RCT 研究表明依帕珠单抗治疗组对药物的应答率明显高于安慰剂组，且依帕珠单抗累积使用 2 400mg 可明显改善临床症状，试验组和安慰剂组的不良事件发生率无明显差异。从现有证据我们可以看到，抗 CD22 单抗有望成为 SLE 的治疗新选择，但其在 LN 治疗中的作用尚需临床试验进一步证实。

(2) 靶向 B 细胞生长或存活因子的生物制剂：B 细胞功能异常与 BLyS、APRIL 等细胞因子活性密切相关。BLyS 和 APRIL 能与体内异常 B 细胞结合，导致原本应该被清除的异常 B 细胞得以存活。因此，靶向 BLyS 和 APRIL 的生物制剂也被应用于免疫性疾病的治疗。

贝利尤单抗是最具有代表性的靶向 BLyS 的生物制剂，作为一种全人源化的 IgG1 单克隆抗体，其可以选择性阻断过量 BLyS 与受体，主要是 BR3 受体间的相互作用，抑制自身反应性 B 细胞增殖，减少自身反应性 B 细胞向浆细胞分化，从而发挥减少自身抗体生成、改善免疫复合物沉积对靶器官损伤的作用。在靶向作用过程中，贝利尤单抗可减少更高活性的 BLyS 60 聚体的生成，有效阻止自身反应性 B 细胞进一步分化，从而有效控制疾病活动；另一方面，贝利尤单抗抑制 BLyS 不影响处于晚期阶段的细胞，如长期存活的浆细胞和记忆性 B 细胞发挥免疫作用，从而在一定程度上保留了机体的体液免疫能力。

贝利尤单抗已成为治疗活动性 LN 的重要药物。BLISS-52 和 BLISS-76 两项研究均证实了贝利尤单抗联合常规治疗，可以显著改善 SLE 患者免疫学指标；且与传统治疗相比，贝利尤单抗治疗可以显著减少糖皮质激素的长期使用量，减少激素副作用。在标准的 MMF 或 Euro-Lupus 减量 CTX 治疗 LN 方案中加入贝利尤单抗，可显著降低患者尿蛋白水平或延缓肾功能的进展。并且目前的研究均证实，贝利尤单抗治疗安全性良好，已经被推荐与标准疗法联合用于活动性 LN 的治疗。

阿塞西普（atacicept, TACI-Ig）则是一种完全人源化的重组融合蛋白，作为一种"双靶点生物制剂"，能同时靶向抑制 BLyS 和 APRIL，显著降低循环中 B 细胞数量和血清免疫球蛋白水平。目前，阿塞西普治疗 LN 的临床研究仍在进行中，但初步结果显示出其治疗前景。阿塞西普预防中重度 SLE 患者复发的疗效和安全性研究（efficacy and safety of atacicept for prevention of flares in patients with moderate-to-severe systemic lupus erythematosus, APRIL-SLE）纳入 285 例 SLE 患者，随机分为阿塞西普 75mg 组、150mg 组及安慰剂组，目的是评估 SLE 患者复发风险。在 2022 年欧洲肾脏病年会上，研究人员公布了上述入组患者肾脏功能长期随访数据，结果显示 75mg 和 150mg 的阿塞西普均可有效地延缓 SLE 患者 eGFR 的下降，并且改善患者尿蛋白水平。但值得注意的是，APRIL-SLE 研究排除了重度肾脏疾病患者，这提示阿塞西普具有改善轻中度 SLE 患者肾功能的作用。而目前正在计划开展的 COMPASS 3 期试验，将进一步地验证阿塞西普 150mg 能否改善中度至重度 SLE 患者肾功能的作用，其结果也值得期待。

(3) 靶向 B 细胞表面标志和 B 细胞生长因子的生物制剂序贯治疗：虽然，针对 B 细胞表面标志的生物制剂可以发挥清除 B 细胞、改善 B 细胞介导的免疫失衡状态的作用。但是，研究也发现：在清除 B 细胞后，患者体内 BLyS 水平会升高，促进 B 细胞的增殖。此外，一些长寿命的浆细胞也会继续分泌抗体，因而难以达到完全耗竭 B 细胞的目的，容易导致患者病情反复。目前，研究人员在临床治疗过程中引入序贯治疗方案，即在利用 RTX 清除 B 细胞基础上，序贯使用贝利尤单抗靶向 BLyS，达到延缓 B 细胞增殖和维持 B 细胞耗竭的治疗目的。

2021 年，有研究观察了 RTX 联合 CTX 诱导治疗后，序贯使用贝利尤单抗的方案治疗难治性活动性 LN，结果显示序贯使用贝利尤单抗的整体治疗方案总有效率为 52%，高于非序贯治疗的 41%，并且不会增加患者治疗副作用；使用贝利尤单抗序贯治疗可以相对长期、稳定地控制循环中的 B 细胞水平。与非序贯治疗患者相比，贝利尤单抗序贯治疗组在长期随访过程中的总体和自体反应性的 naïve B 细胞的百分比均出现下降。因此,在 RTX 和 CTX 治疗基础上,序贯使用贝利尤单抗是安全的,可以减少 B 细胞重建过程中向初始 B 细胞的成熟过程,增强自反应性 B 细胞的阴性选择,维持 LN 患者的持续缓解。

2. 靶向 T 淋巴细胞和 T/B 细胞协同刺激作用的生物制剂 靶向阻断协同共刺激信号类的生物制剂可以通过靶向阻断 CD40-CD40L、CTLA-4/CD28-CD80/CD86 等共刺激信号,阻断 B 细胞和 T 细胞之间的相互作用,抑制 B 细胞活化和抗体的产生。

阿巴西普(abatacept,CTLA-4-Ig)是一类 IgG1 型融合蛋白,是由 CTLA-4 细胞外功能区和人 IgG1 的 Fc 段组成,通过抑制共刺激分子 CD28 和 CD80/CD86 活化 T 细胞的第二刺激信号,从而抑制 T 细胞活化。阿巴西普治疗自身免疫性疾病的机制包括减少自身反应性 B 细胞数量、抑制抗体亚型之间的转换、减少抗体产生,减轻组织局部炎症细胞浸润等。动物研究表明,阿巴西普联合低剂量的 CTX 能诱导 LN 小鼠模型肾脏完全缓解。1 项关于阿巴西普在 LN 中的临床研究表明:阿巴西普治疗组较安慰剂组相比,患者的抗双链 DNA 抗体明显下降,且补体 C3 和补体 C4 水平得到明显改善,但阿巴西普治疗组完全缓解率与安慰剂组相比差异无统计学意义。因此,阿巴西普在 LN 治疗中的疗效仍需大样本的临床研究进一步证实。

rigerimod 是一种可结合主要组织相容性复合体 II 类分子(major histocompatibility complex II,MHC-II)的多肽,其作用机制尚不明确,初步研究显示 rigerimod 可阻断 T 细胞与 MHC 提呈的自身多肽的不适宜反应,恢复自身免疫耐受。有关 rigerimod 治疗活动性 SLE 的 IIa 期研究发现 rigerimod 具有良好的耐受性且可改善疾病活动度,同时还可降低抗双链 DNA 抗体的水平。rigerimod 治疗 SLE 的相关研究仍在进行,目前尚无该药治疗 LN 的相关报道。

3. 靶向补体和细胞因子的生物制剂 补体通路激活是 LN、AAV、抗磷脂抗体综合征、非典型溶血性尿毒综合征(atypical haemolytic uraemic syndrome,aHUS)以及 C3 肾小球病等肾脏疾病的重要发病机制。针对补体通路的生物制剂被应用于上述肾脏疾病的治疗。依库珠单抗是一种重组的、完全人源化的针对补体 C5 的 IgG2/IgG4 混合型单克隆抗体,可以高亲和力特异性地结合补体蛋白 C5,阻止 C5 与 C5 转换酶的结合,从而抑制其裂解为 C5a 和 C5b,阻止 C5b-9 产生。目前,依库珠单抗已成功应用于 aHUS、阵发性夜间血红蛋白尿和 C3 肾小球病等疾病的治疗。在 LN 患者治疗中,依库珠单抗能防止补体介导的肾小球固有细胞的直接损伤,并降低肾白细胞的募集作用,从而减轻肾脏炎症。依库珠单抗治疗 SLE 的 I 期试验证明,依库珠单抗治疗 SLE 安全性与耐受性良好。对传统疗法无效的 LN 患者,阻断补体系统的激活可能成为一个新的治疗靶点,因此依库珠单抗对 LN 的疗效值得进一步的临床研究证实。

细胞因子在自身免疫反应中发挥重要作用,参与了自身反应性淋巴细胞的招募、生存、扩增和发挥效应器功能。因此,针对细胞因子的生物靶向药物,也成为治疗自身免疫性疾病的手段之一。白细胞介素 6(interleukin-6,IL-6)在 SLE 和 LN 的发生和发展中均发挥了重要作用。sirukumab 是一种实验性人抗细胞 IL-6 单克隆抗体,可与 IL-6 特异性结合阻止 IL-6 介导的信号转导与转录激活因子 3 的激活,从而阻断 IL-6 下游的一系列生物学效应。I 期临床试验结果显示 sirukumab 有较好的安全性与耐受性。有观点认为 sirukumab 治疗 LN 有效,可在肾损伤局部发挥作用,并长期调节 SLE 患者异常的 B 细胞和 T 细胞亚群。然而,sirukumab 治疗 SLE 特别是 LN 的临床疗效,尚未见大样本的临床试验报道,其具体疗效需要进一步的循证依据。

(四)肾脏疾病的细胞治疗

细胞治疗是指将特定功能的细胞经体外工程化改造和培养,使其具有增强免疫、促进器官再生等功能后,输入患者体内,达到疾病治疗目的。细胞治疗可分为细胞免疫治疗和干细胞治疗两大类。

细胞免疫治疗最具代表性的疗法是嵌合抗原受体 T 细胞(chimeric antigen receptor T cell,CAR-T)治疗。CAR-T 细胞是将能识别某种细胞特定抗原的抗体的抗原结合部与 CD3ζ 链或

FcεRIγ 的胞内部分在体外偶联为一个嵌合蛋白，通过基因转导的方法转染患者的 T 细胞，使其表达 CAR，从而使 T 细胞获得靶向特定抗原蛋白的能力，可以清除体内表达此类抗原的异常细胞，达到治疗疾病的目的。CAR-T 疗法已被批准用于治疗白血病、淋巴瘤及多发性骨髓瘤，也在众多实体瘤中开展临床试验，此外，其在自身免疫性疾病治疗中也展示出了良好的应用前景。

干细胞治疗则是将特定干细胞经体外改造后输入人体，通过修复病变细胞或重建正常细胞和组织，从而实现治疗疾病的目的。干细胞治疗根据其来源分为不同形式，包括胚胎干细胞（embryonic stem cell，ESC）、诱导多潜能干细胞（induced pluripotent stem cell，iPSC）和成体干细胞（somatic stem cell，SSC）治疗。其中 SSC 中的造血干细胞移植（hematopoietic stem cell transplantation，HSCT）是最常见的干细胞治疗方式之一，其最初用于血液系统疾病治疗，但随着技术不断成熟和发展，治疗适应证也不断被拓展。HSCT 可分为异基因 HSCT 和自体造血干细胞移植（autologous hematopoietic stem cell transplantation，ASCT），后者已经被成熟地应用于系统性轻链型（AL 型）淀粉样变性、LN 和单克隆免疫球蛋白相关的肾脏疾病等的治疗，并取得了良好的治疗效果。

1. CAR-T 疗法在肾脏疾病中的应用 由于 CAR-T 疗法具有调控体内自身免疫反应的作用，从而让其可以应用于自身免疫性疾病的治疗。自身反应性 B 细胞在 SLE 发生发展中发挥重要作用，抑制或耗竭 B 细胞是 SLE 和 LN 的重要治疗策略之一，靶向 CD19 的 CAR-T 治疗就提供了一种与生物制剂完全不同的 B 细胞耗竭方法，与单克隆抗体药物相比，CAR-T 可以在体内增殖并持续发挥治疗效应。不仅如此，CAR-T 会根据体内 CD19$^+$ 自身反应性 B 细胞的丰度差异，主动迁移到体内不同组织，发挥组织特异性作用，这些特点让 CAR-T 在 SLE 和 LN 治疗中具有很好的应用前景。临床前的 SLE 动物模型数据表明，靶向 CD19 的 CAR-T 疗法能有效控制 SLE 症状，为 SLE 患者使用 CAR-T 疗法提供了依据。

2021 年 8 月，来自德国的研究团队首次报道了 1 例使用 CD19 CAR-T 治疗 SLE 的临床数据。该患者为多系统受累（肾脏、血液、皮肤、关节、心脏）的难治性 SLE，常规疗法均无法控制病情，经 CD19 CAR-T 治疗后，症状迅速消失，且不需要其他药物维持治疗，随访 4 个月无复发。随后，2022 年 9 月该团队又报道了 5 例难治性 SLE 患者经 CD19 CAR-T 治疗后的疗效及安全性结果。所有患者均存在 LN，并有心脏、肺和关节受累，使用过包括糖皮质激素、羟氯喹、吗替麦考酚酯、贝利单抗等在内的免疫抑制剂治疗无效。在 CAR-T 细胞给药 3 个月后，所有患者的症状都得到改善，停用了包括糖皮质激素在内的所有 SLE 治疗药物，并在长达 17 个月的随访中未出现复发。所有患者只有轻微的与 CAR-T 细胞治疗相关的副作用，在随访阶段均未发生感染。该研究进一步证实了 CAR-T 细胞治疗 SLE 和 LN 等自身免疫性疾病的可行性和安全性。CD19 CAR-T 细胞治疗后可以迅速而持续的阻断 SLE 中 B 细胞介导的自身免疫反应，实现病情长期缓解。上述研究样本量较少，随访时间也较短，因此 CD19 CAR-T 细胞治疗 SLE 和 LN 的大样本临床试验结果值得进一步期待。

2. ASCT 在肾脏疾病的应用 ASCT 已经成为治疗 AL 型淀粉样变性的重要方法，多项指南中均推荐其作为低危患者的首选治疗方式。近期研究结果显示：在严格选择的 AL 型淀粉样变性患者中，ASCT 治疗相关死亡率已降至 5% 以下，在有经验的移植中心，治疗相关死亡率不超过 2%。从治疗效果看，ASCT 术后的血液学缓解率约为 60%~70%，完全缓解率为 35%~40%，移植后患者中位生存时间为 8 年左右，血液学完全缓解的患者中位生存期可达 12 年，其中约 30% 的患者存活超过 20 年。此外，在移植前加入硼替佐米等药物进行诱导治疗或进行移植后的巩固治疗，可进一步提高患者血液学反应率，总体血液学缓解率可达 90%，其中 50% 的患者可获得完全缓解，患者长期预后也进一步提升，5 年生存率可达 80%。

ASCT 也被应用于复发难治性 LN 的治疗。中国人民解放军东部战区总医院国家肾脏疾病临床医学研究中心总结了 ASCT 治疗 22 例复发难治性 LN 的长期随访结果显示：82% 的 LN 患者获得完全缓解，仅 27% 的患者在随访期间复发，无复发肾存活率为 53%，5 年存活率为 91%，这充分提示 ASCT 可作为复发难治性 LN 的治疗选择之一。

(五)肾脏疾病基因治疗

基因治疗(gene therapy)这个概念被真正应用于临床研究始于 1990 年,美国国立卫生研究院对一种罕见的免疫缺陷疾病进行了第一次临床研究。从那时起,已经有超过 2 500 项临床研究被广泛地应用于多种类型的疾病,从各种单基因疾病到传染病、复杂的神经退行性疾病和癌症。目前获得的研究证据也显示,基因治疗是一种有效、持久和安全的治疗方式,不仅有望治愈单基因疾病的患者,也可以为患有复杂后天疾病的患者带来益处。

目前,基因治疗方式存在多种类型,根据治疗疾病的种类,分为治疗遗传性疾病或复杂获得性疾病的方法;按照基因递送载体的特征,可分为整合与非整合的治疗方法;或者根据载体是直接进入患者体内,还是在从患者离体的培养细胞中开展,分为体内基因治疗和体外基因治疗。

基因治疗的主要目的是,实现治疗基因或"转基因"持续稳定的表达,以改善或治愈疾病症状,并将不良事件降至最低。基因治疗目前有 2 种基本策略:一是将设计好的针对患者染色体的一个或多个位点的整合载体引入前体细胞或干细胞,以便将基因传递给每个子细胞;二是将基因以非整合载体的形式传递给长寿命的有丝分裂后或缓慢分裂的细胞,并确保该基因在细胞中的表达。在后一种情况下,不需要将治疗 DNA 整合到患者细胞的染色体中。干细胞的转导通常需要在体外进行,而向长寿命的有丝分裂后细胞的基因传递通常是通过体内基因传递来实现的。

体内和体外基因治疗方式的主要区别之一就是基因传递载体的选择。如上所述,载体主要可以分为整合或非整合的。当在体外将遗传物质导入干细胞时,需要使用整合载体,这样转移的 DNA 将被整合入干细胞基因组,在细胞分裂时被复制,从而传递给所有子细胞。而在体内基因治疗中,人们通常是针对长寿命的有丝分裂后细胞。在这些细胞中,由于它们不再发生分裂,只要递送的 DNA 在染色体外稳定表达,就可以满足全细胞周期寿命的表达需求,实现治疗目的。因此,目前大多数治疗遗传性疾病的基因治疗策略,基本都是围绕着 2 种载体开展的,即利用慢病毒载体在体外将基因转移到造血干细胞或其他干细胞中,或利用腺病毒相关载体在体内将基因转移到有丝分裂后细胞中。

目前,基因治疗在肾脏疾病领域的应用虽然相对较少,但一些结果也初步显示出其应用前景。Fabry 病是由于编码 α 半乳糖苷酶的 GLA 基因突变所致,引起酶活性全部或部分失活,继而引起鞘糖脂的进行性积累,导致器官功能障碍和相应的临床表现。酶替代疗法是目前 Fabry 病的主要治疗手段,但费用昂贵,因此基因治疗有望成为下一代的治疗方式。有研究将包载 GLA 基因的腺病毒通过颌下腺区域注射入 Fabry 小鼠,4 天后小鼠血清中 α 半乳糖苷酶的活性明显升高。有临床试验将 5 例 Fabry 病患者自体 CD34+ 造血干细胞分离培养,采用慢病毒感染使其稳定表达 GLA 基因后进行回输。观察发现,回输后患者外周血和骨髓细胞中均检测到载体,同时观察到患者 α 半乳糖苷酶活性增加,并且其血浆和尿液中球三糖神经酰胺(Gb3)和球三糖鞘氨醇(lyso-Gb3)水平明显降低,有 3 例患者选择停止酶替代疗法。由此可见,基因治疗有望为 Fabry 病提供一种更有效、更安全、更持续的治疗策略,但是其有效性和安全性仍需要更大的临床试验来证实。

多囊肾是典型的单基因遗传性肾脏疾病,致病基因为 PKD1 及 PKD2,目前尚无任何方法阻止疾病的发展。有研究显示,PKD2 敲除小鼠表现为多囊肾,但其与 PKD2 转基因小鼠交配之后,其子代疾病表型会得到缓解,这提示补充外源基因可用于治疗多囊肾。有研究利用存在 PKHD1 突变的常染色体隐性遗传型多囊肾患者 iPSC,构建出具有多囊肾表型的类器官模型。在此基础上,进一步利用电转方法将 CRISPR-Cas9(clustered regularly interspaced short palindromic repeats-Cas9,一种由 RNA 指导的 Cas9 核酸酶对靶向基因进行编辑的技术)系统转入患者 iPSC 中进行基因修复,结果显示突变修复后的类器官的多囊肾表型得到明显改善。

虽然基因治疗已经展现了其良好的临床治疗价值,但其治疗潜在风险也需要高度关注。基因治疗的风险主要包括 2 个方面:在早期整合载体过程中,可能存在插入突变的风险,导致其他类型肿瘤的发生，甚至患者的死亡；而在体内基因治疗中，载体传递基因过程中可能引起机体的免疫反应导致机体损伤，例如在肿瘤的基因治疗中可能导致过度的 T 细胞活化。

因此，对于基因治疗这种治疗手段需要有针对性地开展深入研究，进一步提升其治疗效能，减少治疗副作用。对于体外基因治疗方式，需要获得更优质的慢病毒载体设计，提高其治疗安全性和转基因控制能力；开展有效的大规模生产；开发毒性较低的移植前治疗方案，包括用基于单克隆抗体的治疗方案以取代化疗，在减少并发症的同时，保证基因校正后的干细胞有效扩增。对于利用腺病毒载体开展的体内基因治疗，需要进一步阐明机体对于载体的免疫反应机制，在此基础上有效管控有害免疫反应，继续改善腺病毒载体的设计和开发，以提高治疗的靶向性，同时降低治疗剂量以达到稳定和持续的体内治疗效果。

总之，基因治疗的进展为许多迄今无法治愈的疾病提供了令人期待的新治疗手段，积极迎接这一新型治疗方式所带来的挑战，充分发挥其治疗潜力，需要我们作出更多、更持续的努力。

（刘志红　蒋　松）

主要参考文献

［1］KALANTAR-ZADEH K, JAFAR T H, NITSCH D, et al. Chronic kidney disease [J]. Lancet, 2021, 398 (10302): 786-802.

［2］PARK J, SHRESTHA R, QIU C, et al. Single-cell transcriptomics of the mouse kidney reveals potential cellular targets of kidney disease [J]. Science, 2018, 360 (6390): 758-763.

［3］KUPPE C, IBRAHIM M M, KRANZ J, et al. Decoding myofibroblast origins in human kidney fibrosis [J]. Nature, 2021, 589 (7841): 281-286.

［4］WUTTKE M, LI Y, LI M, et al. A catalog of genetic loci associated with kidney function from analyses of a million individuals [J]. Nat Genet, 2019, 51 (6): 957-972.

［5］WIVIOTT S D, RAZ I, BONACA M P, et al. Dapa-gliflozin and cardiovascular outcomes in type 2 diabetes [J]. N Engl J Med, 2019, 380 (4): 347-357.

［6］WILLIAM H, NATALIE S, CHRISTOPH W, et al. Empagliflozin in patients with chronic kidney disease [J]. N Engl J Med, 2023, 388 (2): 117-127.

［7］FERVENZA F C, APPEL G B, BARBOUR S J, et al. Rituximab or cyclosporine in the treatment of membra-nous nephropathy [J]. N Engl J Med, 2019, 381 (1): 36-46.

［8］FURIE R, ROVIN B H, HOUSSIAU F, et al. Two-year, randomized, controlled trial of belimumab in lupus nephritis [J]. N Engl J Med, 2020, 383 (12): 1117-1128.

［9］KHAN A, BARBER D L, HUANG J, et al. Lentivirus-mediated gene therapy for Fabry disease [J]. Nat Commun, 2021, 12 (1): 1178.

［10］MOUGIAKAKOS D, KRÖNKE G, VÖLKL S, et al. CD19-targeted CAR T cells in refractory systemic lupus erythematosus [J]. N Engl J Med, 2021, 385 (6): 567-569.

ONCONEPHROLOGY

肿瘤肾脏病学

第二章

肿瘤治疗与肾脏损伤

第一节　化学药物治疗与肾脏损伤

用于治疗恶性肿瘤的化疗药物可能通过多种机制影响肾脏,损伤肾小球、肾小管间质及管周毛细血管,从而造成急性肾损伤(acute kidney injury,AKI)和电解质紊乱等。其临床表现的严重程度从血清肌酐(serum creatinine,SCr)的无症状升高到需要紧急透析的高钾血症等。1项研究评估提示80%的肿瘤患者在化疗过程中使用了具有潜在的肾毒性药物。化疗药物引起肾脏的并发症并不少见,可能对患者肾脏功能、肿瘤治疗方案的选择、参与临床试验的资格和患者总体预后产生严重影响。

肾脏是许多抗肿瘤药物及其代谢物的主要清除途径,肾功能损害可导致药物排泄和代谢延迟,并增加全身毒性。许多药物在肾功能不全的情况下需要调整给药剂量。最大限度地减少非肾脏系统毒性可能是维持性血液透析患者的一个特殊问题,尤其是在药物消除和代谢的细节尚不完全清楚的情况下。

化疗药物的不良反应包括AKI,其肾脏病理表现包括肾小管损伤、小管间质性肾炎、肾小球病变和血栓性微血管病(thrombotic micro-angiopathy,TMA)等,也可能表现为长期肾功能丢失和慢性肾脏病、水电解质紊乱。化疗药物介导的肾损伤如图2-1-1。

以下因素可能加重或者增加药物导致肾脏损伤的风险:①由于丢失或体液进入第三间隙(如腹水或水肿),导致血管内容量减少。这是抗肿瘤药物潜在肾毒性的最常见因素之一。②合并使用非化疗性肾毒性药物[例如某些抗生素(包括氨基糖苷类抗生素)、非甾体抗炎药和质子泵抑制剂]或影像学离子造影剂用于有或无肾功能障碍的患者。③继发于潜在肿瘤的尿路梗阻。④存在其他合并症、高龄或特殊癌症类型。

一、烷化剂

(一)美法仑

美法仑主要作用为诱导DNA链内链间交联,导致DNA分子碱基缺失,从而严重破坏肿瘤细胞DNA,使肿瘤细胞增殖终止。药代动力学方面,注射美法仑后,药物血浆浓度呈双指数快速下降,分布期和终末消除半衰期分别约为10分钟和75分钟。美法仑与血浆蛋白平均结合率为50%~90%。血浆白蛋白是主要结合蛋白,占血浆蛋白结合的40%~60%,其中α1酸性糖蛋白约占血浆蛋白结合的20%。大约30%的美法仑与血浆蛋白不可逆地结合。美法仑主要经肝脏代谢,但有10%~30%以原型经尿液排泄。

美法仑的主要毒副作用是骨髓抑制,导致白细胞减少、血小板减少和贫血。高剂量($>100mg/m^2$)会发生严重黏膜炎、口腔炎、结肠炎、腹泻和胃肠道出血。美法仑主要毒性不包括肾损伤,但是对于存在肾功能不全时应用美法仑的患者,由于代谢清除受到影响,建议减量,以减少药物的不良反应。对于$SCr>2mg/dl$($177\mu mol/L$)的患者,推荐在静脉用美法仑作为造血干细胞移植的预处理方案时,剂量由$200mg/m^2$减至$140mg/m^2$。

(二)环磷酰胺

环磷酰胺主要通过肝脏P450酶水解成醛磷酰胺,再运转到组织中形成磷酰胺氮芥而发挥作用,属于周期非特异性药。环磷酰胺进入体内后,通过分子内成环作用,形成高度活泼的乙烯亚胺离子,在中性或弱碱条件下迅速与多种有机物质

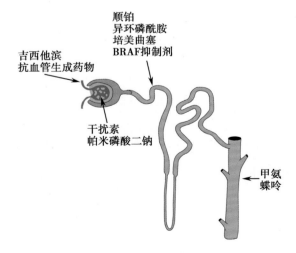

图 2-1-1　化疗药物介导的肾损伤
注:BRAF,丝氨酸-苏氨酸蛋白激酶。

吉西他滨
抗血管生成药物

顺铂
异环磷酰胺
培美曲塞
BRAF抑制剂

干扰素
帕米磷酸二钠

甲氨蝶呤

的亲核基团(如蛋白质的羧基、氨基、巯基、核酸的氨基和羟基、磷酸根)结合,进行烷基化作用。G_1期及M期细胞对氮芥的细胞毒作用最为敏感,由G_1期进入S期延迟。

口服环磷酰胺可快速且几乎完全被吸收,转化为活性代谢产物磷酰胺氮芥的同时,也会产生有膀胱毒性的代谢产物丙烯醛。初次用药后,这些代谢产物会延迟出现。用药后24小时甚至更长时间仍可在尿液中发现丙烯醛。活性代谢产物可与蛋白高度结合且分布于所有组织,包括脑和脑脊液,并且可能通过胎盘,且已知在母乳中有少量存在。活性和非活性代谢产物都主要以原形经尿液排出,在48小时内完全清除。

环磷酰胺的主要副作用为泌尿系统毒性,包括出血性膀胱炎及低钠血症。出血性膀胱炎的临床表现起病急,往往是突然发生的,伴有明显的尿路刺激症状,如尿频、尿急、尿痛、尿道刺痛,甚至出现发热等。患者有血尿的症状,出血性膀胱炎往往出血比较严重,会出现全程肉眼血尿,甚至血块。由于尿路刺激患者会出现膀胱区小腹胀痛,特别是憋尿或者是排尿的时候,胀痛会更明显。静脉使用大剂量环磷酰胺的患者常需大量补液以预防出血性膀胱炎。水化碱化剂量与发生出血性膀胱炎密切相关。

低钠血症的原因是抗利尿激素的效应增强〔抗利尿激素分泌失调综合征(syndrome of inappropriate antidiuretic hormone secretion,SIADH)〕,从而损害肾脏排泄水的能力。低钠血症通常呈急性发作,并在停药后约24小时内消退。抗利尿激素效应的增强连同水摄入的增加可在24小时内导致重度、偶尔致命的低钠血症。使用等张盐水而不是低张溶液来维持较高的尿量,可最大程度减少该并发症。

已有肾功能不全的患者是否需要减少环磷酰胺剂量尚存在争议。一些研究者认为肾功能与环磷酰胺的清除或血液系统毒性无关,所以不推荐调整剂量。另一方面,其他研究者提出需要根据肾功能不全患者的药代动力学改变来调整剂量。加拿大安大略癌症治疗中心(Cancer Care Ontario)针对环磷酰胺的治疗指南建议,肌酐清除率(creatinine clearance rate,Ccr)<50ml/min的患者应减量25%,Ccr<10ml/min的患者应格外谨慎用药或应停药。对于终末期肾病患者,环磷酰胺可被血液透析清除的程度为中等,故应在血液透析后给药。对于腹膜透析的患者,一些研究者建议减量25%。

(三)异环磷酰胺

异环磷酰胺与环磷酰胺相同,均为烷化剂,通过与DNA链发生不可逆的交联,干扰DNA的合成而起效;其临床使用的副作用亦与环磷酰胺类似,可造成出血性膀胱炎。然而,与环磷酰胺相比,异环磷酰胺的肾毒性风险更高:其对肾小管细胞产生直接毒性作用的是异环磷酰胺的代谢物氯乙醛,虽然异环磷酰胺的氯乙醛产生量存在很大的个体差异,但它在等效剂量下的氯乙醛产生率要比环磷酰胺大得多。

异环磷酰胺的肾毒性累及近端小管,特征为下列1项或多项急性小管功能障碍的征象:①1型(远端)或2型(近端)肾小管性酸中毒导致的阴离子间隙正常型代谢性酸中毒(高氯性酸中毒);②近端小管磷酸盐重吸收降低导致的低磷血症;③广泛性近端小管功能障碍导致的肾性糖尿、氨基酸尿及β_2微球蛋白排泄明显增多;④肾性尿崩症导致的多尿;⑤尿钾丢失增多导致的低钾血症。其肾损伤临床病理特点与环磷酰胺类似,主要的泌尿道毒性是出血性膀胱炎。异环磷酰胺也可引起SIADH。

既往存在肾病是异环磷酰胺肾毒性的危险因素。预防异环磷酰胺肾毒性的主要方法是限制累积剂量。同时使用美司钠等其他预防策略,但疗效还未得到证实。

异环磷酰胺累积剂量最多为60g/m²时的肾毒性风险较低,即使发生了肾毒性也通常为轻度至中度,而且很可能是暂时性毒性。加拿大安大略癌症治疗中心指南推荐Ccr为40~60ml/min时减量25%,Ccr为20~39ml/min时减量50%,Ccr<10ml/min时停药。异环磷酰胺可被透析清除,应在血液透析后以减半剂量给药。对于腹膜透析患者,也建议减量50%。

美司钠是一种合成的巯基化合物,可解除异环磷酰胺代谢物的毒性。美司钠的主要临床作用是阻止代谢物丙烯醛的蓄积,该物质可引起出血性膀胱炎。因此,患者接受含异环磷酰胺的化疗方案时均要联用美司钠。

（四）亚硝脲类

亚硝基脲类药物是与氮芥有关的一类 DNA 烷化剂，包括卡莫司汀（BCNU，应用最广泛的亚硝基脲类药物）、司莫司汀（MeCCNU）等。亚硝基脲抗肿瘤结构具有 β- 氯乙基 -N- 亚硝基脲的结构单元，是典型的烷化剂，具有广谱的抗肿瘤活性。

长期使用亚硝脲类药物可导致缓慢进展的慢性间质性肾炎，这些药物可能通过肾小管细胞蛋白质的烷基化而引起肾毒性。组织学改变包括轻度间质浸润和肾小管改变。研究认为肾毒性是由其代谢产物引起，给药后这些代谢产物在尿液中可持续存在长达 72 小时。轻度蛋白尿或 SCr 浓度无症状性升高通常是肾脏受累的最初征象，继而出现近端小管损伤的征象，例如高磷酸盐尿、糖尿、氨基酸尿、尿酸尿和碳酸氢盐尿。临床肾毒性的发生可能会推迟到亚硝脲类停药后的数月甚至数年。已有肾小球滤过率（glomerular filtration rate，GFR）降低的患者和高龄、合并其他肾毒性药物等，是应用后出现肾功能损害的危险因素。亚硝脲类药物发生肾毒性，其常在停药后持续 2~3 周，之后常常自发缓解，目前尚无明确的治疗方法。

卡莫司汀是一种亚硝脲类亲脂性烷化剂。其药代动力学特点：①表观分布容积 3.3L/kg，口服利用度 5%~28%，血浆蛋白结合率 80%。②代谢：在肝脏通过胞质和微粒体酶（包括 NADPH 和谷胱甘肽 S- 转移酶）催化的亚硝化反应而失活，静脉给药后半衰期为 15~30 分钟。③排泄：60%~70% 通过尿液排泄，10% 在肺脏以二氧化碳形式排泄。

卡莫司汀的主要副作用包括：①血液系统：骨髓抑制。②消化系统：恶心呕吐，转氨酶和胆红素升高。③呼吸系统：肺纤维化（累积剂量超过 $1.4g/m^2$）。④其他：输注反应（输注时间 <2 小时），注射部位疼痛。有 1 项回顾性研究表明，使用亚硝脲类药物可出现 AKI，肾穿活检提示病理类型主要严重的慢性小管间质损伤。因此，一般不建议 Ccr<10ml/min 时使用卡莫司汀。

（五）苯达莫司汀（bendamustine）

苯达莫司汀是一种含有嘌呤样苯并咪唑环的烷化剂（氮芥衍生物），与其他烷化剂交叉耐药较少，通过引起链间 DNA 交联导致细胞死亡。苯达莫司汀主要通过原形药物对静止细胞和分裂细胞均具有活性。其在静脉输注后，通常在输注结束时出现血药峰浓度（C_{max}），表观分布容积 20~25L，口服利用率 100%，血浆蛋白结合率 94%~96%。苯达莫司汀在肝脏通过水解代谢为具有低细胞毒性的单羟基（HP1）和二羟基苯达莫司汀（HP2）代谢物，通过 CYP1A2 形成 2 个活性的次要代谢物 M3 和 M4。但血浆中这些代谢物的浓度分别是母体化合物的 1/10 和 1/100，故细胞毒性活性主要归因于苯达莫司汀。半衰期 40 分钟。其排泄在尿液中占 50%，但原形只占约 3%；粪便占 25%。

苯达莫司汀的毒副作用包括骨髓抑制、纳差、便秘、恶心呕吐、转氨酶升高、胆红素升高、皮疹等。国外报道，非霍奇金淋巴瘤队列使用苯达莫司汀预处理的患者中，多达 49% 出现肾毒性，主要机制是急性肾小管坏死（根据尿液分析，无肾穿病理支持），也有可逆性尿崩、Gitelman 综合征的报道，因此不建议 Ccr<30ml/min 时使用。

二、抗代谢类药物

（一）甲氨蝶呤（methotrexate，MTX）

MTX 属于抗代谢类抗肿瘤药物，主要作用机制是竞争性抑制叶酸还原酶。MTX 主要通过竞争性抑制二氢叶酸还原酶，使二氢叶酸不能还原成有生理活性的四氢叶酸，从而使嘌呤核苷酸和嘧啶核苷酸的生物合成过程中一碳基团的转移作用受阻，导致 DNA 的生物合成受到抑制。此外，MTX 也有对胸腺核苷酸合成酶产生的抑制作用，但抑制 RNA 与蛋白质合成的作用则较弱。MTX 主要作用于细胞周期的 S 期，属细胞周期特异性药物，对 G_1/S 期的细胞也有延缓作用，但对 G_1 期细胞的作用较弱。恶性肿瘤组织中的细胞增殖比大部分正常组织中的更快，因此 MTX 可削弱恶性肿瘤的生长而不对正常组织产生非可逆性的损伤。

MTX 的相对分子质量为 454，口服吸收呈现剂量依赖性，血清达峰时间 1~2h，在 $30mg/m^2$ 或更低的剂量下，MTX 通常吸收良好，生物利用度为 64%~90%，肠胃外途径完全吸收。MTX 表观分布容积为 1L/kg，血浆蛋白结合率为 46.5%~54%，口服或胃肠外给药时，MTX 不能以治疗量穿透血脑脊液屏障，鞘内给药可达到高脑脊液药物浓度。吸收后 MTX 经肝脏和细胞代谢为多谷氨酸形式，后者可通过水解酶转化为 MTX。少量

MTX 多谷氨酸盐可能会长期保留在组织中。半衰期为 3~10h(小剂量,<30mg/m^2)、8~15h(大剂量)。MTX 主要经肾脏排泄,并且取决于剂量和给药途径。静脉给药后,24 小时内 80%~90% 药物原形通过肾小球滤过和近端肾小管分泌排泄,胆汁排泄量有限,不足给药剂量 10%。肾功能受损以及同时使用药物(例如也会通过肾小管分泌的弱有机酸)会明显增加 MTX 血清水平。MTX 清除率与内源性 Ccr 之间存在极好的相关性。MTX 清除率变化很大,通常在高剂量时降低。药物延迟清除是引起 MTX 毒性的主要因素之一。

MTX 的毒副作用与剂量显著相关,根据 MTX 对肿瘤细胞和正常细胞的作用时间共同特点,停药后 24 小时需检测 MTX 血药浓度,并使用亚叶酸钙及时解救。MTX 的毒副作用包括:①胚胎毒性:育龄妇女在排除妊娠前不应使用 MTX,哺乳期禁用 MTX。②骨髓抑制:增加感染风险,用药期间应密切监测血常规。③胃肠道:恶心呕吐,腹泻,增加胃肠道黏膜炎风险。④肝脏:急性肝损伤(转氨酶升高),慢性肝损伤(纤维化和肝硬化)。⑤肾损伤:多为 MTX 药物晶体累积在小管间质引起肾毒性,主要通过用药前、用药期间和停药后充分水化、碱化预防发生。⑥其他:肺毒性、超敏反应和皮肤病。

在肾脏方面,大剂量 MTX 会通过在肾小管内形成结晶积累引起肾毒性,在酸性 pH 下药物结晶溶解度更低,阻塞小管加重损伤。另外,MTX 也会诱发肾小球入球小动脉收缩,使 GFR 呈剂量相关性下降,进而增加血浆 MTX 浓度升高,增加全身的药物不良反应。MTX 引起的 AKI 较少出现少尿,肾功能不全多可恢复正常为可逆。

MTX 引起肾损伤的危险因素包括性别(男性高危)、有效循环血容量不足(低血压、血清白蛋白水平低、使用利尿剂)、大剂量用药(多在 ≥0.5g/m^2 时)、尿 pH 降低、遗传倾向性(如近端小管细胞表达的转运蛋白 MRP2 突变患者肾毒性风险更高)、慢性肾功能不全史等。

MTX 在用药期间需密切监测尿量、SCr 和血药浓度,同时充分水化,碱化尿液(维持尿 pH ≥7);此外,需停用肾损伤药物和影响 MTX 肾排泄药物,如非甾体抗炎药、丙磺舒、青霉素类;中大量胸腹水患者 MTX 排泄延迟,用药前应尽

可能减轻第三腔隙积液负荷,如进行胸腹水引流。

轻度肾衰竭[GFR 50~89ml/(min·1.73m^2)]的患者无须调整剂量;中度肾衰竭患者[GFR 10~49ml/(min·1.73m^2)]应使用正常常用剂量的 50%,按正常给药间隔用药;严重肾衰竭[GFR<10ml/(min·1.73m^2)]应避免使用 MTX。MTX 治疗前,GFR 必须>60ml/min,MTX 用药后 24 小时根据血药浓度使用亚叶酸解救,目标降低 MTX 血药浓度至<0.1μmol/L;若 MTX 用药后 48 小时血药浓度仍>5μmol/L、SCr 大于基线,也可使用谷卡匹酶(glucarpidase)清除 MTX(国内暂未上市)。血液透析对于降低 MTX 毒性作用有限,因为停止透析后 MTX 血药浓度会反弹升高。

从作用机制上分析,MTX 转运、代谢、作用靶点等基因的多态性都可能导致 MTX 代谢的多样性。近年药物基因组学不断发展,2021 年北京大学 1 项系统综述发现,MTX 通路上多个重要基因多态性位点与大剂量 MTX 治疗不良反应相关,包括 *MTHFR* 677C>T 和 *ABCB1* 3435C>T,前者显著增加 MTX 的肝毒性、胃肠道黏膜炎和肾毒性风险;另一些基因多态性位点则与大剂量 MTX 治疗毒性减少相关,如 *TYMS* 2R>3R(黏膜炎)、*RFC1* 80A>G(肝毒性)、*MTHFR* 1298A>C(肾毒性)。综上所述,随着未来药物基因组学不断成熟和发展,在 MTX 治疗的肿瘤患者中,应用基因多态性位点检测来预测药物不良反应尤其是肾毒性充满前景,如 *MTHFR* 基因。

(二)培美曲塞(pemetrexed)

培美曲塞是一种多靶点叶酸拮抗剂,是 MTX 的衍生物,通过破坏细胞复制所必需的关键的叶酸依赖性代谢过程,包括胸苷酸合成酶(thymidylate synthase,TS)、二氢叶酸还原酶(dihydrofolate reductase,DHFR)和甘氨酰胺核苷酸甲酰转移酶(glycamide ribotide formyltransferase,GARFT),这些酶都是胸腺嘧啶核苷酸和嘌呤核苷酸生物再合成的关键性叶酸依赖性酶,从而抑制细胞复制。

培美曲塞全身暴露量(area under the curve,AUC)和 C_{max} 随剂量的增加呈比例增加,表观分布容积为 16.1L,血浆蛋白结合率为 81%。培美曲塞没有明显代谢,通过还原型叶酸载体和细胞膜上的叶酸结合蛋白转运系统进入细胞,在叶酰多谷氨酸合成酶的作用下转化为多谷氨酸的形

式,后者半衰期更长,对 TS、CARFT 抑制更有效。培美曲塞主要在尿液中排泄,半衰期为 3.5 小时。

培美曲塞毒副作用与 MTX 相似,其联合铂类或单独使用均可引起肾损伤,在培美曲塞维持治疗人群中肾毒性发生率可达 5%~10%,包括急性肾小管坏死、进行性间质纤维化、肾性尿崩和远端肾小管酸中毒。培美曲塞在近端小管被重吸收,抑制小管细胞的 DHFR,引起胸腺嘧啶合成减少,因此 DNA 合成抑制,近端小管细胞损伤。肾脏病变部分不可逆,即使停药后患者也常进展为慢性肾脏病,随着累积剂量增加和长时间用药其肾毒性风险增加。建议 Ccr<45ml/min 的患者不应接受培美曲塞治疗,避免合并使用其他肾毒性药物(如 NSAIDs),并充分水化。培美曲塞首次给药前开始口服叶酸和维生素 B_{12} 补充,在治疗期间和培美曲塞末次给药后 21 天内继续补充维生素。

(三)吉西他滨(gemcitabine,GEM)

GEM 为嘧啶类抗代谢物,在细胞内经核苷激酶的作用被代谢为具有活性的二磷酸(dFdCDP)及三磷酸核苷(dFdCTP)。dFdCDP 抑制核苷酸还原酶的活性,致使合成 DNA 所必需的三磷酸脱氧核苷(dCTP)的生成受到抑制。dFdCTP 与 dCTP 竞争掺入至 DNA 链中(自增强作用),增加的核苷酸可完全抑制 DNA 链的进一步合成(隐蔽链终止),从而实现 GEM 的细胞毒作用。GEM 作用具有细胞周期特异性,主要作用于 S 期细胞。吉西他滨广泛分布于组织内,药物分布的体积随着输注时间的增加而增加。输注持续<70 分钟后,GEM 的分布量为 50L/m²。对于延长时间输液,分布量增至 370L/m²。GEM 血浆蛋白结合率<10%。

GEM 为胞内代谢,通过尿液排泄(92%~98%),主要以非活性尿嘧啶代谢产物形式,半衰期 42~94 分钟(短时输注)或 245~638 分钟(长时输注)其肾脏损伤表现包括:蛋白尿、血尿、溶血性尿毒综合征(hemolytic-uremic syndrome,HUS)、AKI 及水肿等。研究发现,GEM 使用与 TMA/HUS 发生相关,发生率为 0.31%~1.40%,发生机制包括免疫介导和毒性介导机制,前者一般在用药后 2~3 周内出现,后者则在用药后数周至数月内出现。1 项对 120 例 GEM 相关 TMA 的病例研究发现,27.8% AKI 患者需要血液透析,停用 GEM 后 42% 患者血象可恢复正

常,5 例对血浆置换无效或因出现急性肾衰竭而血液透析的患者使用依库珠单抗治疗,80% 血象恢复正常。GEM 引起 TMA/HUS 的机制尚未明确,但可能与直接内皮损伤和血管性血友病因子裂解蛋白酶 13(a disintegrin and metalloprotease with a thrombospondin type 1motif member 13,ADAMTS13)活性下降相关。研究提示,既往使用丝裂霉素的患者,以及总 GEM 累积剂量较高的患者肾脏受损可能性更高。

因此,GEM 使用时需严格根据治疗方案规定剂量、用药频率和输液时间进行规范治疗。出现 GEM 相关肾损伤,以支持治疗为主,包括停药、降压治疗和按需透析。若出现微血管病溶血性贫血的表现,如伴血小板减少症的血红蛋白迅速下降,血清胆红素、SCr、尿素氮、乳酸脱氢酶上升,血压升高,应立即停药。停药后,患者肾功能损伤可能为不可逆的,应给予透析治疗。对于难治性 TMA(血浆置换治疗无效),依库珠单抗可能是一种可行性治疗。

中重度肾功能损伤不需要调整药物剂量,对于依赖血液透析的终末期肾病患者,血液透析应在 GEM 输注后 6~12 小时进行。

GEM 其他毒副作用包括:①消化系统:恶心呕吐,腹泻,口腔炎,转氨酶升高,胆红素升高。②血液系统:骨髓抑制,贫血,中性粒细胞减少,血小板减少。③皮肤:皮疹,脱发。④呼吸系统:呼吸困难,间质性肺炎,肺纤维化。⑤其他:过敏,毛细血管渗漏综合征,可逆性后部脑病综合征。

(四)阿糖胞苷

阿糖胞苷是一种抗代谢类的细胞生长抑制剂。其抗肿瘤作用为选择性抑制 DNA 合成,尤其作用于 S 期。阿糖胞苷进入人体后经激酶磷酸化后转为阿糖胞苷三磷酸及阿糖胞苷二磷酸,前者能强有力地抑制 DNA 聚合酶合成 DNA,后者能抑制二磷酸胞苷转变为二磷酸脱氧胞苷,从而抑制细胞 DNA 聚合及合成。阿糖胞苷用于治疗急性白血病,鞘内给药用于中枢神经系统白血病的治疗和预防。

阿糖胞苷静脉给药后,通过肝脏和其他组织内胞嘧啶核苷脱氨酶的作用,阿糖胞苷迅速代谢为非活性的尿嘧啶代谢物阿糖尿苷。中、大剂量的阿糖胞苷可以透过中枢神经系统。常规剂量或

大剂量给药后,仅 4%~10% 的阿糖胞苷以原形从肾脏排泄,而 71%~96% 阿糖胞苷在 24 小时内以非活性的阿糖尿苷的形式出现在尿中。

阿糖胞苷的主要毒性反应是骨髓抑制,表现为白细胞减少、血小板减少和贫血。其他的毒性反应包括恶心、呕吐、腹泻和腹痛、口腔溃疡、肝功能异常和致畸胎等;部分患者出现阿糖胞苷综合征,主要表现为发热、肌痛、骨痛、偶尔胸痛、斑丘疹、结膜炎和不适。通常发生于用药后 6~12 小时,皮质类固醇能预防和治疗此综合征。大剂量应用时的毒性反应表现为脱发、结膜炎(可用糖皮质激素滴眼液预防)、剥脱性皮炎、呼吸窘迫综合征及中枢神经损伤等。阿糖胞苷可使大量肿瘤细胞破坏,致使血液及尿中尿酸浓度明显增高,严重者可引起尿酸盐肾结石。阿糖胞苷对全身增生活跃的细胞具有影响,包括影响肾小管上皮细胞,从而导致肾损伤。

肾或肝功能受损的患者在接受大剂量阿糖胞苷治疗后,发生中枢神经系统毒性的可能性更大,对于肝或肾功能不全的患者应谨慎使用阿糖胞苷并可减少药物剂量,接受阿糖胞苷治疗的患者应定期进行骨髓、肝脏和肾脏功能检查。相关指南建议,对大剂量阿糖胞苷治疗者在肾功能不全时减量,例如从 $3g/m^2$ 减至 $2g/m^2$ 或计划每 12~24 小时调整 1 次。加拿大安大略癌症治疗中心的指南建议 Ccr<60ml/min 时需要减量。阿糖胞苷在透析患者中尚未得到充分研究。大剂量阿糖胞苷治疗时,5%~20% 患者表现为 SCr 增加,这与阿糖胞苷的确切因果关系尚未证实。如果有大量细胞分解,应采取防止尿酸盐肾病的措施。

(五)羟基脲

羟基脲是一种核苷二磷酸还原酶抑制剂,可阻止核苷酸还原为脱氧核苷酸,干扰嘌呤及嘧啶碱基生物合成,选择性地阻碍 DNA 合成,对 RNA 及蛋白质合成无阻断作用。细胞周期特异性药,S 期细胞敏感。羟基脲主要用于慢性髓性白血病、骨髓增殖性肿瘤如原发性血小板增多症和真性红细胞增多症等的治疗,也用于高白细胞急性白血病的预治疗,镰状细胞性贫血患者可应用羟基脲减少疼痛,亦对黑色素瘤、肾癌、头颈部癌有一定疗效,与放疗联合对头颈部及宫颈鳞癌有效。

口服羟基脲后,羟基脲可透过血脑屏障,高

达 60% 的口服剂量会通过饱和的肝代谢和肠道细菌中脲酶的次要降解途径进行转化,羟基脲有40%~50% 经肾脏排泄。

羟基脲的骨髓抑制为剂量限制性毒性,可致白细胞和血小板减少,停药后 1~2 周可恢复;有时出现胃肠道反应,尚有致睾丸萎缩和致畸胎;偶有中枢神经系统症状、脱发、药物性发热,重复给药时可再出现。国外有报道,在骨髓增殖异常的患者中,使用羟基脲出现皮肤血管毒性反应,包括血管溃疡和血管坏死,报道出现血管毒性的患者多数曾经或者正在接受干扰素治疗。如果使用羟基脲发生血管溃疡或者坏死,应停药。羟基脲可使肿瘤细胞破坏,致使血液及尿中尿酸浓度明显增高,严重者可引起尿酸盐肾结石。羟基脲可影响肾小管上皮细胞,从而引起肾损伤。

羟基脲有 40%~50% 经肾脏排泄,肾功能不全者需要减量。综合专家组和研究者的建议对恶性疾病患者使用羟基脲减量方案:对 Ccr 为 10~60ml/min 的患者初始剂量减少 50%;对 Ccr<10ml/min 的患者减量 80% 或停用;对接受血液透析(透析后给药)或腹膜透析的终末期肾病患者减量 80%。

在羟基脲治疗期间应定期监测肾功能。在某些临床实验室,常规检测 SCr 的即时测量设备(i-STAT 系统)可能导致 SCr 测量值假性升高。因此,如果羟基脲治疗者测得 SCr 水平较高,应采用不同的方法重新检测,以鉴别假性升高与真正的肾病。

(六)巯嘌呤

巯嘌呤属于抑制嘌呤合成途径的细胞周期特异性药物,化学结构与腺嘌呤及次黄嘌呤相似的嘌呤核苷类似物,因而能竞争性地抑制次黄嘌呤的转变过程,从而影响嘌呤核苷代谢。巯嘌呤适用于治疗急性淋巴细胞白血病及急性非淋巴细胞白血病,常与 MTX 联合应用;亦用于慢性粒细胞白血病的急变期、自身免疫性溶血性贫血、绒毛膜上皮癌、恶性葡萄胎。

巯嘌呤吸收后的活化分解代谢过程主要在肝脏内进行,在肝内经黄嘌呤氧化酶等氧化及甲基化作用后分解为硫尿酸等而失去活性。巯嘌呤7%~39% 以原药从肾脏排泄。

巯嘌呤的毒副作用包括:①骨髓抑制是巯嘌

吟的较常见不良反应,为剂量限制性毒性,表现为白细胞及血小板减少。②肝功能损伤,可致肝酶升高及胆汁淤积出现黄疸。③消化系统不良反应,表现为恶心、呕吐、食欲减退、口腔炎、腹泻,但较少发生,可见于服药量过大的患者。④高尿酸血症,多见于白血病治疗初期,严重的可发生尿酸性肾病。⑤间质性肺炎及肺纤维化少见。巯嘌呤用于白血病时有大量白血病细胞破坏,口服巯嘌呤时则破坏更多,致使血液及尿中尿酸浓度明显增高,严重者可发生尿酸性肾病。因此,应注意采取防止尿酸盐肾病的措施,有痛风病史、尿酸盐肾结石病史者慎用,定期检查血常规、肝肾功能。

三、蒽环类药物

蒽环类(anthracycline)包括阿霉素、柔红霉素、聚乙二醇化多柔比星脂质体等。蒽环类药物作用机制、药代动力学特点、毒副作用等相似。故下文以阿霉素为例进行介绍。

阿霉素(adriamycin)即多柔比星(doxorubicin)。

蒽环类药物通过抑制拓扑异构酶 II,嵌入DNA 双螺旋的相邻碱基对之间,抑制 DNA 和RNA 的复制,产生细胞毒作用。

盐酸多柔比星静脉注射后分布半衰期为 5分钟,最终半衰期 20~48 小时,表观分布容积809~1 214L/m²,蛋白结合率75%,不能透过血脑屏障,主要在肝脏代谢,约 40% 以药物原形通过胆汁排泄(7 天),5%~12% 通过尿液排泄(5 天)。

蒽环类化疗药和其他传统化疗药相比,最突出的毒副作用为心脏毒性,与累积剂量相关。其他常见的毒副作用包括血液系统毒性(骨髓抑制)、皮肤毒性(可逆的完全脱发、甲床及皮肤折痕的色素沉着、皮疹、光敏性)、消化系统毒性(恶心呕吐、食欲下降、胃肠道黏膜炎)、过敏反应和神经系统毒性。

蒽环类药物引起的肾损伤整体少见。柔红霉素和阿霉素可引起肾病综合征,发生率极低,仅见个例报道,肾脏病理主要为微小病变肾病、局灶节段性肾小球硬化(focal segmental glomerulosclerosis,FSGS)、非特异型或塌陷型肾小球病(FSGS 一种变异型)。关于背后机制,人类肾脏病理研究比较缺乏,但啮齿类动物阿霉素肾病模型为研究 FSGS 提供了很好的工具,其特点为足细胞损伤,随后出现肾小球硬化、小管间质炎症和纤维化。致病机制方面,阿霉素通过直接毒性损伤肾小球,破坏小球滤过屏障(内皮细胞、基膜和足细胞),继而影响小管间质。聚乙二醇化多柔比星脂质体与肾脏 TMA、肾病综合征和 AKI 相关。

目前对于肿瘤患者中预防蒽环类相关肾损伤的研究较少,未证实特定药物或治疗措施可预防或治疗上述问题。对于各种程度的肾功能不全、透析依赖的患者,使用蒽环类药物化疗期间不建议调整剂量。

四、抗微管类药物

(一)紫杉烷类药物

紫杉烷类药物属于抗微管药物,包括紫杉醇、多西他赛和卡巴他赛。紫杉烷类药物属于细胞周期特异性药物,作用于 M 期,通过促进微管蛋白二聚体聚合并抑制其解聚而达到稳定微管的作用,从而抑制分裂间期和有丝分裂期细胞功能至关重要的微管网的正常动态重组。另外,在整个细胞周期和细胞有丝分裂产生多发性星状体时,紫杉醇可导致微管"束"的排列异常,影响肿瘤细胞的分裂。多西他赛较紫杉醇与微管蛋白的亲和力高 1.9 倍。紫杉醇用于治疗非霍奇金淋巴瘤、卵巢癌、乳腺癌、非小细胞肺癌、艾滋病相关性卡波西肉瘤、胃癌、宫颈癌、鼻咽癌、膀胱癌和食管癌。多西他赛用于治疗乳腺癌、非小细胞肺癌、前列腺癌、胃癌、小细胞肺癌、头颈部鳞状细胞癌、宫颈癌、食管癌、卵巢癌。卡巴他赛用于治疗转移性去势抵抗性前列腺腺癌。

紫杉醇的研究显示其主要清除为非肾性清除,关于肾功能不全对紫杉醇体内代谢过程的影响尚未进行研究。多西他赛及其代谢产物主要从粪便排泄,经粪便和尿排出的量分别约占所给剂量的 75% 和 6%,仅少部分以原形排出。卡巴他赛极少通过肾脏排泄,卡巴他赛和代谢物的肾脏排泄占剂量的 3.7%(尿液中的原形药物为 2.3%)。

紫杉烷类药物的毒性反应包括骨髓抑制(主要为中性粒细胞减低)、过敏反应(需要治疗的呼吸困难、支气管痉挛、低血压、血管性水肿、全身性荨麻疹)、周围神经病变、脱发、恶心、呕吐、腹泻、黏膜炎、乏力、关节痛、肌痛、外渗和注射部位反应(静脉炎、蜂窝织炎、硬结、坏死和纤维化)等。过敏反应的预防包括延长输注时间（如3小时以上）及输注前预防用药（如地塞米松20mg、苯海拉明50mg、雷尼替丁150mg）。

紫杉烷类药物极少经肾脏排泄，肾损伤较小。有研究提示，在接受紫杉醇治疗的卡波西肉瘤患者中，5例患者出现Ⅲ或者Ⅳ级的肾脏毒性，1例患者因怀疑Ⅳ级严重程度的人类免疫缺陷病毒（human immunodeficiency virus，HIV）肾病而终止治疗，其他4例患者发生可逆性SCr升高。卡巴他赛是一种新型的半合成紫杉烷类。1项随机试验在转移性前列腺癌患者中报道数例肾衰竭，其中4例最终死亡。

有限的数据提示，紫杉醇和多西他赛均可安全用于肾功能不全患者，并且无须调整剂量。紫杉醇和多西他赛均能以标准剂量安全用于长期腹膜透析或血液透析患者，但一些指南建议血液透析患者减量使用多西他赛。患者在紫杉醇与顺铂联合治疗妇科癌症期间，与单用顺铂治疗相比，发生肾衰竭的危险性可能升高。多西他赛肾功能不全和肾衰竭可见报道，发生这些不良反应的病例大多为同时接受了其他肾毒性药物。尚无针对轻至中度肾功能不全患者减量使用卡巴他赛的指南。美国处方信息推荐，无须血液透析的患者不调整卡巴他赛剂量，Ccr<15ml/(min·1.73m²)的终末期肾病患者在治疗期间需要仔细监测。加拿大安大略癌症治疗中心的指南建议，Ccr<15ml/min时停药。

（二）长春花生物碱类药物

长春花生物碱类药物属于抗微管药物，包括长春新碱、长春地辛和长春瑞滨。长春花生物碱类药物属于细胞周期特异性药物，作用于M期，主要通过阻滞细胞有丝分裂过程中的微管形成，使细胞分裂停止于有丝分裂中期。长春新碱用于治疗急性白血病、淋巴瘤、乳腺癌、支气管肺癌、软组织肉瘤和神经母细胞瘤等。长春地辛用于治疗非小细胞肺癌、小细胞肺癌、淋巴瘤、乳腺癌、食管癌及黑色素瘤、急性淋巴细胞白血病、慢性髓系白血病急变期等。长春瑞滨用于治疗非小细胞肺癌和转移性乳腺癌。

长春花生物碱类药物主要通过肝脏代谢，由胆汁分泌到肠道排出，很少透过血脑屏障，药物随尿液排泄量较少（5%~20%）。

长春花生物碱类药物的毒性反应包括：①骨髓抑制，常有白细胞减少，其次为血小板减少，对血红蛋白也有一定的影响。②神经系统毒性，为剂量依赖性，主要引起外周神经症状，表现为感觉缺失、深反射减低及感觉异常，指（趾）麻木，停药后一般能恢复，长春地辛和长春瑞滨的神经毒性较长春新碱轻。③胃肠道反应，轻度食欲不振，恶心和呕吐。④具有生殖毒性及致畸作用，孕妇不宜使用。⑤有局部组织刺激作用，静脉注射不可漏出血管外，应防止溅入眼内。⑥可见脱发等。

长春花生物碱类药物使用时肿瘤细胞破坏更多，可使血及尿内尿酸升高，严重者可产生尿酸盐肾结石。长春新碱可引起血管性损害，TMA样改变。因此肝、肾功能不全的患者应慎用长春花生物碱类药物，有痛风病史、尿酸盐肾结石病史者慎用，定期检查肝肾功能。长春花生物碱类药物偶尔会引起SIADH。长春花生物碱类药物经肾脏排泄量较少，未行透析的肾功能不全患者减少剂量无充分药代动力学依据。然而，一些研究者建议对行血液透析的终末期肾病患者降低长春瑞滨的起始剂量。

五、铂类

（一）顺铂

顺铂和其他铂衍生物是治疗包括卵巢、头颈部和睾丸生殖细胞肿瘤在内的实体肿瘤最广泛使用的化疗药物。顺铂给药的一个已知并发症是AKI。顺铂的肾毒性作用是累积性的，且具有剂量依赖性，通常需要减量或停药。AKI的反复发作可能导致慢性肾脏病。

顺铂静脉应用后吸收迅速。注射后广泛分布于肝、肾、前列腺、膀胱、卵巢、胸腹腔，极少通过血脑屏障。药物半衰期2天以上，若同时应用利尿剂半衰期可明显缩短。顺铂主要由肾脏排泄，用药后96小时内25%~45%经尿液排出。腹腔内注射后腔内器官浓度为静脉注药的2.5~8.0倍。

铂类药物应用后会作用于肾小管，激活多种信号通路，进而导致肾小管细胞损伤、细胞死亡，导致肾脏间质炎症反应、肾脏血管损伤，会引起血管收缩、血流量降低和缺血性损伤，同时顺铂也会导致内皮细胞损伤。这些改变会共同导致AKI。主要是急性肾小管坏死，近端肾小管也有凋亡。

抑制促炎细胞因子如肿瘤坏死因子α或白细胞介素33、减少CD4$^+$T细胞或肥大细胞,可保护顺铂诱导的AKI。

既往曾使用过顺铂、既存肾损伤,以及同时应用其他肾毒性药物(如氨基糖苷类、两性霉素B及非甾体抗炎药)时,患者肾脏损伤风险增加。因此,SCr水平升高的患者应慎用或不用基于顺铂的化疗。肾毒性的其他潜在危险因素包括高龄、女性、吸烟、低白蛋白血症、高血压史以及同时给予紫杉醇。预防顺铂诱导肾毒性的标准方法是静脉给予等张盐水、避免使用潜在肾毒性药物、适时采用较低剂量顺铂。

若发生了AKI,宜停用顺铂,尤其是对于中度至重度AKI(SCr>2倍基线)。若治疗方案中纳入铂类无法避免(无其他替代药物),则应在AKI消退后考虑小剂量应用顺铂。

(二)卡铂

卡铂为第二代铂类化合物,其生化特征与顺铂相似,同属细胞周期非特异性药物,引起DNA链间及链内交联,破坏DNA分子,阻止其螺旋解链,干扰DNA合成,而产生细胞毒作用。

在初始相,大多数可超滤的游离铂以原形存在,血浆总铂的终末半衰期是24小时。卡铂的药动学和顺铂有三点不同:①血清蛋白结合率,卡铂仅24%,而顺铂在90%以上。②可超滤的非结合型铂半衰期,卡铂为6小时,而顺铂很短,血液中浓度迅速降低。③尿排泄量,1天尿排泄量中卡铂为6.5%,而顺铂为16%~35%,因此二者的肝脏毒性有明显差异。

实验及临床研究均证实,卡铂的肾毒性显著小于顺铂。卡铂的肾毒性、耳毒性、神经毒性尤其是胃肠道反应明显低于顺铂。卡铂的肾脏毒性常常出现在一次应用>900mg/m^2,而临床常规剂量为400~500mg/m^2。

和顺铂的肾损伤类似,卡铂造成肾脏受损主要机制是直接的肾小管间质损伤,严重时可出现肾小管坏死。肾小管间质损伤表现为肾小管性蛋白尿、尿酶增加,尿视黄醇结合蛋白增加。肾脏病理改变为近端肾小管细胞中可见透明小滴、肾小管坏死、间质水肿,肾小球及肾血管无明显损伤。临床表现呈多样性:多尿、尿酸化功能障碍、肾性失盐、尿钾、钙、磷、镁排出增加。

用药前肾功能水平异常是最大的危险因素,此外未给予充分的水化、碱化也是重要的危险因素。与有潜在肾毒性的药物联合使用可能会增加AKI风险,如氨基糖苷类、两性霉素B及非甾体抗炎药。肾功能损伤患者的治疗早期,有报道部分患者血尿素氮暂时显著升高,对已经存在肾脏疾病的患者用药后早期监测肾功能是必要的。

(三)奥沙利铂

与顺铂和卡铂不同,第三代铂类化合物奥沙利铂偶尔会引起有临床意义的肾毒性,例如急性肾小管坏死,有时见于免疫介导性血管内溶血。关于奥沙利铂的有限数据显示,既存的轻度肾损害在治疗期间没有加重。少数个案病例报道显示奥沙利铂与TMA相关。

奥沙利铂主要由肾脏清除。轻至中度肾功能障碍(Ccr>20ml/min)的患者能够很好地耐受剂量不超过130mg/m^2、每3周1次的奥沙利铂,这些患者无须减量。

六、抗肿瘤抗生素

(一)博来霉素

博来霉素是一种抗肿瘤抗生素。博来霉素引起DNA单链和双链断裂,阻碍DNA合成。它不引起RNA链断裂。博来霉素用于治疗淋巴瘤、皮肤恶性肿瘤、头颈部肿瘤(上颌窦癌、咽部癌、喉癌、口腔癌如舌癌、唇癌等)、肺癌(特别是原发和转移性鳞癌)、食管癌、子宫颈癌、神经胶质瘤、甲状腺癌。

博来霉素被胞质半胱氨酸蛋白酶(博来霉素水解酶)灭活,该酶广泛分布在正常组织中,皮肤和肺除外,都是博来霉素毒性的靶标。通过酶促降解全身性清除药物可能仅对肾功能严重受损的患者重要。博来霉素主要通过肾脏清除,大约65%的静脉注射剂量在24小时内排泄到尿液中。

博来霉素的主要毒副作用包括肺纤维化或间质性肺炎,皮肤硬化或色素沉着,发热寒颤,脱发,厌食和体质量减轻,全身乏力,恶心呕吐,口腔炎,指甲改变等。呼吸系统严重不良反应包括肺损伤和呼吸困难。目前,尚无研究发现肾损伤是博来霉素所致并发症。已知肾功能不全会改变博来霉素的清除,特别是Ccr<35ml/min时,会增加治疗相关毒性(尤其是肺毒性)风险。对于Ccr<50ml/min

的患者,建议减少博来霉素剂量。在透析后无须对患者补充用药。

(二)丝裂霉素

丝裂霉素是一种抗肿瘤抗生素,为细胞周期非特异性药物。丝裂霉素对肿瘤细胞的 G_1 期特别是晚 G_1 期,以及早 S 期最敏感,在组织中经酶活化后,它的作用似双功能或三功能烷化剂,可与 DNA 发生交叉联结,抑制 DNA 合成,对 RNA 及蛋白合成也有一定的抑制作用。丝裂霉素主要适用于胃癌、肺癌、乳腺癌,也适用于肝癌、胰腺癌、结直肠癌、食管癌、卵巢癌及癌性腔内积液、膀胱肿瘤。

丝裂霉素主要在肝脏中生物转化,不能通过血脑屏障,主要通过肾脏排泄,约 10% 的丝裂霉素在尿液中以原形排泄。由于代谢途径在相对较低的剂量下易饱和,在尿中排泄剂量的百分比随剂量递增。

丝裂霉素最严重的毒性反应是骨髓抑制,可致白细胞及血小板减少。常见不良反应有恶心、呕吐。丝裂霉素对局部组织有较强的刺激性,若药液漏出血管外,可引起局部疼痛、坏死和溃疡。少见的副作用有间质性肺炎、不可逆的肾衰竭等。丝裂霉素与阿霉素同时应用可增加心脏毒性,建议阿霉素总量限制在按体表面积 450mg/m² 以下。丝裂霉素随尿液排泄量不足 20%。丝裂霉素可致血管性损伤,出现 TMA。用药后 0.1%~5.0% 患者可能出现蛋白尿,出现血尿、水肿和高血压的频次不明。

在严密监测 AKI 症状和体征的情况下,肾功能不全患者可以使用丝裂霉素。用药后如出现异常应减量或暂时停药并适当处理。关于已有肾损伤患者减量的指南意见不一:美国处方信息指出 SCr>1.7mg/dl 的患者应避免使用丝裂霉素,但未给出其他剂量调整指南。Aronoff 推荐,对 Ccr<10ml/min 的患者减量 25%;腹膜透析患者减量 25%。加拿大安大略癌症治疗中心推荐,SCr>150μmol/L (1.7mg/dl) 或中至重度肾功能损害患者不使用该药。尚无针对血液透析患者的用法指南。

七、其他

(一)足叶乙苷(etoposide,VP-16;别名依托泊苷)

细胞周期特异性抗肿瘤药物,作用于细胞周期 S 晚期和 G_2 早期的阶段特异性细胞毒性药物。该药的作用是通过与 DNA 拓扑异构酶Ⅱ 的相互作用或自由基的形成导致 DNA 断裂。形成药物 - 酶 -DNA 稳定的可逆性复合物,阻碍 DNA 修复。

静脉滴注依托泊苷,其 $t_{1/2\alpha}$ 为 (1.4 ± 0.4) 小时,$t_{1/2\beta}$ 为 (5.7 ± 1.8) 小时,C_{max} 和 AUC 随剂量呈线性增加,平均稳态分布容积为 18~29L,给药 2~20 小时后,脑脊液中的浓度 1%~10%。依托泊苷血浆蛋白结合率为 97%,脑脊液中药物浓度仅为血中的 2%~10%。依托泊苷软胶囊口服后 0.5~4.0 小时达 C_{max},生物利用度为 50%,主要分布于胆汁、腹水、尿液、胸腔积液、肺脏,极少进入脑脊液。依托泊苷原形药物通过内酯开环、O-去甲基化和偶联作用(葡萄糖醛酸化、硫酸盐化)代谢。胆汁排泄是依托泊苷消除的重要途径,此外依托泊苷原形和代谢产物也随尿便排泄。主要经尿排出,72 小时内排出 45%,其中 15% 为代谢产物,仅 1.5%~16% 从粪便排泄,机体总清除率为 33~48ml/min,与 Ccr、血清白蛋白及非肾清除相关,依托泊苷半衰期为 7 小时。

依托泊苷的副作用包括:①血液系统:骨髓抑制(3~4 级);②消化系统:恶心呕吐,纳差,腹泻 ≥10%,口腔黏膜炎,腹痛 1%~10%;③皮肤:可逆的完全脱发>10%、甲床及皮肤折痕的色素沉着,皮疹,Stevens-Johnson 综合征、中毒性表皮坏死松解症<1%;④肝脏:肝毒性;⑤心血管系统:低血压 1%~2%(由于快速输注);⑥过敏反应:支气管痉挛、寒战、呼吸困难、发热、心动过速<1%;⑦神经系统:周围神经毒性;⑧增加依托泊苷暴露从而增加药物毒性,肾脏病理主要为肾小管及肾间质病变造成急性肾损害。肾毒性为剂量依赖性,所以对于有肾损害高危人群需要控制依托泊苷使用剂量。Ccr>50ml/min,无须调整。Ccr 15~50ml/min,给药剂量 75%。Ccr<15ml/min,给予 50% 的剂量。

对于已透析患者进行以下调整:①血液透析:给药剂量 50%;不能通过血液透析去除,因此可以在透析之前或之后给药(Janus 2010)。②腹膜透析:给药剂量 50%;不需要补充剂量。③连续性肾脏替代治疗(continuous renal replacement therapy,CRRT):给予 75% 的剂量。

（二）高三尖杉酯碱（homoharringtonine，omacetaxine mepesuccinate，HHT；别名高粗榧碱、高哈大林通碱、石莫哈林通碱）

HHT是从三尖科植物三尖杉或其同属植物中得到的生物碱。能抑制真核细胞蛋白质的合成，使多聚核糖体解聚，干扰蛋白核体糖功能。HHT对细胞内DNA的合成亦有抑制作用。有体外实验显示HHT对G_1、G_2期细胞杀伤作用最强，而对S期细胞作用较小。是一种可逆的蛋白质合成抑制剂，可与核糖体亚基的A位裂隙结合，干扰DNA复制及转录时链延长从而抑制蛋白质合成。高三尖杉酯碱还能诱导细胞分化，提高环磷酸腺苷的含量，抑制糖蛋白合成。高三尖杉酯碱还可能降低BCR-ABL及MCL-1蛋白，减少核因子κB和Bcl-2蛋白表达，从而诱导慢性髓性白血病细胞凋亡。

HHT经肌内注射或者口服给药吸收较为缓慢。故采用静脉注射或皮下注射方式给药。本药静脉注射后骨髓浓度最高，肾、肝、肺、脾、心及胃肠次之，肌肉及脑组织最低。静脉注射2小时后，各组织中的药物浓度迅速下降，骨髓中浓度下降较慢。皮下注射后吸收快速，达峰时间30分钟内，稳态分布容积（141 ± 93.4）L；蛋白结合率 ≤ 50%。HHT被血浆酯酶水解为4'-DMHHT，经肝脏代谢微量。静脉注射HHT体内消除呈双相性，以$3\sim4mg/m^2$的剂量持续静脉注射6小时，α半衰期约为0.5小时，β半衰期约为9.3小时。高三尖杉酯碱半衰期14.6小时。HHT主要经尿排出，但仅不足15%的药物以原形排出，44%经粪便排出。给药24小时内的排泄量约为总给药量的50%，半衰期为$3\sim50$分钟。

HHT的不良反应包括以下部分。血液学毒性：骨髓抑制多为$3\sim4$级。心脏毒性：水肿、急性冠脉综合征、心律失常、高血压、低血压。消化道毒性：腹泻、恶心、腹痛、呕吐。皮肤黏膜反应：皮疹。关节症状：关节痛。肾脏毒性：肾功能损害等。

HHT的动物毒性实验证实，药物毒性的主要靶器官是胃肠道、心脏和造血器官。在小鼠、兔及犬研究中大多数毒性死亡均归因于心功能障碍，用致死剂量HHT个别出现轻中度肾损害。HHT引起肾毒性的病例报道极少。II期临床试验中报道1例病例死于感染中毒性休克引起的多器官功能衰竭。

急性白血病治疗时，尤其是高白细胞病例是肿瘤溶解综合征的高危人群，进行化疗前及化疗期间应密切监测血清电解质、磷、钙、尿酸、SCr等指标，充分进行水化、碱化及降尿酸治疗。有心脏病病史、肝肾功能不全者慎用。同时应密切监测肝肾功能、心脏体征及心电图检查。如有显著异常发生及时停药，并予以对症治疗。建议临床滴注时必须缓慢给药。

（三）阿克拉霉素（aclarubicin，aclacinomycin；ACM-A，ACR；别名阿柔比星，阿克拉比星）

阿克拉霉素为二代蒽环类抗肿瘤抗生素，具有亲脂性，能迅速转运进入细胞内，并维持较高浓度。细胞摄取后，很快分布在细胞核内，能嵌入癌细胞的DNA上，影响RNA聚合酶在双螺旋结构上的移动，从而抑制核酸的合成，优先抑制RNA的合成，为周期非特异性药物，增殖期细胞对阿克拉霉素的敏感性比静止期细胞约高出5倍，在G_1晚期和S晚期阻断细胞周期作用最强。

ACR静脉注射后血药浓度迅速降低，但可较久地维持在一定浓度。很快分布到全身组织中，以肺中浓度为最高，其次为脾、胸腺、小肠、心脏；在肝肾以配基类代谢物为主。虽然本品在注射后，血药浓度迅速降低，但能较久地维持在一定浓度。原形药和糖苷类代谢物在胆汁中排泄较多，在尿粪中排泄较少；配基类代谢物主要由尿、粪便排泄。

ACR的毒副作用：①血液系统：骨髓抑制。②消化系统：恶心呕吐，纳差，腹泻，口腔黏膜炎。③心血管系统：可出现心动过速、心律失常、心电图QT延长、T波异常变化，心肌毒性比ADM小，为1/10，对心脏损伤较轻。④肝脏：肝毒性，转氨酶升高。⑤其他反应：静脉炎、肾功能损伤、膀胱炎、皮疹、色素沉着、脱发、乏力、发热等。

ACR如组合为CAG方案［阿糖胞苷（Ara-C）+阿克拉霉素（Acla）+粒细胞集落刺激因子（G-CSF）］、HAA方案［高三尖杉酯碱（HHT）+阿糖胞苷（Ara-C）+阿克拉霉素（Acla）］等方案，安全性较好，未见肾功能损害相关病例报道。高三尖杉酯碱（HHT）、阿糖胞苷（Ara-C）、阿克拉霉素（Acla）三药联合（HAA）方案的主要不良反应为心脏毒性、肝功能异常、药物热、水钠潴留，少数文献报道有多器官功能衰竭，其中包含肾脏。但曾有报道指出，蒽环类抗肿瘤药物可导致肾病综合征、TMA及AKI。因此，ACR化疗及其及化疗后4周内应密切监测，若发生肾毒性及时停药，并在用药期间充分水化、碱化。

（四）左旋门冬酰胺酶（L-asparaginase，L-ASP；别名左旋天门冬酰胺酶、天门冬酰胺酶）

L-ASP是一种能分解左旋门冬酰胺为门冬氨酸与氨的酶制剂，导致天冬酰胺的消耗，主要作用于G_1期细胞。左旋门冬酰胺酶为一种特殊来源的生物制剂，不同公司产品来源差异较大，多半来自大肠埃希菌、欧文菌及少数自酵母菌提取。肿瘤细胞，尤其是淋巴母细胞，需要外源性天冬酰胺，不能自己合成对生长必要的氨基酸门冬酰胺，也因此当使用左旋门冬酰胺酶使门冬酰胺急剧缺失时，正常细胞可以合成天冬酰胺，而白血病细胞中天冬酰胺的消耗导致蛋白质合成受阻，增殖受抑，大量细胞凋亡。此外，亦可干扰细胞DNA、RNA的合成，特异性地抑制G_1期细胞。能使门冬酰胺水解，使肿瘤细胞缺乏门冬酰胺，从而起到抑制白血病细胞生长的作用。

L-ASP肌内注射和静脉滴注血浆浓度半衰期分别为39~49小时、8~30小时，血浆达峰时间为12~24小时。注射后血药浓度几乎立刻降低至不能测出的水平，说明药物进入体内后迅速开始作用。左旋门冬酰胺酶血浆蛋白结合率约为30%，吸收后可在淋巴液中测出，但在脑脊液中的浓度极低，仅为血浆浓度的1%，在尿中无法测出。代谢：全身降解。排泄似呈双相性，仅微量随尿液排泄。

L-ASP的毒副作用包括：①过敏反应包括皮疹、荨麻疹、关节痛、呼吸窘迫及休克等，用前应做皮内试验。②胃肠道反应，急性胰腺炎、恶心、呕吐、食欲不振、腹泻、腹部痉挛等。③肝、肾功能损害。④中枢神经系统毒性，头痛、头昏、嗜睡、精神错乱。

有个案报道和阿糖胞苷同时应用后出现肾小管损伤相关标志物，N-乙酰-β-D-氨基葡萄糖苷酶（NAG）、同工酶及β_2微球蛋白的尿液排泄量一过性增高，并未影响估算的GFR。此外，需鉴别肾血管血栓生成。L-ASP化疗及其及化疗后4周内应密切监测，若发生肾毒性及时停药。用药期间充分水化、碱化。必要时筛查肾血管超声鉴别血栓造成肾功能改变。

（五）培门冬酶（即左旋门冬酰胺酶聚乙二醇轭合物）

培门冬酶同左旋门冬酰胺酶，对左旋门冬酰胺酶过敏者可尝试应用此药。该药保持了左旋门冬酰胺酶的生物活性，磷脂双分子层增加门冬酰胺酶的稳定性，保证酶不易被水解，延长了该酶的作用时间；聚乙二醇包裹，可降低人体免疫系统识别，降低了外源性细菌蛋白质的免疫原性。其体内半衰期大为延长，是L-ASP的4~6倍。半衰期长达（7±2）天。儿童急性淋巴细胞白血病患者肌内注射本药一次2 500IU/m²、每2周1次、共使用2次的药代动力学参数见表2-1-1。

培门冬酶的毒副作用包括过敏反应、凝血障碍、低纤维蛋白原血症、肝功能受损、胰腺囊肿、胰腺炎、高胆固醇血症、高血糖症、高氨血症、中枢神经系统出血及血栓形成等。已有GFR降低的患者和高龄、合并其他肾毒性药物等是应用后出现肾功能损害的危险因素。化疗及化疗后4周内应密切监测，若发生肾毒性及时停药。

表2-1-1　儿童急性淋巴细胞白血病患者的药代动力学参数表（$x \pm s$）

药代动力学参数	第1次给药	第2次给药
血药浓度达峰时间（t_{max}/h）	89 ± 40	46 ± 25
血药峰浓度［C_{max}/(U·ml^{-1})］	1.30 ± 1.34	2.04 ± 1.97
曲线下面积［AUC_{0-t}/(U·h·ml^{-1})］	$AUC_{(0~336h)}$为243.805 ± 257.566	$AUC_{(0~648h)}$为373.346 ± 428.809
$AUC_{0-\infty}$/(U·h·ml^{-1})	313.144 ± 321.821	380.888 ± 438.425
稳态分布容积［Vd_{ss}/(ml·kg^{-1})］	425.089 ± 891.353	286.371 ± 714.757
平均滞留时间（MRT/h）	243.393 ± 58.987	181.127 ± 56.893
全身清除率［CL/(ml·kg^{-1}·h^{-1})］	1.942 ± 4.131	1.043 ± 2.060
半衰期（$t_{1/2\beta}$/h）	157 ± 49	123 ± 27

（六）地西他滨（decitabine，DAC；别名 5-氮杂 -2′- 脱氧胞苷酸）

DAC 是去甲基化药物，可活化肿瘤细胞抑癌基因，增强分化基因等调控基因的表达。DAC 是 S 期细胞周期特异药物，通过磷酸化后可直接作用于 DNA，抑制 DNA 甲基化转移酶，从而使 DNA 低甲基化，控制细胞的分化和增殖。体外试验显示 DAC 抑制 DNA 甲基化，在产生该作用的浓度下不会明显抑制 DNA 的合成。DAC 诱导肿瘤细胞的低甲基化，从而恢复控制细胞分化增殖基因的正常功能。在快速分裂的细胞中，掺入 DNA 的 DAC 可与 DNA 甲基转移酶共价结合，从而产生细胞毒性作用，而非增殖期细胞则对本药相对不敏感。

静脉滴注 DAC 后，0.5 小时内达稳态血药浓度。血浆蛋白结合率可忽略不计（<1%）。本药的药代动力学呈线性二室模型，表现为迅速从中心室消除，继而相对缓慢地从外周室分布。表观分布容积（4.59 ± 1.42）L/kg；可分布于脑脊液。在细胞内，通过磷酸激酶作用，经序贯磷酸化反应，代谢为 DAC 三磷酸盐而发挥作用。主要代谢途径可能为在肝脏、肾脏、肠上皮和血液中经胞苷脱氨酶发生脱氨基作用，细胞色素 P450 系统不参与 DAC 的代谢。主要循环代谢产物不具有药理活性。给药量的 90%（原药占 4%）随尿液排泄。半衰期消除：0.5~0.6 小时。未观察到药物蓄积。典型患者（体质量 70kg，体表面积 1.73m^2）的药代动力学参数见表 2-1-2。

表 2-1-2　典型患者的群体药代动力学参数

参数	5 天方案		3 天方案	
	预测值	95%CI	预测值	95%CI
C_{max}/（ng·ml^{-1}）	107	88.5~129	42.3	35.2~50.6
AUC$_{cum}$/（ng·h·ml^{-1}）	580	480~695	1 161	972~1 390
$t_{1/2}$/min	68.2	54.2~79.6	67.5	53.6~78.8
Vd_{ss}/L	116	84.1~153	49.6	34.9~65.5
CL/（L·h^{-1}）	298	249~359	201	168~241

注：C_{max}，峰浓度；AUC$_{cum}$，总全身暴露量；$t_{1/2}$，半衰期；Vd_{ss}，稳态分布容积；CL，清除率。

DAC 的主要毒性反应是骨髓抑制，表现为白细胞减少、血小板减少和贫血。其他不良反应：感染、恶心、便秘、腹泻、胆红素升高、高血糖等。未明确表示具有肾毒性，但 SCr>2.0mg/dl 患者慎用。DAC 单纯发生肾毒性的病例较少，仅有个案报道 DAC 诱导肾损害：1 例 47 岁男性，应用 3 个疗程低剂量 DAC 后出现肾病综合征，肾穿刺病理提示 TMA 致肾小球新月体形成伴肾小管坏死。在 1 项回顾性分析 111 例急性髓系白血病患者接受常规剂量 DAC 治疗的研究中，伴 SCr 增高的患者发生 3 级以上心脏及呼吸毒性的概率高于肾功能正常者，间接提示 SCr 增高患者不需调整 DAC 用量，但要密切关注心肺毒性的发生。已有 GFR 降低的患者和高龄、合并其他肾毒性药物等，是应用后出现肾功能损害的危险因素，在对已有损伤的患者开始治疗之前须考虑潜在的风险和益处。

（七）阿扎胞苷（5-azacytidine；别称 5- 氮杂胞苷、5- 氮杂胞嘧啶核苷、氮胞苷、氮杂胞苷）

阿扎胞苷为胞嘧啶核苷类似物，通过促使 DNA 去甲基化和对骨髓异常造血细胞的直接毒性作用而发挥抗肿瘤作用，去甲基化可促使对分化和增殖较为关键的基因恢复正常功能，细胞毒作用可引起处于快速分裂状态的细胞（包括对正常生长调控机制不产生应答的癌细胞）死亡，非增殖期的细胞对本药不敏感。其抗肿瘤功能目前有两种作用机制：①通过与 DNA 或 RNA 结合，产生细胞毒性并且特异性抑制细胞周期；②通过与 DNA 甲基化酶结合，降低 DNA 甲基化，从而恢复造血干细胞的正常分化和造血功能。

皮下给药后阿扎胞苷快速吸收，C_{max} 和 AUC 与剂量大致成正比。C_{max}（750 ± 403）ng/ml 出现在给药后 0.5 小时。基于 AUC，阿扎胞苷皮下给药相对于静脉给药的生物利用度约为89%。静脉给药后，平均分布容积是(76±26)L，皮下给药的生物利用度约为89%(以AUC计)。平均表观皮下给药清除率是(167±49)L/h，皮下给药后平均半衰期是(41±8)分钟。25~100mg/m²剂量范围内，阿扎胞苷皮下给药的AUC和C_{max}大致与剂量成比例。以推荐剂量方案多次给药并未导致药物蓄积。

尿液排泄是阿扎胞苷及其代谢产物的主要消除途径。尿液排泄率为85%。粪便排泄<1%。静脉给药和皮下给药后总放射性(阿扎胞苷及其代谢产物)的平均消除半衰期相似，约为4小时。

与肾功能正常患者相比，严重肾功能损害患者单剂量给药后的暴露量约增加70%，多剂量(连用5天)给药后的暴露量约增加41%，但暴露量增加与不良反应增加无关。严重肾功能损害患者接受阿扎胞苷75mg/m²时的暴露量与肾功能正常患者接受阿扎胞苷100mg/m²时的暴露量相当。

阿扎胞苷的主要毒性反应：骨髓抑制，表现为白细胞减少、血小板减少和贫血。其他不良反应：注射部位红斑、瘀斑，消化系统反应(恶心，呕吐，腹泻，便秘)。肾功能不全的患者可能会增加肾毒性的风险。同样，阿扎胞苷及其代谢物主要通过肾脏排泄。因此，密切监测这些患者的肾毒性。具有骨髓增生异常综合征和肾功能不全的患者被排除在临床研究之外。

仅有个案报道证实慢性尼古丁(nicotine，NIC)暴露可能增加阿扎胞苷毒性，通过刺激肾细胞中的p66shc增加氧化应激依赖性损伤。因此，NIC可能会加剧阿扎胞苷的不良反应，而白藜芦醇(RES)等抗氧化剂则可以预防它。另外报道1例阿扎胞苷治疗后的AML患者出现高白细胞、发热、低血压、胸腔积液及心包积液伴有肾损害，应用地塞米松治疗后，症状迅速好转。5例接受阿扎胞苷和依托泊苷治疗的CML患者发生肾小管酸中毒。

已有GFR降低的患者和高龄、合并其他肾毒性药物等是应用后出现肾功能损害的危险因素，应避免应用肾毒性药物，按照Ccr调整阿扎胞苷用量。

基线肾功能：Ccr≥30ml/min，无须调整剂量；Ccr<30ml/min，用药第1周期无须调整剂量；阿扎胞苷及其代谢物经肾脏排泄，密切监测毒性。

治疗期间出现的肾毒性：无法解释的尿素氮或SCr升高，推迟用药周期，直至达到基线或正常，然后在下一个疗程中减少50%的剂量。

（窦雪琳　刘扬　彭楠　路瑾）

主要参考文献

[1] LAUNAY-VACHER V, OUDARD S, JANUS N, et al. Prevalence of renal insufficiency in cancer patients and implications for anticancer drug management: the renal insufficiency and anticancer medications (IRMA) study [J]. Cancer, 2007, 110 (6): 1376-1384.

[2] SANTOS M, DE BRITO B B, DA SILVA F, et al. Nephrotoxicity in cancer treatment: an overview [J]. World J Clin Oncol, 2020, 11 (4): 190-204.

[3] KIMAKURA M, ABE T, NAGAHARA A, et al. Metastatic testicular cancer presenting with liver and kidney dysfunction treated with modified BEP chemotherapy combined with continuous hemodiafiltration and rasburicase [J]. Anticancer Drugs, 2016, 27 (4): 364-368.

[4] DOUVALI E, PAPOUTSELIS M, VASSILAKOPOULOS T P, et al. Safety and efficacy of 5-azacytidine treatment in myelodysplastic syndrome patients with moderate and mild renal impairment [J]. Leuk Res, 2013, 37 (8): 889-893.

[5] NEMUNAITIS J, MITA A, STEPHENSON J, et al. Pharmacokinetic study of omacetaxine mepesuccinate administered subcutaneously to patients with advanced solid and hematologic tumors [J]. Cancer Chemother Pharmacol, 2013, 71 (1): 35-41.

[6] WANDER D, VAN DER ZANDEN S Y, VAN DER MAREL G A, et al. Doxorubicin and aclarubicin: shuffling anthracycline glycans for improved anticancer agents [J]. J Med Chem, 2020, 63 (21): 12814-12829.

[7] JIN J, CHEN J, SUO S S, et al. Low-dose cytarabine, aclarubicin and granulocyte colony-stimulating factor priming regimen versus idarubicin plus cytarabine regimen as induction therapy for older patients with acute myeloid leukemia [J]. Leuk Lymphoma, 2015, 56 (6): 1691-1697.

[8] QIN A B, TAN Y, SU T. Decitabine-induced kidney thrombotic microangiopathy with glomerular crescents formation and tubular necrosis: a case report [J]. Medicine (Baltimore), 2020, 99 (43): e22901.

[9] LEVINE L B, RODDY J V, KIM M, et al. A comparison of toxicities in acute myeloid leukemia patients with and without renal impairment treated with decitabine [J]. J Oncol Pharm Pract, 2018, 24 (4): 290-298.

第二节 分子靶向药物治疗与肾脏损伤

随着现代分子生物学技术不断发展,在基础医学方面对肿瘤发病机制的认识从细胞、分子水平深入到基因水平,癌症治疗已经由经验科学向循证医学、由细胞攻击模式向靶向治疗模式转变。分子靶向治疗,是根据肿瘤发生发展的分子生物学特征,利用肿瘤细胞和正常细胞分子生物学上的差异,针对可能导致细胞癌变环节,以细胞受体、关键基因和调控分子为靶点,选择针对性阻断、干预与肿瘤发生密切相关的信号转导通路,从而特异性地抑制肿瘤生长和转移。分子靶向治疗通过众多临床研究,以其显著疗效取得大量循证医学证据,成为抗肿瘤治疗的重要组成和许多肿瘤的标准治疗选择。

近十余年来,国内外分子靶向药物研发层出不穷,成熟靶点更新迭代。目前,美国FDA批准上市的分子靶向药物达百余种,适应证涵盖大部分肿瘤。肿瘤靶向药物研发主要途径涉及促进肿瘤生长或存活的特异性细胞受体和信号转导、细胞周期调节、新生血管形成等。

相对于化疗,分子靶向药物的优势在于抗肿瘤作用特异性更高、毒性更低。由于靶器官外的正常信号通路受阻以及潜在的脱靶效应,靶向药物存在一些特有的毒性,包括皮肤毒性、肝肾损伤、骨髓抑制、心脏毒性、高血压等。如何管理靶向治疗相关毒性,提高患者治疗依从性,成为备受关注的问题。

经肾脏排泄是许多抗肿瘤药物及其代谢物重要的滤过排出途径。药物的肾毒性影响肾小球、肾小管和肾微血管系统等肾单位结构。药物引起肾损伤的主要机制包括,改变的肾小球血流动力学、肾小管细胞毒性、炎症、晶体沉积涉及肾小管间质、结晶性肾病、横纹肌溶解症和血栓性微血管病(thrombotic microangiopathy,TMA)。常见药物性肾毒性主要表现为肾小管坏死引起的急性肾损伤(acute kidney injury,AKI)、肾小球病引起的蛋白尿、高血压、电解质紊乱引起的肾小管病变和慢性肾脏病(chronic kidney disease,CKD)等。此外,由于肾单位结构受损,其正常滤过功能减退,可能导致药物排泄和代谢延迟以致全身毒性。因此,肾功能不全的情况下,应及时调整药物剂量。

大部分分子靶向药物的靶点可在正常肾单位上表达,靶向治疗作用于肾单位不同部位。①作用于足细胞:血管内皮生长因子(vascular endothelial growth factor,VEGF)抑制剂、细胞毒性T淋巴细胞相关抗原4(cytotoxic T lymphocyte associated antigen-4,CTLA-4)抑制剂。②作用于肾血管内皮细胞:VEGF抑制剂。③作用于肾小管:V-RAF小鼠肉瘤病毒癌基因同源B1(v-raf murine sarcoma viral oncogene homologue B1,BRAF)抑制剂、间变性淋巴瘤激酶(anaplastic lymphoma kinase,ALK)抑制剂、人表皮生长因子受体2(human epithelial growth factor receptor-2,HER-2)抑制剂、断裂点簇集区-艾贝尔逊白血病病毒(breakpoint cluster region-abelson leukemia virus,BCR-ABL)、酪氨酸激酶抑制剂(tyrosinekinase,TKI)等。④作用于肾间质:各类TKI、程序性死亡受体1/程序性死亡受体配体1(programmed death-1/programmed death-ligand 1,PD-1/PD-L1)抑制剂、CTLA-4抑制剂、BRAF抑制剂等。分子靶向药物的不同靶点及其作用机制不同,因而其肾毒性的表现形式、发生率和严重程度可能有差别。基于美国FDA不良事件报道系统(FDA Adverse Event Reporting System,FAERS)2011—2015年数据进行的1项统计分析显示,电解质紊乱、肾功能损害和高血压是最常见的分子靶向药物相关肾脏不良事件,其中电解质异常最常表现为低钾血症。

大多数分子靶向药物对肾脏的损伤较轻,停药后可逆。然而,肿瘤患者的肾损伤发生因素错综复杂,治疗期间的联合用药如化疗和免疫治疗、合并用药如抗生素和非甾体抗炎药、反复增强CT检查需要使用的造影剂等,均可能导致肾损伤。此外,肿瘤相关合并症如肿瘤侵犯导致的尿路梗阻,大量腹水或治疗后恶心呕吐等导致血容量不足,年龄>60岁、潜在肾功能不全

［肾小球滤过率（glomerular filtration rate，GFR）<60ml/（min·1.73m²）］、糖尿病、高血压和充血性心力衰竭等，也是肿瘤患者发生肾损伤的危险因素。因此，分子靶向治疗期间，监测肾脏相关血液及尿液检查指标十分必要，这有助于尽早发现肾损伤并判断其原因，以便进行针对性处理。

一、常见分子靶向药物的肾毒性

鉴于肿瘤靶点的特异性和治疗选择的重要性，本节主要介绍不同靶点的分子靶向药物及其肾毒性。

（一）血管生成通路抑制剂

血管内皮生长因子（vascular endothelial growth factor，VEGF）在胚胎发生、伤口愈合和肿瘤生长过程中诱导体内血管新生。VEGF通路抑制剂有2种类型：①靶向VEGF或其受体的单抗，靶向VEGF单抗包括贝伐珠单抗和阿柏西普，它们与VEGF分子结合，阻止其与VEGF受体（vascular endothelial growth factor receptor，VEGFR）结合，抑制内皮细胞增殖和血管形成；雷莫西尤单抗是靶向VEGFR的拮抗剂，特异性结合VEGFR-2并阻断配体VEGF（包括VEGF-A、VEGF-C和VEGF-D）的配位，抑制血管生成。②多靶点受体酪氨酸激酶抑制剂，如索拉非尼、多纳非尼、舒尼替尼、瑞戈非尼、培唑帕尼、阿昔替尼、仑伐替尼、阿帕替尼、安罗替尼、呋喹替尼等，通过抑制VEGFR，阻断VEGF结合下游的信号通路，有效抑制肿瘤新生血管的生成，从而稳定或延缓肿瘤的发生发展。

在正常情况下，VEGF由足细胞产生，并与其在肾小球系膜细胞、肾小球内皮细胞及肾小管周围毛细血管内皮细胞中的VEGFR结合，由此维持肾小球基膜结构和肾小球功能的正常。血管生成通路抑制剂相关肾毒性具体机制未明，可能机制包括：①内皮损伤：VEGF可以促进血管内皮细胞增殖和新生血管的形成。当VEGF受到抑制，对内皮细胞的保护作用降低。②干扰足细胞：VEGF抑制剂降低足细胞VEGF表达，且足细胞裂孔隔膜的膜蛋白Nephrin表达下调，引起肾小球内皮细胞肥大、脱落，进一步引起肾小球滤过膜的通透性增加，从而导致多种肾小球、肾小管病变。③TMA：肾脏微血管内皮损伤、管腔狭窄和微血栓形成，引

起AKI。④血流动力学介导肾小球损伤：系统性高血压和肾小球高压可能与一氧化氮（nitric oxide，NO）生成减少有关。VEGF减少可使血管内皮的内皮型一氧化氮合酶（NOS）活性下降，造成NO合成减少，使外周血管舒张功能异常，从而激活肾素-血管紧张素-醛固酮系统，引起高血压。不同的抗血管生成通路抑制剂导致的肾毒性存在不同。VEGF单抗相关肾毒性报道主要包括，肾性高血压、蛋白尿、先兆子痫和TMA。抗血管生成多靶点激酶抑制剂相关肾毒性报道包括，肾性高血压、蛋白尿、微小病变型肾病（minimal change disease，MCD）、局灶节段性肾小球硬化（focal segmental glomerulosclerosis，FSGS）、急/慢性间质性肾炎、低磷血症、低钾血症、低钙血症等，亦可见血清肌酐（serum creatinine，SCr）升高，但肾衰竭少见。血管生成通路抑制剂相关肾毒性见表2-2-1。

蛋白尿是血管生成通路抑制剂的常见肾毒性。不同的抗血管生成通路抑制剂导致的蛋白尿发生率不同，已发表的临床研究汇总分析结果显示，所有等级蛋白尿的发生率为7%~33%，其中≥Ⅲ级蛋白尿发生率为1%~8%。尚不清楚血管生成通路抑制剂引起蛋白尿的确切机制，可能与肾小球滤过屏障被破坏有关，肾组织病理穿刺结果提示，局限于肾脏的TMA改变有时表现为MCD或FSGS等。建议在抗血管生成药物使用期间，应定期监测尿蛋白。

高血压是血管生成通路抑制剂另一常见肾毒性。不同血管生成通路抑制剂相关高血压的发生率不同。目前，临床上常用药物如贝伐珠单抗、舒尼替尼、索拉非尼，高血压发生率分别为22%~24%、15%~34%、17%~29%。血管生成通路抑制剂相关高血压可能通过多种机制介导：①引起NO合成减少，血管收缩、张力增加，导致动脉血压升高；②血管内皮细胞凋亡、退化，最终引起毛细血管减少和稀疏、血管密度降低，阻碍侧支循环的构建，从而增加外周血管压力，导致机体血压升高；③抑制内皮细胞VEGF通路，可能诱发TMA、血管内皮细胞增生和血管狭窄等，进而升高血压。血管生成通路抑制剂相关性高血压强调以合理预防及诊治为核心的全程管理，密切监测血压变化，早期诊断、早期干预、动态评估、合理治疗，及时做出相关靶向药物减量或停药处理。

表 2-2-1　血管生成通路抑制剂及其相关肾毒性

药物	作用靶点	适应证*	肾毒性表现
索拉非尼	C-Raf、B-Raf、VEGFR1-3、PDGFRB、c-Kit、FLT3、RET 等	晚期肾细胞癌；晚期肝细胞癌；晚期甲状腺癌	常见：低磷血症、低钙血症、蛋白尿、低钾血症 偶见#：肾病综合征
多纳非尼	作用靶点同索拉非尼	晚期肝细胞癌	常见：蛋白尿、血尿、低磷血症、低钙血症、低钾血症等 偶见：多尿、慢性肾脏疾病
舒尼替尼	PDGFRA-B、VEGFR1-3、c-Kit、FLT3、RET、CSF1R	晚期肾细胞癌；胃肠间质瘤；胰腺神经内分泌瘤	常见：SCr 升高、蛋白尿、低钾血症、高钠血症 肾病综合征（发生率不详）
瑞戈非尼	RET、VEGFR1-3、c-Kit、FGFR1-2、PDGFRα 及 β、TIE2、DDR2、Raf-1 等	转移性肠癌；胃肠间质瘤；肝细胞癌	常见：蛋白尿、低钾血症、低磷血症、低钙血症、低钠血症、低镁血症
培唑帕尼	VEGFR1-3、PDGFRα 及 β、FGFR1、c-Kit、GFR3、Itk、LcK	晚期肾细胞癌	常见：蛋白尿、SCr 或血尿素氮升高 偶见：低镁血症
阿昔替尼	VEGFR1-3	晚期肾细胞癌	常见：SCr 升高、蛋白尿、低钙血症、低钠血症等
仑伐替尼	VEGFR1-3、FGFR1-4、PDGFRA、c-Kit、RET	肝细胞癌；晚期肾细胞癌；晚期甲状腺癌	常见：蛋白尿、低钠血症、SCr 升高、低钙血症等
阿帕替尼	VEGFR2	晚期胃癌；晚期肝细胞癌	常见：蛋白尿、SCr 或尿素氮升高 罕见：肾小球滤过率降低、肾病综合征
安罗替尼	VEGFR1-3、c-Kit、PDGFRB	转移性非小细胞肺癌；软组织肉瘤；小细胞肺癌；甲状腺癌	常见：蛋白尿、尿路感染
呋喹替尼	VEGFR1-3	转移性结直肠癌	常见：蛋白尿
贝伐珠单抗	VEGF	转移性结直肠癌；转移性非小细胞肺癌；胶质母细胞瘤；肝细胞癌；卵巢癌、输卵管癌或原发性腹膜癌；宫颈癌	常见：低镁血症、低钠血症、蛋白尿、SCr 升高# 偶见#：肾瘘、肾病综合征
雷莫西尤单抗	VEGFR2	转移性结直肠癌；晚期转移性胃癌；晚期肝细胞癌；转移性非小细胞肺癌	常见#：低钙血症、低钠血症、蛋白尿 偶见#：肾病综合征
阿柏西普	VEGF-A、VEGF-B 和 PlGF	转移性结直肠癌	常见#：SCr 升高、蛋白尿 偶见#：肾病综合征

　　注：VEGFR，血管内皮生长因子受体；FGFR，成纤维细胞生长因子受体；RET，神经胶质细胞系衍生的神经营养因子受体；CSF1R，Ⅰ型集落刺激因子受体；PDGFRα，血小板衍生生长因子受体 α；PDGFRβ，血小板衍生生长因子受体 β；c-Kit，干细胞因子受体；FLT3，FMS 样酪氨酸激酶 3；TIE2，具有免疫球蛋白样和表皮生长因子同源结构域的酪氨酸激酶 2；DDR2，盘状结构域受体 2；Itk，白细胞介素 -2 受体诱导的 T 细胞激酶；LcK，白细胞特异性蛋白酪氨酸激酶；PlGF，胎盘生长因子；SCr，血清肌酐；*已在中国大陆地区上市的药品的适应证来源参考中国国家药品监督管理局（NMPA）批准的药品说明书与《新型抗肿瘤药物临床应用指导原则（2021 年版）》相关内容；部分未在中国大陆地区上市的药品说明书参考美国 FDA 批准的药品说明书的相关内容；#数据来源，国外 UpToDate 数据库。

（二）信号转导通路靶向药

信号转导通路可将胞外刺激由细胞表面传入细胞内，启动胞质中的信号传导通路，并通过多种途径将信号传递到胞核内，从而促进或抑制特定靶基因的表达。因此，通过靶向肿瘤中异常激活的信号转导通路可实现靶向治疗的目的。信号转导通路靶向药包括人表皮生长因子受体家族通路抑制剂、成纤维细胞生长因子受体抑制剂及丝氨酸/苏氨酸蛋白激酶通路抑制剂等，这些药物通过不同机制导致肾损伤。

1. 人表皮生长因子受体家族（ErbB 家族）通路抑制剂 ErbB 家族包括 ErbB1-4 四个受体，即 EGFR（ErbB1），HER2（ErbB2），HER3（ErbB3）和 HER4（ErbB4）四个成员。

（1）人表皮生长因子受体（EGFR）通路抑制剂：EGFR 是一跨膜受体，在调节细胞分裂和死亡中起着核心作用。EGFR 通路抑制剂包括靶向 EGFR 的小分子 TKI（如吉非替尼、厄洛替尼、埃克替尼、阿法替尼等）和靶向 EGFR 的单抗（西妥昔单抗、帕尼单抗、尼妥珠单抗等）。EGFR 主要在远端和集合小管中表达，参与维持肾小管的完整性，EGFR 的激活导致急性肾小管损伤后肾小管上皮细胞的生长和生成。在易出现肾损伤的患者中，使用抗 EGFR 药物治疗可能是 AKI 发展的"第二次打击"。EGFR 通路抑制剂引起相关肾毒性机制尚不完全清楚，可能包括：①抑制远曲小管的 EGFR 信号转导，其在跨上皮镁转运中起作用；②不能通过 EGFR 维持肾小管完整性。肾毒性通常以电解质紊乱（低镁血症、低磷血症、低钾血症）为主，偶尔有弥漫性增生性肾小球肾炎、肾病综合征、低白蛋白血症等报道。EGFR TKI 类药物的总体发肾毒性生率低于 EGFR 单抗。不同 EGFR 通路抑制剂及其相关肾毒性见表 2-2-2。

表 2-2-2　EGFR/HER-1 通路抑制剂及其相关肾毒性

药物	作用靶点	适应证*	肾毒性表现*
吉非替尼	EGFR	转移性非小细胞肺癌	常见：无症状的 SCr 升高、蛋白尿、膀胱炎 罕见：出血性膀胱炎
厄洛替尼	EGFR	转移性非小细胞肺癌	偶见：低钾血症、肾衰竭
埃克替尼	EGFR	转移性非小细胞肺癌，非小细胞肺癌术后辅助	少见：尿蛋白升高、蛋白尿、肌酐或尿素氮升高等
阿法替尼	EGFR	转移性非小细胞肺癌	常见：低钾血症、肾功能损害/肾衰竭
达可替尼	EGFR	转移性非小细胞肺癌	常见：低钾血症、低镁血症、SCr 升高#
奥希替尼	EGFR	转移性非小细胞肺癌，非小细胞肺癌术后辅助	常见#：低钾血症、低镁血症、肌酐升高
阿美替尼	EGFR	转移性非小细胞肺癌	常见：蛋白尿
伏美替尼	EGFR	转移性非小细胞肺癌	常见：蛋白尿，SCr 升高
西妥昔单抗	EGFR	转移性结直肠癌；晚期、转移性头颈鳞癌	常见#：低镁血症、低钾血症、低钠血症 发生频率未知#：AKI、弥漫性增生性肾小球肾炎、肾病综合征
帕尼单抗	EGFR	转移性结直肠癌	常见#：低镁血症 发生频率未知#：低钾血症
尼妥珠单抗	EGFR	鼻咽癌	少见：血尿

注：EGFR，人类表皮生长因子；AKI，急性肾损伤；SCr，血清肌酐；*已在中国大陆地区上市的药品的适应证来源参考中国 NMPA 批准的药品说明书与《新型抗肿瘤药物临床应用指导原则（2021 年版）》相关内容；部分未在中国大陆地区上市的药品说明书参考美国 FDA 批准的药品说明书的相关内容；#数据来源，国外 UpToDate 数据库。

EGFR 单抗相关肾毒性最常见表现为低镁血症,发生机制主要因为 EGFR 单抗对远曲小管处 EGFR 信号传导的抑制。在正常生理条件下,远曲小管在调节跨上皮镁转运中起重要作用。EGFR 通过自分泌/旁分泌形式,调节瞬时受体电位美拉他汀(TRPM)6/7 离子通道的活性和转运来调节肾脏对镁的再吸收。西妥昔单抗阻断 EGFR 会减弱 TRPM6/7 通道的运动,从而导致肾镁消耗和低镁血症。多项研究报道低镁血症发生率为 10%~30%。体内血清镁水平与患者年龄、治疗持续时间、原发肿瘤或转移灶的定位以及转移灶的数量之间的差异无统计学意义。接受 EGFR 单抗治疗的患者应该密切监测血清镁,如果出现低镁血症,需要排除患者有无使用其他可能导致低镁血症的药物(如噻嗪类利尿剂或质子泵抑制剂等)。有报道称约 8% 的患者在西妥昔单抗治疗期间出现低钾血症,其确切机制不明,推测有可能继发于低镁血症。EGFR 单抗相关肾毒性其他肾毒性还包括 AKI、弥漫性增生性肾小球肾炎、肾病综合征等。

靶向 EGFR 小分子 TKI 相关肾毒性数据少,有低镁血症、低钾血症和低磷血症的报道,文献报道显示低镁血症发生率明显低于 EGFR 单抗。厄洛替尼治疗脑胶质瘤患者的一个小样本 I 期研究发现低磷血症发生率为 30%。FAERS 分析显示厄洛替尼可诱发低磷血症,可能与近端小管的磷酸钠共转运有关。此外,有报道显示患者发生肾病综合征,肾活检结果与接受吉非替尼治疗的患者中发生的微小病变和膜性肾病一致。

(2)人类表皮生长因子受体 2(HER-2)通路抑制剂:*HER2* 癌基因扩增或过表达已被证明在乳腺癌、胃癌等发生发展中起重要作用。HER-2 通路抑制剂目前包括:①单克隆抗体,如曲妥珠单抗、帕妥珠单抗等;②小分子酪氨酸激酶抑制剂,如拉帕替尼、比咯替尼等;③抗体偶联药物(antibody-drug conjugate,ADC),如恩美曲妥珠单抗、维迪西妥单抗和 T-DXT(Fam-trastuzumab deruxtecan-nxki)等。肾毒性表现多样,如蛋白尿、AKI、SCr 升高、血清电解质紊乱。常见 HER-2 通路抑制剂及相关肾毒性见表 2-2-3。

表 2-2-3 常见 HER-2 通路抑制剂及相关肾毒性

药物	作用靶点	适应证 *	肾毒性发生频率 *
拉帕替尼	HER-1、HER-2	复发/转移性乳腺癌	发生频率未知 #:低钾血症、急性肾衰竭、高血压、低血镁、低血钠
吡咯替尼	HER-1、HER-2	复发/转移性乳腺癌	低钾血症、SCr 升高
奈拉替尼	HER-1、HER-2、HER-4	早期乳腺癌辅助治疗	肾衰竭偶见
曲妥珠单抗	HER-2	1. 转移性乳腺癌 2. 早期乳腺癌 3. 转移性胃癌	发生频率未知 #:蛋白尿、AKI、SCr 升高和/或肾炎、低钾血症、高血压、低镁血症和低钠血症
帕妥珠单抗	HER-2	1. 转移性乳腺癌 2. 早期乳腺癌	发生频率未知 #:蛋白尿、AKI、SCr 升高和/或肾炎、低钾血症、高血压、低镁血症和低钠血症
恩美曲妥珠单抗	HER-2	转移性和早期乳腺癌	低钾血症 发生频率未知:肾衰竭
维迪西妥单抗	HER-2	转移性胃癌	低钾血症
T-DXT	HER-2	转移性胃癌或乳腺癌	常见 #:低钾血症(26%~30%)

注:AKI,急性肾损伤;HER-2,人类表皮生长因子受体 2;HER-1,人类表皮生长因子受体 1;HER-4,人类表皮生长因子受体 4;SCr,血清肌酐; * 已在中国大陆地区上市的药品的适应证来源参考中国 NMPA 批准的药品说明书与《新型抗肿瘤药物临床应用指导原则(2021 年版)》相关内容;部分未在中国大陆地区上市的药品说明书参考美国 FDA 批准的药品说明书的相关内容; # 数据来源,国外 UpToDate 数据库。

FAERS（2011—2015 年）显示，已确认的与曲妥珠单抗和帕妥珠单抗相关肾脏不良事件包括肾功能损害（定义为蛋白尿、AKI、SCr 升高和 / 或肾炎）、血清电解质紊乱（低钾血症、高血压、低镁血症和低钠血症等）。目前 HER-2 肾毒性的机制不明，需要鉴别是由 HER-2 通路抑制剂直接引起还是与患者的其他基础疾病的用药有关。HER-2 单抗有潜在的心脏毒性导致心肾综合征可能，AKI 发生可能与心肾综合征和利尿剂所导致的电解质紊乱有关。有报道低钾血症是小分子 HER-2 TKI 较为常见的肾毒性。ADC 类药物是近年的研发热点，由靶向 HER-2 的单抗和微管抑制剂偶联形成，具有靶向性和细胞毒杀伤双重作用，目前此类药物肾毒性临床数据报道较少，有报道称接受恩美曲妥珠单抗与维迪西妥单抗治疗患者在治疗期间可能出现低钾血症，总体发生率约为 10.0% 和 5.1%。

2. 成纤维细胞生长因子受体（fibroblast growth factor receptor，FGFR）抑制剂 FGFR 是受体酪氨酸激酶超家族的一员，作为驱动基因，以 "细胞自治" 的方式维持肿瘤细胞的恶性特征，通过诱导促有丝分裂和生存信号、促进肿瘤细胞侵袭转移、促进上皮间质转化、促进血管生成及参与肿瘤耐药。

已上市 FGFR 抑制剂包括厄达替尼（erdafitinib）、英菲格拉替尼（infigratinib）和培米替尼（pemigatinib）等小分子化合物。由于 FGFR 通路对磷酸盐稳态非常重要，高磷血症是 FGFR 抑制剂常见的不良反应，约 >60% 的接受治疗的患者可能出现。一般来说，高磷血症发生在治疗开始后的早期（平均 15~20 天），通常轻至中度，可以通过低磷酸盐饮食、同时使用磷酸盐结合剂、减少和 / 或中断药物剂量来控制。也有出现 AKI 的病例报道，AKI 随治疗中断而改善，再引入较低剂量治疗不会促使 AKI 复发。

3. BCR-ABL1 抑制剂 BCR-ABL 是慢性粒细胞性白血病（chronic myelocytic leukemia，CML）中费城染色体（Ph）的组成型激活基因产物，Ph 由 9 号和 22 号染色体平衡异位形成，由此造成 9 号染色体上的原癌基因 *ABL1* 与 22 号染色体断裂簇位点基因 *BCR* 的融合。已上市的 BCR-ABL1 抑制剂有伊马替尼、bosutinib、达沙替尼、尼洛替尼等。伊马替尼长期使用可能导致 AKI 和 CKD，并且肾损伤似乎是剂量依赖性的，更高的剂量与更高的肾损伤风险相关，此外，伊马替尼给药与低磷血症的发生有关。bosutinib 可导致低磷血症及可逆性 GFR 降低。有报道达沙替尼治疗的患者出现蛋白尿和肾病综合征，停药或改用伊马替尼后蛋白尿消失，肾毒性主要是通过改变足细胞肌动蛋白细胞骨架从而导致可逆性肾小球功能障碍、应力纤维丧失和足突消失，也有罕见 AKI 的报道。另外，亦有报道称尼洛替尼有可能引起电解质紊乱。

4. 间变性淋巴瘤激酶（anaplastic lymphoma kinase，ALK）抑制剂 ALK 作为受体酪氨酸激酶家族胰岛素受体亚族成员，参与融合基因与多种肿瘤的发生发展。已上市的 ALK 抑制剂有克唑替尼、塞瑞替尼、阿来替尼等。克唑替尼是首个开发的 ALK 抑制剂，广泛用于临床，有报道接受克唑替尼治疗的患者中可观察到 GFR 的降低。早发、小范围的变化（24%）和停药后的快速可逆性等提示肾毒性可能不是药物的直接肾毒性作用，需要对影响肾清除或有肾毒性的伴随药物提高警惕。此外，克唑替尼还与少数患者出现复杂的肾囊肿、低钠血症和低钾血症等有关，但停药后可逆。其他 ALK 抑制剂如塞瑞替尼、阿来替尼等也有关于 SCr 升高、电解质紊乱以及肾损伤的报道。

5. 布鲁顿氏酪氨酸激酶（bruton tyrosine kinase，BTK）抑制剂 BTK 属于非受体酪氨酸激酶 Tec 家族，作为 B 细胞受体（B cell receptor，BCR）信号通路中的关键激酶在 B 细胞的分化发育中起到重要的调节作用。BTK 抑制剂被批准用于套细胞淋巴瘤或慢性淋巴细胞白血病等疾病的治疗，包括伊布替尼和泽布替尼。有报道在 111 例接受伊布替尼治疗的套细胞淋巴瘤患者中分别有 67% 和 9% 的患者 SCr 水平升高至正常上限的 1.5 倍和 1.5~3 倍，3 例患者（2.7%）发生 AKI。泽布替尼常见电解质紊乱与 SCr 升高，机制目前尚不清楚，推测肿瘤溶解综合征可能是促成因素。

6. 丝氨酸 - 苏氨酸蛋白激酶通路抑制剂

（1）磷脂酰肌醇 3- 激酶（PI3K）/ 蛋白激酶 B（AKT）/ 哺乳动物雷帕霉素靶蛋白（mTOR）信号

通路:PI3K 是一种胞内磷脂酰肌醇激酶,同时具有磷脂酰肌醇激酶活性和丝氨酸 / 苏氨酸(Ser/Thr)激酶活性。PI3K 抑制剂分为 3 大类:①第一代抑制剂,即泛 PI3K 抑制剂;②第二代抑制剂,同时作用于所有不同的 PI3K Ⅰ类异构体(α、β、δ 或 γ);③第三代抑制剂,即 PI3K-mTOR 双重抑制剂。有报道第二代 PI3K 抑制剂度维利塞与 umbralisib 在用药期间出现 SCr 增加,可能与 PI3K-AKT 通路参与肾小管损伤有关。

mTOR 是一种非典型丝氨酸 / 苏氨酸蛋白激酶,其异常活化会通过刺激致癌基因,或使肿瘤抑制基因失活而促使肿瘤生长、血管生成和转移。已上市的 mTOR 抑制剂有依维莫司和替西罗莫司等小分子化合物。AKT/mTOR 途径对于维持肾脏足细胞功能十分重要,接受 mTOR 抑制剂治疗患者会出现蛋白尿,在某些情况下会导致肾功能不全,似乎呈剂量依赖性,随着药物的停止而可逆。

(2)RAS-RAF-MAPK 信号转导通路抑制剂:RAS-RAF-MAPK 信号转导通路将细胞外信号转导至细胞内,调控细胞的增殖、分化、凋亡、炎症反应以及血管发育等,促进肿瘤发生发展。目前,针对该通路上的关键靶点 RAS、RAF、MEK 和 ERK,已成功上市多个药物。

RAS 癌基因是人类恶性肿瘤中突变率最高的致癌基因之一,其家族包括 KRAS、NRAS 和 HRAS,其中 KRAS 突变最常见。KRAS 突变通过持续激活肿瘤细胞内的大量磷酸化信号转导通路,促进肿瘤的发生发展。CodeBreaK100 研究入组 126 例标准治疗失败的局部晚期或转移性 KRAS G12C 突变的 NSCLC 患者,接受 KRAS G12C 抑制剂索托拉西布(sotorasib,AMG510)治疗,实验室检查发现 29% 患者出现尿蛋白阳性(≥Ⅲ级占 3.9%)。

BRAF 基因位于人类 7 号染色体上,编码 RAF 家族丝氨酸 / 苏氨酸蛋白激酶,该蛋白在调节 MAPK/ERK 信号通路中起作用,影响细胞分裂,分化和分泌。已发现有 50 多种 BRAF 突变形式,其中 BRAF 蛋白第 600 位的氨基酸突变频率占所有 BRAF 突变位点的 80% 以上,以缬氨酸(V)突变为谷氨酸(E)最为常见,V600E 突变的激酶活性较野生型提高 500 倍。维莫非尼与达拉非尼是突变 BRAF 基因激酶结构域的强效抑制,据报道,接受维莫非尼治疗的患者会出现肌酐清除率下降,通常发生在开始治疗的前 2 个月,推测可能由抑制肾小管肌酐分泌引起,停药后通常可逆。此外,有接受维莫非尼治疗后出现 AKI 或范科尼综合征的案例报道,男性更常见,但确切机制尚不清楚,肾病理活检显示急性肾小管损伤和间质纤维化,提示维莫非尼相关肾损伤可能部分由于铁螯合酶(一种参与血红素生物合成的酶)的脱靶抑制所致。达拉非尼可引起 AKI,但发生率似乎低于维莫非尼。

MEK 磷酸化下游 ERK1/2 的 T202/185 和 Y204/187,调节下游转录因子和相关蛋白,参与细胞凋亡、迁移、分化和增殖等的调节。已上市的 MEK 抑制剂包括曲美替尼、考比替尼、司美替尼和比美替尼。有报道考比替尼会引起 SCr 升高。

(三)凋亡诱导剂

1. 聚腺苷二磷酸核糖聚合酶[poly-(ADP-ribose)polymerase,PARP]抑制剂 PARP 是一种 DNA 修复酶,能够识别 DNA 受损的片段并被激活,从而进行碱基切除修复,在 DNA 单链断裂修复、调控程序化细胞死亡、维持 DNA 稳定中发挥重要作用。PARP 抑制剂能与同源重组(homologous recombination,HR)修复缺陷产生协同致死效应,用于治疗 HR 缺陷的恶性肿瘤。目前,获批上市的 PARP 抑制剂包括奥拉帕利、尼拉帕利、氟唑帕利、帕米帕利等。PARP 抑制剂易引起 SCr 升高,在接受奥拉帕利治疗的患者中,25%~30% 患者出现 SCr 升高,但大多数轻度,2% 为Ⅲ级。有尼拉帕利治疗期间出现肾功能恶化的报道。小样本Ⅰ期研究显示氟唑帕利可引起蛋白尿,发生率约为 37.5%(≥Ⅲ级 6.3%)。

2. B 细胞淋巴瘤 / 白血病 2(B-cell lymphoma/leukemia-2,Bcl-2)抑制剂 Bcl-2 家族蛋白表达失调阻断正常的凋亡途径,促进肿瘤的发生发展及治疗耐药性产生。Bcl-2 抑制剂维奈托克(venetoclax),主要用于急性髓系白血病、慢性淋巴细胞白血病 / 小淋巴细胞淋巴瘤等治疗。维奈托克与肿瘤溶解综合征的发生显著相关,后者可能导致电解质紊乱和 AKI。为了避免这些不良影响,建议逐渐递增给药剂量。

(四)其他靶向药物

1. 蛋白酶体抑制剂(proteasome inhibitors,PIs) 蛋白酶体是细胞中主要的蛋白质降解系统,是细胞生长、存活和发生功能的关键。PIs 可使 26S 蛋白酶体中的 20S 催化核心失活,并有效阻断细胞中所有蛋白酶体复合物的蛋白质降解,从而抑制细胞生长并诱导凋亡。已上市 PIs 包括硼替佐米、伊莎佐米、卡非佐米等,主要用于多发性骨髓瘤的治疗。文献报道硼替佐米引起 TMA、急性间质性肾炎伴肉芽肿形成等。多项研究报道卡非佐米相关 TMA 和 AKI 的发生。也有伊莎佐米相关 TMA 发生的个案报道。PIs 类药物引起肾损伤的机制不明,推测可能肾前性原因或与肿瘤溶解综合征有关。

2. 细胞周期蛋白依赖性激酶(cyclindependent kinase,CDK)抑制剂 CDK 属于丝/苏氨酸蛋白激酶家族,是参与细胞周期调节的关键激酶。已报道有 20 个不同的 CDK,目前靶向药主要集中在 CDK4/6 两个比较成熟的靶点。CDK4/6 通过与细胞周期蛋白 D 结合,参与 DNA 的复制和细胞分裂,控制细胞从第一个生长阶段转变至合成阶段。CDK4/6 抑制剂包括哌柏西利、阿贝西利、玻玛西林等,被批准用于激素受体阳性、HER2 阴性表达的晚期乳腺癌的治疗。

接受阿贝西利治疗的患者中,10%~25% 人群在治疗期间出现 SCr 升高。MONARCH I 研究是 1 项评估阿贝西利单药治疗乳腺癌疗效的 II 期临床研究,其事后分析结果显示阿贝西利可导致 SCr 升高,但未伴随其他肾功能指标如血尿素氮、胱抑素 C 或基于胱抑素 C 的 eGFR 变化等。接受玻玛西林治疗的患者中,10%~40% 出现 SCr 轻度可逆性升高。迄今为止,关于哌柏西利的临床试验均未报道 SCr 升高。其他 CDK4/6 抑制剂的数据有限。

3. 肿瘤特异性抗原靶向药 肿瘤特异性抗原靶向药针对仅表达于肿瘤细胞表面而非正常细胞表面的抗原,通过抗体依赖细胞毒作用或补体依赖细胞毒作用杀伤肿瘤细胞。

(1)利妥昔单抗和奥妥珠单抗:抗 CD20 单抗,可以介导 CD20 阳性细胞发生快速溶解,有报道可观察到与肿瘤溶解综合征一致的症状,如高钾血症、急性肾衰竭等。

(2)阿仑单抗:抗 CD52 单抗,1 项阿仑单抗治疗多发性硬化的临床研究结果显示 0.3% 患者发生肾小球肾病如膜性肾小球肾炎和抗肾小球基膜病等。有报道阿仑单抗治疗后患者出现抗肾小球基膜病,最终发展成终末期肾病,需要透析或肾移植。

(3)moxetumomab pasudotox:抗 CD22 重组免疫毒素。CD22 主要在成熟 B 淋巴细胞中表达,作为 I 型跨膜蛋白在 B 细胞信号转导中起重要作用。对 129 例接受该药治疗的难治性毛细胞白血病患者的综合安全性数据分析显示:34 例(26%)患者出现情况不等的肾损伤,包括 AKI(2%)、慢性肾衰竭(2%)、SCr 升高(17%)和蛋白尿(8%)。大多数肾毒性为轻至中度;2 例患者出现 III 级 AKI。治疗结束时,5% 患者持续 SCr 升高。

4. 表观遗传调控剂 表观遗传学是指 DNA 核苷酸序列没有改变的情况下基因表达发生稳定并可遗传的改变的一门学科,包括 DNA 甲基化、组蛋白修饰、染色质重塑、非编码 RNA 等。目前多个表观遗传调节剂被批准上市,包括 DNA 甲基转移酶抑制剂和组蛋白去乙酰化酶(histone deacetylase,HDAC)抑制剂。

组蛋白乙酰化是基因转录调控的基础,这一过程受到组蛋白乙酰转移酶(histone acetyltransferase,HAT)和 HDAC 的共同调控。抑制 HDAC 活性可导致组蛋白高度乙酰化,通过染色质重构与基因转录调控实现其抗肿瘤作用。HDACs 抑制剂伏立诺他(vorinostat)、贝利司他(belinostat)和罗米地辛(romidepsin)已被 FDA 批准用于 T 细胞淋巴瘤和多发性骨髓瘤。2014 年西达本胺从中国国家食品药品监督管理总局(CFDA)获批用于复发及难治性外周 T 细胞淋巴瘤的治疗。SCr 升高与蛋白尿是 HDAC 抑制剂常见肾脏相关不良反应。

二、分子靶向药物相关肾损伤的管理

如何对于分子靶向药物引起的肾损伤进行全程管理非常重要。临床医生应当充分了解各类分子靶向药物引起肾损伤的常见类型及症状以便及时识别;分子靶向药物治疗期间,做好肾脏相关指标的定期监测也很重要,有助于尽早识别肾脏改变,以及对肾脏事件的起因进行分析。分子靶向药物相关肾毒性的监测策略包括:①体格检查。注重血压监测和外周水肿观察;②实验室检查项目。包括全血细胞计数、SCr、血清电解质、尿蛋白/肌酐比值、乳酸脱氢酶、触珠蛋白、肌酸激酶、细胞和管型的尿液分析评估等。③彩超：有无肾囊肿或结石等。不同分子靶向药物的肾毒性关注和监测内容有所不同。

分子靶向药物用药期间出现肾损伤，建议根据美国国家癌症研究所（National Cancer Institute,NCI）发布的《常见不良反应事件评价标准》（CTCAE）对相关不良事件进行分级，然后采取分级处理的措施。一般来说，Ⅰ度不良事件可继续用药，Ⅱ度不良事件需暂停用药直至恢复至Ⅰ度，Ⅲ度不良事件停药后需基于风险/获益比考虑是否恢复药物治疗或减量处理，Ⅳ度不良事件可能需要永久停药。

对于蛋白尿，目前尚无药物被推荐应用于血管生成通路抑制剂导致的蛋白尿的预防，患者在用药期间出现尿蛋白异常，应按照CTCAE进行分级，并根据分级做相应的处理。CTCAE Ⅰ级蛋白尿（尿蛋白+）：可以继续血管生成通路抑制剂治疗。CTCAE Ⅱ级蛋白尿（尿蛋白++~+++）：需进行24小时尿蛋白定量检测，若24小时尿蛋白定量<2g/d，可继续使用靶向药物，若24小时尿蛋白定量≥2g/d，需暂停靶向治疗，直至尿蛋白阴性或尿蛋白定量<2g/d可再恢复治疗。CTCAE Ⅲ级蛋白尿（尿蛋白定量≥3.5g/d）：需暂停靶向治疗直至尿蛋白阴性或尿蛋白定量<2g/d；如患者出现肾病综合征，则要永久停用靶向药物。

接受血管生成通路抑制剂治疗的患者，如果在用药过程中出现CTCAE Ⅰ级高血压（高血压前期，收缩压在120~139mmHg，舒张压在80~89mmHg），可以继续血管生成通路抑制剂治疗。如果在用药过程中出现CTCAE Ⅱ级及以上的高血压［收缩压≥140mmHg，舒张压≥90mmHg；反复或持续（≥24小时）症状性收缩期血压升高>20mmHg］，应开始予抗高血压治疗。在高血压治疗方面，目前尚无首选治疗策略，药物的选择需考虑高血压的严重程度与控制血压的紧迫性。有学者认为，对于没有合并症（如糖尿病、肾病、心力衰竭等）的患者，血管紧张素转化酶抑制剂（ACEI）和血管紧张素受体拮抗剂（ARB）可作为一线选择，钙通道阻滞剂次之，根据血压控制的情况适当添加作用于中枢部位的抗高血压药或利尿剂。若用药后血压仍不能控制在140/90mmHg以下，建议调整抗高血压药。对于出现CTCAE Ⅳ级高血压（危及生命，如高血压危象或高血压脑病）的患者，应永久停药。

对于治疗前即存在肾功能不全的患者，分子靶向药物治疗期间应该关注药物的药代动力学特点。通常，肾脏不是大部分分子靶向药物主要的排泄器官，轻至中度肾功能不全的患者多不需要剂量调整。临床常用分子靶向药物经肾排泄情况与不同程度肾功能不全下药物的剂量调整见表2-2-4。

表2-2-4　部分临床常用分子靶向药物肾脏排泄比例与剂量调整建议

分子靶向药物	经肾排泄比例	剂量调整	
		GFR/［30~90（ml·min⁻¹·1.73m⁻²）］	透析患者
索拉非尼	<20%	不	不
舒尼替尼	<20%	不	不
瑞戈非尼	<20%	不	不
培唑帕尼	<4%	不	不
阿昔替尼	<25%	不	不
仑伐替尼	<25%	不	没有数据
贝伐珠单抗	0	不	不
阿柏西普	0	不	不
吉非替尼	<5%	不	不
厄洛替尼	<10%	不	不
阿法替尼	<5%	不	没有数据
奥希替尼	<20%	不	尚不明确,慎用

分子靶向药物	经肾排泄比例	剂量调整	
		GFR/ [30~90 (ml·min^{-1}·1.73m^{-2})]	透析患者
西妥昔单抗	0	不	不
帕尼单抗	0	不	不
拉帕替尼	<5%	不	不
吡咯替尼	<2%	谨慎使用	谨慎使用
曲妥珠单抗	0	不	不
帕妥珠单抗	0	不	没有数据
厄达替尼	19%	不	没有数据
英菲格拉替尼	7%	剂量降至 100mg 每日 1 次	没有数据
伊马替尼	<15%	不	不
博舒替尼	<3%	GFR30~50ml/(min·1.73m^2): 剂量降至 300mg 每日 1 次	没有数据
达沙替尼	<5%	不	没有数据
尼洛替尼	7%	不	没有数据
克唑替尼	22%	不	不
依维莫司	<5%	不	不
替西罗莫司	<5%	不	不
伊布替尼	<10%	没有数据	没有数据
杜韦利西布	14%	不	不
厄布利塞	3%	不	没有数据
维莫非尼	<5%	不	没有数据
达拉非尼	<25%	不	没有数据
曲美替尼	<20%	不	没有数据
奥拉帕利	44%	GFR30~50ml/(min·1.73m^2): 剂量降至 200mg 每日 2 次	没有数据
尼拉帕利	48%	不	没有数据, 慎用
哌柏西利	18%	不	没有数据
阿贝西利	<3%	不	没有数据

注: GFR, 肾小球滤过率。

总之, 靶向治疗显著改善了许多恶性肿瘤患者的生存和总体预后, 新的靶向药物不断进入临床试验。靶向药物治疗可以通过多种机制对肾功能产生影响, 对肾脏不良事件的关注、及时识别、监测和管理有助于癌症患者正确治疗实施和改善预后。

（徐瑞华　潘　莹　王风华）

—— 主要参考文献 ——

[1] GOVINDAN R. DeVita, Hellman, and Rosenberg's cancer: principles and practice of oncology [M]. 10th ed. Boston: Wolters Kluwer Health, 2015: 136-313.

[2] BRUNTON L L, CHABNER B A, KNOLLMANN B C. 古德曼·吉尔曼治疗学的药理学基础: 第 12 版 [M]. 金有豫, 李大魁, 译. 北京: 人民卫生出版社, 2016: 1324-1339.

[3] 林桐宇, 于世英, 焦顺昌. 恶性肿瘤靶向治疗 [M]. 北

京: 人民卫生出版社, 2016: 26-35, 795-806.

[4] SANTOS M L C, BRENO DE BRITO B, DA SILVA E A F, et al. Nephrotoxicity in cancer treatment: an overview [J]. World J Clin Oncol, 2020, 11 (4): 190-204.

[5] CHIRUVELLA V, ANNAMARAJU P, GUDDATI A K. Management of nephrotoxicity of chemotherapy and targeted agents: 2020 [J]. Am J Cancer Res, 2020, 10 (12): 4151-4164.

[6] KELLY R J, BILLEMONT B, RIXE O. Renal toxicity of targeted therapies [J]. Target Oncol, 2009, 4 (2): 121-133.

[7] JHAVERI K D, WANCHOO R, SAKHIYA V, et al. Adverse renal effects of novel molecular oncologic targeted therapies: a narrative review [J]. Kidney Int Rep, 2016, 2 (1): 108-123.

[8] JHAVERI K D, SAKHIYA V, WANCHOO R, et al. Renal effects of novel anticancer targeted therapies: a review of the Food and Drug Administration Adverse Event Reporting System [J]. Kidney Int, 2016, 90 (3): 706-707.

[9] LAUNAY-VACHER V, AAPRO M, DE CASTRO JR G, et al. Renal effects of molecular targeted therapies in oncology: a review by the Cancer and the Kidney International Network (C-KIN)[J]. Ann Oncol, 2015, 26 (8): 1677-1684.

第三节 免疫治疗与肾脏损伤

免疫治疗改变了多种恶性肿瘤的预后及治疗模式,造血干细胞移植是最早应用的免疫治疗之一,目前依然是多种血液系统恶性疾病的主要治疗方式。近年来,新型免疫治疗[如嵌合抗原受体 T 细胞免疫疗法(chimeric antigen receptor T-cell immunotherapy,CAR-T)、程序性死亡受体 1(programmed-death 1,PD-1)、双特异性抗体治疗等]在高危恶性血液系统肿瘤和复发难治性实体肿瘤的应用发展迅猛,受到国内外学者的广泛关注。免疫治疗有效治疗恶性肿瘤并改变临床结局的同时,由于治疗方式本身或患者特点,可导致肾脏损伤。造血干细胞移植相关肾脏损伤将在本书第三章第四节中详细介绍,本章主要介绍与新型免疫治疗相关的肾脏损伤的流行病学、危险因素、发病机制、临床病理特点及治疗原则等内容。

一、免疫检查点抑制剂与肾脏损伤

免疫检查点抑制剂(immune checkpoint inhibitor,ICI)目前已经获批应用于肿瘤治疗领域。其抗肿瘤作用依赖于药物对功能失调 T 淋巴细胞的修复能力,从而达到肿瘤衰退、疾病缓解的目的。但这种治疗会带来自身免疫风险,引起免疫相关不良事件(immune-related adverse event,irAE),甚至会导致终末器官损害。多年来,ICI 的肾脏毒性一直被忽视和低估,但目前已经认识到其会引起急性肾损伤(acute kidney injury,AKI),导致肾功能受损,甚至影响抗肿瘤治疗策略。

(一)ICI 的适应证

细胞毒性 T 淋巴细胞相关蛋白 4(cytotoxic T lymphocyte-associated antigen-4,CTLA-4)和 PD-1 在不受抑制的细胞毒 T 淋巴细胞效应功能中发挥生理刹车作用。CTLA-4(CD152)是 B7/CD28 家族的成员。它通过协同刺激受体 CD28 间接减少信号转导来介导免疫抑制。阻断 CTLA-4 还能恢复 T 淋巴细胞三信号的激活。伊匹单抗(ipilimumab)是第一种也是唯一一种美国 FDA 批准的 CTLA-4 抑制剂。PD-1 是一种抑制性跨膜蛋白,表达于 T 淋巴细胞、B 淋巴细胞、自然杀伤

细胞和髓源抑制细胞。程序性死亡受体配体 1(programmed death-ligand 1,PD-L1)表达于多种组织细胞表面(包括多种肿瘤细胞和造血细胞),而 PD-L2 仅表达于造血细胞。阻断 PD-1/PD-L1 通路可增强 T 淋巴细胞抗肿瘤特性,增强对肿瘤细胞的免疫监控。自 2011 年美国 FDA 批准 ipilimumab(人 IgG1κ 抗 CTLA-4 单克隆抗体)以来,又有 8 种 ICI 被批准用于肿瘤治疗。PD-1 抑制剂帕博利珠单抗(pembrolizumab)、纳武利尤单抗(nivolumab)、西米普利单抗(cemiplimab)和 PD-L1 抑制剂[阿替利珠单抗(atezolizumab)、阿维单抗(avelumab)、度伐利尤单抗(durvalumab)]均已被美国 FDA 批准上市。近期研究者常将抗 CTLA-4 抗体,如替西木单抗(tremelimumab)和 quavonlimab(MK-1308),与抗 PD-L1 抗体联合使用。例如,抗 CTLA-4 抗体 tremelimumab 和抗 PD-L1 抗体 durvalumab 联合应用治疗晚期非小细胞肺癌、头颈部鳞状细胞癌和其他实体肿瘤如晚期肝癌,很有前景。此外,quavonlimab 联合 pembrolizumab 用于一线治疗晚期非小细胞肺癌和晚期小细胞肺癌也有报道。最近的研究发现了一些新的免疫检查点靶点,如淋巴细胞激活基因 3(lymphocyte-activation gene3,LAG-3)、T 细胞免疫球蛋白和黏蛋白结构域 3(T cell immunoglobulin mucin 3,TIM-3)、T 细胞免疫球蛋白和 ITIM 结构域(T-cell immunoreceptor with Ig and ITIM domains,TIGIT)和 T 细胞激活 V 结构域 Ig 抑制因子(V-domain Ig suppressor of T-cell activation,VISTA),这些临床试验研究均取得了不错的效果。

(二)免疫相关肾脏损伤的发病率

尽管严重的 irAE 并不常见(占 ICI 单药治疗患者的 10%),但如果未得到充分重视或及时处理,可能会危及生命。CTLA-4 抗体和 ICI 联合应用的患者 irAE 的发生率最高。20% 的患者会出现Ⅲ级和Ⅳ级毒性。AKI 发生率在 ipilimumab 为 2%,nivolumab 为 1.9%,embrolizumab 为 1.4%,ipilimumab 和 nivolumab 联合应用为 4.9%,据估计,未来肾脏毒性的发生率将升至 9.9%~29.0%。

肾脏 irAE 的比例尚未被详细报道。有研究者在乌普萨拉监测中心 VigiBase 药物警戒数据库中进行检索，截至 2021 年 2 月，VigiBase 包含来自 127 个国家的 2 400 万份个案安全报告。每例个案安全报告具有怀疑引起药物不良反应药物的描述，包含患者年龄、性别、病史、国家、服用药物以及药物开始和停止日期等信息。肾脏和泌尿系统疾病个案安全报告的比例在 2.6%~7.9%。

（三）免疫相关肾脏损伤的病理生理学机制

与传统化疗引起的直接肾损伤不同，ICI 可通过涉及免疫反应的间接损伤等多种机制导致肾脏损伤。暂无证据表明 ICI 所致肾脏损伤存在剂量-反应关系。与化疗药物不同，ICI 不通过肾小球滤过清除，其表现出与其他治疗性抗体相同的药代动力学特性，对肝、肾功能损害影响小。ICI 清除的主要机制为蛋白分解代谢，通过扩散和对流在组织内分布。Fc 受体负责将 ICI 运输回血管，防止这些药物在细胞内降解，从而延长药物半衰期。另一方面，抗 ICI 抗体的产生加快了 ICI 清除率及受体介导的内吞作用。ICI 的半衰期为 6~27 天，并受到免疫系统个体性差异等因素影响。肾脏损伤是由具有个体决定因素的免疫反应介导的，CTLA-4 信号通路阻断发生在肿瘤侵犯的淋巴结内，而 PD-1/PD-L1 信号通路阻断则发生在组织及肿瘤微环境中。此外，肠道微生态和免疫衰老途径也可能会引起免疫相关肾脏损伤。

ICI 相关肾脏损伤的病理生理学机制可能存在以下几个方面（图 2-3-1）：① ICI 可以产生大量针对自身抗原的自身抗体，这些自身抗原与肿瘤抗原有相同或相似的抗原表位，如 ipilimumab 治疗后出现狼疮性肾炎。② ICI 可以激活自身反应性 T 淋巴细胞克隆，应用 ICI 后组织活检病理显示，选择性克隆性 T 淋巴细胞群浸润肿瘤组织和其他正常组织器官。体外实验表明，PD-L1 在人近曲小管上皮细胞（HK-2 细胞）系中恒定表达，在 γ 干扰素（interferon-γ，IFN-γ）的炎症信号刺激下显著上调。PD-L1 也常在与 ICI 治疗无关的各种肾脏疾病中表达，PD-L1 表达水平高的患者可能更容易发生 AKI 和免疫相关急性小管间质性肾炎（acute immune tubulo-interstitial nephritis，ATIN）。值得注意的是，因正常肾小管细胞和肿瘤细胞之间存在抗原重叠，肾细胞癌患者接受 ICI 治疗后一旦发生 ICI 相关肾炎，可能提示治疗反应性好。③ ICI 可导致药物特异性 T 淋巴细胞再激活。

总之，ICI 相关肾脏损伤机制复杂、临床预测困难、潜伏期长。ICI 既破坏了肾小管细胞、静止的自身反应性 T 淋巴细胞和致耐受性树突状细胞之间的外周免疫耐受，促进肾脏组织中效应 T 淋巴细胞的迁移和激活，也参与促炎细胞因子的释放〔主要是 C-X-C 基序趋化因子 10（CXCL-10）、肿瘤坏死因子 α（tumor necrosis factor-α，TNF-α）和白细胞介素（interleukin 6，IL-6）〕。

（四）免疫相关肾脏损伤的病理类型

ICI 相关肾脏并发症的肾脏病理类型复杂。

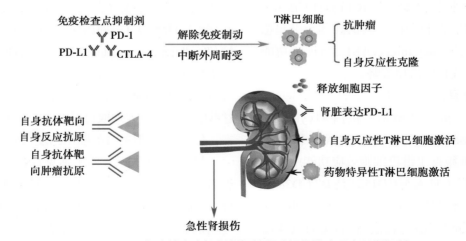

图 2-3-1　免疫检查点抑制剂相关肾脏损伤的病理生理学机制

注：免疫检查点抑制剂可以解除免疫制动，引起外周耐受失调，通过细胞和体液免疫应答等多种机制，免疫检查点抑制剂可导致急性肾损伤；此外，药物特异性 T 淋巴细胞再激活和肾组织表达 PD-L1 均可参与肾脏的损伤。CTLA-4，细胞毒性 T 淋巴细胞相关蛋白 4；PD-1，程序性死亡受体 1；PD-L1，程序性死亡受体配体 1。

在 1 项纳入 138 例 ICI 相关 AKI 患者的多中心研究中(ICI 相关 AKI 定义为直接归因于 ICI 的血清肌酐升高 2 倍或需要透析的情况),60 例患者行肾脏病理活检,其中 93% 的患者表现为 ATIN,为 AKI 的主要病理类型,另外,肾小球病变也可见于 ICI 相关肾脏损伤。近来有研究报道了 45 例经肾脏病理活检证实 ICI 相关肾小球疾病,最常见的病理类型是寡免疫复合物肾小球肾炎和肾血管炎(27%)、足细胞病变(24%)(微小病变或局灶节段性肾小球硬化)和补体 C3 肾小球肾炎(11%),其中 41% 的患者伴 ATIN。其他肾小球病变包括 IgA 相关性肾小球肾炎、Goodpasture 综合征、膜增生性肾小球肾炎、狼疮性肾炎和血栓性微血管病,部分病例会重叠出现 ATIN 和肾小球疾病。此外,部分患者的肾脏病变仅表现为电解质紊乱,包括垂体炎继发的低钠血症、低钾血症和远端肾小管酸中毒。

(五)免疫相关肾脏损伤的诊断

ICI 相关肾脏损伤诊断步骤包括以下几个方面:评估肾脏情况(病史采集、体格检查、实验室和影像学检查)、明确病理类型、明确 ICI 相关肾脏损伤及鉴别诊断。

1. 评估肾脏情况 详细的病史采集需包括,现病史(肿瘤治疗情况和肾脏损伤)、ICI 的使用剂量、既往病史、肾毒性药物应用史等情况。体格检查,需要特别注意有无脱水体征和可能的 ICI 相关肾外 irAE 表现(如皮肤病变)。实验室检查,包括尿常规、尿培养、尿钠/钾比、尿镁、尿钠排泄率、尿蛋白定量、尿肌酐和血清胱抑素 C。同时,完善血常规、生化、心肌酶、甲状腺功能、细胞因子、心电图、肾脏超声或 CT 等检查。明确患者是否存在肾前、肾后或肾性 AKI,以及何种类型(肾小管间质、肾小球或血管性)ICI 毒性。

2. 明确病理类型 经皮肾穿刺活检术(肾活检)对明确患者肾脏损伤病理类型、指导治疗及预后判断至关重要。穿刺前需要对肾脏大小、可及性、凝血情况进行评估,以判断肾活检是否可行。肾活检标本应尽可能具有代表性(包括固定和冰冻切片,有足够数量的肾小球),以便进行常规染色和抗体检测。如患者无法进行肾活检,可应用无创性标志物或检查预测肾脏病理类型。可溶性尿 CD163 有希望成为反映巨噬细胞在肾内浸润

的标志物,有学者报道在 ICI 相关 ATIN 中,肾脏有 CD163$^+$ 巨噬细胞浸润,但仍需前瞻性研究评估其作为无创标志物的可行性。PET-CT 扫描在无法行肾活检的患者中可能成为诊断免疫介导肾炎的新技术,ICI 相关急性间质性肾炎 PET-CT 检查提示肾皮质中 ^{18}F- 氟脱氧葡萄糖摄取增加。

3. 明确 ICI 相关肾脏损伤及鉴别诊断 ICI 相关肾脏损伤潜伏期较长,有研究发现,从接受 ICI 治疗到发生 AKI 的中位时间为 14 周。基础肾小球滤过率(glomeruar filtration rate,GFR)低、应用质子泵抑制剂以及联合多种 ICI 可导致发生 AKI 的风险增加。患者既往或新发肾外 irAE(如嗜酸性粒细胞增多症、免疫性血小板减少性紫癜)则是 ICI 相关肾脏损伤的特征。ICI 相关肾脏损伤需要与下列情况相鉴别:①肾前性 AKI;②化疗药物肾毒性,如既往应用铂类药物、培美曲塞等;③造影剂肾病;④应用双膦酸盐后出现肾脏损伤等。

(六)免疫相关肾脏损伤的治疗策略

目前认为 AKI 会导致慢性肾脏病的风险增加,同时,大多数患者后续抗肿瘤治疗需要良好肾功能支持。因此,irAE 的治疗应优先于抗肿瘤治疗。一旦确定肾脏并发症与 ICI 有关,应快速有效制订治疗策略。目前,ICI 相关肾脏损伤的治疗策略总结如下。

1. 停用 ICI 一旦怀疑发生 irAE,应立即停用 ICI 和相关药物(如质子泵抑制剂等)。暂停 ICI 与抗肿瘤治疗并不矛盾,目前已知即使暂停 ICI,抗肿瘤治疗效应也会持续,故大多数情况并不急于继续使用 ICI,如有需要,可推迟应用。

支持治疗包括维持水、电解质、酸碱平衡,如出现内科难以纠正的电解质紊乱和容量负荷过重,应积极考虑肾脏替代治疗。如临床上遇到危及生命的情况,应高效快速使用 ICI 阻断剂:有病例报道成功应用血浆置换(去除循环中的 ICI)和阿巴西普(诱导共刺激阻断)治疗 AKI。

2. 停止 ICI 引发的免疫反应 在典型的 ATIN 以及其他 irAE 情况下,糖皮质激素是治疗 ICI 相关并发症的一线药物,可予醋酸泼尼松 0.8~1mg/(kg·d),最大剂量为 60~80mg/d。如果存在累及消化道的 irAE,可予静脉应用激素。糖皮质激素的使用应与肾活检同时进行。如果糖皮质激素在肾活检前使用时间超过 7 天,则应考虑免疫

浸润细胞被"冲刷"以至于得到阴性结果的可能性。糖皮质激素的治疗时间尚无统一意见，但因ICI可与循环淋巴细胞结合长达57天，因此建议至少使用8~12周。此外，有研究证明使用大剂量糖皮质激素与预后良好相关。

使用糖皮质激素应注意药物相关不良反应（如糖尿病、感染等）。应用甲氧苄啶和磺胺甲噁唑可预防卡氏肺孢子菌感染，但需进一步评估加用另一种药物后所带来的ATIN风险。

3. 免疫抑制的个体化治疗 在ICI停药和开始使用糖皮质激素后，评估一线治疗反应至关重要。Cortazar等研究发现，肾脏完全恢复、部分恢复或无恢复的患者分别为40%、45%和15%，ICI相关AKI后肾功能未能恢复是死亡率高的独立危险因素，伴随肾外器官irAE的患者预后差。有报道显示，对于累及肾小球的ICI相关肾脏损伤患者，45%和38%的患者蛋白尿分别达到完全缓解和部分缓解，25%的患者在病程中需要肾脏替代治疗，这其中大部分患者可从AKI中完全恢复（31%）或部分恢复（42%），仅19%的患者需要长期依赖透析。

（1）难治性患者：在循证医学时代，临床医生们应个体化治疗ICI相关肾脏损伤。如果实验室检查提示相关细胞因子水平增加，可考虑应用特异性治疗方案（如在IL-6升高的情况下使用托珠单抗）；如果血液循环中ICI水平高，可以应用血浆置换。因ICI相关AKI后肾功能未恢复是高病死率的独立预后因素，故应进行重复肾活检，明确患者是否具有靶向治疗的适应证。

（2）糖皮质激素依赖或不耐受患者：糖皮质激素依赖或不耐受患者的治疗，目前缺乏明确的循证医学证据。吗替麦考酚酯治疗ICI相关肾脏损伤目前仍有争议。有文献报道，局灶节段性肾小球硬化患者应用吗替麦考酚酯有效，但也有文献报道ATIN的患者应用吗替麦考酚酯导致全血细胞减少和致命的脓毒血症；有研究报道，利妥昔单抗在治疗ICI诱导的血管炎方面具有一定的疗效，抗TNF-α抗体广泛应用于消化道irAE，但上述药物至今尚无肾脏损伤的适应证，未来需要进一步的研究以确定对糖皮质激素依赖或不耐受的ICI相关肾脏损伤的二线治疗方案。

4. 随访 ICI诱导的延迟免疫反应的病理生理学机制决定了免疫相关肾脏损伤出现时间延迟。ICI相关肾脏损伤存在复发风险，但迄今无确切复发率报道。有学者推测部分患者如联合应用其他药物，依然会暴露于免疫触发剂中，故应每月定期随访并警惕其他irAE发生。

5. 如果必须继续应用ICI则应预防复发 如果ICI是唯一的治疗方案，肾脏损伤并不能阻碍继续应用ICI治疗。免疫相关并发症的分级和病史非常重要，此时需要多学科联合会诊共同制订治疗方案。Ortazar等关于ICI相关AKI的研究中，22%的患者再次应用ICI治疗，AKI的再次发生率为23%。再次安全应用ICI的前提是，应避免使用与首次AKI发生相关的其他任何药物，如果可以中断此类药物，预后则可能会更好。

6. 预防 现阶段缺乏ICI相关肾脏损伤的预测因素，目前尚不清楚是否与恶性肿瘤的类型有关。在ICI开始使用前，建议检测尿常规和估算GFR评估肾功能，避免使用质子泵抑制剂，并密切随访，及早发现任何肾脏并发症。如患者应用ICI前曾行器官移植，尽量减少钙调磷酸酶抑制剂的使用，并替代为哺乳动物雷帕霉素靶蛋白抑制剂，同时可预防性使用糖皮质激素。

（七）结论

ICI相关肾脏损伤为肿瘤科和肾内科医生带来众多挑战。为追求最佳肾功能，最重要的是早期发现和识别肾脏并发症、及时行肾活检和迅速治疗。ICI相关AKI对患者整体预后的影响尚待确定。

二、嵌合抗原受体T细胞免疫治疗与肾脏损伤

嵌合抗原受体T细胞（chimeric antigen receptor T-cell，CAR-T）免疫治疗是近年来出现的一种新型免疫疗法，从肿瘤患者（特别是血液系统恶性肿瘤患者）身上收集外周T淋巴细胞，然后将特异性强的肿瘤抗原基因工程受体插入至收集的T淋巴细胞中，这些工程化的靶向肿瘤抗原的T淋巴细胞被回输至患者体内，从而有效杀伤肿瘤细胞（图2-3-2）。CAR-T免疫治疗目前是复发/难治性急性B淋巴细胞白血病和淋巴瘤的重要治疗手段。随着其应用越来越广，肾脏并发症也逐渐受到关注。本部分内容主要阐述CAR-T免疫治疗的临床应用、CAR-T免疫治疗引起肾毒性的病因、处理和展望。

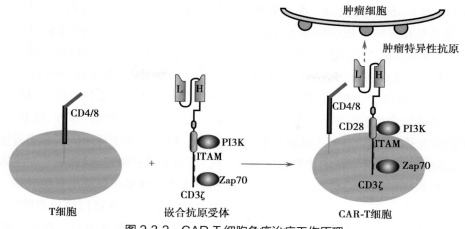

图 2-3-2　CAR-T 细胞免疫治疗工作原理

注:嵌合抗原受体为一种分子修饰物,使经其修饰后的 T 淋巴细胞有识别肿瘤抗原的抗体序列,对肿瘤具有特异性识别能力。T 淋巴细胞被 CAR 修饰,能够准确识别肿瘤细胞,并且将其杀灭。CAR-T,嵌合抗原受体 T 细胞。

(一) CAR-T 免疫治疗临床应用

CAR-T 免疫治疗在血液系统恶性肿瘤中得到广泛研究,例如急性淋巴细胞白血病、急性髓系白血病、慢性淋巴细胞白血病、霍奇金淋巴瘤、套细胞淋巴瘤、多发性骨髓瘤和滤泡性淋巴瘤。同时。目前也有学者在实体瘤中进行研究,例如多形性胶质母细胞瘤、卵巢癌、胰腺癌和恶性胸膜间皮瘤。这些研究提示,在血液系统恶性肿瘤中 CAR-T 免疫治疗显示出卓越的疗效,但在实体瘤中的治疗效果并不令人满意。

(二) CAR-T 免疫治疗肾脏并发症的病因及处理

尽管 CAR-T 免疫治疗在血液系统恶性肿瘤中取得了巨大的成功,但与治疗相关的不良反应仍然令人担忧。CAR 与其同源抗原的强亲和力是有效杀伤肿瘤的基础,但它也通过超生理刺激和炎性细胞因子释放引起明显毒性。AKI 是接受 CAR-T 免疫治疗患者的常见并发症。其特点是肾功能迅速下降,并容易发展为 CKD 甚至终末期肾病,AKI 和需要肾脏替代治疗的患者 60 天死亡率极高。对 CAR-T 免疫治疗相关的 AKI 进行分类,其可分为肾前性和肾性 AKI。目前,应用最多的分期标准为 2005 年美国急性透析质量指导组(Acute Dialysis Quality Initiative Group,ADQI)工作组提出的急性肾损伤网络工作组(Acute Kidney Injury Network,AKIN)。AKI 的总累积发生率约为 30%,在接受 CAR-T 免疫治疗的非霍奇金淋巴瘤患者中,1 期 AKI 发生率为 21.7%,2~3 期 AKI 发生率为 8.7%。合适的肿瘤抗原选择对于防止 CAR-T 免疫治疗中的不良自身免疫反应至关重要,并且可以诱导 T 淋巴细胞快速迁移到肿瘤组织。

1. 肾前性 AKI　肾前性 AKI 被定义为由于血流动力学变化导致肾血流量减少和肾缺血而导致肾功能快速丧失。肾前性 AKI 的主要原因是血容量不足。与细胞因子释放综合征相关的高热和恶心呕吐会导致血管内容量减少。此外,细胞因子释放综合征和噬血细胞性淋巴组织细胞增多症,可引发细胞因子介导的血管舒张和毛细血管渗漏,从而导致肾前性缺血。长期肾灌注减少可能会发展为急性肾小管坏死。细胞因子释放综合征引起的急性心肌病,可导致低血压并进一步加剧肾脏灌注不足,从而导致肾前性 AKI 或在严重时进展为急性肾小管坏死。恰当的静脉液体复苏和使用血管活性药物以维持全身血流动力学和肾脏灌注稳定,有助于预防肾前性 AKI。严重低血压相关的急性心肌病需要正性肌力药物进行支持。

2. 肾性 AKI

(1)细胞因子释放综合征:细胞因子释放综合征,也称为"细胞因子风暴",是由于 T 淋巴细胞活化,随后产生和释放大量细胞因子,可导致超生理免疫反应。细胞因子释放综合征的发病率根据各项临床研究而异。Ⅱ 期临床试验 CTL019 在儿童 ALL 患者中有效性和安全性研究(study of efficacy and safety of CTL019in pediatric ALL patients,ELIANA)显示,50%的复发/难治B淋巴细胞白血病接受贝林妥欧单抗(blinatumumab)治疗的儿童和青少年患者发生细胞因子释放综合征,77%接受细胞疗法Kymriah(tisagenlecleucel)治疗的儿童和青少年患者发生细胞因子释放综合征。细胞因子释放综合征的诊断是:不能归因于任何其他原因的发热(体温>38℃),低血压和/或低氧血症。细胞因子释放综合征的主要临床表现是恶心、发热、低血压、缺氧、心动过速、呼吸急促以及肺水肿。

细胞因子释放综合征患者有发生AKI的危险,46%的患者在CAR-T免疫治疗后发生AKI。细胞因子可通过肾脏内炎症直接引起肾小球或肾小管毒性进而导致肾脏损伤。IL-6被认为是细胞因子释放综合征造成系统性不良反应的关键因素。在AKI和慢性肾脏病中,IL-6会增加成纤维细胞生长因子23的水平,引起磷酸尿和低磷血症,进而影响肾功能。目前,尚不清楚IL-6的来源:当CAR-T细胞靶向肿瘤细胞时,抗原呈递细胞会产生IL-6;此外,活化的内皮细胞也可产生大量IL-6。即使GFR未降低,肾组织损伤也与预后差相关,因此在这种情况下,血清肌酐不是肾功能的敏感标志物。血清胱抑素C是一种更可靠的标志物,尽管会受到糖皮质激素的影响,但不受年龄、肌肉质量或肾小管分泌影响。短期内肾小球滤过标志物水平的快速升高既可反映血流动力学状态改变,也可反映肾脏损伤。肾小管损伤标志物,如中性粒细胞明胶酶相关脂钙素以及金属蛋白酶抑制剂2和胰岛素样生长因子结合蛋白7的组合,更能精确预测AKI。

CAR-T免疫治疗相关细胞因子释放综合征最常用的分级系统将其分为4个级别,分别为轻度、中度、重度和危及生命。轻度和中度细胞因子释放综合征通常是自限性的或只需要支持治疗,重度细胞因子释放综合征需要糖皮质激素、抗IL-6受体抗体托珠单抗(每2~4周8mg/kg)或抗IL-6治疗抗体西妥昔单抗治疗(每3周11mg/kg,单独或与糖皮质激素联合使用)。托珠单抗适用于严重细胞因子释放综合征和儿茶酚胺依赖性血管舒张性休克,以改善血压和预防多器官功能衰竭,但其可能与机会性感染、低密度脂蛋白胆固醇和肝酶升高、胃肠道穿孔风险增加和血细胞减少有关。在轻度或中度肾功能不全患者中,托珠单抗不建议调整剂量,而在重度肾功能不全患者中目前暂缺乏循证医学数据。西妥昔单抗也被推荐用于治疗CAR-T免疫治疗后的严重细胞因子释放综合征。与西妥昔单抗治疗相关的不良反应包括疲劳、体质量增加、水肿、感染、血常规和生化异常。轻度至重度肾功能不全患者使用西妥昔单抗,剂量不需要调整,目前缺乏在终末期肾病和透析患者使用西妥昔单抗剂量的数据。由于肾脏替代治疗和血浆置换可以快速消除促炎细胞因子,因此,对于应用托珠单抗/西妥昔单抗和皮质类固醇后依然难治并危及生命的细胞因子释放综合征患者,可应用肾脏替代治疗和血浆置换进行挽救性治疗。由于缺乏高质量循证医学研究,肾脏替代治疗的最佳时机目前并不明确。这种不确定性导致了治疗模式的巨大差异。目前认为当超过液体负荷10%~15%,或出现难治性电解质紊乱时,需考虑肾脏替代治疗。此外,血液吸附治疗联合连续性肾脏替代治疗,对血清细胞因子水平和CAR-T免疫治疗疗效的影响仍需前瞻性临床研究。综上所述,早期识别和处理细胞因子释放综合征,对降低AKI发生率和30天内肾功能恢复至关重要。

(2)肿瘤溶解综合征:肿瘤溶解综合征是血液系统恶性肿瘤治疗中的主要合并症,与细胞因子释放综合征的症状相似。由于大量肿瘤细胞被破坏,尿酸、钾、磷、钙等细胞内物质快速释放导致一系列代谢紊乱,尤其容易发生在接受CAR-T免疫治疗时肿瘤负荷较大且未经预处理化疗的患者中。释放的尿酸和磷酸盐沉淀并阻塞肾小管,导致肾小管损伤。有研究显示,接受抗CD19 CAR-T免疫治疗的10例B细胞淋巴瘤患者中,1例患者出现实验室诊断的肿瘤溶解综合征。因此,识别有发生肿瘤溶解综合征风险倾向的患者并采取适当的预防措施,对于最大限度地减少肿瘤溶解综合征的临床结局非常重要。低风险患者可予水化、碱化和别嘌醇降低尿酸水平以预防AKI,而高风险患者应接受水化和拉布立酶以降低尿酸水平。

(3)噬血细胞性淋巴组织细胞增多症:接受CAR-T免疫治疗的患者可能会出现从轻度到重

度等不同程度的细胞因子释放综合征,但在最严重的情况下可能会进展为暴发性噬血细胞性淋巴组织细胞增多症。CAR-T 免疫治疗后噬血细胞性淋巴组织细胞增多症的发生率相对较低。噬血细胞性淋巴组织细胞增多症在临床中可以观察到乳酸脱氢酶、尿酸、IL-6、IL-10 和 IFN-γ 等水平显著升高。与噬血细胞性淋巴组织细胞增多症相关的 AKI 的潜在机制可能是急性肾小管坏死、急性间质性肾炎或血栓性微血管病。噬血细胞性淋巴组织细胞增多症的有效治疗需要积极使用免疫抑制治疗,主要包括使用糖皮质激素和 / 或抗 IL-6 药物(托珠单抗或西妥昔单抗)并辅以支持治疗。如果上述治疗后毒性未能改善,可以考虑应用依托泊苷(50~100mg/m², 每周 1~2 次): 当肌酐清除率(Ccr)>50ml/min 时推荐标准剂量; 当 Ccr 15~50ml/min 时推荐减量至标准剂量的 75%; 当 Ccr<15ml/min 时,目前尚缺乏循证医学数据。依托泊苷可抑制单核巨噬细胞活化,从而减少炎症因子产生以控制噬血细胞性淋巴组织细胞增多症。但心脏毒性和骨髓抑制是依托泊苷的 2 种常见不良反应,限制了其临床应用。此外,也有报道并推荐使用静脉注射免疫球蛋白来治疗噬血细胞性淋巴组织细胞增多症。

(三)展望

鉴于 CAR-T 免疫治疗相关不良反应影响患者预后,未来的研究应旨在明确 CAR-T 免疫治疗肾毒性分级,寻找能早期诊断 AKI 和判断预后的新型生物标志物,并有效筛选出接受 CAR-T 免疫治疗后易发生 AKI 的高危患者。此外,还需要努力优化特定的 CAR 嵌合抗原,以避免对非肿瘤细胞造成损伤。设计带有"关闭开关"功能的 CAR-T 细胞限制 T 淋巴细胞发挥效应的时间,以避免因过度活化对机体造成损伤。CAR-T 免疫治疗的适应证不久将不断扩大,CAR-T 免疫治疗后 AKI 的管理将是血液内科和肾内科专家的长期挑战。

(孙 葳 黄晓军)

主要参考文献

[1] BELLIERE J, MAZIERES J, MEYER N, et al. Renal complications related to checkpoint inhibitors: diagnostic and therapeutic strategies [J]. Diagnostics (Basel), 2021, 11 (7): 1187.

[2] RAGOONANAN D, KHAZAL S J, ABDEL-AZIM H, et al. Diagnosis, grading and management of toxicities from immunotherapies in children, adolescents and young adults with cancer [J]. Nat Rev Clin Oncol, 2021, 18 (7): 435-453.

[3] ZHOU H, YANG M, CUI L, et al. Chimeric antigen receptor T cell therapy and nephrotoxicity: from diagnosis to treatment strategies [J]. Int Immunopharmacol, 2020, 89 (Pt B): 107072.

第四节 放射治疗与肾脏损伤

肿瘤放射治疗是利用放射线治疗肿瘤。放射线包括放射性同位素产生的α、β、γ射线和各类X射线治疗机或加速器产生的X射线、电子线、质子束及其他粒子束等。放射治疗可分为外照射和内照射。内照射治疗主要指近距离放射治疗，包括放射源植入、术中放射治疗或放射性核素治疗以及治疗性放射性核素在体外给药。外照射治疗是使用线性加速器的外束放疗，是最常见的放疗形式。当使用外照射治疗时，首先要考虑到肿瘤的位置和周围的正常组织结构来确定放疗靶区，然后选择要使用的射束的方向、能量和数量以保障治疗靶区最佳覆盖照射同时相邻正常组织结构受照射最少。除了针对靶区的外照射，全身照射（total body irradiation，TBI）是一种广泛应用的技术，它是患者骨髓移植（bone marrow transplantation，BMT）的治疗方案之一。

肾脏受到辐射照射后出现的肾小管上皮等肾组织相关细胞变性或坏死、肾小动脉内皮细胞增生、纤维化等病变，称为放射性肾损伤或放射性肾炎或放射性肾病（radiation nephropathy，RN）。如前所述的肿瘤的各种放射治疗以及核辐射事故所致的过量照射均可能引起RN，包括急性放射性肾病和慢性放射性肾病（CRN）。临床表现为蛋白尿、血尿、氮质血症、贫血和高血压等。临床上肿瘤患者RN的发生率可能被低估，因为其症状不特异，潜伏期长，肿瘤患者肾功能障碍往往归因于其他可能的更常见的原因。

一、放射治疗的作用机制

放射治疗是治疗恶性肿瘤的主要手段之一，放射治疗的目的是给予一定的肿瘤体积（靶区）准确的照射剂量，而尽可能减少周围组织的照射剂量，从而在正常组织损伤很小的情况下根治肿瘤，这样不仅能保证患者的生存率，又能保证患者的生活质量。

电离辐射通过直接沉积于生物大分子上，引起生物大分子的电离和激发，导致其结构改变和活性丧失而产生直接作用。直接作用的生物学效应主要由对DNA的损伤所致，DNA双链断裂（double-strand breakage，DSB）是放射治疗中最严重的事件。电离辐射也会通过产生活性氧（reactive oxygen species，ROS）造成间接损伤，当ROS超过抗氧化剂时，氧化应激就会出现。ROS损伤细胞大分子，如脂质、蛋白质或DNA。电离辐射对蛋白质（如膜转运蛋白）和脂质体（如神经酰胺等）也会产生重要的生物学效应，引起基因表达和信号转导的改变，导致细胞存活、增殖、凋亡、分化、衰老等功能性效应改变，可能促进了潜在的和永久的组织损伤。

辐射所致的细胞死亡主要有2种形式：①间期死亡，细胞受到大剂量照射时发生的分裂间期死亡（细胞在进行下一次分裂前死亡）。②有丝分裂死亡，由于染色体的损伤，细胞在试图进行有丝分裂时死亡，死亡可能发生在照射后的第一次或以后的几次分裂，因此是一种增殖性死亡。

相对于肿瘤组织而言，正常组织细胞的增殖是高度有规律的，细胞的增殖是高度受控制的，机体代谢和细胞的生、死之间维持着精确的平衡。根据正常组织的不同生物学特性及对电离辐射的不同反应，放射生物学上将正常组织分为早反应组织和晚反应组织两大类。早反应组织的特点是，细胞更新快（如口腔黏膜组织），因此，照射后损伤很快就会表现出来，损伤后以活跃增殖来维持组织中细胞数量的稳定，使受损组织得以修复。晚反应组织的特点是，这些组织中的细胞群体更新很慢，增殖层次的细胞在数周甚至更长时间也不进行自我更新（如神经组织），因此损伤很晚才表现出来。

辐射诱导的血管改变是晚期辐射损伤重要的分子机制之一，暴露于电离辐射能引起内皮细胞和血管结构的破坏，导致血管通透性增加，这样的血管功能障碍导致组织间质水肿和灌注减少，由此可能导致组织内缺氧，缺氧通过增加炎症细胞的聚集加剧初始的损伤，在经历呼吸爆发过程中，通过消耗有效氧，产生ROS并增加组织缺氧。缺氧使血管内皮生长因子（vascular endothelial growth factor，VEGF）表达增加导致异常血管网的形成，引起不规则的灌注，由此产生的低灌注和再灌注的循环导致氧化应激，进一步破坏组织。

既往认为肾脏是较为敏感的晚反应器官之一，放射损伤发展得较慢，甚至可在照射数年后才逐渐表现出来。近年来研究认为，肾脏受照射后改变出现得并不晚，包括内皮细胞、肾小球、近肾小球的颗粒细胞等在受照射后1~4周就出现细胞增殖的变化。

最大限度地杀灭肿瘤和保护周围正常组织，是肿瘤放射治疗的目标。准确地预测、评价和记录治疗损伤的发病率是非常必要的。为了保护包括肾脏在内的正常组织和器官的功能，放射治疗的过程伴随着靶区的精准定位、靶区精确勾画、危及器官的合适限量、放射治疗计划和射线能量传递的优化等不断的改进。在CT影像技术和计算机技术发展帮助下，现在的放疗技术由二维放疗发展到三维放疗、四维放疗，放疗剂量分配也由点剂量发展到体积剂量分配及体积剂量分配中的剂量调强。

二、放射治疗与肾损伤

无论是临床常用的外照射、TBI还是目前新兴的核素治疗，都会引起RN。

腹部肿瘤包括肝癌、胰腺癌、胆系肿瘤、胃癌、腹膜后淋巴结转移、骨转移、腹膜后肉瘤、生殖细胞瘤等的放射治疗，都可能使靶区之外的周围器官和组织受到射线照射，一般将肾脏作为危及器官来保护。RN与照射剂量、体积、照射时间及分割次数有关。一般认为照射剂量越高，照射体积越大，分割次数越少，照射病程越长，RN发生率越高。有研究报道，在辐射事故或核恐怖事故中，个人辐射剂量达到4~5Gy即可能引发肾损伤。RN的特点大多是通过大量的动物实验发现的，相关动物实验显示，8~10Gy的照射剂量足以引发RN。有研究报道，精原细胞瘤患者接受腹部放射治疗时，累积剂量达23Gy后常出现肾损伤，发生率约为20%，其分割剂量为1Gy，连续照射5周以上，最常见的临床表现为急性RN。RN程度还与分割剂量相关。增加单次分割剂量造成肾组织对放射线的耐受性降低，出现相同水平肾功能受损的时间较小分割剂量者早，单次分割剂量小者，肾组织对射线的耐受性较高。肾单位所有成分的损伤程度与单次分割剂量及分割次数相关。此外，

肾损伤程度还受肾脏受照体积影响，如部分肾脏体积受照射，其耐受剂量将比全肾受照时更高，因为未损伤肾脏的代偿作用可维持近乎正常的肾功能。受照射肾脏的肾功能减退发生情况呈剂量和体积依赖性。若全肾受照射，其半数有效量（ED_{50}）<10Gy；若20%肾脏受照射，其ED_{50}可增至18.50Gy。临床上，外照射的患者肾脏的耐受剂量（5年内5%并发症）约为20Gy，以常规2Gy分割给予总肾肿块约25~30Gy的剂量可能导致慢性肾衰竭。目前普遍认为2/3或以上的单肾受到大于23Gy照射时即可发生RN。Cassady汇总了双侧全肾受照耐受剂量数据，认为出现放射性损伤的阈值剂量为15Gy，全肾受照射量为18Gy时，5年内发生放射性损伤的风险率是5%，全肾5周内受照射量28Gy时，5年内发生放射性损伤的风险率是50%。此外，联合化疗增加正常组织毒性，从而导致进一步减少耐受的最大剂量。图2-4-1显示非TBI时双侧肾脏受照射出现有症状肾损伤的剂量应答曲线。图2-4-2显示双侧部分肾脏受照射时的肾损伤风险预测。

TBI已经成为异基因和自体基因移植常规治疗重要的一部分。其作用机制包括：①骨髓移植前进行全身照射治疗，尽可能杀灭机体内残留的恶性细胞或骨髓中的异常细胞群，减少病情复发。尤其是一般化疗药物不易达到的中枢神经系统、睾丸等部位的残存恶性肿瘤细胞。②抑制受者的免疫反应，减少排斥；腾空骨髓的造血细胞，以利造血干细胞的植入、成活。③使移植的正常造血干细胞在骨髓空间定居、增殖、分化重建正常造血机能及免疫功能，保证骨髓移植的成功。目前研究显示TBI广泛应用于急性白血病移植前预处理，包括急性髓系白血病和急性淋巴细胞白

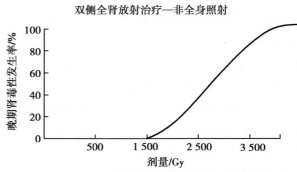

图 2-4-1 双侧肾脏非全身照射后有症状肾损伤的剂量-反应曲线

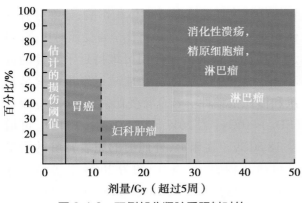

图 2-4-2　双侧部分肾脏受照射时的
肾损伤风险预测

注：组合肾脏剂量 - 体积直方图的复合示意图，桔色区域表示最小风险（<5%）、蓝色区域表示低风险（~5%）、粉色区域表示中至高（5%~30%，不含5%）风险、紫色区域表示高风险（≥30%）；浅蓝色区域为未确定的估计毒性风险区域；图示还表明了每个区域产生风险估计的临床经验。

血病，并提示优于单纯化疗的预处理方案。TBI 计划方案较多，有单次 5~10Gy，还有分次 TBI，每日 1 次或多次、1.2~3.0Gy/ 次，总量 10~14Gy 等。有研究显示分次更优于单次，有些联合化疗使用。TBI 潜在的不良反应较多，其发生率取决于剂量方案，较低的剂量率（<10Gy/min）和较低的有效生物剂量（<16Gy）以及选择性的肾屏蔽，可能降低肾损伤。急性和亚急性反应包括恶心、口干、口腔黏膜炎、间质性肺炎等，晚期的不良反应包括静脉闭性疾病、神经认识缺陷、心脏疾病的增加、白内障、第二肿瘤及肾脏的不良反应。其中肾脏不良反应以血清肌酐升高、肾小球滤过率（glomerular filtration rate，GFR）降低、蛋白尿、贫血和高血压等为特征。TBI 后肾脏的不良反应可能与多作用因素有关，包括化疗、败血症、抗菌药物、病毒感染、免疫抑制剂、移植物抗宿主病，以及微血管病性溶血等，但是临床观察已经证实导致移植后肾功能不全的最主要原因为 TBI。研究显示，骨髓移植前 TBI 引发人类 RN 的单次 X 射线剂量需达到 10Gy，3 天以上累积剂量需达到 14Gy，骨髓移植 5~6 个月后容易发生 RN，主要表现为血栓性微血管病性贫血。国际辐射防护委员会（International Commission on Radiological Protection，ICRP）118 号出版物中提到，关于发生 RN 的剂量阈值，急性照射剂量>7Gy，分次照射累积剂量>18Gy，其分次照射剂量为 2Gy/ 次。图 2-4-3 为 TBI 情况下肾功能损伤的剂量应答曲线。

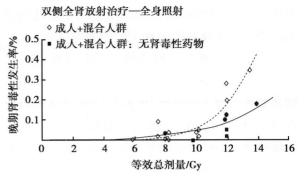

图 2-4-3　全身照射后肌酐升高或溶血性
尿毒综合征的剂量反应曲线

注：空心菱形代表仅包括成人或成人 / 儿童混合人群（有或没有肾毒性药物）研究的拟合数据；实心方块代表相同人群的拟合数据，不包括使用肾毒性药物、环孢素 A、替尼泊苷或氟达拉滨治疗的人群。

同样，放射性核素衰变过程中产生的射线可通过电离辐射生物学效应导致细胞 DNA 及其他功能性大分子损伤，从而导致细胞死亡。放射性核素治疗是将放射性核素或其标志物靶向运送到病变组织或细胞，或病变组织与细胞能主动摄取放射性药物，使放射性核素在病变部位大量浓聚，照射剂量主要集中于病灶内，利用核素衰变发出的 α 或 β 射线，产生电离辐射生物效应，直接或间接作用于生物大分子，如核酸和蛋白质等，使其化学键断裂，导致其分子结构和功能的改变，起到抑制或杀伤病变细胞的作用，达到治疗的目的。放射性核素治疗具有靶向性好等特点，射线在破坏或抑制病变组织的同时，对正常组织的损伤较轻微。

利用抗原与抗体、配体与受体特异性结合的特点，已经形成以放射性核素标记抗体和放射性标记配体进行的放射受体治疗。放射性核素治疗开展得最早、应用最广泛的是在甲状腺疾病方面，如甲状腺功能亢进症和甲状腺癌。目前还有钇 -90 树脂微球选择性内放射治疗肝癌，镭 -223 治疗前列腺癌骨转移，镥 -177 治疗转移性前列腺癌，放射性核素肽受体介导治疗（peptide receptor radionuclide therapy，PRRT）也已成为治疗表达生长抑素受体的不可手术或转移性神经内分泌肿瘤的一个成熟方案。虽然核素治疗具有靶向性好等特点，但是当血液循环的同位素 - 蛋白偶联物在肾小球处过滤，然后被肾小管上皮重吸收，在那里同位素的 β 射线被聚集，也会引起 RN。2001 年，Stoffee 等报道了 1 例应用放射性核素治疗甲状

第二章　肿瘤治疗与肾脏损伤

腺癌后出现 RN 的病例,肾活检时,电镜下可见肾小球系膜溶解和周围毛细血管内膜损伤。现在,标记有生长抑素受体配体的放射性核素常被用于治疗神经内分泌恶性肿瘤,放射性核素治疗引起的肾损伤病例逐渐增加,数据显示镥 -177 治疗神经内分泌瘤安全性虽然较好,但是仍有 30% 的患者发生 1~2 级的长期肾损伤。这种并发症的发生似乎取决于偶联物的药代动力学和同位素的放射性衰变的共同作用。具体来说,共轭物需要具有适合其过滤的大小,并且同位素需要足够缓慢地衰变,才能有明显效果,并非所有放射性同位素肾病都需要肾小球滤过。因此,有学者提出通过赖氨酸抑制对蛋白质的重吸收来减少放射性核素肾毒性作用。

三、立体定向放射治疗在小肾癌中的应用及肾保护

立体定向放射治疗(stereotactic body radiotherapy,SBRT)也被称为立体定向消融体部放疗(stereotactic ablative body radiotherapy,SABR),是利用高精度的放疗技术,将根治性的放射剂量(单次剂量>8~10Gy)通过外照射的方式聚焦到肿瘤部位,达到消灭根治肿瘤的目的。体部 X 刀、体部 γ 刀、射波刀等均属于 SBRT 范畴,该技术具有精度高、剂量高、适形度高和治疗次数少的“三高一少”治疗特点。

肾细胞癌(renal cell carcinoma,RCC)是生殖泌尿道最具侵袭性的恶性肿瘤之一,预后较差,特别是在转移患者中。手术切除仍然是局限性 RCC 疾病的金标准,传统观点认为 RCC 对放疗不敏感,在过去几十年中受到了很多怀疑,因此放疗的临床价值有限。近年的研究结果显示,RCC 对于放疗的低敏感性是由于传统放疗的投射剂量较低,以 SBRT 为代表的高剂量放疗可明显提升 RCC 的放疗敏感性。然而,许多研究已经评估了放疗的作用,尽管 RCC 传统上被认为是放射性耐药的,但放疗领域的技术进步与现代直线加速器以及先进的技术已经产生了突破性的治疗结果。此外,SBRT 对于解剖性或功能性孤立肾 RCC、双侧 RCC 的治疗具有重要价值,可使部分患者免于根治性肾切除术后的肾脏替代治疗,有利于改善患者生活质量,延长患者寿命。

Staehler 等的研究结果显示,单次分割 SBRT 对 RCC 的短期局部控制率可达 98%,研究人群的基线和 SBRT 治疗后内生肌酐清除率(Ccr)无显著差异 [76.8ml/(min·1.73m^2) vs 70.3ml/(min·1.73m^2),$P=0.89$]。该研究结果证明,单次分割 SBRT 作为一种门诊可用的治疗方式对于 RCC 患者短期内安全有效。在 1 项汇总个体患者数据荟萃分析中,Shankar 等证明 SBRT 与出色的局部癌症控制有关,2 年和 4 年局部控制率为 97.8%。治疗耐受性良好,3 级和 4 级毒性发生率为 1.3%,肾功能基本保留。将 SBRT 与手术进行有意义的比较特别具有挑战性,因为手术方法(部分与根治性肾切除术)及其他因素(如温缺血时间)对结局有相当大的影响。在 1 项比较选择性肾单位保留手术与根治性肾切除术的随机研究中,部分肾切除术后估算的 GFR(eGFR)的平均损失为 16.6ml/min,根治性肾切除术后平均损失为 23.5ml/min。对于仅剩一个肾或无法手术的 RCC 患者,SBRT 能较好地保留肾功能,并且其预后和效果与部分肾切除或肾部分消融术相当。热消融术后的肾功能不全与最大肿瘤尺寸和消融区体积成正比,文献中大多数消融肿瘤的最大尺寸范围为 2~3cm。在最近 1 项系统评价和荟萃分析中,对 18 项研究进行了比较,比较了部分肾切除术后 eGFR 与小肾肿块热消融术的变化,每种方式的平均 eGFR 损失分别为 26.2ml/min 和 24.5ml/min。目前接受 SBRT 的 T$_{1a}$ 疾病患者组的结果与其他方式相当(24.0ml/min)。

RCC 患者的肾功能情况和远期预后相关,因此 RCC 的外科治疗应在完全切除肿瘤的同时,最大限度地保护肾功能。SBRT 亦遵循上述原则。与消融治疗肿瘤杀伤原理不同,SBRT 并不会即刻对肿瘤和间质的组织结构产生破坏,而是依赖放射介导的细胞凋亡,逐步使肿瘤组织萎缩变小,这一过程常持续至 SBRT 后数年。且 SBRT 具有精度高、剂量高、适形度高的技术特点,对肿瘤周围的正常肾组织影响较小,可有效保护患者的肾功能。近年来的相关临床研究结果已初步证实了 SBRT 对 RCC 患者肾功能保护的积极作用。Wang 等回顾性研究了 9 例双侧 RCC 行立体定向体部 γ 刀治疗的肿瘤控制和肾功能情况,结果显示 1 年、3 年、5 年总生存期和局部

控制率分别为 66.7% 和 64.8%、53.3% 和 43.2%、35.6% 和 43.2%；SBRT 前基线 eGFR 和末次随访 eGFR 水平分别为（93.2 ± 8.2）ml/（min·1.73m²）和（98.1 ± 13.8）ml/（min·1.73m²）（P=0.961）。另一个值得注意的新发现是，很大一部分患者在 SBRT 后表现出 eGFR 增加。有 52 例患者（26.5%）在治疗后表现出 eGFR 改善，代表整体功能增加 17%（平均增加 8.0ml/min）。目前尚不清楚这一发现潜在病理生理机制，是否继发于肿瘤反应和随后的肾功能恢复、治疗后的超滤状态或对侧肾脏的代偿性功能改善。在部分肾切除术后，对于双侧肾脏患者，大多数患者保留约 88%~91% 的整体功能，代偿性肥大代表保留 2.2%~6.0% 的整体功能。没有根治疗法后肾功能改善超出基线水平的文献报道。代偿功能可能是最合理的推定机制，因为先前临床试验的数据表明，SBRT 后对侧肾脏中计算的 GFR 平均比基线每分钟增加 12.3ml。有学者认为，eGFR 的增加是剩余功能性肾单位的代偿性超滤导致的，每个肾单位的过滤增加可能是对肾单位损失的适应性反应，但它最终可能导致进行性肾功能不全。在肾脏 SBRT 和其他疾病状态下，超滤的潜在机制仍不清楚。此外，它对晚期肾功能的影响仍有待阐明。值得注意的是，SBRT 并不能使治疗前慢性肾脏病（chronic kidney disease，CKD）4~5 期肾功能不全的患者免于透析治疗，因此对于 SBRT 治疗前的患者选择仍需谨慎。

四、放射性肾损伤的临床表现和病理改变

放射性肾损伤（RN）的临床表现有蛋白尿、镜下血尿、水肿、氮质血症、高血压和程度不等的贫血。临床上 RN 常被分为以下几种类型，急性放射性肾损伤、CRN、血栓性微血管病等。

（一）急性放射性肾损伤

该病常发生于放射治疗 4 个月后，起病隐匿，临床表现为水肿、高血压、蛋白尿、镜下血尿、贫血和氮质血症。常见于下肢水肿，重症者可累及全身，很少伴有胸腔和腹腔积液。尿蛋白增多，尿沉渣可见少量红细胞。高血压在发病后 6 个月达高峰，但程度和持续时间不同，半数患者可渡过急性期，血压逐渐恢复正常，恶性高血压见于半数患

者。贫血轻重不等，常呈正细胞正色素性贫血，有时表现为溶血性贫血。肾功能不同程度减退，血尿素氮、肌酐往往升高。急性放射性肾损伤常发生在放疗后 4 个月，若不治疗将进展为肾衰竭，预后主要与恶性高血压有关。

（二）慢性放射性肾损伤（CRN）

常由急性放射性肾损伤迁延不愈所致，也可能在放射治疗后数年至数十年发病。起病缓慢，临床表现类似慢性间质性肾炎，主要症状为肾功能减退和高血压，常有轻度蛋白尿，尿浓缩功能减退和轻度高血压。RN 引起的慢性肾衰竭存活率很低。

（三）溶血性尿毒综合征（hemolytic-uemic syndrome，HUS）/血栓性血小板减少性紫癜（thrombotic thrombocytopenic purpura，TTP）

临床上出现血小板减少和红细胞碎片时，应考虑 HUS/TTP。HUS 突出的表现主要包括高血压、水肿、血清尿素氮和肌酐升高，微血管病性溶血性贫血和血栓性血小板减少，外周血红细胞碎片阳性，血清乳酸脱氢酶（lactate dehydrogenase，LDH）常升高。TBI 合并化疗时常常导致 HUS。TTP 临床特征为微血管病性溶血性贫血、血小板减少性紫癜、神经和精神症状、发热和肾功能损害、血清 LDH 升高。肾功能不全常呈慢性、进行性加重。

（四）病理改变

病理描述常用 RN，其组织病理学特征包括血管、肾小球和肾小管间质损伤。放疗后肾脏的急性形态学变化主要是血管和肾小球。内皮细胞丢失伴内皮下扩张是照射损伤的早期征兆，电子显微镜检查显示为内皮细胞损伤和肾小球基膜内皮下增宽。毛细血管袢闭塞和充血、血栓形成和变性红细胞管型均可存在于肾小球毛细血管中。如果毛细血管损失严重，整个肾小球将失去功能。因为肾小管上皮的循环来源于肾小球传出小动脉，这些血管的损伤会导致肾小管上皮缺血。系膜细胞和基质的溶解是另一种常见的发现。慢性变化的特征是肾间质纤维化增加和肾单位质量丢失。小叶间动脉和弓形动脉硬化、肾小管萎缩和肾小球瘢痕形成是 RN 的晚期特征。

目前，参与 RN 的分子和细胞病理机制尚不完全清楚。在 RN 中，最初的肾细胞损伤是由电离辐射通过直接电离或者水电离产物和 / 或 ROS

的中介间接造成 DNA 双链断裂，由此引发向 CKD 的级联反应。这种急性 DNA 损伤可导致肾脏细胞立即死亡。另外，在接受放疗的恶性肿瘤患者中，转录组分析研究显示了肾坏死和细胞凋亡基因上调的肾毒性改变，这也将促进受损细胞死亡。而在急性期存活的细胞中，DNA 修复机制被高度激活，但即使细胞未因急性损伤而死亡，从

长远来看，错误修复的 DNA 双链断裂仍可诱发细胞死亡或细胞衰老。另外，细胞死亡时释放的细胞因子、细胞衰老和电离辐射本身还可引发慢性炎症，进而导致肾纤维化。因此，DNA 损伤及修复的一系列过程可能是 RN 的病理机制，而氧化应激和炎症被认为是潜伏期的相关病理机制。图 2-4-4 为 RN 可能的病理机制。

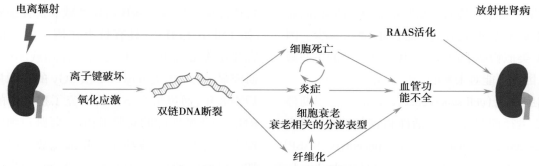

图 2-4-4　放射性肾病可能的病理机制

注：电离辐射诱导 DNA 双链断裂（DSB）以及肾素 - 血管紧张素 - 醛固酮系统（RAAS）激活和血管功能障碍。RAAS 激活和血管功能障碍有助于放射性肾病。DSB 通过破坏键和敲除电子直接诱导，并通过氧化应激间接诱导。DSB 引发急性细胞死亡、炎症和细胞衰老。急性细胞死亡和炎症可能进入恶性循环，尽管放射肾病中慢性炎症的数据是相互矛盾的。细胞衰老通过衰老相关的分泌表型（SASP）促进炎症，SASP 由促炎细胞因子组成。细胞死亡，可能的炎症和细胞衰老导致肾单位肿块丢失和间质纤维化，这是放射性肾病的标志。

有研究表明，血管功能障碍、细胞衰老的激活、炎症、促纤维化剂的释放和肾素 - 血管紧张素 - 醛固酮系统（renin-angiotensin-aldosterone system，RAAS）激活也可能有助于 RN 的产生和发展。

当 ROS 超过酶促和非酶抗氧化剂时，就存在氧化应激（OS）。ROS 与脂质、蛋白质和 DNA 发生反应，导致细胞损伤和衰老。在辐射诱导的组织损伤中，OS 在伴有 DNA 损伤的急性期的作用已得到公认。此外，OS 是 CKD 发生发展及其并发症的重要病理机制。因此，OS 也可能在 RN 中发挥作用。Cohen 等发现在大鼠 10Gy 单剂量 TBI 后潜伏期施用抗氧化剂去铁酮、染料木黄酮和载脂素时，RN 未减轻。相比之下，当抗氧化物质在照射前使用时，在实验环境中显示出对 OS 的保护作用。Mercatepe 等的研究表明，能清除 ROS 的抗氧化剂 N- 乙酰半胱氨酸在 6Gy TBI 照射的大鼠中增加了谷胱甘肽水平。N- 乙酰半胱氨酸减轻了 RN 的组织病理学改变并降低了半胱天冬酶 3 的表达。在这项研究中，N- 乙酰半胱氨酸在 TBI 前 5 天至 TBI 后 2 天使用。因此，减

少 OS 可以获得益处。类似的结果来自 Amiri 等在实验 RN 中使用降脂他汀类药物。除了对脂质代谢的影响外，他汀类药物还具有抗炎、抗凋亡和抗氧化作用。在 2Gy TBI 前 7 天每日使用阿托伐他汀治疗可降低脂质过氧化作为 OS 标志物，改善肾功能，降低半胱天冬酶 3 表达，并改善小鼠肾小管损伤。用白三烯受体拮抗剂也显示肾保护和抗氧化作用。孟鲁司特是一种选择性白三烯 CysLT-1 受体拮抗剂，专为呼吸功能障碍而开发。这种抗炎药也改善了 OS。Hormati 等发现在小鼠 3Gy TBI 之前 2 周给予孟鲁司特能够降低 OS 并减轻 RN。总之，关于 OS 在辐射肾病中的数据明确显示，OS 在照射后立即破坏 DNA 方面起着重要作用。此外，在照射前应用抗氧化剂可减轻 RN。相比之下，在潜伏期，OS 既不能检测到显著的量，也不能减轻 OS 的药理学衰减减轻 RN。因此，OS 在辐射的早期阶段似乎不起作用。然而，OS 的后果即导致 DNA 损伤、细胞死亡和细胞衰老的诱导，在 RN 中至关重要。

内皮功能障碍和血流动力学改变是辐射诱发

肾毒性的已知特征。环氧二十碳三烯酸（epoxyei-cosatrienoic acid，EET）由细胞色素（cytochrome P450，CYP）环氧合酶在内皮中产生。EET 来源于花生四烯酸，已被证明可以在各种肾脏病理模型中保护肾脏。实验性照射导致肾脏 CYP 环氧合酶和尿液 EET 水平降低，导致内皮和血管损伤，伴传入性小动脉功能障碍和肾脏自身调节反应受损。EET 类似物在单剂量 11Gy TBI 之后，从第 2 天到 12 周每天在大鼠中施用。传入小动脉功能得到改善，高血压得到缓解，肾凋亡通过 Fas/FasL 通路减少。因此，EET 类似物似乎通过 OS 和炎症以外的机制减轻 RN，因此可能对未来的治疗充满希望。

细胞衰老（cell senescence，CS）是细胞周期停滞，凋亡途径抑制，高代谢活性和衰老相关分泌表型（senes-cence-associated secretory phenotype，SASP）的组合。SASP 包括白细胞介素 1（interleukin-1，IL-1）、IL-6、IL-8、结缔组织生长因子、转化生长因子、血管内皮生长因子和肿瘤坏死因子（tumor necrosis factor-α，TNF-α）的分泌增加。虽然它是正常时间老化过程的一部分，其特征在于端粒的损耗，但过早衰老是由应激因素诱导的，例如 OS 直接或间接的电离辐射。在大脑中，心脏和肺 CS 有助于辐射诱导的器官损伤。在 CRN 以外的其他病因的 CKD 中，CS 也是一种可能的病理机制。在大鼠单剂量 18Gy 的实验 RN 中，CS 已在肾小球内皮细胞和大鼠足细胞中出现，强调了 CS 在 RN 中的影响。肾小球内皮损伤占主导地位，导致血栓性微血管病增加，肾小球塌陷，实验性 RN 中内皮细胞数量减少。肾细胞显示出细胞衰老标志物（p53，p21，p16），细胞周期停滞，并且具有 IL-6 分泌增加的 SASP。TNF-α、IL-8 和 VEGF-A 分泌未显著增加。在 RN 的实验模型中发现了肾小球损伤和肾功能损害。因此，细胞衰老似乎在 RN 中被激活。

炎症已被提议作为 RN 的一种机制，因为它存在于其他辐射损伤中，例如胃肠道辐射损伤和放射性肺炎。此外，机械性炎症与肾细胞损伤和 CKD 相关。坏死的肾小管细胞释放损伤相关分子模式（damage-associated molecular patterns molecules，DAMP）并触发组织驻留细胞和募集的白细胞中促炎细胞因子和趋化因子的分泌。如巨噬细胞产生细胞因子（如 TNF-α 和 IL-6）。这些炎症反应导致更多的细胞死亡，并推动细胞死亡和炎症的恶性循环，随后肾功能下降和肾纤维化。然而，关于 RN 活动性炎症的数据很少。在 2Gy、5Gy、8Gy、11Gy 和 14Gy 单剂量 TBI 后，在西藏小型猪的 ^{18}F-FDG-PET-CT 中检出 TNF-α 表达水平升高，并与代谢活性增加相关。炎症参与 RN 的进一步证据来自观察到孟鲁司特能够以剂量依赖性方式减轻 3Gy 单剂量 TBI 后小鼠的 RN。孟鲁司特通过抑制核因子 -κB 活化和减少抗炎细胞因子（如 TNF-α 和 IL-6）具有抗炎作用。但是也有研究显示炎症在 RN 中仅起次要作用或不起作用。研究显示在 4.5~8.5Gy 或 2 次 5Gy 的单剂量照射后 6~8 年，通过组织学分析研究了猕猴中的慢性 RN。与年龄匹配的对照组相比，肾脏白细胞浸润没有显著差异，肾皮质中巨噬细胞数量仅略有增加。可能的解释为经过这么长时间，炎症已经停止，纤维化已经取而代之。帕克等将猕猴暴露在 10Gy、11Gy 或 12Gy 的局部照射下，具有 5% 的骨髓保护。辐照后约 100 天，炎症细胞浸润或巨噬细胞数量增加并无显著的组织学特征。最近，科恩等在 5% 骨髓保留或 2.5% 骨髓保留的猕猴中发现：10Gy 部分身体照射后 180 天，肾脏中未见相关的细胞炎症。细胞炎症几乎从未超过肾实质面积的 1%。在受照射的兔子中进行测试时，强效抗炎药泼尼松龙对 6 周和 9 个月的生存率产生了不利影响。尽管非细胞、仅细胞因子介导的炎症可能在 RN 中起作用，但这似乎不太可能，因为细胞因子介导的炎症细胞并未出现。总之，目前的数据表明：与其他器官不同，炎症可能不是 RN 的主要病理机制。

肾纤维化是实质中瘢痕的形成。它是一种伴随肌成纤维细胞活化和迁移、细胞外基质沉积和肾脏重塑的正常伤口愈合的病理方式。纤维化是几乎所有 CKD 病因的共同最终途径。导致纤维化的机制，可能有助于理解急性损伤中的组织修复，然而，当 CKD 持续发生时，它们会导致组织功能丧失并导致肾功能下降。肌成纤维细胞是细胞外基质的主要来源。Ⅰ型胶原蛋白是肾纤维化中最常见的基质蛋白，但也发现了Ⅱ、Ⅳ、Ⅴ和ⅩⅤ型。转化生长因子 β（transforming growth factor，TGF-β）可刺激肾纤维化中的肌成纤维细胞分化。肌成纤维细胞活化和肾纤维化的其他重要刺激是先天性和适应性免疫系统。关于慢性 RN 纤维化的组织学和机制数据很少。然而，现有数据支持 RN 中存在纤维化的假设。猕猴接受 10Gy、11Gy 或 12Gy TBI(具有 5% 的骨髓保护)后约 100 天出现肾纤维化。此现象发生在整个肾脏，包括皮质和髓质。纵然 RT 后出现了广泛的纤维化，在尸检时，受辐射的肾脏和对照组的 TGF-β 水平同样增加，这令人惊讶。这些发现表明，对肾纤维化具有不依赖 TGF-β 的作用。肾纤维化主要存在于存活时间最长的动物中，这表明它是一种长期影响，正如在其他形式的肾损伤中已知的那样。使用血管紧张素转化酶抑制剂(angiotensin converting enzyme inhibitor，ACEI)和 EET 类似物阻断 RAAS 可减少细胞外基质沉积和肾纤维化，并证明对实验性 RN 有益。

RAAS 由酶及其肽底物组成，涉及多个器官。RAAS 是血压和电解质的重要调节剂。肾素在肾脏中产生。它将来自肝脏的血管紧张素原裂解为血管紧张素 I (angiotensin I，AT I)，然后由源自肺部的血管紧张素转化酶(angiotensin converting enzyme，ACE)转化为血管紧张素 II (angiotensin II，AT II)。然而，所有单独的 RAAS 成分都存在于肾脏内，称为肾内 RAAS。RAAS 的肾内激活在肾脏疾病中起关键作用，尤其是肾性高血压。在 1 项骨髓移植的随机对照试验中，用卡托普利抑制 RAAS 可减轻 RN，患者接受 TBI 9 次、共 14Gy，肾屏蔽总剂量为 9.8Gy，为减轻肾损伤做准备。卡托普利或安慰剂在宿主移植后给药，改善了 1 年 GFR 和患者总体生存率。研究显示 RAAS 抑制对 RN 动物模型有益(如大鼠单剂量 10Gy 的 TBI，以及小鼠镥 -177 应用)。RAAS 抑制剂减轻肾损伤的疗效在动物实验中比在 BMT 后的患者中更明显。

五、放射性肾损伤的临床诊断

放射性肾损伤(RN)与其他慢性肾病的主要鉴别要点为是否存在射线接触史，结合发生的时间以及疾病演变规律做出判断。

RN 临床特征的严重程度取决于应用类型(例如部分照射与 TBI、内照射与外照射)、所用剂量和受累肾体积，其中剂量是与肾毒性增加相关的重要因素。关于 RN 的临床分级(表 2-4-1)，一般仅在高于目前使用的剂量下，才在照射后立即观察到临床上明显的肾损伤。除了 50Gy 以上的高的辐射剂量外，在照射后 6 个月内未出现临床症状或体征，这就是所谓的 RN 潜伏期。首次临床损伤在照射后的急性期(6~18 个月)变得明显。慢性肾损伤在放疗后 18 个月以上临床上变得明显。如果在放疗后 2 年内未观察到肾脏血流量或 GFR 的变化，则不太可能发生随后的慢性损伤，然而 20 世纪 70 年代 1 项对放疗患者的观察表明 CRN 的潜伏期甚至可长达 8~19 年。

急性放射性肾损伤刚开始时可能无临床症状，而出现检验指标的变化如氮质血症或蛋白尿。当出现症状时，患者可表现为疲劳、水肿、头痛，血尿和严重贫血等，与肾功能损害不成比例。有的甚至可能出现高血压危象，如高血压脑病或者充血性心力衰竭。贫血是一种经常与放射性肾炎慢性期相关的症状。辐射剂量(20Gy)后肾脏产生红细胞生成素的抑制被认为是导致贫血的一个因素。作为早期发现，视网膜病变并不常见。大多数患者的尿液中都出现了蛋白尿以及颗粒和透明管型。

CRN 在临床上与任何其他病因的 CKD 并无明显区别，主要表现为高血压、蛋白尿、贫血、肌酐水平升高和慢性肾衰竭。肾萎缩是 CRN 的典型表现，可通过肾容量丢失来测量。另外，放射治疗诱导的肾损伤也可以减少患者对未来肾损伤的储备。当 CRN 患者进展至终末期肾病(end stage renal disease，ESRD)时，生存率远低于其他原因的 ESRD。致癌作用是 RN 的罕见晚期表现。

表 2-4-1　放射性肾病的临床分级

类型	放射治疗后时间	症状
潜伏阶段	<6 个月	无症状或临床异常
急性放射性肾损伤	6~18 个月	肾小球病理学水肿，氮质血症，蛋白尿，高血压，高血压危象，疲劳，贫血的体征
慢性放射性肾损伤	>18 个月	慢性肾脏病的体征：高血压，白蛋白尿，贫血，慢性肾衰竭，肾脏萎缩

RN 的实验室检查包括对肾功能的一系列检查：①尿液分析。尿常规检查可见镜下血尿、蛋白尿；肾小管受损后，尿液浓缩 - 稀释功能受损，可出现低渗尿。②血常规检查。血常规可出现不同

程度的贫血,一般为正细胞性贫血。③肾功能检查。血清肌酐和尿素氮是反映肾功能情况较为特异的血清学指标。一旦肾功能受到损害,尤其是肾小球功能受到损害,血清中尿素氮和血清肌酐较快升高。血清肌酐可很好地反映 GFR 水平,尿素氮与肾损伤程度具有明显相关性。④核素肾动态显像。作为评价肾功能、诊断肾脏病的重要无创手段,肾动态显像法具有更加突出的肾功能评估优势:准确、简单、无创、灵敏,能够早期评估损伤程度。⑤肾活检。发生急性放射性肾损伤时,病理表现为肾小球和小管变性、间质水肿和出血。CRN 的病理可见严重血管硬化,肾小球缩小并有系膜硬化,小管萎缩,间质纤维化等表现的病理特点。

常见不良反应事件评价标准(CTCAE)4.0 版可用于肾毒性分级(表 2-4-2),也可根据 GFR、连续尿蛋白、Ccr、血压和肾衰竭的症状等来分级。

表 2-4-2 CTCAE 4.0 版可用于肾毒性分级

不良事件	1	2	3	4	5
急性肾损伤	肌酐水平增高>0.3mg/ml;肌酐高于基线 1.5~2.0 倍	肌酐高于基线 2~3 倍	肌酐高于基线 3 倍或>4mg/ml;需要住院治疗	危及生命的后果;需要透析治疗	死亡
慢性肾病	eGFR 或 Ccr>60ml/(min·1.73m^2)	eGFR 或 Ccr 59~30ml/(min·1.73m^2)	eGFR 或 Ccr 29~15ml/(min·1.73m^2)	eGFR 或 Ccr<15ml/(min·1.73m^2);需要透析	死亡
蛋白尿	蛋白尿 +,尿蛋白定量<1.0g/24h	蛋白尿 ++,尿蛋白定量>1.0g/24h	成人尿蛋白定量>3.5g/24h 小儿尿 P/C >1.9		

注:eGFR,估算的肾小球滤过率;Ccr,内生肌酐清除率;P/C,蛋白/肌酐;CTCAE,常见不良反应事件评价标准。

六、放射性肾损伤的预防及治疗措施

放射性肾损伤(RN)的预防,主要是接触放射线时应尽量避免射线剂量超过肾耐受剂量,推荐的剂量体积限制建议在表 2-4-3 中列出,TBI 时对于整个(双侧)肾脏,推荐总剂量<10Gy,分 5~6 次(剂量率<6Gy/min),常规外照射限制在总量 15~18Gy,建议在>5 周的时间中给予。对于部分肾脏照射,建议最大程度地避开肾脏并保持双肾<18Gy 的平均受量,或者一个肾脏不能充分避开则维持受照射的>6Gy 的体积<30%。另外,肾脏的反应高度依赖于分割大小,因此不能直接将以前的经验外推到不同的放疗分割(如 SBRT)的情况中,应严格设计分割方式。SBRT 后未报道有症状的肾损伤,然而,在肾脏 SBRT 后 52 个月观察到肌酐升高。需要对这些系列的长期幸存者进行随访,以确定肾脏对 SBRT 的耐受性。已发表的关于肾脏耐受性的报道很少关注调强放射治疗(intensity-modulated radiotherapy,IMRT),而且不同空间剂量分布的影响尚未得到很好的确定。与更简单的计划相比,IMRT 通常会导致低剂量递送至更大的体积,这可能会降低肾功能代偿性增加的可能性。

目前尚无关于小儿肾脏部分容积耐受的数据。新生儿对放疗似乎更为敏感。对整个新生儿肾脏进行总剂量为 12~14Gy,1.25~1.50Gy 分割的放射与 GFR 降低有关,随后出现骨扫描和静脉肾盂造影异常。在 1 项研究中,年龄<5 岁与 TBI 后急性肾功能不全的风险增加有关,而对于年龄较大的儿童,没有令人信服的证据表明肾脏耐受性与成人不同。1 项针对 108 例主要接受 Wilms 肿瘤肾切除术患儿的研究表明 Ccr 异常呈剂量依赖性。在接受<12Gy 放疗的 70 例儿童中,有 29 例(41%)发现 Ccr 异常[定义为<63ml/(min·1.73m^2)],这种现象在 27 例接受 12~24Gy 放疗的患儿中有 15 例(56%),11 例接受>24Gy 放疗的患儿中有 10 例(91%)($P<0.05$)。其中 Ccr<24ml/(min·1.73m^2)的 5 例患者均有高血压和血尿素氮升高,4 例死于肾衰竭。在另 1 项 Wilms 肿瘤研究中,17 例患儿接受剩余肾脏 11~14Gy 放射并未出现肾病,4 例接受 14~15Gy 的放疗患儿中有 1 例出现肾病。在另 1 项研究中,38 例患有双侧 Wilms 肿瘤的儿童接

受上半肾总量 27Gy/21 次分割、下半肾 12Gy/11 次分割的放射治疗之后,有 1 例发生肾衰竭。在接受双侧肾脏剂量为 10~12Gy,1.5~2.0Gy 分割的患儿中,没有发生肾衰竭。在 Wilms 肿瘤研究经验中,肾衰竭在双侧 Wilms 肿瘤患儿中比单侧 Wilms 肿瘤更常见。对于发生肾衰竭的 3 例单侧肿瘤患者,剩余肾脏的剂量为 15Gy、18Gy 和 20Gy,1.5~2.0Gy 分割。

在 Cheng 等对 TBI 后肾毒性的评价中,对于儿科患者($n=192$),使用环孢素和替尼泊苷与肾毒性风险增加有关。当排除这些药物时,没有发现剂量反应,并且在剂量 ≤ 13Gy 时,肾毒性的发生率<8%。无论使用或者不使用 TBI,化疗可以增强成人和儿科人群的放疗相关肾损伤。有综述表明:在 TBI 之后,使用氟达拉滨、环孢素或替尼泊苷会增加肾损伤的风险(比值比分别为 6.2,5.9 和 10.5)。潜在的肾功能不全、糖尿病、高血压、肝病、心脏病和吸烟也会降低肾脏对 RT 的耐受性,然而这些影响的程度尚不清楚。动物模型表明 ACEI、地塞米松和乙酰水杨酸可预防和治疗 RT 诱导的肾损伤。

作为肿瘤有效治疗手段之一的核素靶向治疗正在快速发展,无论是利用发射 β 或 α 射线的核素标记靶向探针,尽管其靶向性好,组织穿透距离短,但是临床观察到限制这种治疗效果的一个重要因素是 RN 的发生,这是由于肾脏清除和 Megalin 受体介导的小管重吸收螯合生长抑素类似物引起的。在临床和临床前的调查中都报道

了肾功能的严重损害。对于核素治疗内照射引起的肾损伤的治疗,相关研究逐渐增多。减少肾辐射暴露有多种药理策略,例如抑制肾小管再吸收。在动物研究和患者研究中,联合给予带正电荷的氨基酸(主要是精氨酸和赖氨酸)可降低放射性标记生长抑素类似物的肾脏摄取。PRRT 后肾脏的组织病理学表现为管状和肾小球损伤,这似乎与外照射引起的损伤相似。RAAS 也决定性地与辐射性肾病的发病机制有关。在动物模型中,RAAS 修饰药物疗法已被确定用于减少辐射后肾损伤。Cohen 等首次报道了 ACEI 对大鼠肾脏外照射后的肾脏保护作用,随后研究证实了该类药物对 RN 的缓解作用。

另外,尽量避免二次照射。对于有研究表明肾组织对亚致死剂量的放射性损伤有较强的修复能力,但是避免二次照射的实验性研究表明:经过低剂量的照射后,尽管无明显的肾损伤,但会明显地降低肾脏对再次治疗的耐受性。一次放疗导致基因永久的损伤,而再次放射治疗则会加重这种损伤,因而对肾脏的二次照射应极其谨慎。

表 2-4-3 列出了外照射时肾脏作为危及器官的剂量 - 体积限制,以指导临床治疗防止 RN。

RN 的治疗包括有目的地使用 ACEI 和血管紧张素 Ⅱ 受体阻滞剂(angiotensin Ⅱ receptor blocker,ARB),以控制血压、降低蛋白尿、延缓肾损害的进程。在 RN 中使用 ACEI 和 ARB,对肾的保护作用机制目前仍不明确。ACEI 和 ARB 控制血压和蛋白尿的机制很不充分,因在 RN 模

表 2-4-3　建议的剂量 - 体积限制(估计风险为<5%)

变量	剂量 - 体积度量	研究者
双侧肾脏照射		
TBI	平均肾脏剂量<10Gy	Cheng 等
非 TBI	平均肾脏剂量>10Gy	Cassady
双侧肾脏部分照射		
双侧肾脏	平均肾脏剂量<18Gy	Nevinny-Stickel 等
双侧肾脏	V_{28Gy}<20%	Nevinny-Stickel 等
双侧肾脏	V_{23Gy}<30%	Nevinny-Stickel 等
双侧肾脏	V_{20Gy}<32%	Jansen 等
双侧肾脏	V_{12Gy}<55%	Welz 等 *
如果一侧肾脏平均剂量>18Gy	V_{6Gy}(剩余肾脏)<30%	

注:V_{xGy},接受>xGy 的双侧肾脏的体积;TBI,全身照射;* 根据 Welz 等的研究估算,62.5% 降至 55.0%,因为 62.5% 是功能体积。

型中,使用 1/8 常用剂量的卡托普利,尽管未能控制血压和蛋白尿,但仍有一定的保护作用。Moudler 等进行了 1 项研究,将大鼠分为 2 组,一组给予 17Gy 射线照射,另一组给予 17Gy 射线照射联合应用 ARB,结果表明 RN 的最初几周常有细胞增殖,预防性使用 ARB、L158-809 可明显减轻肾小管细胞的增殖反应,但不能减轻肾小球细胞的增殖反应。Cohen 等研究发现,使用氯沙坦可使 RN 患者肾功能长期稳定。抗氧化剂尤其是超氧化物歧化酶已被证实,无论是在抑制纤维化的形成,还是逆转纤维化方面都起一定的作用。RN 引起的贫血,可用红细胞生成素治疗。血栓性微血管病通常首选血浆置换。血浆置换使经典的 TTP 病死率从 99% 降至 20%,但对 BMT 后 TTP 血浆置换治疗通常无效。RN 中推测的病理机制和治疗药剂的相关研究见表 2-4-4。

表 2-4-4 放射性肾病中推测的病理机制和治疗药剂

推测的病理机制	推测的治疗药剂	物种
氧化应激	N-乙酰半胱氨酸 阿托伐他汀 孟鲁司特	小鼠,大鼠
RAAS	ACEI 醛固酮拮抗剂	人,小鼠,大鼠
细胞老化 炎症	孟鲁司特	大鼠 小鼠,西藏小猪,兔子,灵长类
纤维化 血管功能紊乱	ACEI 环氧二十碳三烯酸 环氧二十碳三烯酸	人 小鼠,灵长类 人,小鼠,大鼠

注:RAAS,肾素-血管紧张素-醛固酮系统;ACEI,血管紧张素转化酶抑制剂。

七、总结

肾脏是腹部盆腔肿瘤放射治疗时的剂量限制器官,也是 TBI 核素治疗后需要关注和定期评估的重要器官。对于外照射而言,目前普遍认为 2/3 或以上的单肾受到>23Gy 照射时即可发生 RN。双侧全肾受照耐量数据显示,放射性损伤的阈值剂量为 15Gy,全肾受量为 18Gy 时,5 年内发生放射性损伤的风险率是 5%,全肾 5 周内受量 28Gy 时,5 年内发生放射性损伤的风险率是 50%。对于

TBI,国际辐射防护委员会 118 号出版物中提到,关于发生 RN 的剂量阈值,急性照射剂量>7Gy;分次照射累积剂量>18Gy,其分次照射剂量为 2Gy/次。核素治疗的研究数据目前需要进一步积累。为了保护包括肾脏在内的正常组织和器官的功能,放射治疗的过程伴随着改进的靶区勾画、放射治疗计划和适应性辐射剂量传递的选择。对于 RN,通过优化改良放疗方案来减少肾脏受照射剂量比发生肾损害后治疗更重要。

（于金明　李明焕　刘德凤）

——— 主要参考文献 ———

[1] DAWSON L A, KAVANAGH B D, PAULINO A C, et al. Radiation-associated kidney injury [J]. Int J Radiat Oncol Biol Phys, 2010, 76 (3 Suppl): S108-S115.

[2] KLAUS R, NIYAZI M, LANGE-SPERANDIO B. Radiation-induced kidney toxicity: molecular and cellular pathogenesis [J]. Radiat Oncol, 2021, 16 (1): 43.

[3] SJÖGREEN GLEISNER K, CHOUIN N, GABINA P M, et al. EANM dosimetry committee recommendations for dosimetry of 177Lu-labelled somatostatin-receptor-and PSMA-targeting ligands [J]. Eur J Nucl Med Mol Imaging, 2022, 49 (6): 1778-1809.

[4] SIVA S, ELLIS R J, PONSKY L, et al. Consensus statement from the International Radiosurgery Oncology Consortium for Kidney for primary renal cell carcinoma [J]. Future Oncol, 2016, 12 (5): 637-645.

[5] CASSADY J R. Clinical radiation nephropathy [J]. Int J Radiat Oncol Biol Phys, 1995, 31: 1249-1256.

[6] CORREA R J M, LOUIE A V, ZAORSKY N G, et al. The emerging role of stereotactic ablative radiotherapy for primary renal cell carcinoma: a systematic review and meta-analysis [J]. Eur Urol Focus, 2019, 5 (6): 958-969.

[7] CHENG J, SCHULTHEISS T, WONG J. Impact of drug therapy, radiation dose and dose rate on renal toxicity following bone marrow transplantation [J]. Int J Radiat Oncol Biol Phys, 2008, 71: 436-443.

[8] WELZ S, HEHR T, KOLLMANNSBERGER C, et al. Renal toxicity of adjuvant chemoradiotherapy with cisplatin in gastric cancer [J]. Int J Radiat Oncol Biol Phys, 2007, 69: 1429-1435.

[9] JANSEN E P, SAUNDERS M P, BOOT H, et al. Prospective study on late renal toxicity following postoperative chemoradiotherapy in gastric cancer [J]. Int J Radiat Oncol Biol Phys, 2007, 67: 781-785.

第五节　肿瘤溶解综合征与肾脏损伤

肿瘤溶解综合征（tumor lysis syndrome，TLS）是一种临床较常见且可能危及患者生命的肿瘤急症。TLS 的发生是由于增殖的肿瘤细胞快速死亡并溶解，释放大量的钾、磷及核酸等物质，进入体循环引起高尿酸血症、高血钾、高血磷和继发性低钙血症等一系列代谢问题（图 2-5-1）。肿瘤细胞溶解释放的核酸在循环内分解代谢成尿酸，循环中尿酸水平的显著升高使肾脏代偿加强尿酸排泄，导致肾小管管腔中尿酸浓度显著升高，析出结晶导致管腔阻塞损伤肾脏；同时过高的尿酸浓度还可能引起肾血管收缩、自我调节功能受损、肾血流量减少、局部炎症反应等，最终导致急性肾损伤（acute kidney injury，AKI）。高磷血症可能造成肾小管磷酸钙盐的沉积，同时也会增加尿酸在肾小管的沉积，加重肾损伤；此外磷酸钙盐也可能沉积于心脏传导系统，导致心律失常等。

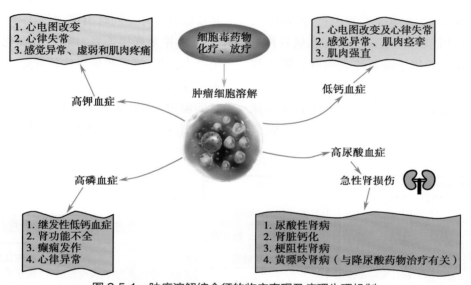

图 2-5-1　肿瘤溶解综合征的临床表现及病理生理机制

一、定义和分类

TLS 是一种肿瘤相关的临床急症，尤其是未采取相应的预防措施，出现误诊或延迟诊断、治疗的患者。同时，TLS 的发生与严重程度与肿瘤的类型、肿瘤负荷的大小及治疗反应相关，尤其是近年来，随着高效细胞毒性药物及靶向药物等的临床应用越来越广泛，TLS 的发病率及高风险患者的范围均有所变化。本节将介绍 TLS 的定义、分类和病理生理学特点，相关临床危险因素，并介绍 TLS 规范的预防措施及相关药物治疗。

尽管 TLS 在肿瘤患者的治疗过程中并不少见，但早期未对该病进行准确定义。TLS 首次较为明确和系统的定义是 1993 年由 Hande 和 Garrow 所提出，他们对 102 例非霍奇金淋巴瘤患者初次化疗后 4 天的实验室检查及临床表现进行回顾性总结分析，提出 TLS 的概念，并且依其严重程度分为两类：实验室 TLS（L-TLS）和临床 TLS（C-TLS）。其中 L-TLS 包括高尿酸血症及高钾血症、高磷血症（较基线升高>25%）、低钙血症（较基线降低>25%）等检验指标变化，而 C-TLS 则是在 L-TLS 的基础上进一步对患者造成实质性的临床损伤，包括严重电解质紊乱（血钾>6.0mmol/L，血钙<1.5mmol/L），AKI［血清肌酐（SCr）>221μmol/L］、癫痫、心律失常及猝死等。

而后，在 2004 年 Cairo 和 Bishop 在 Hande 和 Garrow 的基础上对 TLS 诊断标准进行深化和扩展，为 TLS 建立了一个临床常用的分类系统。TLS 的诊断和高危因素如图 2-5-2。根据 Cairo 和 Bishop 的修改，L-TLS 的具体定义为：①临床上排除血容量不足等其他可导致肾损伤的因素；②接受高尿酸血症预防性治疗前提下，出现以下2种或2种以上生化检测异常：血钾、血磷或血尿酸水平出现异常并较基线水平升高至少25%；或者血钙水平出现异常并较基线水平下降至少25%；同时检查异常的时间点要求在患者开始化疗前3天或化疗完成后的7天之内（表2-5-1）。而C-TLS的诊断则要求：①患者满足L-TLS的诊断标准；②患者在病程中出现癫痫、心律失常、急性心肌梗死、肾脏受累（SCr达到或超过正常上限1.5倍以上）或者猝死；③以上临床表现需要确定排除了其他致病因素（包括治疗药物毒性等）所导致的可能。除了诊断标准外，C-TLS的严重程度也根据Cairo-Bishop标准单独进行分级确定，该标准包括肾功能状况、心律失常和癫痫发作的严重程度，其中3级以上需要临床积极干预，5级会导致患者死亡（表2-5-2）。

Cairo-Bishop诊断和分类是目前TLS临床实践中使用的主要标准，但该标准仍存在不足之处，有一定争议。首先，在Cairo和Bishop标准中定义的肾脏受累与肾科常用的AKI标准不同，未考虑患者的基础肾功能情况。因此，那些既往患有慢性肾脏病（chronic kidney disease，CKD），在治疗前基线SCr即有升高的患者可能被错误地归类为TLS肾脏受累，从而导致误诊。也有建议提出应该参考肾科常用的AKI诊断标准：治疗后48小时内SCr较基线升高≥0.3mg/dl（≥26.5μmol/L），或者SCr升高至基线值的1.5倍及以上，或者尿量<0.5ml/（kg·h）持续6小时以上，以此来判定TLS肾脏受累更为合理。此外，关于L-TLS诊断的时间范围也存在争议，虽然患者在治疗过程中常见同时出现多种代谢指标异常，但有部分患者，其指标异常并非同时出现，而是序贯发生，这可能与TLS并无直接关系。如患者在化疗过程中因免疫力受损，继发感染导致脓毒症，进而引起的低钙血症，此时可能仍然符合Cairo-Bishop标准的时间窗要求，但并非TLS所导致。因此，Howard等提出，以同时出现两种或两种以上的实验室异

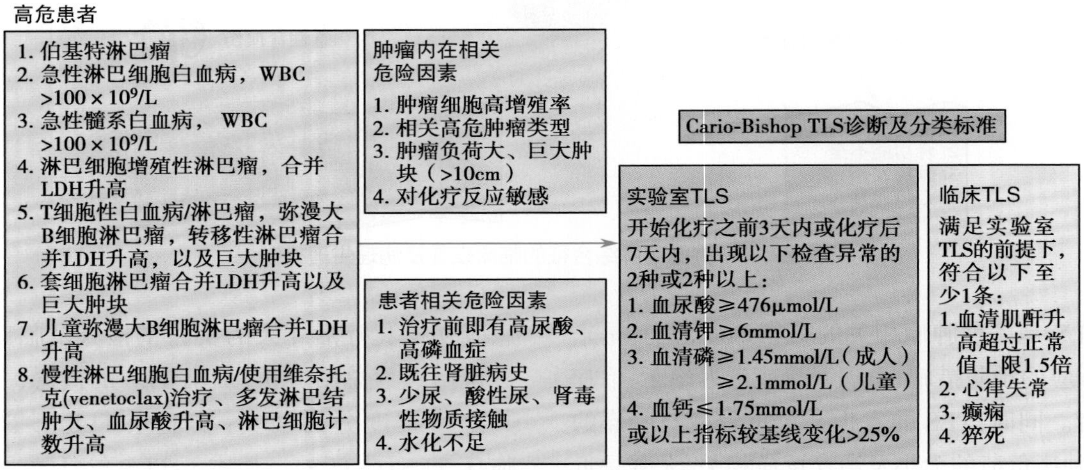

图 2-5-2　TLS 的诊断和高危因素

注：WBC，白细胞计数；LDH，乳酸脱氢酶；TLS，肿瘤溶解综合征。

表 2-5-1　Cairo-Bishop 实验室肿瘤溶解综合征定义

项目	数值	较基线值变化
尿酸	≥476μmol/L（8mg/dl）	增加至少 25%
血钾	≥6.0mmol/L	增加至少 25%
血磷	儿童 ≥2.1mmol/L（6.5mg/dl）	增加至少 25%
	成人 ≥1.45mmol/L（4.5mg/dl）	
血钙	≤1.75mmol/L（7mg/dl）	降低至少 25%

注：诊断基线要求在使用细胞毒性药物之前3天内或之后7天内。

表 2-5-2 Cairo-Bishop 临床肿瘤溶解综合征定义

临床表现	分级					
	0	1	2	3	4	5
血清肌酐[¶][△]	≤1.5ULN	1.5ULN	1.5~3.0ULN（不含 1.5ULN）	3.0~6.0ULN（不含 3.0ULN）	>6.0ULN	导致死亡
心律失常[¶]	无	发作但无治疗指征	发作但无紧急治疗指征	有症状性的发作，不能完全控制或者需要使用设备治疗后才能控制（如除颤仪）	造成生命威胁（如心律失常导致的心力衰竭、低血压、晕厥、休克等）	导致死亡
癫痫[¶]	无	–	单次短暂的全身性发作，或者抗癫痫治疗控制良好以不会被日常生活活动所诱发的局部运动性发作	癫痫发作伴意识改变；癫痫发作控制不良；在医疗干预后仍出现突破性的全身性发作	任何长时间、反复或难以控制的癫痫发作（如癫痫持续状态、顽固性癫痫）	导致死亡

注：[¶]需排除药物影响；[△]如机构未明确定义正常值上限，可依据年龄/性别将血清肌酐正常值上限定义如下，1~12岁，男女均为61.6μmol/L；13~15岁，男女均为88μmol/L；≥16岁，女性105.6μmol/L，男性114.4μmol/L。ULN，正常值上限。

常来诊断 L-TLS，同时建议任何有症状的低钙血症都应该归类于 C-TLS。

二、流行病学

TLS 的发病受多方面影响，其中包括原发肿瘤疾病的种类、肿瘤负荷的大小及恶性程度、治疗方案及患者对方案的敏感性、治疗前所采取的预防措施以及患者基础肾功能和血尿酸水平等因素。

TLS 在不同种类肿瘤中的发病率差异很大，总体来说血液系统恶性肿瘤患者的 TLS 发生风险明显高于实体瘤患者。目前已知报道发病率最高的是 B 细胞性急性淋巴细胞白血病，可达 42% 的患者出现 TLS，而伯基特淋巴瘤（Burkitt lymphoma，BL）患者治疗过程中也可以出现高达 16% 的发病率。而急性髓系白血病则与病情活动程度相关，比如白细胞超过 75 000×10⁹/L 时，其发病率可达 17%，而白细胞在 25 000×10⁹/L~75 000×10⁹/L 的急性髓系白血病，其 TLS 发病率则明显降低，在 6% 左右。而相比之下弥漫大 B 细胞淋巴瘤、慢性淋巴细胞白血病和浆细胞病，包括多发性骨髓瘤和孤立性浆细胞瘤患者的 TLS 发病率相对较低。

以下列报道为例，1 项纳入 102 例成人高级别非霍奇金淋巴瘤患者的病例系列研究中，大部分患者均预防性使用了别嘌醇单药治疗，结果提示 TLS（包括 L-TLS 和 C-TLS）的总发生率为 42%，其中 6% 的患者符合 C-TLS 的表现。该研究将 C-TLS 定义为血钾>6.0mmol/L，SCr>221μmol/L，血钙≤1.5mmol/L，或出现危及生命的心律失常或者猝死。另一项病例系列研究评估了参与 2 项多中心试验的晚期 BL/白血病患儿的 TLS 发生率。所有患儿均给予积极静脉补液、碱化尿液（使尿液 pH≥7），并使用别嘌醇预防急性尿酸性肾病。在 218 例治疗前即存在乳酸脱氢酶（lactate dehydrogenase，LDH）升高（≥500U/L）的急性淋巴细胞性白血病或Ⅲ/Ⅳ期 BL 患儿中，TLS（包括 C-TLS 及 L-TLS）的发生率为 16.1%，而患儿无尿的发生率为 9.2%。

TLS 在实体肿瘤中也有报道，包括乳腺癌、小细胞肺癌、神经母细胞瘤、生殖细胞肿瘤、髓母细胞瘤、肉瘤、卵巢癌、外阴鳞状细胞癌、转移性结直肠癌、尿路上皮癌、胃肠道间质瘤、黑色素瘤、肝细胞癌、接受培唑帕尼治疗的肾细胞癌和软组织肉瘤，以及前列腺癌等，其中大多数肿瘤类型均为个案报道，因此尚无实体肿瘤患者 TLS 发病率的统计。虽然尚不清楚 TLS 在实体恶性肿瘤中确切的发病率，但可以明确它是一种相对罕见的并发症，且大多数病例发生在肿瘤负担较大同时对治疗反应相对敏感的患者中。

三、风险评估与危险分层

肿瘤疾病的瘤负荷大小及恶性程度亦和 TLS 的发病率密切相关。在实体肿瘤，有研究表明肿瘤体积较大（直径>10cm）的患者发生 TLS 的风险更高；而在血液系肿瘤中，肿瘤细胞增殖速率高、恶性肿瘤对治疗敏感、血白细胞计数>50 000×10^9/L、治疗前血清 LDH 高于正常值上限的 2 倍以上、肿瘤细胞浸润器官或侵犯骨髓等表现均提示更高的 TLS 发生风险。具体各类型肿瘤患者 TLS 发生的危险分层详见表 2-5-3。

表 2-5-3 肿瘤溶解综合征的风险预测

肿瘤类型	低风险	中等风险	高风险
实体肿瘤	大部分实体肿瘤	罕见，只见于部分对化疗高度敏感的实体肿瘤（如神经母细胞瘤、生殖细胞瘤、小细胞肺癌），并且具有较大的体积或处于疾病晚期	无
浆细胞病	多发性骨髓瘤	浆细胞性白血病	无
慢性髓系疾病	慢性髓系白血病	无	无
	惰性非霍奇金淋巴瘤	无	无
	霍奇金淋巴瘤	无	无
慢性淋巴细胞白血病	WBC<50×10^9/L，仅使用烷化剂治疗	氟达拉滨、利妥昔单抗、来那度胺治疗，或者淋巴结直径>5cm 采用维奈托克治疗，或者淋巴细胞>25×10^9/L 和/或 WBC>50×10^9/L	淋巴结直径>10cm 并使用维奈托克治疗，或者淋巴结直径>5cm 同时淋巴细胞计数 >25×10^9/L 并且血尿酸水平升高
急性髓系白血病	WBC <25×10^9/L 同时 LDH <2ULN	WBC（25~100）×10^9/L WBC <25×10^9/L 同时 LDH >2ULN	WBC>100×10^9/L
	成人中等程度恶性非霍奇金淋巴瘤，LDH 在正常范围内	成人 T 淋巴细胞性白血病/淋巴瘤，弥漫大 B 细胞淋巴瘤，转化及套细胞淋巴瘤，LDH 升高，体积不大	成人 T 淋巴细胞性白血病/淋巴瘤，弥漫大 B 细胞淋巴瘤，转化及套细胞淋巴瘤，LDH>2ULN，体积大
间变性大淋巴细胞瘤	成人患者	儿童Ⅲ/Ⅳ期患者	无
	无	儿童中度恶性非霍奇金淋巴瘤Ⅲ/Ⅳ期，LDH <2ULN	儿童Ⅲ/Ⅳ期弥漫大 B 细胞淋巴瘤，LDH>2ULN
急性淋巴细胞白血病	无	WBC <100×10^9/L 同时 LDH <2ULN	Burkitt 白血病
			其他急性淋巴细胞白血病，WBC> 100×10^9/L 和/或 LDH >2ULN
	无	BL，LDH <2ULN	BL，Ⅲ/Ⅳ期和/或 LDH>2ULN
	无	淋巴母细胞淋巴瘤Ⅰ/Ⅱ期，LDH <2ULN	淋巴母细胞淋巴瘤Ⅲ/Ⅳ期，和/或 LDH >2ULN
	无	无	伴有肾功能不全和/或肾脏受累的中度危险疾病
			伴有尿酸、钾和/或磷酸盐的中度危险疾病

注：LDH，乳酸脱氢酶；WBC，白细胞计数；BL，伯基特淋巴瘤；ULN，正常值上限。

除肿瘤负荷及种类等因素以外，患者的其他临床状态也与 TLS 的发病密切相关，具体相关危险因素如下：①在 TLS 的发病过程中，高尿酸血症及高磷血症均参与其中，并与患者预后密切相关，因而部分在化疗前即存在高尿酸血症及高磷血症的患者，TLS 发生的风险增加。②血清中尿酸、磷等物质均需通过肾脏清除，因此在治疗前就存在 CKD 基础的患者，以及可能因治疗药物或肿瘤本身对患者的影响，造成 AKI，肾小球滤过率降低，包括出现少尿（尿量<400ml/d）的患者 TLS 发生率显著升高。③尿液中的尿酸随尿 pH 的变化呈现出不同的溶解度，偏酸性时尿酸溶解度显著降低，更易析出造成结晶沉积，进而损伤肾小管，因此尿液 pH 呈酸性的患者 TLS 风险增加。④患者因化疗药物等因素，出现纳差、呕吐、腹泻等原因造成脱水，或者治疗期间补液不足等，均可能造成血容量偏低，肾脏灌注不足，降低肾小球滤过率，溶质清除效率降低，同时也可能造成肾小管尿流率下降，导致晶体更容易在肾小管间质沉积并造成堵塞，进而引发 AKI。

1 项纳入了 102 例高级别非霍奇金淋巴瘤患者的病例系列研究提示：肾小球滤过率降低是 TLS 发生的重要危险因素。治疗前基线 SCr>1.5mg/dl（133μmol/L）的患者相比 SCr 正常的患者，C-TLS 的发生率显著升高（36% 比 2%）。另有 1 项关于急性髓系白血病患者 TLS 发病率的研究，纳入了于 1980—2002 年接受诱导化疗的 772 例成年患者，所有患者均采用静脉补液和口服别嘌醇的预防措施。根据 Cairo-Bishop 定义，共有 130 例患者（17%）发生了 TLS，其中 5% 为 C-TLS，12% 为 L-TLS。多变量分析显示，以下基线指标为发生 TLS 的独立危险因素：血清 LDH 超出实验室正常值，SCr 不低于 1.4mg/dl（124μmol/L），治疗前血尿酸>446μmol/L，以及白细胞计数不低于 25×10^9/L。

肿瘤患者采用的治疗方案也可能影响 TLS 的发生率，尤其是起效快，短期内造成大量肿瘤细胞死亡并溶解的方案。在既往靶向药物和单克隆抗体药物未大量问世之前，血液系统恶性肿瘤患者的大多数 TLS 病例出现在联合细胞毒化疗以后，此外偶尔也有单用糖皮质激素或者放疗治疗的非霍奇金淋巴瘤和急性淋巴细胞白血病患者出现 TLS 的报道。随着靶向药物及单克隆抗体抗肿瘤药物的广泛使用，TLS 的发病率也出现了变化；无论是这类药物单独使用或是联合传统的细胞毒性药物治疗，患者出现 TLS 的频率和严重程度均有所增加，甚至部分之前几乎没有出现过 TLS 的血液系统恶性肿瘤也有了相关病例的报道。相关药物举例如下：①抗 CD20 单克隆抗体：利妥昔单抗（rituximab）治疗高级别非霍奇金淋巴瘤以及阿托珠单抗（obinutuzumab）治疗复发或难治性弥漫大 B 细胞淋巴瘤；②硼替佐米治疗多发性骨髓瘤；③维奈托克（venetoclax，ABT-199），属于 B 细胞淋巴瘤 2（B cell lymphoma 2，Bcl-2）抑制剂，用于治疗慢性淋巴细胞白血病；④ dinaciclib（细胞周期蛋白依赖性激酶抑制剂），用于治疗晚期急性淋巴细胞白血病或急性髓系白血病；⑤夫拉平度（alvocidib，细胞周期蛋白依赖性激酶抑制剂），目前正在进行其联合阿糖胞苷和米托蒽醌治疗高危急性髓系白血病的临床研究；⑥嵌合抗原受体 T 细胞（chimeric antigen receptor T-Cell immunotherapy，CAR-T）疗法，用于治疗淋巴组织恶性肿瘤等，均有新出现 TLS 或者 TLS 发病率显著增加的报道。单独使用放疗也有出现 TLS 的病例报道，例如非霍奇金淋巴瘤和急性淋巴细胞白血病使用放疗的患者。

还有部分患者在未接受抗肿瘤治疗之前即出现 TLS 的相关表现及症状，称为自发性 TLS。自发性 TLS 一般见于高度恶性的血液系统疾病，如在非霍奇金淋巴瘤和急性白血病患者中有较多报道。自发性 TLS 一般与高尿酸血症相关，但通常没有高磷血症。自发性 TLS 在实体瘤中较为罕见，比如乳腺癌患者曾有 1 例报道。目前自发性 TLS 的发生率和相关发生尚不完全清楚。

四、病因及病理生理学

TLS 的实验室异常和临床表现是由肿瘤细胞溶解时胞内物质大量释放所导致，其中包括电解质（特别是钾和磷酸盐）、细胞因子、核酸及其分解产物。这些物质在短时间内大量释放并进入血液循环，造成相应的异常变化和器官损伤。正常生理情况下，肾脏作为清除人体循环中的代谢产物以及调节水、电解质平衡的主要器官，在循环中出现酸碱失衡、电解质紊乱及其他代谢产物蓄积时会主动加强代谢产物的清除，调节电解质的平衡，从而维系人体内环境的稳态；而当肾功能受损、肾小球滤过率明显下降时，肾脏的调节能力也显著降低，内环境的紊乱得不到及时的纠正，进而破坏平衡,造成病情的恶化;同时,肾脏又是 TLS 造成的脏器损伤中最常见的受累器官,这种受损会反过来加重循环中有害物质的聚集。因此,肾脏受损(通常由急性尿酸性肾病介导)在 TLS 的发生发展中起着核心作用。

(一)急性尿酸性肾病

尿酸是一种弱有机酸,在生物系统中有 2 种存在形式,具体取决于其所处环境的 pH。第一种是几乎不溶解的非解离性尿酸结晶,这是 pH<5.5 时最具有代表性的存在形式(如在尿液中,尤其是因为肾小管的泌氢酸化功能,管腔中的尿液常呈酸性);第二种是溶解度相对大得多的尿酸盐阴离子,这是 pH=7.4 时(即正常血液循环中的酸碱度)最具有代表性的存在形式,约占生理状态下尿酸形态的 98%。

正常状态下尿酸是由人体细胞衰老、死亡后细胞溶解,细胞核内物质,主要是脱氧核糖核酸(deoxyribo nucleic acid,DNA)释放出的嘌呤(腺嘌呤和鸟嘌呤),在体内被代谢成黄嘌呤,然后被黄嘌呤氧化酶分解成尿酸,其代谢过程详见图 2-5-3。在人体内,尿酸是嘌呤代谢的最终产物,而其他多数哺乳动物则因具有尿酸氧化酶,可进一步将尿酸分解成尿囊素(一种更易溶于水的物质)。因此,其他大多数其他哺乳动物的血尿酸盐水平均较人类低得多(约为 59μmol/L),不易在关节或者肾脏形成尿酸结晶的沉积。哺乳动物体内尿酸氧化酶的发现也为降低患者血尿酸,减少尿酸肾脏结晶提供了新的治疗思路(图 2-5-3)。

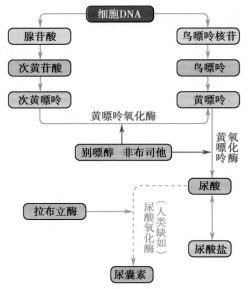

图 2-5-3 嘌呤在人体内的代谢途径及相关药物

正常成年男性体内尿酸盐的总存储量约为 1 200mg,约为正常成年女性的 2 倍。这种性别差异可归因于育龄期女性肾脏排泄尿酸盐的增强,即由于雌激素化合物可能会减少活性肾脏尿酸盐重吸收转运蛋白的数量,从而导致肾小管对尿酸的重吸收减少及尿酸盐清除率升高,故而生理状态下成年期女性血尿酸水平普遍较男性更低,但在绝经期后的女性由于其循环雌激素水平降低,其血尿酸水平会逐渐升高至和男性相似的水平,造成女性痛风的尿酸相关疾病的高发期。

由于尿酸在酸性条件下会形成几乎不可溶解的尿酸结晶,而如上所述在肾小管管腔内的尿液通常呈酸性,非常有利于尿酸结晶的形成;故经典的尿酸性肾病即指尿酸通过在肾小管管腔中结晶并沉淀导致肾小管管腔梗阻,进而导致肾小球滤过率下降,造成肾损伤。一般认为高浓度的溶质、共结晶物质的存在和缓慢的尿流速率是导致尿酸晶体介导肾损伤的高危因素。

最近,也有研究表明,尿酸引起的肾损伤存在晶体导致梗阻以外的其他机制。在动物模型中,尿酸可增加近端和远端肾小管管腔内的压力和肾小管周围毛细血管的阻力。尿酸也可能减少生物可利用的一氧化氮,通过血管收缩导致肾脏缺血。可溶性的尿酸还会增加促炎细胞因子,如肿瘤坏死因子 α(tumor necrosis factor-α,TNF-α)和单核细胞趋化蛋白 1(monocyte chemotactic protein-1,MCP-1),导致局部炎症损伤。也有研究在急性髓系白血病模型小鼠中观察到发生 TLS 时循环内大量释放的细胞外组蛋白可引起肾脏内皮损伤,其机制可能涉及 Toll 样受体的激活,也是尿酸晶体沉积以外可能的肾损伤机制。这些由尿酸通过多种机制所引起的 AKI,反过来会损害肾脏排泄过量电解质和含氮废物的能力,加重患者的代谢异常,造成恶性循环。

(二)高钾血症

肿瘤细胞的溶解会导致循环中钾负荷的显著增加。由于细胞内的钾浓度远远高于细胞外的钾浓度,可达 120mmol/L,因此一旦细胞溶解导致细胞内钾的释放,会造成循环中钾离子浓度急剧升高,在肿瘤负担较大、治疗反应较快的血液系统恶性肿瘤患者中表现尤其明显。钾在短时间内快速释放,可能会超过肝脏和肌肉细胞的代偿性摄取能力的范围,造成循环中钾浓度升高,此时如肾脏不能及时排出过多的钾离子,则高钾血症的风险会明显增加,因此合并严重的 AKI 或者既往即存在 CKD,肾功能损伤的患者出现高钾血症的风险明显升高。

(三)高磷血症与低钙血症

与高钾血症类似,肿瘤细胞溶解伴随着细胞内容物的释放,会造成循环中磷浓度的升高,尤其是部分恶性肿瘤细胞内磷浓度可高达正常细胞内磷浓度的 4 倍,这进一步加大了高磷血症的风险。与高尿酸血症相类似,高磷血症也会导致肾损伤,其可能的机制是急性高磷血症引起肾小管内磷酸盐浓度升高,导致磷酸钙盐沉积,从而造成管腔堵塞、肾小管上皮的直接损伤和免疫反应激活,尤其是当血钙浓度与磷酸盐浓度乘积(钙磷乘积)超过 $60mg^2/dl^2$ 时,磷酸钙沉积于肾小管的风险会进一步增加。此外,肾小管中的磷酸盐沉积也会加重管腔内尿酸结晶沉积风险。因此,TLS 患者磷酸钙盐沉积一般局限于远端肾小管和集合管,但造成的肾小管的损伤可出现在所有肾单位节段。

除了肾脏沉积,磷酸钙晶体还可能随循环沉积在心脏传导系统,从而导致心律失常。为抵御相关风险,当钙磷乘积超过 $70mg^2/dl^2$ 时,无论肾功能情况如何,一般建议立即开始肾脏替代治疗,及时清除过高的血磷,避免发生心律失常。

值得指出的是高磷血症常见于治疗相关的 TLS,而在自发性 TLS 中则相对少见。其主要原因是自发性 TLS,一般见于肿瘤细胞增殖生长速度非常快的情形,而肿瘤细胞中磷酸盐的含量亦较正常细胞明显升高,快速增殖的肿瘤细胞由于生长需要大量摄取循环中的磷酸盐,导致血液循环中磷酸盐水平降低,部分患者甚至可能出现假性低磷血症。因此,自发性 TLS 中高磷血症较少见。

高磷血症继发的低钙血症也有潜在的严重后遗症。低钙可能导致心律失常、癫痫发作和手足抽搐,甚至是全身性肌肉强直。此外由于 TLS 患者的肾脏受累,可能导致肾小管间质受炎症损伤,肾脏维生素 D 羟化酶活性降低,最终造成 1,25 羟维生素 D 严重缺乏,TLS 患者的低钙血症可能会持续很长时间,即使磷酸盐水平正常后也仍可能持续存在。

(四)黄嘌呤尿

基于临床上对 TLS 的发病机制以及急性尿酸性肾病了解的逐步加深,肿瘤患者预防性使用别嘌醇和非布司他等降尿酸药物逐渐得到普及。这些药物通过阻断次黄嘌呤和黄嘌呤的分解代谢,来降低尿酸水平,但同时会导致循环和尿液中次黄嘌呤和黄嘌呤的含量显著增加(图 2-5-3)。与尿酸相类似,黄嘌呤在酸性条件下可析出结晶,而在碱性条件下结晶可逐渐溶解。两者区别在于,黄嘌呤析出结晶所需 pH 比尿酸更低一些(<5.0),但其可溶性比尿酸结晶低得多,结晶一旦形成,需要在 pH>7.4 的环境中才会开始逐渐溶解,而尿酸结晶一般在 pH>6.5 时就开始溶解。考虑到偏碱性的尿液虽然可以增加尿酸结晶的溶解度,但可能会促进肾小管中的磷酸盐等成分与钙离子结合析出含钙结晶,造成肾脏含钙结石形以及相关肾损伤,因此一般推荐尿酸性结石的患者碱化尿液时将尿 pH 调节至 6.5~6.8,相对比较有效且安全。

如上所述,相比于尿酸结晶,黄嘌呤结晶形成相对需要更低的 pH,但是其一旦形成,则需要更大剂量的碱化治疗,更高的尿 pH 才能促进其溶解;而同时过高的尿液 pH 在降低尿酸和黄嘌呤溶解度的同时,又会导致磷酸钙等其他含钙结晶在肾脏沉积的风险大大增加,造成碱化治疗实际上在临床难以应用于肾脏黄嘌呤结晶形成的患者,因此目前尚无明确有效针对肾脏黄嘌呤结晶的治疗。

由于临床血清黄嘌呤水平一般不能常规检测,目前尚不确定其对 TLS 患者 AKI 风险的影响。安全起见,对于临床存在黄嘌呤肾脏沉积风险的患者,应尽可能避免别嘌醇或非布司他的使用,以降低黄嘌呤结晶在肾脏沉积的可能。此类患者应优选促进尿酸降解成高水溶性的尿囊素的拉布立酶(重组尿酸氧化酶)。

五、临床表现

TLS 的症状和体征是由细胞溶解引起的代谢紊乱引起的。这些体征和症状从轻微的症状,如恶心、呕吐、肌肉痉挛和嗜睡,到严重的症状,如手足抽搐、癫痫、血尿、心律失常和猝死等。

(一)高钾血症

高钾血症最严重的表现为心脏传导异常及心

律失常,也可能表现出肌无力或肌麻痹。这些表现通常发生在慢性高钾血症血钾浓度≥6.5mmol/L时,但在 TLS 患者,由于大量肿瘤细胞溶解时造成血钾水平快速升高,故即使血钾<6.5mmol/L,也可能出现上述临床表现。

高钾血症患者可能出现的传导异常包括右束支传导阻滞、左束支传导阻滞、双分支传导阻滞及高度房室传导阻滞。与高钾血症相关的心律失常表现包括窦性心动过缓、窦性停搏、缓慢型室性自主心律、室性心动过速、心室颤动及心搏停止。

高钾血症可能出现多种心电图改变,高尖 T 波伴 QT 间期缩短通常是最初的表现。随着高钾血症加重,PR 间期及 QRS 时限将进行性延长,P 波可能消失,最终 QRS 波群进一步增宽呈正弦波形,患者随后心室停顿心电图呈水平线,心电活动完全消失。值得注意的是,高钾血症患者心电图改变的进展以及严重程度和血钾的浓度并不完全呈正相关,有研究提示,随着患者血钾水平的升高,出现心电图异常的概率会略有升高,但差异无统计学意义,同时即使血钾>6.8mmol/L时,心电图出现异常的患者也仅占 55%,因此用心电图检查来反映血钾升高并不敏感,甚至有血钾>9.0mmol/L 的患者心电图表现仍为正常。血钾快速升高,高钾血症合并低钙血症、低钠血症及酸中毒时心电图更容易出现异常。

因此,对 TLS 中度风险以上的肿瘤患者,鉴于心电图灵敏度不可靠,应连续监测血钾浓度来指导病情稳定的高钾血症患者的治疗。心电图也不能可靠地用于监测高钾血症的治疗效果。此外,仅存在尖形 T 波对高钾血症不具有特异性,其也可见于急性心肌梗死的早期、早期复极化和一些左心室肥厚患者,应注意排除。

高钾血症也可引起 Brugada Ⅰ型心电图,伴假性右束支传导阻滞和至少 2 个胸前导联持续"穹窿型"ST 段抬高。这种"高钾血症性 Brugada 征"发生于存在显著高钾血症的危重患者(血钾浓度>7.0mmol/L),通过无 P 波、QRS 波群显著增宽和 / 或 QRS 轴异常,可将其与遗传性 Brugada 综合征相鉴别。

高钾血症的肌肉症状包括严重的肌无力或麻痹。高钾血症可引起上行性肌无力,即自腿部开始进展至躯干及手臂。这种情况可进展为弛缓性

麻痹,类似于吉兰 - 巴雷综合征。患者的括约肌张力和脑神经功能通常未受损,呼吸肌无力的情况罕见。这些表现随着高钾血症的纠正而消失。

(二)高磷血症与继发性低钙血症

高磷血症伴随着恶性细胞的溶解而发生,恶性细胞内的磷浓度可高达正常细胞内磷浓度的 4 倍,其短时间内快速死亡并释放大量的磷入血,使肾脏的磷排泄能力不堪重负,尤其是当肾功能受损时。高磷血症可能导致恶心、呕吐、腹泻或嗜睡,长期高磷血症还可能在皮下沉积导致顽固性的皮肤瘙痒。高磷血症的关键临床表现是磷阴离子与钙离子络合,导致继发性低钙血症。

急性低钙血症,尤其是血清离子钙<1.1mmol/L(这时一般对应的血清总钙浓度是 1.8~1.9mmol/L,但患者如果有低蛋白血症,血清总钙需要通过血清白蛋白水平进行校正)时可以出现典型手足搐搦的临床表现,其特征是神经肌肉易激惹状态。手足搐搦的症状可能较轻,另可表现为口周麻木、手足感觉异常和肌肉痛性痉挛;搐搦的症状也可能较重,表现为手足痉挛、喉痉挛,在重度手足搐搦时可能出现全身强直性肌肉挛缩,此时需要注意与全面性的癫痫发作相鉴别,后者在 TLS 患者也并不少见。

低钙血症其他症状的特异性较低,如乏力、高应激性、焦虑和抑郁。另外注意部分患者即使有重度低钙血症,也可以没有神经肌肉症状。

辅助检查中,急性低钙血症表现为增加外周神经肌肉的易激惹性。手足搐搦在肌电图中表现为一次外界刺激后出现反复的高频放电。外周神经元过度兴奋很可能是低钙血症最重要的病理生理效应,但这种过度兴奋也可发生于任何水平的神经系统,包括运动终板、脊髓反射和中枢神经系统。慢性低钙血症时手足搐搦的发生率相对较低。

决定低钙血症症状发生频率及严重程度的其他因素包括,循环中的酸碱状态、低镁血症和血钾水平。低钙血症和碱中毒会协同作用引起手足搐搦。有研究提示,尽管碱中毒可能直接降低血钙的浓度,但碱中毒促进手足搐搦的能力不仅仅源于此效应,因为钙离子浓度下降幅度相对较小。单纯的呼吸性碱中毒(如过度通气时)也可引起手足搐搦,甚至在没有基础低钙血症时也可发生。

相比之下，手足搐搦在有慢性肾衰竭和低钙血症（偶尔严重）的患者中并不常见，这是由于同时存在的代谢性酸中毒的保护效应。

临床上，手足搐搦可表现为感觉功能障碍和肌肉功能障碍。初始症状通常是口周和肢端感觉异常。这些症状可以引起过度通气，继而导致呼吸性碱中毒和动脉血 pH 升高，进一步加重感觉的异常。手足搐搦的运动症状包括僵硬和笨拙、肌痛以及肌肉痉挛和痛性痉挛。手部表现为拇指强迫性内收，掌指关节和腕关节屈曲，以及手指伸展痉挛。呼吸肌痉挛和声门痉挛（喘鸣性喉痉挛）可引起发绀。自主神经表现包括出汗、支气管痉挛和胆绞痛。

在心血管方面，急性低钙血症可能并发低血压，尤其是肾脏替代治疗患者使用低钙透析液时。另外，已有低钙血症患者出现心肌功能下降甚至充血性心力衰竭（伴或不伴低血压）的报道。心肌功能障碍在补钙后可以逆转。尽管机制不明，但钙在横纹肌兴奋-收缩耦联中具有重要作用，而且心脏中肾上腺素诱导糖原分解也需要钙离子。

低钙血症在心电图中可以引起特征性的 QT 间期延长。低钙血症可延长 2 期动作电位，该影响受到血钙浓度变化速率和心肌钙通道功能的调节。QT 间期延长与早期后除极及触发性心律失常相关。低钙血症还可能诱发尖端扭转型室性心动过速（多形性室性心动过速伴 QT 间期延长），但这种情况较低钾血症或低镁血症所触发的要少得多。总的来说，尽管心电图上常见传导异常，但是严重的低钙血症诱导性的心律失常并不多见。

严重低钙血症时，还可能出现视乳头水肿，水肿通常随着低钙血症的纠正而改善。它可能伴或不伴良性颅内高压。罕见情况下可发生视神经炎，患者表现为视力下降。

此外，低钙血症可引起精神症状，特别是情绪不稳定、焦虑和抑郁。不太常见的是意识模糊状态、幻觉和明确的精神病。上述表现通过治疗均可逆转。值得指出的是，低钙血症本身也是诱导 TLS 患者并发癫痫的原因之一。

最后，TLS 患者血清中过高的血磷会和钙磷离子的络合，继而造成不溶性的钙磷复合物，这种复合物可以共同沉淀在肾间质和肾小管中，进而导致肾钙质沉着、AKI、血尿和肾结石。

（三）高尿酸血症

与高尿酸血症有关的晶体沉积相关疾病主要有 3 种：痛风、肾结石和尿酸盐肾病，其中前两者多为长期无症状高尿酸血症造成尿酸在关节或者肾脏逐步聚集形成结晶或结石。TLS 患者往往是在发病后短时间内血尿酸显著升高，如果既往无高尿酸血症则很少出现痛风或者肾结石发作。

值得指出的是，CKD 患者也常常出现高尿酸血症，其主要原因是肾脏尿酸排泄率降低，导致其测定尿尿酸或者尿酸排泄分数往往偏低。而 TLS 患者主要是尿酸盐异常生成过量，导致尿酸排泄增加，肾小管管腔中尿酸浓度升高，导致急性尿酸性肾病，此时患者尿尿酸测定或尿酸排泄指数常会升高。

TLS 患者血尿酸水平升高时，肾脏处理自由过滤尿酸的重吸收和分泌能力受到损害。特别是在酸性尿液和尿量减少的情况下，尿酸结晶并阻塞管腔，通过多种途径造成 AKI，此时患者除肾功能受损外，常见表现有显微镜下血尿，而很少出现与尿酸肾结石相关的肾绞痛症状。

（四）急性肾损伤

AKI 是 TLS 的一种重要表现，在发病机制中占据核心位置，临床可表现为少尿，SCr 和血尿素氮较基线升高，还可能合并高钾血症等电解质紊乱。如前所述，TLS 的 AKI 是由以下一种或多种原因引起的：肾小管间质损害的肾钙质沉着、急性尿酸肾病和/或高尿酸血症的非晶体依赖性血流动力学改变。AKI 的临床症状从无症状氮质血症到伴有恶心、呕吐、精神状态改变，尿毒症患者可有癫痫发作，少尿或进展至无尿的患者可能造成容量超负荷，诱发急性心功能不全，应注意控制容量，及时给予肾脏替代治疗。

（五）癫痫

癫痫发作类型根据电活动的起源分布在大脑的一个局灶区域还是同时涉及双侧大脑，大多数癫痫发作可分类为局灶性发作或全面性发作。癫痫发作的临床表现根据发作在大脑中的位置及所涉及的皮质范围而异。局灶性癫痫发作可根据意识水平而进一步细分。

意识保留的局灶性癫痫发作，以前称为单纯性部分癫痫发作，其症状因人而异，完全取决于癫痫发作起始时被扰乱的大脑皮质部分。起始于枕叶皮质的癫痫发作可导致闪光感,而影响运动皮质的癫痫发作导致受累皮质对侧身体的面部、手臂或腿部节律性抽动运动。起始于顶叶皮质的癫痫发作可导致空间感知失真;起始于优势侧额叶的癫痫发作可导致突发言语障碍。

患者在癫痫发作开始时的症状有时称为预兆或先兆。先兆是指局灶性癫痫发作足以影响大脑而产生症状,但不足以干扰意识。一些患者可能出现短暂、细微的先兆,这些先兆在出现更长时间的癫痫发作或进展为双侧强直-阵挛性癫痫发作之前的数月内都未识别出或未报告。相比其他阵发性事件,此类病史更支持癫痫发作的诊断,并对治疗有意义。

在发作后,患者可能立即恢复到发作前基线水平,或者出现与脑内癫痫发作部位相关的神经功能恶化期。例如,累及左臂的单纯运动性发作的患者可能有持续数分钟至数小时的发作后无力,称为Todd瘫痪。在一些情况下,发作后无力或失语比癫痫发作期更为突出,导致初次就诊时临床医生可能诊断为短暂性脑缺血发作或脑卒中。

伴意识障碍的局灶性癫痫发作指一些局灶性癫痫发作在发作开始时或随着发作进展有意识改变。这种癫痫发作,以前称为复杂部分性癫痫发作,是成人癫痫最常见的发作类型。

在典型的伴意识障碍的局灶性癫痫发作期间,患者似乎是清醒的,但不能与周围环境中的其他人进行交流联系,并且不能对指令或问题做出正常应答。患者可能看起来在发呆,并且保持不动或做重复性动作,称为自动症,如面部扭曲、做手势、咀嚼、咂嘴或重复单词或短语。如果对患者进行身体约束,患者可变得敌对或有攻击性。

伴意识障碍的局灶性癫痫发作的持续时间通常少于3分钟,并且在开始时意识可能保留,患者事后有时可以描述出。之后,患者进入发作后阶段,以长达数小时的嗜睡、意识模糊和头痛为特征的患者通常对癫痫发作期间发生的所有事(可能除先兆外)均无记忆。

两种类型的局灶性发作可以泛化引起双侧强直-阵挛性癫痫发作(以前称为继发全面性癫痫发作)。如果扩展缓慢,在惊厥性运动开始之前,患者和观察者可能很容易识别初始局灶性症状。如果扩展迅速,发作可能与全面起源的强直-阵挛性发作非常相似。在任何一种情况下,由于全面性发作的影响,患者可能遗忘癫痫发作的初始局灶阶段。

全面性癫痫发作,也称为大发作、大运动性发作或惊厥。全面强直-阵挛性发作开始于突发意识丧失,有时伴惊叫或窒息声。随后四肢及胸背部的所有肌肉都变得僵硬。患者在此强直期可开始出现发绀。约1分钟后,肌肉开始抽动和阵挛,再持续1~2分钟。在此阵挛期可出现舌咬伤,并且可见泡沫状和血性痰液从嘴中流出。阵挛运动结束后即为发作后期。患者先处于深度睡眠状态,呼吸很深,随后逐渐醒来。发作后常有意识模糊或躁动。

在首次癫痫发作的成人中,大多数非诱发性全面性癫痫发作是从局灶起源性发作进展而来的继发全面性癫痫发作。如前所述,癫痫发作的局灶期症状可能细微或短暂,以至于患者没有记忆或在失去意识之前没有预警。

全面性癫痫发作的其他类型有失神发作(更常见于儿童期的全面性癫痫综合征)、阵挛性发作、肌阵挛性发作、强直性发作和失张力发作。

失神发作,也称小发作,通常发生在儿童期,一般持续5~10秒,常呈群集性发作,一天可能发生几十甚至数百次。失神发作引起突然凝视伴意识障碍。如果失神发作持续10秒或以上,也可表现为眨眼和咂嘴。阵挛性发作可引起节律性抽动性肌肉收缩,通常累及手臂、颈部和面部。肌阵挛性发作表现为突发短暂肌肉收缩,可单次或成群发作,可影响任何肌群,不过通常影响手臂。通常没有意识障碍。强直性发作引起突发肌肉僵硬,常伴意识障碍并摔在地上。失张力发作(也称跌倒发作)会产生与强直性发作相反的作用,突然丧失对肌肉的控制,特别是腿部,从而导致瘫倒在地上,并且可能受伤。

六、预防

TLS一旦发生,患者将面临更高的死亡率和更高的治疗成本。因此,正确评估肿瘤患者TLS的相关风险并给予合适的预防措施至关重要。建议肿瘤患者在治疗开始前使用风险分层指南来实施TLS早期预防措施(图2-5-4)。静脉输液扩容和降尿酸药物是TLS预防性治疗的基石。

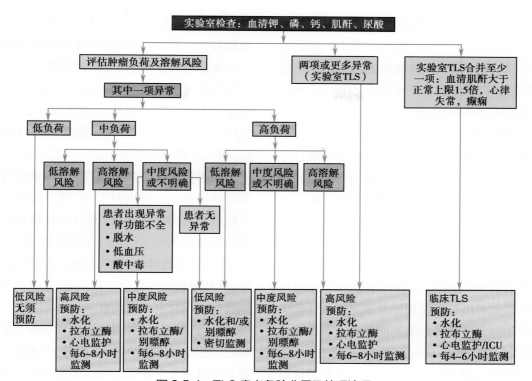

图 2-5-4　TLS 患者危险分层及处理流程

注：TLS，肿瘤溶解综合征；ICU，重症监护病房。

（一）静脉输液

积极静脉补液是预防 TLS 的基础，推荐所有 TLS 中等危险程度以上的患者在治疗前均需接受静脉补液，以维持 $2ml/(kg \cdot h)$ 的尿量。静脉补液的目的是改善肾脏灌注和肾小球滤过，同时诱导较高的尿排出量，以支持高尿流率，从而最大程度减少尿酸或磷酸钙盐在肾组织沉积的可能性。然而，对于存在基础肾损伤或心功能不全的患者（特别是处于水肿状态的患者），静脉补液会导致可能较危险的容量负荷过重。此时，必须密切监测生命体征和尿量，如果需要输注液体，应缓慢输注并控制总量，可给予利尿剂以维持尿量。必要时可能需要在监护病房进行生命体征动态监测。在开始静脉补液前，应纠正容量因素以外的可逆性 AKI 的病因（如尿路梗阻）。

有专家意见推荐，具有发生 TLS 风险的儿童和成年患者初始应接受 $2\sim3L/(m^2\,BSA \cdot d)$ 的静脉补液，体质量 $\leq 10kg$ 的儿童则接受 $200ml/(kg \cdot d)$ 的补液量。应密切监测尿量并维持在 $80\sim100ml/(m^2\,BSA \cdot h)$，或依据体质量来计算，儿童和成人均为 $2ml/(kg \cdot h)$，体质量 $\leq 10kg$ 的儿童为 $4\sim6ml/(kg \cdot h)$。必要时可使用利尿剂来维持尿量，但是，肾功能和心功能相对正常的患者，一般不使用利尿剂以避免对尿酸代谢产生不良影响；低血容量或尿路梗阻患者禁用利尿剂。关于利尿剂种类的选择，目前尚无明确的循证医学依据证实何种利尿剂获益更多，一般倾向于使用袢利尿剂（如呋塞米），因为其不仅有较强的利尿效果，还可增加尿钾排泄以降低高钾血症的风险。

补液液体种类视临床具体情况而定。一般推荐等张液（0.9% 浓度氯化钠溶液），尤其是对于存在低钠血症或容量不足的患者，首选生理盐水。但部分肿瘤（如急性淋巴细胞白血病）患者在诱导缓解期间常会接受类固醇药物治疗，此类药物会引起水钠潴留和血压升高，因此也有专家推荐含 5% 葡萄糖的 1/4 张（0.225% 浓度）氯化钠溶液扩容以减轻钠负荷。此外，一旦肿瘤细胞开始溶解，随即存在发生高钾血症、高磷血症及磷酸钙沉积的风险，因此，在初始治疗时，补液液体中一般不应包括钾和钙，后期可根据患者电解质情况逐步调整。

目前尚无指南指出补液的最佳持续时间，这应取决于肿瘤负荷、化疗类型（一些方案在几日后才诱发 TLS）、肿瘤对药物的敏感性、患者的饮水能力和心、肾功能情况综合确定。

一般来说要停止静脉补液至少需要满足以下条件：①肿瘤负荷已基本缓解（在白血病患者中

应监测原始细胞数及肝脾大小,在实体瘤患者中应检测血清 LDH 水平或肿瘤瘤体大小);②无显著肿瘤溶解存在的依据(需检测血尿酸和血磷水平,但自发性 TLS 血磷水平可能不升高);③患者可以充分饮水且尿量无明显减少。

(二)碱化尿液

碳酸氢钠碱化尿液的获益目前尚不明确且存在争议。在过去,推荐碱化至尿液 pH 达 6.5~7.0 甚至更高而增加尿酸的溶解度,从而降低尿酸在肾小管沉积的可能性。然而目前这一方式已不再推荐,其原因:①没有循证医学依据能证实该方法有明确获益。此外,有实验性研究表明,在减少尿酸结晶在肾脏沉积方面,碳酸氢钠碱化尿液与仅应用生理盐水进行补液相比并未显示出任何优势。②对于肿瘤细胞开始溶解而发生显著高磷血症(尤其是钙磷乘积 $>60mg^2/dl^2$)的患者,碱化尿液可能具有促进磷酸钙盐在肾脏、心脏及其他器官中沉积的风险。

因此,目前认为只有明确具有代谢性酸中毒患者需要使用碳酸氢钠。对于将接受别嘌醇治疗的患者的尿液碱化问题,目前尚无共识,但建议血磷酸盐水平较高的此类患者不要使用碳酸氢钠。如果进行碱化尿液,则应在血尿酸水平较高时开始,发生高磷血症时停止。使用拉布立酶的患者无须碱化尿液。

(三)降尿酸药物

1. 别嘌醇 对 TLS 中危的儿童和成人患者,只要治疗前尿酸水平在正常范围(<476μmol/L),建议使用别嘌醇进行初始治疗,此外在这种情况也可以选择单次剂量的拉布立酶。

别嘌醇是一种次黄嘌呤类似物,可竞争性地抑制黄嘌呤氧化酶,阻断次黄嘌呤和黄嘌呤代谢以减少尿酸的生成(图 2-5-3)。对于具有发生 TLS 风险的恶性肿瘤患者,别嘌醇可有效减少尿酸的生成进而降低尿路梗阻的发病率。别嘌醇为口服制剂,使用方便且价格低廉,故而是发生 TLS 低风险患者的首选药物。

别嘌醇作为传统的降尿酸药物,其在 TLS 中的应用也存在一些局限性。首先,由于别嘌醇是通过减少尿酸生成发挥作用,不能减少已经存在于循环中的尿酸,因此别嘌醇最好能在化疗开始之前用药,而对于治疗时已存在高尿酸血症(血尿

酸 ≥476μmol/L)的患者,建议首选拉布立酶为降尿酸药物。其次,别嘌醇会升高尿酸前体次黄嘌呤和黄嘌呤的血清水平,可能导致黄嘌呤尿、黄嘌呤晶体在肾小管沉积及 AKI。与尿酸沉积不同,碱化尿液对黄嘌呤晶体溶解作用有限,而加强碱化则增加磷酸钙等其他含钙结晶沉积于肾脏的风险,因此在部分患者使用别嘌醇要谨慎。此外,由于别嘌醇可能升高其他嘌呤的血清浓度并促进形成有活性的硫鸟嘌呤核苷酸,所以会影响硫嘌呤或硫唑嘌呤的药物浓度;而且别嘌醇可能与多种其他药物发生相互作用,包括环磷酰胺、苯达莫司汀、高剂量甲氨蝶呤、氨苄西林、阿莫西林、卡马西平、袢利尿剂及噻嗪类利尿药等,这些药物在联合别嘌醇使用时也需要调整剂量。

最后,需要特别注意的是,别嘌醇可能导致多种超敏反应,临床表现为皮疹等,严重时可导致全身剥脱性皮炎(Steven-Johnson 综合征),其超敏反应的发生率以及严重程度与患者 *HLA-B*5801* 等位基因的分型有关。

用法用量及注意事项:应在化疗前 24~48 小时开始使用别嘌醇。成人常规剂量为每 8 小时 $100mg/(m^2BSA)$(每日最大剂量为 800mg)。对于儿童,剂量为每 8 小时 $50~100mg/(m^2BSA)$(每日最大剂量为 $300mg/m^2$)或根据体质量每日 10mg/kg,同样分为每 8 小时给药 1 次。在 AKI 的情况下,由于别嘌醇及其代谢产物可能在体内蓄积,药物剂量必须减量,至少减少 50%。

别嘌醇在体内会被代谢成羟化别嘌醇,主要从尿液中排出。在用于成人时,别嘌醇需依据患者的肾功能具体情况调整,若肌酐清除率为 10~20ml/min,应将剂量减少至 200mg/d;若肌酐清除率为 3~10ml/min,应减少至 ≤100mg/d;若肌酐清除率<3ml/min,应延长给药间隔并将单次剂量减少至 ≤100mg。别嘌醇与硫唑嘌呤或巯嘌呤联用会增加这些巯嘌呤类药物的血浆浓度,进而导致严重毒性反应,因此联合用药时需将巯嘌呤类药物的剂量减少至常规剂量的 1/4~1/3。

对于不能接受口服药物的患者,可以 200~400mg/(m²BSA·d)的剂量静脉给予别嘌醇,分 1~3 次给药(最大剂量为 600mg/d)。通常在开始诱导化疗前 24~48 小时给予别嘌醇。随后持续使用 3~7 天,直到血尿酸水平及肿瘤溶解的其他实

验室证据(如血清 LDH 水平升高)恢复正常。

由于在我国及其他东亚人群(如日韩等)使用别嘌醇时的超敏反应,尤其是严重的皮肤不良事件,与患者 HLA-B*5801 等位基因之间有强烈的遗传关联,因此建议在我国人群使用别嘌醇之前务必完善 HLA-B*5801 等位基因检测,如结果提示为易过敏型则尽量避免该药的使用。当然,并非所有发生别嘌醇诱发性严重皮肤不良事件的患者都携带该等位基因,因此即使 HLA-B*5801 等位基因未提示易过敏型,在使用别嘌醇期间也需注意预防过敏。鉴于实施基因检测需要一定时间,需要紧急化疗但 TLS 中危或高危的患者,建议使用拉布立酶或非布司他代替别嘌醇。

2. 非布司他 非布司他是一种新型降尿酸药物,其作用机制为高选择性抑制黄嘌呤氧化酶。虽然同样是通过抑制生成来降低血尿酸水平,非布司他作用机制和代谢途径上仍与别嘌醇有较大差异,其临床应用也与别嘌醇有所不同:①别嘌醇仅能抑制还原型的黄嘌呤氧化酶,而非布司他则能同时抑制还原型和氧化型的黄嘌呤氧化酶,抑制尿酸生成能力更强。②非布司他不是嘌呤碱基的类似物,其对参与嘌呤和嘧啶代谢的其他生物酶影响很小,因此其药物相互作用比别嘌醇更少,但在联合用药时仍可能影响硫唑嘌呤或巯嘌呤等嘌呤类药物的血浆浓度,故联合用药仍需谨慎。③与别嘌醇在体内代谢为羟化别嘌醇并主要通过肾脏清除不同,非布司他通过尿苷二磷酸葡糖醛酸糖基转移酶(uridinediphosphate glucuronicacid transferases,UGT)的结合以及通过细胞色素 P450(CYP)酶的氧化而广泛代谢,肾脏大约清除其代谢产物的 1/2,因此在轻至中度的肾功能不全患者无须调整剂量。

1 项荟萃分析评估了非布司他与别嘌醇相比预防 TLS 的效果和安全性。该分析纳入了 6 项 2014—2017 年发表的研究,共 659 例恶性肿瘤患者,以血液系统恶性肿瘤为主,其中 331 例使用了非布司他、328 例使用了别嘌醇。非布司他组和别嘌醇组的缓解率(OR=1.01,95% CI 0.55~3.51)及 TLS 发生率(OR=1.01,95% CI 0.56~1.81)相近。在治疗第 2 天和第 7 天,2 组间的血尿酸水平无差异。2 组患者的药物相关并发症发生率同样较低,无显著差异。其中最常见的不良事件为肝酶增加。

总体来说,非布司他用于 TLS 患者的临床研究仍相对较少,尤其是在儿童以及接受可能具有肝毒性的化疗的患者中应用的安全性尚未得到证实。

用法用量及注意事项:非布司他为口服制剂,常规给药方式为 40mg 口服,1 次/d;若治疗 2 周后,血尿酸水平仍不低于 357μmol/L,可增加剂量至 80mg 口服,1 次/d。而用于中高度 TLS 风险患者的预防时,建议非布司他 120mg 口服,1 次/d,持续 7~9 天,在化疗开始前 2 天给药,并进行充足或者加强的水化,达到 3L/(m²BSA·d),也有方案采用 60mg 口服,1 次/d,持续 6~14 天,在化疗前 24 小时给药。

非布司他作为新型黄嘌呤氧化酶抑制剂,相较于别嘌醇有超敏反应(尤其是剥脱性皮炎等严重副反应)明显减少,药物相互作用较少等优点,但目前非布司他用于 TLS 临床病例的数量仍相对较少,循证医学依据相比别嘌醇仍不充分;此外,FDA 警示非布司他用于既往有心血管疾病的痛风患者时,有增加患者因心血管事件死亡的风险。因此,目前非布司他在 TLS 预防中主要用于别嘌醇不能耐受或易过敏型,同时又没有或者禁用拉布立酶的患者,同时在既往有心血管疾病的患者,非布司他的使用需谨慎。

3. 拉布立酶 对于大多数 TLS 高危儿童和成人患者,尤其是肾脏或心脏功能受损的患者,拉布立酶是降尿酸药物的首选。

与抑制次黄嘌呤及黄嘌呤代谢的别嘌醇或非布司他不同,拉布立酶通过促进尿酸降解的方式降低尿酸。在大多数哺乳动物中,嘌呤代谢的终产物并非尿酸,动物体内的尿酸氧化酶可以将尿酸代谢为尿囊素,而后者的水溶性较尿酸高得多,几乎不存在析出结晶的可能;而人体不合成尿酸氧化酶,尿酸成为嘌呤代谢终产物,因此外源性给予尿酸氧化酶在人体有显著的降尿酸作用,可以避免尿酸或者其代谢产物在肾组织的沉积,减少 AKI 的发生率。

拉布立酶的耐受性良好,可快速分解血尿酸,有效预防和治疗高尿酸血症及 TLS。由于作用机制的不同,拉布立酶在预防肿瘤患者 TLS 时无须像别嘌醇或非布司他那样提前给药,且对于已经存在高尿酸血症的患者,在用药后也可迅速降低血尿酸。1 项研究纳入了 131 例 21 岁以下接受血液系统恶性肿瘤诱导化疗的 TLS 中到高风险患者，拉布立酶的剂量为 0.15~0.20mg/kg，1~2 次 /d，持续 5~7 天。用药前存在高尿酸血症的 65 例患者中，血尿酸浓度中位值从平均 577μmol/L 降至 59μmol/L。血磷酸盐浓度在 48 小时内降至正常，24 小时后 SCr 水平显著下降。无一例患者需要透析或发生 TLS 的其他临床后果，使用拉布立酶未出现不良事件。另有一项研究采用拉布立酶与别嘌醇进行对照，该试验纳入了 52 例存在高危淋巴瘤或白血病，且治疗前血尿酸水平 ≥476μmol/L 的儿童，患者被随机分配至接受预防性拉布立酶（0.2mg/kg，持续 30 分钟，1 次 /d）或别嘌醇［100mg/（m²BSA·d），分 3 次给药］，2 组均持续 5~7 天。拉布立酶首次给药后 4 小时血尿酸水平下降幅度更大（86% vs 12%），且起效更早。拉布立酶组患者的 SCr 水平稳定下降，而别嘌醇组患者的 SCr 水平在接受治疗的前 4 天仍然升高。拉布立酶组没有患者需要透析，而别嘌醇组有 1 例患者需要透析。拉布立酶治疗组有 1 例患者发生严重溶血。

另有 1 项在成人患者比较拉布立酶与别嘌醇的 III 期临床试验，入组了 280 例具有 TLS 风险的血液系统恶性肿瘤患者，随机分为拉布立酶单药组，0.2mg/（kg·d），连续用药 5 天；拉布立酶第 1~3 天 0.2mg/（kg·d）＋口服别嘌醇（第 3~5 天 300mg/d）组及别嘌醇单药组（300mg/d，连续用药 5 天）。与别嘌醇单药组相比，第 3~7 天时拉布立酶单药组中血尿酸恢复正常（≤446μmol/L）的患者比例显著更高（87% vs 66%，P=0.001）；拉布立酶＋别嘌醇组的有效率（78%）也比别嘌醇单药组高，但差异无统计学意义（P=0.060）。就控制血尿酸所需时间而言，使用含拉布立酶的两组也都优于别嘌醇单药组（中位时间，含拉布立酶的两组 4 小时 vs 别嘌醇单药组 27 小时）。该研究中拉布立酶组的 L-TLS 发病率显著低于别嘌醇单药组（21% vs 41%，P=0.003），且别嘌醇＋拉布立酶组的发病率也有低于别嘌醇单药组的趋势（27% vs 41%，P=0.054）。

用法用量及注意事项：拉布立酶为静脉制剂，其用于 TLS 患者时建议按风险分层确定剂量。高危患者或基线尿酸水平 ≥476μmol/L 时使用 0.20mg/kg，基线尿酸水平 <476μmol/L 的中危患者，使用 0.15mg/kg，持续用药 5~7 天。

拉布立酶通常按 1 次 /d 给药，但如果肿瘤大量溶解，可能需要增加至 2 次 /d 给药。具体疗程长短通常基于临床判断、肿瘤负荷、癌症及抗癌治疗的类型及首剂后的血尿酸水平来调整。一旦血尿酸下降至足够低或正常水平，也可序贯别嘌醇继续治疗。

对拉布立酶的治疗反应与剂量相关。在 1 项 I 期临床试验中，0.05mg/kg 的单次剂量可有效降低血浆尿酸浓度；而所有接受 0.10mg/kg 以上的健康志愿者在用药后 4 小时内，无法检测到血浆尿酸浓度。

单剂疗法：TLS 中危或高危患者也可使用单剂拉布立酶，剂量为 0.15~0.20mg/kg。也有些医疗机构采用成人患者单次固定剂量 3mg。对于高危患者和初始尿酸水平较高者，建议每 6~12 小时监测 1 次尿酸水平，并在高尿酸血症复发时，按需补充一剂拉布立酶。

患者在拉布立酶治疗后可序贯使用别嘌醇，以预防高尿酸血症的复发。

需要注意的是，室温条件下，拉布立酶在体外同样可以导致尿酸的降解，从而造成血尿酸检测结果偏低，容易导致病情的误判。因此，在使用拉布立酶之前需检测患者基线尿酸水平，在使用拉布立酶之后复测尿酸时，应使用预冷管采集测定尿酸浓度的血样，取样后应立即置于冰上，并尽量在 4 小时内完成检测。尤其是对于使用单次小剂量拉布立酶的患者，更需要注意样本留取的细节以确保用药后复测尿酸结果的准确性。

特别需要注意的是，拉布立酶禁止使用于葡萄糖 -6- 磷酸脱氢酶（glucose-6-phosphate dehydrogenase，G6PD）缺乏症（蚕豆病）的患者，因为在这种情况下尿酸降解的副产物过氧化氢可引起严重溶血。对于考虑使用拉布立酶的患者，如果是有药物性溶血性贫血既往史和 / 或与 G6PD 缺乏症相关的种族 / 族群背景（如非洲裔美国人、地中海或东南亚血统），临床考虑存在溶血风险的患者，应在用药之前进行确定性定量酶测定或基因检测。如果在紧急情况下需要使用拉布立酶且未获得 G6PD 检测的结果，应给予单次小剂量（如 0.02~0.05mg/kg 且总量 ≤3mg），且应确保一旦发生严重溶血时能迅速进行血液透析。只有在无溶血或高铁血红蛋白血症的证据时才能再次给药。

如果发生溶血,应立即永久停用该药,并使用其他降尿酸药物,如别嘌醇或非布司他联合补液。另外,因为也有非 G6PD 缺乏的患者出现溶血的报道,因此所有患者用药期间均需检测相关指标,一旦出现溶血需停止用药。

此外,拉布立酶也可能引起严重超敏反应。与抗结核药物利福平类似,拉布立酶全身性过敏反应可能在首次使用时发生,但更常见于再次使用时。1 项回顾性研究纳入了 97 例需要重复使用拉布立酶的患者,第 1 疗程期间没有患者发生全身性过敏反应,但在随后的 1 次疗程期间,有 6 例患者发生了全身性过敏反应。考虑到全身性过敏反应的严重性,建议使用拉布立酶时需要注意监测,且在首次使用拉布立酶后几个月或更长时间再次用药时,应准备好对全身性过敏反应的治疗。治疗复发性疾病时一般不会出现严重的肿瘤溶解,除非患者对别嘌醇过敏,否则使用别嘌醇和静脉补液就已足够。

目前,尚未进行妊娠女性或哺乳期女性使用拉布立酶的研究。然而,动物研究表明任何剂量水平的拉布立酶都能引起胎儿畸形。因此,妊娠期及哺乳期患者应避免使用拉布立酶。

七、治疗

目前 TLS 预防措施已经广泛应用于临床,但据统计即使经规范预防措施处理,仍有 3%~5% 的患者肿瘤患者在治疗过程中出现了 L-TLS 或 C-TLS。出现或发展为 TLS 的患者需要入住重症监护病房进行支持性护理,持续监测心脏和尿量,每 4~6 小时抽血一次,检查血钾、钙、磷、尿酸和 LDH、SCr 等。TLS 的具体治疗针对 TLS 的电解质紊乱类型和终末受累器官来确定(表 2-5-4)。

高钾血症具有最高的死亡风险,因此需要优先处理。所有高钾血症和出现高钾相关心电图改变的患者首先应静脉推注钙,以防止心肌细胞膜去极化,拮抗高钾血症的心脏毒性,而后尽快使血钾降低至安全水平,临床上可采用促进钾离子向细胞内转移和通过各种途径清除血钾的方式。有酸中毒的患者可采用静脉滴注碳酸氢钠注射剂的方式纠正酸中毒,促进钾离子从细胞外间隙向细胞内转移;此外,静脉输注胰岛素联合葡萄糖和/或吸入大剂量 β 受体激动剂治疗也能促进钾的内移,从而降低血钾。然而,这些方式只能暂时缓解高钾血症,并没有将过多的钾离子清除出体外。为了防止这些措施失效后出现反跳性的高钾血症,在促进钾离子内移后需要进一步采取措施清除钾离子,可通过胃肠道或者肾脏清除,也可采用血液透析/滤过的方式直接清除血钾。

因为实施方便,临床上高钾血症常采用口服药物从胃肠道清除钾,比如使用阳离子交换树脂

表 2-5-4 肿瘤溶解综合征电解质紊乱的处理

紊乱类型	紊乱程度	处理建议
高磷血症	中度(>2.1mmol/L)	限制磷的摄入(避免磷制剂口服或静脉注射,低磷饮食) 磷结合剂 乙酸钙* 成人:每餐 2~3 片(1 334~2 668mg) 碳酸钙* 成人:每餐 1~2g;儿童:每餐每公斤体质量 30~40mg 司维拉姆¶ 成人:每餐 800~1 600mg;儿童:每餐每公斤体质量 40~54mg 碳酸镧 成人:每餐 500~1 000mg△ 氢氧化铝 成人:每餐 300~600mg;儿童:每公斤体质量每餐 12.5~37.5mg(4 次 /d)。 肾功能不全患者应避免使用
	严重高磷血症	透析,CAVH,CVVH,CAVHD,或 CVVHD
低钙血症ε	非症状性	无须治疗
	症状性	葡萄糖酸钙缓慢静推,同时心电监护;急性低钙血症和高磷血症患者在高磷血症得到纠正之前不应使用钙治疗(除非他们出现颈项强直或由低钙血症引起的心律失常) 葡萄糖酸钙◇ 成人:1g 溶于 10% 的葡萄糖溶液 10ml;儿童:每公斤体质量 50~100mg,大静脉缓慢推注(最大速度 50~100mg/min);如症状或心电监护异常持续存在,每 5~10 分钟可重复用药

紊乱类型	紊乱程度	处理建议
高钾血症	中度无症状 （≥6.0mmol/L）	避免静脉使用或口服含钾制剂
		心电图或心电监护
		聚苯乙烯磺酸钠¥ 成人：15~30g，口服；儿童：每公斤体质量 1g，口服，1~2 小时起效。根据重复血清 K⁺ 水平，每 4~6 小时重复 1 次，每天重复 4 次 环硅酸锆钠：10g，3 次 /d，动态监测血钾变化，最长 48 小时或血钾降低至正常范围后切换至维持剂量，起始为 5g，1 次 /d，一般每日不超过 10g
	重度高钾血症 （＞7.0mmol/L）和 / 或出现相关症状	在上述处理基础上
		稳定心脏细胞膜
		对于有心电图改变的患者（QRS 波增宽或 p 波消失，但 t 波不达峰值），静脉缓慢注射葡萄糖酸钙以预防危及生命的心律失常
		葡萄糖酸钙 成人：1g（10ml 10% 溶液）；儿童：每公斤体质量 50~100mg。大静脉缓慢输液（最大速度 50~100mg/min）。如果 ECG 变化持续，5~10 分钟后可重复使用
		促进钾向细胞内转移
		静脉滴注葡萄糖 + 胰岛素
		成人：常规胰岛素（10 单位）+100ml 50% 葡萄糖溶液；儿童：每公斤体质量常规胰岛素（0.1 单位）静脉注射，加 25% 葡萄糖溶液 0.5g（2ml/kg）静脉注射 30 分钟。可在 30~60 分钟后重复，密切监测手指血糖
		在患者处于酸中毒的情况下，可给予碳酸氢钠促进细胞外的钾转移至细胞内。注意碳酸氢钠和含钙溶液可能起反应，因此不能使用同一输液管路输注
		碳酸氢钠 成人：45~50mmol；儿童：每公斤体质量 1~2mmol，缓慢静脉输注，持续 5~10 分钟
		β₂ 激动剂吸入：沙丁胺醇雾化或每次计量吸入
		沙丁胺醇 成人：10~20mg 溶于 4ml 雾化吸入 20 分钟以上，或使用每计量吸入器，在 10~20 分钟以上吸入 10~20 次；儿童：每公斤体质量 0.1~0.3mg 雾化吸入
		透析

注：CAVH，持续性动脉 - 静脉血液滤过；CVVH，持续性静脉 - 静脉血液滤过；CAVHD，持续性动脉 - 静脉血液透析；CVVHD，持续性静脉 - 静脉血液透析。* 含钙结合剂多用于低钙血症时，如合并高钙血症则尽量避免选择含钙结合剂。¶ 一般用于高钙血症时。Δ 儿童使用碳酸镧每餐 7mg/kg，该剂量目前临床使用经验尚有限，故不推荐儿童使用碳酸镧。£ 血钙 <1.75mmol/L 或离子钙 <0.8mmol/L。° 可使用 10% 葡萄糖酸钙（10ml 含钙元素 90mg）或者 10% 氯化钙（10ml 含钙元素 270mg）；一般更倾向于使用葡萄糖酸钙，一旦泄漏至血管外，其造成的组织坏死较为少见。¥ 使用聚苯乙烯磺酸钠的患者应监测电解质避免低钙及低镁血症。

（聚苯乙烯磺酸钠）可使用钠离子有效地置换肠道中的钾离子，并通过粪便排出，达到清除钾离子的目的。但颗粒状的树脂本身不能被肠道所吸收，亦不溶于水，在肠道可能聚集成团甚至造成肠梗阻，因此不能应用于有肠缺血或者蠕动功能障碍病史的患者，并且在使用时注意观察患者是否有肠梗阻表现。新型口服降钾制剂环硅酸锆钠散相比阳离子交换树脂起效明显加快，降钾幅度更为显著，疗效确切；同时，环硅酸锆钠散造成肠梗阻等胃肠道副反应的风险较阳离子交换树脂更低，使用安全，是更具优势的口服降钾制剂，但目前治疗费用较高。

口服或者静脉使用袢利尿剂可用于促进肾脏钾排泄，优选呋塞米。但如果患者先前存在基础肾脏病，或者因 TLS 等因素出现 AKI，造成肾小球滤过率降低，则此时能够通过循环到达肾小管髓袢的利尿药物会明显减少，相应的利尿降钾效果会显著降低，甚至无效；此时需要加大利尿剂的使用剂量以弥补疗效的降低。使用袢利尿剂降钾时应监测患者尿量，以确保利尿治疗的反应不会过度，避免出现容量不足，造成或者加重患者的肾损伤。

严重高血钾(血钾>6.5mmol/L),或经内科积极治疗无明显降低的难治性高钾血症,需要及时采用肾脏替代治疗。连续性肾脏替代治疗(continuous renal replacement therapy,CRRT)由于其血液流速较为平缓,尤其适用于重症、心功能较差或者血流动力学不平稳的患者,但因其血流量相对较小,血钾的清除效率不及普通的间歇性血液透析。因此,如果初始透析不足以纠正持续进行的细胞溶解和由此导致的代谢异常及电解质紊乱,特别是在合并AKI,毒素负荷较重的情况下,可采取早期间歇性血液透析来快速降低血钾,治疗危及生命的高钾血症,然后再进行CRRT以防止高钾血症的反弹。

高磷血症的治疗主要是通过限制膳食中磷的摄入和在肠道减少磷酸盐的吸收,可在用餐时使用磷酸盐结合剂。有几种磷酸盐结合剂可供选择,应根据患者的血钙的水平使用含钙的磷结合剂(醋酸钙、碳酸钙)或不含钙的磷结合剂(盐酸斯维拉姆、碳酸镧)。对于严重高磷血症(血磷>2.58mmol/L),可考虑短期使用含铝黏结剂,但应注意控制疗程,以避免过量摄入铝,诱发阿尔茨海默病。由于补钙可能导致磷酸钙结晶形成并沉积的风险增加,因此,TLS患者出现继发性低钙血症时不建议常规补钙,除非患者出现严重的症状性低钙血症,如伴有心律失常或癫痫的迹象。CRRT是难治性高磷血症、症状性低钙血症和钙磷乘积$\geq 70mg^2/dl^2$的患者治疗的首选方案。

TLS所导致的AKI,其肾脏替代治疗的指征与其他病因导致的AKI相似。需要注意的是,在肿瘤治疗并发TLS的过程中,由于细胞内容物的持续和快速释放,可能导致患者病情变化速度较快,因此,建议采用较低的治疗启动阈值,以免患者发生危险。此外,如果肿瘤细胞溶解持续进行,并导致电解质水平的反弹变化,则建议行CRRT治疗以保障患者的安全。

TLS是肿瘤患者的严重并发症,其机制主要是快速分裂的肿瘤细胞死亡时引起的一系列代谢事件,涉及电解质和代谢产物异常,可导致高钾血症、高磷血症、低钙血症、AKI、癫痫发作和心律失常。

静脉扩容和降尿酸药物是TLS预防性治疗的基石。确诊TLS的患者需要入住重症监护病房进行支持性护理,持续监测心脏和尿量,每4~6小时抽血1次,检测钾、钙、磷和尿酸,并针对TLS的代谢及电解质紊乱和相关并发症进行针对性治疗。

TLS的发病率在不同类型肿瘤之间的差别很大。血液系统恶性肿瘤比实体肿瘤风险更高,既往报道发病率最高的是B细胞急性淋巴细胞白血病、急性髓系白血病和伯基特淋巴瘤(BL)等,尤其是瘤负荷较大,对化疗较敏感以及治疗前即有肾功能不全、高尿酸血症等表现的患者。而随着新型抗肿瘤药物的应用,多种肿瘤患者TLS的发病率也有所变化。

(左 科 刘志红)

———— 主要参考文献 ————

[1] CAIRO M S, BISHOP M. Tumour lysis syndrome: new therapeutic strategies and classification [J]. Br J Hematol, 2004, 127 (1): 3-11.

[2] HOWARD S C, JONES D P, PUI C H. The tumor lysis syndrome [J]. N Engl J Med, 2011, 364 (19): 1844-1854.

[3] HOWARD S C, TRIFILIO S, GREGORY T K, et al. Tumor lysis syndrome in the era of novel and targeted agents in patients with hematologic malignancies: a systematic review [J]. Ann Hematol, 2016, 95 (4): 563-573.

[4] CRISCUOLO M, FIANCHI L, DRAGONETTI G, et al. Tumor lysis syndrome: review of pathogenesis, risk factors, and management of a medical emergency [J]. Expert Rev Hematol, 2016, 9 (2): 197-208.

[5] WILSON F P, BERNS J S. Onconephrology: tumor lysis syndrome [J]. Clin J Am Soc Nephrol, 2012, 7 (10): 1730-1739.

[6] COIFFIER B, ALTMAN A, PUI C H, et al. Guidelines for the management of pediatric and adult tumor lysis syndrome: an evidence-based review [J]. J Clin Oncol, 2008, 26 (16): 2767-2778.

[7] COIFFIER B, MOUNIER N, BOLOGNA S, et al. Efficacy and safety of rasburicase (recombinant urate oxidase) for the prevention and treatment of hyperuricemia during induction chemotherapy of aggressive non-Hodgkin's lymphoma: results of the GRAAL1 (Groupe d'Etude des Lymphomes de l'Adulte Trial on Rasburicase Activity in Adult Lymphoma) study [J]. J Clin Oncol, 2003, 21 (23): 4402-4406.

[8] GEMICI C. Tumour lysis syndrome in solid tumours [J]. Clin Oncol (R Coll Radiol), 2006, 18 (10): 773-780.

肾肿瘤是泌尿生殖系统最常见的肿瘤之一，约占全球范围内成人恶性肿瘤的3%。随着影像学诊断技术的发展及健康管理水平的上升，既往经典"肾癌三联征"包括腰痛、血尿及腰腹部肿块已十分少见。近年来，超过50%新诊断的肾脏肿块为偶然发现。肾肿瘤的临床分期决定了患者初诊治疗方案，大量早期肾癌的发现使外科手术在肾肿瘤治疗中发挥越来越重要的作用。

然而，肾肿瘤手术面临肿瘤控制与功能保留的矛盾，手术可以切除肿瘤病灶，但解剖结构破坏、手术创伤及手术后并发症等可能对患者预后带来不利影响。手术需在根治肿瘤、降低复发与转移风险的基础上尽可能保留患者的肾功能，以改善患者生存质量及长期获益。以往根治性肾切除术（radical nephrectomy，RN）为肾肿瘤经典手术方案，随着外科技术的革新与进步，保留肾单位手术（nephron sparing surgery，NSS）被证实在部分早期患者中与RN的肿瘤控制效果相当，被逐步推广应用。随着微创技术的发展、腔内缝合技术的改进及血管闭合方式的进步，腹腔镜下肾肿瘤手术逐步取代开放手术。除早期肿瘤外，部分晚期肿瘤患者在内科治疗基础上，可考虑联合采取减瘤性质的肾切除术，转移病灶也可在充分评估后切除。

尽管手术方式不断微创化、精细化，但肾脏手术过程中周围组织解剖破坏、手术中缺血、手术应激及手术后并发症等多种因素，仍然可能导致手术相关的肾脏损伤。肾脏手术治疗后可能发生急性肾功能恶化，也可能导致慢性肾功能损伤。手术后肾损伤会降低患者生存质量，缩短生存时间，对预后造成不良后果。因此，针对肾脏手术后肾功能损伤的机制研究及预防治疗至关重要。

同时，更为微创的肾肿瘤局灶治疗也在不断发展，以期应用于无法耐受手术的患者，同时亦可进一步降低治疗的创伤。

一、肾肿瘤手术治疗的适应证

肾癌患者通过影像学检查确定肿瘤临床分期，目前国际通用2017年第8版美国癌症联合委员会（American Joint Committee on Cancer，AJCC）肾癌TNM分期，根据肿瘤TNM分期决定患者治疗方案。外科手术仍是目前局限性及局部进展性肾癌可能获得治愈的方法。局限性肾癌为$T_1 \sim T_2 N_0 M_0$（Ⅰ、Ⅱ期）肿瘤，肿瘤范围局限于肾脏，未穿透肾周筋膜，无淋巴结或远处转移；局部进展性肾癌为$T_1 \sim T_3 N_1$、$T_3 N_0$（Ⅲ期）肿瘤，指伴区域淋巴结转移、肾静脉或下腔静脉癌栓、肿瘤侵及肾周/肾窦脂肪且无远处转移的患者。此外，转移性肾癌在内科治疗基础上经评估后也可行减瘤性质的手术。

（一）局限性肾癌手术治疗

经典RN过去一直是局限性肾癌外科治疗的"金标准"。而NSS一开始被用于治疗伴有孤立肾、健侧肾功能不全或双侧肾肿瘤等情况。但随着外科手术的进步与对保留肾单位研究的不断深入，NSS逐渐被推广用于普通局限性肾肿瘤。虽然RN具有明确的肿瘤控制效果，但会导致慢性肾脏病（chronic kidney disease，CKD）与CKD相关的心血管事件发生。

在局限性肾癌中，有大量研究对比了RN与NSS的治疗效果。1项前瞻性随机对照研究证实：在肿瘤直径<5cm的局限性肾癌患者中，NSS与RN具有相当的肿瘤特异性生存期。同时，有多项研究表明NSS与RN在T_{1a}或T_{1a}/T_{1b}患者具有相同的肿瘤疗效。对于体积更大的局限性肾癌（T_2）而言，1项研究比较了接受肾部分切除术（partial nephrectomy，PN）和RN治疗较大（≥7cm）肾肿瘤患者的生存结果，并进行了长期随访（中位时间为102个月）。结果发现，PN组具有更长的中位生存期及总生存期。1项比较了PN和RN对T_{1b}和T_2期肿瘤的荟萃分析发现，PN组较RN组肿瘤复发概率、癌症特异性死亡率及全因死亡率更低。但是对于T_2期肿瘤，PN组的估计失血量较高（$P<0.001$），并发症的发生率也高于RN。此外，大型数据库的回顾性研究分析表明，PN相比于RN具有更低的心血管特异性

死亡率,并且改善总生存期。对于手术前肾功能正常且因手术治疗(RN 或 PN)导致肾小球滤过率(glomeruar filtration rate,GFR)降低的患者,两者通常可以长期维持肾功能稳定。而预先存在 GFR 降低的患者,不良生存期似乎并非由手术后进一步的肾功能损害引起,而是手术前 CKD 的其他医学合并症所致。但是对于预先存在 CKD 的患者,PN 是降低血液透析风险的首选治疗方法。

综上所述,可以确认在 T_1 期肾肿瘤中,PN 可与 RN 达到相似的肿瘤控制效果,同时更好地保留肾功能。因此,欧洲泌尿外科学会(European Association of Urology,EAU)指南推荐:在局限性肾癌患者中实行手术治疗以达根治目的,在 T_1 期肿瘤中首选 NSS。欧洲肿瘤内科学会(European Society for Medical Oncology,ESMO)指南则建议在选择性适应证中将 PN 作为肿瘤直径<7cm(T_1)的局限性肾肿瘤的首选治疗方案。而对于肾功能受损、孤立肾或双侧肿瘤的患者,则推荐 PN 为绝对适应证,没有肿瘤大小限制。对于肿瘤直径>7cm(T_2)的局限性肾肿瘤患者,则更推荐 RN。美国泌尿外科学会(American Urological Association,AUA)指南推荐在 T_{1a} 肿瘤中首选 PN,在解剖或功能上的孤立肾肿瘤、双侧肾肿瘤、已知的家族性肾癌、既往存在 CKD 以及蛋白尿的患者首选 PN。同时,在年轻患者、多病灶以及未来可能影响肾功能的患者中可以考虑 PN。而对于从肿瘤体积、穿刺活检病理结果及影像学工具提示更高恶性肿瘤风险的患者,外科医生应考虑 RN。在满足以下所有条件的患者中,RN 为更优选:①复杂性肾肿瘤,即使是富有经验的医生也感觉具有挑战性的肾癌;②既往无 CKD;③对侧肾功能正常,即使施行 RN 后,新的基线也可能达到估算的肾小球滤过率(estimated glomerular filtration rate,eGFR)>45ml/(min·1.73m²)。如果不满足以上所有标准,那么应考虑性 PN,除非 PN 可能带来肿瘤控制安全性的担忧超过肾功能的保留。

(二)局部进展性肾癌手术治疗

局部进展性肾癌的治疗策略中,T_1~T_2N_1 肿瘤的肾脏内病灶手术方式选择与局限性肾癌相同。对于 N_1 期患者,若手术前有证据表明存在临床阳性淋巴结(LN)的情况下,施行淋巴结清扫术

是合理的。但淋巴清扫范围仍然存在争议。1 项系统评价和荟萃分析评估腹膜后淋巴结清扫在非转移性肾癌及转移性肾癌中的作用,结果发现淋巴结清扫与任何生存获益无关;但是,淋巴结清扫术(lymph node dissection,LND)可能会提供额外的分期信息。因此,目前尚无证据表明,对临床显示淋巴结阳性(N_+)患者施行淋巴结清扫术能给患者带来生存获益,但可以提供更多分期信息。因此,EAU 指南对于临床显示 N_+ 患者施行淋巴结清扫术仅为弱推荐。

对于 T_3N_0 或 T_3N_1 肾肿瘤的患者,静脉癌栓形成是一个重要的不良预后因素。传统上,静脉癌栓患者接受手术切除肾脏和癌栓。积极的手术切除被认为是癌栓患者的首选治疗。然而,对于这些患者的手术治疗的最佳方法仍然存在不确定性。静脉癌栓患者是否应该接受手术的数据仅来自病例系列报道。在 1 项已发表的病例数最大的研究中,较高水平的血栓与肿瘤向淋巴结、肾周脂肪或远处转移的增加无关。因此,所有具有非转移性疾病和静脉癌栓且体能状态允许的患者都应考虑进行手术干预,不管就诊时癌栓的程度如何。每个病例的手术方案和入路应根据癌栓的范围来选择。尽管仅有较少报道表明,在非转移性肾癌中切除肿瘤血栓可能有益,EAU 指南仍然推荐在非转移性疾病肾癌中切除肾肿瘤和癌栓。

(三)肾肿瘤局灶治疗

局灶治疗的方式包括冷冻消融、射频消融、微波消融、高强度聚焦超声及不可逆电穿孔等,在肾癌中,冷冻及射频消融的研究及应用更为广泛。局灶治疗适用于最大径 ≤3cm 的小肾肿瘤或不耐受手术切除的肾癌患者,并且需要在进行局灶治疗前行穿刺活检,以为后续治疗及随访提供支撑。少量研究显示,肾部分切除在肿瘤控制方面优于冷冻消融,但局灶治疗技术可以缩短住院时间,减少手术失血量;但也有部分研究显示,局灶治疗与肾部分切除在疾病控制与手术后并发症发生率上无显著差异。基于目前的研究结果,尚不能对冷冻消融和射频消融的肿瘤学控制效果得出明确的结论。

因此,EAU 指南提示为体弱或有其他合并症的患者提供射频消融或冷冻消融仅为弱推荐。

AUA 指南同样认为冷冻消融及射频消融可作为最大径 ≤3cm 肿瘤的替代治疗方案,但仅为中等程度推荐。并且在可行的情况下,优先选择经皮消融技术。ESMO 指南认为射频消融、微波消融或冷冻消融治疗可作为小肾肿瘤(≤3cm)患者的替代选择,特别是体弱、手术风险高和孤立肾患者及肾功能受损、遗传性肾细胞癌或多发性双侧肿瘤患者。因此,局灶治疗在肾肿瘤中的应用有待高质量临床研究进一步探索与验证。

二、肾肿瘤手术后急性肾损伤的发病率及危险因素

肾肿瘤的手术方式通常由肿瘤的进展程度、肿瘤的位置和患者的具体情况决定,主要包括 RN 与 PN,2 种术式均能提供良好的肿瘤控制。然而,由于全部或部分肾脏切除、手术操作、缺血 - 再灌注损伤等原因,急性肾损伤(acute kidney injury,AKI)成为肾肿瘤手术后常见的并发症之一。AKI 是一种以 GFR 的急剧下降和血中含氮代谢产物的快速累积为特征的临床综合征。临床上主要通过实验室检查对 AKI 进行评估。目前 AKI 的诊断仍然可参照 2012 年改善全球肾脏病预后组织(Kidney Disease: Improving Global Outcomes,KDIGO)的 AKI 指南(表 2-6-1)。肾脏切除术后 AKI 导致住院时间延长,显著增加手术患者晚期 CKD 和终末期肾病(end stage renal disease,ESRD)的发生风险,甚至死亡。肾肿瘤术后 AKI 的发病率在不同人群中有较大的差异(5.5%~34.0%)。如何针对特定人群进行早期干预,成为预防手术后 AKI 的关键。肾肿瘤手术后 AKI 的发生与多种危险因素相关,主要包括术前危险因素和术中危险因素。

(一)术前危险因素

1. 年龄 随着患者年龄的增加,手术后发生 AKI 的风险显著升高。这主要是由于老年患者肾功能逐渐衰退,基线肾功能较低,并且与抵御应激的能力较弱有关。虽然,普遍认为手术后肾功能下降为"自限性"过程,但是,老年患者机体的自我调节能力较差,肾功能的下降不易恢复而发生 AKI。

2. 性别 研究证实,男性患者更易发生 AKI,该危险因素独立于年龄、eGFR、吸烟史、饮酒史及种族等因素。对于男性患者,更应密切关注手术后肾功能变化,及早干预。

3. 体质量指数(body mass index,BMI) 肥胖患者(BMI ≥ $28.0kg/m^2$)手术后发生 AKI 的风险显著升高,其原因在于肥胖会显著改变肾小球血流动力学,使肾脏更易发生滤过损伤。同时,肥胖患者心血管及代谢相关综合征等合并症相对较多,肾功能更易受到损害。

4. 高血压 高血压为肾肿瘤手术后 AKI 的一个独立危险因素。长期高血压对肾脏造成的损害主要表现为肾小动脉硬化,血压控制不佳的患者基础肾功能往往较差。正常肾脏对由肾动脉进入的血流量有自身调节功能,在一般情况下轻至中度的高血压并不引起肾血流量的显著改变。但若肾脏手术前血压未予积极控制,手术后肾脏自身调节能力明显降低,肾小球毛细血管内压力显著增加,从而产生肾脏损害,表现为肾小球损伤和肾脏结构破坏,导致手术后 AKI 的发生。

5. 糖尿病 糖尿病患者手术后发生 AKI 的风险显著高于非糖尿病患者。糖尿病肾病是糖尿病患者最重要的并发症之一,长期血糖控制不佳可导致蛋白尿及 eGFR 进行性降低,损伤基础肾功能。手术前合并糖尿病的患者手术后更易发生 AKI,其所涉及的机制较为复杂,主要包括:①高血糖症增加氧化应激并加重缺血 - 再灌注损伤;②胞内葡萄糖过载诱导线粒体功能失调导致肾损伤;③高血糖症增加白细胞介素 6、肿瘤坏死因子 α 和白细胞介素 18 等炎症细胞因子的释放,炎症是 AKI 发生的重要因素;④由高血糖症诱导的内皮功能失调导致肾损伤。因此,对于合并糖尿病的患者,手术前应积极控制血糖,并在手术后严密监测血糖水平变化,及早干预。

表 2-6-1　改善全球肾脏病预后组织
急性肾损伤的分期标准

分期	血清肌酐	尿量
1 期	≥26.5μmol/L,或较基础值升高 1.5 倍以上	<0.5ml/(kg·h),持续 6h
2 期	较基础值升高 2.0~3.0 倍	<0.5ml/(kg·h),持续 12h
3 期	较基础值升高 3.0 倍以上,或在 353.6μmol/L 的基础上再急性升高 44.2μmol/L,或需进行肾脏替代治疗	<0.3ml/(kg·h),持续 24h,或无尿持续 12h

6. RENAL 评分 RENAL 评分主要用于评估肾肿瘤的复杂性，根据影像学结果将肾肿瘤分为低、中、高复杂性。"RENAL"评分系统包括：①肿瘤最大直径（radius）；②肿瘤外凸率（exophytic/endophytic）；③肿瘤距集合系统距离（nearness to the renal collecting system）；④肿瘤位于肾腹侧或背侧（anterior or posterior location）；⑤肿瘤与肾上下极的关系（location relative to the renal poles）。RENAL 评分越高，肾肿瘤的复杂性越高。RENAL 评分也是肾肿瘤手术后 AKI 的独立危险因素。复杂肾肿瘤使保肾手术难度增大，肿瘤直径越大，内生型肿瘤或肿瘤越靠近集合系统等因素会导致手术切除范围增大，集合系统损伤概率增加，缺血时间延长等，加重肾脏损伤，增加 AKI 的发生风险。

7. 基础 eGFR 与手术前 CKD 手术前基础 eGFR 水平低或合并 CKD 的患者手术后 AKI 的发生率更高。CKD 患者基础肾功能不良，肾脏手术后肾功能不易恢复，可导致急性肾功能下降。AKI 的发生又会使原有 CKD 加剧，加速疾病进程，大大增加晚期肾脏替代的风险。因此，对于合并 CKD 的手术患者，应尽可能行保肾手术，最大限度保留肾功能。

（二）术中危险因素

1. 根治性肾切除术（RN） 虽然 RN 与 PN 均能获得良好的肿瘤控制，但保留肾单位的 PN 在肾功能保留方面具有明确的优势。相较于 PN，行 RN 的患者手术后更易发生 AKI，晚期发生 CKD 的风险也更高。这提示我们在决定手术方式时应综合考虑，在彻底切除肿瘤的基础上尽可能行保肾手术，有利于改善患者的远期预后。

2. 手术时长 手术时长越长，手术后 AKI 的发生风险越高。手术时间的延长意味着患者将长时间处于麻醉状态，且有证据表明麻醉药物最小肺泡浓度小时数影响手术后 eGFR，麻醉药物作用时间越长，手术后 eGFR 下降越明显，AKI 的发生率越高。因此，手术时间不宜过长，缩短麻醉时间有助于降低 AKI 的发生风险。

3. 热缺血时间（warm ischemia time, WIT） 对于 PN，手术中需先钳闭肾血管方可行手术切除，目的在于阻断肾脏血供，在低血流量下对肾脏行手术操作，以减少出血量。通常认为 WIT ≤ 30min 的情况下肾功能可完全恢复。由于长时间的缺血可导致肾脏结构及功能受损，并加重肾脏恢复灌注后的缺血-再灌注损伤，当 WIT 延长 10min 以上时，手术后 AKI 的发生率显著增加，故 WIT 也被认为是手术后 AKI 最重要的术中危险因素。然而，相同的 WIT 对于不同的手术个体所产生的影响也不尽相同。基本情况良好的患者可耐受更长的缺血时间，而基础情况较差以及老年患者则更易发生缺血性损伤。这提示，我们不能盲目迷信"30min"的时间阈值。因此，为减少手术后 AKI 的发生，在行保肾手术时，术中 WIT 应尽可能缩短，重点关注 AKI 易感人群的缺血时长，最大限度地保护手术肾脏的功能。这要求我们在手术前系统地评估患者的综合情况，制订更为精细的手术计划。

三、肾肿瘤手术后慢性肾脏病的发病率及危险因素

近年来，肾肿瘤的发病率逐步上升。对于临床局限性肾肿瘤，有许多治疗方案可供选择，包括 PN、RN、肾肿瘤消融术以及主动监测等。考虑到肾肿瘤治疗的总体生存预后良好，接受过肾肿瘤手术的人群更有可能死于其他并发症，如心血管疾病或 CKD。因此，肾功能的保护通常是一个亟须重视的问题，尤其是远期肾功能的保护。除了孤立肾肿瘤患者，每种治疗在肾功能保护方面的意义并不确定。AUA、EAU 和美国国立综合癌症网络（National Comprehensive Cancer Network, NCCN）等各大指南也没有根据肾功能的影响建议的治疗策略，但目前越来越多的人倾向于使用 PN 治疗 T_1 期肾肿瘤。

CKD 是各种原因引起的慢性肾脏结构和功能障碍（肾脏损害病史>3 个月），包括 GFR 正常和不正常的病理损伤、血液或尿液成分异常，以及影像学检查异常，或不明原因 GFR 下降 [<60ml/（min·1.73m²）] 超过 3 个月。肾肿瘤术后出现 CKD 主要是由于继发的肾小球肾炎、肾小管损伤和肾血管的病变等。根据 GFR 的水平可以将 CKD 分为 5 期：1 期，患者有肾脏损害 [GFR>90ml/（min·1.73m²）]；2 期，患者有肾脏损害伴 GFR 轻度下降 [60~89ml/（min·1.73m²）]；3 期，患者有 GFR 中度下降 [30~59ml/（min·1.73m²）]；4 期，患者有 GFR

重度下降[15~29ml/(min·1.73m^2)];5期,肾衰竭期[GFR<15ml/(min·1.73m^2)]。早期发现和早期干预可显著降低CKD患者的相关并发症,明显提高生存率。

随着肾肿瘤患者的增加,这一人群手术后CKD的发病率也随之增加。很多患者手术前已经存在CKD,这与肾肿瘤共同的危险因素有关。10%~30%的肾肿瘤患者在接受手术治疗之前存在CKD,在一些研究队列中甚至高达50%。CKD和肾肿瘤共同的常见危险因素有老年、吸烟、糖尿病、肥胖和高血压等。肾肿瘤的平均初诊年龄为60~70岁,不少研究表明60~70岁的老年患者既往存在CKD的风险是整个患者人群的2倍。糖尿病和高血压是CKD最主要的病因,这类慢性疾病也非常普遍。肾肿瘤患者中糖尿病和高血压的患病率分别为9%~22%和23%~59%。肾肿瘤术后出现GFR下降的患者更易发生CKD。即使手术后GFR在正常范围[>60ml/(min·1.73m^2)],GFR越高,出现CKD的风险也越低。术前GFR也是术后出现CKD的独立预测因素,术前GFR每增加1ml/(min·1.73m^2),新发CKD[GFR<60ml/(min·1.73m^2)]与GFR正常患者的 HR 为0.192。对于CKD 4期的患者,约有1/3进展为ESRD。CKD 4期患者GFR每减少5ml/(min·1.73m^2),ESRD的风险随之增加,GFR为20~25ml/(min·1.73m^2)的风险比(HR)为8.98,GFR为15~20ml/(min·1.73m^2)的 HR 为12.4。CKD的一些早期标志物,如尿蛋白或尿白蛋白,也可预测肾肿瘤术后CKD发生风险。

术后肾功能的情况与术前GFR密切相关,也由功能性肾体积(functional renal volume,FRV)决定。FRV通常是通过造影增强成像(计算机断层扫描或磁共振成像)记录的动脉灌注量来测量。基线GFR降低的肾肿瘤患者在手术切除后更有可能出现较低的GFR。然而,GFR降低率在不同的CKD阶段并无明显差异,包括更晚期的CKD患者。当GFR根据剩余FRV以eGFR/FRV的形式进行调整时,晚期CKD患者的GFR最高,这表明在已有CKD的患者中有更高的肾灌注。有研究发现手术前eGFR/FRV与年龄、BMI、蛋白尿和高血压相关(但与糖尿病无关)。术后3年GFR与年龄、BMI和术前eGFR/FRV相关。我国台湾

地区的1项研究中,肾肿瘤组进展为ESRD的比例为4.05%,相对于非肾肿瘤组更高。因此肾肿瘤本身就是ESRD的一个病因。根据美国肾脏病数据系统,有0.5%的透析患者得过肾肿瘤。

韩国1项研究表明,既往存在CKD会导致较差的肿瘤特异性生存率和总生存率。伴CKD肾肿瘤人群具有较高的死亡率,可能是由于心血管事件的发生导致的,和伴有CKD的一般人群类似。心血管病发生率增加与CKD的相关性在1项T$_{1b}$期肾肿瘤患者的研究中也得到了证实。肾切除术后GFR每降低7ml/(min·1.73m^2),死亡风险增加17%,心血管事件风险增加25%。尽管肾切除术后GFR降低与死亡率增加相关,但有证据表明,单纯手术切除(没有潜在的CKD)而发展为CKD患者的生存率与肾切除术后未发展为CKD的患者并无差异。

除了既往存在CKD和CKD的相关危险因素,其他一些决定因素(如营养状况、肿瘤特征和手术并发症)也有助于预测长期肾功能的变化。低蛋白血症、更大的肿瘤直径、和术后AKI的发生,影响术后CKD的发生风险。手术切除肿瘤后,15%~60%的肾癌患者发生CKD,GFR降低约30%[平均降低13ml/(min·1.73m^2)]。PN后肾实质损失的程度与GFR的下降水平有关。Jeon等发现60%的糖尿病患者出现了新发CKD,而整个研究对象这一比例为43%。糖尿病患者术后2年不出现CKD的概率明显低于非糖尿病患者(47% vs 76%)。

糖尿病不仅增加患肾肿瘤的风险,而且使肿瘤特异性生存率和总体生存率降低。作为CKD的共同危险因素,糖尿病患者术后肾功能预后也更差。肾肿瘤患者伴有糖尿病与CKD密切相关。伴有CKD的肾肿瘤患者的糖尿病患病率也比无CKD的肾肿瘤患者要高得多。相反,伴有糖尿病的肾肿瘤患者的平均GFR也低于无糖尿病的肾肿瘤患者。

肾肿瘤的风险随着肥胖而显著增加,肥胖患者也更容易发展为CKD,并经常伴代谢综合征(糖尿病、高血压和高脂血症)。1项韩国的大型队列研究发现肥胖(BMI >25kg/m^2)与蛋白尿之间密切相关。体质量也与CKD的发病率相关,每增加10%的体质量,发展为CKD的可能性增

加 1.43 倍。很少有研究关于肥胖对肾肿瘤患者 CKD 的影响。有 1 项研究发现有 CKD 的肾肿瘤患者的平均 BMI 比没有 CKD 的肾肿瘤患者更高。

长期吸烟会促进肾脏的过度灌注,这种血流动力学改变可导致高血压和内皮细胞的慢性细胞改变。此外,与烟草接触相关的炎症可诱导内皮细胞增殖和损伤、小管毒性以及胰岛素抵抗增加,导致蛋白尿。高血压和糖尿病也与吸烟有关,这些都证明吸烟与 CKD 有关。Hunt 等对 24 项研究进行的荟萃分析,研究了吸烟对肾肿瘤风险的影响。与不吸烟者相比,吸烟者更容易患肾肿瘤,戒烟后患肾肿瘤的风险降低。戒烟可以逆转包括高灌注在内的许多不良反应,并最终被证明可以减少 CKD 的进展。

一段时间以来,AKI 被认为是可逆的,并且患 CKD 的风险较低。然而,越来越多的证据,包括关于 13 个大型队列研究(近 170 万)的荟萃分析表明,AKI 的存在使得患 CKD 和 ESRD 的风险更高。当肾脏功能恢复后,ESRD 出现的可能性也随之降低。这在肾肿瘤人群中也能看到类似结果。肾肿瘤术后发生 AKI 的患者,在 1 年随访评估时的血清肌酐(serum creatinine,SCr)或 GFR 水平,较无 AKI 或低 AKI 风险的患者恶化。他们在肾切除术后 3 年诊断为 CKD 的可能性为 38%。多因素分析发现,AKI 的危险因素有年龄、男性、BMI、基础疾病、晚期 CKD 和手术方式。

以往 RN 一直是治疗肾肿瘤的主要方法。然而,随着局限性肾肿瘤越来越多,应用 PN 来改善肾功能逐渐受到重视。一项包含 36 个研究的荟萃分析显示,PN 出现 CKD 风险较 RN 降低 61%。另一项荟萃分析显示,RN 术后 1 年 GFR 平均下降程度较 PN 更高,并且 RN 患者的 3 期 CKD 发生风险高于 PN 患者。欧洲的一项随机对照研究显示,PN 患者术后平均 GFR 高于 RN 者[67ml/(min·1.73m^2) vs 53ml/(min·1.73m^2)]。86% 的 RN 患者和 65% 的 PN 患者的 GFR 下降至 60ml/(min·1.73m^2) 以下。加拿大的一项研究中,肾肿瘤 RN 或 PN 术后出现 ESRD 的风险都比较低,其他 NSS 方式如肿瘤消融治疗有着和 PN 类似的 GFR 改变和 CKD 3 期发生率,两者都优于 RN。肾肿瘤消融治疗(最常见的是射频消融和冷冻消融)创伤小,并发症少,但可能与疾病复发增加有关,因此,在有较高手术并发症风险的患者中应用。

肾肿瘤是一种复杂的疾病,常伴多种合并症,包括 CKD、高血压和糖尿病等。对于局限性肾肿瘤患者,应优先考虑保护肾功能,预防 CKD 或 ESRD 的发生。

四、肾肿瘤手术后肾脏损伤的预防及治疗

(一)肾肿瘤手术后肾脏损伤的评估

泌尿外科医生一直关注肾肿瘤手术治疗中肾功能的变化情况,但对于肾功能不全的定义,何时和通过何种方法检测肾功能结果,目前尚未达成共识。一部分原因是手术后长期肾功能的相关信息有限,以及不确定手术后肾功能是否具有预测价值。目前,最常采用的术后肾功能损伤的定义是 GFR<60ml/(min·1.73m^2)。与其他原因导致的肾功能损伤不同,这种定义在手术导致 GFR 下降的患者中是否具有指导意义仍然存在争议。

1. 肾功能评估的相关方法

(1)术后绝对肾功能:术后绝对肾功能是最常使用的指标,这类指标不用参照基线(即术前)水平,一般在术后中位随访时间 12 个月时检测。GFR 和肌酐清除率(creatinine clearance rate,Ccr)是最常见的检测指标,其次是 SCr,其他指标还包括分侧肾功能和有效肾血浆流量等。在不参考基线值的情况下,评估术后肾功能的好处在于,分析时可以明确肾功能低于某特定阈值的患者(例如筛选新发 CKD 患者时可以从中排除原本存在 CKD 的患者)。

(2)术后相对肾功能:术后相对肾功能也是比较常用的检测指标,一般在术后中位随访时间 12 个月时检测。最常见的指标是,手术前后 GFR 和 Ccr 的变化值和变化百分比。该指标可以更好地显示术后肾功能相对于术前基线水平的变化情况。在 SCr 较低的患者中,使用 GFR 或 Ccr 评估相对肾功能并不合适。因为随着肾功能水平的升高,相关指标的拟合方程准确度降低,在比较不同基线肾功能患者的 GFR 差异时,可能会引入差异性错误分类偏差,从而导致评估准确性下降。多项研究结果显示:与术前基线肾功能水平较高的

患者相比,基线肾功能水平较低的患者 GFR 呈小幅下降并逐步回到基线水平。

(3)慢性肾脏病(CKD):CKD 是指各种原因引起的慢性肾脏结构和功能障碍,肾肿瘤术后 CKD 的出现意味着肾脏功能受损。术后 CKD 评估的中位随访时间一般为 24 个月,当出现中至重度的 GFR 下降[GFR<60ml/(min·1.73m²)]时,表明存在 CKD。但是使用单一阈值定义新发 CKD 的出现存在一定的局限性,因为有些患者术前就存在 GFR 值低于相关阈值。为了避免漏掉这些患者,一些研究也将术后 CKD 分期的升级作为一种评价指标。早期发现和早期干预可显著降低 CKD 患者的相关并发症,明显提高生存率。

(4)急性肾损伤(AKI):AKI 应在术后立即进行评估,时间一般是 7~30 天。AKI 作为肾功能评价方法的报道不多,并且定义不一致。由于难以区分功能性肾单位丢失和术中肾脏缺血性损伤的影响,AKI 在评估肾肿瘤术后肾功能方面的作用存在争议。最新的 AKI 临床指南建议,使用 SCr (绝对或相对)和尿量进行诊断。有证据表明在 SCr 无明显波动的情况下,术后 7 天测定的 eGFR 与直接测定的 GFR 相比更为准确。

(5)相对于术后基线的术后肾功能:以相对于术后基线的术后肾功能作为评价指标的研究较少且定义各不相同。Cohen 等评估了术后第 6 个月至最近一次随访期间 GFR 的变化值和变化百分比。Lee 等评估了 GFR 在术后第 12 个月到第 36 个月的恢复情况。Choi 等评估了术后第 12 个月的 GFR 与术后最低 GFR 的变化百分比。与上述不同的是,Klarenbach 等将术后 GFR<60ml/(min·1.73m²)且 GFR 每年下降 4ml/(min·1.73m²)的患者定义为 CKD 进展,同时使用混合效应线性模型,通过术后 30 天到最近一次随访记录的所有门诊 SCr 确定斜率,以检测观测值之间的相关性。这种方法可能会引入较少的偏差,且肾功能变化率的评估可能为 CKD 患者提供预后信息。

(6)综合评估:少数几项观察性研究应用了综合肾功能评估的方法。有 2 项研究将 GFR 下降>50% 或肾脏替代治疗作为评价标准。Klarenbach 等将快速进展性 CKD 及新发 ESRD、急性透析或 GFR<30ml/(min·1.73m²)作为评价标准。综合评估方法的使用有利于全面描述肾功

能的情况,帮助发现和确定具有临床意义的标准。

2. 肾功能的定量指标 大多数研究使用 eGFR 或肌酐清除率估计值(estimated creatinine clearance rate,eCcr)来定量肾功能,主要通过肾脏病膳食改良试验(modification of diet in renal disease,MDRD)或慢性肾脏病流行病学协作组(CKD epidemiological collaborative,CKD-EPI)公式计算得出结果。此外,还可使用放射性同位素肾图、肾脏造影或 SCr 等方法来量化肾功能。在 2007 年之前,SCr 是衡量肾功能最常用的指标,随后逐步被 eGFR 和 Ccr 取代。最准确的肾功能定量方法是核医学方法扫描检测肾脏 GFR。然而,与 eGFR 相比,这种方法使患者暴露于一定的辐射中,花费成本更高,且耗时更长。因此,只有少部分研究采用了这种方法。总而言之,目前的多数研究中用于定量肾功能的 3 种主要公式是 MDRD 公式、CKD-EPI 公式(eGFR)和 Cockroft-Gault 方程(eCcr)。由于 MDRD 更早地被引入临床实践,71% 的研究使用 MDRD 公式来评估肾功能。一般来说,如果研究中大多数患者术前 eGFR>60ml/(min·1.73m²),则 CKD-EPI 公式相较于 MDRD 公式更为准确,而低于该阈值时,两者的准确性相当。

(二)肾肿瘤手术后肾脏损伤的预防

1. 术前评估 术前评估首先应包括 CKD 和 AKI 相关风险因素的评估。临床医生应通过检测 SCr 和尿蛋白等指标的检测分析确定术前基线肾功能,并计算相应的 eGFR,确定 CKD 分期。同时,需要进行可能引起 CKD 的疾病筛查,包括肥胖、高血压、糖尿病和吸烟等。

肾切除术后 SCr 或 eGFR 的异常变化会增加罹患 CKD 的风险,但目前尚无明确的临界值标准。在 1 项研究中,虽然 KDIGO 定义的 CKD 分期(根据 eGFR 和蛋白尿定义)在患者中得到改善,但其患 CKD 的风险[eGFR<60ml/(min·1.73m²)],eGFR 降低 50% 以上的比例,以及肾切除术后透析的需要,均相应地有所增加。一些研究发现,当 SCr>1.5mg/dl 时,肾肿瘤术后肾功能降低的风险和罹患 ESRD 的风险增加,同时患者死亡率较高。此外,蛋白尿等早期肾脏病理标志的出现也可预测术后 CKD 的发生。

术前准确评估肾功能,可以帮助预测肾实质

的丢失是否会导致 eGFR 降低,并有助于确定 PN 或 RN 是否在肾功能保护方面有益。肾核素显像,通过测定放射性同位素的摄取确定每侧肾脏的功能。研究显示,在手术前计算得到的患侧肾脏的分肾 GFR 比例约比术后高 12%。另一项研究表明:与总 eGFR 相比,分肾 eGFR 比例与 PN 术后肾功能不全的因素(包括缺血时间和肿瘤大小等)具有更强的相关性。然而,针对术后长期的肾功能随访的预后价值尚未得到检验。

这种术前评估为医生和患者提供了术后肾功能预测和预后的数据,帮助确定最佳的手术治疗方案。通过消除这些不良预后因素来降低术后肾功能损伤的风险可能是有效可行的,但尚未得到充分的检验和确证。预防 eGFR 降低的潜在策略包括控制相关可变风险因素,如避免术后 AKI 的发生、优化血压和血糖的控制、戒烟和减肥等。此外,还可以通过优化手术技术来防止术后 eGFR 的降低,比如尽量减少出血、WIT 和肾实质的切除。通过规范的药物使用也可有效保护肾功能,尽量避免使用肾毒性药物(如非甾体抗炎药、静脉造影剂、氨基糖苷类药物)。术中应减少低血压的发生,低血压可能会导致缺血性肾小管损伤并引起 AKI。必要时,可以让肾内科医生在早期参与到肾肿瘤患者的治疗和护理中来解决这些问题。

2. 手术方式选择及术中处理 针对临床局限性肾肿瘤,2013 年美国泌尿外科协会发布了接受 RN 或 NSS 的患者(术前无慢性肾功能不全的患者)肾功能损害发生率的数据,接受 RN 患者的 CKD 的发生率大概是接受 NSS 患者的 4 倍(48.2% vs 11.4%)。2014 年,Li 等总结了 7 项单中心(2 693 例患者)和 10 项基于人群(86 131 例患者)的回顾性研究,这些研究比较了 PN 和 RN 术后的长期随访结果,包括肿瘤特异性生存率、术后 eGFR 的变化及 CKD 的进展等。其中 6 项研究(主要是单中心研究)报告的 RN 死亡率与 PN 死亡率存在显著差异。所有的回顾性研究都提示,PN 相比于 RN 在肾肿瘤预后、术后肾功能的保护和 CKD 进展方面更有优势。2017 年 AUA 肾肿瘤指南、2017 年美国临床肿瘤学会(American Society of Clinical Oncology,ASCO)小肾癌管理指南和 2018 年欧洲泌尿外科协会肾肿瘤指南均指出:对于 T_1 期肾肿瘤患者,PN 术后

发生 CKD 的风险低于 RN,可以更好地保护肾功能,降低代谢和心血管疾病的发生。PN 的优势在于保留更多的正常肾实质,这是肾功能预后的独立预测因素。一些研究表明,肾实质保留体积增加 5% 可使 CKD 4 期的发生风险降低 17%。因此,为了更好地保护长期肾功能,临床医生逐步转变为对较小体积的肾肿瘤采用 NSS。近几年来,PN 在临床实践中的应用比例明显增加。尽管在保留肾脏技术上存在细微差异,PN 的目标是沿着肿瘤边缘完整切除肿瘤,从而最大限度保留正常肾实质,同时将缺血时间保持在最低限度,将可能导致 CKD 肾脏损害的因素控制在最低限度。关于 NSS,我们应更多地关注阳性肿瘤切缘的发生率。对于伴阳性肿瘤切缘的肾肿瘤患者,其生存预后相对较差。此外,接受 PN 治疗的患者可能存在一些其他更大的不良风险,例如尿漏、严重出血或胸膜损伤等。目前,仍需要进一步的随机对照试验或前瞻性研究,以确定不同手术方式对肾功能的影响。尽管如此,尽量减少已知的危险因素并利用 NSS 避免肾脏切除可以有效预防术后 CKD 的发生。

对于使用的手术技术,2018 年的 1 项多中心回顾性研究表明,机器人辅助肾部分切除术(robot-assited partial nephrectomy,RAPN)和开放性肾部分切除术(open partial nephrectomy,OPN)在 CKD 患者中显示出相似的肾功能结果。另一项多中心配对分析研究显示:RAPN、腹腔镜肾部分切除术(laparoscopic partial nephrectomy,LPN)、OPN 在中位随访 5 年时具有同等的肿瘤控制效果,但就肾功能的保护而言,RAPN 后出现 CKD 进展的发生率低于 OPN 和 LPN。需要注意的是微创方法通常是较早期肾肿瘤患者的一种选择,这些患者的肿瘤往往威胁较小,而肿瘤分期较高、病情较严重的患者更有可能采用开放手术。因此,外科医生还需要关注这些手术技术层面的其他严重不良反应。

缺血的类型和持续时间是手术风险因素之一,在肾肿瘤术后作为一个重要的独立因素与肾脏功能预后相关。研究表明:就 WIT 而言,区分患者是否会肾功能下降的最准确阈值是 20~25min。当 25min ≤ WIT ≤ 30min 时,WIT 与肾功能的显著下降相关。有趣的是,即使 WIT>

30min,PN 在肾功能保护方面仍优于 RN。此外，WIT 还与肿瘤大小以及复杂肿瘤的特征（如位置、内生率）相关。关于冷缺血和 WIT 的比较，有几项研究表明冷缺血和热缺血在肾功能保护方面存在差异，但在围手术期结果上并无显著差别。冷缺血比热缺血更能防止肾功能下降。RAPN 与 LPN 的对比研究显示 RAPN 的较短的 WIT 可能更能防治缺血性肾损伤。2018 年的 1 项回顾性研究表明：从肾肿瘤术后 1 月开始，RAPN 冷缺血的应用与术后更高的 eGFR 水平相关，并且在随访期 12 个月保持稳定。因此，冷缺血技术在肾功能的保护方面更具优势。

3. 肾肿瘤手术后肾脏损伤的治疗 肾切除术后应该立即检测 SCr 浓度、计算 eGFR、进行尿蛋白分析和进一步定量（尿白蛋白、蛋白 / 肌酐比值或 24 小时尿蛋白），并重新评估肾功能。对于 CKD 进展的高危患者，建议在肾肿瘤治疗前进行肾病相关的治疗。术后新发蛋白尿或 eGFR 显著降低可能导致新诊断的 CKD，提示肾脏功能受损。2017 年，ASCO 发布的小肾癌管理指南，支持多学科团队中泌尿科医生和肾脏科医生的共同管理，可能包括病理学、肿瘤学、放射科及遗传学专家等。

目前，仍然缺乏肾肿瘤术后 CKD 预防的相关证据和治疗策略。然而，鉴于 CKD 导致的生存率下降，以及 CKD 进展与相关风险因素的关系，在肾肿瘤手术前后进行针对性处理是非常有必要的。由于高血压会加剧肾单位损失相关的高滤过和肾小球硬化，导致 CKD 进展，参考最新发布的 2017 年美国心脏协会《成人高血压预防、检测、评估和管理指南》，建议目标血压<130/80mmHg。根据 2012 年肾脏疾病结果质量倡议关于 CKD 和糖尿病方面的更新，应将糖化血红蛋白维持在 7% 左右以优化血糖控制。二甲双胍可能在糖化血红蛋白和血糖控制方面具有一定的优势。通过饮食调整、运动和手术治疗来减肥，也可能是有益的，但要小心避免体质量下降到过低的 BMI 范围。应建议患者术前进行戒烟，或减少吸烟量，以防止或减缓 CKD 的进展，提高生存率。对于蛋白尿患者，应使用肾素 - 血管紧张素 - 醛固酮系统抑制剂进行抗蛋白尿治疗，并严格控制血压以减少蛋白尿。此外，限制饮食中的盐摄入，维持营养并优化白蛋白摄入可能进一步帮助延缓 CKD 进展。病理医生最好在肾肿瘤术前进行评估，以便对非肿瘤性肾实质疾病进行病理检查。评估非肿瘤的潜在肾脏疾病对了解病因、预后及最终制订术后长期管理计划具有重要价值。许多研究已报道了包括糖尿病相关结节性肾小球硬化或原发性肾小球疾病（如 10%~15% 的患者中出现局灶性节段性肾小球硬化）等非肿瘤病理。肾肿块的组织可通过经皮肾活检方式获得，其具有高灵敏度（80%~100%）和特异度（83%~100%），且无明显肿瘤种植的风险（0.01%）。

五、其他肿瘤手术术后急性肾损伤的诊断及治疗

AKI 是对既往急性肾衰竭（acute renal failure,ARF）概念的扩展和向疾病早期的延伸，是指由各种病因诱发的短时间（几小时至几天）内肾功能急剧下降而出现的临床综合征。2012 年，KDIGO 制定了新的 AKI 指南，将 AKI 定义为 48 小时内 SCr 增高 ≥ 26.5μmol/L，或 SCr 增高至基础值的 1.5 倍，且明确或经推断其发生在之前 7 天以内，或持续 6 小时尿量<0.5ml/（kg·h）。AKI 定义的更新，旨在肾损伤早期即能明确诊断，及早干预，改善预后。

AKI 是肿瘤外科手术后常见的严重并发症之一，主要表现为 GFR 的下降，同时伴氮质废物（如 SCr 和尿素氮等）潴留，以及水电解质和酸碱平衡紊乱等全身各系统并发症。AKI 的发生往往伴随近期死亡率的升高、住院时间的延长、转入重症监护室的可能性增高，以及医疗费用的增加，同时也预示着远期预后不良。既往研究表明，患者术后近期及远期死亡风险随着 AKI 分级进展而升高。以下简要讨论几种其他肿瘤手术术后 AKI 的诊断及治疗。

（一）肺癌术后 AKI 的诊断及治疗

肺癌是最常见的恶性肿瘤之一，近年来我国肺癌的发病率和死亡率呈明显上升趋势。目前，手术切除仍然是治疗肺癌的最有效手段之一，但术后并发症是影响患者预后的重要因素。AKI 是肺癌术后常见的并发症之一，发生率达 1.4%~10.0%，如不能及时诊断、尽早干预，将严重影响患者的生命健康。

外科手术是肺癌综合治疗的重要环节,目的在于彻底切除肺部原发肿瘤病灶及肺门淋巴结和纵隔淋巴结,并尽可能保留健康的肺组织。根据病变的部位和大小不同,外科手术可选择肺叶切除术、支气管袖状肺叶切除术、支气管袖状肺血管袖状肺叶切除术、全肺切除术,以及肺癌扩大切除术。对于部分高龄或心肺功能不能耐受肺叶切除术的患者及部分早期周围性肺癌的患者,可选择亚肺叶切除术,包括解剖性肺段切除术、肺楔形切除术。总体原则应力争完全性切除,减少肿瘤复发和转移,精确肿瘤病理 TNM 分期,指导术后综合治疗。

1. 病因和发病机制 引起 AKI 的病因根据发生的解剖部位可以分为肾前性、肾性以及肾后性三大类,而导致肺癌术后 AKI 的病因主要为肾前性和肾性。

肾前性 AKI 是指由肾前性因素引起的肾血流量减少,导致肾灌注不足或有效动脉循环减少,引起 GFR 降低、少尿或无尿、氮质血症。肺癌术中大量出血可引起血容量不足,如不能及时输血、补液扩容,则可引起肾实质血流灌注减少。部分老年患者术前合并心功能不全,手术应激后可加重心功能不全症状,导致心排出量减少,也可降低肾有效循环血量。肺癌术后的低蛋白血症、引流液较多导致体液丢失、大量胸腔积液引起容量转移、补液量不足、合并感染等均可导致肾血流量减少。在这一阶段肾脏本身少有器质性病变,如能及时纠正病因,肾功能一般能较快恢复。

肾性 AKI 是指由肾实质损伤所致,最常见的病因是肾缺血和肾毒性药物导致的急性肾小管坏死及肾间质、肾小球、肾血管病变。肾前性 AKI 如不能及时消除病因,持续性肾血流灌注减少可造成肾实质损伤,进展为肾性 AKI。肺癌手术后因部分肺组织的丢失,导致肺容积和肺容量减少,可引起机体缺氧。持续地缺氧可诱发肾脏病理性改变,激活肾素-血管紧张素-醛固酮系统,导致水钠潴留,并引起内皮素和儿茶酚胺释放增加,导致外周血管收缩,引起高血压。低氧高血压造成肾脏入球小动脉和小叶间动脉硬化,导致肾实质缺血,引起肾小管、肾小球损伤。另外,围手术期抗生素的应用,包括氨基糖苷类药物通过肾小管上皮毒性作用引起急性肾小管坏死,青霉素类、头

孢菌素类、磺胺类及非甾体抗炎药等因变态反应导致急性间质性肾炎,也是造成肾性 AKI 的主要病因。肺癌新辅助治疗或辅助治疗常用的铂类药物如顺铂、卡铂,可蓄积在近端肾小管,引起局部氧化应激及细胞和血管损伤,引起肾性 AKI,并常伴低镁血症。这一阶段的肾损伤如不能及时发现并纠正,一般预后欠佳。

2. 高危因素 年龄是肺癌患者术后继发 AKI 的独立危险因素。高龄患者机体各系统功能均有一定程度的下降,包括心肺功能、肝功能以及肾功能,因此对手术应激的承受能力下降,易引起术后 AKI。

术前 SCr 水平是肺癌患者术后发生 AKI 的预测因素。对于术前即存在肾功能不全或 CKD 的患者,在肺癌术后肾功能更容易进一步恶化。

高血压和糖尿病患者在围手术期发生 AKI 的风险大大增加。高血压和高血糖可引发心脑血管病变、眼部病变、神经病变和肾脏病变,是肺癌术后继发 AKI 的高危因素。

手术时间较长的肺癌患者术后发生 AKI 的风险增加。手术时间长可能与病情复杂、手术切除范围广、术中血压波动或出血量多、麻醉时间长、呼吸机相关性肺炎等事件相关,因此与术后 AKI 的发生呈正相关。

美国麻醉医师协会(American Society of Anesthesiology,ASA)分级 Ⅲ 级及以上的患者并存病情严重,体力活动受限,麻醉风险增加,围手术期发生 AKI 的风险较高。

3. 临床表现及诊断 肺癌术后 AKI 的临床表现与病因及分期相关。

肾性 AKI 的早期临床表现主要与原发病因相关,如休克、心功能不全、水电解质及酸碱平衡失调,查体常见皮肤干瘪、黏膜干燥、颈静脉塌陷。在这一阶段,肾脏血流自我调节机制通过调节肾小球出球和入球小动脉的血管张力,维持肾血流灌注。因此,在实验室检查指标(如 SCr、尿素氮等)方面不一定出现明显变化,早期诊断存在一定难度,因此术后对尿量的监测尤为重要。

典型的急性肾小管坏死(少尿型)AKI 在临床上分为少尿期、多尿期和恢复期。少尿期主要在肾实质损伤 1~2 天内出现,主要表要表现为少尿(<400ml/d)或无尿(<100ml/d)。一般来说少

尿期持续时间越短,预后越好。如病情继续进展,则患者可出现全身多系统症状,如乏力、恶心、呕吐、腹胀、腹泻、水钠潴留、电解质紊乱、酸碱中毒、肺水肿、胸腔积液、心包积液、心力衰竭、感染等,甚至出现多器官功能障碍综合征,预后较差。血液学检查可出现贫血、肾功能指标异常、电解质及酸碱平衡紊乱,尿液检查可出现尿蛋白阳性、红细胞、白细胞及肾小管上皮细胞增多、尿钠含量增高等。少尿期如能尽早诊断并积极治疗,当尿量增加到>400ml/d 时,标志着患者进入多尿期,病情趋于好转。患者尿量逐渐增多,5~7 天达到多尿高峰,再逐渐恢复至正常。但少数患者遗留不同程度的肾脏结构和功能损伤。

目前肺癌术后 AKI 的诊断仍然可参照 2012 年 KDIGO 的 AKI 指南(表 2-6-1)。

4. 预防及治疗

(1)充分的术前准备:肺癌手术前应充分评估患者的全身状态,包括心脏功能(心电图、心肌酶、肌钙蛋白 T、B 型钠尿肽、左心室射血分数)、肺功能(潮气量、肺活量、用力肺活量、1 秒用力肺活量等)、肾功能(SCr、尿素氮、血钾)、电解质及酸碱平衡、血糖水平、感染状态等,对于可能引起术后 AKI 的高危因素尽早干预,做好充分的术前准备。

(2)制订可行的手术方案:针对不同患者肺癌病灶的位置和大小,结合术前活检获得的病理类型,在术前制订合适可行的手术切口、手术入路、切除范围,争取缩短手术时间,减少术中出血量,并取得麻醉医生的密切配合,实施高质量的气管内麻醉管理,术中监测血压及中心静脉压,控制补液量及速度,监测尿量。

(3)去除可逆的病因:对于肾前性 AKI,应积极扩容(输血、静脉补液)、改善心排出量(吸氧、营养心肌、强心利尿)、调节外周血管阻力(血管活性药物),恢复有效循环血容量。对于具有肾毒性或可能引起肾内血流动力学改变的药物应及时停用。

(4)尽早干预治疗:术后应动态监测 SCr 水平和尿量,对 AKI 尽早诊断,并进行严重程度分期。尽早纠正水、电解质及酸碱平衡紊乱,应用血管活性药物解除肾血管痉挛,一般情况下不建议使用利尿剂预防或治疗 AKI,管理容量超负荷时除外。KDIGO 建议优先通过肠道途径提供营养,包括碳

水化合物、脂肪和蛋白质。不能口服的患者则需静脉营养。

(5)积极治疗并发症:AKI 易并发感染或使原有感染病情加重,如感染难以控制,则患者的近期死亡率大大增加。常见感染部位为肺部及泌尿系统,应尽早根据细菌培养和药敏试验结果选用合适的抗生素,避免肾毒性药物,并按 Ccr 调整剂量。鼓励患者早期下床活动,鼓励咳痰,尽早拔除导尿管。AKI 并发消化道出血在肺癌术后也很常见,应积极对症治疗。AKI 可诱发或使原有心力衰竭症状加重,应积极对症治疗,强心利尿。

(6)肾脏替代治疗:肾脏替代治疗是 AKI 治疗的重要组成部分,主要包括腹膜透析、间歇性血液透析、连续性肾脏替代治疗等。肾脏替代治疗可迅速就纠正体内电解质紊乱,尤其是高钾血症,消除水钠潴留,有效清除尿毒症毒素,防治心力衰竭、肺水肿、脑水肿,改善 AKI 患者的预后。

(二)膀胱癌术后 AKI 的诊断及治疗

膀胱癌是泌尿系统最常见的恶性肿瘤之一,严重影响患者的生命健康。我国膀胱癌发病率在近十年间呈现出逐年上升的趋势,其中男性膀胱癌发病率位居全身肿瘤第七位。膀胱癌最常见的病理类型为移行上皮细胞癌,临床主要表现为间断全程无痛性肉眼血尿。原则上 T_a、T_1、T_{is} 非肌层浸润性膀胱癌和局限性 T_2 膀胱癌,可行经尿道膀胱肿瘤切除术,而无远处转移的局部可切除的肌层浸润性膀胱癌($T_{2\sim4a}$,$N_{0\sim x}$,M_0)或高危的非肌层浸润性膀胱癌应行根治性膀胱切除术。

经尿道膀胱肿瘤切除术手术范围局限于膀胱内,手术时间较短,术后恢复较快,术后出现 AKI 的情况比较少见。但对于肿瘤侵犯输尿管口的患者,应在切除肿瘤的同时行输尿管支架植入术,避免损伤输尿管口,引起术后输尿管狭窄或梗阻,导致肾后性 AKI。根治性膀胱切除术同时行盆腔淋巴结清扫术是肌层浸润性膀胱癌的标准治疗,术中根据患者具体情况,需选择合适的尿流改道方式,手术范围较广,手术时间较长,术后并发症较多。以下我们主要讨论根治性膀胱切除术后 AKI 的诊断及治疗。

1. 病因和发病机制 引起根治性膀胱切除术后 AKI 的病因同样分为肾前性、肾性以及肾后性三大类,但与肺癌术后 AKI 相比,肾后性也

较常见,这与手术中输尿管离断后需行尿流改道相关。

经典的根治性膀胱切除术手术范围包括膀胱及周围脂肪组织、输尿管远端,男性患者还包括前列腺、精囊,女性患者还包括子宫、附件、部分阴道前壁。术中在离断输尿管时必须夹闭输尿管断端,人为造成肾后性梗阻,此时对于术前即存在肾功能不全的患者,使得术后发生 AKI 的风险增加。另外,在切除输尿管远端后,需进一步向近端游离输尿管以便行尿流改道术。游离过程中如破坏过多供应输尿管的血管,则可能造成输尿管血供减少,形成硬化或狭窄,引起肾后性梗阻。另一方面,不管行何种尿流改道方式,输尿管断端与肠管或腹壁吻合时,均有可能因缝合过密、血供不良、肠黏液堵塞等原因,造成吻合口狭窄,导致肾后性梗阻。

2. 高危因素 高龄、肥胖、高血压、糖尿病、既往慢性肾脏病史、Ⅳ级以上的 ASA 麻醉分级、既往腹腔手术史均是根治性膀胱癌术后 AKI 发生的独立危险因素。

根治性膀胱切除术手术范围广、手术时间长、出血量较多、麻醉要求高,术中对液体进出量管控严格,这些均是引起术后 AKI 的高危因素。术中尿流改道的方式与术后 AKI 密切相关。尿流改道方式应根据患者的具体情况来选择,如年龄、伴随疾病、预期寿命、盆腔手术史、术中输尿管及尿道切缘快速病理、患者及家属的要求等。原位新膀胱术手术复杂,手术时间长,手术范围广,是术后 AKI 的高危因素。但选择输尿管皮肤造口的患者一般是那些预期寿命短、有远处转移、姑息性膀胱全切、肠道疾病无法利用肠管改道、肾功能不全、全身基础状态差的患者,这些患者术后 AKI 的风险也较高。另外,术前即存在泌尿系感染的患者,以及术后出现肠梗阻、尿瘘、肠瘘的患者,其术后发生 AKI 的概率明显升高。

3. 临床表现及诊断 同肺癌术后 AKI。术后尿培养和腹腔引流液培养有助于及早诊断泌尿道感染和腹腔感染,泌尿系彩超和 CT 有助于及早诊断尿流改道后有无肾后性梗阻。

4. 预防及治疗 目前关于根治性膀胱癌围手术期 AKI 的防治尚无统一标准。与肺癌手术一样,充分的术前准备必不可少,评估患者的重要

脏器功能,对高危因素重点防范。术前肠道准备尤为重要,主要包括无渣饮食、开塞露通便等,可减少术后感染和肠梗阻的风险。选择尿流改道方式时因人而异,从患者年龄、性别、肿瘤状态、伴随疾病、预期寿命、认知能力等具体情况出发,着重考虑保护患者肾功能、减少术后并发症、提高生活质量、延长生存时间。术中尽量缩短手术和气腹时间,减少术中出血和血流动力学波动。尿流改道后留置输尿管支架管有助于防止吻合口狭窄。术后尽早实施快速康复,促进胃肠功能恢复,减少肠梗阻和腹腔感染发生,动态监测尿量和 SCr 水平,及早发现早期肾损伤的情况,必要时尽早实行连续性肾脏替代治疗,尽可能缩短肾功能恢复时间。

其他肿瘤手术如胃肠道肿瘤、女性生殖系统肿瘤、前列腺肿瘤等,因其解剖因素与泌尿系统相关性不同,而可能对肾脏产生不同影响。但原则上仍与上述肺癌、膀胱癌类似,可通过肾前性、肾性、肾后性三个方面综合评估及防治,减轻肾脏功能的损伤。

(郭宏骞)

—————— 主要参考文献 ——————

[1] ANTONELLI A, ALLINOVI M, COCCI A, et al. The predictive role of biomarkers for the detection of acute kidney injury after partial or radical nephrectomy: a systematic review of the literature [J]. Eur Urol Focus, 2020, 6 (2): 344-353.

[2] LEE H, SONG B D, BYUN S S, et al. Impact of warm ischaemia time on postoperative renal function after partial nephrectomy for clinical T1renal cell carcinoma: a propensity score-matched study [J]. BJU Int, 2018, 121 (1): 46-52.

[3] RAJAN S, BABAZADE R, GOVINDARAJAN S R, et al. Perioperative factors associated with acute kidney injury after partial nephrectomy [J]. Br J Anaesth, 2016, 116 (1): 70-76.

[4] MALCOLM J B, BAGRODIA A, DERWEESH I H, et al. Comparison of rates and risk factors for developing chronic renal insufficiency, proteinuria and metabolic acidosis after radical or partial nephrectomy [J]. BJU Int, 2009, 104 (4): 476-481.

[5] LI L, LAU W L, RHEE C M, et al. Risk of chronic kidney disease after cancer nephrectomy. Nature

reviews [J]. Nat Rev Nephrol, 2014, 10 (3): 135-145.

［6］ CHERTOW G M, BURDICK E, HONOUR M, et al. Acute kidney injury, mortality, length of stay, and costs in hospitalized patients [J]. J Am Soc Nephrol, 2005, 16 (11): 3365-3370.

［7］ CARDINALE D, COSENTINO N, MOLTRASIO M, et al. Acute kidney injury after lung cancer surgery: incidence and clinical relevance, predictors, and role of N-terminal pro B-type natriuretic peptide [J]. Lung Cancer, 2018, 123: 155-159.

［8］ MOON T, TSAI J Y, VACHHANI S, et al. The use of intraoperative dexmedetomidine is not associated with a reduction in acute kidney injury after lung cancer surgery [J]. J Cardiothorac Vasc Anesth, 2016, 30 (1): 51-55.

［9］ FERNANDEZ F G, KOSINSKI A S, FURNARY A P, et al. Differential effects of operative complications on survival after surgery for primary lung cancer [J]. Thorac Cardiovasc Surg, 2018, 155 (3): 1254-1264, e1.

［10］ OH T K, KIM J, HAN S, et al. Effect of sevoflurane-based or propofol-based anaesthesia on the incidence of postoperative acute kidney injury: a retrospective propensity score-matched analysis [J]. Eur J Anaesthesiol, 2019, 36 (9): 649-655.

第三章
血液系统肿瘤与肾脏损伤

第一节 多发性骨髓瘤肾脏损伤

多发性骨髓瘤（multiple myeloma，MM）是一种克隆性浆细胞异常增殖的恶性疾病。MM常见的症状包括骨髓瘤相关器官功能损伤表现，即"CRAB"症状[血钙增高（hypercalcemia）、肾功能损害（renal insufficiency）、贫血（anemia）、骨病（bone lesions）]，以及淀粉样变性等靶器官损害相关表现。肾损伤是MM最常见的并发症之一。根据肾损伤定义的不同，即血清肌酐（serum creatinine，SCr）高于正常上限或>2mg/dl或估算的肾小球滤过率（estimated glomerular filtration rate，eGFR）<60ml/（min·1.73m²），MM患者初诊或在病程的不同时期，发生肾损伤的比例为20%~50%，其中约半数患者肾功能可完全逆转，而其余可能演化为不同程度的肾功能不全，2%~12%的MM患者需要肾脏替代治疗。国际骨髓瘤工作组（International Myeloma Working Group，IMWG）指南将MM肾损伤定义为MM引起的SCr上升或者内生肌酐清除率（creatinine clearance rate，Ccr）下降，要求SCr≥177μmol/L（2mg/dl），或Ccr<40ml/min。本章介绍MM肾损伤的流行病学特点、病因及发病机制、临床病理表现、诊断及鉴别诊断、治疗及预防措施、预后及转归。

一、流行病学

在大部分国家，MM是血液系统发病率第二的恶性肿瘤，发病率仅次于淋巴瘤。2016年全球年龄标准化发病率为2.1/10万，发病率随着年龄的增加而升高，在65岁左右达到高峰，男性发病率大于女性，非洲国家发病率大约是白种人的2倍，亚洲人发病率最低。在中国，2016年的发病率和死亡率分别为1.03/10万和0.67/10万，男性发病率大于女性，从2006—2016年发病率在逐年上升。

肾损伤是MM最常见的并发症之一，20%~50%的MM患者可能在疾病的不同阶段合并肾功能不全。根据不同的肾损伤定义，肾损伤发生的比例也有区别。在基于SCr水平的研究中，文献报道SCr水平在1.5、2.0、2.3mg/dl以上的患者比例分别为30%、20%和15%。在基于eGFR的研究中，如定义肾损伤为eGFR<40ml/（min·1.73m²），肾损伤的发生率为17%；如定义肾损伤为eGFR<30ml/（min·1.73m²）或<60ml/（min·1.73m²），肾损伤发生率在10%~25%。研究显示，合并基础慢性肾脏病（chronic kidney disease，CKD）、糖尿病、高钙血症、脱水及应用肾毒性药物可能会提高MM肾损伤的风险。

二、病因及发病机制

MM的病因尚不明确。高龄、基因因素、遗传、环境因素、化学物质、电离辐射、病毒感染、慢性炎症和抗原刺激都可能与MM发病有关。

MM患者的肾损伤较为常见，主要机制如下：

（一）游离轻链（free light chain，FLC）的肾损伤

单克隆免疫球蛋白由2条相同的轻链和2条相同的重链组成，轻链重链之间通过链间二硫键连接而成。

MM患者的肾损伤主要由单克隆FLC对肾小球和/或肾小管基膜的毒性作用引起，其主要损伤肾小管，而对肾小球的毒性作用较小。正常淋巴系统每天产生约500mg的多克隆FLC，并由近端小管分解代谢。正常情况下，每天仅有1~10mg的多克隆FLC出现在尿液中。在MM中，FLC的产生显著增加，过量单克隆FLC的产生超出了肾小管细胞分解代谢FLC的能力，在肾小管中与尿调节素形成聚集体和管型，随后导致肾小管的阻塞。肾小管阻塞会增加管腔内压力，降低肾小球滤过率，减少间质血流量，从而进一步损害肾功能。肾小管清除率的降低进一步增加了FLC在肾小管中的浓度，并导致恶性循环，导致骨髓瘤管型肾病（myeloma cast nephropathy，MCN），即所谓的骨髓瘤肾病。最后，过量的FLC出现在尿液中，被称为Bence Jones蛋白。

MCN是迄今为止最常见的肾损伤形式，但管型的形成并不是骨髓瘤肾病的唯一病理生理机制。肾小管细胞对FLC的内吞作用还可促使其产生促

炎细胞因子,例如白细胞介素(interleukin,IL)-6、IL-8 和肿瘤坏死因子 α(tumor necrosis factor-α,TNF-α),这些促炎细胞因子通过促进产生金属蛋白酶的炎性细胞的浸润并增加转化生长因子 β(transforming growth factor-β,TGF-β)的产生,导致基质蛋白沉积和随后的纤维化,并进一步损害肾单位的恢复功能。

MM 的肾损伤形式还包括淀粉样变性、轻链沉积病(light chain deposition disease,LCDD)或获得性成人 Fanconi 综合征。

FLC 在近端小管细胞内形成结晶包涵体,干扰膜转运蛋白,可能会导致获得性 Fanconi 综合征。其特征是近端肾小管水平的重吸收弥漫性衰竭,导致葡萄糖尿、全身性氨基酸尿和低磷血症。在获得性 Fanconi 综合征中,90% 的病例中发现了 κ 轻链。

在 MM 中可影响到肾小球的包括淀粉样变性及 LCDD。淀粉样蛋白沉积物是纤维状结构,并呈刚果红染色阳性。它来源于免疫球蛋白 κ 和 λ 轻链或其分泌到循环中的片段,轻链在循环中错误折叠,主要在肾小球内聚集为淀粉样纤维,导致肾功能障碍。淀粉样蛋白的肾小球沉积通常伴有明显的蛋白尿,但在诊断时只有少部分患者出现明显的肾衰竭。在淀粉样变性中,80% 的轻链为 λ 轻链。

在 LCDD 中,轻链沉积物是非纤维状的,刚果红染色是阴性的。通常在系膜区域内观察到轻链颗粒沉积,而外周祥基膜增厚可能类似于 Ⅱ 型膜增生性肾小球肾炎或糖尿病病变。这些沉积物也可能存在于小动脉和毛细血管中,免疫荧光(尽管在 10% 的病例中可能为阴性)和电子显微镜支持诊断。通常发现单型轻链的线性管周沉积物,但这些沉积物也存在于基膜、系膜结节、包囊、血管结构和间质中。与淀粉样变性相反,在 LCDD 中,轻链通常为 κ 型。与原发性全身性淀粉样变性一样,其特征性临床表现是肾病综合征,但肾功能受损比淀粉样变性更严重、进展更迅速。

(二)重链的肾损伤

除轻链外,重链也可以引起肾损伤,其中具有代表性的为重链沉积病(heavy chain deposition disease,HCDD),其组织病理学特征为结节性肾小球硬化,以及单克隆重链在肾小球和肾小管中的沉积,而未检测到轻链。大多数患者表现为肾病综合征、血尿和高血压,并发展为进行性肾衰竭。

(三)其他致病因素

非轻链介导的肾损伤因素包括高钙血症、脱水、肾毒性药物以及造影剂的使用、肿瘤细胞本身的浸润等。

1. **高钙血症** 高钙血症是 MM 肾衰竭的第二大常见原因。MM 分泌大量破骨细胞活化因子导致骨质吸收、溶骨破坏引起高钙血症。高钙血症干扰肾功能,损害肾浓缩能力,引起肾血管收缩和利尿,可能导致低血容量和肾前性氮质血症。浓缩的尿液和减少的尿流量会促进管型形成,从而导致进一步的肾损伤。

2. **脱水** 脱水可加重前面已提到因素所致的肾损伤,并可能诱发急性肾衰竭。故患者需合理使用利尿剂,适当补液,维持水、电解质平衡。

3. **造影剂的使用** MM 患者静脉肾盂造影后出现急性肾衰竭,主要是由于造影剂和异常免疫球蛋白形成聚合物所致,大剂量造影剂可使肾血流量及 Ccr 暂时降低,引起肾功能不全。

4. **肿瘤细胞的浸润** 当大量骨髓瘤细胞浸润肾脏时,也可引起或加重肾损害。

5. **肾毒性药物的使用** 非类固醇类抗炎药、血管紧张素转化酶抑制剂(angiotensin converting enzyme inhibitor,ACEI)类或血管紧张素 Ⅱ 受体拮抗剂(angiotensin Ⅱ receptor blocker,ARB)类抗高血压药均可加重肾损伤,甚至诱发急性肾衰竭。

三、临床病理表现

(一)临床表现

MM 合并肾损伤在 MM 中较为常见且有一定的特征性,有时为该病的首发表现。近半数 MM 患者就诊时已存在肾功能不全,贫血的轻重与肾功能受损程度不成比例,多无高血压,双肾体积一般无明显缩小。需要透析治疗的晚期肾衰竭的发生率达 3%~12%。MM 合并肾损伤的患者就诊时常合并以下临床表现。

1. **急性肾损伤(acute kidney injury,AKI)** AKI 可发生在肾功能正常或慢性肾衰竭的基础上,以管型肾病最为常见,表现为 SCr 急进性上升伴尿量减少、高钾,需要透析处理。常因高钙血症、高黏滞血症、脱水、肾静脉血栓形成、高尿酸血症、使用肾毒性药物(氨基糖苷类抗生素和/或非甾体抗炎药、造影剂尤其是当快速输注液体时)引起,导致或加重原有肾损伤。其他 AKI 的病因还包括肿瘤细胞浸润肾实质、急性肾小管坏死、急性小管间质性肾病等。

2. 蛋白尿 60%~90% 的患者合并蛋白尿,很少伴有血尿、水肿或高血压,因此临床上常易误诊为慢性肾小球肾炎。24 小时尿蛋白定量一般 <1g/24h,本周蛋白可阳性,尿蛋白电泳提示为低分子小管性蛋白尿。少数患者 24 小时尿蛋白定量 >1.5g/24h,为中分子和高分子蛋白尿。肾病综合征常见于轻链型和 IgD 型的 MM。MM 肾病综合征患者即使在严重肾衰竭时尿蛋白丢失仍很多,肾脏体积多无明显缩小,可伴肾小管功能受损,肾静脉血栓发生率较高。如合并肾病综合征应行肾活检排除肾淀粉样变性或单克隆免疫球蛋白沉积病(monoclonal immunoglobulin deposition disease,MIDD)。

3. 慢性肾脏病(CKD) 骨髓瘤管型所致慢性小管间质病变常导致不同程度的慢性肾损伤(肾损伤时间 >3 个月)。MM 患者尿中长期排出轻链可致慢性肾小管功能损害,患者出现口渴、多饮、夜尿增多、尿浓缩及酸化功能障碍,严重者可发生 Fanconi 综合征,表现为肾性糖尿、氨基酸尿、磷酸盐尿以及肾小管性蛋白尿等。部分患者可仅以 Fanconi 综合征为表现,长达 10 年后才出现骨髓瘤症状。

除了以上肾损伤表现外,患者还有以下骨髓瘤特征性的临床表现。

4. 骨髓瘤骨病 主要表现为骨痛、病理性骨折和骨骼肿块。骨痛常为首发症状,发生于 70% 以上的骨髓瘤患者,以腰骶部最常见,其次为胸骨、肋骨和其他部位。早期疼痛较轻,可为间歇性或游走性;晚期疼痛剧烈,呈持续性,可随活动、负重而加重。活动或扭伤后骤然剧痛者有病理性骨折的可能。高达 40% 的患者可出现病理性骨折,常见于脊柱,尤其是胸腰椎,其次是肋骨、四肢长骨。

骨骼肿块是骨髓瘤细胞增生和向髓外浸润形成的骨骼局灶性隆起,发生率高达 90%,主要见于胸骨、肋骨、颅骨、锁骨、脊柱和四肢长骨远端。有些患者合并胸、肋、锁骨连接处串珠样结节。骨骼肿块大小不等,局部质硬,有时骨皮质可有波动感,多伴疼痛,容易发生病理性骨折。部分患者也可发生髓外浸润,以肝脏、脾脏、肾脏和淋巴结浸润多见。MM 细胞也可侵犯口腔及呼吸道等软组织。

5. 血液学相关表现

(1)贫血:30%~70% 的患者合并贫血,是骨髓瘤最常见的症状之一。多为正细胞正色素性贫血。通常患者就诊时已中度贫血,有部分患者合并血小板减少。白细胞通常正常。造成贫血的原因有骨髓瘤细胞异常增生、抑制骨髓造血功能、肾功能不全导致红细胞生成素分泌不足和红细胞寿命缩短等。贫血程度与肿瘤负荷有一定的相关性。

(2)出血:出血的主要原因是血小板减少和凝血功能障碍,见于 10%~20% 的初诊 MM 患者,主要表现为黏膜出血和皮肤紫癜、鼻出血和牙龈出血,严重的患者可发生重要脏器出血。部分患者也会合并血栓。

6. M 蛋白引起的相关症状

(1)感染:MM 患者另一重要的临床表现就是反复发生感染,这也是治疗过程中的严重并发症和 MM 患者的主要死亡原因之一。主要是因为正常浆细胞受到抑制,免疫球蛋白合成减少,处于体液免疫缺陷状态,易发生细菌和病毒感染。其中以细菌感染为多见,感染部位以呼吸道感染最为常见。

(2)高黏滞血症:血中 M 蛋白异常增多,使得血液黏滞度增加,同时 M 蛋白还能包裹红细胞,使细胞表面负电荷产生的排斥力减轻,易于聚集,更增加了血液黏滞度,引起血流缓慢、微循环障碍和组织缺血缺氧,引起一系列临床症状。主要表现为头晕眼花、耳鸣、视力模糊、手足麻木等,严重者可引起充血性心力衰竭和意识障碍,甚至昏迷。M 蛋白为冷球蛋白者还可发生雷诺现象。

(3)淀粉样变性:淀粉样变性是指单克隆免疫球蛋白轻链错误折叠形成淀粉样蛋白沉积于组织器官,造成器官功能障碍,以 IgD 型多见。受累组织广泛,临床表现主要取决于受累部位,如舌体肿大、腮腺和肝脾大、腹泻或便秘、心脏扩大、心肌肥厚、皮肤苔藓样变、肾功能不全、皮肤出血、外周神经病变等。心脏受累严重者可导致猝死。

7. 高钙血症 可见于 10%~30% 的初诊患者，表现为恶心、呕吐、头痛、厌食、烦渴、多尿、脱发，甚至发生嗜睡、昏迷、心律失常而致死。血钙升高的原因主要是 M 蛋白与钙结合，导致血中结合钙升高；另外，广泛溶骨性骨损害导致骨钙释放，血钙升高。

8. 神经系统损害 5%~15% 的患者初诊时合并神经系统症状，表现为肢体麻木、疼痛、活动障碍等，严重者出现括约肌失控或瘫痪。主要原因有病理性骨折造成脊髓或神经根受到压迫；骨髓瘤细胞浸润、淀粉样变性或高黏滞血症导致的周围神经病变。

在临床工作中，如有下述表现应考虑 MM 肾损伤的可能：①年龄>40 岁，出现不明原因肾功能不全；②贫血和肾功能损害程度不成正比；③肾病综合征无血尿、高血压，早期伴贫血和肾衰竭；④早期肾功能不全伴高血钙；⑤红细胞沉降率明显增快，高球蛋白血症且易感染（如泌尿道、呼吸道等）；⑥24 小时尿蛋白（多）与尿常规蛋白（少或阴性）检测不一致。

（二）病理表现

MM 患者的肾损伤主要是由肾小球和 / 或肾小管基膜上单克隆轻链引起的。最常见的肾损伤形式是管型肾病，常导致 AKI。当轻链的产生超过了管状细胞内吞和分解过滤后的自由轻链的能力时，就会导致管型肾病。由于 MM 患者肾小球滤过的轻链超过近端小管的最大重吸收能力，因此，到达远端肾小管的轻链，在酸性小管液中与 Tamm-Horsfall 蛋白（Tamm-Horsfall protein，THP）形成管型（其成分还包括纤维蛋白原、白蛋白，围绕以炎性细胞及多核巨细胞），阻塞远端肾小管；同时，单克隆轻链对近端小管细胞有直接毒性，可致成人获得性 Fanconi 综合征。此外，骨髓瘤患者的其他肾脏病理还包括 MIDD、淀粉样变性，以及罕见的骨髓瘤细胞肾浸润。据文献报道，1 项回顾性研究分析了 190 例 MM 患者肾活检的病理，发现 MIDD 和淀粉样变性占全部肾脏病理的 22% 和 21%。

MM 肾损伤按照病理部位及病理特征可分为肾小球、肾小管、肾间质的损伤（表 3-1-1）。其中以肾小管间质为主，其次累及肾小球。以下详细阐述肾小管间质和肾小球病变的病理特征。

表 3-1-1 多发性骨髓瘤肾损伤的病理分类

病理部位	多发性骨髓瘤肾损伤分类
肾小球	轻链型淀粉样变性 单克隆免疫球蛋白沉积病 轻链沉积病 重链沉积病 轻链和重链沉积病 其他（冷球蛋白血症、增生性肾小球肾炎）
肾小管	骨髓瘤肾病（管型肾病） 肾小管坏死 成人获得性 Fanconi 综合征
肾间质	浆细胞浸润 间质性肾炎 高血钙、高尿酸、药物等所致肾损伤
肾血管	血栓性微血管病

1. 肾小管间质病变 光镜下骨髓瘤管型伴周围巨细胞反应为 MM 管型肾病特征性改变，其多见于远曲小管和集合管，管型色泽鲜亮，中有裂隙，伴肾小管上皮细胞变性、坏死或萎缩（图 3-1-1A~D）；免疫荧光可见管型中单克隆轻链沉积（图 3-1-1E、F）；电镜下骨髓瘤管型一般由许多呈丝状扁长形或菱形结晶组成。少数情况下，骨髓单克隆浆细胞比例<10%，但肾脏病理出现大量、典型的骨髓瘤管型，有助于 MM 的确诊。

2. 肾小球病变 MM 肾损伤的肾小球病变主要为轻链型淀粉样变性和 MIDD。

（1）轻链型淀粉样变性：常见于轻链型或 IgD 型 MM 患者中，大量淀粉样物质沉积于肾脏各部位，以肾小球病变为主。刚果红染色阳性，偏光显微镜下呈苹果绿色双折光现象，高锰酸钾处理阳性，免疫组化或免疫荧光检查 AA 蛋白阴性，FLC（κ、λ）抗体结果多为单一轻链阳性（λ 型多见），电镜下淀粉样物质呈细纤维状结构（直径 8~10nm），无分支、僵硬、紊乱排列。

（2）MIDD：光镜下不同程度系膜基质增宽、硬化及系膜结节，肾小球、肾小管基膜增厚，呈条带状变化，免疫荧光见 FLC κ 或 λ 沿肾小管基膜和 / 或肾小球系膜结节沉积（κ 型多见）。应注意，鉴于石蜡切片免疫组化染色易发生假阴（阳）性，疑诊该类疾病者肾活检后即应常规留取冰冻组织行 κ 或 λ 轻链免疫荧光检测。

此外，还有文献报道增生性肾小球肾炎的

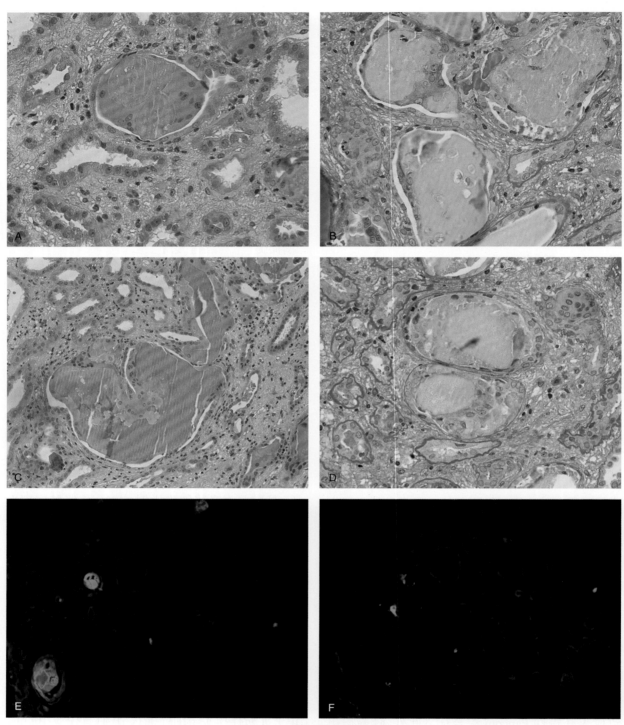

图 3-1-1　管型肾病病理改变

注：A~D. 肾小管管腔内见 HE 染色嗜伊红、PAS 染色阴性或弱阳性的蛋白管型，其质地硬脆、可见"骨折线"，周围见细胞包绕，间质较多炎细胞浸润（HE，400×；PAS，400×；HE，200×；PAS，400×）；E. 免疫荧光染色示蛋白管型 λ 轻链"+"（IF，200×）；F. 免疫荧光染色示蛋白管型 κ 轻链"−"（IF，200×）。

病理改变，但较为少见，主要的组织学损害为系膜成分坏死和渗出的增生性肾炎，也可表现为新月体肾炎；免疫荧光常发现有显著的 C3 沉积。

临床上，若临床表现为典型管型肾病者，无需常规肾活检，但合并下述情况应考虑肾活检：①肾小球损害为主，伴白蛋白尿>1g/24h；②血液学平稳或缓解的 MM 患者发生 AKI；③同时存在多种因素致肾衰竭，为评估肾损伤及预测肾衰竭是否可逆。

四、诊断及鉴别诊断

（一）诊断检查

1. 诊断 MM 的基本检查

（1）血液检查：包括血常规、生化全套（包括肝肾功能、电解质、乳酸脱氢酶）、凝血功能、β_2 微球蛋白、C 反应蛋白、免疫全套（包括免疫球蛋白定量、轻链定量）、血清蛋白电泳（包括 M 蛋白定量）、免疫固定电泳（轻链型需加做 IgD/IgE）、血清 FLC、外周血涂片（浆细胞比例）。

常见贫血，多为正细胞正色素性贫血，白细胞及血小板计数正常或降低，严重者可出现全血细胞减少，晚期患者外周血涂片可出现大量骨髓瘤细胞，甚至达到浆细胞白血病的诊断标准。如为 IgA 或 IgG 型 MM，生化可出现血清总蛋白超过正常上限、球蛋白升高、白球比倒置，免疫球蛋白定量可出现 IgA 或 IgG 升高、其他免疫球蛋白降低；如为 IgD/IgE 或轻链型 MM，可出现球蛋白下降及 IgA、IgG、IgM 均下降的情况。血清蛋白电泳可见 M 蛋白，免疫固定电泳可以确定 M 蛋白的类别（图 3-1-2、图 3-1-3）。新型的血清 FLC 检测不与完整的免疫球蛋白上的轻链结合，较传统的血清轻链检测更加特异、灵敏。乳酸脱氢酶、β_2 微球蛋白反映肿瘤负荷，参与 MM 的分期。

（2）尿液检查：尿常规、尿蛋白电泳、尿免疫固定电泳、24 小时尿轻链。尿常规常见不同程度的蛋白尿、管型尿，血尿少见。

（3）骨髓检查：骨髓细胞学涂片分类、骨髓活检及免疫组化（骨髓免疫组化建议应包括针对如下分子的抗体：CD19、CD20、CD38、CD56、CD138、κ 轻链、λ 轻链）。骨髓检查可见到 >10% 的异常浆细胞（图 3-1-4）。

（4）影像学检查：全身 X 线平片（包括头颅、骨盆、股骨、肱骨、胸椎、腰椎、颈椎）。X 线平片上发现的骨骼病变可表现为广泛的骨质疏松和/或溶骨损害，溶骨损害的征象是圆形或类圆形的穿凿样透亮缺损，颅骨上的多发溶骨损害被称为

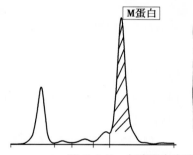

条带	结果/%	参考范围/%
Albumin	24.7	59.8~72.4
Alpha 1	1.5	1.0~3.2
Alpha 2	3.0	7.4~12.6
Beta	5.9	7.5~12.9
Gamma	64.9	8.0~15.8

注释：M蛋白 50.7%

图 3-1-2　血清蛋白电泳示窄底高尖的 M 蛋白峰

检测方法：电泳法　　　　　　检测项目：IgA、IgG、IgM

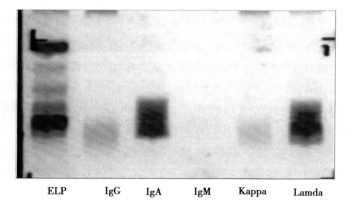

ELP　　IgG　　IgA　　IgM　　Kappa　　Lamda

注释：发现IgA-λ型M蛋白

图 3-1-3　免疫固定电泳示 IgA-λ 型 M 蛋白

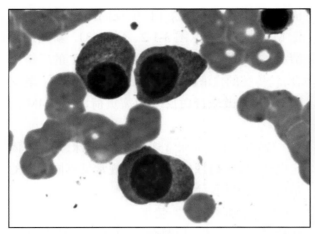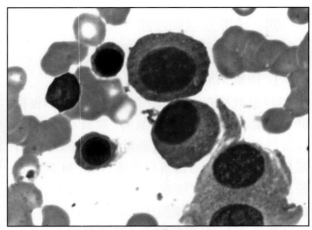
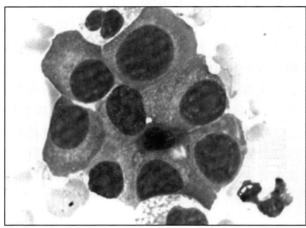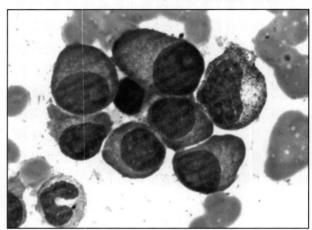

图 3-1-4　骨髓形态学检查中异常浆细胞的形态

"水滴颅"。值得注意的是,X 线平片的灵敏程度远不及 CT、MRI 及 PET-CT 检查。

(5)其他检查:心电图、腹部超声、胸部 CT。

2. 其他有助于 MM 诊断或预后分层的检查

(1)血液检查:外周血流式细胞术(是否单克隆浆细胞、浆细胞比例),心功能不全及怀疑合并心脏淀粉样变性或者轻链沉积病患者,检测心肌酶谱、肌钙蛋白、B 型脑钠肽或 N 末端 B 型脑钠肽原。

(2)尿液检查:24 小时尿蛋白定量(MM 肾损伤及怀疑淀粉样变性者)。

(3)骨髓检查:流式细胞术(建议抗体应包括针对如下分子的抗体:CD19、CD38、CD45、CD56、CD20、CD138、κ 轻链、λ 轻链;有条件的单位加做针对 CD27、CD28、CD81、CD117、CD200 等的抗体)(图 3-1-5)、荧光原位杂交(FISH,建议 CD138⁺ 磁珠分选骨髓瘤细胞或同时行胞质免疫球蛋白染色以区别浆细胞,检测位点建议包括 IgH 重排、17p/p53 缺失、13q14 缺失、1q21 扩增)、基因芯片、基因突变。FISH 检测提供的细胞遗

传学结果为预后分层提供重要依据,如发现 t(4;14)、t(14;16)、t(14;20)、17p/p53 缺失,往往提示预后不良。

(4)影像学检查:CT(局部或全身低剂量)(图 3-1-6)、MRI(全身或局部包括颈椎、胸椎、腰椎、头颅)、PET-CT,可更灵敏地识别骨破坏及髓外病灶。

(5)其他检查:怀疑淀粉样变性者,需行腹壁皮下脂肪、骨髓、直肠黏膜或受累器官(如肾脏、心内膜)活检,并行刚果红染色。怀疑心功能不全及怀疑合并心脏淀粉样变性者,需行超声心动图及斑点追踪成像检查,必要时可行心脏 MRI 检查。

(二)多发性骨髓瘤(MM)诊断标准与分期

1. MM 诊断标准　参考《中国多发性骨髓瘤诊治指南(2020 年修订)》

(1)有症状(活动性)MM 诊断标准:需满足第 1)条及第 2)条,加上第 3)条中的任何一项。

1)骨髓单克隆浆细胞比例 ≥ 10% 和 / 或组织活检证明有浆细胞瘤;

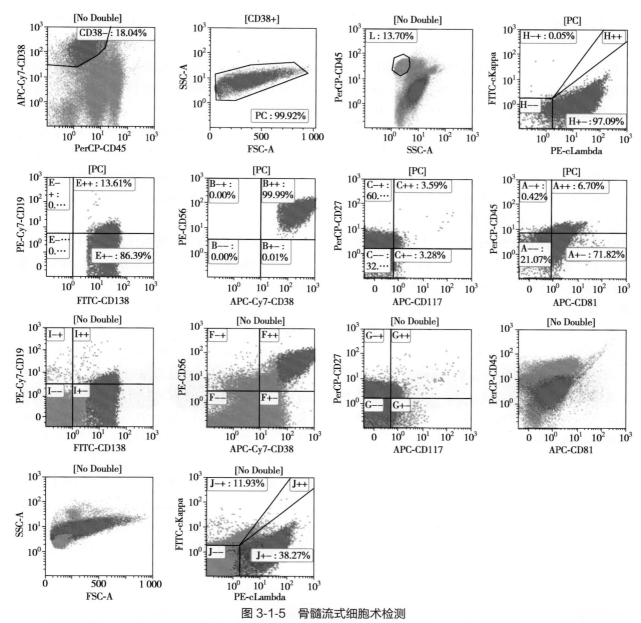

图 3-1-5　骨髓流式细胞术检测

注:使用流式细胞术对骨髓进行抗原检测,检测标记包括 Kappa,Lambda,CD45,CD19,CD56,CD38,CD138,CD117,CD81,CD27,检测发现 18.02% 的浆细胞群体,表达 cKappa$^-$/cLambda$^+$/CD19$^-$/CD56$^+$/CD117$^-$/CD138$^+$/CD27$^+$/CD38$^+$/CD81^{+-}/CD45$^-$,为 cLambda 单克隆性异常浆细胞。

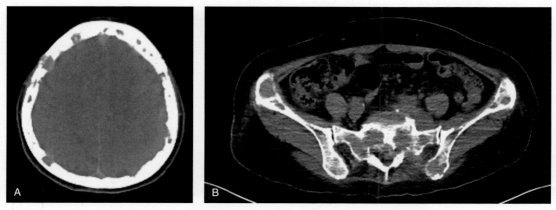

图 3-1-6　低剂量 CT,示颅骨(A)、骨盆诸骨(B)骨质破坏

2）血清和/或尿出现单克隆 M 蛋白[a]；

3）骨髓瘤引起的相关表现：①靶器官损害（CRAB）[b]：[C]校正血清钙[c]>2.75mmol/L，[R]肾功能损害（Ccr<40ml/min 或 SCr>177μmol/L），[A]贫血（血红蛋白低于正常下限20g/L 或<100g/L），[B]溶骨性破坏，通过影像学检查（X线片、CT 或 PET-CT）显示1处或多处溶骨性病变；②无靶器官损害，但出现以下1项或多项指标异常（SLiM）：[S]骨髓单克隆浆细胞比例≥60%[d]，[Li]受累/非受累血清 FLC 比值≥100[e]，[M] MRI 检查出现>1处5mm 以上局灶性骨质破坏。

注：[a]无血、尿 M 蛋白量的限制，如未检出 M 蛋白（诊断不分泌型 MM），则需骨髓瘤单克隆浆细胞≥30% 或活检为浆细胞瘤；[b]其他类型的终末器官损害也偶有发生，若证实这些脏器的损害与骨髓瘤相关，可进一步支持诊断和分类；[c]校正血清钙（mmol/L）=血清总钙（mmol/L）-0.025×血清白蛋白浓度（g/L）+1.0（mmol/L）；[d]浆细胞单克隆性可通过流式细胞术、免疫组化、免疫荧光的方法鉴定其轻链 κ/λ 限制性表达，判断骨髓浆细胞比例应采用骨髓细胞涂片和骨髓活检方法而不是流式细胞术进行计数，在穿刺和活检比例不一致时，选用浆细胞比例高的数值；[e]需要受累轻链数值至少≥100mg/L。

（2）无症状（冒烟型）骨髓瘤诊断标准（需满足第③条+第①条/第②条）：①血清单克隆 M 蛋白≥30g/L，24h 尿轻链≥0.5g；②骨髓单克隆浆细胞比例 10%~59%；③无相关器官及组织的损害（无 SLiM-CRAB 等终末器官损害表现，参见有症状性 MM 诊断标准）。

2. 多发性骨髓瘤分期 按照传统的 Durie-Salmon（DS）分期系统，国际分期系统（International Staging System，ISS）和修订的国际分期系统（Revised International Staging System，R-ISS）进行分期。

（1）Durie-Salmon 分期系统见表 3-1-2。

（2）国际分期系统（ISS）及修订的国际分期系统（R-ISS）见表 3-1-3。

（三）多发性骨髓瘤（MM）肾损伤的诊断标准

国际骨髓瘤工作组（International Myeloma Working Group，IMWG）指南对 MM 肾功能损害的定义：MM 引起的 SCr 上升或者 Ccr 下降，要求 SCr≥177μmol/L（2mg/dl），或 Ccr<40ml/min。对于 AKI 的患者，建议使用风险、损伤、衰竭、丧失、终末期肾脏病标准（Risk，Injury，Failure，Loss，End-stage renal failure，RIFLE）或急性肾损伤信息网分层标准（Acute Kidney Injury Network，AKIN）进行评估。对肾功能平稳的慢性肾损伤 MM 患者，推荐基于 SCr 检测并应用慢性肾脏病流行病

表 3-1-2 Durie-Salmon 分期系统

分期	分期标准
I 期	满足以下所有条件： 1. 血红蛋白>100g/L 2. 血清钙≤2.65mmol/L（11.5mg/dl） 3. 骨骼 X 线片：骨骼结构正常或孤立性骨浆细胞瘤 4. 血清或尿骨髓瘤蛋白产生率低：(1)IgG<50g/L；(2)IgA<30g/L；(3)本周蛋白<4g/24h
II 期	不符合 I 期和 III 期的所有患者
III 期	满足以下1个或多个条件： 1. 血红蛋白<85g/L 2. 血清钙>2.65mmol/L（11.5mg/dl） 3. 骨骼检查中溶骨病变>3处 4. 血清或尿骨髓瘤蛋白产生率高：(1)IgG>70g/L；(2)IgA>50g/L；(3)本周蛋白>12g/24h
亚型	
A 亚型	肾功能正常[肌酐清除率>40ml/min 或血清肌酐水平<177μmol/L（2.0mg/dl）]
B 亚型	肾功能不全[肌酐清除率≤40ml/min 或血清肌酐水平≥177μmol/L（2.0mg/dl）]

表 3-1-3　国际分期系统(ISS)及修订的国际分期系统(R-ISS)

分期	ISS 的标准	R-ISS 的标准
Ⅰ期	β₂-MG<3.5mg/L 和白蛋白 ≥ 35g/L	ISS Ⅰ期和非细胞遗传学高危患者,同时 LDH 正常水平
Ⅱ期	不符合Ⅰ期和Ⅲ期的所有患者	不符合 R-ISS Ⅰ期和Ⅲ期的所有患者
Ⅲ期	β₂-MG ≥ 5.5mg/L	ISS Ⅲ期同时细胞遗传学高危患者或者 LDH 高于正常水平

注: $β_2$-MG, $β_2$ 微球蛋白; LDH, 乳酸脱氢酶; 细胞遗传学高危指间期荧光原位杂交检出 del(17p)、t(4;14)、t(14;16)。

学合作研究(chronic kidney disease epidemiology collaboration, CKD-EPI)或肾脏病饮食改良试验(modification of diet in renal disease study, MDRD)公式计算 eGFR, 并依据 2013 年改善全球肾脏病预后组织(Kidney Disease: Improving Global Outcomes, KDIGO)制定的 CKD 指南对肾损伤进行分期。

(四)鉴别诊断

1. MM 合并其他原因引起的肾损伤　既往文献报道, MM 合并肾功能不全的患者中, 超过 15% 的肾活检病理显示与单克隆免疫球蛋白病无关, 可能的肾损伤原因包括肾小动脉硬化症、糖尿病性肾小球硬化、感染后肾小球肾炎、吸烟相关的肾小球病等。

2. 肾脏意义的单克隆免疫球蛋白病(monoclonal gammopathy of renal significance, MGRS)　其定义为浆细胞克隆增殖异常分泌单克隆免疫球蛋白, 通过直接作用(肾脏沉积)或者间接作用(激活补体)导致的各种肾损伤, 肾脏病理免疫荧光中可发现单克隆免疫球蛋白沉积, 排除了浆细胞肿瘤及肾损伤与单克隆免疫球蛋白无关的肾脏病。临床表现多样, 可累及单一或多个系统及脏器; 肾脏病变可表现为单纯的蛋白尿、镜下血尿、水肿、贫血、肾病综合征、肾功能不全, 也可能发展为需要肾脏替代治疗的终末期肾病。肾脏病理可表现为肾小球、肾小管间质、肾血管等任意肾脏结构的损害, 其中最常见的病理类型为淀粉样变性和 MIDD。这些病理类型同样可以出现在 MM 肾损伤的患者中, 核心的鉴别依据在于未达到 MM 的诊断。

在鉴别诊断中, 24 小时尿蛋白电泳可提供鉴别依据, 主要由轻链构成的选择性蛋白尿提示 MM 管型肾病的可能性大, 血清 FLC>500mg/L 也提示管型肾病的可能性大; 大量白蛋白尿或非选择性蛋白尿提示其他病理类型的可能性大。在非选择性蛋白尿的情况下, 可考虑行肾活检以明确有无淀粉样变性、MIDD 或其他病理情况。如果怀疑淀粉样变性, 皮下脂肪活检可发现 70% 的淀粉样变性, 如皮下脂肪活检阴性, 则建议行肾活检。

3. 其他可分泌 M 蛋白的血液系统肿瘤　如华氏巨球蛋白血症、部分 B 细胞淋巴瘤等, 淋巴结活检等病理检查可协助明确原发疾病的诊断。

五、治疗及预防措施

在确认骨髓瘤患者出现肾损伤后, 需尽快启动包括抗骨髓瘤治疗及其他治疗在内的综合措施, 在保留残存肾功能基础上争取改善部分或恢复全部肾功能, 对透析依赖患者则力争摆脱透析。

(一)抗骨髓瘤治疗

MM 患者合并肾功能不全的主要原因系疾病相关的血清 FLC 的长期慢性或大量排泌, 故有效控制 MM、减少 FLC 产生方可从源头上控制骨髓瘤所致肾损伤。下文就国内可及的抗骨髓瘤的主要药物及主要治疗方案做简要介绍。

1. MM 的主要治疗药物

(1)糖皮质激素和传统化疗: 糖皮质激素广泛应用于从初诊到复发的 MM 患者的各线治疗(一线至多线治疗)过程中。大剂量糖皮质激素(常用剂量如地塞米松 40mg/d 连用 4 天后停药 4 天, 必要时可以重复 3 个周期)可快速改善肾功能, 有效率约可达 60%。而糖皮质激素可与传统细胞毒性药物联合应用, 也可与蛋白酶体抑制剂、免疫调节剂等新药联合应用, 可增加抗骨髓瘤的活性。在 VISTA 研究中, 泼尼松联合美法仑方案可使 34% 的合并肾损伤的骨髓瘤患者获得肾脏完全缓解, 中位时间为 2.4 个月。糖皮质激素与硼替佐米等药物联合应用时, 大剂量使用与常规剂量相比, 肾功能改善的时间也可有进一步缩短。糖皮质激素使用易出现高血糖、高血压、骨质疏松、易感染等不良反应，尤其对于老年患者，需密切管理。

大剂量美法仑化疗联合自体造血干细胞移植是适合移植的初治骨髓瘤患者的标准一线治疗方案，可有效加深患者缓解深度、延长生存尤其是无进展生存（progression free survival，PFS）。肾功能不全包括透析依赖均不是骨髓瘤患者接受自体造血干细胞移植的绝对禁忌证。自体造血干细胞移植可克服肾功能不全对患者带来的 PFS 和总生存时间（overall survival，OS）的负面影响，且在移植后部分患者可获得肾功能改善。有研究显示，对依赖透析的 MM 患者行自体造血干细胞移植可使得 26% 的患者在移植后脱离透析。肾功能不全对患者的干细胞采集、造血重建速度等无影响，但部分治疗相关不良反应的发生率在肾功能不全患者中高于肾功能正常患者，故对该类患者行自体造血干细胞移植时监测处理需更积极，尤其美法仑剂量需从肾功能正常患者的 $200mg/m^2$ 下调至 $140mg/m^2$。

（2）蛋白酶体抑制剂：硼替佐米是目前国内外最常使用的蛋白酶体抑制剂类药物，广泛应用于初诊和复发的骨髓瘤患者治疗过程中。其代谢不依赖肾脏，故无须根据 Ccr 调整用量，包括透析依赖患者。硼替佐米与糖皮质激素联合应用，或在其基础上再加用美法仑或免疫调节剂等药物，可快速控制肿瘤负荷，带来较好的总体应答率（overall response rate，ORR）、肾脏缓解率和脱离透析比例。而与不含新药的传统化疗方案相比，含有硼替佐米的方案可提高患者肾脏应答的比例（81% vs 63%）并提高患者的 3 年总生存率（74% vs 34%，$P<0.001$）。硼替佐米常用剂量为 $1.3mg/（m^2·次）$，透析患者可在透析后使用。

伊沙佐米是一种口服高选择性蛋白酶体抑制剂，对 Ccr≥30ml/min 的患者可足量应用 4mg/ 次，而对 Ccr<30ml/min 乃至透析依赖的患者则建议减少 1/4 剂量至 3mg/ 次。

卡非佐米是新一代的蛋白酶体抑制剂，其选择性更强，与蛋白酶体的结合呈不可逆性，对蛋白酶体的抑制作用强于硼替佐米和伊沙佐米，而其代谢同样不依赖于肾脏，在包括终末期肾功能不全、透析依赖患者中可正常使用，无须根据 Ccr 调

整剂量。在 ENDEAVOUR 研究中，卡非佐米显示出了比硼替佐米更好的抗骨髓瘤作用，在不同肾功能水平的组别中都带来了更高的 PFS 和 OS，而治疗过程中的肾功能的完全缓解也预示着患者可以有更好的生存结局。

（3）免疫调节剂：沙利度胺是第一代免疫调节剂，既往研究结果显示其有抗骨髓瘤活性，故在临床，尤其较早期及经济情况一般的患者中广泛应用，但国家药监局未给予其骨髓瘤适应证。药代动力学研究结果显示，不同肾功能水平不影响沙利度胺的代谢，故在肾功能不全患者中不需对其进行剂量调整。研究显示，55% 的合并肾功能不全的初治骨髓瘤患者在经含有沙利度胺和糖皮质激素为骨架的治疗后肾功能可获得显著改善。

来那度胺是第二代免疫调节剂，其代谢与肾脏有关，故当 Ccr<60ml/min 时需根据 Ccr 调整使用剂量，透析患者在小剂量条件下仍可安全使用来那度胺。43% 的合并肾功能不全的初治骨髓瘤患者在使用来那度胺和糖皮质激素为骨架的方案后可获得肾功能的明显改善，而来那度胺联合地塞米松方案也可以使 72% 的合并肾功能不全的复发难治骨髓瘤患者获得肾功能提升 1 个及 1 个以上级别的改善。

泊马度胺是第三代免疫调节剂，其主要经肝脏代谢，仅 2% 经肾脏排出。有研究显示，对于 Ccr≥45ml/min 的复发难治患者，泊马度胺按 4mg/d 足量应用联合低剂量地塞米松对合并和不合并肾损伤的患者可带来类似的 ORR 和 PFS。而后续的 Ⅱ 期研究显示，对于中重度肾功能不全，包括透析依赖患者也可同样安全地使用泊马度胺。根据国内泊马度胺说明书，除了透析依赖患者建议 3mg/d 的初始剂量外，其他不同肾功能水平的患者均可采用 4mg/d 的初始剂量。

（4）单克隆抗体：单克隆抗体药物的出现是 MM 治疗中具有里程碑意义的事件，标志着其迈入了靶向治疗、免疫治疗的时代。目前，国内可及的治疗骨髓瘤的单克隆抗体药物仅有靶向 CD38 的达雷妥尤单抗。作为单克隆抗体，其代谢有赖于单核 - 巨噬细胞系统，而无须经过肾脏代谢，因此在肾功能不全，包括透析依赖患者中均可按常规剂量 $16mg/（kg·次）$ 使用，而 DARE 研究显示对合并肾损伤的复发难治患者，除了可快速

获得血液学反应外,17.1% 的患者可出现肾功能缓解。

(5)核输出蛋白 1(exportin 1,XPO1)抑制剂:XPO1 可介导生物大分子的单向跨核转运,导致抑癌蛋白在细胞核内浓度降低、而致癌蛋白 mRNA 在细胞浆中浓度升高,与骨髓瘤预后不良及药物耐药有关,而塞利尼索是 XPO1 的选择性抑制剂,可逆转前述过程、诱导骨髓瘤细胞凋亡。研究显示,塞利尼索联合地塞米松方案可改善 31.4% 的复发难治骨髓瘤患者的肾功能,而在不同 Ccr 水平患者中可带来相似的 ORR、PFS 和 OS。其代谢不通过肾脏,故无须根据 Ccr 调整塞利尼索的使用剂量。

(6)B 淋巴细胞瘤 2(B-cell lymphoma-2,Bcl-2)抑制剂:维奈托克是口服高选择性的 Bcl-2 抑制剂,可促进骨髓瘤细胞凋亡。BELLINI 研究显示,维奈托克联合硼替佐米、地塞米松方案可提高复发难治骨髓瘤患者的 PFS、ORR 和非常好的部分缓解(very good partial response,VGPR)及以上的疗效等,但考虑其毒性和治疗相关风险对 OS 的影响,更建议在合并 t(11;14)或 Bcl-2 高表达的患者中应用。维奈托克无须根据 Ccr 情况调整剂量,但对 Ccr ≤ 80ml/min 的患者需密切监测有无不良反应,尤其是肿瘤溶解综合征的出现。

2. MM 治疗的基本原则

(1)全程治疗原则,因目前 MM 仍被认为是一种无法治愈的恶性肿瘤,绝大多数患者最终会复发,故 MM 的治疗是长期的过程。目前 MM 的治疗被划分为诱导治疗(快速降低肿瘤负荷)、巩固治疗(强化诱导效果)、维持治疗(尽可能长时间维持较低肿瘤负荷以延缓复发)、复发后的治疗等阶段,支持治疗则应用于治疗的全过程,其间需注意预防感染。

(2)以三药方案(两类药物加糖皮质激素)作为 MM 的标准治疗,老年患者应进行衰弱评估,对于体能状态差或虚弱患者以两药方案起始,待患者体能状态改善后加用第三类药物,治疗期间注意根据患者的体能状态、年龄、肾功能等调整药物剂量。对于复发的患者,使用新三药方案时最好包括患者未接触过或至少 6 个月内未接触过的药物或药物类别。

(3)对于首次就诊的患者,要区分其是否为

造血干细胞移植的候选者。对于移植候选者在采集造血干细胞前应限制骨髓毒性药物(包括烷化剂和亚硝基脲)的使用,并避免长期使用来那度胺或达雷妥尤单抗,以避免影响干细胞的动员。

3. 初诊 MM 的主要治疗方案 对于移植候选者,美国国家综合癌症网络(National Comprehensive Cancer Network,NCCN)指南推荐首选硼替佐米 + 来那度胺 + 地塞米松(VRd)三药联合方案,其他推荐方案包括卡非佐米 + 来那度胺 + 地塞米松(KRd)、达雷妥尤单抗 + 来那度胺 + 硼替佐米 + 地塞米松(DRVd)、伊沙佐米 + 来那度胺 + 地塞米松(IRd)、硼替佐米 + 沙利度胺 + 地塞米松(VTd)、硼替佐米 + 环磷酰胺 + 地塞米松(VCd)、卡非佐米 + 环磷酰胺 + 地塞米松(KCd)等。ENDURANCE 临床试验比较了初诊 MM 患者中 VRd 方案与 KRd 方案的 PFS 及 OS,VRd 组及 KRd 组的中位 PFS 分别为 34.4 个月和 34.6 个月,3 年 OS 分别为 84%(95% CI 80%~88%)和 86%(95% CI 82%~89%)。但值得注意的是:对于合并急性肾功能不全的患者,或者无法耐受 VRd 方案的患者,应首选 VCd 方案,待患者肾功能改善后可改用 VRd 方案。此外,合并肾功能不全的患者也可选择 KCd 治疗方案。当进入维持治疗阶段时,首选来那度胺维持治疗,但需注意长期使用来那度胺带来的二重肿瘤风险;其他可用的维持治疗包括硼替佐米、伊沙佐米,高危患者则推荐使用硼替佐米 + 来那度胺两药维持治疗。

对于非移植候选者,NCCN 指南推荐首选 VRd、达雷妥尤单抗/来那度胺/地塞米松(DRd)方案,其他的推荐方案包括达雷妥尤单抗/硼替佐米/美法仑/泼尼松(DVMP)、来那度胺/小剂量地塞米松(Rd)方案等,对于虚弱患者可使用 VRd-lite 方案。同样地,对于合并急性肾功能不全或无法耐受 VRd 方案的患者,初始治疗首选 VCd 方案,待患者肾功能改善后改用 VRd 方案。此外,合并肾功能不全的患者亦可选择 KCd 方案。当患者进入维持治疗阶段时,首选来那度胺,可选择伊沙佐米或硼替佐米,高危患者使用硼替佐米/来那度胺两药维持治疗。

4. 复发/难治的 MM 治疗方案 对于复发/难治的 MM 患者,需注意分析患者的复发时间及

既往已经使用的药物和方案。当患者的复发时间距离诱导治疗间隔>6个月时,可重复使用诱导治疗方案进行再次诱导治疗。而当患者在最后一次治疗完成的60天内即出现疾病进展时,需考虑患者对前次药物/方案存在耐药,此时应当将治疗药物调整为同一类别药物的其他种,并考虑加用其他类别的药物。例如,当患者对硼替佐米耐药时,可调整为卡非佐米进行治疗;对来那度胺耐药时,可调整为泊马度胺进行治疗;当患者未使用过单克隆抗体时,可加用达雷妥尤单抗。此外,目前我国可获得的能用于复发/难治MM患者的其他药物包括苯达莫司汀、塞利尼索、维奈托克等。同时,应积极鼓励患者参与包括新药、嵌合抗原受体(chimeric antigen receptor,CAR)T细胞免疫治疗等在内的临床试验。

(二)血液净化治疗

对已出现透析指征的骨髓瘤合并肾损伤患者而言,血液净化治疗的作用显而易见。同时从快速降低血清FLC、减少管型形成的角度而言,也有部分研究支持这类患者可较为积极地进行血液净化治疗,但也存在争议。有部分既往研究发现:在积极抗骨髓瘤治疗同时联合应用高截流量透析可快速且持久地减少血清FLC,使部分透析患者脱离透析,但设对照的前瞻研究EuLITE(3个月时脱离透析比例56% vs 51%,P=0.81)和MYRE(3个月时脱离透析的比例41.3% vs 33.3%,P=0.42)的结果并未支持高截流量透析优于普通高通量透析。有荟萃分析显示:与单用化疗相比,化疗联合血浆置换可一定程度降低6个月后的透析比例(15.6% vs 37.2%,P=0.04),但也有随机研究不支持该结论。对于终末期肾功能不全的患者,长期血液透析是其全程治疗的一部分,但这部分患者长期预后仍差于其他患者。

(三)支持治疗和预防

支持治疗主要包括水化、碱化、利尿、高钙血症的处理等。对所有怀疑合并肾损伤的MM患者,在治疗全程尤其初治阶段,需重视支持治疗的价值。水化的要求是补液量≥3L/d,对于高钙血症合并容量不足的患者水化尤为重要。对于合并心功能不全的患者,需谨防水化后的容量负荷增高加重心功能不全,因此需积极管理保证液体平衡。对已出现无尿的患者,若评估尚有逆转肾

功能的可能性,则也需要适当水化、保证容量、密切监测。在充分水化基础上可予利尿剂保证出入液量的平衡,但需注意呋塞米等可能增加管型形成的副作用,另外,可予碳酸氢钠适度碱化尿液。高钙血症是部分MM患者并发肾损伤的主要原因,因此需在早期积极降低血清钙水平。双膦酸盐(唑来膦酸等)、地舒单抗、大剂量糖皮质激素、降钙素均可用于降低血钙,需要注意的是当Ccr<30ml/min时需避免应用唑来膦酸,而地舒单抗可应用于该情况下,但应用后需注意监测血钙、避免低钙血症发生。充分知晓各种药物有无肾脏毒性,对有潜在肾毒性的药物需谨慎使用(如氨基糖苷类抗生素)、避免应用造影剂诱发造影剂肾病。

六、转归及预后

对于骨髓瘤肾病治疗首先是对于骨髓瘤本病的治疗,达到深度缓解,以改善患者预后,而最终目标当然是肾功能能够恢复,最初需要透析的患者能够脱离透析。MM的疗效评估,根据IMWG 2016年的疗效评估标准,分为部分缓解(partial response,PR)、VGPR、完全缓解(complete response,CR)、严格意义的完全缓解(stringent complete response,sCR)(表3-1-4)。对于骨髓瘤肾病的疗效评估,则根据患者最初SCr水平和治疗后SCr水平可参考IMWG的评估标准(表3-1-5)。

英国的1项回顾性研究分析3 107例骨髓瘤患者,结果显示45%患者在诊断的60天内死亡原因为感染,而肾脏受累的患者28%的早期死亡原因可能与轻链型、高钙血症、脱水和非甾体抗炎药有关。Hutchison等的研究表明:在MCN诊断的前21天,血清FLC水平下降50%~60%,可使80%的肾功能不全恢复。消除诱发因素和轻链引起的肾损伤以及快速减轻轻链负担是治疗的主要方向。免疫调节剂中硼替佐米的半衰期不依赖于肾清除率,硼替佐米联合地塞米松(VD)或硼替佐米联合美法仑、泼尼松(VMP)治疗老年患者,已被认为是治疗有肾损伤的MM患者的标准治疗方法。硼替佐米快速降低肿瘤负荷,且不经过肾脏代谢,可以实现较高的ORR、肾脏应答率和脱离透析率。77%的硼替佐米治疗组患者的肾功能有显著改善(肾部分缓解),硼替佐米更多

表 3-1-4　多发性骨髓瘤疗效评估

疗效	检测指标
PR	（1）血清 M 蛋白减少 ≥50%,24h 尿 M 蛋白减少 ≥90% 或降至 <200mg/24h;（2）若血清和尿中 M 蛋白无法检测，要求受累与非受累血清 FLC 之间的差值缩小 ≥50%;（3）若血清和尿中 M 蛋白以及血清 FLC 都不可测定，且基线骨髓浆细胞比例 ≥30% 时，则要求骨髓内浆细胞数目减少 ≥50%;（4）除了上述标准外，若基线存在软组织浆细胞瘤，则要求 SPD 缩小 ≥50%。以上血清学和尿 M 蛋白指标均需连续 2 次评估，同时应无新的骨质病变发生或原有骨质病变进展的证据
VGPR	血清蛋白电泳检测不到 M 蛋白，但血清和尿免疫固定电泳仍阳性；或 M 蛋白降低 ≥90% 且尿 M 蛋白 <100mg/24h;在仅依靠血清 FLC 作为可测量病变的患者，除了满足以上 VGPR 的标准外，还要求连续 2 次受累和非受累血清 FLC 之间的差值缩小 >90%
CR	血清和尿免疫固定电泳阴性，软组织浆细胞瘤消失，骨髓中浆细胞 <5%;对仅依靠血清 FLC 水平作为可测量病变的患者，除了满足以上 CR 的标准外，还要求血清 FLC 的比值连续 2 次评估均恢复正常
sCR	满足 CR 标准的基础上，加上 FLC 比值正常以及经免疫组化证实骨髓中无克隆性浆细胞。骨髓克隆性浆细胞的定义为应用免疫组化方法检测，连续 2 次 $\kappa/\lambda>4:1$ 或 $<1:2$（分别针对 κ 型和 λ 型患者，计数 ≥100 个浆细胞），若无骨髓病理，可以用灵敏度达到 10^{-4} 的多色流式细胞术监测骨髓标本无克隆浆细胞代替

注：PR,部分缓解；FLC,游离轻链；SPD,可测量病变最大垂直径乘积之和；VGPR,非常好的部分缓解；CR,完全缓解；sCR,严格意义的完全缓解。

表 3-1-5　多发性骨髓瘤肾损伤肾脏疗效评估

肾脏反应	基线 eGFR[ml/(min·1.73m²)]	治疗后 eGFR 最好的恢复值[ml/(min·1.73m²)]
完全缓解（CR）	<50	≥60
部分缓解（PR）	<15	30~59
轻微缓解（MR）	<15	15~29
	15~29	30~59

注：eGFR,估算的肾小球滤过率。

用于严重肾损伤患者或需要透析的患者。在前瞻性的 HOVON-65/GMMG-HD4 研究中，患者被随机分配接受 3 个周期的 VAD（长春新碱、阿霉素、地塞米松）或 PAD（硼替佐米、阿霉素、地塞米松），之后接受自体造血干细胞移植，然后用沙利度胺（VAD 组）或硼替佐米（PAD 组）进行维持。81 例患者的基线 SCr 为 ≥2mg/dl，他们的肾脏反应率在 VAD 组为 63%，在 PAD 组为 81%。这些患者 3 年的 OS 在 VAD 组为 34%，在 PAD 组为 74%（$P<0.001$），8 年的反应率分别为 12% 和 47%。卡非佐米在复发骨髓瘤中的应用显示出比硼替佐米更佳的疗效（入组患者 Ccr ≥15ml/min），提示对肾功能不全的患者亦能有所改善。

对于免疫调节剂相关药物，沙利度胺为基础的联合化疗，在初治患者肾功能预期改善率为 55%~75%，复发患者将近 60%。剂量调整的来那度胺在肾功能不全患者的 Ⅱ 期研究显示：45% 的

患者肾功能得到了改善（14% CR,11% PR,20% 轻微缓解），38.5% 的患者脱离透析依赖，中位达到肾功能最近反应时间为 157 天。

自体造血干细胞移植对于符合条件的骨髓瘤患者为治疗首选，在合并肾功能不全的患者中亦可进行。回顾性分析表明 1/3 的肾功能不全的患者经治疗后，肾功能改善 ≥25%，其中 15%~20% 的患者能脱离透析，5 年的生存率将近 35%。而新药比如硼替佐米为基础的诱导治疗后，行自体造血干细胞移植治疗，使得一部分依赖透析的患者疗效进一步提高，延长了 PFS,透析依赖的时间显著缩短。

一些新型药物，包括泊马度胺、CD38 单抗、Bcl-2 抑制剂、XOP1 抑制剂等，均显示出一定的抗骨髓瘤疗效，对肾功能亦有不同程度的改善。

总之，MM 相关肾损伤是多因素的，预后不佳，因此，骨髓瘤肾病的管理应包括消除沉淀因素

和使用有效的化疗治疗迅速减少血清FLC,以挽救残余肾功能。通过肾活检发现明显的肾损伤可以提供预测价值,评估了解肾功能丧失的潜在原因,并进一步指导对特定患者有益的干预措施。肾活检中的浆细胞浸润,虽然是MM中AKI的一种罕见原因,但通常与晚期疾病有关,对大多数化疗无反应。弥漫性致密的小叶内铸型及萎缩的小管是肾活检的慢性征象,提示体外FLC清除的有效性有限。

(吴德沛　金 松　施晓兰　翟英颖)

主要参考文献

[1] DIMOPOULOS M A, KASTRITIS E, ROSINOL L, et al. Pathogenesis and treatment of renal failure in multiple myeloma [J]. Leukemia, 2008, 22 (8): 1485-1493.

[2] DIMOPOULOS M A, SONNEVELD P, LEUNG N, et al. International Myeloma Working Group recommendations for the diagnosis and management of myeloma-related renal impairment [J]. J Clin Oncol, 2016, 34 (13): 1544-1557.

[3] KUMAR S, PAIVA B, ANDERSON K C, et al. International Myeloma Working Group consensus criteria for response and minimal residual disease assessment in multiple myeloma [J]. Lancet Oncol, 2016, 17 (8): e328-e346.

[4] Renal Impairment of Multiple Myeloma Collaborative Study Group. Expert consensus for the diagnosis and treatment of patients with renal impairment of multiple myeloma [J]. Zhonghua Nei Ke Za Zhi, 2017, 56 (11): 871-875.

[5] COWAN A J, ALLEN C, BARAC A, et al. Global burden of multiple myeloma: a systematic analysis for the global burden of disease study 2016 [J]. JAMA Oncol, 2018, 4 (9): 1221-1227.

[6] LEUNG N, BRIDOUX F, BATUMAN V, et al. The evaluation of monoclonal gammopathy of renal significance: a consensus report of the International Kidney and Monoclonal Gammopathy Research Group [J]. Nat Rev Nephrol, 2019, 15 (1): 45-59.

[7] Chinese Hematology Association, Chinese Society of Hematology, Chinese Myeloma Committee-Chinese Hematology Association. The guidelines for the diagnosis and management of multiple myeloma in China (2020 revision)[J]. Zhonghua Nei Ke Za Zhi, 2020, 59 (5): 341-346.

[8] 陈楠. 多发性骨髓瘤肾脏损害 [M]// 王海燕, 赵明辉. 肾脏病学. 4版. 北京: 人民卫生出版社, 2020: 1325-1340.

[9] 翟英颖. 多发性骨髓瘤的诊断 [M]// 吴德沛, 傅琤琤. 多发性骨髓瘤居家治疗手册. 北京: 中国协和医科大学出版社, 2021: 8-26.

[10] National Comprehensive Cancer Network. The NCCN guidelines for multiple myeloma (version 5.2022)[EB/OL].(2022-03-09)[2023-10-31]. https://www. nccn. org/guidelines/guidelines-detail? category=1&id=1445.

淀粉样变性是一组淀粉样蛋白在全身组织器官沉积的系统性疾病,其中系统性轻链型(AL型)淀粉样变性最为常见。AL型淀粉样变性是一种浆细胞疾病,其前体蛋白来源于异常浆细胞克隆产生的游离轻链(free light chain,FLC),后者形成的淀粉样物质沉积于肾组织造成肾脏病变。AL淀粉样变性表现为多器官受累,临床异质性大,诊断依赖于肾活检病理,其特征是刚果红染色阳性,偏振光可见苹果绿双折光,免疫荧光染色见单克隆轻链沉积,电镜下可见淀粉样纤维丝。AL型淀粉样变性的预后有很强的异质性,临床治疗应按不同危险分层给予不同的方案。

一、疾病分类

淀粉样变性有多种分类方式,根据淀粉样蛋白沉积的范围可分为系统性(systemic)淀粉样变性和局限性(localized)淀粉样变性。系统性淀粉样变性中,淀粉样蛋白可沉积于多种内脏器官、结缔组织及血管壁,导致相应器官组织的结构破坏和功能紊乱,肾脏是系统性淀粉样变性的常见受累器官。局限性淀粉样变性中,淀粉样蛋白沉积在特定的组织或器官。根据前体蛋白的不同,淀粉样变性可分为多种类型,目前已发现可导致淀粉样变性的前体蛋白有36种,其中至少17种可以引起系统性淀粉样变性。系统性淀粉样变性又可分为获得性和遗传性,最常见的2种获得性系统性淀粉样变性是AL型淀粉样变性和野生型转甲状腺素蛋白淀粉样变性(wild-type transthyretin amyloidosis,ATTRwt)。淀粉样蛋白A(AA)型淀粉样变性是由血清持续高浓度的淀粉样蛋白A所引起的,主要继发于慢性炎症性疾病、持续感染和遗传性自身炎性疾病(如家族性地中海热等)。遗传性系统性淀粉样变性则多由常染色体显性遗传的遗传突变引起,其中遗传性甲状腺素结合蛋白淀粉样变性(mutation transthyretin amyloidosis,ATTRm)是最常见的类型,目前已发现超过120种 *TTR*(transthyretin)基因的点突变类型可导致淀粉样变性,主要影响外周神经系统和心脏。此外,*APOA1*、*APOA2*、*APOC2*和*APOC3*(分别编码载脂蛋白AⅠ,载脂蛋白AⅡ,载脂蛋白CⅡ和载脂蛋白CⅢ)、编码纤维蛋白原α链(fibrinogen alpha chain,FGA)、编码凝溶胶蛋白(gelsolin,GSN)和编码溶菌酶(lysozyme,LYZ)等基因的突变也可导致遗传性系统性淀粉样变性,这些遗传性淀粉样变性多数可累及肾脏。本节主要介绍AL型肾淀粉样变性。

二、流行病学特点

目前,我国尚缺乏AL型淀粉样变性的流行病学数据。欧美国家共有6项有关AL型淀粉样变性发病率的研究,这些基于不同人群的研究表明,AL淀粉样变性发病率为12.0~12.5人/(100万人·年)。据此估算,目前美国AL淀粉样变性的每年患病人数约为12 000例患者,但缺乏种族对AL淀粉样变性影响的数据。最近发布的真实世界研究表明,美国AL淀粉样变性的患病率在2007—2015年显著增加。英国系统性淀粉样变性的年发病率超过0.8/10万,每年约有600例新发病例,死亡病例占0.5~1.0/1 000例。美国梅奥医院总结了474例淀粉样变性患者的临床分析结果,其中男性占69%、女性31%;诊断时平均年龄64岁,60%的患者为50~70岁,10%的患者<50岁,仅1%的患者<40岁。中国人民解放军东部战区总医院国家肾脏疾病临床医学研究中心总结245例AL型淀粉样变性患者的资料表明,患者男女比例为1.66∶1,诊断时平均年龄56岁,其中90%的患者在40~70岁。

AL型淀粉样变性已知的危险因素包括,既往患有意义未明的单克隆丙种球蛋白血症(monoclonal gammopathy of undermined significance,MGUS)和特定单核苷酸多态性的存在。1项研究表明,MGUS患者发生AL淀粉样变性的相对风险比健康对照组高8.8倍。另一个危险因素是存在细胞周期蛋白D1(Cyclin D1)的高危G等位基因供体剪接位点(rs9944),这种单核苷酸多态性在携带t(11;14)的患者中显著富集,并且可能是该亚组患者中 Cyclin D1 过表达的基础。

样变性临床表现的多样性与复杂性。

三、病因及发病机制

AL 型淀粉样变性的前体蛋白主要来源于异常浆细胞所产生的免疫球蛋白轻链，免疫球蛋白轻链可变区的氨基酸序列是决定其聚集能力的关键。其中以 $V\lambda_{VI}$ 基因变异为主。$V\lambda$ 基因中，6α（属于 $V\lambda_{VI}$ 基因）和 3γ（属于 $V\lambda_{III}$ 基因）片段可编码约 40% 的淀粉样变性 λ 轻链。前体蛋白进一步发生异常折叠，从而导致组织内的淀粉样物质沉积最终致病。其过程如下：未折叠的多肽首先形成部分折叠的多肽，再形成结构正常的天然蛋白或具有聚集倾向的"错误折叠蛋白"。后者在细胞外基质影响下聚集形成纤维样结构，并最终形成淀粉样物质。错误折叠蛋白暴露出疏水片段而难溶于水，在水环境中很不稳定，进而形成小的 β 折叠寡聚体，寡聚体发生构象重排后形成晶核，并与其他寡聚体相互连接，从而形成淀粉样纤维丝。

局部环境因素在淀粉样物质的形成中也起重要作用，包括 pH、氧化、高温、蛋白水解作用、金属离子和渗透压等均可打破蛋白部分折叠与完全折叠间的平衡，使蛋白更易形成淀粉样沉积。此外，淀粉样物质的形成中还包含了其他蛋白成分，如血清淀粉样蛋白 P 物质（serum amyloid P component，SAP）、黏蛋白、硫酸肝素蛋白多糖、硫酸皮肤素蛋白多糖、基膜蛋白多糖、层粘连蛋白和 IV 型胶原等。SAP 为一种钙结合蛋白，存在于所有淀粉样蛋白中，有一个特殊结构可与淀粉样纤维结合。SAP 不被蛋白酶水解，可保护淀粉样物质不被降解。其他细胞外基质蛋白均可与淀粉样纤维通过非共价键连接，促进淀粉样纤维的沉积并维持其稳定性。

淀粉样物质造成组织损伤机制主要：①大量淀粉样物质沉积破坏组织结构，影响了器官功能；②淀粉样纤维可通过局部受体（如晚期糖基化终末产物受体）的相互作用影响其生理功能；③可溶性的淀粉样蛋白纤维寡聚体可通过氧化应激反应和激活细胞凋亡等机制引起细胞毒性。在淀粉样变性中，器官功能的损害程度不仅与淀粉样物质的沉积范围有关，亦与淀粉样纤维自身的毒性有关。有些淀粉样物质表现出较明显的器官选择性，目前机制尚不明确。这些特点也造成了淀粉

四、临床病理表现

AL 型淀粉样变性的临床表现多样，可累及多个器官。肾脏是常见的受累器官之一，约 70% 的 AL 型淀粉样变性患者有肾脏受累。其他常见累及部位有心脏、肝脏、自主或外周神经、消化道、皮肤软组织等。肾脏受累主要表现为肾病综合征，部分患者可伴肾功能不全；心脏受累的临床表现不一，从非特异性水肿、心悸症状到严重心律失常、心力衰竭均可出现；肝脏受累表现为肝脏体积增大，碱性磷酸酶升高，晚期患者可出现胆红素升高；胃肠道受累可出现慢性腹泻、假性肠梗阻、腹泻与便秘交替等表现；神经系统受累的初期表现为肢体远端对称性痛感和温度感觉丧失，逐渐出现麻木和运动无力，自主神经受累会出现体位性低血压、尿潴留、大便失禁等症状。AL 型淀粉样变性患者的其他常见临床表现还有皮肤紫癜（眶周皮肤常见）、舌体肥大、凝血功能障碍等。

AL 型淀粉样变性累及肾脏的临床进程可分为 4 个阶段，分别为临床前期、单纯蛋白尿期、肾病综合征期和肾衰竭期。其中临床前期患者多无症状，仅在病理检查时发现。高血压、血尿少见，但多数患者合并肾外表现。中国人民解放军东部战区总医院国家肾脏疾病临床医学研究中心总结的 245 例 AL 型肾淀粉样变性中，就诊时患者主要表现为乏力（40%）和水肿（90.6%），其次为体位性低血压（30.2%）和体质量下降（27.3%），诊断时合并肾功能不全的患者占 25%，其他少见的临床表现有皮肤紫癜（12%）、反复腹泻（10.2%）、充血性心力衰竭（9.4%）、呼吸困难（9.8%）和感觉异常（6.1%）。除肾脏外，最常见累及肠道（55.9%），其次为心脏（46.9%），肝脏（12.7%）和外周神经（6.1%）受累并不常见。从受累器官个数看，有 24.9% 的患者仅肾脏受累，35.9% 的患者 2 个器官受累，3 个器官受累占 35.2%，7% 患者受累器官 >3 个。患者单克隆免疫球蛋白（M 蛋白）检测主要为 λ IgG（36.06%）和 λ IgA（18.75%），有 32.69% 的患者 M 蛋白检测为阴性，其他 M 蛋白成分有 λ 轻链、κ 轻链、κ IgG 等。文献报道，如果检测方法足够灵敏，所有患者均可检出 M 蛋白。

对患者临床症状的鉴别和相关实验室检查

的筛查是早期诊断的关键。近年来，血清及尿液FLC检查方法的建立大大提高了AL型淀粉样变性的诊断率。结合血/尿FLC及免疫固定电泳的检查，98%的AL淀粉样变性患者可检出单克隆的轻链蛋白。

AL型淀粉样变性是一种系统性疾病，除常规的肾脏疾病专科检查以外，还应重视其他受累器官的检查。重点排查心脏、肝脏和神经系统。心脏的检查主要有肌钙蛋白T（troponin T，TnT）、N末端脑钠肽前体（N-terminal B-type natriuretic peptide，NT-proBNP）、心电图、心脏超声、心脏磁共振等。肝脏检查包括谷丙转氨酶、谷草转氨酶、胆红素、碱性磷酸酶、肝脏超声、腹部CT等；神经系统的检查主要是神经肌电图检查。

肾组织活检病理检查是确诊淀粉样变性的重要依据。结合光镜、免疫病理及电镜观察的结果，不难做出诊断，特别是电镜检查，对鉴别早期淀粉样变性意义重大。

（一）光镜病理

光镜下淀粉样物质可沉积于肾脏的各部分，以肾小球病变为主。典型的AL型淀粉样变性光镜下初期出现系膜区无细胞性增宽，晚期毛细血管基膜增厚。苏木精-伊红（hematoxylin-eosin，HE）染色可见大量无结构嗜伊红均质的淀粉样物质沉积，肾小管基膜、肾间质及肾小血管均可受累，碘酸雪夫染色（periodic acid-schiff，PAS染色）弱阳性（图3-2-1A），银染下淀粉样物质不嗜银，胶原纤维组织染色（Masson's trichrome，Masson三色）嗜亮绿（图3-2-1B）。刚果红染色肾小球系膜区及血管袢、动脉壁、肾间质均见橘红色淀粉样物质（图3-2-1C、图3-2-2A），高锰酸钾预处理后染色仍为阳性（图3-2-1D），在偏振光显微镜下呈现苹果绿双折光现象（图3-2-2B）。AA型淀粉样变性高锰酸钾预处理后刚果红染色转阴。光镜下部分患者淀粉样物质在上皮下和内皮下沉积时六胺银染色可出现"毛刺"样或"梳齿"样改变，需注意与膜性肾病的鉴别。对于无条件行肾活检的患者，皮下脂肪（图3-2-2C、D）及直肠黏膜（图3-2-2E、F）等组织是较好的替代部位，灵敏度及特异度优于骨髓活检，阳性结果是诊断淀粉样变性的重要依据，阴性不能排除淀粉样变性。

（二）免疫病理

免疫病理检查是淀粉样变性分型的重要手段。免疫组化和免疫荧光检查均可用于淀粉样变性的分型。一般用于分型的抗体类型包括淀粉样P物质、A蛋白、免疫球蛋白κ和λ轻链、ATTR、纤维蛋白原Aα、载脂蛋白AⅠ、载脂蛋白AⅡ和溶菌酶等。90%以上的淀粉样变性依靠免疫病理检查即可明确分型，但需注意假阳性结果。AL型淀粉样变性表现为单克隆的κ或λ轻链沉积（图3-2-1E），另一种轻链染色阴性。AA型淀粉样变性患者则表现为A蛋白阳性。遗传性淀粉样变性则为相应的淀粉样前体蛋白阳性。P物质在所有类型中均可表现为阳性结果，检查的目的是排除假阳性的结果。

（三）电镜

电镜检查对淀粉样变性的诊断极具价值。系膜区、系膜旁区及内皮下可见无分支的、排列紊乱、直径7~14nm的纤维丝状结构（图3-2-1F）。电镜观察六胺银染色的"毛刺"样结构为系膜旁区或内皮下丝状结构向上皮侧延伸，形成外有界限、内为丝状结构的不连续分布的犬齿样改变，其间无电子致密物。原纤维肾小球病和免疫管状肾小球病，电镜下也可观察到丝状结构，但其丝状结构的直径较淀粉样纤维丝粗，平均直径分别为20nm和40nm。免疫管状肾小球病的纤维丝为平行放射状排列，这些均可为与淀粉样纤维丝鉴别提供依据。

五、诊断及鉴别诊断

AL型淀粉样变性诊断需要完善一系列的检查，这些检查可以分为两部分：①与确诊相关的检查，包括组织病理学检查、M蛋白的检查及骨髓的相关检查。其中组织病理学检查是诊断的必需内容，所有患者的诊断必须有组织学的证据。M蛋白的检查是早期发现AL型淀粉样变性的重要手段，同时也是与其他类型淀粉样变性进行鉴别诊断的重要检查项目。②主要是判断受累器官的相关检查，重点是心脏、肾脏、肝脏及神经系统的专科检查。

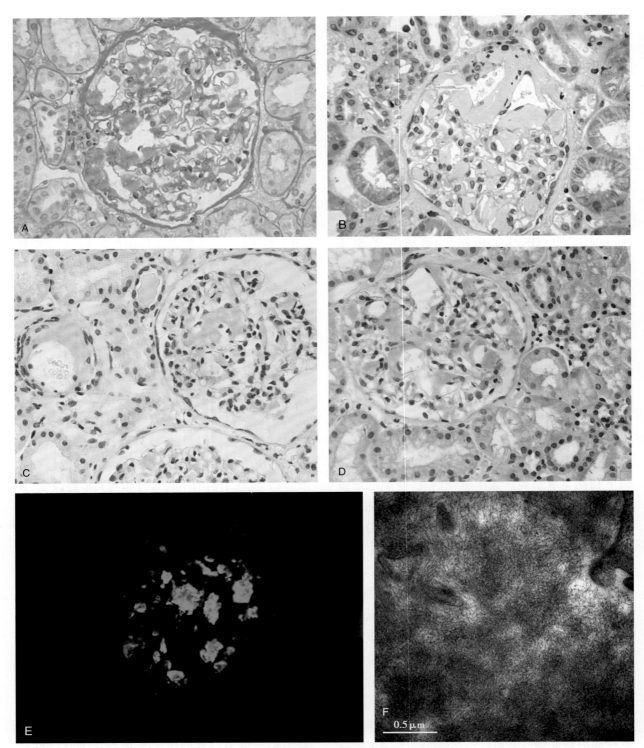

图 3-2-1　AL 型淀粉样变性的肾脏病理表现

注：A. 肾小球系膜区均质淡染的 PAS 弱阳性物质沉积（PAS，×400）；B. 上述物质呈嗜亮绿改变（Masson 三色，×400）；C. 橘红色的淀粉样物质在肾小球及血管沉积（刚果红染色，×400）；D. 经高锰酸钾预处理后刚果红染色仍为阳性（刚果红染色，×400）；E. λ轻链呈团块状沉积于肾小球系膜区及血管袢（IF，×400）；F. 电镜下见肾小球内无分支、排列无序、直径 7~14nm 纤维丝结构（EM）。

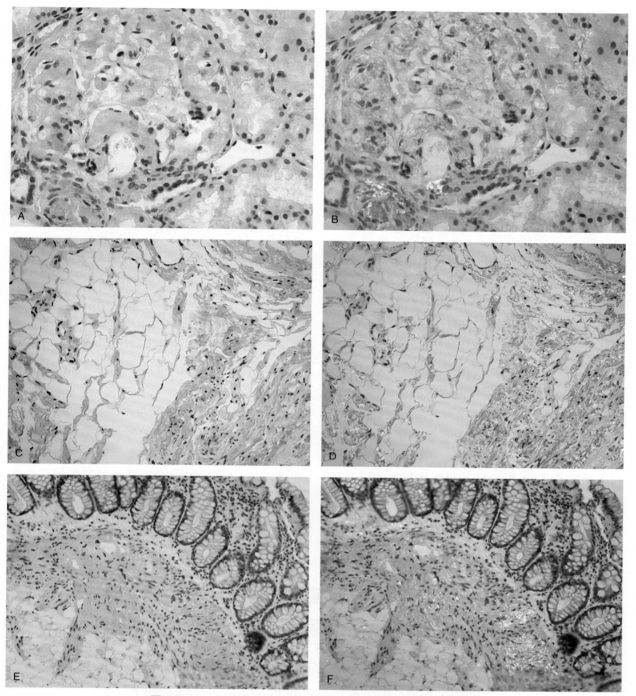

图 3-2-2　AL 型淀粉样变性不同组织刚果红染色及偏振光表现

注：A. 肾小球系膜区及血管祥、动脉壁、肾间质均见橘红色淀粉样物质（刚果红，×400）；B. 肾脏组织偏振光显微镜下呈苹果绿双折光现象（刚果红，×400）；C. 脂肪组织见橘红色淀粉样物质（刚果红，×200），D. 脂肪组织偏振光显微镜下呈苹果绿双折光现象（刚果红，×200）；E. 直肠黏膜见橘红色淀粉样物质（刚果红，×200）；F. 直肠黏膜偏振光显微镜下呈苹果绿双折光现象（刚果红，×200）。

AL 型淀粉样变性的诊断需符合以下条件：①临床表现、体格检查、实验室或影像学检查证实有组织器官受累。②组织活检病理证实有淀粉样蛋白沉积，且淀粉样蛋白的前体蛋白为免疫球蛋白轻链或重轻链，具体病理表现：a. 刚果红染色阳性，在偏振光下呈苹果绿色双折光；b. 免疫组化、免疫荧光或免疫电镜检查结果为轻链限制性表达，或质谱分析明确前体蛋白为免疫球蛋白轻链；c. 电镜下可见细纤维状结构，无分支、僵硬、排列紊乱，直径 8~14nm。③血液或尿液中存在单克隆免疫球蛋白或 FLC 的证据,或骨髓检查发现有单克隆浆细胞 /B 细胞。

一般来说,AL 型淀粉样变性的诊断包括以下步骤(图 3-2-3):①临床疑似诊断。AL 型淀粉变性为系统性疾病,肾脏受累多表现为肾病综合征,部分患者伴肾功能不全。肾病综合征患者存在以下特点时,临床应注意排除 AL 型淀粉样变性:a. 中老年患者;b. 大量非选择性蛋白尿;c. 多无镜下血尿;d. 多无高血压,且易出现低血压尤其是体位性低血压;e. 严重肾衰竭时仍存在肾病综合征;f. 肾脏体积增大,即使慢性肾衰竭终末期肾脏体积也无缩小;g. 伴肾静脉血栓。肾外合并非缺血性心肌病变伴 /不伴充血性心力衰竭、肝脏增大伴碱性磷酸酶的显著升高、膀胱或肠道功能不全的自主神经病变、假性肠梗阻和腹泻与便秘交替、眶周紫癜、舌体和腺体增大等表现也要高度怀疑淀粉样变性。②组织活检确诊淀粉样变性。诊断最佳的活检部位是受累的组织器官,肾脏受累的患者最好行肾活检明确诊断。如果肾活检无法实施,可行皮肤脂肪、直肠黏膜、骨髓活检等检查明确诊断。研究表明,结合皮肤脂肪活检和直肠黏膜活检,可达到与肾活检相当的诊断灵敏度。从活检部位的灵敏度来看,受累器官活检的诊断灵敏度可达 95%,脂肪组织为 75%~85%,骨髓活检为 50%~65%。③明确淀粉样变性的类型及确定前体蛋白。淀粉样变性分型的方法有三种,分别为免疫组化或免疫荧光、免疫电镜和质谱分析。虽然临床常用的是第一种方法,但是质谱分析是淀粉样变性分型最好的方法,其灵敏度为88%,特异度为 96%,高于前两种方法。轻链染色是确诊 AL 型淀粉样变性的重要手段。此外,还需进行骨髓穿刺、血 /尿 FLC 及免疫固定电泳的检查,明确异常浆细胞增生的证据。对于不符合 AL 型淀粉样变性的患者,应开展 A 蛋白和遗传性淀粉样物质染色。所有遗传性淀粉样变性患者应行基因检测和家系分析。④确定器官受累的范围及程度。明确 AL 型淀粉样变性后,需要进一步对患者的心脏、肝脏及胃肠道等重要器官进行评估,确定这些器官是否受累及受累的严重程度,这对于患者的预后评价及治疗方案选择具有重要意义。AL 型淀粉样变性确诊后,患者器官受累与否可根据组织器官受累的判断标准来进一步评估(表 3-2-1)。

AL 型淀粉样变性需与两类疾病鉴别,一类是其他类型的淀粉样变性,另一类是其他可出现 M 蛋白的疾病。需鉴别的其他类型淀粉样变性主要有 AA 型淀粉样变性、遗传性淀粉样变性和局部 AL 型淀粉样变性。仅靠组织刚果红阳性和异常 M 蛋白不足以诊断 AL 型淀粉样变性。约23% 的 ATTRwt 心脏淀粉样变性患者合并 M 蛋

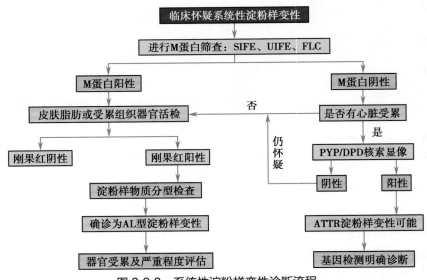

图 3-2-3　系统性淀粉样变性诊断流程

注:SIFE,血清免疫固定电泳;UIFE,尿免疫固定电泳;FLC,游离轻链;AL 型淀粉样变性,系统性轻链型淀粉样变;PYP/DPD,锝标记的焦磷酸盐或 3,3- 二膦酰基 -1,2- 丙二羧酸;ATTR,转甲状腺素蛋白淀粉样变性。

表 3-2-1　系统性轻链型淀粉样变器官受累的评判标准

受累器官	受累标准
肾脏	24 小时尿蛋白定量 > 0.5g/d，以白蛋白为主
心脏	心脏超声平均心室壁厚度 > 12mm，排除其他心脏疾病；或者在没有肾功能不全及房颤时 N 末端脑钠肽前体 > 332ng/L
肝脏	无心力衰竭时肝脏最大斜径 > 15cm，或碱性磷酸酶大于正常值上限的 1.5 倍
神经系统	外周神经：临床出现对称性的双下肢感觉运动神经病变 自主神经：胃排空障碍，假性梗阻，非器官浸润导致的排泄功能紊乱
胃肠道	直接活检证实并有相关症状
肺脏	直接活检证实并有相关症状；影像学提示肺间质病变
软组织	舌头增大、关节病变、跛行、皮肤病变、肌病（活检或假性肥大）、淋巴结、腕管综合征

白异常，这可能导致误诊和不当化疗。此外，刚果红染色阳性并不等于淀粉样变性，纤维样肾小球肾炎患者刚果红染色也可以阳性。因此，受累组织行免疫荧光或质谱分析鉴定淀粉样变性的类型至关重要。另外，AL 型淀粉样变性中约有 5% 的患者表现为局限性淀粉样变性，常见部位为膀胱、喉、胃、结肠、皮肤、眼睑、肺和泌尿道。使用锝（^{99m}Tc）标记的焦磷酸盐（PYP）或 ^{99m}Tc 标记的 3,3- 二膦酰基 -1,2- 丙二羧酸（DPD）进行的核闪烁显像，有助于区分心脏 AL 型与 ATTR 型淀粉样变性。需鉴别的伴 M 蛋白的疾病很多，主要有 MGUS、华氏巨球蛋白血症（Waldenstrom's macroglobulinemia，WM）、多发性骨髓瘤（multiple myeloma，MM）、POEMS 综合征等。

六、治疗及预防措施

淀粉样变性的治疗途径主要有以下 3 种：①最常见也最有效的就是干扰前体蛋白产生，从而阻止纤维丝进一步形成，终止淀粉样蛋白的产生，则现有的淀粉样蛋白会随着时间逐渐溶解。②稳定前体蛋白的天然结构，从而阻止其转变成错折叠的蛋白。③直接以淀粉样沉积物为靶标，通过破坏淀粉样蛋白纤维的结构稳定性，使其不能继续维持 β 折叠构象（图 3-2-4）。AL 型淀粉样变性的治疗都是以异常克隆的浆细胞为靶点，通过化疗杀伤这些细胞从而抑制单克隆免疫球蛋白轻链的产生，减少淀粉样蛋白的生成。治疗的原则是迅速清除异常折叠的轻链蛋白，并使治疗的

毒性最小化，同时对功能受损的器官给予最好的支持治疗。

患者治疗方案的选择可遵循如下原则：①符合自体造血干细胞移植（autologous hematopoietic stem cell transplantation，ASCT）条件的患者应首选移植，特别是浆细胞比例大于 10% 的患者应积极选用 ASCT 治疗，并在未获得微小残留病灶（minimal residual disease，MRD）阴性的患者中加用维持治疗，拒绝移植的患者也可选择激素、烷化剂、免疫调节剂、蛋白酶体抑制剂及抗 CD38 单抗等药物的联合治疗。②不符合移植条件的患者，推荐含抗 CD38 单抗和硼替佐米的联合治疗方案，每 2 个疗程后再次评估是否符合移植条件。③三药的联合方案疗效优于两药，但需综合考虑患者耐受性和药物不良反应等因素选择联合治疗方案。④血液学不能达到非常好的部分缓解（very good partial response，VGPR）及以上疗效的患者应考虑进行巩固治疗；达到 VGPR 及以上疗效的患者，可考虑停药观察。⑤对于复发难治 AL 型淀粉样变性患者，若条件符合，推荐优先参加临床试验。

AL 型淀粉样变性的疗效判断分为血液学反应和器官反应两类。血液学反应分严格意义的完全缓解（strictly complete response，sCR）、完全缓解（complete response，CR）、VGPR、部分缓解（partial response，PR）、无反应和进展等类型。治疗的器官反应主要评价心脏、肾、肝及外周神经这 4 种主要的受累器官。血液学和器官的缓解及进展标准见表 3-2-2。

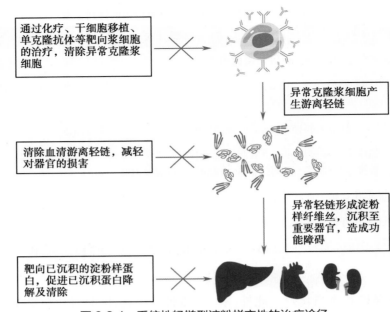

图 3-2-4　系统性轻链型淀粉样变性的治疗途径

表 3-2-2　系统性轻链型淀粉样变性的血液学和器官缓解和进展标准

类型	缓解定义	标准
血液学缓解	sCR	血液/尿液免疫固定电泳阴性,并且 iFLC≤20mg/L 和 dFLC≤10mg/L
	CR	血液/尿液免疫固定电泳阴性,并且血清 FLC 水平和比值正常
	VGPR	dFLC 下降至<40mg/L
	PR	dFLC>50mg/L 的患者:dFLC 下降>50%
		dFLC 在 20~50mg/L 的患者:dFLC<10mg/L
	SD	未达到 PR,也不符合 PD 标准
血液学进展	PD	①若达到 CR,可检测到 M 蛋白或轻链比值异常(iFLC 水平必须翻倍)
		②若达到 PR,血 M 蛋白增加≥50% 且>5g/L;或尿 M 蛋白增加≥50% 且>200mg/d
		③ iFLC 水平增加≥50% 且>100mg/L
心脏缓解	CR	NT-proBNP≤350ng/L 同时 BNP<80ng/L
	VGPR	NT-proBNP 下降>60%
	PR	NT-proBNP 下降 31%~60%
心脏进展	心脏疾病进展	NT-proBNP 升高>30% 且升高>300ng/L 或 TnT 升高≥33% 或射血分数下降≥10%
肾脏缓解	CR	尿蛋白定量≤200mg/24h;同时 eGFR 下降>25%
	VGPR	尿蛋白减少>60%
	PR	尿蛋白减少 31%~60%
肾脏进展	肾脏疾病进展	尿蛋白定量增加 50%(至少增加 1g/d);或 eGFR 相较于基线下降>25%
肝脏	肝脏缓解	碱性磷酸酶下降>50% 和/或肝脏体积减小≥2cm
	肝脏进展	碱性磷酸酶升高>50%
外周神经	外周神经缓解	肌电图提示神经传导速率改善
	外周神经进展	肌电图或神经传导速率提示病变进展

　　注:sCR,严格意义的完全缓解;CR,完全缓解;VGPR,非常好的部分缓解;PR,部分缓解;SD,疾病稳定;PD,疾病进展;FLC,游离轻链;iFLC,血清受累游离轻链;dFLC,血清游离轻链差值;NT-proBNP,N 末端脑钠肽前体;BNP,脑钠肽;TnT,肌钙蛋白;eGFR,估算的肾小球滤过率。

对于初治患者来说,一般根据患者的危险分层进行治疗方案的选择,低危的患者即符合ASCT条件的患者,这类患者可以在达雷妥尤单抗(daratumumab,DARA)联合硼替佐米、环磷酰胺和地塞米松(D-CyborD方案)诱导治疗2~4疗程后进行ASCT治疗,如果患者诱导治疗后已经达到血液学VGPR及以上疗效和器官的缓解,也可推迟移植的时间。不适合ASCT的患者中也分两类情况,一类是心脏受累相对较轻的,这类患者可以选择D-CyborD等方案进行先期治疗,一般为4~6疗程,比移植前诱导的疗程更长,再根据治疗的效果决定后续的治疗方案。另一类就是心脏受累较重的患者,即梅奥分期Ⅲb期的患者,这类患者预后较差,对治疗的耐受性也差,一般选减低剂量的化疗方案,并给予最佳的支持治疗,等待患者治疗起效(图3-2-5)。

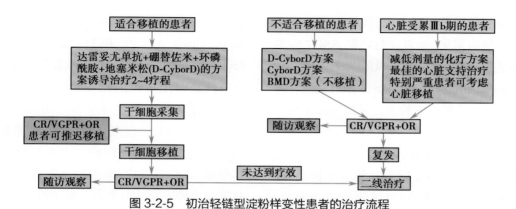

图 3-2-5 初治轻链型淀粉样变性患者的治疗流程

注:根据患者的危险程度选择治疗方案,低危患者为适合移植的患者,中危患者选择达雷妥尤单抗为主的化疗方案,高危患者选择减低剂量的化疗方案。D-CyborD,达雷妥尤单抗 + 硼替佐米 + 环磷酰胺 + 地塞米松;CyBorD,环磷酰胺 + 硼替佐米 + 地塞米松;BMD,硼替佐米 + 美法仑 + 地塞米松;CR,完全缓解;VGPR,非常好的部分缓解;OR,器官缓解。

(一)自体造血干细胞移植(ASCT)

自20世纪90年代ASCT用于治疗AL型淀粉样变性以来,其疗效已得到广泛认可。资料显示,ASCT治疗AL型淀粉样变性患者的5年生存率达60%,而移植后获得CR的患者,10年存活率超过50%。国际骨髓瘤工作组1项多中心研究表明,ASCT后患者总体生存期得到改善,早期死亡率逐步下降,近年来患者5年生存率可达76%。在ASCT治疗AL淀粉样变性的早期,最大的问题是较高的移植相关死亡率(treatment-related mortality,TRM),文献报道6%~27%,远远高于其他血液疾病行ASCT的患者。选择合适的患者是降低TRM的重要环节,同时,可根据各中心的经验对美法仑剂量进行调整,保证移植患者的安全。近期的文献表明,在多数AL型淀粉样变性的治疗中心,ASCT的TRM<3%。虽然对于ASCT是否为AL型淀粉样变性的最佳治疗方式仍存在争议,但对于年轻的低危患者,ASCT应作为一线治疗方案。

根据我国2021年修订的《系统性轻链型淀粉样变性诊断和治疗指南》,符合ASCT的条件包括:①年龄<70岁;②东部肿瘤协作组(Eastern Cooperative Oncology Group,ECOG)评分0~2分;③美国纽约心脏病协会(New York Heart Association,NYHA)分级Ⅰ~Ⅱ级;④心脏超声射血分数>45%,NT-proBNP<5 000ng/L,TnT<0.06ng/ml;⑤不吸氧血氧饱和度>95%;⑥总胆红素<2mg/dl;⑦基线收缩压>90mmHg;⑧估算的肾小球滤过率(estimated glomerular filtration rate,eGFR)>30ml/(min·1.73m²);⑨无大量浆膜腔积液;⑩无活动性感染。初诊患者中,大概仅20%的患者符合上述条件。移植的疗效确切,70%的患者可获得VGPR及以上的疗效,且获得CR的患者中位生存期可>15年。

移植前的诱导治疗目前已成为移植治疗的主流方案。中国人民解放军东部战区总医院国家肾脏疾病临床医学研究中心的1项随机对照研究表明:移植前进行2个疗程的硼替佐米联合地塞米松(BD方案)诱导,可将患者移植后1年的CR率由36%升至68%,肾脏缓解率由39%升至65%,2年的总体生存率由70%提高至95%。

美国梅奥中心的 1 项回顾性研究,探讨了 1996—2011 年接受 ASCT 治疗的 415 例患者中诱导治疗的作用,研究表明,在浆细胞比例>10% 的患者中,诱导治疗显著提高了 ASCT 后的血液学反应率,CR 率从 18% 升至 34%。在多变量分析中,无论浆细胞负荷如何,没有诱导治疗与较短的生存期相关。此外,诱导治疗也可使部分不符合移植条件的患者器官功能改善,成为移植的合适受者。在诱导治疗获得 CR 的患者中,ASCT 是否仍需要进行目前仍有争议,我们推荐这类患者可先行干细胞采集,是否进行早期 ASCT 应根据个人情况决定,对于具有高风险荧光原位杂交(fluorescence in situ hybridization,FISH)检测异常或病情进展器官受累较重的患者早期 ASCT 可能获益更大。

移植后未达到 VGPR 及以上疗效的患者应视为移植无效,患者需要接受其他方案的治疗。对于获得 VGPR 的患者,可继续进行巩固治疗,进一步加深缓解。中国人民解放军东部战区总医院国家肾脏疾病临床医学研究中心的 1 项前瞻性研究表明,移植后硼替佐米的巩固治疗可将 CR 率从 40% 升至 50%。在另一项研究中,23 例 ASCT 术后的患者接受了 6 个周期的 BD 方案巩固治疗,其中 18 例患者的反应深度有所改善,12 例(52%)患者达到 CR。对于有骨髓瘤表型或高危 FISH 异常的患者,应考虑 ASCT 后的维持治疗,维持的药物优先选择硼替佐米。

(二)初治不适合 ASCT 患者的方案选择

目前治疗 AL 型淀粉样变性的药物主要有蛋白酶体抑制剂、免疫调节剂、烷化剂和抗 CD38 单抗等。蛋白酶体抑制剂包括硼替佐米、伊沙佐米和卡非佐米 3 种,蛋白酶体是一种参与蛋白质降解的细胞复合物,而蛋白质降解是细胞生长、成熟和增殖的重要步骤,蛋白酶体抑制剂通过抑制蛋白酶体的活性,阻止泛素蛋白的降解,造成细胞内蛋白堆积,从而阻断细胞内多种调控细胞凋亡及信号转导蛋白的降解,最终导致细胞凋亡。免疫调节剂目前有沙利度胺、来那度胺和泊马度胺 3 种,免疫调节剂的作用机制包括抑制刺激新生血管形成的调控因子表达,促进新生血管内皮细胞凋亡,促进白细胞介素 2 和 γ 干扰素分泌,增强自然杀伤细胞(natural killer cell,NK 细胞)对肿瘤的杀伤作用等。烷化剂包括美法仑、环磷酰胺和苯达莫司汀等,烷化剂通过鸟嘌呤烷基化和链间交联(interstand cross-links,ICL)的形成,导致 DNA 损伤,从而干扰 DNA 复制和 DNA 到 RNA 的转录。抗 CD38 单抗的代表药物是 DARA,DARA 一方面可通过补体依赖的细胞毒性作用(complement-dependent cytotoxicity,CDC)、抗体依赖细胞介导的细胞毒性作用(antibody-dependent cell-mediated cytotoxicity,ADCC)、抗体依赖性细胞吞噬作用(antibody dependent cellular phagocytosis,ADCP)和 Fcγ 受体(Fcγ receptor,FcγR)介导的交联作用直接杀伤肿瘤细胞,另一方面还可通过激活免疫系统间接杀伤肿瘤细胞。上述药物可联合地塞米松组成各种治疗方案,构成了 AL 型淀粉样变性的主要治疗方式(表 3-2-3)。患者选择何种方式进行治疗,应结合其受累器官、并发症、浆细胞克隆特征、病情严重程度等多种因素综合考虑。对于没有禁忌证的患者(如周围神经病变、纤维性肺部疾病等),应选择硼替佐米为主的治疗方案。浆细胞克隆特征也可指导患者治疗,例如,硼替佐米加美法仑联合大剂量地塞米松(MDex)的方案可用于具有 1q21 和 t(11;14)细胞遗传学异常的患者。有硼替佐米使用禁忌的患者可以考虑 MDex 或基于免疫调节剂的治疗方案。具有严重心脏受累的高危患者可以接受低剂量硼替佐米的联合治疗,根据耐受性逐步增加剂量,密切监测治疗并发症。

1. 蛋白酶体抑制剂　硼替佐米是目前临床应用最广的蛋白酶体抑制剂,联合环磷酰胺和地塞米松的方案(CyborD 方案)已成为初诊患者的一线治疗方案之一。早期的小样本研究显示,CyborD 方案治疗的血液学总体反应率约 80%,CR 率约 40%,2 年生存率近 90%。后续欧洲报道了 230 例接受 CyBorD 作为一线治疗方案的患者,研究结果显示,总体血液学缓解率为 60%,在 201 例可评估疗效的患者中为 62%,其中 43% 至少达到 VGPR;17% 的患者获得心脏反应,25% 的患者获得肾脏反应。英国国家淀粉样变性中心 1 项前瞻性研究对 915 例接受基于硼替佐米一线治疗的 AL 型淀粉样变性患者进行了疗效分析,结果显示总体缓解率为 65%,其中 49% 的患者达到 CR 或 VGPR,患者中位总生存期

表 3-2-3　系统性轻链型淀粉样变性患者治疗方案选择

	治疗方案	用法用量
首选方案	硼替佐米 / 环磷酰胺 / 地塞米松（CyBorD）	硼替佐米 1.3mg/m² + 环磷酰胺 300mg/m² + 地塞米松 40mg d1、d4、d8 及 d11，21 天 1 疗程，或 d1、d8、d15 及 d22，35 天 1 疗程
	达雷妥尤单抗 / 硼替佐米 / 环磷酰胺 / 地塞米松（D-CyBorD）	达雷妥尤单抗 16mg/kg + 硼替佐米 1.3mg/m² + 环磷酰胺 300mg/m² + 地塞米松 40mg，每月 1 疗程，1~2 疗程 1 次 / 周，3~6 疗程 1 次 /2 周，后续疗程 1 次 /4 周
	硼替佐米 / 美法仑 / 地塞米松（BMD）	硼替佐米 1.3mg/m² + 美法仑 0.15mg/kg + 地塞米松 40mg
其他推荐的方案	硼替佐米 / 地塞米松（BD）	硼替佐米 1.3mg/m² + 地塞米松 40mg d1、d4、d8 及 d11，21 天 1 疗程，或 d1、d8、d15 及 d22，35 天 1 疗程
	来那度胺 / 硼替佐米 / 地塞米松（RVD）	来那度胺 25mg d1~d21，硼替佐米 1.3mg/m² + 地塞米松 40mg d1、d4、d8 及 d11，4 周 1 疗程
	来那度胺 / 环磷酰胺 / 地塞米松（RCD）	来那度胺 25mg d1~d21，环磷酰胺 300mg/m² + 地塞米松 40mg d1、d4、d8 及 d11，4 周 1 疗程
	来那度胺 / 地塞米松（RD）	来那度胺 25mg d1~d21，地塞米松 40mg d1、d8、d15 及 d22，4 周 1 疗程
	美法仑 / 地塞米松（MD）	美法仑 0.15mg/kg + 地塞米松 40mg d1~d4，4 周 1 疗程
	泊马度胺 / 地塞米松（PD）	泊马度胺 4mg d1~d21，地塞米松 40mg d1、d8、d15 及 d22，4 周 1 疗程

为 72 个月，在达到严格 CR ［血清游离轻链差值（dFLC）<10mg/L］患者中位生存时间未达到。

硼替佐米治疗的不良反应主要有胃肠道反应、神经毒性、感染及血小板减少等，临床使用过程中应注意预防。伊沙佐米和卡非佐米 2 种药物在 AL 型淀粉样变性初治患者中的临床数据较少，可作为复发难治患者的治疗选择。

2. 免疫调节剂　中国人民解放军东部战区总医院国家肾脏疾病临床医学研究中心的数据表明：沙利度胺联合地塞米松（TD 方案）治疗初治 AL 型淀粉样变性患者血液学反应率为 58%，其中 28% 的患者达到 CR，中位反应时间为 4 个月，肾脏反应率和心脏反应率分别为 36% 和 15%。TD 方案治疗过程中 65% 的患者出现治疗相关的毒性，有症状的心动过缓发生率为 26%，神经毒性、便秘、乏力等不良反应临床也较为常见，需引起重视。来那度胺是沙利度胺的第二代衍生物，在 AL 型淀粉样变性中主要用于复发难治患者。小样本的研究数据显示来那度胺联合地塞米松（LD 方案）治疗的血液学反应率为 67%，CR 为 29%。来那度胺可引起 NT-proBNP 升高和心脏功能失代偿，且需要根据肾功能调整剂量，临床用药应谨慎。泊马度胺是第三代的免疫调节剂，在肾功能不全患者中可

安全使用，在复发难治 AL 型淀粉样变性中具有一定的疗效，可作为复发难治患者的选择之一。

3. 烷化剂　美法仑联合地塞米松（MD 方案）既往是不适合移植患者的主要选择之一，该方案血液学反应率达到了 67%，33% 的患者获得了 CR，器官反应率也达 48%，总体生存时间为 5.1 年，无进展生存时间为 3.8 年。近期，在 1 项比较 BMD 方案（硼替佐米 + 美法仑 + 地塞米松）（n=53）与 MD 方案（n=56）的随机对照研究中，与 MD 组相比，BMD 组血液学缓解率更高（79% vs 52%）、VGPR+CR 率也更高（64% vs 39%），无进展生存时间（progression-free survival，PFS）和总体生存时间也更长。该研究为硼替佐米作为 AL 型淀粉样变性初始治疗的重要性提供了高水平证据。

4. 靶向浆细胞的单克隆抗体　DARA 是一种人源化单克隆抗体，靶向克隆浆细胞高度表达的 CD38 糖蛋白上的独特表位，通过 ADCC 以及 CDC 有效杀死克隆性浆细胞。2021 年，ANDROMEDA 研究的结果在《新英格兰医学杂志》发表，该研究为 1 项全球多中心的 3 期临床研究，共纳入 388 例患者，对比了 D-CyBorD 方案与 CyBorD 方案治疗初治 AL 型淀粉样变性的疗效及安全性，结果显示 D-CyBorD 组的 CR 率

约为 CyBorD 组的 3 倍(53.3% *vs* 18.1%),心脏及肾脏的缓解率是对照组的 2 倍,中位随访 11.4 个月,D-CyBorD 组疾病进展或死亡风险降低了 42%,PFS 显著延长;两组间不良反应无明显差异。该研究表明在 CyBorD 中加入 DARA 优于单独的 CyBorD,在不增加不良反应的前提下,可实现初治 AL 型淀粉样变性患者更深、更快速的血液学缓解,并显著提高器官反应率和 PFS。鉴于该临床试验的结果,D-CyBorD 方案被美国 FDA 批准治疗初治的 AL 型淀粉样变性患者。

(三)复发难治 AL 型淀粉样变性的治疗

复发 AL 型淀粉样变性疾病的定义根据血液学及受累的器官分别定义,满足任何一条均定义为复发进展。难治定义为初治患者对一线治疗方案无效,需要更改一线治疗方案并开始二线治疗。复发难治 AL 型淀粉样变性治疗原则:①有合适临床试验者,参加临床试验。②既往治疗有效且缓解持续时间>12 个月,可采用既往治疗方案再治疗。③换用以前未曾治疗的新方案:未使用蛋白酶体抑制剂的患者,可使用硼替佐米或伊沙佐米;对蛋白酶体抑制剂耐药,可改用免疫调节剂(如来那度胺、泊马度胺),或者 DARA;如果未曾使用过烷化剂,可用 MD 方案或苯达莫司汀+地塞米松。④适合移植患者,可以考虑 ASCT(图 3-2-6)。

复发难治 AL 型淀粉样变性的治疗方案选择需考虑多种因素,包括患者本身的条件、复发时疾病的特点、既往治疗等情况。首先考虑既往的治疗情况,如果患者既往硼替佐米治疗有效,

且血液学复发距上次治疗的时间>1 年,仍可选择基于硼替佐米的治疗方案(CyBorD、BMD、BD 等)。如患者既往对硼替佐米治疗无效,则首选基于 DARA 的治疗方案,DARA 在复发难治 AL 型淀粉样变性中也有很好的治疗效果。多项研究表明,基于 DARA 的治疗方案在复发难治 AL 型淀粉样变性患者的血液学缓解率为 63%~100%,且其中大部分患者为 VGPR 或以上疗效,中位血液学反应时间为 1 周,2 年总体生存率为 74%。因此,DARA 已被证明是治疗复发难治 AL 型淀粉样变性的有效药物,可导致血液学深度缓解,且安全性较高,但 DARA 治疗的长期结果和缓解持续时间仍有待进一步研究。如患者对硼替佐米和 DARA 治疗均耐药,则可选择免疫调节剂的治疗方案,常用来那度胺或泊马度胺。AL 型淀粉样变性患者对来那度胺的耐受性差,建议起始剂量从较低剂量开始,为 5~15mg/d。泊马度胺的耐受性更优于来那度胺。1 项回顾性研究纳入了 153 例接受泊马度胺治疗的复发难治 AL 型淀粉样变性患者,患者既往治疗的中位线数为 3 线,泊马度胺联合地塞米松(PD 方案)治疗第 6 周期结束时,68 例(44%)患者至少获得了部分血液学缓解,其中 5 例(3%)CR,35 例(23%)获得 VGPR。血液学应答患者总体生存期得到明显改善(中位生存期 50 个月 *vs* 27 个月,*P*=0.033)。研究表明泊马度胺是对多线治疗的 AL 型淀粉样变性患者的有效疗法。对 IgM 型淀粉样变性患者,可使用苯达莫司汀联合利妥昔单抗的方案,患者反应率及生存率均可提高。

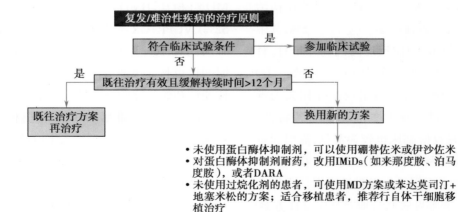

图 3-2-6 复发难治系统性轻链型淀粉样变性患者的治疗流程
注:复发难治患者首先推荐参与临床试验,如无适合的临床试验,则根据患者既往治疗的疗效及缓解时间选择治疗方案,缓解时间大于 1 年的患者可继续原有治疗方案,缓解时间小于 1 年或治疗无效的患者需换用新的治疗方案。IMiDs,免疫调节剂;DARA,达雷妥尤单抗;MD,美法仑+地塞米松。

（四）AL 型淀粉样变性治疗的新进展

尽管化疗或 ASCT 减轻了浆细胞的负担，并最终减少了产生淀粉样蛋白的轻链蛋白的产生，但是这种疗法对沉积在组织中的淀粉样蛋白无降解作用。为此，目前已经开发了 3 种针对现有淀粉样蛋白沉积物的单克隆抗体：NEOD001、11-1F4 和抗 SAP 抗体。NEOD001 是一种人源化 IgG1κ 单克隆抗体，靶向淀粉样蛋白原纤维上的表位，并以构象依赖性方式高亲和力结合至错误折叠的轻链。11-1F4 也是一种靶向轻链的单克隆抗体，当与人轻链淀粉样蛋白原纤维上存在的表位结合时，会引发细胞介导的吞噬作用。SAP 存在于所有淀粉样蛋白中，研究人员开发了一种小分子化合物 CPHPC 可清除循环中的 SAP，结合抗 SAP 抗体（迪扎米珠单抗，dezamizumab）靶向残留的 SAP 并触发免疫系统清除结合的淀粉样蛋白原纤维。目前，这三种抗体均在进行针对 AL 型淀粉样变性患者的临床试验。

维奈托克（venetoclax）是一种口服小分子 B 细胞淋巴瘤因子 2（B-cell lymphoma-2，Bcl-2）抑制剂，可用于慢性淋巴细胞白血病（chronic lymphocytic leukemia，CLL）、非霍奇金淋巴瘤（non-Hodgkin lym-phoma，NHL）、急性髓系白血病（acute myelogenous leukemia，AML）、t（11；14）和 / 或过度表达 Bcl-2 的多发性骨髓瘤患者。因 t（11；14）在 AL 型淀粉样变性患者中发生率较高，维奈托克有望成为有效治疗这类患者的药物。梅奥中心的 1 项研究使用维奈托克治疗了 12 例复发难治 AL 型淀粉样变性患者，其中 11 例患者 t（11；14）阳性，结果显示血液学反应率为 87%，中位反应时间为 3.5 个月，毒性反应小。尽管该研究是样本量较小的回顾性病例系列，但结果提示维奈托克治疗对携带 t（11；14）的患者具有较高的疗效和良好的耐受性。

七、预后及转归

AL 型淀粉样变性的预后差异很大，在诸多与预后相关的指标中，心脏受累程度对预后的影响大于其他任何器官。合并心脏受累的预后较差，临床表现为充血性心力衰竭的患者其中位生存期<6 个月。中国人民解放军东部战区总医院国家肾脏疾病临床医学研究中心的资料显示：我国 AL 型淀粉样变性患者的中位生存时间为 33.6 个月，患者 1 年、2 年、3 年和 5 年的生存率分别为 68.3%、52.7%、47.8% 和 30.7%。多因素分析表明年龄、心脏受累及肝脏受累是患者预后的独立危险因素。

目前，已发现多种生物标志物与预后相关，这些标志物可以分为三类。第一类，与心脏受累严重程度相关的标志物，主要包括 NT-proBNP、脑钠肽（brain natriuretic peptide，BNP）、TnT、左心室射血分数、室间隔厚度、心肌整体纵向应变等指标。第二类，与肿瘤负荷相关的标志物，主要包括浆细胞比例、dFLC 和血清受累游离轻链（iFLC）水平、浆细胞遗传学异常等。第三类，与肾脏预后相关的标志物，包括尿蛋白定量、eGFR、尿白蛋白肌酐比值、白蛋白、尿酸等。

将可溶性心脏生物标志物作为 AL 型淀粉样变性患者分期的方法已得到广泛认可。最常用的生物标志物包括 TnT 和 NT-proBNP。肌钙蛋白 I（TnI）、BNP 和超敏 TnT 也有确切的预后价值。目前，以心肌标志物建立的预后分级系统中梅奥预后分期系统临床应用最广，欧洲分期系统对梅奥 III 期患者进行了区分，其中 IIIc 期的患者可能在几周内死亡，临床应加以重视。肾脏受累对患者的生存影响小于心脏，但对生存质量及治疗方案的选择有重要影响，根据肾小球滤过率和尿蛋白水平建立的肾脏分期系统可以判断肾脏预后。中国人民解放军东部战区总医院国家肾脏疾病临床医学研究中心首次为伴肾脏受累的 AL 型淀粉样变性患者建立了预后危险分层系统，该系统根据半乳糖凝集素 3（galectin-3，Gal-3）、超敏肌钙蛋白 T（hs-cTnT）和 dFLC 三个指标建立，以 Gal-3 ≥ 20.24ng/ml、hs-cTnT ≥ 0.026ng/ml 和 dFLC ≥ 75.89mg/L 各赋值 1 分所建立的预后危险分层系统，能够有效区分预后不同的 4 组患者，分级为 I、II、III、IV 期患者的中位生存期分别为 100 个月、60 个月、29 个月和 15 个月，各组间中位生存期比较，差异均有统计学意义。分期每增加 1 期，患者的死亡风险增加 2.08 倍。该分级系统能够在诊断时区分不同预后的患者，有助于选择合适的治疗方案。目前，临床常用的预后分期系统及肾脏分期系统详见表 3-2-4。

表 3-2-4　系统性轻链型淀粉样变预后分期及肾脏分期系统汇总

分期系统	标志物及阈值	分期		预后
梅奥2004分期系统	① NT-proBNP>332ng/L ② cTnT>0.035μg/L 或 cTnI>0.01g/L	Ⅰ期：指标均低于阈值 Ⅱ期：1个指标高于阈值 Ⅲ期：2个指标均高于阈值（Ⅲ期患者根据 NT-proBNP 是否>8 500ng/L 分为Ⅲa 期和Ⅲb 期）		Ⅰ期：中位生存期26.4个月 Ⅱ期：中位生存期10.5个月 Ⅲ期：中位生存期3.5个月
梅奥2012分期系统	① NT-proBNP>1 800ng/L ② cTnT>0.025μg/L ③ dFLC>180mg/L	Ⅰ期：指标均低于阈值 Ⅱ期：1个指标高于阈值 Ⅲ期：2个指标高于阈值 Ⅳ期：3个指标均高于阈值		Ⅰ期：中位生存期94个月 Ⅱ期：中位生存期40个月 Ⅲ期：中位生存期14个月 Ⅳ期：中位生存期6个月
肾脏预后分期系统	① eGFR<50ml/(min·1.73m²) ②尿蛋白定量>5g/24h	Ⅰ期：eGFR 高于阈值，且尿蛋白低于阈值 Ⅱ期：eGFR 低于阈值，或尿蛋白高于阈值 Ⅲ期：eGFR 低于阈值，且尿蛋白高于阈值		Ⅰ期：2年内进展至透析的风险为0~3% Ⅱ期：2年内进展至透析的风险为11%~25% Ⅲ期：2年内进展至透析的风险为60%~75%
南京预后分期系统	① Gal-3>20.24ng/ml ② hs-cTnT>0.026ng/ml ③ dFLC>75.89mg/L	Ⅰ期：指标均低于阈值 Ⅱ期：1个指标高于阈值 Ⅲ期：2个指标高于阈值 Ⅳ期：3个指标均高于阈值		Ⅰ期：中位生存期100个月 Ⅱ期：中位生存期60个月 Ⅲ期：中位生存期29个月 Ⅳ期：中位生存期15个月

注：NT-proBNP，N 末端脑钠肽前体；cTnT，血清肌钙蛋白 T；cTnI，血清肌钙蛋白 I；dFLC，血清游离轻链差值；eGFR，估算的肾小球滤过率；Gal-3，半乳糖凝集素3；hs-cTnT，超敏肌钙蛋白 T。

八、总结

AL 型淀粉样变性是一种罕见浆细胞疾病，因起病隐匿，累及器官多，症状无特异性，临床诊治仍存在困难。早期诊断是改善患者预后的关键环节，临床医生对 AL 型淀粉样变性症状及体征的甄别至关重要；其次是对 M 蛋白的筛查，特别是血清 FLC 的检测，有助于发现早期患者。病理诊断仍是 AL 型淀粉样变性确诊的金标准，病理诊断时应注意与其他类型的淀粉样变性进行鉴别。AL 型淀粉样变性目前的主要治疗方式仍是抗浆细胞治疗，DARA、硼替佐米及 ASCT 等治疗方法明显提高了患者的疗效。抗淀粉样纤维丝单克隆抗体的应用有望进一步提高疗效，改善患者的生活质量和远期预后。

（黄湘华　刘志红）

———— 主要参考文献 ————

[1] 中国系统性轻链型淀粉样变性协作组, 国家肾脏疾病临床医学研究中心, 国家血液系统疾病临床医学研究中心. 系统性轻链型淀粉样变性诊断和治疗指南 (2021 年修订)[J]. 中华医学杂志, 2021, 101 (22): 1646-1656.

[2] 陈楠, 史浩. 肾淀粉样变性及轻链和重链沉积病 [M]// 黎磊石, 刘志红. 中国肾脏病学. 北京: 人民军医出版社, 2008: 672-705.

[3] KASTRITIS E, PALLADINI G, MINNEMA M C, et al. Daratumumab-based treatment for immunoglobulin light-chain amyloidosis [J]. N Engl J Med, 2021, 385 (1): 46-58.

[4] MUCHTAR E, DISPENZIERI A, GERTZ M A, et al. Treatment of AL Amyloidosis: Mayo Stratification of Myeloma and Risk-Adapted Therapy (mSMART) consensus statement 2020 update [J]. Mayo Clin Proc, 2021, 96 (6): 1546-1577.

[5] 黄湘华, 蒋松, 史明君, 等. 原发性系统性淀粉样变性

的预后及危险因素分析 [J]. 肾脏病与透析肾移植杂志, 2012, 21 (4): 304-310.

［6］WECHALEKAR A D, GILLMORE J D, HAWKINS P N. Systemic amyloidosis [J]. Lancet, 2015, 10038 (387): 2641-2654.

［7］MERLINI G, BELLOTTI V. Molecular mechanisms of amyloidosis [J]. N Engl J Med, 2003, 349 (6): 583-596.

［8］MERLINI G, DISPENZIERI A, SANCHORAWALA V, et al. Systemic immunoglobulin light chain amyloidosis [J]. Nat Rev Dis Primers, 2018, 4 (1): 38.

［9］HASIB SIDIQI M, GERTZ M A. Immunoglobulin light chain amyloidosis diagnosis and treatment algorithm 2021 [J]. Blood Cancer J, 2021, 11 (5): 90.

［10］VARGA C, TITUS S E, TOSKIC D, et al. Use of novel therapies in the treatment of light chain amyloidosis [J]. Blood Reviews, 2019, 37: 100581.

第三节　单克隆免疫球蛋白病相关肾脏损伤

单克隆免疫球蛋白血症是指体内 B 淋巴细胞或浆细胞克隆性增殖，引起血中单克隆免疫球蛋白或其成分增加，可导致多脏器损伤。肾脏是常见受累脏器之一，称单克隆免疫球蛋白病相关肾损伤。肾损伤多数在 B 细胞或浆细胞疾病诊断之后出现，亦可作为首发临床表现。继发的 B 细胞或浆细胞疾病包括多发性骨髓瘤（60%），B 细胞非霍奇金淋巴瘤、淋巴浆细胞性淋巴瘤和浆细胞瘤（约 10%），华氏巨球蛋白血症（约 10%）。近年提出的"有肾脏意义的单克隆丙种球蛋白病"（monoclonal gammopathy of renal significance, MGRS），指非恶性 B 淋巴细胞或浆细胞克隆产生的单克隆丙种球蛋白引起的肾损伤，MGRS 不符合其他任何需要治疗的血液系统恶性肿瘤诊断标准，血、尿中可检测出单克隆免疫球蛋白（M 蛋白），少数患者无法检出 M 蛋白，但这类患者肾组织形态学表现为单克隆免疫球蛋白病相关肾损伤，临床需积极治疗。单克隆免疫球蛋白病相关肾损伤包括一组疾病，一类与血液系统肿瘤相关，另一类则属于 MGRS，随着疾病进展，少数 MGRS 可进展出现血液系统肿瘤，具体分类见表 3-3-1。意义未明的单克隆丙种球蛋白病（monoclonal gammopathy of undetermined significance, MGUS）是指血清 M 蛋白浓度 <30g/L，同时骨髓中单克隆浆细胞比例 <10%，无器官损伤，包括溶骨性病变、贫血、高钙血症、肾功能不全及血液黏滞度升高等证据。有部分患者临床有 MGUS，但肾损伤与单克隆免疫球蛋白无关，如果相关则属于 MGRS。

单克隆免疫球蛋白病相关肾损伤的发病机制分为直接损伤和间接损伤机制。直接损伤机制是指大分子免疫球蛋白较难通过肾小球滤过膜，沉积于肾小球，促发肾小球炎症和损伤；而小分子物质如轻链则透过肾小球滤过膜，引起肾小管损伤如管型肾病和轻链近端肾小管病；轻链和 / 或重链与其他蛋白结合也可引起肾小球和肾小管同时损伤。单克隆免疫球蛋白间接损伤机制则是通过影响补体旁路途径，导致肾损伤。根据肾损伤机制、累及部位、免疫球蛋白成分及超微结构特点，即无特殊超微结构（nonorganized）（无序、颗粒状）、有特殊超微结构（organized）（有序、纤维性或管状结构、晶格状结构）及无单克隆沉积物，单克隆免疫球蛋白病相关肾损伤这一组疾病的分类见表 3-3-2。本节将分别对这组疾病进行介绍。

一、单克隆免疫球蛋白沉积病

单克隆免疫球蛋白沉积病（monoclonal immunoglobulin deposition disease, MIDD）是指单克隆免疫球蛋白的完整或部分成分沉积在肾组织，病理多表现为肾小球结节性病变，以蛋白尿、高血压、肾功能不全为临床表现的一组疾病。根据沉积的免疫球蛋白成分，如仅有单克隆轻链沉积，称轻链沉积病（light chain deposition disease, LCDD），多为 κ 轻链；如仅有单克隆重链沉积，称重链沉积病（heavy chain deposition disease, HCDD），且多为 γ 重链（γ1 最多见）；如若单克隆轻链和重链同时沉积，称轻重链沉积病（light and heavy chain deposition disease, LHCDD），多为 IgG κ。LCDD 是 MIDD 中最常见的病理类型，约占 80%。

（一）流行病学特点

MIDD 临床较少见，占总体肾活检的比例国外报道为 0.5%~0.7%，中国约为 0.16%。其中 LCDD 国外报道占肾活检的比例为 0.17%~0.70%，HCDD 为 0.06%；中国报道 LCDD 占肾活检的比例略低为 0.1%，HCDD 为 0.05%。LHCDD 临床更少见。MIDD 平均发病年龄为 50~60 岁，

表 3-3-1　引起单克隆免疫球蛋白病相关
肾损伤的血液系统疾病分类

疾病	严重程度	疾病种类
浆细胞异常增生性疾病	恶性	多发性骨髓瘤 浆细胞淋巴瘤
	非恶性 / 癌前	冒烟型骨髓瘤
B 细胞淋巴增生性疾病	恶性	B 细胞淋巴瘤白血病
	非恶性 / 癌前	有肾脏意义的单克隆丙种球蛋白病

表 3-3-2　单克隆免疫球蛋白病相关肾损伤疾病分类

发病机制	累及部位	免疫球蛋白成分	超微结构特点	疾病种类
直接机制	肾小球病变	完整免疫球蛋白	无序	增生性肾小球肾炎伴单克隆 IgG 沉积
			有序	免疫管状肾小球病 纤维性肾小球肾炎 Ⅰ型和Ⅱ型冷球蛋白血症相关性肾炎
	肾小管病变	轻链	无沉积	管型肾病
			有序	轻链近端肾小管病
	肾小球,肾小管和血管病变	轻链、重链、轻重链	有序	淀粉样变性
			无序	单克隆免疫球蛋白沉积病
	其他	轻链	有序	轻链贮积性组织细胞病
间接机制	肾小球病变 血管病变		无沉积	C3 肾病:致密物沉积病和 C3 肾小球肾炎 血栓性微血管病

HCDD 发病年龄略轻,而 LHCDD 发病年龄略大于其他两型。Nasr 等报道 64 例 MIDD 患者,包括 LCDD 51 例,HCDD 7 例,LHCDD 6 例,中位诊断年龄分别为 55 岁、53 岁和 61 岁。中国报道 48 例 LCDD 患者中位诊断年龄 53 岁,25 例 HCDD 患者平均年龄 50 岁。不同报道和不同亚型患者男女发病略有差异,总体男性略多于女性。

（二）病因和发病机制

LCDD 主要由于轻链在肾组织中沉积致病,沉积物主要由 κ 轻链组成,最常见的是 $κ_{IV}$ 亚型,λ 型相对少见。研究发现 LCDD 患者的轻链存在可变区的突变,导致游离轻链具有在组织中沉积的特性,从可溶性转变为无定形的沉积状态,能刺激系膜细胞增殖,转化生长因子 β 产生增加,使系膜细胞合成细胞外基质蛋白如Ⅳ型胶原、层粘连蛋白和纤连蛋白增多,胶原酶产生减少,从而使肾小球形成结节样病变。HCDD 的发病机制被认为可能与致病性重链的恒定区 1（CH1 结构域）或 2（CH2）缺失有关,因其缺失阻碍了重链与内质网中的重链结合蛋白相结合,以及与轻链的组装,导致这些未成熟或截短的重链分泌到循环中易沉积于肾小球系膜区、肾小球和肾小管基膜、动脉壁。LHCDD 的发病机制仍不清楚。MIDD 患者异常单克隆免疫球蛋白及其成分可能由潜在的浆细胞恶变引起,部分患者存在多发性骨髓瘤,如果不存在血液系统肿瘤,则考虑为 MGRS 相关的 MIDD。患者低补体血症的发生机制推测为游离轻链或重链片断通过抑制补体调节蛋白,导致补

体旁路途径激活,或 γ 重链 Fc 段与 C1q 结合导致了补体的活化,进而使得血清补体下降。

（三）临床病理表现

临床表现与单克隆免疫球蛋白沉积的脏器部位和严重程度有关,通常累及心脏、神经、肝脏和肾脏,也可能累及皮肤、脾脏、甲状腺、肾上腺和胃肠道等其他器官。肾脏是常见受累器官,肾损伤的临床表现包括蛋白尿,多数达肾病范围蛋白尿,常见镜下血尿、高血压、贫血和不同程度肾功能不全。MIDD 的 3 种亚型临床表现略有差异,仅依据临床表现无法进行区分。Nasr 报道 51 例 LCDD、7 例 HCDD 和 6 例 LHCDD 患者肾病范围蛋白尿的发生率分别为 36%、100% 和 33%,肾功能不全的发生率分别为 96%、100% 和 100%,中位血清肌酐（SCr）为 335.9μmol/L、495.0μmol/L 和 274.0μmol/L;血清 M 蛋白阳性率分别为 69%、86% 和 100%,血游离轻链比值异常（<0.26,或>1.65）者均为 100%,明显异常（<0.125,或>8）的发生率分别为 79%,75% 和 75%,诊断为骨髓瘤分别为 65%、29% 和 50%。中国报道 48 例 LCDD 和 25 例 HCDD 患者,肾病范围蛋白尿的发生率分别为 45.8% 和 56.0%,肾功能不全的发生率分别为 95.8% 和 68.0%,中位 SCr 分别为 238.7μmol/L 和 141.4μmol/L,贫血的发生率分别为 93% 和 84%,血清 M 蛋白阳性率分别为 26.7% 和 48%,血游离轻链比值异常的发生率分别为 85.4% 和 60%,低补体 C3 血症发生率为 33% 和 68%,诊断为骨髓瘤分别为 25% 和

4%。提示更多的 MIDD 患者属于 MGRS。少数 MIDD 患者表现为肾小管间质受累严重,临床蛋白尿和肾功能不全则相对少见。

MIDD 患者光镜和电镜下具有相似的组织病理学特点(图 3-3-1)。早期肾小球表现为系膜增生性病变,随着病程进展,约 2/3 病例肾小球

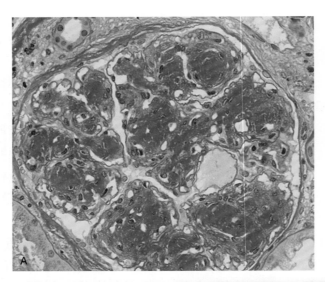

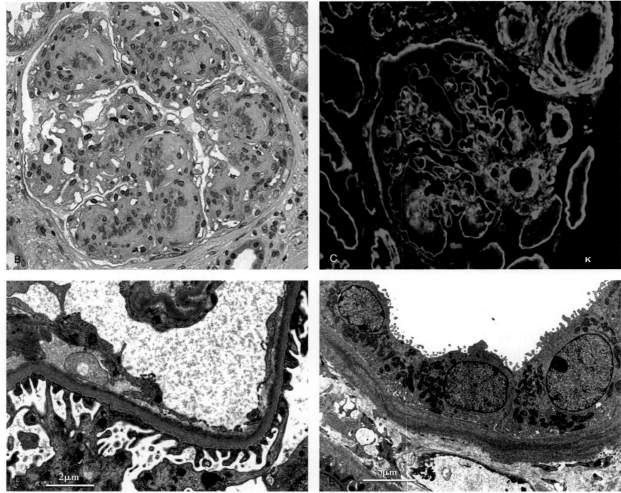

图 3-3-1　单克隆免疫球蛋白沉积病病理表现

注:A. 肾小球系膜区增宽,呈结节样改变(PAS,×400);B. 肾小球系膜区结节样病变伴少量嗜复红物(Masson 三色,×400);C. 肾小球系膜区、毛细血管袢、球囊壁、肾小管基膜和血管壁 κ 轻链阳性(IF,×400);D. 肾小球基膜内侧缘见细颗粒状或泥沙状电子致密物呈带状分布(EM);E. 肾小管基膜外侧缘见细颗粒状或泥沙状电子致密物分布(EM)。

呈结节样变,中国 LCDD 患者表现为结节性病变比例高达 83%,MIDD 患者肾小球结节大小相对均一,结节嗜银性减弱或不嗜银,少数病例伴新月体形成,以 HCDD 患者更多见。肾小管基膜明显增厚扭曲,呈过碘酸雪夫染色(periodic acid-schiff stain,PAS 染色)强阳性,嗜银性减弱,尤其以肾小管基膜外侧明显,动脉壁有类似于肾小球和肾小管的异常物质沉积。免疫荧光和 / 或免疫组化染色显示 LCDD 只有免疫球蛋白轻链,HCDD 只有免疫球蛋白重链,而 LHCDD 则免疫球蛋白轻链和重链同时沿肾小球基膜(glomerular basement membrane,GBM)和肾小管基膜呈线状或短线状沉积,肾小球系膜区有颗粒状和血管壁有团块状电子致密物沉积。电镜是诊断 MIDD 的关键,3 种类型具有相似的特点,泥沙状电子致密物沿 GBM 内侧缘、包囊壁及肾小管基膜外侧缘分布,肾小球系膜区见颗粒状电子致密物,血管壁亦见类似电子致密物分布(图 3-3-1)。

(四)诊断与鉴别诊断

MIDD 主要通过肾活检病理包括光镜、免疫病理和电镜的特征性病理表现诊断,电镜是确诊的关键,免疫病理是区分 MIDD 三种类型的主要方法。MIDD 患者光镜下主要表现结节样病变,需与糖尿病肾病鉴别,MIDD 患者结节大小相对一致,且结节嗜银性减弱,而糖尿病肾病结节大小不一,结节呈强嗜银性,免疫病理轻链和 / 或重链染色阴性,电镜下无电子致密物沉积,且临床常有糖尿病病史。MIDD 患者免疫病理见轻链和 / 或重链在肾组织沉积,需与轻链、重链和轻重链淀粉样变性鉴别,淀粉样变性刚果染色阳性,在偏振光下呈苹果绿色双折光,电镜下可见直径 8~14nm、排列紊乱、无分支的细纤维丝沉积。当 MIDD 光镜下表现为增生性病变伴结节形成时,需与增生性肾小球肾炎伴单克隆 IgG 沉积(proliferative glomerulonephritis with monoclonal IgG deposits,PGNMID)相鉴别,电镜是鉴别的关键,后者电子致密物主要沉积于系膜区和内皮下,未见沿 GBM 内侧缘和肾小管基膜外侧缘分布的泥沙状电子致密物。

(五)治疗

MIDD 的治疗与骨髓瘤和淀粉样变性相似。目前,联合化疗和 / 或自体造血干细胞移植(autologous hematopoietic stem cell transplantation,ASCT)是常用的治疗方法。在慢性肾脏病(chronic kidney disease,CKD)1~3 期的患者中,治疗目标主要是保护肾功能。建议使用以硼替佐米[蛋白酶体抑制剂,直接抑制核因子 κB(nuclear factor-κB,NF-κB),可减少肾小球结节性病变形成的药物]为基础的化疗方案,如环磷酰胺 - 硼替佐米 - 地塞米松方案。符合移植条件的患者应考虑行 ASCT,移植前后化疗可减少复发。CKD 4 和 5 期的患者中,肾脏恢复的概率很低,对于不符合肾移植条件的患者,治疗目标主要是保留肾外器官,特别是心脏功能。符合肾移植条件的患者建议达到血液学缓解后进行肾移植以减少复发。肾脏替代疗法(renal replacement therapy,RRT)对已经达到尿毒症状态的患者有益,腹膜透析和血液透析生存率相似。

(六)预后

MIDD 患者的预后差异较大,患者死亡原因通常为心力衰竭、感染性并发症,或发展为骨髓瘤和肾衰竭。肾脏预后较差的因素包括高龄、初诊时 SCr 水平升高、肾外轻链沉积和潜在的血液系统疾病。使用包括硼替佐米在内的化疗方案快速抑制潜在的浆细胞克隆与良好的肾脏预后相关。1 组纳入 64 例 MIDD 患者的研究,中位随访时间 25 个月,57% 的患者肾功能稳定或改善,4% 的患者肾功能恶化,39% 的患者进展为终末期肾病(end stage renal disease,ESRD)。患者 1 年和 5 年的人存活率分别为 90% 和 70%,1 年和 5 年的肾脏存活率分别为 67% 和 37%。梅奥诊所 1 项观察性研究,97% 的 LCDD 患者在诊断时 SCr 水平 $> 106.1\mu mol/L$(1.2mg/dl)[平均 $344.8\mu mol/L$(3.9mg/dl)],随访 34 个月后,39% 的患者出现 ESRD,32% 的患者在平均 18 个月的随访期内死亡。中国报道 48 例 LCDD 患者,平均随访时间 22 个月,63.6% 进展至 ESRD;25 例 HCDD 患者,平均随访时间 40.1 个月,25% 进展至 ESRD。Leung 等描述了 7 例 LCDD 患者在肾移植后有 5 例复发,最早复发时间为 2.9 个月,中位复发时间为 33.3 个月。

二、冷球蛋白血症相关性肾炎

冷球蛋白是免疫球蛋白或免疫球蛋白的混

合物，具有在 0~4℃时沉淀，37℃重新溶解的特性。冷球蛋白血症是指血中冷球蛋白升高，并淤积于微血管或引发免疫复合物介导的系统性微血管炎，称冷球蛋白血症性血管炎，主要累及中小动脉，引起多种组织器官损伤，皮肤、关节、肾脏、周围神经等均可受累。肾脏受累是冷球蛋白血症性血管炎的特殊表现及不良预后因素之一，称冷球蛋白血症相关性肾炎（cryoglobulinemia related glomerulonephritis，CGN）。冷球蛋白血症的形成原因多样，包括感染、自身免疫系统疾病及淋巴组织异常增殖性疾病，在国外，丙型肝炎病毒（hepatitis C virus，HCV）感染是冷球蛋白血症的常见病因，也有部分冷球蛋白血症未找到发病原因，称为原发性冷球蛋白血症。其中Ⅰ型和Ⅱ型 CGN 考虑与单克隆免疫球蛋白病相关，一部分与血液系统肿瘤相关，一部分属于 MGRS。本节主要介绍与单克隆免疫球蛋白相关的 CGN。

（一）流行病学特点

单克隆免疫球蛋白相关的 CGN 诊断平均年龄在 45~65 岁，要晚于 HCV 感染相关的冷球蛋白血症，男女发病率相近。目前尚缺乏其发病率和占肾活检比例的具体数据。

（二）病因和发病机制

冷球蛋白分为 3 种亚型，Ⅰ型是由单克隆免疫球蛋白（最常见的是 IgM）组成，占 10%~15%，常见于淋巴增生性疾病如华氏巨球蛋白血症、多发性骨髓瘤等。Ⅱ型是由针对多克隆 IgG 的单克隆免疫球蛋白的组合（通常是 IgM κ 加 IgG κ 或 IgG λ），占 50%~60%。Ⅲ型是多克隆抗体的组合，多为 IgM 和 IgG（占 25%~30%）。2 种或 2 种以上的冷球蛋白称混合型冷球蛋白，最常见的是Ⅱ和Ⅲ型混合型冷球蛋白。Ⅱ型冷球蛋白血症并发肾脏损害较多见。淋巴增殖和 / 或慢性免疫刺激，导致 B 细胞功能异常，从而产生单克隆、寡克隆或多克隆冷球蛋白，冷球蛋白与其靶抗原结合后形成免疫复合物沉淀，同时可能还存在冷球蛋白 - 靶抗原免疫复合物清除不足或有缺陷，致冷球蛋白沉积于血管中形成栓塞，和 / 或造成冷球蛋白血症性血管炎，从而累及全身出现相应临床表现。

冷球蛋白血症主要见于三类疾病。①感染：包括病毒[如乙型肝炎病毒（hepatitis B virus，HBV）、HCV、EB 病毒（Epstein-Barr virus，EBV）、甲型肝炎病毒（hepatitis A virus，HAV）、巨细胞病毒、腺病毒和人类免疫缺陷病毒（human immunodeficiency virus，HIV）]、细菌（如链球菌、布鲁氏菌、麻风分枝杆菌、伯氏柯克斯体、伯氏疏螺旋体）、寄生虫（如疟原虫、利什曼原虫、弓形虫、血吸虫、棘球蚴）和真菌（念珠菌、球孢子菌），其中以 HCV 感染导致的冷球蛋白血症最为常见。②自身免疫性疾病：系统性红斑狼疮、类风湿关节炎、干燥综合征等。③淋巴组织增生性疾病：如多发性骨髓瘤、华氏巨球蛋白血症、慢性淋巴细胞白血病、非霍奇金淋巴瘤，均可产生单克隆冷球蛋白。

（三）临床病理表现

冷球蛋白血症可引起系统性小血管炎，表现为白细胞破碎性血管炎（leucocytoclastic vasculitis），常合并多系统损害，典型的三联征为皮肤紫癜、乏力、关节痛，因血液黏滞度高，尚见手足发绀、雷诺现象，甚至迟发性溃疡及坏疽等表现。还可导致慢性肝损害、周围神经病变、间质性肺炎、内分泌紊乱和弥漫性血管炎，继发于血液系统肿瘤会出现相应的症状和体征。30%~60% 冷球蛋白血症患者（尤其是Ⅱ型混合型冷球蛋白血症）伴肾脏受累，肾损害通常出现在皮肤血管炎爆发期间或之后不久，表现为不同程度的镜下血尿、蛋白尿、高血压和 / 或肾功能不全。肾病综合征可见于 20% 的病例，偶有急性肾衰竭。血清补体 C3、C4、C1q 下降，C4 下降较 C3 更常见。血冷球蛋白定性阳性或定量水平升高，血清免疫固定电泳检测单克隆免疫球蛋白阳性，血、尿游离轻链值及比值异常。有法国研究报道，36 例Ⅰ型冷球蛋白血症患者，13 例为 MGUS，23 例伴血液系统肿瘤，其中包括 12 例华氏巨球蛋白血症，6 例低度非霍奇金淋巴瘤，4 例多发性骨髓瘤，1 例慢性淋巴细胞白血病（chronic lymphocytic leukemia，CLL）。

肾脏病理主要表现为肾小球膜增生性病变或毛细血管内增生性病变（图 3-3-2）。肾小球系膜和内皮细胞增生明显，常伴单个核和中性粒细胞浸润，基膜内皮下见大量沉积物，毛细血管袢内常见由冷球蛋白组成的"冷球蛋白栓子"，沉积物与冷球蛋白栓子染色特性相似，苏木精 - 伊红染色法（hematoxylin-eosin staining，HE 染色）嗜伊红性,PAS 强阳性,胶原纤维组织染色(马松染色,Masson 三色染色)为红色,非嗜银,刚果红染色阴性。约 30% 可伴中小动脉病变,不到 10% 的患者存在毛细血管和小静脉的病变,包括坏死性血管炎等。免疫荧光肾小球可见 IgM、IgG,补体 C3、C4、C1q 及纤维蛋白,单一轻链 κ 或 λ 沉积于系膜区及毛细血管袢,IgA 少见沉积。冷球蛋白栓子多为 IgM 伴单一轻链 κ 或 λ,混合型冷球蛋白血症尚可见同等程度的 IgG 沉积。电镜观察到肾小球系膜细胞和内皮细胞增殖,基膜内皮下、系膜区大量电子致密物沉积,部分沉积物呈弯曲的、或短而直的微管,亦可呈同心圆样、指纹样结构或纤维丝结构,直径 20~35nm,少数达 60nm。毛细血管袢腔内冷球蛋白栓子有时亦见类似超微结构,部分病例可见类似狼疮性肾炎中的"指纹样结构"(图 3-3-2)。

(四) 诊断与鉴别诊断

CGN 的诊断主要依据临床表现、实验室检查及肾活检病理结果。当患者存在皮肤、肾脏及外周神经等冷球蛋白血症血管炎的组织器官受累表现时,结合血冷球蛋白检测阳性,再结合肾活检病理,可以考虑 CGN 的诊断,诊断后要对病因进行排查。其鉴别诊断包括:①需与其他原因引起的肾小球膜增生性肾小球肾炎(membranoproliferative glomerulonephritis,MPGN)鉴别。纤维性肾小球肾炎(fibrillary glomerulonephritis,FGN)电镜下为随机排列的纤维丝,肾小球 DNAJB9 染色阳性;免疫管状肾小球病(immunotactoid glomerulopathy,ITG)电镜下为平行排列的中空微管状物沉积,以 IgG 为主。②淀粉样变性:电镜下为排列紊乱、无分支的纤维丝,肾组织刚果红染色阳性。③C3 肾小球肾炎(C3 glomerulonephritis,C3GN):免疫荧光只有 C3 沉积,无或极少免疫球蛋白沉积。④单克隆免疫球蛋白沉积病:电镜显示泥沙状电子致密物沿 GBM 内侧缘和肾小管基膜外侧缘沉积。⑤狼疮性肾炎:免疫荧光显示"满堂亮"(IgG、IgA、IgM、C3 及 C1q 染色阳性),电镜显示的内皮细胞胞质内管网状包涵体。

(五) 治疗

1. 免疫抑制治疗 对于病程进展迅速、危及器官或危及生命的患者,应提供免疫抑制治疗作为初始治疗。通常包括短程糖皮质激素和 / 或利妥昔单抗,在利妥昔单抗治疗无效、临床疗效不佳或不能耐受的情况下,可使用环磷酰胺治疗。疾病快速进展的患者可接受静脉甲泼尼龙冲击治疗,然后口服激素,在使用期间注意预防感染。

2. 血浆置换 血浆置换可用来降低血清冷球蛋白浓度。如果考虑血浆置换,应该尽早使用,每天进行血浆置换,连续 10~14 天;或 3 次 / 周交换,持续 2~3 周。血浆置换液可以是白蛋白溶液,应该加热以防止循环中的冷球蛋白沉淀。血浆置换不能阻止新的冷球蛋白的形成,因此,应该与利妥昔单抗联合使用,以消除产生冷球蛋白的 B 细胞克隆。

3. 病因治疗 所有患者都应针对冷球蛋白血症的潜在病因进行治疗。单克隆免疫球蛋白相关者应接受相应的化疗。

4. 疾病监测 对患者进行临床和实验室监测的频率将取决于冷球蛋白血症相关疾病的活动性、治疗方案和治疗耐受性。患者一般应在治疗的前 2 周,每周进行一次完整的血细胞计数、电解质、SCr、肝功能和血糖测试,此后每月进行 1 次。患有肝硬化和门静脉高压症或肾功能不良的患者,由于副作用的风险较高,将需要更频繁地监测。在治疗过程中应进行免疫监测,以预防机会性感染。

(六) 预后

冷球蛋白血症性肾损害患者预后较差,主要原因是合并症如感染性疾病、终末期肝病、心血管疾病发生率高。感染相关(HCV)的混合型冷球蛋白血症患者 10 年生存率为 56.0%~68.5%,死亡原因以肝脏受累(包括慢性肝炎,肝硬化,肝细胞癌等),肾脏受累为主。另一项大型非感染相关混合型冷球蛋白血症研究显示:患者 5 年、10 年生存率分别为 79% 和 65%,严重感染是非感染相关混合型冷球蛋白血症患者的主要死亡原因。在肾脏受累的病例中,诊断为冷球蛋白血症性血管炎后的 10 年总生存率为 50%~90%。心血管疾病是主要的死亡原因。年龄、诊断时 SCr 水平和蛋白尿与肾衰竭和死亡的发展有关。I 型冷球蛋白血症患者 5 年和 10 年生存率分别为 82%~97% 和 60%~94%,尽管 I 型冷球蛋白血症

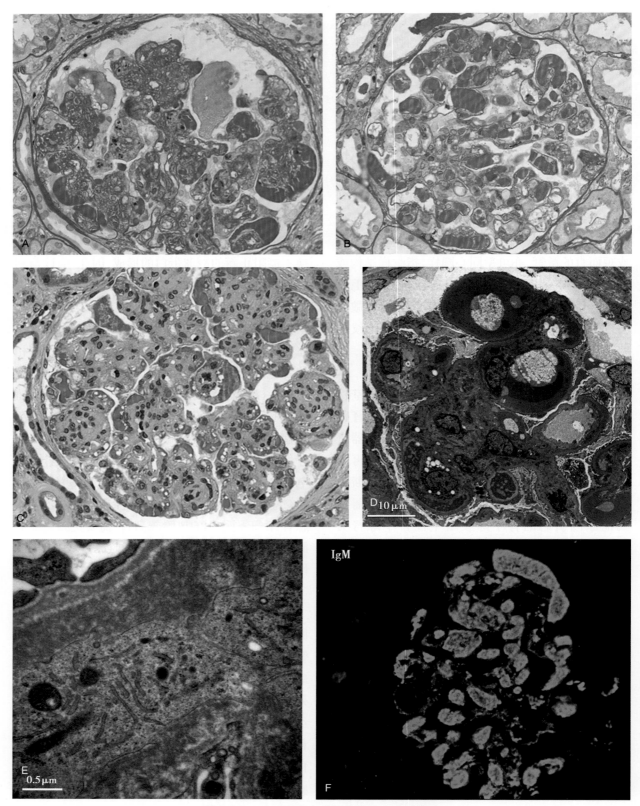

图 3-3-2　冷球蛋白血症相关性肾炎病理表现

　　注：A. 肾小球弥漫系膜内皮增生性病变，内皮下较多 PAS 阳性物质（PAS，×400）；B. 肾小球毛细血管袢腔内较多 PAS 阳性栓子（PAS，×400）；C. 肾小球毛细血管袢内皮下较多嗜复红物沉积（Masson 三色，×400）；D. 肾小球系膜区和内皮下大量高电子密度的致密物沉积（EM）；E. 高倍镜下电子致密物呈微管状结构（EM）；F. 肾小球毛细血管袢腔内容物 IgM 阳性（IF，×400）。

与血液系统肿瘤密切相关,但预后并不劣于混合型冷球蛋白血症患者。Sidana 等报道 I 型冷球蛋白血症患者中位生存时间为 11.4 年,病因为 MGRS 的患者生存率略高于血液系统恶性肿瘤患者。肾脏受累已是公认的导致冷球蛋白血症预后不良的独立危险因素,有报道男性、年龄、严重的肝纤维化、心脏受累、中枢神经系统受累、肺和胃肠道受累等,也是导致患者预后不良的独立危险因素。一些治疗方案如糖皮质激素、免疫抑制剂及血浆置换都可加重,尤其是慢性肝肾功能不全患者罹患严重感染的风险。HCV 感染患者一旦出现冷球蛋白血症,其较正常人群发生非霍奇金淋巴瘤的风险将增加 35 倍,冷球蛋白血症是 HCV 感染患者未来罹患非霍奇金淋巴瘤的独立危险因素,可视为 HCV 相关非霍奇金淋巴瘤的早期标志,冷球蛋白血症确诊至淋巴瘤发生的中位时间为 6.25 年(0.81~24.00 年)。Saadoun 等报道,非感染相关混合型冷球蛋白血症患者罹患 B 细胞淋巴瘤的风险是 HCV 相关混合型冷球蛋白血症患者的 4 倍。中国人民解放军东部战区总医院国家肾脏疾病临床研究中心报道的 14 例单克隆免疫球蛋白相关冷球蛋白血症所致肾小球肾炎的患者,平均随访时间 25.9 个月,50% 患者进展至 ESRD。

三、增生性肾小球肾炎伴单克隆 IgG 沉积

增生性肾小球肾炎伴单克隆 IgG 沉积(PGNMID)属 MGRS 范畴,部分也继发于血液系统肿瘤。由 Nasr 于 2004 年首次报道。主要特点是光镜下肾小球表现为增生性病变,免疫荧光只有单一 IgG 亚型和单一轻链亚型沉积,电镜下沉积的电子致密物为颗粒状。患者通常表现为肾功能不全、蛋白尿和镜下血尿。

(一)流行病学特点

临床罕见的肾小球疾病,占肾活检的比例 0.17%~3.70%。男女发病率相近,发病的平均年龄约 55 岁,也可发生在任何年龄,约 20% 的患者年龄 >70 岁。

(二)病因和发病机制

发病机制仍不清楚,推测与沉积的免疫球蛋白分子特征有关。PGNMID 中沉积的主要为 IgG3,在 4 种 IgG 亚型中 IgG3 最少见(占总 IgG 的 4%~8%)。IgG3 的 Fc-Fc 相互作用易于自我聚集,且具有很强的 C1q 固定能力,从而促进其沉积;还可通过激活补体经典途径而导致肾小球炎症。IgG3 相对分子质量约 170 000,其大小受肾小球滤过屏障的限制,PGNMID 患者 IgG 的沉积主要局限于肾小球而不累及肾小管及间质。其他可能的机制:存在针对肾小球抗原的自身抗体参与;通过凝集素途径或针对补体因子 H 或其他补体调节蛋白的自身抗体,影响补体替代途径的激活。

(三)临床病理表现

PGNMID 是一种肾脏局限性疾病,暂无肾外病变的报道。肾脏损害临床表现较重,大量蛋白尿和低白蛋白血症突出,半数以上表现肾病综合征,约 2/3 的患者伴肾功能不全(中位 SCr 212.2~247.5μmol/L)和镜下血尿,严重者需要透析治疗,20% 的患者伴低补体 C3 血症。我国人群贫血和补体 C3 下降比例更高。个别患者类风湿因子、HCV 抗体阳性,有报道少数存在细小病毒 B19 感染。约 1/3 的患者血清和/或尿中检测出单克隆免疫球蛋白,且常与肾组织沉积的单克隆免疫球蛋白属同一亚型。骨髓活检绝大多数患者浆细胞少于 5%,少数存在不典型骨髓瘤、CLL、B 细胞淋巴瘤,冒烟型骨髓瘤,个别在随访过程中出现骨髓瘤。

光镜病理形态改变肾小球以 MPGN 多见,其次为毛细血管内增生性病变,少数为系膜增生性病变和膜性病变(图 3-3-3)。可伴新月体、节段袢坏死,以细胞型新月体多见。免疫荧光 IgG 在肾小球毛细血管袢及系膜区呈颗粒状沉积,常同时伴 C3、C1q 沉积,而 IgA、IgM 阴性。IgG 亚型以 IgG3 最常见,其次是 IgG1、IgG2。轻链染色仅有单一 κ 或 λ 轻链阳性,以 κ 轻链阳性多见。电镜下颗粒状电子致密物沉积于肾小球系膜区、基膜内皮下,少数位于上皮侧和基膜内,极少数情况下可见晶格状的沉积物及散在分布的 12~21nm 细纤维丝或微管状物(图 3-3-3)。

(四)诊断与鉴别诊断

PGNMID 的诊断需综合肾活检病理特征、临床表现、免疫学和血液学检查结果。其特征性病理表现为:①只有单一 IgG 亚型和单一轻链亚型沉积;②光镜下可见膜增生性病变(膜性或新月体少见);

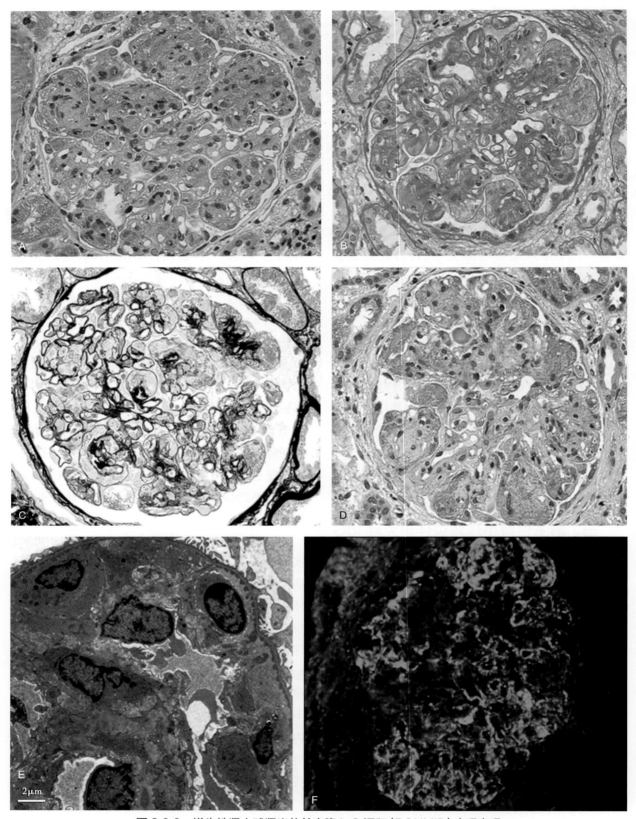

图 3-3-3　增生性肾小球肾炎伴单克隆 IgG 沉积（PGNMID）病理表现

注：A~D. 肾小球弥漫系膜内皮增生性病变，节段系膜溶解，系膜区、内皮下较多嗜复红物沉积（A. HE，×400；B. PAS，×400；C. PASM-Masson，×400；D. Masson 三色，×400）；E. 肾小球系膜内皮增殖，系膜区和内皮下见电子致密物沉积；F. 肾小球 κ 轻链沉积（IF，×400）；

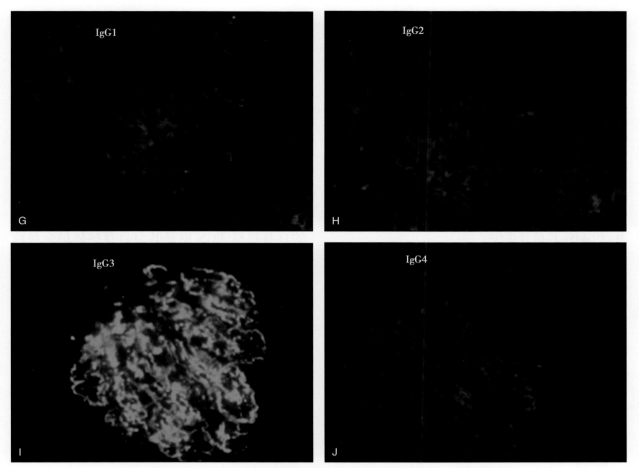

图 3-3-3 增生性肾小球肾炎伴单克隆 IgG 沉积（PGNMID）病理表现（续）
注：G~J. 肾小球 IgG3 沉积，IgG1、IgG2、IgG4 阴性（IF，×400）。

③电镜下可见内皮下和系膜区（偶见上皮下）沉积。诊断后需要进行全面的免疫学和血液学检查，以明确是否存在淋巴浆细胞增殖性疾病。包括血清和尿液的免疫固定电泳、血清游离轻链和骨髓组织学检查。如果阴性，则应考虑通过流式细胞仪对循环淋巴细胞进行免疫表型分析，胸部、腹部和骨盆的计算机断层扫描和正电子发射断层扫描来检测是否存在惰性 B 细胞淋巴瘤。鉴别诊断包括以下疾病：①免疫复合物引起的膜增生性肾小球肾炎（如狼疮性肾炎、慢性感染），沉积物多为多克隆。② MIDD 特征性的改变是电子致密物沿 GBM 内侧缘和肾小管基膜外侧缘沉积，并伴单一的轻链和 / 或重链沉积。③免疫管状肾小球病和冷球蛋白血症，二者具有独特的临床病理特点可以鉴别。

（五）治疗

PGNMID 最佳的治疗方法仍然不清楚。有研究表明，抑制产生肾毒性免疫球蛋白的致病克隆可能达到部分缓解或完全缓解，可获得较高的

肾反应率和良好的肾预后。目前，主要采取的经验性治疗参照骨髓瘤或淋巴细胞性或淋巴浆细胞性淋巴瘤患者的疗法进行，包括环磷酰胺、硼替佐米和地塞米松的联合治疗或基于利妥昔单抗的治疗。然而高达 70% 的 PGNMID 患者，其骨髓活检标本上并未发现可识别的克隆，血清或尿蛋白电泳和免疫固定阴性，血清游离轻链比例正常，这部分患者经验性化疗可能有部分疗效。对于没有肾病综合征和 CKD 1~2 期的患者，可用血管紧张素转化酶抑制剂和 / 或血管紧张素 II 受体拮抗剂等。在肾病综合征或肾功能迅速下降的情况下，需要积极治疗，包括接受免疫抑制药物（类固醇、吗替麦考酚酯、环磷酰胺）、抗浆细胞药物（利妥昔单抗、达雷妥尤单抗）或抗骨髓瘤药物（硼替佐米或沙利度胺）化疗。不适合肾移植的 ESRD 患者不建议化疗。对于准备接受肾移植的患者，考虑先接受化疗以实现移植前稳定的血液学反应，目的是减少复发和增加同种异体移植物的存活率。Zand 等用抗 CD38 单抗（达雷妥尤单抗）治疗

10例PGNMID患者,6例部分缓解,4例完全缓解,3例复发后再次治疗仍然有效,12个月后中位蛋白尿从4.36g/24h降至1.26g/24h。

(六)预后

PGNMID的预后临床变异较大,1项研究纳入37例PGNMID患者,平均随访30个月,22%的患者发展为ESRD,16%的患者死亡。预后不良的影响因素包括发病时年龄、SCr升高,以及肾小球硬化和间质纤维化的程度。肾移植后易复发,移植后4个月约86%的患者复发,随访87个月,约44%移植肾丢失。

四、纤维性肾小球肾炎

纤维性肾小球肾炎(FGN)是指在电镜下肾小球内见无序排列、无分支的纤维丝(平均直径约为20nm)沉积,刚果红染色阴性(少数病例弱阳性),常伴免疫球蛋白和补体沉积的一种罕见肾小球疾病。

(一)流行病学特点

FGN发病率约占自体肾活检的0.4%~1.4%,澳洲和新西兰的文献显示占ESRD患者的0.12%。中老年患者发病多见(中位年龄为49~60岁),极少数病例于儿童期发病。女性发病略高于男性[(1.2~2.8):1],不同报道略有差异。文献报道的病例中超过80%是白人,在亚裔和非洲裔黑种人中也有报道。

(二)病因和发病机制

FGN的病因尚未明确,发病机制可能与含有IgG和补体的免疫复合物的沉积有关。最初FGN被认为是特发性的,但最近的一系列研究显示,30%~58%的FGN与自身免疫性疾病、恶性肿瘤或肝炎相关。13%~30%的FGN与自身免疫性疾病相关,在大多数FGN患者肾小球的免疫复合物中发现IgG4阳性。这些疾病包括,系统性红斑狼疮、克罗恩病、干燥综合征等。4%~23%的FGN患有恶性肿瘤,如甲状腺癌、肝癌、结肠癌等,实体肿瘤多于血液系统肿瘤。恶性肿瘤可能先于、伴随或跟随FGN的发生。但目前尚不能明确FGN与肿瘤的关系,或许是两者均常见于老年患者,也有个别报道患者接受抗癌治疗后蛋白尿可缓解。FGN和HCV感染之间的联系已被发现超过20年,在黑种人中更常

见,可能是慢性HCV感染刺激免疫系统所致。HCV相关的FGN通常不伴低补体血症或冷球蛋白血症。仅少数(4%~16%)FGN患者临床伴单克隆丙种球蛋白病,其中一部分继发于血液系统肿瘤,一部分属于MGRS。

最近研究发现DNAJB9(热休克蛋白40家族编码基因为DNA中的B9成员)在FGN肾小球中的表达明显升高,表现出极高的灵敏度和特异度。DNAJB9在FGN发病中的作用有以下几种推测:①错误折叠的DNAJB9可能是一种新的自身抗原,FGN则是其与自身抗体结合导致的自身免疫性疾病,但目前仍未在循环中发现抗DNAJB9抗体的存在。②DNAJB9本身并非自身抗原,而是通过识别结合错误折叠的IgG,形成纤维丝样结构,导致FGN,从而认为免疫球蛋白沉积是FGN重要致病机制。③少数FGN病例表现为IgG阴性,猜测DNAJB9而非IgG在纤维丝形成过程中发挥作用。目前关于DNAJB9在FGN致病机制中的作用意见不一。

(三)临床病理表现

FGN临床主要表现为蛋白尿,25%~69%的患者表现为肾病综合征,镜下血尿发生率为52%~95%,少数见肉眼血尿,高血压达70%~77%,肾功能不全的发生率高达66%~72%,平均SCr 185.6~282.9μmol/L,黑种人患者SCr(415.5μmol/L vs 238.7μmol/L)及进展为ESRD的比例(82% vs 30%)明显高于白人。血冷球蛋白和类风湿因子阴性,少数伴补体C3下降,部分病例抗核抗体(antinuclear antibody,ANA)低滴度阳性,部分患者存在HCV感染。不同病因者则出现相应的原发疾病的临床表现。而单克隆免疫球蛋白相关者,免疫固定电泳可见单克隆免疫球蛋白阳性,可能存在轻链比值异常。继发于血液系统疾病则出现相应临床表现。

FGN病理形态学改变多样,系膜增生性病变最常见(21%~78%),其他包括MPGN、毛细血管内增生性病变及膜性病变(图3-3-4)。光镜下表现为肾小球增宽的系膜区和外周袢可见无细胞结构的无定形物质,HE略淡染,PAS阳性,银染色下不嗜银,与嗜银的胶原性基质混杂形成"虫蚀样"改变。部分病例(17%~50%)伴新月体。多数FGN刚果红染色阴性,近期报道少数病例刚

果红染色弱阳性。免疫荧光在肾小球中见 IgG、C3、κ 和 λ 轻链,4%~16% 的病例为单克隆免疫球蛋白沉积(一般为 IgGκ 或 IgGλ),IgG4 和 IgG1 亚型最常见,少数病例 C4 阳性,偶尔 C1q 阳性,30%~49% 的病例中肾小管、管周毛细血管和小动脉见 IgG 沉积。近期有研究利用免疫组化证实 DNAJB9 在 FGN 肾小球系膜区和毛细血管襻广泛沉积,免疫荧光共定位和免疫电镜证实,其与免疫复合物和电子致密物沉积部位一致,提示 DNAJB9 为 FGN 的特异性组织学诊断标志。电镜下 FGN 患者肾小球系膜区增宽,系膜区、GBM 内、内皮下和上皮侧见无分支和 / 或无序排列的纤维丝,直径 10~30nm,多数平均为 20nm。纤维丝分布区域常混有颗粒状电子致密物。少数病例见纤维丝分布于肾小管基膜和管周毛细血管壁(图 3-3-4)。

(四)诊断与鉴别诊断

FGN 的临床表现缺乏特异性,病理表现也与其他疾病重叠,需结合临床、光镜、免疫病理和超微病理检查综合判断。根据其以下特征性病理表现可以诊断:①肾小球系膜区和外周襻无细胞结构的无定形物质沉积;②免疫荧光示肾小球 IgG 和 C3 沉积;③电镜下肾小球内见直径 10~30nm 纤维丝;④肾小球 DNAJB9 阳性;⑤刚果红染色阴性(少数病例弱阳性)。

FGN 电镜下的纤维丝状沉积,需与淀粉样变性、免疫管状肾小球病和冷球蛋白血症相关性肾炎鉴别。①淀粉样变性:FGN 通常局限于肾脏,不会累及心脏。淀粉样变性刚果红染色阳性,纤维较 FGN 细。仅少数 FGN 患者刚果红染色阳性,免疫组化 DNAJB9 染色有助于鉴别。②免疫管状肾小球病:沉积物呈中空微管状,平行排列,直径 30~60nm。③冷球蛋白血症相关性肾炎:通常以 IgM 沉积为主,电镜下可见短而弯曲的微管状物,血冷球蛋白升高。④纤维连接蛋白肾小球病:电子显微镜下为团块状分布的颗粒状沉积,免疫荧光染色未见免疫球蛋白,肾小球纤维连接蛋白阳性。⑤胶原Ⅲ肾小球病:肾小球系膜和毛细血管壁的内皮下区域见较粗的纤维,明暗交替,免疫荧光染色显示免疫球蛋白和补体阴性,胶原Ⅲ染色阳性。

(五)治疗

目前,对于 FGN 患者尚无有效治疗方法。一些临床医生根据肾活检病理形态学改变(例如膜性、膜增殖性、新月体)治疗。通常使用肾素 - 血管紧张素系统阻滞剂控制血压、减少蛋白尿和减缓疾病进展,仅有少数 FGN 患者获得缓解。大多数患者接受了免疫抑制剂治疗,包括单用激素或激素联合其他免疫抑制剂(环磷酰胺、环孢素 A、吗替麦考酚酯和硫唑嘌呤等),仅少数能延缓病情进展。考虑 FGN 发病机制与自身免疫相关,应用抗 CD20 单抗(利妥昔单抗)进行 B 细胞靶向治疗也成为选择之一,在疾病早期及慢性损害发生前给予利妥昔单抗可能更有效,但利妥昔单抗治疗 FGN 的临床病例数很少,结论也不一致,需要更多前瞻性研究来观察其疗效。对于一些与单克隆免疫球蛋白相关的患者,化疗可改善肾功能和减少蛋白尿。进入 ESRD 的 FGN 患者可接受透析和肾移植,但移植后复发率较高。

(六)预后

FGN 的肾脏预后较差,40%~50% 的患者在发病 6 年内进展为 ESRD。病情进展与高龄、确诊时的 SCr 和尿蛋白水平、肾小球病理类型如 MPGN、肾小球硬化和间质纤维化严重程度有关。少数 SCr 水平正常的年轻 FGN 患者,在未经免疫抑制治疗情况下也可能出现疾病缓解。FGN 患者死亡率 2%~38%,FGN 和其他原因导致的透析患者死亡率并无差别。肾移植后约有 1/3 的患者复发。1 项观察性研究显示,13 例接受肾移植的 FGN 患者 10 年人、肾存活率分别为 100% 和 67%。单克隆免疫球蛋白相关的 FGN 更易复发,其相关的预后研究缺乏,总体 FGN 约半数在肾活检后 2~4 年进展至 ESRD。Nasr 等观察 61 例患者,平均随访时间 52.3 个月,44% 进展为 ESRD。来自中国的 1 项研究,7 例 FGN 患者均为非单克隆免疫球蛋白相关,肾活检后中位随访 36.2 个月,1 例进展为 ESRD。

五、免疫管状肾小球病

免疫管状肾小球病(ITG)又称免疫触须样肾小球病,由 Schwartz 等于 1980 年提出。其特征性病变为电镜下可见肾小球内平行排列的中空微管状物,多数直径 30~60nm,少数较小者仅为 15nm,免疫病理伴 IgG 和补体沉积,刚果红染色阴性,需排除冷球蛋白血症。

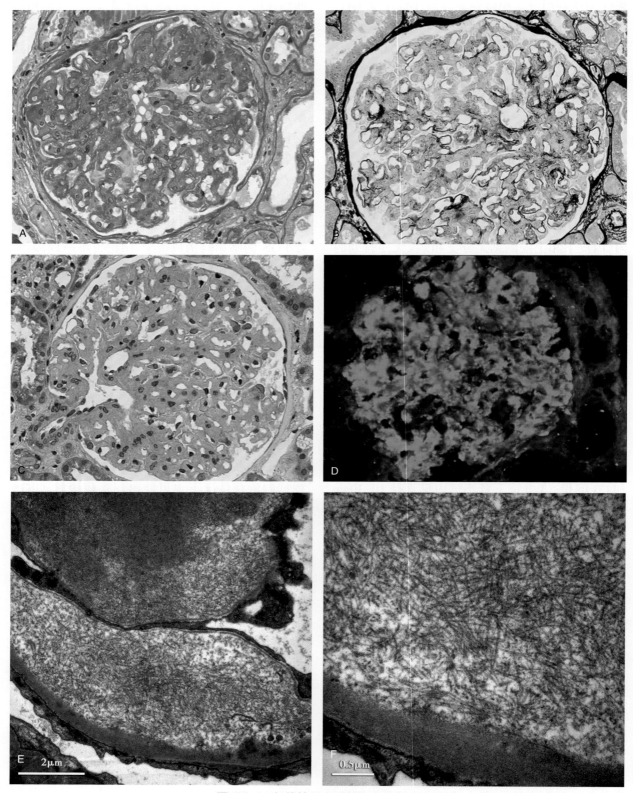

图 3-3-4　纤维性肾小球肾炎病理表现

注：A~C. 肾小球系膜区显著增宽，系膜区 PAS 阳性毛玻璃样物质沉积，银染色下不嗜银（A. PAS，×400；B. PASM-Masson，×400；C. Masson 三色，×400）；D. 肾小球 IgG 沉积（IF，×400）；E~F. 肾小球内皮下见直径 15~30nm 随机分布的纤维丝（EM）。

（一）流行病学特点

临床较为罕见，约占自体肾活检的 0.06%~0.30%。多见于老年患者，中位年龄 57~61 岁，80% 以上是高加索人，男女发病率相近。

（二）病因和发病机制

ITG 的病因和发病机制尚不清楚。超半数 ITG 存在血液系统疾病，包括淋巴瘤（主要是 CLL/ 小淋巴细胞淋巴瘤）、单克隆丙种球蛋白病和多发性骨髓瘤。Bridoux 等在淋巴瘤相关 ITG 患者的循环和间质淋巴瘤细胞内观察到微管状单克隆 IgG 内含物，其超微结构特征与 ITG 中的肾小球微管沉积相同，表明 ITG 中沉积物的微管结构可能与分泌的单克隆免疫球蛋白的结构和理化性质有关，可能是轻链高变区的氨基酸取代所致。ITG 患者中 ANA 阳性和自身免疫性疾病的发病率高，另一种可能的机制是由于肾小球沉积了一种尚未确定的蛋白质，该蛋白质具有聚合成微管的固有特性（类似于细胞骨架蛋白，微管蛋白），然后触发自身免疫反应。与 FGN 相似，ITG 也与 HCV 感染有关。

（三）临床病理表现

临床主要表现蛋白尿（多数为肾病范围）、镜下血尿，肾功能不全，高血压和低补体血症。国外 1 项包含 73 例 ITG 患者的研究，70% 的患者存在肾病范围蛋白尿，中位尿蛋白定量 6g/24h，60% 的患者伴肾功能不全（中位 SCr 141μmol/L），80% 伴镜下血尿，88% 伴高血压，33% 伴低补体血症；66% 的患者存在血液系统疾病，其中单克隆 ITG 患者中血液系统疾病占 82%，多克隆 ITG 只有 26%。血液系统疾病中 6% 为多发性骨髓瘤，41% 为淋巴瘤，其中包括 CLL/ 小淋巴细胞淋巴瘤（86%），淋巴浆细胞淋巴瘤（lymphoplasmacytic lymphoma，LPL）（7%）和未分类的小 B 细胞淋巴瘤（7%），28 例淋巴瘤患者包括 24 例慢性淋巴细胞白血病（CLL）/ 小淋巴细胞淋巴瘤（86%）、2 例 LPL（7%）和 2 例未分类的小 B 细胞淋巴瘤（7%）。19% 为单克隆丙种球蛋白血症不伴淋巴瘤和骨髓瘤，符合 MGRS，其中 77% 的患者血和组织中均为相同的单克隆免疫球蛋白，23% 的患者血中存在单克隆免疫球蛋白，但组织中为多克隆免疫球蛋白。约半数的血液系统疾病是在 ITG 诊断前的 14~168 个月内发现，其他则是在 ITG 诊断

的同时发现。与 FGN 不同，ITG 患者伴系统性疾病的比例增加，尤其是单克隆 ITG 更多伴有淋巴瘤、多发性骨髓瘤和 MGRS，血尿单克隆免疫球蛋白阳性，血清低补体血症多见。部分患者还存在冷球蛋白血症，血清学检查偶有 ANA 阳性。因此，ITG 诊断后应仔细寻找是否存在异常蛋白血症和隐性冷球蛋白血症。

光镜下病理形态学改变常见 MPGN，部分表现为毛细血管内增生性病变、不典型膜性病变、系膜增生性病变。新月体和袢坏死见于少数临床进展较快患者，多数病例伴轻度灶性小管萎缩，间质纤维化，少数中到重度。1/3 伴淋巴瘤的患者间质可见肿瘤细胞浸润。个别患者同时伴结晶贮积性组织细胞病。刚果红染色阴性。电镜下特征性病变为肾小球内中空微管状的沉积物，中位直径为 30~60nm，较小者 15nm，少数达 90nm，微管状物呈平行有序排列，有的排列较紧密，有的较松散。微管状物主要在肾小球系膜区、基膜内皮下、基膜内沉积，少数见上皮侧沉积，同一病例不同部位的微管状物直径大小往往一致。免疫荧光染色肾小球 IgG、C3 阳性，约半数患者 IgM 弱阳性，约 10% 的患者 IgA 弱阳性，也有病例以 IgA 沉积为主，少数病例 C4 和 C1q 散在分布。有研究发现 IgG 亚型以 IgG1 多见（67%），其次 IgG2（27%），少数 IgG4（7%）阳性，无 1 例 IgG3 阳性，也很少同时阳性，有时只有单一轻链阳性，约 63% 为 κ 轻链阳性。如果只有单一 IgG 亚型和单一轻链沉积时，称为单克隆 ITG，反之称多克隆性 ITG，前者淋巴瘤、多发性骨髓瘤和 MGRS 的发生率明显高于后者（67% vs 33%）。DNAJB9 染色阴性。免疫管状肾小球病的病理表现见图 3-3-5。

（四）诊断与鉴别诊断

ITG 主要根据肾活检病理光镜、免疫病理和超微结构特征明确诊断，电镜是诊断的关键，而免疫病理有助于区分单克隆和多克隆 ITG。具有诊断意义的特征性病理改变包括：①光镜下肾小球膜增生性病变、毛细血管内增生性病变；②免疫病理见 IgG 和 C3 沉积；③电镜下肾小球系膜区和 GBM 中见平行排列的中空微管状。ITG 诊断后应区分是单克隆性还是多克隆性，必要时用石蜡切片酶消化后免疫荧光染色以进一步分型，且临床均需排查是否存在血液系统疾病。

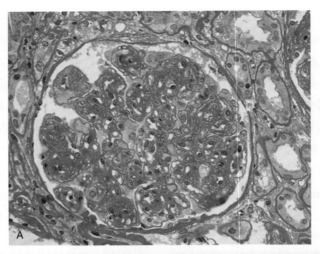

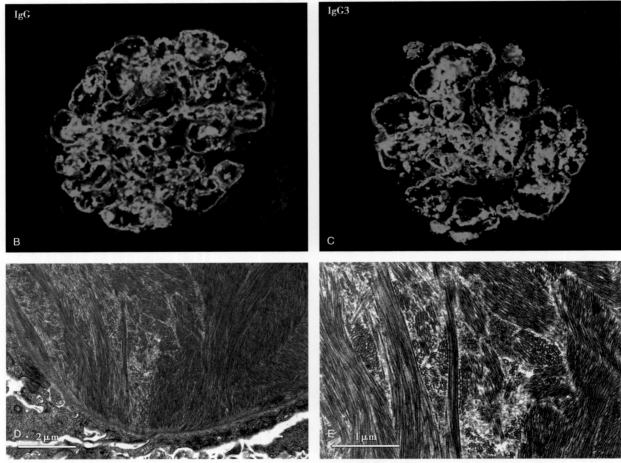

图 3-3-5　免疫管状肾小球病病理表现

注：A. 肾小球膜增生性病变（PAS，×400）；B~C. 肾小球 IgG、IgG3 沉积（IF，×400）；D~E. 肾小球系膜区和内皮下大量中空微管状结构，成束或平行排列，直径 10~40nm（EM）。

ITG 应与 FGN 鉴别，FGN 纤维丝直径较细，无中空微管状结构，且 DNAJB9 染色阳性。肾淀粉样变性淀粉丝较细 8~14nm，排列紊乱无分支，且刚果红染色阳性。MIDD 电镜下泥沙状电子致密物主要位于 GBM 内侧缘、肾小管基膜外侧缘及系膜区。最主要应与冷球蛋白血症相关性肾炎

鉴别，后者肾小球内亦见微管状物，但排列无序，且常呈弯曲状微管状，光镜下冷球蛋白栓塞较常见，血冷球蛋白升高，及冷球蛋白血症的全身特征（如关节痛、关节炎、皮肤溃疡、雷诺现象或周围神经病变）。还需与纤维连接蛋白肾小球病和胶原Ⅲ肾小球病等其他电镜显示沉积物亚结构的疾病

鉴别，通常免疫荧光免疫球蛋白染色阴性。胶原Ⅲ肾小球病最典型的改变为电镜下大量胶原纤维沉积于肾小球的系膜区及内皮细胞下，胶原纤维显示 64nm 间隔的周期性横纹，胶原Ⅲ染色阳性。部分狼疮性肾炎的病例，电镜下在肾小球内的电子致密物中也可见一些微管状结构或呈指纹状，但患者临床上有系统性红斑狼疮的病史，免疫病理显示多种免疫复合物和补体在肾小球内呈多部位沉积。

（五）治疗

目前对于 ITG 尚无有效的治疗方法。基本治疗包括使用肾素-血管紧张素系统阻滞剂，大部分患者加用激素联合免疫抑制剂。有研究显示，单独使用利妥昔单抗或联合皮质类固醇或他克莫司治疗后蛋白尿显著改善。对与淋巴瘤相关的 ITG 患者，治疗淋巴瘤通常会导致肾病综合征的缓解。单克隆 ITG 较多克隆 ITG 更多接受化疗，因此临床更多缓解，较少进展为 ESRD。约半数 ITG 患者通过免疫抑制治疗或化疗有望恢复肾功能。部分接受肾移植的患者约 60% 在移植后 10 个月内复发，化疗有助于移植后复发的缓解。

（六）预后

近半数 ITG 患者在发病后 2~6 年内进展为 ESRD，ITG 的预后优于 FGN。1 项包含 56 例 ITG 患者的研究，肾活检后中位随访时间 47 个月，24% 进展为 ESRD。1 项研究纳入 16 例 ITG 患者，平均随访 48 个月，17% 进展为 ESRD。个别报道 ITG 患者（6 例）平均肾存活 17.2 个月。表现为新月体肾炎、硬化性肾小球肾炎和弥漫增生性肾小球肾炎的患者，较系膜增生性肾小球肾炎的患者临床表现更严重，中或重度肾小管间质瘢痕的存在者预后更差。较年轻、肾小球滤过率正常和非肾病范围蛋白尿患者预后较好，而肾活检时较高的 SCr 和同时存在糖尿病与 ESRD 的发生或死亡相关。

六、轻链近端肾小管病

轻链近端肾小管病（light chain proximal tubulopathy，LCPT）是由于单克隆轻链被近端肾小管上皮细胞重吸收后在细胞内形成结晶，或在溶酶体内聚集，进而引起肾脏损害，类似物质也见于足细胞和间质组织细胞中，分别称为轻链足细胞病（light chain podocytopathy，LCP）和轻链贮积性组织细胞病（crystal-storing histiocytosis，CSH）。

（一）流行病学特点

LCPT 临床少见，占肾活检的比例为 0.02%，约占单克隆免疫球蛋白血症相关肾脏疾病肾活检的 5%。以中老年发病为主，中位年龄约 60 岁。国内报道平均发病年龄 54.5 岁，男性占 63%，发病率略高于女性。发病无种族特异性。

（二）病因和发病机制

游离轻链容易通过肾小球滤过膜，进入肾小管管腔，在与 megalin 和 cubilin 组成的异二聚体受体结合后迅速被近端肾小管上皮细胞重吸收。正常情况下，大部分轻链可被肾小管重吸收。但在浆细胞异常疾病中（如多发性骨髓瘤），循环中的轻链水平显著增加，大量轻链在肾小管胞质中聚集，导致肾小管损伤。轻链在近端小管上皮细胞的胞质和溶酶体内同型聚合，形成细胞内晶体，对肾小管具有直接毒性作用，导致细胞骨架破坏、活性氧生成、凋亡和坏死、直接干扰底物转运功能等。此外，轻链还可激活 NF-κB 和有丝分裂激活蛋白激酶，转录并释放炎性介质，包括白细胞介素 6 和白细胞介素 8、单核细胞趋化蛋白 1，以及转化生长因子 β，导致肾小管炎症和纤维化。LCPT 的致病轻链多为 κ 轻链，且多为 κV1 亚型，而 λ 型则多聚集在溶酶体内，很少形成结晶。

（三）临床病理表现

约 95% 的 LCPT 患者存在由单克隆轻链和白蛋白组成的蛋白尿，多数未达肾病范围，肾功能不全发生率较高。Fanconi 综合征或不完全 Fanconi 综合征是 LCPT 的典型表现，以肾性糖尿、氨基酸尿和高磷酸尿为特征。国外 1 项包含 46 例 LCPT 患者的研究，发现 40% 的患者临床表现为 Fanconi 综合征，平均 SCr 210.4μmol/L，22% 的患者伴急性肾损伤。中国报道 6 例 LCPT 患者，3 例表现为 Fanconi 综合征，1 例表现为不完全的 Fanconi 综合征，4 例表现为肾病范围蛋白尿，4 例伴 SCr 升高，其中 5 例血和尿 κ 轻链明显升高，1 例 λ 轻链明显升高。

LCPT 光镜下表现为近端肾小管上皮细胞内棒状或菱形，强嗜伊红的、PAS 阴性的结晶，但有时染色特性也不一致。电镜下这些结晶可呈棒状、菱形、颗粒状或晶格状特殊结构,位于胞质或溶酶体内,免疫荧光或免疫电镜显示结晶状物以 κ 轻链多见。约 15%~20% 的病例仅表现为近端肾小管上皮细胞内见大量吞噬性溶酶体而无结晶形成,电镜下溶酶体电子密度高,临床常无 Fanconi 综合征,致病轻链多为 λ 轻链。此外,尚有文献报道在足细胞和间质组织细胞亦见到类似结晶形成(图 3-3-6)。

(四)诊断与鉴别诊断

LCPT 的诊断依赖肾活检病理学特征,包括近端肾小管损伤伴上皮细胞内结晶形成,同时免疫病理证实结晶物为单克隆轻链。它需与生理性的近端肾小管上皮细胞内非特异性重吸收的轻链进行鉴别,如具有以下特征时可首先考虑无结晶的 LCPT,包括肾小管上皮细胞内溶酶体巨大、异形,有急性或慢性近端肾小管损伤的组织学表现,近端肾小管上皮细胞肿胀,临床表现为肾小管性蛋白尿以及完全或不完全的 Fanconi 综合征。

(五)治疗

LCPT 的治疗尚无公认的方案,化疗抑制单克隆轻链的产生是治疗的基础,但化疗会导致严重的不良反应,应权衡利弊。通常治疗方案的选择应根据肾功能损伤的程度进行调整:对于 CKD 1~3 期的患者,应考虑化疗来减缓 ESRD 的进展。常用药物为环磷酰胺、硼替佐米和沙利度胺。对于化疗无反应的患者,可考虑 ASCT。对于 CKD 4~5 期,有条件接受肾移植的患者,应在移植前和/或移植后考虑化疗;对于不适合进行肾移植的患者,化疗的风险可能大于获益。

(六)预后

国外 1 项研究包含 30 例结晶性 LCPT 患者,中位随访时间 39 个月,6.7% 进展至 ESRD;中国 6 例 LCPT 患者中位随访时间 14.5 个月,16.7% 进展至 ESRD。初始估算的肾小球滤过率是 ESRD 的独立危险因素,提示早期诊断和治疗的重要性。

七、单克隆免疫球蛋白相关 C3 肾小球病

C3 肾小球病(C3 glomerulopathy,C3G),简称 C3 肾病,是一组罕见的肾脏疾病,其特征是获得性和/或遗传性补体旁路途径调节异常,导致肾小球 C3 沉积,无补体经典途径成分 C4 和 C1q,无或极少量免疫球蛋白沉积。根据电子致密物沉积特点分为致密物沉积病(dense deposit disease,DDD)和 C3GN。DDD 是以 GBM 致密层内出现质地均匀一致的强嗜锇性电子致密物为主要特征,而 C3GN 电子致密物主要沉积在系膜区和基膜内皮下,部分沉积于上皮侧,无 GBM 致密层电子致密物沉积。约 1/3 的 C3 肾病患者血单克隆免疫球蛋白阳性。

(一)流行病学特点

单克隆免疫球蛋白相关的 C3 肾病一般中老年起病,平均年龄 60 岁(49~77 岁),明显高于非免疫球蛋白相关的 C3 肾病。在年龄>50 岁的 C3 肾病患者中,血单克隆免疫球蛋白阳性率高达 65%。DDD 患者发病年龄早于 C3GN,但也有 20% 的 DDD 患者发病年龄较晚。男性(69.4%)发病高于女性。

(二)病因和发病机制

C3 肾病的发病机制:①遗传性因素,约 25% 的 C3 肾病患者存在补体相关基因突变。这些突变包括与转化酶相关的基因 C3 和 CFB(分别编码补体 C3 因子和补体 B 因子),补体调节基因 CFH 和 CFI(分别编码补体 H 因子和补体 I 因子),以及编码补体 H 因子相关蛋白 5(补体激活增强子)的 CFHR5。②获得性因素,补体替代途径的失调是 C3 肾病的基础。在 C3 肾病患者体内存在针对各种补体和补体调节蛋白的自身抗体。针对 C3bBb 的自身抗体最常见,被称为 C3 肾炎因子,可以稳定 C3 转化酶并延长其半衰期,从而增加血清中 C3 的消耗。据报道,至少 80% 的 DDD 患者和 50% 的 C3GN 患者存在 C3 肾炎因子。C5 肾炎因子(针对 C3bBbC3b 的自身抗体)在 C3GN 患者中比在 DDD 患者中更常见,可能与血清可溶性 C5b-9 水平高有关。约 10% 的 C3 肾病患者中存在 C4 肾炎因子(C4b2a 自身抗体)、因子 H 自身抗体和因子 B 自身抗体。其中单克隆免疫球蛋白可能作为 C3 转化酶或其他补体调节蛋白的自身抗体发挥作用。

(三)临床病理表现

C3 肾病临床主要表现蛋白尿、血尿,部分患者伴肾功能不全,持续低补体 C3 血症。文献报道诊断时中位 SCr 为 168μmol/L,中位蛋白尿为

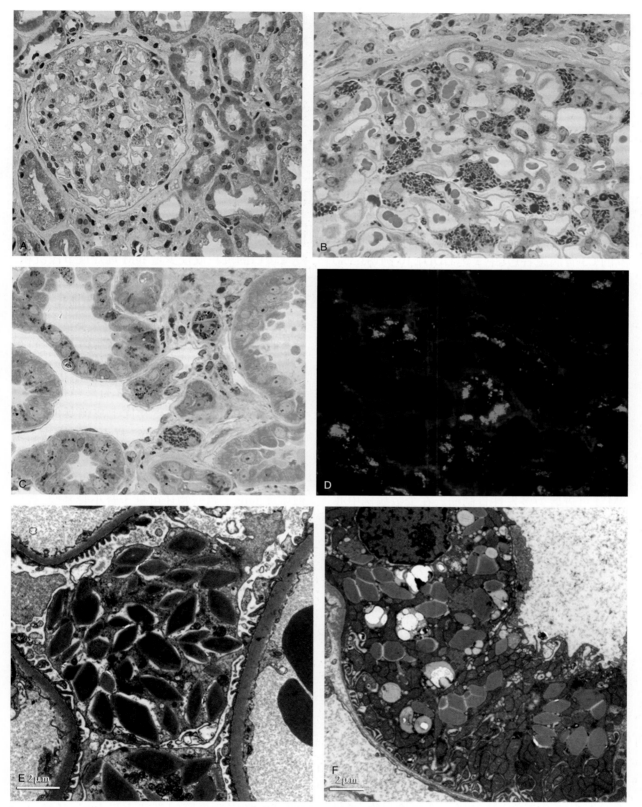

图 3-3-6　轻链近端肾小管病的病理表现

注：A. 肾小球足细胞胞质内见红色颗粒状物质（Masson 三色，×400）；B~C. 肾小球足细胞、肾小管上皮细胞、间质浸润细胞胞质内甲苯胺蓝阳性颗粒（甲苯胺蓝，×400）；D. 肾小管上皮细胞 κ 轻链阳性（IF，×400）；E~F. 肾小球足细胞和近端肾小管上皮细胞胞质内见菱形或梭形结晶（EM）。

3g/24h,88% 的患者伴血尿。血清单克隆免疫球蛋白阳性。Nasr 等报道 14 例 DDD 患者,10 例(71.4%)存在血清单克隆免疫球蛋白阳性,6 例 IgG κ,4 例 IgG λ。Zand 等报道,C3GN 患者血单克隆免疫球蛋白阳性率达 31.2%,多数为 MGRS,少数继发于慢性淋巴细胞白血病。张涛等报道,C3GN 患者中单克隆免疫球蛋白阳性率亦达 33.3%。张丽华等总结 7 例单克隆免疫球蛋白相关的 C3GN,血清单克隆免疫球蛋白 3 例是 IgG λ(其中 1 例骨髓浆细胞达 45.5%),2 例 IgG κ,1 例 IgA λ,1 例 κ 轻链。Lloyd 等观察 12 例年龄 >50 岁的 C3 肾病患者(其中 3 例 DDD),10 例(83.3%)患者血清单克隆免疫球蛋白阳性,8 例 IgG κ、1 例 IgG λ 和 1 例 IgA λ,其中 4 例伴骨髓瘤。年龄 >50 岁的 C3 肾病患者单克隆免疫球蛋白阳性率明显高于 <50 岁者(83.3% vs 18%)。Ravindran 等报道的 95 例 C3GN 患者中 36 例(37.9%)伴血清单克隆免疫球蛋白阳性,26 例为 MGRS,5 例为多发性骨髓瘤,2 例冒烟型骨髓瘤,1 例 CLL,2 例冷球蛋白升高。综合文献单克隆免疫球蛋白相关 C3 肾病,血中 IgG κ 最常见,少数为 IgM 和 IgA,κ 型高于 λ 型。随着疾病进展,极少数 MGRS 和 SMM 可进展为多发性骨髓瘤。在少数病例中亦可检出 C3 肾炎因子和 CFH、CFB 抗体,但未发现基因突变者,而非单克隆免疫球蛋白相关 C3 肾病基因变异率高达 58.5%。

单克隆免疫球蛋白相关 C3GN 病理特点(图 3-3-7)与非单克隆免疫球蛋白相关 C3GN 相似,光镜形态学改变以 MPGN 多见,亦可见毛细血管内增生性病变和系膜增生病变,部分病例见新月体形成。随着疾病进展,出现球性和节段硬化,小管萎缩和间质纤维化。免疫荧光见 C3 呈颗粒状或团块状沉积于系膜区。无或极少量免疫球蛋白沉积时,其强度要明显低于 C3 强度 2+。电镜下电子致密物主要位于系膜区,也可见内皮下和上皮侧及分层的基膜内(图 3-3-7),有时上皮侧电子致密物被极薄的基膜包绕,或呈"驼峰"状改变,常位于系膜区与外周袢连接处。极少数在 GBM 致密层,呈节段分布,且密度不如 DDD 患者致密。也有病例出现重叠现象,致分类困难。

DDD 光镜形态学的特征性病变是肾小球基膜 HE 染色下嗜伊红性和 PAS 阳性明显增强,Masson 染色嗜复红性增强,有时呈不连续性分布,中间见细线状连接,呈现"香肠"样改变。部分增厚的肾小球包囊壁和肾小管基膜亦见类似特点。银染色下不嗜银,呈棕色。随着疾病进展,可出现肾小管基膜增厚、萎缩,间质纤维化,动脉透明变性和内膜增厚。间质亦可见炎症细胞浸润。免疫荧光主要表现为 C3 沿 GBM 呈线状、短线状或绸带状沉积,系膜区 C3 的沉积则呈粗颗粒状和 / 或散在性分布,部分包囊壁和肾小管也见类似 C3 沉积。不伴补体 C4 和 C1q 沉积,缺乏免疫球蛋白的沉积或仅少量 IgM 局灶或节段沉积,极少见 IgG 和 IgA 沉积时,其强度要低于 C3 至少 2+。电镜下 GBM 致密层内出现质地均匀一致的强嗜锇性电子致密物,有的连续累及整个 GBM 致密层,至 GBM 明显增厚,也有节段分布,只累及部分 GBM,以靠近系膜区的 GBM 更常见。致密层电子致密物非常致密,但无特殊结构。少数病例 GBM 致密层内致密物向上皮侧延伸,出现类似于感染后肾炎的"驼峰"样电子致密物。系膜区可见系膜细胞增殖,基质增多,团块状、圆形或球状、界限清晰的类似密度的电子致密物。类似密度的电子致密物还可见于肾小管基膜、管周毛细血管和小动脉壁。

(四)诊断与鉴别诊断

C3 肾病的诊断基于肾活检病理,诊断标准是肾活检免疫荧光肾小球以 C3 沉积为主、免疫球蛋白阴性或很少量沉积(C3 免疫荧光强度比其他免疫球蛋白强度 ≥2+)。区分 DDD 和 C3GN 主要依据电镜下电子致密物沉积特点。明确 C3 肾病患者病因,需要常规进行补体及补体相关因子和抗体、血免疫固定电泳检测,必要时需要行骨髓穿刺明确是否存血液系统肿瘤。需要与感染后肾小球肾炎进行鉴别诊断,后者具有自限性,患者的肾功能和低补体血症通常在 8 周内逐渐恢复正常。

(五)治疗

C3 肾病治疗原则是减少蛋白尿,延缓肾功能进展。包括:①对症支持治疗:降压、降脂,降压治疗以肾素 - 血管紧张素 - 醛固酮系统(renin-angiotensin-aldosterone system,RAAS)阻滞剂为主。②细胞免疫抑制治疗:治疗目的是抑制过敏毒素的效应(C3a、C5a)、抑制免疫细胞应答或炎

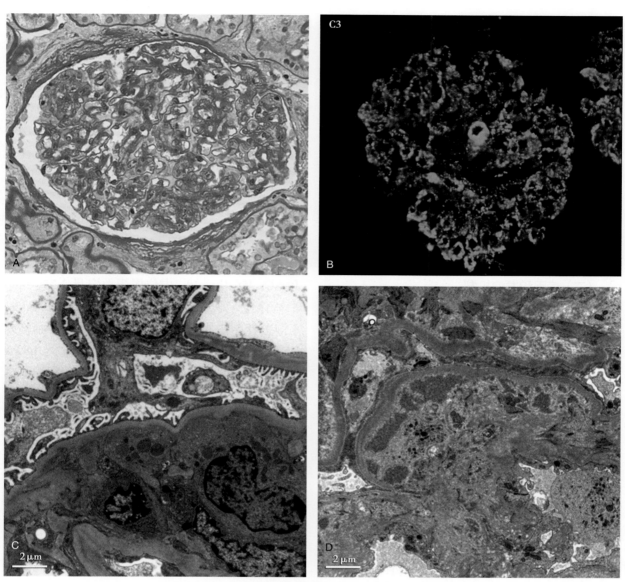

图 3-3-7 单克隆免疫球蛋白相关 C3 肾病的病理表现

注：A. 肾小球系膜内皮增生性病变（PAS，×400）；B. 肾小球 C3 阳性（IF，×400）；C~D. 肾小球系膜区、内皮下较多电子致密物沉积（EM）。

症反应、减少抗体的产生。可适用于保守治疗无效和/或肾功能持续性进展、蛋白尿无缓解的患者，肾小球急性病变包括新月体、毛细血管内增生等的患者，但目前尚无证据支持其有效性。治疗方案包括：甲泼尼龙冲击后续小剂量激素治疗或间断环磷酰胺冲击；或口服吗替麦考酚酯和/或他克莫司治疗；抗 CD20 单抗治疗适用于 C3GN 因子阳性者。③针对单克隆免疫球蛋白病进行治疗，约 43.8% 的患者可获得完全缓解、部分缓解或肾功能稳定，31.3% 的患者无效，而 70% 获得血液学缓解者预后较好，而血液学无缓解者，肾脏效果也不佳。Hamzi 等报道 1 例继发于 λ 轻链型骨髓瘤的 C3 肾病患者，接受化疗和 ASCT 后肾脏得到恢复。对 MGRS 相关的 C3GN 接受针对单克隆免疫球蛋白病治疗较少，采取相应治疗也有可能改善预后。

（六）预后

文献报道 26 例单克隆免疫球蛋白相关的 C3GN 患者，中位随访时间为 43.6 个月，25% 进展为 ESRD。Zand 等报道单克隆免疫球蛋白相关 C3GN 患者（10 例），平均随访时间 50.0 个月，30% 进展至 ESRD。

八、血栓性微血管病

血栓性微血管病（thrombotic microangiopathy，TMA）是一类由不同病因导致动脉和小动脉内皮细胞损伤、狭窄、微血管血栓形成，并引起以血小板减少、微血管病性溶血和脏器功能障碍为特征的临床病理综合征。TMA 的病因复杂多样，部分与单克隆免疫球蛋白病相关，其中可继发于血液系统肿瘤，也可属于 MGRS 范畴。

（一）流行病学特点

单克隆免疫球蛋白病相关的 TMA 临床报道较少，发病罕见。Ravindran 等报道 146 例成人 TMA 患者，20 例（13.7%）检出单克隆免疫球蛋白血症，年龄 ≥ 50 岁者发生率明显高于 <50 岁者（21% *vs* 4.2%）。诊断的中位年龄 63~66 岁，男性发病略占多数，男女比为 1.65∶1。

（二）病因和发病机制

TMA 分原发性和继发性，其中原发性 TMA 又分遗传性和获得性。遗传性原发性 TMA 主要由相关基因突变引起，包括由 *ADAMTS13* 突变引起的血栓性血小板减少性紫癜（thrombotic thrombocytopenic purpura，TTP），以及补体旁路途径的调节/效应蛋白如 CFH、CFI、MCP、C3、CFB 和血栓调节蛋白的致病性突变引起的溶血性尿毒综合征（hemolytic-uremic syndrome，HUS）。获得性原发性 TMA 则是因相关抗体的存在所致，如针对血管性血友病因子裂解蛋白酶（a disintegrin and metalloprotease with a thrombospondin type 1 motif member 13，ADAMTS13）（获得性 TTP）或补体调节蛋白的抗体，特别是针对 CFH 和 CFI 的抗体［获得性原发性补体介导的非典型溶血性尿毒综合征（atypical hemolytic uremic syndrome，aHUS）］。继发性 TMA 比原发 TMA 更常见，诱因包括妊娠、感染、恶性肿瘤、移植、药物、自身免疫性疾病和其他原发肾小球疾病。单克隆性免疫球蛋白相关 TMA 属于继发性 TMA，发病机制尚不完全清楚，部分与血液系统肿瘤相关，如骨髓瘤或淋巴浆细胞性淋巴瘤。发病机制可能是单克隆免疫球蛋白通过影响 TTP 和 aHUS 发病机制的多个途径从而引发 TMA。推测可能存在 ADAMTS13 抑制剂或补体旁路途径如针对 H 因子和/或 B 因子的抗体；其次单克隆免疫球蛋白与血管性假血友病因子（von Willebrand factor，vWF）或血小板膜糖蛋白 1b（GP1b）之间存在相互作用。POEMS 综合征患者存在单克隆免疫球蛋白血症，血管内皮生长因子（vascular endothelial growth factor，VEGF）升高，肾小球 TMA 样病变的主要原因可能与 VEGF 损伤肾脏内皮细胞有关。

（三）临床病理表现

TMA 是一种多病因的疾病，临床表现也具有多样性，包括 HUS，表现为微血管病性溶血性贫血（microangiopathic hemolytic anemia，MAHA）、血小板减少症和急性肾损伤三联征，部分患者存在血性腹泻、发热和高血压；也可表现为 TTP，包括发热、高血压、蛋白尿和神经系统症状。还有一部分无法分类。Ravindran 等报道 20 例单克隆免疫球蛋白相关 TMA 患者，临床表现包括 HUS（10%）、TTP（45%）和无法分类（45%）；患者中位 SCr 256.4μmol/L，中位尿蛋白定量 2.25g/24h，64% 伴镜下血尿，起病时中位血红蛋白 10.4g/dl，6 例患者存在外周血红细胞碎片，17 例有血单克隆免疫球蛋白检测结果者，包括 IgG κ 6 例，IgG λ 5 例，IgM κ 4 例，IgGκ+IgAκ 双阳性 1 例，IgA λ 1 例，其中 κ 轻链 11 例（65%），λ 轻链 6 例（35%）；15 例为 MGRS，1 例骨髓瘤，1 例冒烟型骨髓瘤，2 例 POEMS 综合征，1 例 T 细胞性淋巴细胞性白血病。Yui 等报道 9 例与单克隆免疫球蛋白相关的 TMA 病例，中位 SCr 291.7μmol/L，5 例继发于多发性骨髓瘤，1 例华氏巨球蛋白血症，3 例 MGRS。Martins 等报道，法国 24 例单克隆免疫球蛋白相关的 TMA，71% 的患者在诊断时需要透析，患者中位 SCr 363μmol/L，中位尿蛋白定量 4g/24h，中位血红蛋白 8.3g/dl；血中单克隆免疫球蛋白 IgG κ 8 例，IgG λ 11 例，IgM κ 2 例，IgM λ 2 例，IgA λ 1 例，其中 κ 轻链 10 例（41.7%），λ 轻链 14 例（58.4%）；18 例为 MGRS，2 例多发性骨髓瘤，3 例华氏巨球蛋白血症，1 例慢性淋巴细胞白血病。

TMA 的病理表现包括急性和慢性期病变。不同病因病理表现大致相似（图 3-3-8）。急性 TMA 的病理特征是非炎性纤维蛋白和/或血小板血栓闭塞毛细血管和小动脉，伴或不伴动脉和小动脉壁纤维素样坏死，肾小球毛细血管襻腔内血栓、系膜溶解，可伴急性肾小管损伤。慢性病理变化包括动脉内膜增生，通常伴有"洋葱皮"样改变，以及 GBM 分层。免疫荧光免疫球蛋白阴性，可见纤维蛋白及少量 C3 沉积于肾小球及间质血管。电镜下可见广泛 GBM 内皮下疏松、增宽，晚期出现基膜双层。

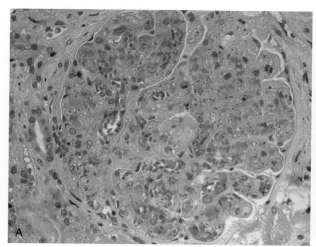
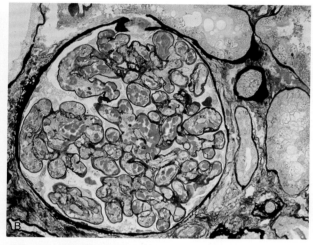
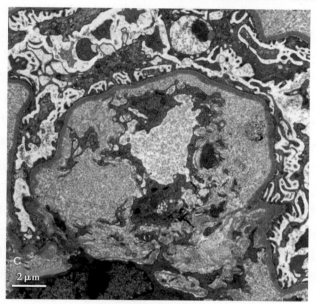

图 3-3-8 单克隆免疫球蛋白相关 TMA 的病理表现

注: A、B. 肾小球弥漫系膜溶解,祥腔内见大量红细胞碎片(HE,×400;PASM-Masson,×400); C. 电镜下肾小球毛细血管祥内皮下疏松、增宽,见细胞成分插入至内皮下区域(EM)。

(四) 诊断与鉴别诊断

目前暂无单克隆免疫球蛋白相关 TMA 的诊断标准,满足以下表现可考虑本病: ① TMA 特征性临床表现,如 MAHA、血小板减少症和急性肾损伤等。② TMA 特征性病理表现:急性期肾小球毛细血管祥腔内纤维素血栓、GBM 分层,小动脉内膜增生、无免疫复合物沉积。③血液或尿液中存在单克隆免疫球蛋白的证据,或骨髓检查发现有单克隆浆细胞 /B 细胞克隆性增殖。

需与 TMA 相似病理改变的疾病鉴别。①硬皮病和恶性高血压:主要影响小动脉和小叶间动脉,单克隆免疫球蛋白阴性。②膜增生性肾小球肾炎:免疫荧光显示疾病特异性染色,电子显微镜下可见沉积。还需与单克隆免疫球蛋白异常相关的其他疾病鉴别。

(五) 治疗

单克隆免疫球蛋白相关 TMA 的治疗选择,包括针对单克隆免疫球蛋白克隆性增殖的靶向治疗和 / 或采用抑制补体激活的 C5 抑制剂。靶向治疗可使患者获得血液学缓解,诱导肾脏缓解,从而延缓进展为 ESRD。进入 ESRD 后的患者可透析或肾移植,但肾移植后由于致病单克隆免疫球蛋白的持续存在可导致复发,因此移植前应达到血液学缓解以减少复发。C5 抑制剂在单克隆免疫球蛋白相关的 TMA 中的作用仍不确定。如果补体系统异常是单克隆免疫球蛋白相关 TMA 的致病因素,抑制 C5 可能有益;但如果是由单克隆免疫球蛋白介导,针对克隆性增殖的治疗可诱导血液学缓解，从而使疾病缓解。Schurder 等报道了 1 例单克隆免疫球蛋白相关 TMA，对血浆置换无肾脏反应，随后使用 C5 抑制剂依库丽单抗使肾功能接近正常。Cheungpasitporn 等报告了 1 例患者存在单克隆免疫球蛋白血症，肾活检证实存在 TMA 伴 MAHA，依库丽单抗治疗无效，针对克隆增殖的靶向治疗（硼替佐米、来那度胺、地塞米松）有反应，MAHA 和肾功能显著改善。总之，单克隆免疫球蛋白相关 TMA 首选针对克隆增殖的靶向治疗，如若未出现血液学缓解，或 TMA 在获得血液学缓解后仍保持活性，和/或存在严重的危及生命的疾病，可考虑使用 C5 抑制剂。目前仍需前瞻性研究来确定补体抑制剂或针对克隆增殖的靶向治疗在单克隆免疫球蛋白相关 TMA 治疗中的疗效。

（六）预后

目前关于单克隆免疫球蛋白相关 TMA 预后的研究较少。Ravindran 等报道 20 例单克隆免疫球蛋白相关 TMA，中位随访 35.6 个月，10 例（50%）患者肾功能稳定，10 例（50%）患者进展至 ESRD，其中 2 例在最终随访时接受了肾移植。Martins 等研究法国 24 例单克隆丙种球蛋白相关 TMA，17 例在起病时即需要透析，58% 随访结束时进展为 ESRD，中位肾脏存活时间为 20 个月。

九、总结

（一）单克隆免疫球蛋白病相关肾损伤诊断和鉴别诊断的总体要求

单克隆免疫球蛋白病相关肾损伤是一组疾病，诊断及鉴别诊断依赖于肾活检病理，但也需结合临床及实验室检查综合判断。肾活检病理检查，首先要在光镜下明确肾小球病变的类型、肾损伤的急慢性程度等。其次，利用免疫荧光/免疫组化明确肾组织免疫球蛋白沉积的种类及是否具有单克隆特性。这需要具备 IgG 亚型和轻链染色的条件，如果病例在冰冻切片未能发现单克隆免疫球蛋白沉积的证据时，需进一步利用石蜡组织切片进行抗原修复后再行免疫荧光染色。最后，电镜进一步观察肾组织是否存在沉积物，沉积物的致密程度，分布部位，有无超微结构，从而对多种相关疾病进行鉴别诊断。尚需一些特殊检查包括刚果红染色、甲苯胺蓝染色，肾

组织相关蛋白染色如 DNAJB9、纤维连接蛋白、胶原Ⅲ等染色、免疫电镜等，甚至激光微分离、液相色谱及质谱检查等对辅助诊断具有重要意义。在疾病诊断后，需要对 B 细胞或浆细胞疾病进行排查。也存在部分血尿检查存在单克隆免疫球蛋白，但肾活检证实肾脏损害与 M 蛋白并不相关，临床治疗则完全不同，所以这类患者尽量肾活检明确。

建议所有患者行血清蛋白电泳、血免疫固定电泳、血游离轻链检查，明确疾病负荷。骨髓细胞学可以直观反映出浆细胞的数量，但在 MGRS 中由于致病细胞数量较少，故往往难有阳性结果，而骨髓流式检测能够发现很少量的致病克隆，推荐的检测项目包括 CD38/CD138/CD45/CD56/CD19/CD20/cκ/cλ（cκ：胞浆型 κ 轻链；cλ：胞浆型 λ 轻链），同时完善 B 淋巴细胞增殖性疾病相关检测。骨髓荧光原位杂交（fluorescence in situ hybridization，FISH）检测有助于判断预后和选择治疗方案，检测前建议进行 CD138 磁珠分选，检测项目包括 RB1 缺失、1q21 扩增、D13S319 缺失、P53 缺失及 14 号染色体的异位。此外，建议有条件的患者完善全身骨骼低剂量 CT 检查和全身 PET-CT。对于考虑 POEMS 综合征或华氏巨球蛋白血症的患者，可根据实际情况完善内分泌功能（性腺、甲状腺、肾上腺）、VEGF、MYD88 基因突变等检查。

（二）单克隆免疫球蛋白病相关肾损伤靶向治疗选择

本节前面对每个疾病的治疗作了相应的介绍，其中都涉及针对克隆增殖的靶向治疗，以下对此作详细介绍。单克隆免疫球蛋白病相关肾损伤的治疗选择依据 3 个方面：①疾病的恶性程度和是否伴随肾外重要器官的受累；②患者的一般状态和器官受累程度，是否能耐受高强度化疗或 ASCT；③致病细胞是克隆性浆细胞还是克隆性 B 细胞。MIDD 的肾外受累发生率较系统性轻链型（AL 型）淀粉样变性低，且程度一般较轻，但疾病总体进展依然较快，因此积极的治疗可明显改善患者预后。对于 PGNMID，如患者的尿蛋白定量<1g/24h，且随访过程中肾功能稳定，仅需给予对症治疗；如尿蛋白定量>1g/24h，肾功能下降进展较快，则需考虑化疗或 ASCT；

如患者已进入 ESRD,可考虑行肾移植,但需注意致病的克隆性细胞对移植肾功能的影响及术后的复发。其他类型的疾病也可从上述 3 个方面进行评估,针对患者的具体情况进行个体化治疗。

单克隆免疫球蛋白病相关肾损伤的治疗是以致病细胞作为靶点,通过杀灭致病细胞,使新的致病物质不再生成,而已经沉积在器官上的致病物质会被人体缓慢分解,最终实现器官功能的改善。化疗方案的选择主要取决于致病细胞的性质。少部分 MGRS 由克隆性 B 细胞引起,对于这部分患者,治疗方案可参考淋巴瘤,基于利妥昔单抗的化疗是比较好的选择。大部分 MGRS 致病根源是单克隆浆细胞。对于这种类型的 MGRS,治疗往往是参考多发性骨髓瘤。

针对单克隆浆细胞的治疗日新月异,靶向性强、不良反应小的药物包括:①蛋白酶体抑制剂。浆细胞合成异常轻链后,胞内泛素 - 蛋白酶体系统超负荷,对蛋白酶体抑制剂尤为敏感。硼替佐米可以选择性地与蛋白酶体活性位点的苏氨酸结合,可逆性抑制蛋白酶体 26S 亚单位的糜蛋白酶 / 胰蛋白酶活性,从而抑制蛋白质降解,影响细胞内多个信号通路,引起细胞死亡。该药可皮下注射,给药方便,费用不高,无明显肾脏毒性,但具有一定的心脏毒性,对于心脏严重受累的患者使用需慎重。硼替佐米常见的不良反应包括胃肠道症状、感染、血小板减少、手足麻木等。在用药之前,应完善胸部 CT 等检查,排除活动性感染,在用药过程中酌情使用阿昔洛韦预防带状疱疹。用药过程中出现的血小板减少往往可逆,因此在密切监测的基础上,如血小板计数足以维持正常的凝血功能,可继续用药。神经系统毒性与药物的累积剂量明显相关。一旦出现,应停药,并积极给予营养神经等治疗,在停药后数月患者的症状可能会获得明显改善。现阶段,新型蛋白酶体抑制剂,如卡非佐米、伊沙佐米也已进入临床,但用于治疗 MGRS 经验尚不丰富。②免疫调节剂。这类药物最大的优势在于可口服给药,适用于无条件或不愿意住院的患者。沙利度胺价格相对低廉,且无须根据肾功能调整剂量,但是单药治疗效果差,往往需联合地塞米松、环磷酰胺或美法仑,不良反应包括乏力、嗜睡、便秘、体位性低血压、外周神经病变等,部分患者难以耐受。来那度胺的效果远强于沙利度胺,但需要根据肾功能调节剂量,且治疗过程中需密切监测 SCr,防止出现急性间质性肾炎。泊马度胺用于 MGRS 的治疗尚无充分经验。③抗 CD38 单抗。浆细胞表面高表达 CD38 抗原,因此抗 CD38 单抗(达雷妥尤单抗)具有很好的临床应用前景,目前在国内已完成用于治疗 AL 型淀粉样变性的临床试验。达雷妥尤单抗最常见的不良反应是输液反应,如荨麻疹、头晕、头痛、发痒、恶心、鼻塞、流鼻涕、咳嗽、喘息等,多见于第一次用药,一般程度不重,通过调节输注速度、积极抗过敏治疗可有效控制,无明显的肾脏、心脏、肝脏毒性。此外,由于 CD38 在红细胞表面也有少量表达,因此达雷妥尤单抗会造成交叉配血过程中的间接 Coombs 试验假阳性。再者,作为单克隆抗体,达雷妥尤单抗可能造成血免疫固定电泳的假阳性,影响疗效判断。作为新上市的药物,目前限制其广泛应用的主要障碍是高昂的价格,且其用于 MGRS 的经验尚不丰富,还有待于进一步的临床试验及观察。

ASCT 并不能治愈单克隆免疫球蛋白病相关肾损伤,但与化疗相比,具有如下优势:①完全缓解率高,而是否获得完全缓解在很大程度上决定了患者的肾脏结局和总体生存。②复发率低,维持疾病稳定时间长。③患者可实现停药随访,生活质量获得提高。因此,对 LCDD 等恶性程度相对高、易伴肾外重要器官受累的患者,可考虑行 ASCT,但治疗前应进行全面评估,最大限度地减少治疗相关的死亡率(treatment related mortality, TRM)。

ASCT 治疗分为 2 步:①干细胞采集。患者皮下注射粒细胞刺激因子,将骨髓中的干细胞动员到外周血中,当外周血 CD34$^+$ 细胞>15 个 /μl 时可行干细胞采集,为保证治疗安全,采集最低目标是 CD34$^+$ 细胞>2×10^6/kg,理想目标是 CD34$^+$ 细胞>5×10^6/kg。②预处理和造血干细胞回输。患者使用大剂量美法仑进行清髓性预处理,彻底摧毁造血系统中的致病克隆,再回输采集的干细胞,建立新的造血系统。在旧的造血系统被摧毁后、新的造血系统建立之前,患者会有一个 4~5 天的粒细胞缺乏期,在这个阶段充分的支持治疗尤为重要。与异基因造血干细胞移植相比,在

ASCT 中,由于造血干细胞来源于自身,无需志愿者配型及捐赠,因此只要患者本身能耐受,均可接受该治疗。在移植完成后,患者也不存在移植物抗宿主病的风险,不需要长期服用激素等抑制免疫的药物,总体更简单、更安全,但仍仅限于有经验、有条件的医院开展。

无论是化疗还是 ASCT 治疗单克隆免疫球蛋白病相关肾损伤,对于疗效的评价都分为 2 步,即首先应达到血液学缓解,再实现器官缓解。血液学缓解包括血游离轻链明显下降、免疫固定电泳转阴等,这提示着患者的致病克隆已被消灭。在实现血液学缓解后,由于新的单克隆免疫球蛋白产生速度明显减慢甚至停止,而沉积在组织、器官上旧的单克隆免疫球蛋白可被缓慢代谢,因此患者将逐步实现器官缓解(如蛋白尿减少、心脏功能恢复等)。需要强调的是,器官缓解是治疗的最终目的,而血液学缓解是治疗效果的直接体现。

(曾彩虹)

—— 主要参考文献 ——

[1] SETHI S, RAJKUMAR S V, D'AGATI V D. The complexity and heterogeneity of monoclonal immunoglobulin-associated renal diseases [J]. J Am Soc Nephrol, 2018, 29 (7): 1810-1823.

[2] LEUNG N, BRIDOUX F, BATUMAN V, et al. The evaluation of monoclonal gammopathy of renal significance a consensus report of the International Kidney and Monoclonal Gammopathy Research Group [J]. Nat Rev Nephrol, 2019, 15 (1): 45-59.

[3] ROCCATELLO D, SAADOUN D, RAMOS-CASALS M, et al. Cryoglobulinaemia [J]. Nat Rev Dis Primers, 2018, 4 (1): 11.

[4] BRIDOUX F, JAVAUGUE V, NASR S H, et al. Proliferative glomerulonephritis with monoclonal immunoglobulin deposits: a nephrologist perspective [J]. Nephrol Dial Transplant, 2021, 36 (2): 208-215.

[5] NASR S H, FOGO A B. New developments in the diagnosis of fibrillary glomerulonephritis [J]. Kidney Int, 2019, 96 (3): 581-592.

[6] NASR S H, KUDOSE S S, SAID S M, et al. Immunotactoid glomerulopathy is a rare entity with monoclonal and polyclonal variants [J]. Kidney Int, 2021, 99 (2): 410-420.

[7] SIRAC C, BATUMAN V, SANDERS P W. The proximal tubule toxicity of immunoglobulin light chains [J]. Kidney Int Rep, 2021, 6 (5): 1225-1231.

[8] MARTINS M, BRIDOUX F, GOUJON J M, et al. Complement activation and thrombotic microangiopathy associated with monoclonal gammopathy: a national French case series [J]. Am J Kidney Dis, 2022, 80 (3): 341-352.

[9] RAVINDRAN A, GO R S, FERVENZA F C, et al. Thrombotic microangiopathy associated with monoclonal gammopathy [J]. Kidney Int, 2017, 91 (3): 691-698.

第四节 造血干细胞移植与肾脏损伤

造血干细胞移植（hematopoietic stem cell transplant，HSCT）已广泛用于血液肿瘤、自身免疫性疾病和部分实体肿瘤的治疗，特别是异基因HSCT，是治愈多种血液肿瘤的有效方法。根据造血干细胞的来源，HSCT可分为自体HSCT和异基因HSCT。在移植之前，需要用化疗和/或全身放射治疗（total body irradiation，TBI）进行预处理，以根除恶性肿瘤残留并抑制供者造血细胞的排斥反应。根据疾病的类型，会选择不同的预处理方案，大剂量环磷酰胺（cyclophosphamide，CTX）+TBI或白消安（busulfan，BU）+CTX的组合进行清髓预处理是异基因HSCT常用的2种方案，多用于白血病的治疗；大剂量美法仑的预处理方案则是多发性骨髓瘤等疾病行自体HSCT的常用预处理方案。移植物抗宿主病（graft versus host disease，GVHD）由同种异体反应性供者T细胞攻击受者组织引起，是异基因HSCT术后威胁生命的主要并发症，异基因HSCT后需要进行免疫抑制治疗预防GVHD的发生。异基因HSCT后用于预防GVHD的最常见免疫抑制方案包括短疗程的钙调磷酸酶抑制剂（calcineurin inhibit，CNI，如他克莫司或环孢素A）与甲氨蝶呤（methotrexate，MTX）的组合。基于临床和病理特征，GVHD可分为急性GVHD（aGVHD）和慢性GVHD（cGVHD）。

随着移植方法的改进，HSCT术后受者的总体生存率有所提高。然而，与HSCT相关的并发症仍然是影响患者远期预后的重要因素，其中移植后发生的急性肾损伤（acute kidney injury，AKI）和慢性肾脏病（chronic kidney disease，CKD）都是重要的术后并发症，其发生率为10%~70%。HSCT后肾损伤的发生与移植过程的多种因素有关，包括预处理过程的化疗、CNI的使用、其他潜在的肾毒性药物、放射性肾炎和肝窦阻塞综合征（hepatic sinusoidal obstruction syndrome，HSOS）等。此外，GVHD的肾脏受累也被认为是HSCT术后AKI和CKD的潜在机制。临床中这些导致

肾损伤的危险因素可能会相互重叠，有时候难以区分。尽管GVHD是否直接参与AKI和CKD尚存在一些争议，然而，动物模型和临床研究都有证据表明GVHD可累及肾脏，导致AKI和CKD。此外，HSCT术后的血栓性微血管病（thrombotic micro-angiopathy，TMA）也是导致肾损伤的重要机制，但诊断时需与HSCT术后的贫血和血小板减少等并发症鉴别。

一、流行病学特点

（一）AKI的发生率及危险因素

AKI是HSCT术后的常见并发症，根据最近发表的对1995—2019年报告病例的荟萃分析，HSCT术后AKI的总体发生率为55.1%，其中AKI 3期的患者占8.3%。AKI的发生率因HSCT的类型而异，与异基因HSCT相比，自体HSCT术后AKI发生率较低，非清髓预处理方案与清髓预处理方案相比AKI风险较低，因为前者预处理方案强度较低和HSOS风险较低。在自体HSCT中，AKI的发生率为20%~25%，而在清髓性的异基因HSCT中，AKI的发生率则可能高达75%。

HSCT术后发生AKI的危险因素见表3-4-1。导致HSCT术后发生AKI的风险因素包括：①治疗前因素，如女性、55岁或以上，以及糖尿病、高血压和CKD等潜在疾病；②与移植过程相关的AKI的危险因素，包括TBI预处理，使用MTX和CNI预防GVHD，需要机械通气等；③一些HSCT术后并发症也会增加AKI的风险，包括HSOS、败血症和巨细胞病毒感染，用于治疗HSCT术后并发症的药物可进一步增加AKI风险，包括两性霉素B、阿昔洛韦、氨基糖苷类等多种肾毒性药物。近期的1项研究表明异基因HSCT术后100天内AKI的发生率为64%；暴露于他克莫司和其他肾毒性药物会增加AKI的风险，但他克莫司浓度与AKI严重程度无关。导致严重AKI的主要原因是缺血性急性肾小管坏死和CNI肾毒性；3%

的患者需要肾脏替代治疗，其中43%康复，24%存活出院。21%的AKI患者在12个月后发展为CKD。与未发生AKI的患者相比，其非复发死亡风险增加2.77倍。

表3-4-1 造血干细胞移植术后急性肾损伤的危险因素

因素类别	危险因素
患者因素	女性 糖尿病 移植前血清肌酐 >0.7mg/dl
移植相关因素	高血压 移植早期体重增加>2kg 静脉闭塞性疾病 3~4级的移植物抗宿主病败血症感染 含依托泊苷的预处理方案 入住重症监护病房
药物相关因素	两性霉素B 氨基糖苷类抗生素 钙调磷酸酶抑制剂 静脉注射免疫球蛋白

（二）CKD的发生率及危险因素

HSCT术后CKD是由多种因素引起的，通常在移植后100天以后出现。15%~20%的HSCT受者会发生CKD，表现为肾小球滤过率（glomerular filtration rate，GFR）下降，常常伴随着贫血和高血压。据报道在HSCT术后5年内，约4.5%的患者发生CKD，其中7%进展至终末期肾病（end stage renal disease，ESRD）并需要肾脏替代治疗。Ellis等的研究表明：HSCT术后2年，患者的估算肾小球滤过率（estimated glomerular filtration rate，eGFR）平均下降24ml/（min·1.73m²），异基因HSCT后CKD预计发生率为27.8%，自体HSCT后预计发生率为25.2%。成人HSCT后CKD预计发生率为30.2%，而儿童为18.2%。Cohen等对1 341例HSCT受者进行了长期随访，有19例进入ESRD，其中有13例需要长期透析。1项研究对158例接受清髓性预处理的异基因HSCT且存活超过3年的受者进行了回顾性研究，其中36例（22.8%）发生CKD，1~5期不同阶段CKD的发生率分别为11.4%、9.5%、5.1%、6.3%和5.7%。

HSCT后CKD与多种危险因素相关，已知的与移植后CKD发生相关的危险因素包括既往AKI病史、aGVHD和cGVHD、移植时年龄>45岁、移植前基线GFR<90ml/（min·1.73m²）、高血压、肾小球疾病病史、长期使用CNI、高剂量TBI、病毒感染等。此外，高血压是HSCT术后的晚期并发症，其发病率与CKD的发展有关。蛋白尿也与CKD进展、移植后生存率降低有关。

（三）异基因HSCT后肾脏疾病发展的时间进程

异基因HSCT术后发展为肾脏疾病的时间可分为三个阶段。早期AKI为HSCT术后30天内，发生率约20%，此阶段因患者处于骨髓衰竭期，AKI多为严重并发症。HSCT术后AKI相对普通AKI治疗更具挑战性，因为在此期间患者处于严重的免疫缺陷状态且合并出血倾向、感染和aGVHD等并发症。晚期AKI多发生在干细胞植入后30~100天，发生率约为50%。此后，部分发生AKI和肾病综合征（nephritic syndrome，NS）的存活患者会发展为CKD，其中少数患者最终进展为ESRD，且需要长期透析。

二、病因及发病机制

导致HSCT术后肾损伤的原因是多种多样的，有些患者存在多种致病因素的叠加。移植后不同时期出现肾损伤的原因是不同的，移植后100天内出现的AKI，其病因多数与移植过程相关。移植远期出现的肾损伤病因复杂，一般需要肾活检明确诊断。

（一）AKI的病因

根据HSCT术后AKI发生的时间可分为早期发生（<30天）或晚期发生（>3个月）两类。早期发生AKI通常由败血症、低血压和暴露于肾毒性药物引起。此外，肿瘤溶解综合征和HSOS也是HSCT术后早期AKI的原因。晚期发生AKI通常由TMA或CNI毒性引起。从移植过程看，引起AKI的病因多种多样，主要有以下几个方面。

1. 肾毒性药物 HSCT术后大部分的肾功能损伤被认为是肾毒性所导致，尤其是用于预防GVHD的药物CNI，主要包括环孢素A和他克莫司。CNI可通过多种机制引起AKI。其中一种机制是抑制血管扩张剂的产生并增加血管收缩剂的产生，从而导致入球和出球小动脉收缩。CNI还会引起肾小管的空泡形成和功能障碍，并增加氧化应激水平，从而损害肾血管内皮并导致TMA

的发生。近期的 1 项研究还表明,CNI 可以增加肾集合管中肾素和血管内皮生长因子(vascular endothelial growth factor,VEGF)的产生,诱发肾缺血和导管周围纤维化,从而导致 CNI 诱导的肾病。抑制肾素 - 血管紧张素 - 醛固酮系统可能有助于预防 CNI 肾毒性。另一种预防 GVHD 的药物 MTX 也可能具有肾毒性,其机制与直接肾小管损伤和 / 或其在肾小管中的沉淀有关,大剂量静脉内给药、脱水和酸性尿会增加 MTX 引起的肾毒性风险。用于异基因移植预处理的化疗药物阿糖胞苷和氟达拉滨也可能具有肾毒性,主要引起急性肾小管损伤。

移植过程中预防或治疗使用的抗感染药物的肾毒性也是造成 AKI 的原因之一。许多抗菌药物可能会导致直接肾损伤或急性间质性肾炎,如氨基糖苷类可引起 Fanconi 综合征和 Bartter 综合征。抗真菌药物两性霉素 B 可通过肾血管收缩和直接肾小管损伤以剂量依赖性方式引起 AKI,使用两性霉素 B 脂质体可减少 AKI 的发生。此外,抗病毒药物阿昔洛韦也可以引起 AKI,其机制与药物代谢形成的晶体诱导的肾小管损伤和梗阻有关。

2. 植入综合征 导致 AKI 的原因中,植入综合征引起的细胞因子风暴相对常见,但经常被忽视。植入综合征通常发生在粒细胞恢复后 4 天内,常见临床表现包括发热、毛细血管渗漏、肺水肿、皮疹和器官功能障碍。诊断标准的不一致导致报道的发病率范围差别很大(7%~90%)。植入综合征的病理生理学尚不清楚,可能与活化的粒细胞产生的促炎细胞因子和内皮损伤有关。由于植入综合征以细胞因子风暴为特征,它可导致血管内容量减少引发与体液转移相关的 AKI。

3. 肝窦阻塞综合征(HSOS) HSOS 是异基因 HSCT 术后的一种严重并发症,通常发生在移植后 30 天内。它是由高强度预处理方案导致的肝小静脉内皮细胞损伤介导的,临床表现为肝窦血栓形成和门静脉高压。因为诊断标准的差异,文献报道的 HSOS 发生率差别很大(0~60%)。最近的系统评价报道 HSCT 术后平均发生率为 13.7%。HSOS 的发生率因移植类型而异,清髓同种异体移植的发生率为 10%~60%,而在降低强度的预处理方案和自体移植中,发生率为 5%~30%。

肝窦内皮细胞对大剂量放化疗的损伤特别敏感,受伤和活化的肝窦内皮细胞分离并在肝窦屏障中产生间隙。红细胞、白细胞和血小板进入窦周隙(Disse 间隙),加剧内皮损伤,分离的内皮细胞阻塞肝内小静脉,导致局部血栓形成,细胞因子释放和纤溶通路的激活放大了这种损伤,导致肝窦充血、阻塞和腺泡区肝坏死。所有 HSOS 患者都会在一定程度上发生 AKI,多达 50% 的患者发展为严重 AKI,其中一半需要透析。HSOS 是肝窦和肝细胞内皮损伤导致纤维蛋白在受影响的小静脉内皮下沉积所引起,它的特征类似于肝脏相关的 TMA。患者临床表现为黄疸、疼痛性肝大、容量超负荷、腹水和体质量增加(超过基线的 5%),AKI 也是常见临床表现,类似于低血压、低钠血症和低钠排泄分数的肝肾综合征。严重 AKI 患者死亡率很高,需要透析的患者死亡率接近 85%。

4. 急性移植物抗宿主病(aGVHD) 移植后 aGVHD 是一种可危及生命的严重并发症。传统上,皮肤、肝脏和胃肠道的上皮组织被认为是 GVHD 的主要靶器官。然而,有证据表明肾脏也是 GVHD 的靶点之一,在 1 项比较 GVHD 中与 T 细胞相关通路基因表达的研究中,发现类似的基因在肝脏(GVHD 的经典靶点)和肾脏中均有表达。B 细胞同样参与了 GVHD 的过程,从 GVHD 患者的肾脏活检显示管周毛细血管中 C4d 染色呈阳性,这是肾移植中抗体介导的排斥反应的标志物,这一发现表明体液免疫也参与了 GVHD,并且肾脏可能具有触发肾脏内 GVHD 的特定抗原靶点。GVHD 相关的肾损伤不仅与全身炎症和多器官弥漫性内皮损伤的过程有关,而且与肾脏本身的变化有关,这些变化可以驱动局部炎症反应和免疫损伤,导致 AKI 和慢性肾衰竭。

5. 病毒感染 HSCT 受者中与肾脏疾病相关的 2 种常见病毒感染是 BK 多瘤病毒(BK polyoma virus,BKV)和腺病毒,这 2 种病毒都会引起出血性膀胱炎。HSCT 受者全身腺病毒感染的发生率为 5%~29%,感染可能是原发感染、潜伏感染再激活或通过移植传播的结果。腺病毒感染者的肾活检显示间质性肾炎,肾小管细胞中存在病毒包涵体,小管周围肉芽肿形成是非常特殊的一种病理表现。在 1 项研究中,有 21 例 HSCT

受者诊断出腺病毒性肾炎（尸检 19 例，肾活检 2 例），GVHD 为腺病毒性肾炎的风险因素。腺病毒性肾炎导致 90% 的感染患者发生 AKI，其中约 78% 的患者还存在腺病毒尿症，腺病毒感染也可引起输尿管梗阻导致肾积水。腺病毒性肾炎的治疗通常是对症支持治疗，但也有一些应用膀胱内注射西多福韦治疗成功的案例。

据报道，HSCT 术后 2 个月内 20%~50% 的患者尿液中可检出 BKV。10%~25% 的患者可出现与 BKV 感染相关的出血性膀胱炎。BKV 的原发性感染一般发生在儿童早期，随后 BKV 在泌尿生殖道中进入潜伏期。免疫系统抑制会导致病毒重新激活，通常表现为 BKV 尿症；然而，在小部分患者中，会进展为肾脏的侵袭性感染，即 BKV 相关性肾病。1 项研究显示 BKV 肾脏损害的严重程度取决于其病毒载量。病毒载量>10 000 拷贝/ml 的患者病情更重，部分患者需要透析治疗，1 年生存率约为 58%。相比之下，病毒载量<10 000 拷贝/ml 的患者病情较轻，1 年生存率约为 89%。肾活检可明确 BKV 相关性肾病的诊断，病理显示间质炎症（单核细胞浸润）、肾小管损伤和肾小管炎。用 SV40 进行免疫组织化学染色显示病毒存在于肾小管上皮细胞中。BKV 相关性肾病的标准治疗是减少免疫抑制，提高 T 细胞介导的对病毒的免疫力。同时需要使用抗病毒药物，如西多福韦、布西多福韦和来氟米特等。

6. 血栓性微血管病（TMA） TMA 也是 AKI 的病因之一，不同人群及定义其发生率差异较大，2.3%~30.0%。移植相关 TMA（transplantation associated thrombotic microangiopathy，TA-TMA）的诊断依据包括微血管病性溶血性贫血、血小板减少和终末器官损伤。肾脏因其广泛的肾小球毛细血管网及其对微血管损伤的脆弱性，是 TA-TMA 容易累及的器官之一。肾脏受累的表现包括 AKI、高血压和蛋白尿。也有一些研究表明 TA-TMA 可能是 GVHD 的"内皮性"并发症。如患者出现高血压与肾功能不全不成比例，或者较前加大输血量才能维持红细胞计数稳定，则应怀疑 TA-TMA。

7. 肿瘤溶解综合征 血液系统恶性肿瘤治疗过程中可出现肿瘤溶解综合征并发生 AKI。因大多数患者在移植时处于疾病缓解状态，故肿瘤溶解综合征在 HSCT 患者中相对少见。HSCT 相关肿瘤溶解综合征，常见于移植时存在肿瘤残留或潜在的淋巴增生性疾病患者。当肿瘤溶解综合征发生时，肿瘤溶解释放的大量细胞因子可直接损伤肾脏。此外，肾损伤与继发于高尿酸血症、高磷血症的尿酸和磷酸盐在肾脏内沉积引起的肾小管梗阻。

（二）HSCT 术后 CKD

HSCT 术后 CKD 的原因多种多样，主要有以下几种。

1. 慢性移植物抗宿主病（cGVHD） GVHD 是 HSCT 术后潜在的危及生命的并发症。一般来说，皮肤、肝脏和胃肠道的上皮组织是 GVHD 的主要靶器官。近期临床及基础研究证据均表明肾脏也是 GVHD 的重要靶标，肾脏中存在与其他器官类似的细胞和分子过程推动了肾脏 GVHD 的发生和进展。T 细胞是 GVHD 中的传统效应物。动物模型证实 T 细胞参与 GVHD，在这些动物模型中，组织学显示 CD3$^+$、CD4$^+$、CD8$^+$ 和 FoxP3$^+$ T 细胞浸润肾脏以及相关的动脉内膜炎、间质性肾炎、肾小管炎和肾小球炎。除了 T 细胞直接介导的损伤外，促炎细胞因子也与 GVHD 的发病机制有关。尽管 GVHD 靶向多个器官的性质表明这是一个全身性炎症过程，但有证据表明肾脏局部会产生免疫炎症反应，从而促进肾脏内慢性化病变的形成。

2. 移植相关血栓性微血管病（TA-TMA） TMA 也是 HSCT 的主要并发症之一，通常在 HSCT 后 6~12 个月出现。这种病变以前称为骨髓移植相关肾病，现在重新命名为 TA-TMA。TMA 导致 CKD 的病理生理机制与 AKI 相似。内皮损伤通过激活凝血系统引发 TMA，进而导致凝血酶的形成和纤维蛋白的沉积，具体表现为：①肾小球和肾小管周围毛细血管中可检出补体片段 C4d，表明存在抗体介导和补体激活；②在肾小球、肾小管和间质中也检出炎症细胞的浸润，包括 CD3$^+$ 和 CD8$^+$ T 淋巴细胞以及细胞毒性 T 淋巴细胞；③由慢性炎症引起的自然杀伤细胞增加也可能加剧内皮损伤。最后的共同途径可能与炎症介质介导的小管和内皮损伤相关，最终导致 CKD。

3. BKV 相关性肾病 BKV 感染不但可以造成 AKI，也会导致 CKD。1 项研究对 2 477 例接受 HSCT 患者进行回顾性分析发现：38.1% 的患者出现肾功能下降，其中 61% 患者的 eGFR<60ml/(min·1.73m^2)，尿 BKV 呈阳性者占 32.3%，多因素分析显示合并 BKV 感染患者肾功能下降风险显著增高；并且病毒载量每增加 10 倍，患者肾功能持续恶化的风险将随之显著增高，该研究还表明高病毒载量及肾功能下降均与患者总体生存率降低密切相关。另一项研究中，314 例 HSCT 术后伴发高 BKV 血症的患者中，超过 50% 患者最终进展为 ESRD，并且均需进行肾脏替代治疗。

4. 放射性肾病 移植预处理过程中使用的全身大剂量放疗也是引起 CKD 的原因之一。急性放射性肾病在放射治疗后 6~12 个月出现，亚急性、慢性和晚发放射性肾病在放射治疗后 2~5 年出现。接受 TBI 预处理的患者放射性肾病的发生率约为 17%。放射性损伤的程度与组织接受的放射剂量及放射线的性质有关，两者之间存在剂量依赖关系。

三、临床病理表现

1. 临床表现 根据 HSCT 术后导致肾脏疾病原因的不同，患者的临床表现也有很大的差别。除特定病因的临床表现外，肾损伤一般表现为蛋白尿、AKI 或 CKD 三种主要的类型。

蛋白尿是肾脏内皮损伤和炎症反应的重要标志。北京大学人民医院对 1 405 例移植后生存期大于 100 天的患者进行回顾性研究，发现中国人群移植后 NS 的发生率约 0.6%，低于美国的报道，发病的中位时间是移植后 488 天。NS 通常与慢性或者迁延性的 GVHD 有关，往往发生在免疫抑制剂减量之后，也有少数患者在没有 GVHD 的情况下出现 NS。

AKI 是 HSCT 术后常见的肾损伤类型，可造成患者水钠潴留、电解质紊乱，还可引起 CKD，导致肾性高血压、蛋白尿等，影响 HSCT 患者的生存。

15%~20% 的 HSCT 受者会发生 CKD，表现为 GFR 的下降，常常伴随着贫血和高血压。

2. 肾脏病理改变

（1）肾小球病变：HSCT 中各种有害因素对肾小球、小管间质和肾血管均可以造成损伤。其中，肾小球损伤主要表现为膜性肾病（membranous nephropathy，MN）（图 3-4-1）和微小病变（minimal-change disease，MCD）。患者对免疫抑制剂反应良好，大部分可获得完全缓解。此外，系膜溶解也是 HSCT 后肾脏疾病常见的病理表现之一（图 3-4-2）。研究表明 HSCT 后发生的是慢性 GVHD 的一种表现形式，其发病机制可能与移植入的免疫细胞产生了抗宿主足细胞的抗体有关，且抗体的类型不同于特发型的抗 PLA2R 自身抗体。Seconi 等的研究发现肿瘤坏死因子 α（tumor necrosis factor-α，TNF-α）等细胞因子水平在 HSCT 后发生 MCD 时显著升高，在经免疫抑制治疗病情缓解时则下降。局灶节段性肾小球硬化在 HSCT 后肾小球病变中只占约 6%，此外，膜增生性肾小球肾炎、狼疮性肾炎和 IgA 肾病也有报道。如肾活检发现内皮下区域增宽和肾小球基膜双轨征，应考虑 TA-TMA 的可能。

（2）肾小管间质病变：GVHD 除了直接攻击肾脏足细胞，还可导致小管和间质的病变。Higo 等建立了大鼠异基因移植后的 aGVHD 模型，发现 CD3$^+$、CD4$^+$、CD8$^+$T 细胞和 CD68$^+$ 巨噬细胞浸润于肾脏间质，同时还观察到管周毛细血管炎、小管炎、小球炎、动脉内膜炎和 MHC Ⅱ 类分子在肾小管中表达的增加。Hingorani 等发现在移植后出现肾损伤的同时，可以在远端小管和集合管中检出 elafin，这说明可能是 HSCT 术后肾脏局部的炎症反应导致了肾小管损伤。此外，BKV 和腺病毒感染也是 HSCT 术后肾小管和间质损伤的重要原因。病毒感染可以导致肾小管上皮细胞核内包涵体的形成，同时引起间质纤维化和炎性细胞浸润。间质纤维化和小管萎缩也可能是 TA-TMA 的表现，而 CNI 可以造成灶性肾小管萎缩和代偿性的肾小球肥大，需要结合临床加以鉴别。异基因造血干细胞移植术后肾小管间质病变见图 3-4-3。

（3）肾血管病变：肾血管的病变对 TA-TMA 具有重要的诊断价值。在病变较轻时，可见入球小动脉或细动脉内皮细胞增生和肿胀，基膜内疏松层增宽，管腔狭窄。若病情进一步发展，则可能会出现细小动脉的纤维素性血栓。此外，间质动脉、小动脉壁也可见纤维蛋白的沉积（图 3-4-4）。通过活检还可在管周毛细血管中检出 C4d，这表明补体系统通过经典途径发生了活化，导致 TA-

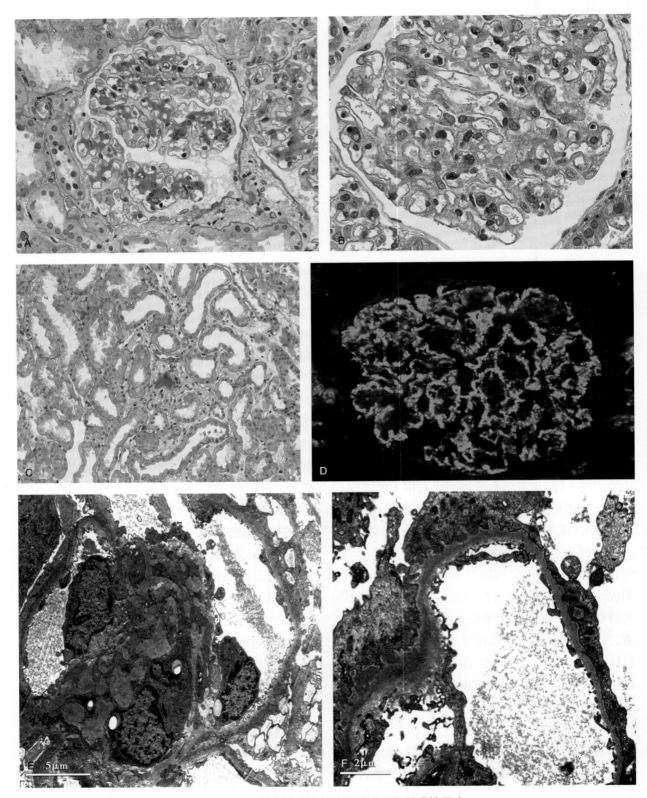

图 3-4-1　异基因造血干细胞移植术后相关膜性肾病

注：A. 肾小球毛细血管袢开放好、僵硬，系膜区轻至中度增宽，节段系膜溶解（HE，×200）；B. 肾小球上皮侧较多嗜复红物沉积（Masson，×400）；C. 灶性肾小管上皮细胞刷状缘脱落，小灶性水肿，少量单个核细胞浸润（PAS，×200）；D. 冰冻切片荧光染色 IgG++、C3++，弥漫分布，呈颗粒状沉积于血管袢（IF，×400）；E. 肾小球基膜上皮侧较多电子致密物沉积（EM）；F. 节段袢融合，节段基膜内皮下疏松（EM）。

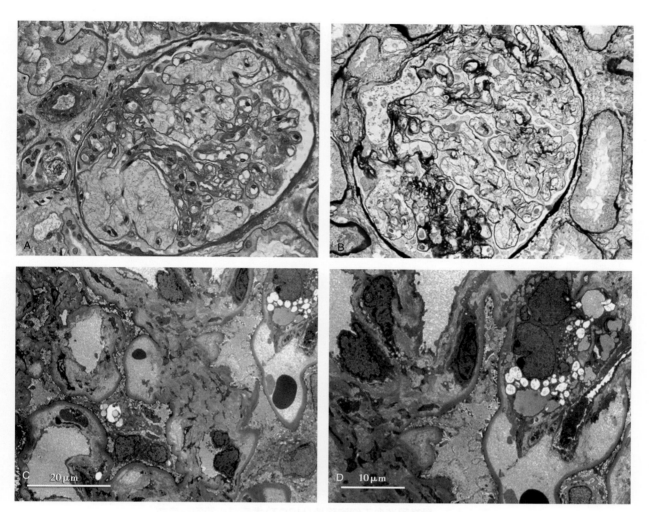

图 3-4-2 异基因造血干细胞移植术后系膜溶解病变

注：A. 肾小球增大，广泛系膜溶解（PAS，×400）；B. 肾小球毛细血管袢内皮下区域增宽（PASM-Masson，×400）；C. 肾小球内皮下区域增宽、疏松，节段系膜区增宽（EM）；D. 肾小球个别毛细血管袢见插入（EM）。

TMA 的发生。CNI 可以引起入球小动脉壁中膜的玻璃样变和扩张，造成闭塞性小动脉病，对肾脏造成损伤。

四、诊断及鉴别诊断

（一）AKI 的诊断

目前 HSCT 术后 AKI 的诊断仍沿用肾脏病专科的 AKI 诊断标准，主要是改善全球肾脏病预后组织（Kidney Disease Improving Global Outcomes，KDIGO）标准：由导致肾脏结构或功能变化的损伤引起的肾功能突然下降，表现为：① 48 小时内血清肌酐（serum creatinine，SCr）绝对值增加 ≥0.3mg/dl（26.4μmol/L），或② 7 天内 SCr 增加 ≥50%（达到基线值的 1.5 倍），或③连续 6 小时以上尿量<0.5ml/（kg·h）。

根据 AKI 的严重程度可分 3 期，1 期指 SCr 达到基础值的 1.5~1.9 倍或上升 ≥0.3mg/dl（≥26.5μmol/L），或尿量<0.5ml/（kg·h），持续 6~12h。2 期指 SCr 达到基础值的 2.0~2.9 倍，或尿量<0.5ml/（kg·h），持续时间超过 12h。3 期指 SCr 达到基础值的 3 倍，或上升至 ≥4.0mg/dl（≥353.6μmol/L），或开始肾脏替代治疗，或年龄<18 岁者，eGFR 下降至<35ml/（min·1.73m²），或尿量<0.3ml/（kg·h）持续时间超过 24h，或无尿 ≥12h。

由于 SCr 是肾损伤的晚期标志物，因此 HSCT 相关 AKI 的诊断通常会延迟。最近的研究发现了 HSCT 术后 AKI 的几个新标志物，有望更早期诊断 AKI，如尿弹性蛋白水平，由上皮细胞和巨噬细胞在损伤时产生，与白蛋白尿、AKI 和进展

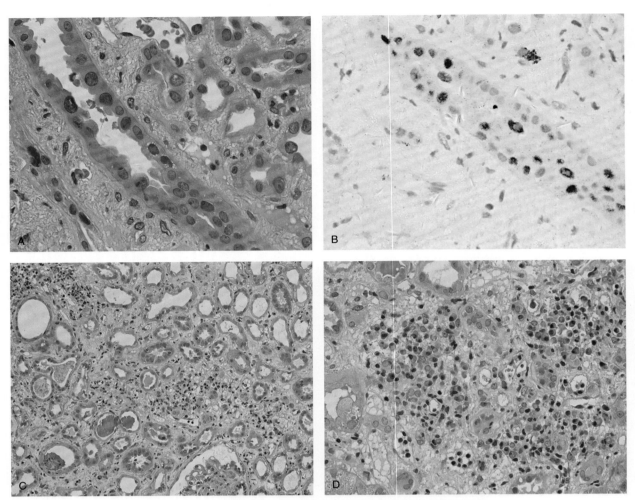

图 3-4-3　异基因造血干细胞移植（HSCT）术后肾小管间质病变

注：A. HSCT 术后 BKV 相关性肾病患者，可见远端肾小管上皮细胞核明显增大，核内见包涵体（HE，×400）；B. 肾小管上皮细胞核 SV40 染色阳性（IH，×400）；C. HSCT 术后急性间质性肾炎患者，近端肾小管上皮细胞扁平、刷状缘脱落，肾小管管腔内见蛋白管型，间质明显增宽、水肿，并见炎细胞灶性聚集，以单个核细胞为主（HE，×200）；D. 间质见聚集的浆细胞（HE，×400）。

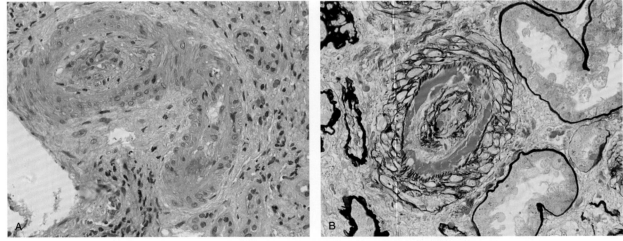

图 3-4-4　异基因造血干细胞移植术后血栓性微血管病

注：A. 小叶间动脉内膜黏液样增厚水肿、细胞增生、管腔狭窄，并见红细胞碎片（HE，×400）；B. 小叶间动脉内膜呈"葱皮"样改变、管腔狭窄，管壁见纤维素样物（PASM-Masson，×400）。

为 CKD、HSCT 死亡相关。还有尿肝脂肪酸结合蛋白、尿中性粒细胞明胶酶相关脂质运载蛋白、尿 α 微球蛋白、血清胱抑素 C 等生物标志物，也被认为可预测 HSCT 术后 AKI 发生。

（二）CKD 的诊断及鉴别诊断

目前 CKD 的诊断主要依据 KDIGO 的标准诊断及分期。CKD 定义为肾脏结构或功能异常超过 3 个月。CKD 可根据病因、GFR 类别和蛋白尿类别进行分类。一般根据 eGFR 水平将 CKD 分为 5 期，以指导临床治疗。CKD 1 期：肾功能正常，eGFR>90ml/(min·1.73m²)。CKD 2 期：肾功能轻度受损，eGFR 在 60~89ml/(min·1.73m²)。CKD 3 期：肾功能中度受损，eGFR 30~59ml/(min·1.73m²)。CKD 4 期：肾功能重度受损，eGFR 在 15~29ml/(min·1.73m²)。CKD 5 期：终末期肾功能不全阶段，eGFR<15ml/(min·1.73m²)。

根据移植后 CKD 的不同临床综合征，如 TMA、GVHD 相关 CKD、NS、病毒性肾病、放射性肾病等，可以明确患者 CKD 的病因。对于 NS 患者，一般需要肾活检明确患者的病理类型。NS 在移植后 3 年的累积发生率约为 6.1%。目前大部分学者认为 NS 是 cGVHD 的一种表现，常在 cGVHD 发生后 1~5 个月内，或 cGVHD 后免疫抑制剂减量过程中出现。极少数患者发生 NS 时并无 GVHD。在 NS 患者的病理类型上，是最常见的肾小球病变类型，文献报道中约 60%~80% 的患者表现为 MN，其病理表现与其他 MN 患者相似。MCD 是 HSCT 术后 NS 第二常见的病理类型，其他少见的病理类型有膜增生性肾小球肾炎、局灶节段性肾小球硬化和 IgA 肾病等。1 项分析了 95 例 HSCT 后出现 NS 的患者，有 68 例（72%）同时合并 GVHD，其中 61 例（64%）表现为 MN，18 例（19%）表现为 MCD。在 Chan 的报道中，异基因 HSCT 术后 NS 患者中病理表现为 MN 和 MCD 分别占 58% 和 12%。中国人民解放军东部战区总医院国家肾脏疾病临床医学研究中心的数据显示 HSCT 术后表现为肾小球病变患者中 MN 占 71.4%，MCD 占 4.3%。

五、治疗及预防措施

（一）AKI 的预防及治疗

HSCT 术后 AKI 预防和治疗主要是针对不同病因，同时根据 AKI 的严重程度给予不同的对症支持治疗。

1. AKI 的预防 去除相关危险因素、严格控制液体平衡对预防 HSCT 术后 AKI 至关重要，所有患者应密切监测体质量、血压和尿量。避免或谨慎使用肾毒性药物和放射造影剂，加强患者血药浓度监测和明确药物代谢中涉及基因的多态性，给予更具个性化的用药方案。

2. AKI 的治疗 AKI 的治疗主要是去除诱因及支持治疗。所有移植后 AKI 患者都应筛查是否存在潜在感染，并完善尿常规分析和肾脏超声检查。尽可能停用肾毒性药物，或根据肾功能变化调整用药剂量，并积极抗感染治疗。评估容量状态及肾脏灌注压，监测 SCr 及尿量，尽量避免应用造影剂，可考虑进行血流动力学监测。同时应警惕 TMA 和 HSOS 等危及生命的并发症。如果无法通过无创方法明确诊断病因，建议在以下情况下考虑肾活检：①原因不明的 AKI；②初始治疗后肾功能未能恢复；③出现 NS。当 HSCT 受者存在凝血功能障碍和 / 或血小板减少，应谨慎进行肾活检。在难治性容量负荷过重或严重电解质紊乱的情况下应考虑肾脏替代治疗。透析方式的选择取决于患者血流动力学的稳定性、容量负荷和血压情况，病情较重的患者可能需要接受连续性肾脏替代治疗。

3. 预防和治疗 AKI 的具体措施

（1）肿瘤溶解综合征：当出现肿瘤溶解综合征时，控制高尿酸血症是最重要的治疗之一。尿酸氧化酶是一种新型的治疗药物，可以促进难溶性尿酸向可溶性尿囊素转化，通过将尿酸转化为水溶性代谢产物而可有效降低血浆和尿路的尿酸水平。如无条件使用尿酸氧化酶，则需进行常规的水化，以保证足够的尿量和合适的尿酸碱度。利尿剂可增加患者的尿量，加速代谢产物的排出。对血容量正常而尿量较少和血钾升高的患者可使用利尿剂。此外，需积极治疗和严密监测高钾血症。必要时行透析治疗。

（2）肾毒性药物引起的 AKI：氟康唑、伊曲康唑、伏立康唑和卡泊芬净目前均可用于真菌感染的预防和治疗。该类药物治疗真菌感染的疗效确切，安全性更好。基于两性霉素 B 脂质体与传统的两性霉素 B 相比，其肾损伤风险较低。故如考虑患者存在发生 AKI 的高危因素，可考虑应用两性霉素 B 脂质体治疗。血管紧张素 Ⅱ 受体拮抗剂（缬沙坦）在预防环孢素 A 相关肾病方面具有潜在作用。缬沙坦已被证明可通过减少环孢素 A 诱导的氧化应激和 Klotho 下调，从而降低肾毒性风险。

（3）肝窦阻塞综合征（HSOS）：早期使用药物预防是减少 HSOS 发生的重要措施，目前虽然没有统一的预防治疗方案，但熊脱氧胆酸、普通肝素或低分子量肝素是临床最常用的预防药物。具有 HSOS 高危因素的患者，也采用去纤苷进行预防。HSOS 的治疗除了暂停 CNI 等可疑药物，给予利尿、液体平衡管理等支持治疗外，还应考虑将白蛋白与特利加压素联合使用或早期使用去纤苷进行治疗。合并 AKI 的患者应根据严重程度及时给予肾脏替代治疗。

（4）急性 TMA：诊断 TMA 后最重要的干预措施是停用 CNI。血浆置换的有效性仍需在随机临床试验中验证。利妥昔单抗、重组血栓调节蛋白、去纤苷和普伐他汀联合利马前列素可能让部分患者获益，它们的确切作用机制仍未完全阐明。补体参与了移植相关血栓性微血管病的发病机制，因此，有研究表明使用依库珠单抗（eculizumab）可提高生存率。实现补体阻滞所需的药物剂量需高于非典型溶血性尿毒综合征。

（二）CKD 的预防及治疗

HSCT 后 CKD 的治疗主要包括潜在病因的治疗、一般支持治疗及肾脏替代治疗几个部分。

1. 针对 HSCT 术后 CKD 的治疗　针对 HSCT 术后 CKD 的病因治疗是缓解蛋白尿、阻止患者肾功能进一步恶化的最重要的治疗手段。如前所述，导致患者 CKD 的原因众多，不同的病因需采取不同的治疗方案。主要的病因包括 GVHD、TA-TMA、BKV 感染、药物、放疗相关的肾毒性等。

（1）GVHD 相关 CKD 的治疗：对于临床表现为 NS 的患者，肾活检明确病理类型后，可根据不同病理类型给予相应治疗（图 3-4-5）。对于 HSCT 术后 MN 患者，推荐初始治疗方案为糖皮质激素联合 CNI，或者糖皮质激素联合其他免疫调节药物，如吗替麦考酚酯或利妥昔单抗。对于 HSCT 后 MCD 患者，推荐初始治疗方案为糖皮质激素单药治疗，若患者治疗后未获得完全缓解，则可增加应用 CNI 或其他免疫调节药物。对于移植后无法进行肾活检的患者，可先采取糖皮质激素治疗，并于治疗后根据尿蛋白水平，选择是否加用 CNI 或者其他免疫调节药物。不同病理类型的 NS 的治疗反应不同，MCD 完全缓解率可达 90%，MN 治疗难度更大，缓解率仅为 27%。

（2）移植相关血栓性微血管病（TA-TMA）：TA-TMA 一旦确诊，应及时停用 CNI，并且根据患者的移植物排斥反应情况调整免疫抑制剂剂量或者更换药物（如吗替麦考酚酯和/或西罗莫司），同时对其他临床并发症进行对症治疗。然而，若明确 TMA 相关肾功能不全是由肾脏 GVHD 引

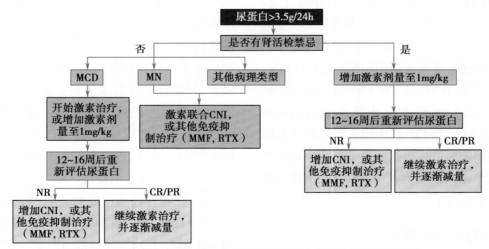

图 3-4-5　造血干细胞移植术后肾病综合征患者的管理及治疗流程

注：MCD，微小病变；MN，膜性肾病；CNI，钙调磷酸酶抑制剂；NR，无反应；CR，完全缓解；PR，部分缓解；MMF，吗替麦考酚酯；RTX，利妥昔单抗。

起,及时恢复或者增加免疫抑制剂,能够改善患者的肾功能。若患者同时出现血浆补体C5b-9水平及尿蛋白增高,则提示机体补体异常活化,即可开始行依库珠单抗治疗。也有研究表明血浆置换可能对无GVHD发生的TMA患者有效。一些学者假设免疫机制可能在TMA病发病中起到重要作用,从而尝试美罗华治疗TMA。有研究报道5例HSCT患者中有4例发生TMA,应用美罗华治疗后达缓解。1项研究报道了12例患者在移植后早期罹患血栓性血小板减少性紫癜,去纤苷治疗对50%的患者有效。

(3)BKV相关性肾病:HSCT后BKV血症或肾病患者中,首先应减少免疫抑制剂剂量。目前尚无特异性抗BKV药物,现阶段可用于治疗BKV相关性肾病的抗病毒药物包括西多福韦、来氟米特、布林西多福韦。HSCT后BKV相关性肾病患者预后通常欠佳,大部分患者最终接受透析治疗。

(4)放射性肾病:放射性肾病的治疗包括使用血管紧张素转化酶抑制剂和血管紧张素Ⅱ受体拮抗剂,以控制血压、降低蛋白尿、延缓肾损害的进程。放射性肾病引起的贫血,可用红细胞生成素治疗。放射性肾病的预防,主要是接触放射线时应尽量避免射线剂量超过肾耐受剂量,同时尽量避免二次照射。

2. CKD的一般支持治疗　与普通CKD患者一样,一般支持治疗对延缓CKD的进展也具有重要意义。主要有降压、降脂、控制尿酸、调整饮食等方式。有效的降压治疗对于降低心血管风险和减缓CKD的进展非常重要。血管紧张素转化酶抑制剂或血管紧张素Ⅱ受体拮抗剂有助于减少移植后炎症反应及炎症标记物,能够延缓多种原因引起的CKD发展进程。1项对50例HSCT患者随访1年的随机对照试验显示,应用卡托普利可使CKD的发生率降低,并改善患者生存。

3. 肾脏替代治疗　如肾功能恶化并发展至ESRD,可考虑行肾脏替代治疗。根据患者的情况,可选择血液透析或腹膜透析。也可以考虑肾移植,目前已有HSCT后再行肾移植术成功的病例。对于HSCT后ESRD患者可行同一供者肾移植术以改善预后,因造血干细胞或肾脏来源于同一供者,故这类患者肾移植后不需要额外使用免疫抑制剂。

六、预后及转归

HSCT术后出现肾损伤与移植死亡率显著相关。有研究表明,无肾功能不全的HSCT术后受者移植相关死亡率为17%,伴CKD患者的移植相关死亡率为37%,而需要透析患者的移植相关死亡率高达84%。

AKI是HSCT术后的常见并发症,早期发生AKI并长期幸存的患者,后续也有进展为CKD或ESRD的风险。HSCT术后早期发生AKI患者死亡率明显高于晚期发生AKI的患者。

HSCT术后CKD的严重程度与预后密切相关。Hingorani等评估了由434例成年HSCT患者组成的前瞻性队列,从移植前到移植后5.3年间eGFR中位数的变化。移植后的第1年内eGFR下降幅度最大,从基线时98ml/$(min \cdot 1.73m^2)$降至1年时的78ml/$(min \cdot 1.73m^2)$。eGFR低于60ml/$(min \cdot 1.73m^2)$的患者,其eGFR下降的程度与死亡风险相关。此外,HSCT术后CKD患者高血压的发生率为27%,而无CKD的患者出现高血压比例仅为4.4%。

七、总结

HSCT是血液肿瘤及一些非恶性血液疾病患者的有效治疗方法,随着移植技术的提高,受者长期生存也显著延长,HSCT术后的肾脏相关损伤及其并发症的诊断和治疗需引起临床的高度重视。HSCT肾损伤的预防、早期识别和及时治疗对于改善HSCT术后受者的远期预后和生活质量至关重要。

(黄湘华　刘志红)

──── **主要参考文献** ────

[1] HINGORANI S. Renal complications of hematopoietic-cell transplantation [J]. N Engl J Med, 2016, 374 (23): 2256-2267.

[2] LIU Y, XU L, ZHANG X, et al. Acute kidney injury following haplo stem cell transplantation: incidence, risk factors and outcome [J]. Bone Marrow Transplant, 2018, 53 (4): 483-486.

[3] WANCHOO R, STOTTER B R, BAYER R L, et al.

Acute kidney injury in hematopoietic stem cell transplantation [J]. Curr Opin Crit Care, 2019, 25 (6): 531-538.

［4］RENAGHAN A D, JAIMES E A, MALYSZKO J, et al. Acute kidney injury and CKD associated with hematopoietic stem cell transplantation [J]. Clin J Am Soc Nephrol, 2020, 15 (2): 289-297.

［5］ABRAMSON M H, GUTGARTS V, ZHENG J, et al. Acute kidney injury in the modern era of allogeneic hematopoietic stem cell transplantation [J]. Clin J Am Soc Nephrol, 2021, 16 (9): 1318-1327.

［6］JAGUS D, LIS K, NIEMCZYK L, et al. Kidney dysfunction after hematopoietic cell transplantation: etiology, management, and perspectives [J]. Hematol Oncol Stem Cell Ther, 2018, 11 (4): 195-205.

［7］MIYATA M, ICHIKAWA K, MATSUKI E, et al. Recent advances of acute kidney injury in hematopoietic cell transplantation [J]. Front Immunol, 2021, 12: 779881.

［8］SEDHOM R, SEDHOM D, JAIMES E. Mini-review of kidney disease following hematopoietic stem cell transplant [J]. Clin Nephrol, 2018, 89 (6): 389-402.

［9］KANDURI S R, CHEUNGPASITPORN W, THONGPRAYOON C, et al. Incidence and mortality of acute kidney injury in patients undergoing hematopoietic stem cell transplantation: a systematic review and meta-analysis [J]. QJM, 2020, 113 (9): 621-632.

第三章 血液系统肿瘤与肾脏损伤

第五节 其他血液系统肿瘤与肾脏损伤

除了多发性骨髓瘤、轻链型淀粉样变性、具有肾脏意义的单克隆免疫球蛋白血症（monoclonal gammopathy of renal significance，MGRS）等浆细胞病之外，其他血液肿瘤如白血病、淋巴瘤、华氏巨球蛋白血症（Waldenström macroglobulinemia，WM）、Castleman病等导致的肾损伤也并非少见，其发病机制更为多样，包括肿瘤细胞直接浸润肾脏、通过免疫机制介导的肾损伤（比如肿瘤细胞产生单克隆免疫球蛋白沉积于肾脏而致病、多克隆免疫复合物沉积如肿瘤相关膜性肾病、淋巴瘤相关微小病变性肾病）、肿瘤代谢异常和治疗引起的肾损伤及梗阻性肾病等。当其他血液肿瘤患者合并尿检异常或不明原因肾功能不全时，应充分评估，条件允许时进行肾活检，以明确肾脏病变是否和血液肿瘤相关，进而判断预后、指导治疗。

目前，对其他血液肿瘤与肾损伤研究，多以小样本或者个案报道为主。本节对此四种疾病相关肾损伤分别进行阐述。

一、白血病相关肾损伤

（一）流行病学特点

白血病是造血系统的恶性肿瘤，是骨髓中造血干细胞恶性克隆性增殖，导致外周血中受影响谱系的细胞数量增加，最终抑制了正常血细胞的产生并导致了与血细胞减少相关症状。白血病的发病率因地理位置和亚型而异，白血病发病率最高的地区是澳大利亚和新西兰（男性11.3/10万，女性7.2/10万），发病率最低的是西非地区（男性1.4/10万，女性1.2/10万）。男性的发病率更高，全球男女发病率之比为1.418:1，男性的死亡率也更高，男女死亡率之比为1.5:1。白血病分为急性和慢性；基于恶性细胞的主要谱系，又可分为髓样或淋巴样。急性淋巴细胞白血病（acute lymphoblastic leukemia，ALL）是儿童最常见的恶性肿瘤，急性髓系白血病（acute myeloid leukemia，AML）是成人最常见的白血病，慢性白

血病的发病率总体随年龄增长而增加。中国是全球白血病负担最重的国家之一，我国各型白血病的发病率依次为AML>ALL>慢性髓系白血病（chronic myelogenous leukemia，CML）>慢性淋巴细胞白血病（chronic lymphocytic leukemia，CLL）。在1 206例白血病尸检病例中，白血病肾脏浸润占38%，其中CLL、ALL、CML和AML的肾脏浸润率分别为63%、53%、38%和33%。梅奥诊所统计了1995—2014年共4 024例CLL或单克隆B淋巴细胞增多症（monoclonal B lymphocytosis，MBL）患者，49例（1.2%）接受了肾活检，其中20例有肿瘤细胞肾脏浸润，占肾活检病例的40.8%。

（二）病因及发病机制

白血病可引起全身多系统损害，肾脏是白血病患者重要的髓外受累器官。肾脏受累由多种机制参与，主要包括白血病细胞的直接浸润、通过免疫机制介导的肾小球疾病、白血病代谢异常和治疗引起的肾损伤、梗阻性肾病、移植物抗宿主病等。当白血病合并尿检异常或不明原因肾功能不全时，建议多学科会诊，有条件时行肾活检以明确诊断和指导治疗。

（三）临床病理表现

1. 肾脏浸润 白血病细胞具有迁移能力，可造成组织器官的浸润，其中淋巴系统白血病细胞较髓系白血病细胞具有更强的迁移能力。白血病细胞可浸润肾小球、肾小管、肾间质、血管等所有肾脏结构，通常双侧肾脏对称性受累，肾脏体积增大，肾脏浸润的速度和白血病疾病本身的进展程度有相关性，浸润的形式表现为结节性或弥漫性，明确是否存在肾脏浸润依赖肾脏病理（图3-5-1）。作为一种恶性肿瘤，白血病患者接受肾活检的比例非常少，梅奥诊所4 024例CLL或MBL患者，仅有49例（1.2%）接受了肾活检。虽然白血病细胞容易浸润肾脏，但单纯肾脏浸润导致肾衰竭非常少见，而且即使肾脏病理证实肾浸润，60%~90%患者血清肌酐仍在正常

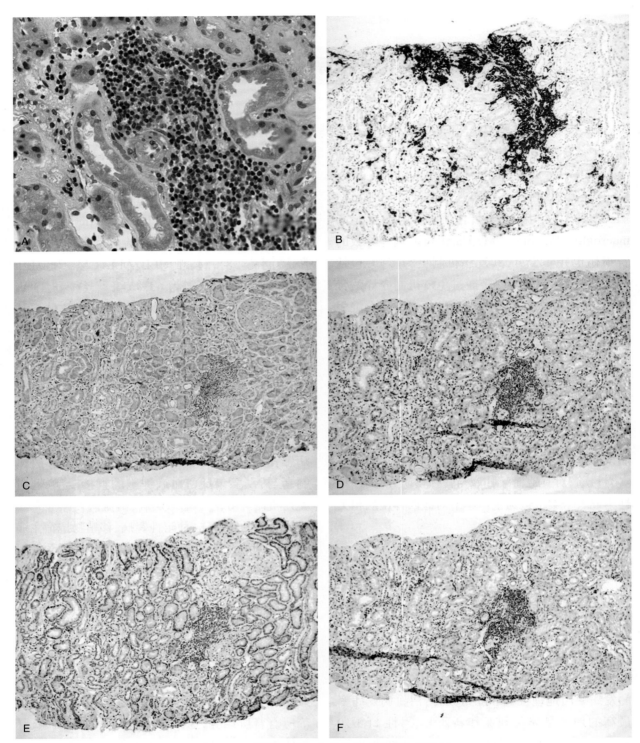

图 3-5-1　慢性 B 淋巴细胞白血病肾脏病理表现

注：A. 肾间质中见较多小淋巴细胞灶性浸润，核圆形深染，胞质稀少，偶见核分裂象，其间见散在的萎缩小管（PAS，×400）；B. 慢性 B 淋巴细胞白血病患者，肾间质中见 CD20 阳性细胞弥漫浸润，并呈灶性聚集（免疫组化，× 100）；C~F. 肾组织 CD3、PCNA、CD138、CD68 散在阳性（免疫组化，× 100）。

范围。肾脏浸润的主要症状是腰腹痛、腹胀、血尿、高血压等。Poitou-Verkinder 等的回顾性研究显示：3 950 例肾活检病例中 15 例确诊 CLL，其中 10 例有肾脏特异性单克隆浸润，但仅 1 例肾脏双肾长径均>120mm，该病例肾脏损害表现为急性肾损伤（acute kidney injury，AKI）。相对于肾小球的浸润，肾间质的浸润通常与 AKI 的关系更加密切，推测这一现象与肾间质浸润继发肾小管压迫和肾脏微血管破坏有密切关系，同时发挥作用的还有与浸润有关的炎症反应和细胞因子［白细胞介素（interleukin，IL）-1、IL-6、肿瘤坏死因子α（tumor necrosis factor-α，TNF-α）和转化生长因子β（transforming growth factor-β，TGF-β）等]。CLL患者 B 细胞浸润主要位于肾脏包膜下皮质、皮质 - 髓质交界处以及沿直小血管浸润。1 项跨度 52 年纳入 87 例 ALL 患者（<18 岁）的回顾性研究显示：肾脏为最常见的髓外受累器官之一，17 例（19.5%）伴肾脏受累，其中肾肿大 8 例（47.1%）、肾衰竭 3 例（17.7%）、肾包块 2 例（12%）、血尿 1 例（5.8%）、肾结石 1 例（5.8%）、夜间遗尿 1 例（5.8%）、溶血性尿毒综合征 1 例（5.8%）。该回顾性研究提示，ALL 肾脏浸润患者肾肿大比例明显高于 CLL 患者，其中肾肿大、肾包块及肾衰竭与肾脏白血病细胞浸润有相关性。

2. 肾小球疾病　白血病肾脏受累的患病率并不确定，白血病可引起肾小球疾病，但白血病相关的肾小球疾病并不常见。

ALL 患者的蛋白尿通常为肾小管性蛋白尿，因白血病导致血清溶菌酶含量升高，超过肾小管的重吸收能力，高浓度的尿溶菌酶导致近端小管损伤，引起小管性蛋白尿。有报道儿童在诊断 ALL 之前出现肾病综合征，主要病理改变为肾小球微小病变（minimal change disease，MCD）和局灶性节段性肾小球硬化（focal segmental glomerulosclerosis，FSGS）。

AML 患者的蛋白尿也可能与尿溶菌酶导致近端肾小管损伤有关。其他伴随蛋白尿的患者，肾组织病理证实病程中存在 FSGS、MCD、系膜增生性肾小球肾炎或膜增生性肾小球肾炎（membrano-proliferative glomerulonephritis，MPGN）。AML 患者慢性肾小球肾炎和肾病综合征的病因目前尚不清楚，可能有多因素参与，尤其是可能和 RNA 肿瘤病毒感染相关。

CLL 相关的肾小球疾病报道相对较多。有研究报道 CLL 相关的肾小球疾病最常见的是 MPGN 和膜性肾病（membranous nephropathy，MN），分别占 CLL 相关肾小球肾炎病例的 36% 和 19%。根据报道，CLL 相关肾病中，单克隆免疫球蛋白介导的占 2.5%~60.0%，如轻链沉积病（light chain deposition disease，LCDD）、增生性肾小球肾炎伴单克隆 IgG 沉积（Proliferative Glomerulonephritis with Monoclonal IgG Deposits，

PGNMID）、系统性轻链型（AL 型）淀粉样变性、免疫管状肾小球病（immunotactoid glomerulopathy，ITG）、冷球蛋白血症（Ⅰ/Ⅱ型），这些病变的病理类型多表现为 MPGN，非单克隆免疫球蛋白介导病理类型包括纤维丝样肾小球肾炎（fibrillary glomerulonephritis，FGN）、C3 肾 小 球 肾 炎（C3 glomerulonephritis，C3GN），其他还有 MCD、血栓性微血管病（thrombotic microangiopathy，TMA）、感染相关的新月体肾炎、系统性血管炎等。

CML 相关的肾小球疾病少见。肾病综合征的报道大多是 CML 患者接受干扰素治疗或 HSCT 后出现。然而，与 CML 相关的 MPGN、MN 和 MCD 病例已有报道。推测 CML 相关肾小球病变的原因包括自身免疫失调或免疫复合物沉积以及继发的感染相关。

3. 急性肾损伤（AKI）　AKI 在白血病患者中很常见，其中血液系统恶性肿瘤患者 AKI 的总体发生率为 30%~36%，AKI 患者住院率高于其他肿瘤患者。不同类型的血液系统恶性肿瘤患者 AKI 的发生率不同，最高的是多发性骨髓瘤（31.8%），其次是白血病（27.5%）和淋巴瘤（18.8%）。AKI 会导致抗肿瘤治疗的缓解率下降、复发率升高，治疗难度增加。血液系统恶性肿瘤患者的 AKI 预后较一般患者更差。1 项针对 300 多例重症监护病房（intensive care unit，ICU）的血液系统恶性肿瘤患者的研究显示：40% 以上的患者存在 AKI。其中 29% 需要肾脏替代治疗，死亡率高达 72%。1 项针对所有血液系统恶性肿瘤患者的研究指出：AKI 最常见的原因是灌注不足、肿瘤溶解综合征（tumor lysis syndrome，TLS）、噬血细胞综合征（hemophagocytic syndrome，HPs）、恶性细胞直接浸润和感染等。另 1 项研究发现血液系统恶性肿瘤中 AKI 最常见的原因是肾前性 AKI。在白血病患者中出现 AKI 必须评估肾前性、肾性和肾后性因素，还需要鉴别 AKI 与白血病是否有关联。

（1）肾前性 AKI：是白血病中最常见的肾损伤。摄入不足（78%）、厌食（64%）、早饱（50%）、呕吐（23%）和腹泻（16%）导致的容量减少是肾前性 AKI 的主要原因。影响肾脏入球小动脉、出球小动脉收缩和有效循环容量的药物，包括肾素 - 血管紧张素阻断剂、非甾体抗炎药、利尿剂、钠 - 葡

萄糖协同转运蛋白 2（sodium-dependent glucose transporters 2，SGLT-2）抑制剂等和肾损伤相关，其他合并症如心力衰竭等也可加重 AKI。肾前性 AKI 患者尿常规检查通常正常，偶有透明管型。其诊断基于患者病史、体格检查及实验室检查结果，治疗手段主要包括支持治疗、补充液体及去除诱因、停用可疑药物。

（2）肾性 AKI：肾性 AKI 的原因可分为缺血性和非缺血性急性肾小管坏死（acute tubular necrosis，ATN）、肾小管 - 间质病变、肾血管病变及肾小球疾病。血流动力学异常（如严重的血容量不足、心力衰竭或感染）和药物导致的肾损伤最为常见。造影剂肾病也日益引起关注。此外肿瘤直接浸润也可导致肾实质性 AKI，这是由于浸润的肿瘤压迫肾小管及损伤肾脏微血管所致。既往有报道急性白血病浸润引起 AKI 发生率为 1%，慢性白血病肾脏浸润引起的 AKI 发生率更低。影像学检查和实验室检查有助于肾实质性 AKI 的诊断。肾脏超声和 CT、MRI 等影像学检查显示肾脏体积弥漫性增大，则提示肿瘤肾脏浸润；尿液检查若出现大量肾小管上皮细胞及管型提示 ATN 可能；若出现白细胞和白细胞管型则提示肿瘤浸润、间质性肾炎或严重的肾盂肾炎可能；若出现不均一型红细胞和红细胞管型、白蛋白尿则提示肾小球疾病。肾组织病理是诊断肾实质性 AKI 的金标准，光镜可显示肾小球、肾小管 - 间质及肾血管病变；免疫荧光染色及电镜检查结果可进一步提供更多信息。白血病患者由于其凝血功能异常、血小板和肾功能异常，肾活检风险增加。

肾性 AKI 中最常见的原因是 ATN。在 1 项单中心研究中，在所有 AKI 的血液系统恶性肿瘤患者中，83% 表现 ATN，其中 96% 的患者合并败血症，88% 的患者服用了肾毒性药物。溶菌酶是一种储存在中性粒细胞和单核细胞中的阳离子酶，可使某些细胞壁破裂。白血病克隆扩增会增加溶菌酶的产生。溶菌酶被肾小球自由过滤，然后被近端小管细胞重新吸收。肾小管高浓度的溶菌酶是 ATN 的重要损伤因素。

高尿酸血症是 TLS 的特征之一。由于白血病细胞大量破坏引起细胞内核酸和电解质的释放，核酸在体内通过分解代谢可转化为尿酸。血清尿酸水平异常升高时，尿酸结晶会在肾小管中沉淀，导致直接肾小管损伤。此外，尿酸是一种血管收缩剂，可能会加剧肾小管损伤；尿酸募集促炎细胞因子进入肾间质，延缓肾小管损伤的恢复。肾脏动静脉血栓是 AKI 的另一个病因。白血病患者白细胞淤滞（罕见）、白血病合并肾病综合征继发的高凝状态，促进肾脏动静脉血栓的形成。急性和慢性白血病的 TMA 也会导致 AKI。

（3）肾后性 AKI：白血病患者的肾后性梗阻可能是由于肿瘤或淋巴结直接压迫或包裹输尿管、腹膜后纤维化或 TLS 继发肾结石引起。无尿性肾衰竭需要行影像学检查排除双侧输尿管梗阻和 / 或前列腺增生。肾后性 AKI 患者影像学检查常提示肾积水，当组织纤维化限制肾盂肾盏扩张时可不出现肾积水。

4. 代谢异常　白血病和其他血液肿瘤患者的胃肠道电解质丢失、肾小管功能障碍、细胞内外电解质转移、肾素 - 血管紧张素 - 醛固酮系统激活、细胞破坏等可引起多种电解质和酸碱平衡紊乱。低钾血症是最常见的电解质异常（43%~64%），其次是低镁血症（25%~32%）和低磷血症（16%~30%），高钾血症并不常见。酸碱紊乱在血液系统恶性肿瘤中非常常见，有 1 项研究显示 30% 的白血病患者出现代谢性碱中毒，10% 的急性白血病患者出现代谢性酸中毒。其他如低钠血症、高钙血症、B 型乳酸酸中毒（在机体无明显缺氧情况下，肿瘤细胞利用无氧酵解快速增殖，导致乳酸酸中毒）等在白血病患者中也可见到。

急性白血病患者的白血病细胞通过细胞损伤、能量代谢障碍等机制使乳酸脱氢酶（lactic acid dehydrogenase，LDH）合成及释放增多，血清 LDH 活性增高。LDH 是肿瘤细胞增殖、肿瘤负荷、疾病转归的重要指标。肿瘤细胞增殖活跃、肿瘤负荷大时 LDH 升高，白血病转归时 LDH 下降。有研究表明 ALL 患者 LDH 水平明显高于 AML 患者，可能和 ALL 更容易导致外周血红细胞破坏相关。需要注意的是，除了肿瘤或者肝病患者，TMA 导致红细胞破坏时，也常见 LDH 升高。

5. 白血病治疗与肾损伤

（1）白血病药物相关肾损伤：传统的化疗药物、新的靶向疗法和不断发展的免疫疗法正在延长白血病患者的生存时间。但急、慢性肾损伤仍然是白血病患者药物治疗的一个重要且日益严重的并发症,如 ATN、足细胞病变、FSGS(与酪氨酸激酶抑制剂等相关)、TMA、间质性肾炎、电解质紊乱等。常规化疗药物:铂类化合物、异环磷酰胺、培美曲塞等可引起 AKI、肾源性尿崩症、近端肾小管病,铂类化合物还可引起低镁血症和盐的丢失。酪氨酸激酶抑制剂:伊马替尼、尼洛替尼等可引起 AKI、高血压、蛋白尿。表皮生长因子受体(epidermal growth factor receptor,EGFR)抑制剂西妥昔单抗等可引起 AKI、低镁血症、低钙血症。干扰素可引起 AKI、肾病范围蛋白尿;嵌合抗原受体(chimeric antigen receptor,CAR)T 细胞(CAR-T)疗法和 IL-2 可引起 AKI、毛细血管渗漏综合征等,CAR-T 还可引起肿瘤溶解综合征和电解质紊乱;免疫检查点抑制剂程序性死亡受体 1(PD-1)/程序性死亡受体配体 1(PD-L1)抑制剂可引起 AKI、蛋白尿。具体内容参见本书的第二章。

(2)造血干细胞移植(hematopoietic stem cell transplantation,HSCT)后肾损伤:HSCT 是白血病的重要治疗手段,移植后可能发生 AKI 和慢性肾功能不全。AKI 是 HSCT 常见的早期并发症,不同文献报道 HSCT 后 AKI 发病率范围为 10%~73%,中位数为 33%,主要原因是对 AKI 的定义、移植类型、化疗预处理方案的不同造成。据报道,约 5%AKI 患者需要接受肾脏替代治疗,这类患者的死亡率接近 80%,发生 AKI 的病因包括容量不足、ATN、肝窦阻塞综合征、肾毒性药物、感染(败血症、腺病毒、BK 病毒和巨细胞病毒感染)、TMA 和骨髓移植物抗宿主病(graft-versus-host disease,GVHD)等,其中肝窦阻塞综合征是 AKI 的独立危险因素。慢性肾功能不全的发病率为 27.8%,少数严重者可发展为终末期肾病(end-stage renal disease,ESRD),发生慢性肾功能不全的危险因素包括早期 AKI、GVHD、移植类型、基础肾功能、钙调磷酸酶抑制剂(calcineurin inhibitor,CNI)药物毒性、病毒感染、肾毒性药物等。2%~5% 的 HSCT 患者可发展至 ESRD,需要维持肾脏替代治疗。具体内容在第三章第四节有详细阐述。

二、淋巴瘤相关肾损伤

淋巴瘤(又称恶性淋巴瘤)是一组起源于淋巴造血系统的恶性肿瘤的总称,是中国常见恶性肿瘤之一。淋巴瘤多数起源于 B 淋巴细胞,少数起源于 T 淋巴细胞或自然杀伤细胞;根据临床和病理表现分为霍奇金淋巴瘤(Hodgkin lymphoma,HL)和非霍奇金淋巴瘤(non Hodgkin lymphoma,NHL)。疾病可以是侵袭性的,也可以是惰性的,通常涉及多器官系统。

淋巴瘤的肾脏受累通常表现为广泛的结节或结外淋巴瘤,通常被归为继发性肾淋巴瘤(secondary renal lymphoma,SRL)。但淋巴瘤也可能只累及肾脏,而没有其他疾病的证据,这种表现被称为原发性肾淋巴瘤(primary renal lymphoma,PRL)。淋巴瘤的肾脏继发受累常见,但原发受累很少,仅占结外淋巴瘤的 0.7%。淋巴瘤肾脏受累表现为包括一系列广泛的疾病:肾前性 AKI、ATN、梗阻性肾病、肾实质肿瘤细胞浸润、肾小球疾病、肾血管疾病、电解质和酸碱异常。这些肾损伤可能由恶性肿瘤本身引起,也可能是治疗的并发症。它可能延迟治疗,进而影响预后和死亡率。

(一)流行病学特点

淋巴瘤是可以发生于任何年龄组的血液系统恶性肿瘤,包括儿童。2020 年中国新发 HL 6 829 例,死亡 2 807 例;新发 NHL 92 834 例,死亡 54 351 例。HL 发病率占淋巴瘤的 5%~10%,男性多于女性,中位发病年龄为 30 岁左右。弥漫大 B 细胞淋巴瘤(diffuse large B-cell lymphoma,DLBCL)是所有 NHL 中最常见的类型,在中国约占成人 NHL 的 40%,中位发病年龄为 50~70 岁,男性略高于女性。CLL/小淋巴细胞淋巴瘤(small lymphocytic lymphoma,SLL)在中国的发病率较低,约占 NHL 的 6%~7%。CLL/SLL 中位发病年龄 65 岁,男女比例(1.5~2):1。CLL/SLL 属于惰性 B 细胞淋巴瘤,CLL 和 SLL 是同一种疾病的不同表现,CLL 以骨髓和外周血受累为主要特征,SLL 通常以淋巴结病变为主。套细胞淋巴瘤(mantle cell lymphoma,MCL)在中国约占所有 NHL 的 5%,是一类兼具有惰性和侵袭性淋巴瘤特征的 NHL,男女比例为(2~3):1,诊断的中位年龄约 65 岁。伯基特淋巴瘤(Burkitt lymphoma,BL)占所有 NHL 的 1%~3%,占儿童 NHL 的 40%。

肾脏是淋巴瘤浸润最常见的结外和造血外

器官。1 项关于 700 例淋巴瘤患者的尸检结果显示 34% 的 HL 和 NHL 患者存在肾浸润。法国的 LyKID 研究是已发表的最大型非尸检淋巴瘤肾活检系列，77% 的患者在诊断淋巴瘤时即存在肾损伤，男女比例是 2∶1，平均年龄 68 岁。2013 年东部战区总医院国家肾脏疾病临床医学研究中心的 1 项研究指出：在以肾脏损害入院的淋巴瘤患者中，CLL/SLL 最多见（40%），其次是 DLBCL（20%）和 T/NK 细胞淋巴瘤（20%），这提示 CLL/SLL 在中国人恶性淋巴瘤中总体发病率虽然不高，但可能更易引起肾脏损害。

（二）病因及发病机制

HL 病因不详，部分与 EB 病毒（Epstein-Barr virus，EBV）感染有关。NHL 中，边缘区淋巴瘤（marginal zone lymphoma，MZL）的病因与慢性感染或炎症所致的持续免疫刺激有关，胃黏膜相关淋巴组织（mucosa-associated lymphoid tissues，MALT）淋巴瘤与幽门螺杆菌的慢性感染有关，小肠黏膜相关淋巴组织淋巴瘤与空肠弯曲菌感染有关，甲状腺黏膜相关淋巴组织淋巴瘤与桥本甲状腺炎有关，腮腺黏膜相关淋巴组织淋巴瘤与干燥综合征有关，22%~35% 的淋巴结边缘区淋巴瘤、脾脏边缘区淋巴瘤和非胃黏膜相关淋巴组织淋巴瘤中存在丙型肝炎病毒（hepatitis C virus，HCV）感染。

淋巴瘤主要通过 3 种方式造成肾损伤：肿瘤直接侵犯、免疫炎症介导的肾小球疾病以及治疗相关的并发症（如溶瘤综合征、电解质紊乱、感染、容量不足等造成 AKI）。

1. 肿瘤直接侵犯　肾脏是受系统性淋巴瘤影响最常见的腹部器官。尸体解剖的病例有高达 90% 的患者存在肾脏浸润即淋巴瘤肾浸润（lymphomatous kidney infiltration，LIK），但是多数患者无临床症状，伴临床症状的患者绝大多数来源于恶性程度高和/或肿瘤扩散的患者。

由于正常肾脏没有任何淋巴组织，所以 PRL 的发病机制尚不明确。学者 Puente Duanay 曾提出假设：已存在的炎症过程招募淋巴样细胞进入肾实质，并发生了一个早期的致癌事件，以完成肿瘤发生的多步骤过程。肾包膜富含淋巴管，有研究认为肿瘤从包膜、包膜下组织或肾窦穿透肾实质，随后侵犯肾实质。随着淋巴瘤的增大，周围的肾实质被压缩和移位，形成单发（约 7%）或更常见的多发（约 61%）结节状肿块。不均匀的浸润性生长可导致肾包膜外延伸至肾周间隙，类似于原发肾肿瘤。肿瘤持续的生长可能最终导致整个肾实质结构的替换。显微镜下肿瘤细胞弥漫性浸润肾脏间质，引起肾脏实质性变性、坏死和萎缩，也可以见到肿瘤细胞呈局灶或弥漫性肾小球内浸润。

2. 免疫介导的肾小球疾病（表 3-5-1）　经典霍奇金淋巴瘤（classic Hodgkin lymphoma，cHL）的特征是恶性细胞（霍奇金和里德 - 斯特恩伯格，HRS）不受控制地增殖。HL 引起肾小球疾病主要病理类型为 MCD 和 FSGS。免疫系统和足细胞功能障碍都参与了 MCD 的发病机制。可能的致病机制有以下几种：①由 HRS 细胞分泌的细胞因子，如 IL-13，通过肉毒杆菌素和旁分泌效应刺激 HRS 细胞的生长，在 cHL 发病机制中发挥重要作用，而 IL-13 受体在 MCD 患者的肾小球中表达，IL-13 刺激培养足细胞中的跨细胞离子转运。IL-13 在体外不影响细胞对大分子的通透性，但过度表达 IL-13 的转基因大鼠会出现蛋白尿和 MCD。②Nakayama 等发现在复发的 cHL 相关 MCD 患者中，TNF-α 产生过多，而在化疗后，随着 TNF-α 水平正常，蛋白尿同时减少，提示 TNF-α 可能和蛋白尿有关。然而，目前仍然缺乏 TNF-α 导致蛋白尿的直接证据。

表 3-5-1　免疫介导的肾小球疾病

疾病类型	肾脏病理特征	临床特点
霍奇金淋巴瘤	微小病变肾病	发生在淋巴瘤后期
	局灶节段性肾小球硬化	与淋巴瘤严重性和进展无关
	淀粉样变性	肾小球疾病发生与 VEGF-25 和 TGF-β 高表达有关
	新月体肾炎	

疾病类型	肾脏病理特征	临床特点
非霍奇金淋巴瘤	微小病变肾病 局灶节段性肾小球硬化 膜性肾病 膜增生性肾小球肾炎 系膜增生性肾小球肾炎 新月体肾炎 淀粉样变性（AL 型） IgA 肾病 免疫触须肾小球病 纤维肾小球病	发生在淋巴瘤早期 与淋巴瘤进展密切相关 与丙型肝炎和 EB 病毒感染相关
慢性淋巴细胞白血病	微小病变肾病 局灶节段性肾小球硬化 膜性肾病 膜增生性肾小球肾炎 淀粉样变性（AA 型） 新月体肾炎 免疫触须肾小球病 系膜增生性肾小球肾炎	与自身免疫性疾病相关 90% 的患者浸润（无症状和有症状）

注：VEGF，血管内皮生长因子；TGF-β，转化生长因子 β。

HL 偶尔可引起淀粉样变性（多为 AA 型淀粉样变），还可产生抗肾小球基膜抗体和抗中性粒细胞胞质抗体（antineutrophil cytoplasmic antibody，ANCA）引起新月体肾炎。在之前对 1 700 例 HL 患者进行的 2 项研究中，2 种肾小球疾病与 cHL 显著相关，淀粉样变性（占病例的 0.1%）和 MCD（占病例的 0.4%）。

与 HL 不同，NHL 相关的肾小球疾病变异很大，但常常与免疫复合物介导的增殖性肾小球疾病相关，其中最常见的报道为 MPGN。Li 等的研究中发现在淋巴增生性疾病，肾脏病理中 MPGN 病变是最常见的肾小球病变类型，发生率为 35%，20% 的病例出现新月体肾炎，17% 的病例出现 MCD。NHL 引起肾小球病原因不清，推测是由于淋巴瘤导致炎症因子的分泌而引起免疫复合物肾脏沉积和细胞增生，而 MCD 可能是由 B 细胞和

T 细胞功能障碍引起的。其他少见的情况为淀粉样变，与 HL 多为 AA 型淀粉样变不同，NHL 患者主要是 AL 型淀粉样变性或轻链沉积肾病。一小部分 NHL 因合并丙型肝炎病毒感染，而引起冷球蛋白血症导致肾损伤；还可因合并 EBV 感染而发现免疫复合物中存在该病毒抗原，推测其介导了免疫复合物导致的肾小球疾病。

3. 治疗相关并发症 TLS 指的是淋巴瘤化疗过程中，由于肿瘤细胞代谢旺盛或化疗导致肿瘤细胞大量崩解所引起的一组代谢症候群，具体内容详见本书第二章第五节。其导致 AKI 的机制包括 2 个方面：预先存在的容量不足，尿酸和钙磷复合物在肾小管的沉积。嘌呤核酸可以最终转化为尿酸，大量的尿酸结晶可以直接损伤肾小管，也可以通过收缩血管、促发炎症因子损伤肾小管和间质，而造成肾损伤；而内源性磷释放增

加可引起高磷血症和低钙血症,磷酸钙在肾脏沉积以及磷对肾小管的直接毒性也可造成相关的AKI。

淋巴瘤患者中可出现各种电解质和酸碱异常,这些并发症可以是由恶性肿瘤本身、器官直接浸润、细胞溶解或导致AKI的化疗药物引起的。低钾血症是最常见的异常(43%~64%),其次是低镁血症(25%~32%)和低磷血症(16%~30%)。

(三)临床病理表现

淋巴瘤可表现为局部症状和全身症状。绝大多数HL患者以浅表淋巴结肿大为首发症状。NHL患者大部分以浅表淋巴结肿大为首发症状,部分患者原发于结外淋巴组织或器官。淋巴瘤常见的全身症状有发热、盗汗、体重减轻、皮肤瘙痒和乏力等。以下3种情况中出现任何一项即可诊断为B症状:①不明原因发热,体温>38℃,连续3天以上,排除感染的原因;②夜间盗汗(可浸透衣物);③体质量于诊断前半年内下降>10%。

淋巴瘤累及肾脏的患者通常无症状,最常见的表现是AKI、腰部疼痛和肿块、高血压。LyKID研究中33%的患者有高血压,9.6%合并糖尿病,5.5%既往存在复发性尿路感染病史。

淋巴瘤患者的AKI很常见。1项对349例入住ICU的恶性血液病患者的研究显示:149例(43%)患者出现某种形式的AKI,而在这些有AKI的患者中,29%需要进行肾脏替代治疗,死亡率高达72%。LyKID研究中,肾活检中极少发现肾小球病变,但蛋白尿很常见,超过70%的患者尿蛋白/肌酐比值>0.03g/mmol(相当于>0.3g/d),尿白细胞升高仅占24%,80%的患者肾脏影像学有异常,分别表现为单发的(54%)、多发的(19%)或肾周(5.1%)肿块,弥漫性肾增大1例(1/87)。其中21%患者影像学正常,需要通过肾活检明确肾脏受累。

1. 急性肾损伤(AKI) AKI在淋巴瘤中比较常见,在1项因淋巴瘤或其他恶性血液病入住ICU的349例患者中,有149例(43%)的患者合并了AKI,其中29%需要接受床旁透析治疗,死亡率高达72%。淋巴瘤患者出现AKI时,必须评估肾前、肾内和肾后病因。

(1)淋巴瘤肾浸润:LIK很常见,在1项696例恶性淋巴瘤病例中,34%的病例中发现了LIK,但只有14%在死亡前被诊断。44%的患者在LIK确诊同时或不久之后出现肾外淋巴瘤浸润的表现。临床表现差异大,从无症状的肾功能轻微受损到需要透析替代治疗的AKI均可出现。常见的临床症状包括腰痛、肉眼血尿、腹部膨胀、高血压和肾功能受损,但缺乏特异性;少数病例由于肾外淋巴瘤浸润或巨大肾脏肿物压迫肾盂、输尿管造成输尿管扩张和肾盂积水。大多数病例(74%)的肾脏浸润是双侧的,影像学可见双侧肾脏对称性肿大。

(2)肿瘤溶解综合征(TLS):TLS最常见于NHL,尤其是BL。其生化特征为高尿酸血症、高钾血症、高磷血症和低钙血症,心律失常、癫痫发作和叠加的AKI是常见的临床表现。由TLS引起的AKI可能无症状或尿毒症的症状,包括恶心、呕吐和嗜睡。

(3)梗阻性肾病:淋巴瘤肿块或肿大的淋巴结压迫肾盂或输尿管,淋巴瘤导致的腹膜后纤维化,或者因为溶瘤综合征引起的结石均可以导致尿路梗阻。虽然突发无尿型AKI很容易考虑到梗阻导致AKI,但是很多情况下患者尿量稳定,因此而被忽略,常常患者伴血尿或白细胞尿;影像学检查可见肾盂输尿管扩张的表现。

(4)噬血细胞综合征(HPs):HPs是一类由原发或继发性免疫异常,导致的过度炎症反应综合征。主要由淋巴细胞、单核细胞和巨噬细胞系统异常激活、增殖,分泌大量炎性细胞因子,临床以持续发热,肝脾大,全血细胞减少及骨髓、肝脾、淋巴结组织发现噬血现象为主要特征。其本质是机体免疫系统在各种潜在致病源刺激下过度活化,导致严重的过度炎症反应和病态免疫,从而产生一系列临床症状的过程。淋巴瘤患者可发生HPs并造成AKI,肾活检可见肾间质高度水肿,并有局限的间质细胞浸润。如不及时诊治可危及生命。

2. 肾小球疾病临床表现 肾小球疾病的表现多数在淋巴瘤确诊后,约40%出现在淋巴瘤之前,绝大多数表现为肾病综合征,约40%患者合并肾功能不全;NHL常常因病理为增生性肾炎而伴随血尿、高血压等肾炎综合征。其临床表现也常常伴随淋巴瘤的治疗而好转。具体见表3-5-1。

3. 病理表现 淋巴瘤的病理分类复杂。淋巴瘤浸润肾脏，89%的患者表现为直接浸润，其余为肾周围淋巴瘤累及肾脏。74%的患者表现为双侧肾脏浸润，肾脏重量增加。根据浸润的病理特点可分为肾间质浸润型和肾小球浸润型，2种类型临床表现不同，肾间质受累的患者87%表现为AKI，95%表现为肾脏增大，无明显蛋白尿；肾小球受累的45%表现为AKI，肾脏大小多数正常，常常伴有显著蛋白尿，50%患者可达到肾病综合征范围大量蛋白尿。LyKID研究中的87例患者中有66例进行了肾活检，肾脏病理中82%为肾间质浸润，只有1例为肾小球细胞浸润(血管内大B细胞淋巴瘤)，2例同时累及肾间质和肾小球。

EBV阳性DLBCL的特征是肿瘤细胞中EBER的原位杂交阳性，而浆母细胞性淋巴瘤显示典型的CD138阳性。在间变性淋巴瘤(包括ALK阳性和阴性形式)中，肿瘤成分为CD30阳性。

(四) 诊断及鉴别诊断

淋巴瘤引起肾损伤的发现率低，但及时诊断对患者的预后有积极影响，因此当临床出现以下几种情况时需警惕是否有淋巴瘤肾损伤出现：①肾脏疾病合并浅表淋巴结肿大或淋巴瘤确诊者；②肾脏进行性肿大合并肾功能不全者；③不明原因的急性间质性肾炎者；④不明原因的毛细血管内增生性病变者。肾活检在肾间质或肾小球内见到浸润的淋巴瘤细胞即可确诊。但是很多情况下淋巴瘤患者存在肾活检禁忌证(如并发凝血功能障碍)。随着化疗，肾功能迅速改善，也可以帮助诊断。

淋巴瘤相关肾小球疾病：当肾脏病合并以下线索时应当怀疑淋巴瘤相关肾小球疾病：①肾病综合征合并淋巴结肿大或淋巴瘤；②中年以上患者初发肾病综合征；③难治性MCD。确诊标准为淋巴瘤合并肾病综合征，并且肾病综合征随着淋巴瘤的缓解而缓解或者随着淋巴瘤加重而复发。

此外，淋巴瘤肾损伤还需要与下列疾病相鉴别：①Castleman病：是一组由于不同原因造成的慢性淋巴增殖性疾病，多中心型Castleman病往往伴有肾脏受累，表现为蛋白尿和AKI，肾脏病理可表现为TMA样病变、新月体肾炎、淀粉样病变等。但该病虽有淋巴结显著增生，仍保留淋巴结的基本特点。②POEMS综合征：一种由浆细胞病引起的罕见的副肿瘤综合征，包括器官肿大和淋巴结肿大，其核心特征是单克隆浆细胞病和多发神经病变，可通过淋巴结活检鉴别。③Kimura病：一种慢性炎症性疾病，表现为头颈部的皮下结节，常累及淋巴结，伴外周血嗜酸性粒细胞增多和IgE水平升高，常伴肾脏损害，其病理表现为受累的组织淋巴样增生，淋巴结结构不被破坏。

(五) 治疗及预防措施

对于淋巴瘤相关的肾脏损害应当针对具体的病因给予相应治疗，包括外科手术、放射疗法、化疗、靶向治疗、免疫治疗、移植等。原发性肾非霍奇金淋巴瘤(primary renal non Hodgkin lymphoma，PRNHL)最常见的治疗方法是肾切除和R-CHOP方案(利妥昔单抗、环磷酰胺、阿霉素、长春新碱和泼尼松)。就目前大多数报道和研究而言，淋巴瘤的治疗根据类型和分级而有所不同。胃黏膜相关淋巴组织淋巴瘤是低级别的，可用单药利妥昔单抗(抗CD20单抗)、肾切除术甚至放射治疗有效。治疗过程中应尽量避免药物治疗所造成的肾损伤。

化疗引起的肾毒性的危险因素包括，年龄较大、潜在的AKI或慢性肾脏病、易发生药物毒性的易感基因。LIK可能会诱发化疗导致的肾毒性。甲氨蝶呤是一种抗叶酸和抗代谢物，通常用于治疗淋巴瘤。大剂量甲氨蝶呤($>1g/m^2$)可通过形成管内晶体导致阻塞和直接管状细胞毒性引起AKI。患者通常表现为血清肌酐迅速升高的非少尿性AKI。水化和尿碱化可防止甲氨蝶呤晶体的沉淀。在AKI的情况下，甲氨蝶呤可能积累并导致中性粒细胞减少、肝炎、黏膜炎和神经功能障碍。补充叶酸可减少毒性。透析可以清除血液中的甲氨蝶呤，但在停止治疗后，其水平会迅速反弹。2016年上市的羧肽酶G2可以迅速将甲氨蝶呤转化为非活性代谢物。

TLS患者主要是纠正可逆性危险因素、充分水化、预防性降尿酸以及控制血磷水平。LIK的管理重点是治疗潜在的恶性肿瘤。针对淋巴瘤相关的肾前性AKI和肾小管坏死主要是支持治疗和保证足够的血容量,必要时透析;针对严重的肾后性梗阻立即用肾造瘘管减压可防止永久性损伤。尽可能避免碘造影剂CT扫描,特别是当估算的肾小球滤过率(estimated glomerular filtration rate,eGFR)$<45ml/(min \cdot 1.73m^2)$ 时。DLBCL患者中枢神经的复发率很高,建议预防治疗。

对于淋巴瘤直接浸润引起的肾损伤或者免疫介导的肾小球疾病,治疗主要取决于原发病的治疗,应当相应的化疗或者进行骨髓移植治疗;随着淋巴瘤的缓解,肾脏损害大多可以减轻或者痊愈。

(六)预后及转归

肾淋巴瘤的临床表现不明显,从影像学上看,包括隐匿性的肾肿块,类似于肾细胞癌、肾脓肿或其他肾肿瘤转移,很少表现为AKI或大量蛋白尿,经常无明显消瘦或腰痛,这可能导致诊断延迟和影响预后。局限于肾脏的淋巴瘤预后不良,报道的1年死亡率高达75%,5年生存率仅为40%~50%,中位生存时间为8~36个月。

高龄和高血压患者在化疗后更容易出现肾功能损伤。诊断初期即出现肾衰竭与慢性肾功能不全有相关性。在诊断时有肾衰竭和无肾衰竭的患者之间的总生存期和无进展生存期无显著差异。

(七)总结

肾脏是受系统性淋巴瘤影响最常见的腹部器官,而PRL起源于肾门淋巴结或肾实质,仅占肾淋巴瘤的不足1%。肾脏受累最常见的是B细胞淋巴瘤,大多数是包括BL和组织细胞淋巴瘤在内的中等或高度恶性淋巴瘤。明确诊断通常需要肾活检。确诊后的治疗方法是针对淋巴瘤,但需要预防治疗期间的并发症。预后取决于淋巴瘤的类型。随着治疗的进步,大多数患者的存活率有所提高,但治疗的并发症往往会危及生命,需要及时预防处理。

三、华氏巨球蛋白血症相关肾损伤

WM是一种独特且少见的疾病,表现为淋巴浆细胞性淋巴瘤(lymphoplasmacytic lymphoma,LPL)侵犯骨髓,同时伴血液中IgM型单克隆丙种球蛋白并导致器官损伤,必须证实骨髓活检标本中小淋巴细胞占比 $\geqslant 10\%$,并且此类细胞具有淋巴浆细胞特征或LPL。根据国际骨髓瘤工作组的定义:若骨髓浸润$<10\%$,则称为IgM型意义未明的单克隆丙种球蛋白血症(monoclonal gammopathy of undetermined significance,MGUS)而非WM。当骨髓浸润 $\geqslant 10\%$ 但无器官受损时称为冒烟型WM,此时无须治疗。LPL是由小B淋巴细胞、浆细胞样淋巴细胞和浆细胞组成的淋巴瘤,常常侵犯骨髓,也可侵犯淋巴结和脾脏,并且不符合其他可能伴浆细胞分化的小B细胞淋巴瘤的诊断标准。90%~95%的LPL为WM。WM患者存在与造血组织浸润或血液中单克隆IgM效应相关的症状,肾脏也可能受累。

(一)流行病学特点

WM罕见,仅占所有血液系统恶性肿瘤的2%,其发病率存在种族和性别差异。文献报道我国台湾地区的年龄标准化年发病率为1/100万,其中男性占70%。据报道,美国白种人男性和女性年龄标准化年发病率分别为6.1/100万人和2.5/100万。WM诊断时中位年龄为70岁,仅不足10%患者<50岁。

WM相关肾损伤(WM-related nephropathy,WMRN)的真实发病率尚不清楚。新西兰的1项基于肾活检病理的回顾性研究显示,WMRN的15年累积发病率为5.1%,但另1项基于尸检病理的研究提示3.8%~7.4%的WM患者有肾脏疾病。美国的1项研究评估了985例WM患者的髓外受累情况,4.4%的患者存在髓外器官受累,其中8%为肾脏受累。约3%的WM患者存在肾功能不全。

(二)病因及发病机制

恶性化B细胞的体细胞突变和染色体异常是导致WM的基础。超过90%的WM患者存在 MYD88 基因高频突变(MYD88 L265P)。MYD88突变虽与WM密切相关,但不具有完全特异性。此外,约40%的WM患者存在 CXCR4 基因频发突变。WMRN的发病机制包括淋巴浆细胞的直接浸润、肾小球或肾小管上皮细胞副蛋白沉积或免疫介导的反应。

(三)临床病理表现

WM最常见的症状是贫血引起的疲倦,近20%的患者有肝大,15%患者出现脾大和淋巴结病。WM最常见的实验室异常包括β_2微球蛋白水平升高(54%)、贫血(38%)、LDH升高(11%)、中性粒细胞减少（4%）和血小板减少（2%）。

轻度蛋白尿和镜下血尿是 WM 最常见的肾脏表现。70% 患者通过免疫固定电泳可检出尿单克隆轻链（本周蛋白），但其含量远低于多发性骨髓瘤患者。Vos 等报道的 44 例 WMRN 患者中，15 例（34%）表现为肾病综合征，29 例（66%）有肾功能不全，而导致肾病综合征最常见的原因是 AL 型淀粉样变性。梅奥诊所的 1 项研究包括了 WM 和其他分泌 IgM 的 B 细胞淋巴增生性疾病的患者，对 57 例接受肾活检的患者进行评估，发现其中 82% 的患者肾脏病变与单克隆球蛋白相关。华氏巨球蛋白血症肾脏受累的表现详见表 3-5-2。肾脏病理多表现为膜增生性病变，系膜区中 - 重度增宽，基膜内皮下、祥腔内见 PAS 强阳性物质沉积；电镜下见呈平行排列或束状排列的纤维丝状结构，多数直径 14~25nm，少数直径 25~30nm（图 3-5-2）。

表 3-5-2　华氏巨球蛋白血症肾脏受累的表现

临床表现
肾前性急性肾损伤（高黏滞血症相关）
蛋白尿（肾病综合征、非肾病范围蛋白尿、Bence-Jones 蛋白尿）
镜下血尿
急进型肾炎综合征

组织学表现
肾小球病变（可表现为急性肾小球疾病或新月体性肾小球疾病）
膜增生性肾小球肾炎合并冷球蛋白血症
膜增生性肾小球肾炎无冷球蛋白血症
轻链和 / 或重链沉积病
AL 型淀粉样变性
血管病变：血栓性微血管病
肾小管间质病变
浆细胞样淋巴细胞浸润
轻链管型肾病
急性肾小管损伤（药物性或高黏滞血症相关）
急性间质性肾炎

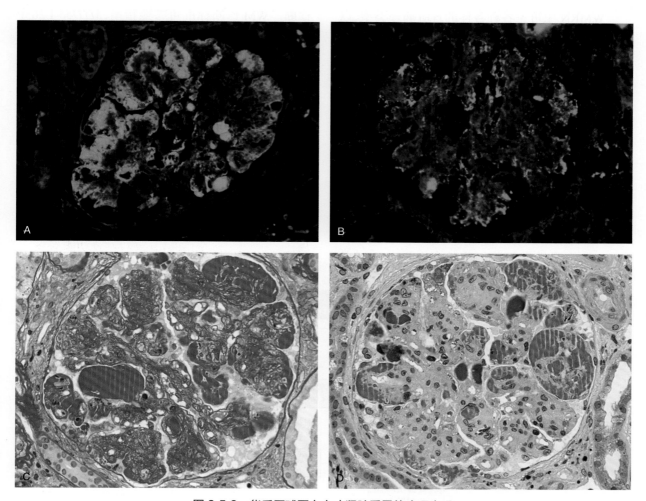

图 3-5-2　华氏巨球蛋白血症肾脏受累的病理表现

注：A. 免疫荧光染色示 κ 轻链 "+"，弥漫、颗粒状分布于肾小球系膜区及血管祥（IF，×400）；B. λ 轻链 "–"（IF，×400）；C. 肾小球表现为膜增生性病变，系膜区中 - 重度增宽，基膜内皮下、祥腔内见 PAS 强阳性物质沉积（PAS，×400）；D. 肾小球基膜内皮下见大量嗜复红物沉积，祥腔内亦见 "栓子"（Masson，×400）；

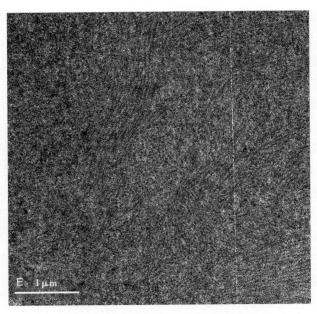

图 3-5-2　华氏巨球蛋白血症肾脏受累的病理表现（续）

注：E. 电镜下见呈平行排列或束状排列的纤维丝状结构，多数直径 14~25nm，少数直径 25~30nm（EM）。

WMRN 中可见各种各样的肾脏病理类型，以肾小球疾病为主。这些肾脏病变有的是肿瘤细胞的直接浸润，有的是对肿瘤细胞的免疫反应，有的是异常副蛋白导致。最常见的病变类型包括 AL 淀粉样变性、冷球蛋白血症肾小球肾炎、非典型淋巴样细胞直接浸润肾脏以及大量的 IgM 毛细血管内聚集，其他少见的有轻链管型肾病和 MCD、MN 等（图 3-5-3）。

（四）诊断及鉴别诊断

怀疑 WM 的患者应接受骨髓穿刺活检和血清蛋白电泳检查。血清单克隆 IgM 和骨髓中>10% 克隆性淋巴浆细胞的存在提示 WM 的诊断。WM 诊断标准可参照指南，*MYD88* L265P 基因突变检测应该考虑。对 WM 患者需密切监测肾功能和尿常规、血补体和冷球蛋白。

（五）治疗及预防措施

存在肾损伤的 WM 应进行血液学治疗。血浆置换可能对 AKI、高黏滞综合征有用，也可用于有冷球蛋白血症及抗体介导的损伤症状的患者。针对血液学的化疗应同时进行，口服烷化剂、皮质类固醇和嘌呤核苷酸类似物以及静脉滴注利妥昔单抗已用于治疗 WM。部分患者治疗后重复肾活检可见 IgM 沉积物消散。由于 WM 淋巴细胞的相对惰性，干细胞移植不太推荐。

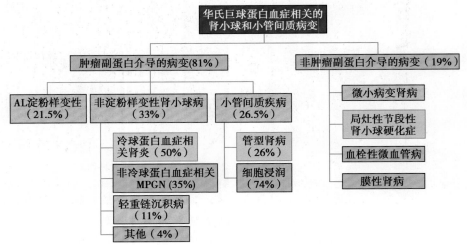

图 3-5-3　华氏巨球蛋白血症患者常见的肾脏病变

注：MPGN，膜增生性肾小球肾炎。

有研究探索用蛋白酶体抑制剂(包括硼替佐米)治疗 WM。在 1 项小样本研究中,超过 75% 患者反应良好,IgM 水平降低。此外,哺乳动物雷帕霉素靶蛋白(mammalian target of rapamycin, mTOR)抑制剂依维莫司和 Bruton 激酶抑制剂依鲁替尼等新疗法也有尝试。依维莫司对 70% 的患者显示出反应,而伊布替尼的临床试验中治疗反应率为 62%。使用这些药物可能有助于减少 WM 的肾损伤。

(六)预后及转归

关于 WMRN 的预后和结局的文献资料很少。一些研究列举了影响 WM 患者总存活率的不良预后因素,其中最重要的不良预后因素包括年龄>60 岁、体质量减轻、中性粒细胞减少(细胞计数<1.7×10^9/L),低血红蛋白(<90g/L)和血清 β_2 微球蛋白升高。Morel 等研究发现不良预后因素 0~1 个的患者总存活率为 87%,2 个为 62%,3~4 个总存活率不足 25%。WM 患者的中位生存期平均为 5 年,但至少有 20% 的患者存活了 10 年以上,其中 10%~20% 的患者死于无关原因。

不同研究 WMRN 患者的预后差异较大。Chauvet 等报道的 35 例 WMRN 患者人肾存活率都很差,8 例(23%)诊断后中位随访 11 个月死亡,6 例(17.1%)进展为 ESRD。此外,所有 7 例治疗后获得血液学完全和 / 或非常好反应的患者肾脏情况都有明显改善。Vos 等报道的队列研究中,44 例 WMRN 患者中位随访 36.5 个月,死亡 14 例(32%),7 例患者(16%)需要维持透析。WMRN 的中位生存时间为 11.5 年,显著短于队列其余患者的 16 年。其中治疗后肾功能稳定或改善的患者总体预后更好。淀粉样变性患者进展为 ESRD 的比例最高,非淀粉样变性相关的肾小球病变患者的患者存活(中位时间 160.5 个月 *vs* 64.4 个月)和肾脏存活(中位时间 109 个月 *vs* 27 个月)均明显优于淀粉样变性相关的患者。南京童玲总结的 16 例患者中,随访 1~171 个月后 6 例死亡,8 例存活,2 例失访。

(七)总结

WMRN 的疾病谱涵盖了单克隆免疫球蛋白沉积有关的各种肾小球和肾小管间质损伤类型。肾间质肿瘤浸润性病变很常见,在某些情况下可能是血液病的唯一表现。WM 患者的存活率受到多种因素的影响,包括是否合并肾脏疾病。目前,化疗和靶向治疗的选择有限,但伊布替尼等新型药物提供了新的选择。

四、Castleman 病相关肾损伤

Castleman 病是以巨大淋巴结增生或血管滤泡淋巴结增生为特征的一组异质性淋巴细胞增生性疾病。最早于 1920 年被发现,1954 年起被认为是一类临床病理综合征,临床罕见、发病率不详。病因不明,可能跟感染和炎症有关,IL-6 在 Castleman 病的发病中起着重要作用。根据病变累及的范围分为单中心型 Castleman 病和多中心型 Castleman 病,根据是否存在人类疱疹病毒 8(human herpes virus-8,HHV-8),多中心型 Castleman 病可进一步分为 HHV-8 相关多中心型 Castleman 病和特发性多中心型 Castleman 病(idiopathic MCD,iMCD);病理类型可为透明血管型、浆细胞型和混合型。在诊断 Castleman 病时必须区分单中心型 Castleman 病、HHV-8 相关多中心型 Castleman 病或 HHV-8 阴性多中心型 Castleman 病 / 特发性多中心型 Castleman 病,因为这些亚型的临床特征、治疗和结局不同。Castleman 病也与很多恶性肿瘤相关,包括 NHL、HL 和 POEMS 综合征(多发神经病、器官肿大、内分泌疾病、单克隆免疫球蛋白血症和皮肤改变)。

单中心型 Castleman 病以年轻人多见,透明血管型为主,临床表现为巨大淋巴结,多见累及纵隔淋巴结,多无全身症状,手术切除可治愈。单中心型 Castleman 病肿大淋巴结累及肾脏罕见,表现为大小不等的结节占位性病变,常误诊为肾细胞癌。多中心型 Castleman 病患者发病年龄较大,可有包括肾脏在内的多系统受累表现。多中心型 Castleman 病可与 POEMS 综合征共同发生,定义为 POEMS 相关多中心型 Castleman 病。部分患者表现为 TAFRO 综合征,即有血小板减少症、全身水肿、骨髓纤维化、肾功能不全和器官肿大,属于多中心型 Castleman 病的一种特殊亚型。此类病例通常具有急性、危急的临床病程,从症状发作到淋巴结活检的中位时间为 6 周,短于其他形式的特发性多中心型 Castleman 病。

(一)流行病学特点

Castleman 病的肾脏受累似乎很常见,可累及

多达 25%~54% 患者,以个案以及小样本病例系列报道多见。多达 55% 的 TAFRO 综合征患者可发生进展性肾损伤。

(二)病因及发病机制

Castleman 病肾损伤的发病机制尚不清楚,IL-6 的分泌异常和血管内皮生长因子(vascular endothelial growth factor, VEGF)的紊乱在肾损伤的发生发展中起着重要作用。个案观察 1 例患者血清 VEGF 明显升高,但 Castleman 病完全缓解后恢复正常;而病理染色显示肾小球小血管病变患者肾小球 VEGF 表达下降,提示 Castleman 病肾损伤肾小球小血管病变的发生可能与 VEGF 的分泌紊乱相关。

(三)临床病理表现

Castleman 病患者的肾损伤主要表现为不同程度的蛋白尿、血尿及肾功能损伤,肾脏病理改变以内皮增生为特征的肾小球病变(内皮增生和基底膜双轨形成,伴 / 不伴 TMA 或系膜溶解)和 AA 型淀粉样变性为主,部分患者仅为单纯的肾小管间质损伤(图 3-5-4)。

Yuan 等总结文献报道的 75 例经肾活检证实的 Castleman 病肾损伤患者,发现多中心型 Castleman 病比单中心型 Castleman 病更常见(49 例 vs 26 例),病理类型以浆细胞型 / 混合型为主(80%),但多中心型 Castleman 病与单中心型 Castleman 病组病理类型无显著差别。研究发现61% 有肾病综合征表现,66% 合并肾功能损伤。常见的肾脏病理类型为淀粉样变性(35%),TMA(17%),MPGN/MPGN 样病变(11%)和系膜增生性病变(11%),其中多中心型 Castleman 病患者以 TMA 和 MPGN/MPGN 样病变为主(38%)、单中心型 Castleman 病以淀粉样变性为主(65%)。此外还可见 MN、FSGS、MCD、新月体肾炎等,以及单纯肾小管间质损伤。

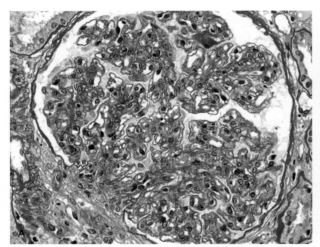
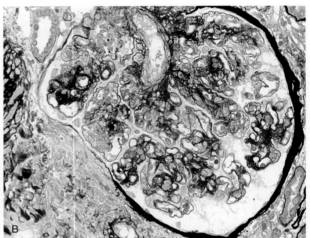
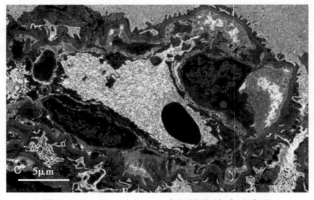

图 3-5-4　Castleman 病肾损伤的病理表现

注:A. 肾小球体积大,表现为弥漫系膜溶解,系膜细胞增生,基质增多,毛细血管袢开放好,袢腔内见单个核细胞浸润(PAS, ×400); B. 肾小球系膜区中 - 重度增宽,系膜区嗜银减弱,毛细血管袢开放好,节段外周袢分层(PASM-Masson, ×400); C. 电镜下肾小球毛细血管袢内皮下疏松、增宽,见细胞成分插入至内皮下区域(EM)。

El Karoui 等总结了 19 例肾活检资料完整的 Castleman 病肾损伤患者的临床病理特征，其中女性 10 例，中位年龄 41.5(17~79) 岁，中位随访 50(2~180) 个月；其中 89% 为多中心型 Castleman 病，84% 为浆细胞型或混合型。4 例患者合并人类免疫缺陷病毒(human immunodeficiency virus,HIV) 感染，同时血清 HHV-8 检测阳性，而无 HIV 感染患者中仅 2 例(2/10)HHV-8 阳性。无 HIV 感染的 15 例患者肾脏组织学变化较大，最常见的是肾小球 TMA 样病变(9 例，60%)，此类患者均可见肾小球内皮增生和基膜双轨，大部分还伴有 TMA 或者系膜溶解(4/9)；免疫荧光免疫球蛋白沉积均为阴性，少数肾小球毛细血管纤维蛋白呈阳性。这 9 例患者肾损伤与 Castleman 病均同时诊断，均为多中心型 Castleman 病，其中 7 例(78%) 为浆细胞型或混合型。肾损伤临床表现为蛋白尿、血压升高和肾功能不全；有 1 例患者表现为典型的溶血性尿毒综合征(hemolytic-uremic syndrome,HUS)，所有患者均未查及已知的其他 TMA 诱因。其他病变包括 3 例(20%)AA 型淀粉样变性，2 例单中心型 Castleman 病(其中 1 例为透明血管型)。肾损伤临床表现为肾病综合征、肾功能损伤，C 反应蛋白水平显著升高(112mg/L)。此外，还有单纯肾小管间质病变(2 例，15%) 和肾小球 FSGS 样病变(1 例)。伴 HIV 感染的 4 例患者均为多中心型 Castleman 病，病理分型均为浆细胞型或混合型。肾损伤临床表现为不同程度的水肿和蛋白尿，2 例合并肾功能不全，其中 1 例伴肾小管酸中毒。肾脏病理类型各异，其中 AA 型淀粉样变性 1 例，微小病变肾病 1 例，FSGS 样病变 2 例，其中 1 例伴肾小管间质非特异性损伤，另 1 例为合并肾小管酸中毒患者伴小管基膜单克隆 κ-IgM 沉积。

北京大学第一医院张宏等总结分析了 76 例 Castleman 病患者，其中女性 33 例，中位年龄 35.5(12~67) 岁，单中心型 Castleman 病 44 例(57.9%) 和多中心型 Castleman 病 32 例(42.1%)，病理分型透明血管型 50 例(65.8%) 和浆细胞型 / 混合型 26 例(34.2%)。19 例(25%) 患者合并肾损伤，其中 17 例(89.5%) 表现有发热、体质量下降或乏力等症状，11 例(57.9%) 有胸腔和 / 或腹腔积液(4 例同时有心包积液)，7 例(36.8%) 有脾大(2 例同时有肝大)，2 例患者同时符合 POEMS 诊断。与无肾损伤患者相比，合并肾损伤患者更加倾向于出现系统性损伤表现。肾损伤主要表现为不同程度的蛋白尿(肾病范围 7 例)、镜下血尿(14 例)和 AKI(12 例)。分析发现多中心型 Castleman 病和浆细胞型 / 混合型更多出现肾损伤。11 例进行了肾活检，10 例肾小球损伤为主，1 例表现为间质性肾炎；肾小球病变以 TMA 样病变(6 例)为主，此外还有新月体肾炎(2 例)、微小病变和慢性肾小管间质肾炎。

多达 55% 的 TAFRO 综合征患者发生进展性肾损伤，目前仅少许文献综述报告，大样本研究报道罕见。2022 年 Uemura 等报告了 1 例 TAFRO 综合征肾损伤重复肾活检患者，并总结了既往报道的 14 例 TAFRO 综合征肾损伤特点。其中一半以上有严重肾功能不全的临床特征 [eGFR<30ml/(min·1.73m^2)]，或需要临时血液透析。大部分肾脏组织学结果显示 TMA 或 MPGN 样病变，TMA 样病变患者肾活检更早(起病到肾活检时间 TMA vs MPGN，24 天 vs 116 天)。

(四) 诊断及鉴别诊断

Castleman 病需与淋巴瘤、血管免疫母细胞淋巴结病、多发性骨髓瘤等淋巴浆细胞性疾病鉴别。多数患者在接受针对原发病的治疗后肾损伤均可显著改善。肾活检仍是 TAFRO 综合征肾损伤的金标准，但由于这些患者病情进展风险高且常合并血小板减少导致很难施行。

(五) 治疗及预后

治疗通常选用淋巴瘤的化疗方案，亦可选用 CD20 单抗、沙利度胺、抗病毒治疗以及自体 HSCT。20%~30% 的 Castleman 病可进展为卡波西肉瘤或淋巴瘤。Castleman 病进展后淋巴瘤多为 B 细胞源性，套细胞淋巴瘤多见。局灶型 Castleman 病预后较好，多中心型 Castleman 病则多为侵袭性，预后较差。

El Karoui 等报道的病例中，9 例肾小球小血管病变患者接受皮质激素和 / 或依托泊苷治疗后肾功能改善(1 例患者除外)，但 AA 型淀粉样变性针对 Castleman 病治疗后肾脏预后差别较大，1 例肾病缓解，1 例肾功能稳定，还有 1 例需要维持血液透析且因肿瘤转移短期内死亡。而伴 HIV 感染的 4 例患者经过抗病毒及对症治疗后，2 例患者肾功能恢复但蛋白尿持续,1 例患者部分缓解 39 个月后需要维持血液透析,1 例因脓毒症死亡。北京大学第一医院报道的病例中,化疗可显著改善患者肾脏功能,75% 的 AKI 患者肾功能好转。TAFRO 综合征肾损伤患者化疗后大部分患者能得到比较好的肾脏预后。

(六) 总结

Castleman 病肾损伤在 Castleman 病患者中并不少见,尤其以多中心型 Castleman 病更易累及肾脏。Castleman 病肾损伤的发生可能与异常增生的淋巴细胞导致炎症和细胞因子异常相关,导致的肾小球损伤以 TMA 和淀粉样变性为主。针对原发病化疗,可显著改善肾功能以及肾脏预后。

(程　震)

主要参考文献

[1] ROSNER M H, PERAZELLA M A. Acute kidney injury in patients with cancer [J]. N Engl J Med, 2017, 376 (18): 1770-1781.

[2] LUCIANO R L, BREWSTER U C. Kidney involvement in leukemia and lymphoma [J]. Adv Chronic Kidney Dis, 2014, 21 (1): 27-35.

[3] WANCHOO R, BERNABE RAMIREZ C, BARRIENTOS J, et al. Renal involvement in chronic lymphocytic leukemia [J]. Clin Kidney J, 2018, 11 (5): 670-680.

[4] MIRANDA-FILHO A, PINEROS M, FERLAY J, et al. Epidemiological patterns of leukaemia in 184 countries: a population-based study [J]. Lancet Haematol, 2018, 5 (1): e14-e24.

[5] STRATI P, NASR S H, LEUNG N, et al. Renal complications in chronic lymphocytic leukemia and monoclonal B-cell lymphocytosis: the Mayo Clinic experience [J]. Haematologica, 2015, 100 (9): 1180-1188.

[6] KOHN M, KARRAS A, ZAIDAN M, et al. Lymphomas with kidney involvement: the French multicenter retrospective LyKID study [J]. Leuk Lymphoma, 2020, 61 (4): 887-895.

[7] CHAUVET S, BRIDOUX F, ECOTIÈRE L, et al. Kidney diseases associated with monoclonal immunoglobulin M-secreting B-cell lymphoproliferative disorders: a case series of 35 patients [J]. Am J Kidney Dis, 2015, 66 (5): 756-767.

[8] HIGGINS L, NASR S H, SAID S M, et al. Kidney involvement of patients with Waldenström macroglobulinemia and other IgM-producing B cell lymphoproliferative disorders [J]. Clin J Am Soc Nephrol, 2018, 13 (7): 1037-1046.

[9] UEMURA T, MATSUI M, KOKUBU M, et al. Renal histological continuum of TAFRO syndrome: a case report and literature review [J]. Clin Nephrol, 2022, 97 (2): 121-128.

[10] SUN P P, YU X J, WANG S X, et al. Association of vascular endothelial growth factor and renal thrombotic microangiopathy-like lesions in patients with Castleman's disease [J]. Nephrology (Carlton), 2020, 25 (2): 125-134.

第四章
实体肿瘤与肾脏损伤

一、引言

(一)实体肿瘤相关肾脏损伤的流行病学

随着人类平均寿命的延长,恶性肿瘤对人类的危害日益突出,已经成为目前最常见的死亡原因之一,严重威胁人类生命健康。根据国际恶性肿瘤研究机构 2020 年 11 月公布的恶性肿瘤发病和死亡数据推算,2020 年全球大约新发 1 930 万例恶性肿瘤患者,近 1 000 万例患者因罹患恶性肿瘤死亡。发病率排名全球前 10 位的恶性肿瘤均为实体肿瘤,分别为乳腺癌、肺癌、结直肠癌、前列腺癌、胃癌、肝癌、宫颈癌、食管癌、甲状腺癌及膀胱癌。其中,男性患者发病率最高的前三位恶性肿瘤依次为肺癌、前列腺癌及结直肠癌;女性患者为乳腺癌、结直肠癌及肺癌。而肺癌和乳腺癌也分别是导致男性和女性死亡的首要原因。2020 年,约有 49% 的新发恶性肿瘤病例和 58% 的死亡病例发生在亚洲,中国占全球新发恶性肿瘤病例总数的 24%,占恶性肿瘤总死亡人数的 30%,均居世界第一位。预计到 2040 年,全球新增恶性肿瘤病例将达到 2 840 万例,比 2020 年上升 47%。恶性肿瘤导致的相关健康及经济负担会进一步加重。

恶性肿瘤的高发生率使得其相应的并发症也日益受到重视。泌尿系统是恶性肿瘤最易累及的系统之一,而肾脏则是实体肿瘤最易累及的脏器之一。实体肿瘤相关肾脏损伤是继发于实体器官肿瘤的肾脏疾病。在实体肿瘤患者中,肾损伤的发生率为 7%~34%。肿瘤患者出现蛋白尿的比例可达 10%~34%。对实体肿瘤患者进行尸检后发现 17%~55% 的患者存在肾小球轻微病变,在肾小球系膜区和内皮区可见免疫复合物沉积。发生肾损伤的实体肿瘤最常见于肺癌,其次为乳腺癌、泌尿生殖系统肿瘤、胃肠道肿瘤、神经系统和皮肤等恶性肿瘤。实体肿瘤相关肾脏损伤中,最常见的肾脏病理类型为膜性肾病(membranous nephropathy,MN),其次为肾小球微小病变、膜增生性肾小球肾炎、IgA 肾病和局灶性节段性肾小球硬化,其他还包括肿瘤浸润性肾脏病、肾小管-间质性病变、新月体肾炎等。

(二)实体肿瘤相关肾脏损伤的发病机制

实体肿瘤可以通过多种途径导致肾损伤。如肿瘤的直接肾脏浸润、肿瘤的生长、蔓延、压迫导致的梗阻性肾病,肿瘤代谢和累及内分泌腺体而导致的各种电解质紊乱;肿瘤产生的免疫复合物介导肾小球病变造成肾脏免疫损伤,肿瘤代谢产物导致肾脏受损等。

1. 肿瘤细胞直接浸润　实体肿瘤可以通过血行转移、淋巴转移或直接浸润转移至肾脏、输尿管或膀胱等泌尿系统器官,以及肾周围组织引起肾损伤。部分实体肿瘤可以通过肾血管内栓塞或肿瘤的局部压迫导致缺血性或梗阻性肾病。

2. 高钙血症　因肿瘤骨侵犯、甲状旁腺功能亢进等可导致血钙升高、尿液中钙离子浓度增加导致肾小管坏死、炎症细胞浸润、肾脏纤维化等。由于钙质沉积等原因,导致肾脏远曲小管和集合管内水分重吸收减少,出现尿浓缩功能障碍、肾小管酸中毒、肾血管钙化等,最终导致肾衰竭。高钙血症导致的肾损伤多见于肺癌、乳腺癌、前列腺癌、甲状腺癌等,在恶性肿瘤患者中的发生率可达 10%~20%。

3. 低钾血症　由于肿瘤患者钾摄入不足、胃肠道丢失过多,或部分恶性肿瘤如垂体腺瘤、肾上腺皮质癌、肺癌、胰腺癌、结肠癌等,引起肾上腺皮质激素、肾素、醛固酮水平升高,导致低钾血症。而长期低钾血症可进一步引起肾小管上皮细胞空泡变性,肾小管浓缩功能严重障碍,以及肾间质病变。

4. 高尿酸血症　常见于化疗引起的肿瘤溶解综合征,以及部分进展迅速、分解代谢旺盛的肿瘤(详见第二章第五节)。

5. 免疫反应　肿瘤释放相关抗原诱导体内产生抗体,抗原抗体结合形成免疫复合物沉积于肾脏引起肾损伤,最常见的肾损伤病理类型为 MN。目前认为,T 细胞应答在肿瘤相关肾小球疾病的发生发展中起着重要作用。辅助性 T 淋巴细胞（Th）1 与增生性肾炎和新月体肾炎有关，Th2 细胞增加与 MN 相关，而血管内皮生长因子（vascular endothelial growth factor，VEGF）水平升高则可能导致肾小球微小病变或局灶节段性肾小球硬化。

6. 营养状态 部分恶性肿瘤患者呈恶病质状态，合并全身多器官功能衰竭、营养不良、摄入不足、有效循环血容量降低，肾脏灌注不足引起肾前性肾损伤。如无法及时纠正，逐渐进展为肾实质性肾损伤。

（三）实体肿瘤相关肾脏损伤的临床表现

患者主要表现为原发恶性肿瘤的临床症状，肾损伤的症状通常被原发恶性肿瘤所掩盖。偶有患者以肾脏直接受累为首发表现。一般来说，肾脏疾病发生和肿瘤诊断的间隔不超过 1 年。肾脏疾病多发生于肿瘤之后或与肿瘤同时发现，大约只有 20% 的肾脏疾病在肿瘤诊断之前出现。

1. 肿瘤直接浸润 表现为单侧或双侧肾区钝痛、胀痛，体检可触及肾区肿块，肉眼血尿或镜下血尿，部分患者出现尿路感染。

2. 肾炎综合征、肾病综合征（nephrotic syndrome，NS） 血尿、蛋白尿、水肿、高血压、少尿、不同程度的肾功能不全；或大量蛋白尿、低白蛋白血症、水肿、高脂血症等。

3. 肾小管间质病变 多饮、多尿，夜尿增多，反复尿路感染。尿比重降低、肾小管性蛋白尿、肾小管酸中毒、肾性尿崩等。

4. 肾梗阻 可根据梗阻部位进一步分为肾内梗阻及肾外梗阻。肾内梗阻多见于急性尿酸性肾病，大量尿酸盐结晶沉积于肾小管内引起梗阻，泌尿系 B 超、CT、磁共振尿路成像等影像学检查可无明显梗阻的影像学表现。肾外梗阻多见于盆腔肿瘤（如消化系统、妇科肿瘤等）、转移癌、后腹膜肿瘤导致后腹膜纤维化压迫单侧或双侧输尿管所致。患者往往表现为尿量减少、肾区疼痛，影像学检查有肾盂分离、输尿管扩张积水等梗阻表现。

5. 肾血管病变 原发性或转移性肿瘤直接侵犯或压迫下腔静脉、肾静脉或肾动脉产生血栓或栓塞等并发症，患者可出现腰背部剧烈疼痛、血尿、下肢水肿、NS、肾血管性高血压等表现。

（四）实体肿瘤相关肾脏损伤的诊断

对于确诊实体恶性肿瘤的患者，治疗及随访过程中需要注意进行肾功能、电解质、尿常规、肾脏影像学等方面的定期评估。而对于肾脏病患者出现肾外表现，如发热、乏力、消瘦、纳差、咳嗽、咯血、异常肿块、淋巴结肿大等表现，但无法用自身免疫性疾病或代谢性疾病解释的患者，或实验室检查出现外周血乳酸脱氢酶、尿酸、血钙、肿瘤标志物异常升高者，应怀疑肿瘤相关肾脏病可能，需要进行全面详尽的肿瘤筛查。

肿瘤相关肾脏病诊断标准需符合以下 3 项：①肿瘤通过手术、化疗、放疗、靶向治疗或其他方法完全清除后，肾病得到缓解；②肿瘤复发可以导致肾病复发；③肿瘤与肾病之间有相应的病理生理联系，如在肾组织活检中肾小球上皮下检测到肿瘤相关抗原抗体免疫复合物沉积等。

（五）实体肿瘤相关肾脏损伤的治疗

肿瘤相关肾脏病的治疗取决于肿瘤本身，即原发病治疗。肿瘤切除后，大部分肾脏病变可完全缓解，对于不能切除肿瘤病灶的患者，通过放疗、化疗、靶向治疗等方法缩小肿瘤病灶，往往也能够使肾脏病得到缓解，如蛋白尿减少、肾功能好转等。但需要注意恶性肿瘤放化疗、靶向治疗及免疫治疗等也可能对肾脏造成进一步损伤，治疗上应注意维持水、电解质、酸碱平衡，保证营养摄入，防止发生低钾血症、高钙血症等电解质紊乱。NS 患者需注意限制水分摄入、维持体液平衡。肾功能严重受损或梗阻少尿、无法解除的患者，需要考虑肾脏替代治疗。

总之，实体恶性肿瘤及其相关治疗与肾脏病的发生发展相关，肿瘤相关性肾病的预后取决于肿瘤的恶性程度以及肾病的严重程度。无论是肾脏科还是肿瘤科的临床医生，都需要提高对实体恶性肿瘤相关肾脏病的认识，有利于对其早期发现、早期诊断及早期治疗。

二、实体肿瘤相关的膜性肾病

（一）实体肿瘤相关 MN 的概述与流行病学

MN 是 NS 常见的病理类型之一，其病理特征为肾小球基膜上皮细胞下免疫复合物沉积伴肾小球基膜弥漫增厚，免疫荧光可见 IgG 与 C3 沿毛细血管壁或肾小球基膜弥漫颗粒样沉积，电镜可见肾小球基膜上皮下或基膜内散在或规则分布的电子致密物沉积，上皮细胞可见广泛足突融合。

70%~80%的MN无明确继发因素,称为特发性MN。其余则称为继发性MN,常见的继发因素包括系统性红斑狼疮、乙型肝炎、实体肿瘤等系统性疾病或重金属中毒、药物使用等。近年来,MN与实体肿瘤的相关性正日益受到肾脏科与肿瘤科医生的关注。MN患者出现恶性肿瘤的风险为普通人群的2~12倍。

实体肿瘤与MN的相关性报道最早可追溯至1966年。Lee等报道11%的NS患者合并恶性肿瘤,其中8例患者的肾脏病理改变为MN。肿瘤相关MN约占MN的1%~22%。我国某单中心MN队列分析提示肿瘤相关MN约占所有继发性MN患者的9.9%。

实体肿瘤的发现往往在MN诊断的1年内,超过80%的患者先有肿瘤的临床表现,再出现肾脏病变,少部分患者以MN起病,随后发现并诊断恶性肿瘤。实体肿瘤相关的MN最常见的恶性肿瘤原发病为肺癌、消化道肿瘤及前列腺癌。其他诸如乳腺癌、膀胱癌、皮肤恶性肿瘤、神经系统恶性肿瘤也有导致MN的报道。

(二) 实体肿瘤相关MN的临床表现

患者主要表现为原发恶性肿瘤的临床症状,肾损伤的症状通常被原发恶性肿瘤所掩盖。偶有患者以肾脏直接受累为首发表现。部分实体肿瘤相关MN患者可无明显肾脏受累表现,或仅有轻微的尿检异常,通常在尸检时才发现有肾小球病变。部分患者可有典型的NS表现,包括大量蛋白尿(尿蛋白定量≥3.5g/d)、低蛋白血症(血清白蛋白<30g/L)、水肿及高脂血症。约有40%的患者NS出现在恶性肿瘤诊断之前。大部分患者的肾功能维持稳定。

大部分表现为NS的患者,在接受肿瘤切除或治疗后NS可得到缓解,而随着肿瘤进展或复发,NS表现则会进一步加重。但由于MN有自发缓解倾向,且肿瘤化疗药物通常也可作为MN的治疗用药,故肾病缓解与肿瘤状态的相关性尚未得到完全证实。

对于病理诊断为MN的患者,尤其是中老年人,都需要完善恶性肿瘤的相关筛查。对于年龄>50岁的MN患者,需要全面询问患者的病史(包括恶性肿瘤的相关危险因素、家族史、生活习惯等),并进行详细的体格检查。相关的实验室及影像学检查应包括粪便隐血试验检查、胃肠镜检查、胸部影像学检查、乳腺检查、肿瘤标志物检查(如癌胚抗原、前列腺特异性抗原等)。

(三) 实体肿瘤相关MN的发病机制

对于实体肿瘤相关MN的发病机制目前尚不完全清楚,可能的机制包括以下几点。

1. 肾小球原位免疫复合物形成。针对肿瘤抗原形成相应抗体,肿瘤抗原位于肾小球上皮下;或针对与肿瘤抗原相同或相似的足细胞抗原形成抗体。

2. 肿瘤抗原可能形成循环免疫复合物,最后沉积于肾小球毛细血管。

3. 致癌的外部因素,如病毒感染及免疫系统的功能改变,可在导致恶性肿瘤之外直接诱发MN。

(四) 实体肿瘤相关MN的靶抗原

目前已被证实的MN靶抗原包括中性内肽酶(neprilysin,NEP)、磷脂酶A2的1型受体(recombinant phospholipase A2 receptor 1,PLA2R1)、1型血小板反应蛋白7A域(thrombospondin type-1 domain-containing 7A,THSD7A)、1型神经表皮生长因子样蛋白(neural epidermal growth factor-like 1 protein,NELL-1)、exostosin 1/2(EXT1/2)等。其中,THSD7A或NELL-1阳性提示MN与肿瘤相关。

1. **中心内肽酶(NEP)** NEP在肾小球足细胞表达,抗NEP抗体(NEP基因缺陷的母亲)经胎盘转移可引起胎儿/新生儿出现伴上皮下免疫沉积物(抗NEP抗体和NEP)的MN。母体抗体被清除后,NS在出生后几个月内缓解,沉积物也消失。在同种异体免疫NEP缺陷母亲中,虽然抗NEP抗体中的IgG抗体以非补体固定IgG4为主,但婴儿出现蛋白尿与母亲额外出现补体固定抗NEP IgG1有关。NEP与成人MN的相关性较小。

2. **磷脂酶A2的1型受体(PLA2R1)** 2009年,Beck等发现PLA2R是多数MN患者特异性致病靶抗原。PLA2R1是肾小球足细胞内高度表达的跨膜受体,也是特发性MN的最主要足细胞靶抗原。特发性MN患者的抗PLA2R1抗体阳性率为57%~82%。特发性MN患者的肾组织中可洗脱出抗PLA2R抗体,而继发性MN的肾组织中不能洗脱出抗 PLA2R 抗体。目前,抗 PLA2R 抗体的检测有助于特发性 MN 患者的辅助诊断,但部分继发性 MN,如乙型肝炎病毒、肿瘤、药物相关 MN 等患者中,肾组织免疫沉积物也可检出 PLA2R 沉积。抗 PLA2R 抗体滴度较低与自发缓解率较高相关,而 MN 治疗过程中抗 PLA2R 抗体下降预示着免疫抑制治疗产生临床效果。如抗 PLA2R 抗体在特发性 MN 诊断 2 年内的滴度持续较高,预示着 5 年随访期间肾功能下降的进展明显更快。

3. 1 型血小板反应蛋白 7A 域(THSD7A) 2014 年,Tomas 等利用 MN 患者血清和正常肾小球提取物在非还原状态下进行免疫印迹试验,发现一条相对分子质量约为 250 000 的条带,质谱分析和重组抗原抗体试验证实该条带对应的抗原为 THSD7A。正常人群及非 MN 的肾小球疾病中目前尚未检测出 THSD7A 抗体,而成人 MN 患者中,其抗体阳性率约为 1.4%~3.1%,PLA2R 阴性的 MN 患者中阳性率为 5%~10%。

THSD7A 是一种 I 型跨膜蛋白,由 1 657 个氨基酸构成,表达于胎盘埋管系统、脐静脉内皮细胞、神经元细胞等,参与内皮细胞迁移、血管生成、神经系统发育等生理过程。对肾活检样本进行免疫荧光染色后,发现 THSD7A 与足细胞足突或其附近的 nephrin 共定位,而不与基膜标志物 IV 型胶原和纤连蛋白共定位,也不与内皮细胞标志物 CD34 共定位,提示 THSD7A 表达于足细胞足突而不是基膜或内皮细胞。

约 20% 的 THSD7A 阳性的 MN 患者在随访过程中被检出患有恶性肿瘤。而经过肿瘤切除、化疗等治疗后,随着 THSD7A 抗体水平下降,蛋白尿水平也随之下降。与不伴肿瘤的患者相比,伴有肿瘤的 THSD7A 阳性 MN 患者肾小球炎症细胞浸润更多。目前认为,THSD7A 阳性 MN 发生的可能机制是,恶性肿瘤患者免疫系统识别肿瘤组织产生的 THSD7A 进而产生 THSD7A 抗体,后者与足细胞 THSD7A 结合,形成原位免疫复合物,从而导致 MN。对于 THSD7A 阳性的 MN 患者,建议进行详细周密的肿瘤筛查,并进行定期随访。

4. 1 型神经表皮生长因子样蛋白(NELL-1) NELL-1 是一种相对分子质量为 140 000 的糖蛋白,在成人身体组织内低表达,但对于膜内和软骨内的骨化至关重要。其序列与血栓反应蛋白相似,结构由 1 个 N 端层粘连蛋白 G 样结构域、3 个血管性血友病因子 C 型(von Willebrand factor-C,vWF-C)结构域、1 个血栓反应蛋白 1 型结构域和 5 个串联表皮生长因子结构域组成。与 PLA2R 及 THSD7A 不同,NELL-1 并不包含跨膜结构域,但具有分泌信号序列。

目前认为 NELL-1 阳性的 MN 是 MN 亚型中的一种,可能与肿瘤的相关性较大。NELL-1 相关 MN 具有独特的病理组织特点,如节段性或局灶性的 IgG 沉积、IgG1 亚型沉积阳性、其他免疫复合物(如 IgA、IgM 和 C1q)沉积缺乏等,这些病理组织特点与肿瘤相关性 MN 的病理组织特点较为类似。

NELL-1 相关 MN 患者罹患的恶性肿瘤通常包括前列腺癌、支气管肺癌及乳腺癌等,而这些部位的肿瘤组织通常也存在 NELL-1 高表达。但是,仅少数肿瘤患者会并发 MN。所以,需要进一步深入对于 NELL-1 抗体生成及肿瘤相关 MN 发生发展机制的相关研究。

5. 信号素 3B(Sema3B) 有一种独特的 PLA2R 阴性原发性 MN 似乎主要累及儿童和青年,研究发现其靶抗原是 Sema3B 蛋白。在 160 例 PLA2R 阴性原发性 MN 患者中,通过激光显微切割和质谱技术发现 3 例存在 Sema3B,而 23 例 PLA2R 相关 MN 患者和 88 例无 MN 对照者均呈阴性。针对 Sema3B 的免疫组化显示,所有 3 例 Sema3B 相关 MN 患者和另外 118 例(来自 3 个验证队列)PLA2R 阴性原发性 MN 患者中的 8 例呈 Sema3B 染色阳性,且 Sema3B 与 IgG 沿肾小球基膜共定位,而 PLA2R 相关 MN 或其他肾小球疾病患者染色为阴性。在 11 例 Sema3B 相关 MN 患者中,8 例(73%)为儿童(<18 岁),3 例(27%)为成人,其中有 5 例儿童发病年龄<2 岁。因此,NS 患儿中发现 Sema3B 抗体可能高度提示 MN。

6. 其他 除了 PLA2R、THSD7A、NELL-1 和 NEP,针对其他足细胞抗原的抗体也可能参与 MN 发病。这些靶抗原包括醛糖还原酶、超氧化物歧化酶 2、α-烯醇酶等。据报道,分别有 43%、34% 和 28% 的 MN 患者存在抗 α-烯醇酶、抗醛糖还原酶和抗超氧化物歧化酶 2 的 IgG4 滴度升高,但其他肾小球疾病患者中未见升高。在大约一半的抗 PLA2R 抗体阴性患者中,这 3 种抗体中的一种可见滴度升高。虽然这些抗原主要存在于细胞内且可能不是 MN 的主要原因,但有人提出足细胞损伤可引起细胞内酶移位至细胞表面,并接触到循环抗体,从而放大免疫损伤,可能会使病程恶化。

(五) 实体肿瘤相关 MN 的诊断

与肿瘤相关肾脏病的诊断标准类似,肿瘤相关 MN 的诊断标准必须符合以下 3 点:①患者的实体肿瘤与 MN 的发生(或诊断)时间间隔较近,一般来说两者相差不超过 2 年;②患者肾脏病理活检诊断为 MN;③肿瘤通过手术、化疗、放疗、靶向治疗或其他方法完全清除后,肾病得到缓解;④肿瘤复发可导致肾病复发。

肿瘤相关 MN 的病理特点(图 4-1-1)与原发性 MN 有相似之处,也有不同。肿瘤相关 MN 的主要病变为毛细血管袢基膜广泛增厚、僵硬,与原发性 MN 病变相似,但同时常伴系膜细胞和 / 或内皮细胞增生,基质增多。Masson 染色除毛细血管袢基膜上皮下见嗜复红物沉积外,系膜区或内皮下也可见嗜复红物沉积。银染色可见基膜增厚及钉突形成,部分患者可见较为明显的双轨征改变。肿瘤相关 MN 患者的肾小球中炎细胞浸润程度往往比原发性肾小球肾炎更为明显。

同原发性 MN 类似,肿瘤相关 MN 也可见 IgG 与 C3 在上皮下细颗粒样沉积,但其颗粒大小不均一,有时呈局灶性节段性分布,系膜区也常常见阳性沉积。此外,肿瘤相关 MN 的 IgG 亚型沉积与原发性 MN 相比并不完全一致,原发性 MN 常以 IgG4 亚型沉积为主,而肿瘤相关 MN 则以 IgG1/IgG2 亚型或 IgG1/IgG4 亚型沉积为主。IgG 亚型沉积的不同可作为 MN 病因的辅助判断依据之一。另外,如肾组织 THSD7A 染色或 NELL-1 染色阳性则更倾向于肿瘤相关 MN 的诊断(图 4-1-1)。

(六) 实体肿瘤相关 MN 的治疗与预后

实体肿瘤相关 MN 的治疗关键在于对实体肿瘤的治疗与管理,通过手术、放疗、化疗、靶向治疗等手段对原发肿瘤进行控制。如患者为 NS 状态,可给予相应的对症支持治疗,如使用血管紧张素转化酶抑制剂(angiotensin converting enzyme inhibitor,ACEI)/ 血管紧张素 Ⅱ 受体拮抗剂(angiotensin Ⅱ receptor blocker,ARB)控制血压降低蛋白尿、三羟基三甲基戊二酸单酰辅酶 A(hydroxy methylglutaryl-CoA,HMG-CoA)还原酶抑制剂类药物控制血脂等。

由于 MN 及恶性肿瘤均是发生血栓栓塞事件的危险因素,故对于实体肿瘤相关 MN 需要注意抗凝的重要性。根据 2021 年改善全球肾脏病预后组织(Kidney Disease:Improving Global Outcomes,KDIGO)指南更新,血清白蛋白<30g/L,或血清白蛋白<20g/L 但有较高出血风险的患者建议口服阿司匹林;而对于血清白蛋白<20g/L,且没有出血的患者可给予华法林或皮下注射低分子量肝素联合口服阿司匹林的方案预防血栓栓塞事件。抗凝过程中注意监测患者是否出现黑便、皮肤黏膜瘀斑、牙龈出血、月经过多等不良反应。

应尽量避免单纯针对 MN 的糖皮质激素及免疫抑制剂治疗,因其可能会加快实体肿瘤的进展。一般来说,在实体肿瘤得到控制后的 6~18 个月,MN 也会出现相应缓解。

总体来说,实体肿瘤相关 MN 的预后较差,文献报道 75% 的患者在肿瘤相关 MN 诊断后 12 个月或原发恶性肿瘤诊断后 3 个月死亡。

三、实体肿瘤相关的其他类型肾脏疾病

(一) 概述

实体肿瘤与肾脏疾病发生及进展密切相关。首先,肾脏疾病患者的恶性肿瘤发生率较普通人群更高。1 项丹麦的研究纳入了 1985—2015 年的 5 594 例肾小球肾炎患者,发现 911 例合并恶性肿瘤(包括血液系统及实体肿瘤),其中不同病理类型的发生率不同,微小病变、局灶节段性肾小球硬化、膜增生性肾小球肾炎和抗中性粒细胞胞质抗体(antineutrophil cytoplasmic antibody,ANCA)相关性血管炎的发生率分别为 4.4%、6.6%、7.4% 和 7.6%。既往研究证实,终末期肾病患者较肾功能正常患者更容易罹患恶性肿瘤,男性患者以肝脏、膀胱和肾脏恶性肿瘤最为多见,女性患者以膀胱、肾脏和乳腺恶性肿瘤最为多见。血液透析和腹膜透析患者的肿瘤发生率也不同,腹膜透析患者的膀胱和泌尿道恶性肿瘤、肝细胞癌和甲状腺癌发生率更高。这可能与肾功能不全导致的炎症微环境和氧化应激有关,这些都是肿瘤生长的理想条件。此外,一些用于治疗肾小球

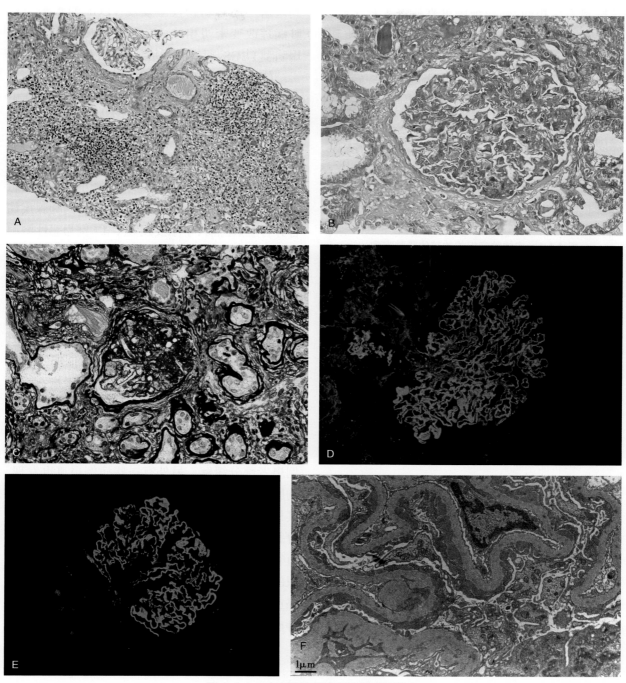

图 4-1-1　肿瘤相关膜性肾病的病理特点

注：A. 肾小球基膜节段轻度增厚，系膜区未见系膜基质增多及系膜细胞增生；肾间质弥漫散在炎细胞浸润（PAS，×200）；B. 肾小球毛细血管袢开放欠佳，上皮侧可见嗜复红物沉积（Masson，×400）；C. 肾小球节段硬化，上皮侧偶见钉突形成；肾间质灶性纤维增生，肾小管灶性萎缩（Jones，×400）；D. IgG ++，呈颗粒状弥漫分布于毛细血管壁（IF，×400）；E. NELL-1 ++，呈颗粒状弥漫节段性分布于毛细血管壁（IF，×400）；F. 上皮侧可见散在团块状电子致密物沉积，肾小球基膜节段增厚，基膜厚度 310~504nm（EM，×10 000）。

肾炎的药物也可能引发肿瘤。

其次，恶性肿瘤也会导致肾脏疾病的发生。其机制不尽相同，肿瘤细胞可直接侵入肾实质，造成水、电解质、酸碱平衡紊乱及肾小管间质和血管损伤等一系列问题。也可通过分泌激素、生长因子、细胞因子、肿瘤抗体等引起副瘤综合征，造成肾损伤。除了最为常见的MN，肿瘤患者可合并肾小球微小病变、IgA肾病、局灶节段性肾小球硬化、增生性肾小球肾炎（包括新月体肾炎）、血栓性微血管病（thrombotic micro-angiopathy，TMA）、单克隆免疫球蛋白沉积病和肾淀粉样变性等（表4-1-1）。

表4-1-1　实体肿瘤相关的其他肾脏疾病

肾脏疾病类型	实体肿瘤类型
肾小球微小病变	胸腺瘤、胰腺癌和肺癌等
IgA肾病	肺癌、舌癌、鼻咽乳头状瘤和肾细胞癌等
血栓性微血管病	胃癌、结直肠癌和乳腺恶性肿瘤等
急进性肾炎	肾细胞癌、胃癌和肺癌等
肾淀粉样变性	肾细胞癌、胃肠道和脾脏恶性肿瘤等
膜增生性肾炎	肺癌、肾细胞癌和胃癌等
局灶节段性肾小球硬化	肺癌、胸腺瘤和乳腺癌等

另外，一些抗肿瘤药物：VEGF抑制剂（如贝伐珠单抗、舒尼替尼等）、免疫检查点抑制剂（如伊匹木单抗、纳武利尤单抗等）及抗代谢药物（如吉西他滨等）也会造成肾损伤。

（二）实体肿瘤相关肾脏疾病的发病机制

对于实体肿瘤相关肾脏疾病的发病机制目前尚不完全清楚，一直在探讨之中。在1项动物实验中，研究者通过门静脉系统向大鼠注射结肠癌细胞，并敲除了一部分大鼠的T细胞。研究发现，大部分免疫功能正常的大鼠出现了蛋白尿，肾小球中有大量IgG沉积，电镜显示足突消失和电子致密物沉积。而在T细胞敲除大鼠中，尽管肿瘤生长，却未出现蛋白尿和肾脏特异性免疫反应。上述研究表明，T细胞反应在肿瘤相关性肾小球疾病的发展中发挥了关键作用。还有研究发现，1型辅助性T细胞与增殖性和新月体性肾小球肾炎有关，2型辅助性T细胞与膜性肾病有关。另外，有1例肾小球微小病变相关直肠恶性肿瘤的

病例报道发现，肾损伤与VEGF水平相关。当该患者肿瘤被切除后，VEGF水平降低，微小病变得到缓解。还有动物模型发现VEGF的水平与肾脏病理改变密切相关，VEGF的过度表达会引起塌陷型FSGS，而表达不足与TMA损伤相关。

（三）实体肿瘤相关的微小病变

肾小球微小病变最常见于淋巴增生性疾病患者，特别是霍奇金淋巴瘤，常见合并的实体肿瘤类型包括胸腺瘤、胰腺癌、肺癌、间皮瘤和前列腺癌等，其中肾小球微小病变与胸腺疾病的关系较为确定。既往报道发现胸腺瘤相关肾小球疾病的患病率大约为2%。1项研究包括了21例胸腺疾病合并肾脏病患者，手术发现其中17例为恶性胸腺瘤，2例为良性胸腺增生，另2例胸腺病理未知。16例患者表现为NS，24小时尿蛋白定量平均为12.8g/d，血清白蛋白平均为21g/L。为这些患者进行肾活检，证实其中2/3（14例）为肾小球微小病变，其他肾脏病理包括局灶节段性肾小球硬化、MN、ANCA相关性肾炎及TMA，而且近一半患者（10例）肾脏病变发生在胸腺切除术后（8~180个月）。研究进一步对患者治疗效果进行随访，13例患者使用了激素治疗，发现其中绝大部分患者对激素治疗有效，7例患者达到肾脏完全缓解，4例患者部分缓解。另外有一些病例报道也发现，胸腺瘤与肾小球微小病变等肾小球肾炎相关，但其机制尚不明确，有动物模型研究发现胸腺疾病合并肾小球微小病变的肾脏损伤可能与一种循环血管渗透因子有关，它同时会造成肾移植后蛋白尿的复发。微小病变患者如果出现体质量明显下降或糖皮质激素治疗反应差等情况，需及时筛查肿瘤。

（四）实体肿瘤相关的IgA肾病

1984年，Mustonen等对184例IgA肾病患者进行研究，158例年龄<60岁的患者无一例发现恶性肿瘤，26例60岁以上的老年患者中发现6例（23%）合并恶性肿瘤，其中2例支气管肺癌、1例舌癌、1例鼻咽乳头状瘤、1例腹膜后脂肪肉瘤和1例胰腺癌。这一发现提示在老年IgA肾病患者中，需要加强对实体肿瘤的筛查，特别是呼吸道、口腔和鼻咽部恶性肿瘤。然而，这种关联也可能与酗酒相关。酗酒是导致肝病相关的IgA肾病和上呼吸道恶性肿瘤的危险因素。

另外，IgA 肾病合并肾细胞癌也有相关报道。在 60 例肾细胞癌患者中，有 11 例存在 IgA 肾病，其中 6 例患者在手术切除肿瘤后的 2~3 个月内蛋白尿或血尿得到缓解。其发病机制可能与肾细胞癌引起抗原-抗体免疫反应，从而导致循环免疫复合物沉积有关。另有研究报道 3 例肾透明细胞癌相关 IgA 肾病，其中 2 例在激素治疗后发现肾细胞癌，1 例同时发现 IgA 肾病与肾细胞癌。肾细胞癌周围浸润的淋巴细胞和浆细胞的 IgA 和白细胞介素 6（interleukin-6，IL-6）染色为阳性，提示这些细胞分泌的 IgA 和 IL-6 可能导致系膜区 IgA 沉积，从而致病。

IgA 血管炎也被发现与恶性肿瘤相关。IgA 血管炎过去被称为过敏性紫癜，是一种以 IgA 在受累组织血管内沉积为特征的血管炎，通常累及皮肤、关节、肠道、肾脏小血管和中枢神经系统等。1 项病例对照研究发现，IgA 血管炎患者罹患恶性肿瘤的概率是对照组的 5.25 倍。有 1 项针对 250 例 IgA 血管炎患者的回顾性研究发现：在平均 14.8 年的随访期间，死亡率为 26%，其中恶性肿瘤是主要死亡原因，占死亡人数的 27%，且与免疫抑制治疗无明显相关性。恶性肿瘤最主要累及部位为肺（14%）以及上呼吸道和消化道（8%）。另有研究分析了 19 例恶性肿瘤相关 IgA 血管炎患者，63% 为实体肿瘤，其中 6 例肺癌、2 例前列腺癌、1 例乳腺癌、1 例肾癌、1 例胃癌、1 例肠癌，其余 37% 为血液系统恶性肿瘤。研究认为年龄和男性是肿瘤相关 IgA 血管炎的危险因素。

（五）实体肿瘤相关的血栓性微血管病

TMA 的病因复杂，一般认为其机制是血管内血小板的活化和富含血小板的血栓形成，导致血管壁内膜肿胀和纤维蛋白样坏死。它的临床表现不具有特异性，因此各型 TMA 之间的鉴别诊断可能存在一定困难。TMA 会导致肾皮质坏死或类似于膜增生性肾小球肾炎的病变。它可出现在肿瘤的任何时期，包括病程早期或疾病晚期的各个阶段，但通常与晚期多发转移的恶性肿瘤相关，如胃癌、结直肠癌、乳腺恶性肿瘤或其他产生黏蛋白的恶性肿瘤。也可能因某些抗肿瘤药物导致，尤其是丝裂霉素等。研究发现，在恶性肿瘤相关的 TMA 患者中，血管性血友病因子裂解酶 13（a disintegrin-like and metalloprotease with

thrombospondin motif 13，ADAMTS 13）活性并不会明显降低。目前恶性肿瘤相关的 TMA 发病机制尚不清楚。这些患者的主要治疗方案即抗肿瘤治疗，因此早期识别肿瘤并开始化疗尤为重要，但是往往这些患者发现时已处于疾病晚期，对化疗反应差，对血浆置换治疗的反应也不佳，其预后也不如非肿瘤相关的 TMA 患者。有研究包括了 10 例血小板减少性紫癜合并恶性肿瘤患者及 133 例特发性血小板减少性紫癜患者，发现合并恶性肿瘤的患者症状持续时间更长，更容易出现呼吸道症状，并且乳酸脱氢酶水平更高。在治疗效果方面，合并恶性肿瘤的患者仅 10% 对血浆置换治疗有效，30 天内的死亡率高达 90%。而特发性血小板减少性紫癜患者有 82% 的患者对血浆置换治疗有效，30 天内的死亡率为 20%。2 组患者的神经系统改变、红细胞比容、血小板计数和血清肌酐等水平无明显差异。

（六）实体肿瘤相关的急进性肾炎

急进性肾炎合并恶性肿瘤的发生率在 7%~8%，它和多种恶性肿瘤相关，尤其是肾细胞癌、胃癌和肺癌，使用激素和免疫抑制剂可得到完全缓解或部分缓解。1 项回顾性研究比较了 477 例肉芽肿性多血管炎患者和 479 例类风湿关节炎患者，发现肉芽肿性多血管炎患者肾细胞癌的发生率是类风湿关节炎患者的 8.73 倍，但肾细胞癌与肉芽肿性多血管炎之间的联系尚不清楚。另有 1 项在 200 例 ANCA 相关性血管炎患者中进行的回顾性研究证实：与年龄匹配的对照组相比，ANCA 相关性血管炎患者恶性肿瘤风险增加 6.02 倍。但恶性肿瘤最晚发生于 ANCA 相关性血管炎确诊 512 个月后，因此两者之间是否有直接关联尚待研究（恶性肿瘤也可能由于细胞毒性药物导致）。

（七）肿瘤溶解综合征

肿瘤溶解综合征见于快速生长的恶性肿瘤，由于肿瘤细胞快速更新，或在治疗过程中肿瘤细胞快速破坏等原因引起。通常表现为高尿酸血症、低钙血症、高钾血症、高磷血症、急性肾损伤等。尿酸结晶不仅可以引起肾内梗阻，也可通过其他机制影响肾功能，包括引起肾血管收缩、肾脏自调节功能受损、肾血流量减少、炎症和氧化等。磷酸盐结晶可沉淀在包括肾脏在内的多种组织中，它会造成肾钙质沉积症，并导致肾功能减退。

动物模型已经证实高磷血症在肿瘤溶解综合征相关急性肾损伤的发病机制中具有重要意义。

恶性肿瘤患者通过适当水化、碱化及应用黄嘌呤氧化酶抑制剂（别嘌醇）预防肿瘤溶解综合征的发生，但需注意碱化尿液可能会引起磷酸钙溶解度降低及肾小管中的磷酸盐结晶沉淀增多。最近，一种重组尿酸氧化酶——拉布立酶在日本获批，该药物被证实可以降低肿瘤溶解综合征患者的血清尿酸水平，从而降低肿瘤溶解综合征的发生概率，在急性肾损伤发生后也有一定效果。既往研究证实，拉布立酶可将儿童肿瘤患者的尿酸水平降低86%，而别嘌醇仅将尿酸水平降低了12%。1项回顾性研究纳入了154例使用1.5mg或3mg拉布立酶的恶性肿瘤患者，1.5mg组24小时平均尿酸减少（2.88 ± 0.88）mg/dl（$P < 0.0001$），3mg组24小时平均尿酸减少（4.83 ± 1.39）mg/dl（$P < 0.0001$）。研究认为低固定剂量拉布立酶是一种有效的治疗方法，对于基线血清尿酸水平≤12mg/dl的患者，1.5mg的剂量足以达到<8mg/dl的目标值，而对于基线尿酸水平>12mg/dl的患者，可以使用3mg的剂量。然而，1项3期临床研究发现虽然拉布立酶与别嘌醇相比能够更快地降低尿酸水平，但并不能降低肿瘤溶解综合征的发生率。除了药物治疗外，针对药物治疗无效或磷酸盐负荷过大导致肾毒性的患者，必要时可开始血液透析治疗。

（八）其他

肾淀粉样变也可合并恶性肿瘤，尤其是肾细胞癌、胃肠道和脾脏恶性肿瘤，但较为少见。在肾淀粉样变合并恶性肿瘤的患者中，25%~33%为肾细胞癌。同时，大约3%的肾细胞癌患者合并AA型淀粉样变。肾肿瘤细胞过度分泌的IL-6会造成慢性炎症反应，从而导致肾脏疾病的发生。肿瘤切除后NS可能得以缓解。

膜增生性肾小球肾炎可能与肺癌、肾细胞癌、胃癌、乳腺癌、黑色素瘤、胸腺瘤、食管癌和非黑色素瘤皮肤癌等恶性肿瘤相关。

局灶节段性肾小球硬化多与血液系统肿瘤（白血病及淋巴瘤等）相关，偶见于实体肿瘤患者中，包括肺癌、胸腺瘤和乳腺癌等。

（九）实体肿瘤相关肾脏疾病的诊断与治疗

肿瘤相关肾脏疾病的诊断有以下3条标准：①肿瘤通过手术、化疗或其他方法完全清除后，肾脏疾病得到缓解。②肿瘤复发引起肾脏疾病复发。③肾脏疾病与恶性肿瘤之间有着明确的病理生理学关联，如在肾小球上皮下可检出肿瘤相关抗原（如癌胚抗原或前列腺特异性抗原）和抗肿瘤相关抗体等免疫复合物沉积。然而，这类免疫复合物的沉积并不意味着它们一定是致病因素，因为它们可以由于肾小球滤过膜对蛋白质的渗透性增加而被滤过沉积。

由于实体肿瘤相关肾脏疾病的病因非常复杂，在治疗上应首先考虑针对其原发病的治疗，即抗肿瘤治疗。通过手术和化疗等方法使得恶性肿瘤得到有效清除后，多数肿瘤相关肾脏疾病能够得到缓解，例如肾功能改善及NS缓解等，但需注意药物引起的肾脏损伤。除了抗肿瘤治疗，同时应予以维持水、电解质及酸碱平衡，防止并治疗溶瘤综合征，纠正低钾血症、高钙血症和高尿酸血症等，适当水化碱化，必要时开始肾脏替代治疗。

对于实体肿瘤相关肾脏疾病的替代治疗也有一定文献报道。1项研究包括了309例恶性肿瘤合并急性肾损伤患者，其中233例（75%）为实体肿瘤，76例（25%）为血液系统肿瘤。在住院期间，有98例患者（32%）接受了肾脏替代治疗。肾脏替代治疗的初始方式包括每日常规透析（9%）、每日延长透析（65%）和连续性透析治疗（26%）。这项研究发现，在住院时即开始透析治疗的患者死亡率较住院之后才开始透析的患者明显更低。82%的患者肾功能完全恢复，12%的患者肾功能部分恢复，仅6%的患者需要依赖长期透析治疗。研究认为对于这部分恶性肿瘤患者，应尽早开始肾脏替代治疗。

综上所述，实体肿瘤相关的肾脏疾病越来越多见，因此要进一步提高认识，早期发现、早期诊断和早期干预显得尤为重要。实体肿瘤相关性肾脏疾病的发病机制及诊治尚需深入研究。

四、肿瘤致梗阻性肾病

（一）病因

梗阻性肾病的病因有很多，包括结石、感染、肿瘤、后腹膜纤维化和先天性畸形等。据统计，相对正常人群，在恶性肿瘤患者中，梗阻性肾病引起的肾损伤发生率更高。当恶性肿瘤患者发生急性肾损伤或慢性肾脏病时,都需考虑到梗阻性肾病的可能。肾后性梗阻通常由膀胱出口梗阻和输尿管梗阻引起。常见的引起梗阻性肾病的肿瘤包括妇科恶性肿瘤(如宫颈恶性肿瘤等)、膀胱恶性肿瘤和前列腺恶性肿瘤等。腹膜后淋巴结肿大压迫也可导致输尿管梗阻。另外,腹膜后纤维化也会引起肾后性梗阻。腹膜后纤维化主要由于针对恶性肿瘤患者进行的腹部和骨盆放疗或淋巴瘤、实体肿瘤等肿瘤本身导致。

(二)临床表现和体征

如患者存在肿瘤导致的梗阻性肾病,可有以下表现。

1. 血尿 恶性肿瘤患者通常表现为肉眼血尿,而肾结石或输尿管结石引起的梗阻可表现为镜下血尿。另外,上尿路病变引起的肉眼血尿,血块可阻塞输尿管,从而引起梗阻。

2. 肿块 前列腺恶性肿瘤引起的下尿路梗阻,查体时可在耻骨上方触及扩张的膀胱。长期肾后性梗阻患者可有肾积水和输尿管积水,肾脏体积增大,查体时可在腰部或腹部触及肿块。

3. 腰痛 与肾结石引起的肾绞痛不同,恶性肿瘤导致的梗阻性肾病患者疼痛可能不典型,不表现为剧烈疼痛,通常为间歇性,利尿剂治疗无效,使用利尿剂后还可加重症状。

4. 肾小管功能缺陷 由于远端肾小管排钾和泌酸功能障碍,可表现为高血钾和肾小管酸中毒等。

5. 尿路刺激征 尿潴留引起膀胱或输尿管扩张,使得患者更易发生尿路感染,可出现尿急、尿痛等尿路刺激症状。下尿路梗阻还可表现为排尿不畅、排尿间断、尿失禁、淋漓不尽等症状。

6. 少尿或无尿 肿瘤引起双侧输尿管完全性梗阻时可出现无尿和急性肾损伤。不完全梗阻时,尿量可正常或减少。

7. 急性肾损伤 肾后性梗阻可引起肾功能不全。如果患者既往否认慢性肾脏病病史,近期出现血清肌酐升高和尿量变化,需警惕梗阻性肾病的可能性。如患者既往有慢性肾脏病病史,梗阻可加重原发疾病,表现为慢性肾脏病基础上的急性肾损伤。

(三)诊断

在肿瘤患者中,需警惕梗阻性肾病的可能。

如患者出现无尿、腹痛、可触及的肿块或膀胱等症状或体征时,需考虑到梗阻性肾病的存在。但如果患者为不完全性梗阻,则不一定会出现无尿症状。肾后性梗阻患者的尿沉渣中能够找到红细胞或晶体。梗阻的诊断可以通过超声或 CT 等影像学检查明确,检查时通常可发现肾积水或输尿管积水。超声的优势在于其快捷、方便、简单、无创和相对低成本。而 CT 的优势是能够更好地观察相关脏器。

值得注意的是,在腹膜后纤维化或梗阻早期,也可能出现梗阻性病变,但此时检查尚无法发现肾积水或输尿管积水。另外,当患者实验室检查提示高钾血症伴代谢性酸中毒时,需考虑与肾小管酸中毒相关的梗阻性肾病的诊断。有研究发现这与患者远端肾小管排钾和泌酸功能障碍有关。

(四)治疗和预后

肾后性梗阻的治疗原则为尽快解除梗阻,手法包括经皮肾造瘘术或输尿管支架置入术等。肾功能是否能够恢复,取决于梗阻的严重程度和持续时间。1 项研究对 15 例恶性肿瘤相关的肾后性梗阻患者进行了双侧输尿管支架植入术,术前患者平均血清肌酐为 428μmol/L,术后平均下降 196μmol/L。研究认为,输尿管支架置入术对于恶性肿瘤相关输尿管梗阻患者是一种高效的治疗手段。另有研究对 32 例恶性肿瘤相关的肾后性梗阻患者进行经皮肾造瘘术,术后中位生存期为 87 天,与患者年龄和基线肾功能无关,且原发性妇科恶性肿瘤患者的存活时间大约是原发性膀胱癌患者的 4 倍。术前患者平均血清肌酐为 946.8μmol/L,术后可降至 235.2μmol/L,血钾水平从 5.7mmol/L 降至 4.5mmol/L。研究认为,存在恶性输尿管梗阻的情况下,经皮肾造瘘术可有效改善患者的肾功能,但长期生存时间仍是有限的。1 篇最新综述纳入了共 21 项研究,总共 1 674 例患者,其中 633 例(37.8%)合并泌尿系统恶性肿瘤、437 例(26.1%)合并妇科恶性肿瘤、216 例(12.9%)合并结直肠和胃肠道恶性肿瘤和 205 例(12.2%)合并其他恶性肿瘤。1 491 例恶性输尿管梗阻患者进行了经皮肾造瘘术,生存时间在经皮肾造瘘术后 2.0~8.5 个月,平均生存时间为 5.6 个月,这一时间长短取决于恶性肿瘤的类型、分期和既往治疗等因素。

需要肾造瘘术的晚期恶性肿瘤患者的存活率

往往低于 12 个月,尽管最新的化疗或免疫治疗的出现可能会改变晚期恶性肿瘤患者的结局,但肾造瘘术与其生存率和生活质量相平衡,其风险利弊必须与患者进行充分沟通和讨论。

（陈晓农）

———— 主要参考文献 ————

［1］SUNG H, FERLAY J, SIEGEL R L, et al. Global cancer statistics 2020: GLOBOCAN estimates of incidence and mortality worldwide for 36 cancers in 185 countries [J]. CA Cancer J Clin, 2021, 71 (3): 209-249.

［2］ALSHARHAN L, BECK L H JR. Membranous nephropathy: core curriculum 2021 [J]. Am J Kidney Dis, 2021, 77 (3): 440-453.

［3］CAZA T N, HASSEN S I, DVANAJSCAK Z, et al. NELL-1 is a target antigen in malignancy-associated membranous nephropathy [J]. Kidney Int, 2021, 99 (4): 967-976.

［4］ROVIN B H, ADLER S G, BARRATT J, et al. Executive summary of the KDIGO 2021 guideline for the management of glomerular diseases [J]. Kidney Int, 2021, 100 (4): 753-779.

［5］HOSSAIN S, NABER M, YACOBUCCI M J. A retrospective observational study of a low fixed-dose rasburicase protocol for the treatment of tumor lysis syndrome in adults [J]. J Oncol Pharm Pract, 2022, 28 (6): 1326-1331.

［6］MALYSZKO J, TESAROVA P, CAPASSO G, et al. The link between kidney disease and cancer: complications and treatment [J]. Lancet, 2020, 396 (10246): 277-287.

［7］MALYSZKO J, BAMIAS A, DANESH F R, et al. KDIGO controversies conference on onco-nephrology: kidney disease in hematological malignancies and the burden of cancer after kidney transplantation [J]. Kidney Int, 2020, 98 (6): 1407-1418.

［8］KIM C S, KIM B, SUH S H, et al. Risk of kidney failure in patients with cancer: a south Korean population-based cohort study [J]. Am J Kidney Dis, 2022, 79 (4): 507-517.

［9］NEW F J, DEVERILL S J, SOMANI B K. Outcomes related to percutaneous nephrostomies (pcn) in malignancy-associated ureteric obstruction: a systematic review of the literature [J]. J Clin Med, 2021, 10 (11): 2354.

第二节 肾 肿 瘤

肾肿瘤占泌尿系肿瘤的第二位,包括肾实质的肾细胞癌、肾母细胞瘤以及发生于肾盂肾盏的移行细胞乳头状肿瘤等,绝大多数原发性肾肿瘤为恶性。肾细胞癌是起源于肾实质泌尿小管上皮系统的恶性肿瘤,简称为肾癌,占肾脏恶性肿瘤的80%~90%。世界范围内各地区肾癌发病率总体呈上升趋势,其治疗方式在过去15年中发生了很大的变化,极大改善患者预后。首先,肾部分切除术(partial nephrectomy,PN)及肾肿瘤剜除术使得原发肾肿瘤的手术方式发生了革新;其次,肾癌分子生物学和基因组学进展促进了新型治疗药物的研发,随着靶向肿瘤新生血管系统及细胞内致癌途径激活新药物的出现,晚期肾癌的治疗选择发生了很大改变;同时,随着免疫治疗的兴起,免疫检查点抑制剂(immune checkpoint inhibitor,ICI)被应用于肾癌治疗,酪氨酸激酶抑制剂(tyrosine kinase inhibitor,TKI)联合ICI可显著延长转移性肾细胞癌(metastatic renal cell carcinoma,mRCC)患者的无复发生存时间,被推荐为一线治疗方案。本节内容系统性地总结了肾肿瘤(主要指肾癌)的流行病学、发病机制及代谢异常、诊断及治疗的最新进展。

一、肾肿瘤流行病学

(一)人口学统计

在世界范围内,肾肿瘤发病率在男性和女性中分别占第6位和第10位,占所有肿瘤诊断的5%和3%。肾肿瘤的发病率各国或各地区不同,发达国家发病率高于发展中国家。根据全球癌症流行病学的数据库(Global Cancer Observatory,GLOBOCAN),肾肿瘤的年龄标化发病率(age-standardised rate,ASR)为4.4/10万,累计风险(0~74岁)为0.51%。发病率和死亡率在世界范围内显著不同。北美国家肾癌发病率最高(11.7/10万),其次是西欧国家(9.8/10万)和澳大利亚/新西兰(9.2/10万)。对于亚洲人群,男性和女性肾癌累积发病风险分别为0.6%和0.3%。而根据中

国2015年的统计数据,中国肾肿瘤每年新发人数为66 800例,死亡23 400例。我国各地区肾癌的发病率及死亡率差异也较大,据全国肿瘤防治研究办公室和卫生部卫生统计信息中心统计数据(1988—1997年):①肾癌的发病率和死亡率均有上升趋势;②男女比例约为2∶1;③城市地区高于农村地区。发病年龄可见于各年龄段,高发年龄为50~70岁。

(二)致癌因素

肾肿瘤病因至今尚不清楚,可能与吸烟、肥胖、职业、经济、文化背景、高血压、糖尿病、放射、药物、利尿剂、饮酒、食物及家族史等有关,某些职业如石油、皮革、石棉等产业工人患病率高。少数肾癌与遗传因素有关,称为"遗传性肾癌"或"家族性肾癌",占肾癌总数的4%。非遗传因素引起的肾癌称为"散发性肾癌"。年龄和性别与肾肿瘤的发病风险密切相关,肾肿瘤发病率在老年人口中显著增加。研究显示:40岁以下人群肾肿瘤标化发病率为0.5/10万,75岁以上人群则上升至35.0/10万(40~44岁:2.9/10万,45~49岁:5.3/10万,50~54岁:8.8/10万,55~59岁:13.0/10万,60~64岁:17.9/10万,65~69岁:22.6/10万,70~74岁:26.9/10万)。2013—2015年,英国超1/3(36%)的新发肾肿瘤病例为75岁以上人群。所有年龄层,肾肿瘤在男性中发病率显著高于女性(1.5∶1),老年患者这种差距最大。需要指出的是,肾肿瘤风险因素的评价会因影像学检查手段如超声、计算机断层扫描(computed tomography,CT)及磁共振成像(magnetic resonance imaging,MRI)的偶然性肿瘤检出而产生偏倚,这会加强某些特定因素和肾肿瘤发病的关联。肾肿瘤潜在的风险因素包括生活方式、合并症、药物和环境。

1. 生活方式因素

(1)体质量指数(body mass index,BMI):肥胖与诸多肿瘤的发生发展有关,包括肾肿瘤。长期摄入高脂肪饮食可诱导肾肿瘤发生,这被组织学病理切片所证实。1项前瞻性队列研究纳入了

华盛顿 77 260 例 50~76 岁居民,通过完成一份关于人口统计学、生活方式和健康数据的问卷,以验证和确定偶发性肾癌的潜在危险因素,研究发现:肥胖和肾肿瘤发生显著相关(BMI>35kg/m^2 vs<25kg/m^2,RR=1.71,(95% CI 1.06~2.79)。对于男性和女性,体质量增加 5kg 对应的相对肾肿瘤罹患风险分别增加约 25% 和 35%。肥胖和肾肿瘤风险增加在前列腺、肺、结直肠和卵巢癌筛查试验(the Prostate,Lung,Colorectal and Ovarian Cancer Screening Trial,PLCO)中也得到了证实。这种关联背后的生物学机制尚不清楚,循环激素如胰岛素样生长因子和脂肪因子可能发挥作用。另外,使用他汀类药物可显著改善肾肿瘤患者的肿瘤特异性生存率与总体生存率。

(2)体力活动:体力活动可通过减少肥胖、降低血压、克服胰岛素抵抗和降低脂质过氧化作用来降低肾肿瘤发生率。1 项荟萃分析表明:体力活动和肾细胞癌风险之间呈显著负相关(RR=0.88,95% CI 0.79~0.97)。结合来自高质量研究的风险评估,这种关联甚至更强(RR=0.78,95% CI 0.66~0.92)。

(3)饮酒:适量饮酒对于肾肿瘤发生可以起到保护作用。通过分析"NIH-AARP 饮食与健康研究"(the National Institutes of Health–American Association of Retired Persons Diet and Health Study)的参与者(492 187 例受试者,其中肾肿瘤 1 814 例),发现饮酒和肾肿瘤风险成反比关系,男性的反比效果主要是啤酒摄入,女性的反比效果主要是葡萄酒和白酒摄入。每日饮酒次数增加的相对肾癌发病风险为:男性 RR=0.96(95% CI 0.94~0.99)、女性 RR=0.73(95% CI 0.60~0.88)。对包含 1 115 例肾肿瘤的 2 项意大利多中心病例对照研究数据进行分析,与不饮酒者相比,饮酒次数和肾肿瘤发病呈现显著反向风险趋势(P = 0.01)。在 PLCO 研究中,饮酒降低了肾肿瘤的发病风险(>9.75g/d,HR=0.67,95% CI 0.50~0.89)。最近的 1 项荟萃分析证实葡萄酒、啤酒和白酒的摄入降低了肾肿瘤的风险。

(4)吸烟:吸烟与许多常见的癌症有关,包括肾肿瘤。在 VITAL 研究(the Vitamin and Lifestyle study)中,吸烟和肾肿瘤的发生独立相关 HR=1.58(95% CI 1.09~2.29)。PLCO 筛查试验中,吸烟强度与肾细胞癌发生显著相关,特别是高级别肾细胞癌。最新荟萃分析显示,吸烟的肾肿瘤相对发病风险 RR=1.31(95% CI 1.22~1.40),肾肿瘤特异性死亡风险 RR=1.23(95% CI 1.08~1.40)。

2. 合并症

(1)高血压:高血压是肾肿瘤的独立危险因素。VITAL 研究中,高血压与肾肿瘤风险独立相关(HR=1.70,95% CI 1.30~2.22)。1 项纳入 18 项前瞻性研究的荟萃分析进一步证实了高血压和肾肿瘤风险的相关性,有高血压病史患者的肾肿瘤风险增加 67%,血压每升高 10mmHg,风险增加 10%~22%。这种联系背后的生物学机制尚不清楚,一些作者认为这和慢性肾性缺氧参与脂质过氧化并进一步形成活性氧(reactive oxygen species,ROS)有关,高血压患者可引起慢性肾脏缺氧,进一步引起缺氧诱导因子的转录和释放,促进肾肿瘤细胞增殖和血管生成。

(2)糖尿病:2 型糖尿病与多种肿瘤的发病风险增加相关。在 VITAL 研究中,去除多重混杂因素后,糖尿病和肾肿瘤发病无明显关联。在"护理健康(Nurses Health)"研究中,通过分析大约 12 万例女性患者(其中经病理证实的肾肿瘤 330 例),2 型糖尿病与肾肿瘤风险增加显著相关(HR= 1.60,95% CI 1.19~2.17)。同时,肾肿瘤风险随着合并症(包括肥胖、高血压和 2 型糖尿病)数量增加而增加。和无合并症的女性相比,同时具有这 3 种合并症的女性发生肾肿瘤的风险要高 4 倍。

(3)尿路结石:1 项荟萃分析评估了肾结石病史与肾肿瘤之间的关系。肾结石患者患肾肿瘤的合并相对风险 RR=1.76(95% CI 1.24~2.49)。亚组分析表明,肾结石的病史仅在男性中增加肾肿瘤风险(RR=1.41,95% CI 1.11~1.80),女性则没有关联(RR=1.13,95% CI 0.86~1.49)。

(4)肝脏和慢性肾脏病:终末期肾病的典型特征包括囊性变性改变(获得性囊性肾病)和更高的肾细胞癌发生率,约 4% 的肾细胞癌为终末期肾病患者。此类患者罹患肾细胞癌的风险是一般人群的 10 倍以上。在 VITAL 研究中,肾脏疾病的存在(HR=2.58,95% CI 1.21~5.50)或病毒性肝炎(HR=1.80,95% CI 1.03~3.14)与肾肿瘤独立相关。丙型肝炎病毒(HCV)感染导致的肝硬化和肝细胞性肝癌与肾脏恶性肿瘤有关。肾细胞癌患者 HCV 抗体阳性率(8%)比结肠癌患者(1%)显著增高($P<0.01$),同时 HCV RNA 阳性的肾肿瘤患者年龄明显小于 HCV RNA 阴性肾肿瘤患者($P=0.01$)。

3. 止痛药 止痛药是最常用的非处方药,基于 Nurses Health 研究和 HPF 研究(Health Professionals Follow-up study),规律服用非阿司匹林非甾体抗炎药(nonsteroidal anti-inflammatory drug,NSAIDs)与肾肿瘤风险增加相关($RR=1.51$,95% CI 1.12~2.04)。1 项荟萃分析评估了镇痛药的使用和肾肿瘤风险之间的关系,结果显示:对乙酰氨基酚和非阿司匹林(NSAIDs)的使用会增加肾细胞癌的患病风险($RR=1.28$,95% CI 1.15~1.44 和 $RR=1.25$,95% CI 1.06~1.46)。

4. 环境因素 肾癌高风险与特定职业和特定工业物质有关。三氯乙烯是最受关注的与肾肿瘤风险相关的化学物质。尽管证据有限,X 射线、γ 辐射,无机砷化合物、镉、全氟辛酸、焊接油烟等被认为是潜在的肾肿瘤危险因素。另外,石油、皮革、石棉等产业工人肾肿瘤患病率偏高。

二、肾癌发病机制与代谢异常

肾癌的发病机制尚未完全阐明。根据目前的研究,肾癌是一种具有独特发病机制的恶性肿瘤,发生机制极为复杂。其主要的发病分子机制涉及遗传性 VHL(von hippel-lindau,VHL)综合征相关的肿瘤抑制基因 *VHL* 基因,*VHL* 基因突变导致其功能丧失,使下游低氧诱导因子[(hypoxia-inducible factor-1α,HIF-1α)、(hypoxia-inducible factor-2α,HIF-2α)]积聚,致使血管内皮生长因子(vascular endothelial growth factor,VEGF)、血小板衍生生长因子(platelet-derived growth factor,PDGF)等蛋白过表达。在分别与相应受体结合后,VEGF 作用于血管内皮细胞导致血管通透性增加,PDGF 作用于外膜细胞、成纤维细胞或血管平滑肌细胞导致血管形成,二者均可促进肿瘤细胞的存活、增殖和迁移,最终形成肾癌并在 mRCC 的发病和进展中起重要作用。肾癌中其他三个最常发生突变的基因,*PBRM1*、*SETD2* 和 *BAP1* 也位于 3p 染色体上,均为染色质修饰基因,和 DNA 修复以及转录调控相关。肾癌早期发生发展中

通常存在这些基因突变,*BAP1* 和 *PBRM1* 的突变通常是独有的。*PBRM1* 编码 ATP 依赖 SWI/SNF 染色质重塑复合物中 BAF180 亚基,与肿瘤细胞增殖、复制、转录和 DNA 修复有关。除了染色质重塑,组蛋白修饰在肾癌发生发展中也扮演关键角色。SETD2 是一种甲基转移酶,负责组蛋白 H3 上赖氨酸残基甲基化,这反过来调节转录和介导 DNA 损伤修复。BAP1 是一种核定位去泛素化酶,也是一种肿瘤抑制因子蛋白,功能是去泛素化转录调节因子 HCF1 并参与染色质重塑,同时调控 E2F 家族转录及其他作用因子和下游细胞周期调节。因此,*BAP1* 的缺失导致肾癌细胞发生和增殖。

需要指出的是,在所有癌症中肾癌是代谢重编程理想的模型。肾癌发生发展中一系列基因突变(失活或超活化)参与了各种代谢途径的调节,如糖酵解、三羧酸(tricarboxylic acid,TCA)循环、谷氨酰胺代谢和氧化还原的平衡。因此,肾癌也被称为一种"代谢性疾病"。下面重点介绍肾肿瘤中的代谢重编程。

(一)肾肿瘤中的代谢基因重编程

基因组学研究和高通量测序证实肾肿瘤具有异质性,肿瘤细胞存在一些调节细胞内不同代谢途径的基因突变,同时不同组织学亚型的肾癌中存在一些特异的遗传和分子变异。癌症基因组图谱(the cancer genome atlas,TCGA)研究确定了肾癌 3 种主要组织学亚型(肾透明细胞癌、乳头状癌和肾嫌色细胞癌)的基因遗传学特征。通过分析近 500 例肿瘤组织样本,肾透明细胞癌中存在广泛的代谢重编程,包括 TCA 循环下调、戊糖磷酸途径上调、脂肪酸合成和谷氨酰胺转运蛋白表达。TCGA 研究也表明代谢通路相关基因的体细胞突变、修饰及代谢重编程可导致肾癌进展以及肾癌患者的不良预后。所涉及与肾癌代谢重编程相关的关键基因包括 *VHL*、*PTEN*、*Akt*、*mTOR*、*TSC1/2* 和 *Myc*。

在大多数肾细胞癌中,尤其是对于肾透明细胞癌,抑制基因 *VHL* 常发生突变或缺失,这导致 HIF 家族的转录因子及其相关生长因子及受体的失调。肿瘤细胞在缺氧状态下,HIF-1α 和 HIF-2α 上调一些参与肿瘤生长、血管生成、转移及葡萄糖转运和代谢相关基因的转录。同时,HIF 可

驱动多种参与葡萄糖摄取和糖酵解的酶蛋白的表达，比如葡萄糖转运体 -1（glucose transporter-1，GLUT1），磷酸甘油激酶（phosphoglycerine kinase，PGK），乳酸脱氢酶 A（lactate dehydrogenase A，LDHA）、丙酮酸脱氢酶激酶 1（pyruvate dehydrogenase kinase1，PDK1）和己糖激酶（hexokinase，HK）。HIF 也可抑制 TCA（tricarboxylic acid，TCA）循环和氧化磷酸化。另外，在肾癌细胞中哺乳动物雷帕霉素靶蛋白（mammalian target of rapamycin，mTOR）通路相关基因（PTEN、mTOR、PIK3CA）通常存在频繁突变。mTOR 激活往往会影响肾癌的代谢重编程，并增加 HIF-1 和 HIF-2 表达。

（二）肾肿瘤中的代谢途径重编程

1. 葡萄糖转运和糖酵解　肾脏在葡萄糖稳态中起着重要的作用，参与葡萄糖排泄、糖异生和葡萄糖重吸收，因此肾脏中含有大量的 GLUT，例如 GLUT1 和 GLUT2。通过同位素标记，肾透明细胞癌相对于其他部位肿瘤表现为糖酵解增强、丙酮酸脱氢酶抑制及 TCA 循环减少，且肾透明细胞癌细胞的糖酵解能力明显高于正常肾脏细胞。此外，肾脏也具有大量 ATP 依赖的 SGLT 家族蛋白，SGLT2 参与其中肾脏中的葡萄糖再吸收。肿瘤抑制因子 PBRM1 是肾透明细胞癌中第二频繁突变的基因，肾癌细胞中 PBRM1 再表达导致葡萄糖摄取减少。同时，糖酵解抑制剂 2DG 能抑制肾癌细胞活力和增殖。VHL 突变的肾癌细胞表现为葡萄糖摄取增加，同时 GLUT1 表达上调，GLUT1 表达上调与浸润性 CD8+ T 细胞减少相关，表明 GLUT1 与肾癌免疫逃逸机制相关。浸润性 CD8+ T 细胞减少可能和肾癌细胞中增加的乳酸发酵相关，而乳酸被认为会抑制 T 细胞的活性。另外，肾癌细胞的葡萄糖累积与肾癌靶向治疗（TKI）耐药相关。因此，抑制肾癌细胞中葡萄糖转运是一种抑制肿瘤生长的有效方法，GLUT1 抑制剂 STF-31 靶向肾癌细胞可以促进肿瘤细胞死亡。

肾癌细胞具有经典的 Warburg 效应，所有糖酵解相关酶均显著高表达。糖异生的限速酶果糖 -1- 双磷酸酶（fructose-1,6-bisphosphatase 1，FBP1）作为肿瘤抑制因子，在肾细胞癌中几乎不表达，FBP1 能抑制糖酵解并阻碍 Warburg 效应，

过表达 FBP1 能抑制异位肾肿瘤生长。FBP1 还可以抑制 HIF 转录，其缺陷促进了更强的 HIF 活性。肾癌细胞乳酸形成和 LDHA 表达均增加，而醛酮还原酶家族 1-A1（将丙酮酸转化为乙醇）则降低。编码乳酸转运蛋白的基因，如 MCT1 和 MCT4，在侵袭性肾癌中经常上调。

mTOR 通路也可影响肾癌细胞内的糖代谢通路。mTOR 可调节 HIF 介导相关基因激活并促进糖酵解。在 TSC1/2 敲除小鼠模型中激活 mTOR 可诱导与有氧糖酵解相似的表型。同时，Akt 作为 mTORC1 上游激动剂可诱导葡萄糖相关代谢成分，如 GLUT1、己糖激酶和磷酸果糖激酶。

2. 戊糖磷酸途径（pentose phosphate pathway，PPP）　肾癌细胞利用 PPP 来对抗肿瘤组织内部高度氧化的微环境。PPP 氧化阶段和非氧化阶段在肾癌细胞和组织中均增加。通过分析 TCGA 数据库，PPP 上调提示肾透明细胞癌高侵袭性及患者预后较差。与正常的肾细胞相比，肾癌细胞中 PPP 限速酶葡萄糖 -6- 磷酸脱氢酶（glucose-6-phosphate dehydrogenase，G6PD）表达显著上调，预示患者预后不良。进一步代谢组学分析显示，肾癌细胞存在高水平 G6PD 及 PPP 衍生代谢产物，证实 PPP 参与肾癌细胞的代谢重编程。同时，G6PD 促进通过正反馈调节 p-Stat3 促进肾癌细胞增殖，抑制 G6PD 可显著降低肾癌细胞存活率。

3. TCA 循环　其他代谢途径如糖酵解、脂质代谢和谷氨酰胺代谢相关酶催化的最终产物可以直接或间接生化转化进入 TCA 循环。在肾细胞癌中，这些代谢途径酶通常会下调。综合蛋白质组学、代谢组学和转录组的研究，TCA 循环中的各种酶包括丙酮酸脱氢酶、丙酮酸羧化酶以及二氢脂酰胺乙酰转移酶，在肾癌细胞中通常低表达。进一步针对 TCA 循环代谢物进行代谢组学分析，肾癌组织中枸橼酸和顺式乌头酸水平升高，苹果酸和富马酸水平则降低，这是由于肿瘤细胞中琥珀酸脱氢酶减少所致（琥珀酸脱氢酶催化琥珀酸转化为富马酸，富马酸下游为苹果酸）。另外，肾细胞癌中延胡索酸水合酶（fumarate hydratase，FH）一般低表达，而 FH 对于肾透明细胞癌具有抗肿瘤作用，过表达 FH 后肾癌细胞生

长受抑制。同时，Ⅱ型乳头状肾细胞癌（papillary renal cell carcinoma，pRCC）和遗传性平滑肌瘤和肾细胞癌（hereditary leiomyomatosis and renal cell carcinoma，HLRCC）均存在 *FH* 基因失活突变，该特征通过中和过量 ROS 促进肿瘤细胞生存。

4. 氧化磷酸化 正常肾脏上皮细胞具有较高的电子传递链或氧化磷酸化活性，因为血液过滤和营养素再吸收高度依赖于 ATP。伴随着 TCA 循环减少，肾癌细胞也表现出氧化磷酸化活性降低。高级别肾癌的线粒体损伤较多，同时氧化磷酸化复合物 V 在所有肾癌组织中均下调。另外，氧化磷酸化的重要促进蛋白 PGC-1α（peroxlsome proliferator-activated receptor-γ coactlvator-1α）在 VHL 缺失肾透明细胞癌中低表达，从而导致线粒体呼吸受抑制。VHL 正常或 PGC-1α 高表达可纠正肾癌细胞线粒体功能并诱导氧化应激，进而肿瘤生长受抑制。

5. 脂肪酸代谢 肾肿瘤常与肥胖相关。肾肿瘤患者肾脏中具有高浓度的胆固醇酯，脂滴积累是肾透明细胞癌的标志，这也是其典型的病理学特征。脂滴积聚有助于保持肿瘤细胞内质网的完整性，而内质网稳态有利于肿瘤细胞抵抗微环境细胞毒性压力。肾癌细胞中脂肪 β 氧化途径受阻，肾癌组织脂肪酰基肉碱和肉碱水平显著增加。最近的研究表明肾透明细胞癌中脂肪酸氧化相关酶表达均下调。肾透明细胞癌中负责脂质储存的脂酰辅酶 A（coenzyme A，CoA）去饱和酶 SCD1（stearoyl-CoA desaturase 1）高表达并促进肿瘤生长与增殖。脂肪酸合成酶高表达提示肾透明细胞癌高侵袭性及预后不良。

同时，甘油磷脂代谢和花生四烯酸代谢的重编程是肾癌的特征之一。肾透明细胞癌组织中甘油磷脂代谢酶——磷脂酶 D2 水平升高，并与肿瘤的预后和分级有关。花生四烯酸的合成需要脂肪加氧酶以及环氧合酶（cyclooxygenase，COX）。COX 在肾癌细胞中高表达，并促进分泌免疫抑制趋化因子 CXCL2 以及细胞因子白细胞介素 10（interleukin-10，IL-10），调控肾癌细胞的免疫逃逸。花生四烯酸 COX 通路也参与肾癌进展，COX2 水平升高与肿瘤大小、分期和分级有关，同时 COX2 下游产物前列腺素 E_2（prosta glandin E_2，PGE_2）可

促进肿瘤侵袭。这些结果提示 COX2 是肾癌的潜在治疗靶点。

6. 谷氨酰胺代谢 谷氨酰胺在肾皮质中主要维持尿液 pH 平衡。与正常肾组织相比，肾透明细胞癌对谷氨酰胺的利用显著增加。研究发现 HIF-2 和 MYC 激活可诱导肾癌细胞谷氨酰胺依赖的脂肪合成。结合蛋白质组学和代谢组学，肾透明细胞癌细胞中谷氨酰胺和谷胱甘肽/氧化型谷胱甘肽（GSH/GSSG）通路中的代谢物显著富集，伴随着谷胱甘肽过氧化物酶 1（Glutathione peroxidase 1，GPX1）表达增加，表明谷氨酰胺通过清除 ROS 维持肾癌细胞内氧化还原平衡。因此，高级别、高分期和转移性肾透明细胞癌多伴随高谷氨酰胺水平和高 GSH/GSSG 通路活性。pRCC 细胞也表现出高谷氨酰胺-谷胱甘肽转化率，并下调糖异生和氧化磷酸化。肾癌谷氨酰胺依赖促进肿瘤细胞对抗氧化应激，这可以应用于肿瘤成像[^{18}F-(2S,4R)4-fluoroglutamine PET 成像]。另外，一些临床研究表明肾透明细胞癌患者单独使用谷氨酰胺酶（催化谷氨酰胺转化为谷氨酸）抑制剂或与 mTOR 抑制剂依维莫司联用显示出良好的抗肿瘤效果。

7. 色氨酸代谢 色氨酸是一种必需氨基酸，与 3 种主要的下游代谢途径相关：血清素途径、吲哚乙酸途径和尿氨酸途径。肾细胞癌中色氨酸水平通常降低，伴随着尿氨酸通路下游产物尿氨酸和喹啉酸增加。根据 1 项尿液代谢组学研究，与健康的人相比，喹啉酸是肾癌患者富集度最高的尿液代谢物。尿氨酸和喹啉酸在肿瘤组织中具有免疫抑制作用，促进肾癌对于自然免疫和免疫治疗的逃逸。然而，由于报道有限，色氨酸代谢对于肾癌的免疫抑制作用还有许多未解的问题。

8. 精氨酸代谢 半必需氨基酸精氨酸在蛋白质、多胺、一氧化氮、核苷酸、脯氨酸、尿素、肌酸和谷氨酸合成等多种代谢途径中发挥着重要作用。肾癌细胞生长快速，需要外部环境来源氨基酸如谷氨酰胺或精氨酸满足对蛋白质和脂质的需求。精氨酸合成限速酶（argininosuccinate synthase 1，ASS1）在肾透明细胞癌穿刺组织样本中常常缺失或显著下调，这些癌细胞表现出精氨酸营养不足或依赖于外部精氨酸供应，不

同级别肾癌组织的蛋白质组学都观察到类似结果。Renca 小鼠模型中，精氨酸剥夺能抑制肾肿瘤生长。聚乙二醇修饰的精氨酸脱亚胺酶（ADI-PEG20）可通过剥夺精氨酸从而显著抑制肾透明细胞癌生长。因此，精氨酸剥夺似乎是一个治疗肾癌和其他 ASS1 表达缺乏恶性肿瘤的有效方法。

总之，肾癌这些代谢途径改变或重编程为开发新的肾癌治疗靶点、发现新型生物标志物和识别有效的肿瘤检测和治疗方法提供了更多的选择。

三、肾肿瘤的诊断

（一）临床表现

许多肾肿瘤直到疾病晚期都不表现出症状。其中，超过一半的肾肿瘤是通过无创的影像学检查、非特异性的症状或者合并其他腹部疾病偶然发现的。腰痛、肉眼血尿和腹部肿块是经典的肾肿瘤三联征，但是目前临床上很少见（6%~10%），出现这些症状一般提示恶性肿瘤发展至中晚期。另外，约30%的有症状的肾肿瘤合并副瘤综合征，表现为高血压、高血钙、红细胞增多、红细胞沉降加快、肝功能异常等。此外，恶性肿瘤出现转移时可导致转移器官出现相应的症状，如骨痛、咳嗽等。

（二）体格检查

体格检查在肾肿瘤临床诊断中的作用有限，但是，以下体征可辅助疾病的诊断：①可触及的腹部包块；②可触及的颈部肿大淋巴结；③患者继发性精索静脉曲张和双下肢水肿，提示静脉受累。

（三）辅助检查

1. 实验室检查　临床上通常需要进行评估的或者有助于肾肿瘤诊断的实验室检查包括：红细胞计数、红细胞沉降率（erythrocyte sedimentation rate，ESR）、碱性磷酸酶、乳酸脱氢酶（lactate dehydrogenase，LDH）、血钙、凝血功能等；高钙血症、贫血、ESR 升高与肾肿瘤的癌症特异性死亡风险增加相关；血清肌酐（serum creatinine，SCr）、肾小球滤过率（glomerular filtration rate，GFR）用于评估肾脏功能储备；此外，对于那些毗邻或侵犯集合系统的中央型肾占位，应考虑进行尿液脱落细胞学检查，或者完善内镜检查，以排查尿路上皮肿瘤可能。

2. 影像学检查

（1）超声检查：超声检查是肾肿瘤常规检查方法，便捷、无创是其优势。超声检查能够区分大部分肾脏占位的性质，特别是对囊实性占位的鉴别。部分占位在常规超声中鉴别比较困难，可辅助使用超声造影（contrast enhanced ultrasound，CEUS）检查，其对囊性占位显示出良好的诊断效能，显示出高灵敏度（100%）和特异度（97%），阴性预测值为100%。六氟化硫（声诺维）是超声造影常用的造影剂。肾癌在常规超声及超声造影下的典型表现如图 4-2-1 所示；不同类型的肾占位超声下的声像学表现如表 4-2-1 所示。

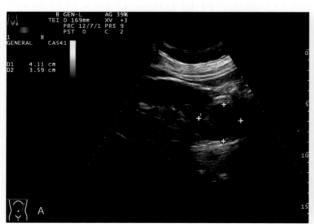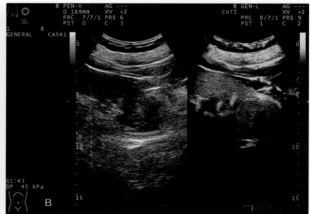

图 4-2-1　肾癌在常规超声（A）和超声造影（B）下的典型表现

表 4-2-1　不同类型的肾占位超声下的声像学表现

占位类型	声像学特征
肾透明细胞癌	1. 肾脏轮廓改变:可见局部肾包膜隆起,形态不规则; 2. 回声异常:可见肾脏实性低回声或囊实性低回声; 3. 占位效应:周围组织受压移位、肾窦变形; 4. 彩色多普勒血流显像:肿瘤周边血流信号丰富呈抱球形,内部血供与肿瘤分化程度等有关; 5. 继发征象:肾静脉、下腔静脉瘤栓和淋巴结转移; 6. 超声造影显像:表现为"快进慢退高增强",富血供表现
囊性肾癌	1. 囊肿大小不一; 2. 单房或多房,囊壁增厚不规则,分隔粗细不均,有血流信号; 3. 囊肿内出现实性回声,且有血流信号; 4. 以囊性为主的囊实混合回声,囊性部分透声差
肾盂肿瘤	1. 肾窦回声异常,肾窦高回声区内出现低回声占位性病灶; 2. 肾窦分离,肾盂或肾盏扩张积水呈无回声改变,与软组织肿块交界清晰; 3. 肿瘤波及肾实质、输尿管、膀胱,超声检查可见相应部位的肿物; 4. 肿瘤多为少血供,其内血流信号很少,其周围可见肾脏血管绕行
血管平滑肌脂肪瘤	1. 肿瘤多位于靠近肾脏被膜的肾实质内; 2. 肿瘤以强回声型团块较多见,亦可表现为强弱交错回声,呈洋葱形剖面,形态多呈圆形,边缘整齐,界线清晰; 3. 肿瘤后方多无回声增强或衰减
肾母细胞瘤	1. 肾脏形态失常,可呈梨形或长茄形; 2. 肿块形态规则,多为球形,瘤体较大,多位于肾脏的上极或下极; 3. 肿瘤包膜与周围组织分界清晰; 4. 肿块内血供丰富; 5. 晚期可出现转移表现

（2）CT 检查：CT 平扫为肾肿瘤诊断提供的信息比较有限,部分畸胎瘤可发现钙化成分,血管平滑肌脂肪瘤（renal angiomyolipoma, AML）内部可见低密度成分等。临床上一般采用 CT 增强扫描辅助肾肿瘤的诊断。肾癌典型的 CT 表现为肾脏内的实性占位性病变,具体特点是部分突出于肾表面（少部分为完全内生型）,肿瘤多呈现分叶状。大多有一定的包膜,且肿瘤周边比较规则,如果肿瘤较大,内部可能会出现坏死、出血等表现,在 CT 上表现为密度不均。此外,肿瘤压迫可导致肾盂、肾盏拉长或变形。注射造影剂后肾肿瘤出现增强改变,并且能够更清楚地显示正常组织与肿瘤之间的界限及与肾包膜之间的关系（图 4-2-2）。CT 扫描可准确地诊断肾占位,但它对肾脏恶性占位、嗜酸细胞瘤和无脂肪成分的 AML 的鉴别比较困难。

此外,CT 检查还可提供其他关键信息用于指导肾肿瘤评估和治疗,如对侧肾脏的功能及形态、静脉是否侵犯、肾门淋巴结是否增大、肾上腺及周围器官是否受侵等。当需要了解肾脏血管供应的具体情况时,腹部增强 CT 血管成像（或肾动脉成像）在特定的病例中很有用,有助于指导手术方案及入路选择。

对于肾脏囊性病变,基于 CT 的肾囊肿分级方法（Bosniak 分级）是目前广泛采用的肾复杂囊性病变诊断和处理方法,不同的 Bosniak 分级肾脏囊性病变相应的预后与随访方案不同。该分级方法是以增强 CT 为基础的,具体分级特征和处理如表 4-2-2 所示。

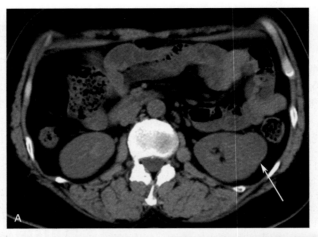

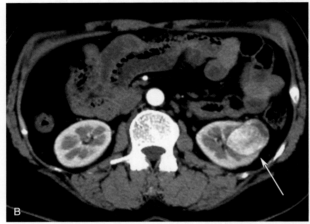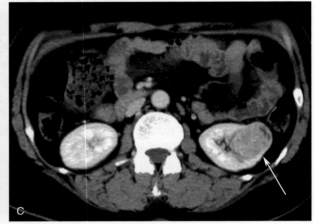

图 4-2-2　肾癌典型增强 CT 表现

注：A. 平扫期；B. 动脉期；C. 静脉期。箭头指示肾肿瘤部位。

表 4-2-2　囊性肾脏肿块的 Bosniak 分级特征及处理

分级	特征	处理
Ⅰ级	单纯良性囊肿：发线样囊壁，没有分隔、钙化、实性成分，CT 测量为水样密度、没有强化	良性
Ⅱ级	良性囊肿：有少量纤细分隔，囊壁上或隔上可有小钙化；小于 3cm、高密度、边界锐利、没有增强的囊肿	良性
ⅡF级	囊性病变含较多纤细分隔：纤细分隔及囊壁可有强化，可有小部分囊壁或分隔增厚；可有结节样钙化，但没有强化，没有强化软组织；大于 3cm、高密度、完全位于肾内肿物属于该级别，此级别病变边界清楚	随访，部分恶性
Ⅲ级	不能定性的囊性肿物：有厚而不规则分隔或囊壁，可见强化	手术或主动监测，超过 50% 为恶性
Ⅳ级	恶性囊性肿物：有增强的软组织成分	手术，大部分为恶性

（3）MRI 检查：对于肾脏占位，MRI 检查能够提供与 CT 相似的信息。典型的肾透明细胞癌 MRI 图像表现为：T_1 加权图像上多表现为稍低或中等信号，肿瘤内部合并出血时可见高信号；动态增强扫描显示为富血供占位，皮质期肿瘤明显强化；T_2 加权图像上多显示为等信号或稍高信号，少数为低信号；肿瘤边缘显示为短 T_2 信号环（假包膜），肿瘤内部常可见囊变坏死，表现为长 T_2 信号（图 4-2-3）。在部分情况下，MRI 还能提供一些其他重要的信息；如在 CT 检查对肾肿瘤下腔静脉（inferior vena cava，IVC）癌栓的范围显示不清时，MRI 成像可能提供更多静脉侵犯的信息。因为下腔静脉中闭塞性癌栓的生长，癌栓中流入的含有增强造影剂的血流减少，

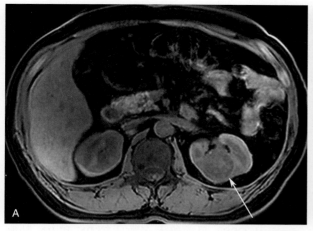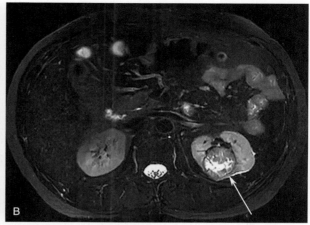

图 4-2-3 肾癌 MRI 图像 T₁ 加权图像与 T₂ 加权图像表现

注：A. T_1 加权图像；B. T_2 加权图像。箭头指示肿瘤部位。

限制了 CT 检查对癌栓的评估，而在 MRI 成像中，尤其是高分辨率的 T_2 加权图像，因为具备内在对比度，使其能够更好地显示肾癌静脉癌栓的情况。

此外，MRI 还适用于对 CT 造影剂过敏及妊娠期的患者，其允许在没有辐射暴露的情况下评估动态增强。目前正在探索肾肿瘤评估的 MRI 技术，如弥散加权（DWI）和灌注加权图像，也有报道使用多参数 MRI（mpMRI）通过透明细胞似然评分模型（ccLS）在小肾肿瘤中诊断透明细胞癌。

最后，对于复杂性肾囊肿（Bosniak ⅡF~Ⅲ）的诊断，MRI 成像可能效果更佳。对复杂性肾囊肿来说，CT 检测的准确性有限，灵敏度（36%）和特异度（76%）都较差；而与之对比，MRI 成像显示出 71% 的灵敏度和 91% 的特异度。

（4）其他影像学检查：①正电子发射计算机断层扫描（PET/CT）：不建议常规使用 PET/CT 对肾脏原发肿瘤进行评估，但对于部分特定患者，该检查可用于评估进展期肿瘤的远处转移情况。② GFR：如果患者出现肾功能受损时（SCr 升高或 GFR 显著降低），或分肾功能影响治疗决策制定时，如孤立肾、多发或双侧肾肿瘤等，应考虑进行同位素肾图检查和总肾功能评估，以优化治疗决策。③胸部 CT：胸部 CT 可用于评价肿瘤的肺部转移，建议根据肿瘤大小、临床分期和有无全身症状预测肺转移的风险。基于大型回顾性研究结果，对于 cT_{1a} 和 cN_0 且没有全身症状的患者，可以暂时不行胸部 CT 检查，因为该组患者

发生肺转移风险较低。④其他检查：大多数骨转移在诊断时多有骨痛表现。因此，不建议常规行骨扫描（ECT）检查。对于存在特征性临床表现或者实验室特征的肾肿瘤，可进行骨 ECT 检查或脑 MRI 检查排查骨骼及脑部的转移。除此之外，多项技术正逐渐用于肾肿瘤原发肿瘤及转移的辅助诊断，如尝试将 ⁶⁸Ga-PSMA PET/CT 应用于临床肾癌的显像，可用于指导临床肾癌的诊断。

3. 肾肿瘤穿刺活检

（1）穿刺活检的适应证：肾肿瘤穿刺活检可以揭示影像检查不确定的肾脏肿块的组织类型，对于主动监测（active surveillance, AS）的小肾肿瘤、消融治疗前获得组织学证据、在转移情况下明确组织学以选择最合适的内科和外科治疗策略等情况下可以选择进行肾肿瘤穿刺活检。

1 项对 542 个手术切除的小肾肿瘤进行评估的多中心研究显示：在进行肾肿瘤穿刺活检的中心，术后病理学为良性的可能性显著降低（5% *vs* 16%）。

然而，肾肿瘤穿刺活检并不适用于那些存在并发症和体弱的，且无论活检结果如何都考虑保守治疗（观察等待）的患者。另外，由于目前腹部成像的准确性较高，因此对于已计划进行手术治疗的患者，不需要进行肾肿瘤穿刺活检。此外，因为囊性肾肿块活检诊断率和准确性较低，除非是存在实心区域（Bosniak Ⅳ囊肿），否则不建议对囊性占位进行活检。

（2）穿刺活检的技术：利多卡因局部浸润麻醉情况下，通过针芯活检和 / 或细针穿刺进行经皮取样。穿刺活检可在超声或 CT 引导下进行，以增加穿刺成功率，降低穿刺风险，两者引导方法在穿刺诊断率上相似，而超声引导操作更为便捷。在活检器具方面，18 号穿刺活检针可在降低并发症发生率的同时获取足够的组织量，便于诊断，是穿刺活检的理想选择。此外，尽量使用通过同轴套管进行多次穿刺活检，以避免潜在的肿瘤种植风险。

（3）穿刺活检的诊断率和准确率：在经验丰富的单位，肾肿瘤穿刺活检对恶性肿瘤的诊断具有很高的诊断率、特异度和灵敏度。有荟萃分析结果表明，穿刺活检对肾脏恶性肿瘤诊断的灵敏度和特异度均超过 99%。对于活检不能明确诊断，但影像学上怀疑的恶性肿瘤，应考虑重复活检或手术探查。重复活检对大部分病例具有诊断意义。

肾肿瘤活检对肿瘤组织分型诊断的准确性较好。有研究显示，肾肿瘤活检的肿瘤组织学分型与手术标本的组织类型一致率为 90.3%。但是，可能因为组织量相对较少，穿刺活检对肿瘤的组织学分级评估比较困难。

针对穿刺活检的理想针数及穿刺部位，目前尚无定论。但一般认为应至少取得 2 条高质量的穿刺组织，并且避免肿瘤坏死区域，以最大限度地提高诊断率。对于那些较大的肿瘤，应该在肿块外周进行活检，以避开中央的坏死部位。在肿瘤分期 T_2 及以上的肾脏肿块中，在肿瘤中至少 4 个独立的实性增强部位进行多针穿刺活检，可以提高诊断率以及对肉瘤样特征的识别率。

（4）穿刺并发症：经皮肾肿瘤穿刺活检并发症的发生率较低。在报道的肾肿瘤活检的研究及荟萃分析中，没有证据明确支持沿穿刺针道的肿瘤种植情况。特别是目前同轴穿刺技术的应用，被认为是可以避免肿瘤种植的安全方法。

有荟萃研究显示，4.3% 的病例出现了自发消退的肾包膜下血肿，但临床上严重的出血罕见（0~1.4%），通常是自限性的。另外，肾门部肿块的经皮穿刺活检在技术上可行，穿刺的诊断率与外周型肿瘤相似，但是与外周型肿瘤相比，肾门肿瘤穿刺引发出血的风险会明显更高，活检前应慎重评估。

四、肾肿瘤的治疗

（一）局限性肾细胞癌（$T_{1~2}N_0M_0$）的治疗

1. 手术治疗　手术治疗是局限性肾细胞癌的标准治疗。既往多采用根治性肾切除术（radical nephrectomy，RN），目前主流观点多采用保留肾单位的肾部分切除术（PN）。各手术技术对肾肿瘤的治疗效果对比评价如下。

（1）T_1 期肾细胞癌

1）癌症特异性生存时间（cancer-specific survival，CSS）：目前绝大多数比较 PN 和 RN 肿瘤预后的研究都是回顾性的，且只纳入了规模有限的队列。只有 1 项提前终止的前瞻性随机对照试验（randomized controlled trial，RCT）纳入了局限性肾细胞癌（<5cm）的患者，结果显示 PN 和 RN 在 CSS 上无明显区别。

2）总死亡率与肾功能保护：PN 能更好地保护术后肾功能，从而降低潜在的心血管疾病的发生风险。一些大型的回顾性研究表明：与 RN 相比，PN 术后患者的心血管特异性死亡率降低，且总生存时间（overall survival，OS）改善。也有其他研究显示，这种改善只在那些较年轻的患者或者在手术治疗无明显并发症的患者中适用。而术前肾功能正常且因手术治疗导致 GFR 下降的患者，一般都具有长期稳定的肾功能，而对于已存在 GFR 降低的患者，术后较差的 OS 可能并不是由于术后肾功能的进一步受损所致，而可能是由于其他导致术前慢性肾脏病的合并症，比如糖尿病、高血压等慢性疾病。总体来说，在总生存率方面，PN 和 RN 的治疗优势仍是一个尚未明确的问题。

3）围手术期情况和术后生活质量：欧洲癌症研究和治疗组织（European Organisation for Rearch and Treatmentof Cancer，TORTC）的随机试验显示：对于小的、易切除的、偶发的肾肿瘤，在对侧肾正常的情况下，可以安全地进行 PN 手术，并发症发生率略高于 RN。目前，只有少量的研究对比了 PN 和 RN 术后的生活质量的差异，结果显示，PN 治疗组的术后生活质量要优于 RN 治疗组。

因此，综合目前证据来看，由于在肿瘤安全性方面，PN 和 RN 差异无统计学意义，但 PN 在肾脏功能的保留方面表现更好，从长远来看可能降低心血管疾病的发病率，拥有更高的术后生活质量，因此对于 T_1 期肾细胞癌来说，PN 是首选治疗。另外，不论现有的数据如何，对于体弱患者，治疗选择应该个性化，权衡 PN 和 RN 的风险和收益后确定最终方案。

（2）T_2 期肾细胞癌：对于较大的肾脏占位（T_2期），目前最佳手术治疗方案的证据比较有限。针对 T_2 期肾细胞癌的 PN 和 RN 治疗比较的回顾性研究显示，PN 组有较低的肿瘤复发风险和肿瘤特异性死亡率的趋势，但同时预计失血量更多，术后出现并发症的风险也更高。最近 1 项多中心临床研究比较了在较大（ ≥7cm）肾透明细胞癌患者进行 PN 和 RN 治疗后长期随访（中位随访时间 102 个月）的生存结果，研究显示与 RN 组相比，PN 组的中位 OS 和中位 CSS 明显更长。但总体来说，这些研究证据的等级较低，由于研究中的 PN 组和 RN 组在患者年龄、并发症、肿瘤大小、分期和肿瘤位置等方面的差异较大，具有较高的选择偏倚风险。这些因素的不匹配可能比 PN 或 RN 治疗方案的差异对患者预后的影响更大。

因此，对于 T_2 期的孤立肾肿瘤、双侧肾肿瘤或合并慢性肾脏病的患者，应讨论 PN 的风险和收益，如果技术上可行，在保留足够的肾组织以及保证术后肾功能的情况下，可考虑行 PN 治疗。

（3）肾上腺切除术：1 项非随机前瞻性研究比较了 RN 合并行或不行同侧肾上腺切除术的结果，多因素分析显示，肿瘤位于肾上极位置不能有效地预测肾上腺是否受累，而肾肿瘤的大小可以预测。此外，在治疗效果上，无论是否行同侧肾上腺切除，患者的 5 年或 10 年 OS 均无显著差异。因此，不建议常规行同侧肾上腺切除术，而在术前影像学检查或者术中发现肾上腺受累的情况下进行肾上腺切除较为合理。

（4）肾周淋巴结清扫术（lateral neck dissection，LND）：PN 或 RN 是否同时行肾周 LND 仍存在争议。目前，临床对淋巴结状态的评估多通过 CT/MRI 等影像学检查或术中是否触及肿大淋巴结。据报道，临床上怀疑转移淋巴结中，仅有不足 20% 在术后组织病理学检查中被证实为阳性。另一方面，CT 和 MRI 检查都很难鉴别形状和大小均正常的淋巴结恶性病变。总之，不建议对局限性肾肿瘤常规行 LND，除非是影像学上提示肾周异常

淋巴结，或者术中触及的肿大淋巴结。

2. 手术技术

（1）根治性肾切除术（RN）：开放 RN 与腹腔镜 RN 是目前常用的手术方式。目前尚无 RCT 比较腹腔镜 RN 与开放 RN 的肿瘤预后。其他证据等级较低的研究显示：即使是分期较高或者局部偏晚期的肿瘤，这 2 种术式患者的预后相似。在围手术期方面，与开放 RN 相比，腹腔镜 RN 的住院时间更短，镇痛需求更低，恢复时间更快，并且围手术期失血量也更少。两者在手术并发症方面差异不大，但开放 RN 的手术时间明显更短。此外，2 种术式的术后生活质量差别不大。

经腹膜后或经腹膜是腹腔镜 RN 的常用入路，2 项 RCT 和 1 项准随机研究的结果显示 2 种入路方案术后的肿瘤控制效果相似，术后患者的生活质量也无显著差异。另外，手辅助和标准腹腔镜 RN 2 种手术方式在 5 年 OS、CSS 和无复发生存（relapse free survive，RFS）方面无明显差异，但手辅助入路的手术时间明显更短，而标准腹腔镜 RN 队列的住院时间更短。

目前机器人辅助腹腔镜手术广泛应用于泌尿系统肿瘤，1 项关于机器人辅助腹腔镜与标准腹腔镜 RN 的大型回顾性队列研究数据显示：与腹腔镜 RN 相比，机器人辅助腹腔镜 RN 不增加重大并发症的风险，但手术时间更长，患者住院费用更高。在肿瘤局部复发率和全因癌症特异性死亡率方面两者无显著差异。

因此，腹腔镜与开放 RN 在肿瘤控制、手术相关并发症、术后生活质量方面差异无统计学意义，但在预计失血量、术后疼痛、住院时间等方面，腹腔镜 RN 表现更好。因此在有条件开展腹腔镜的单位，可选择该手术方式。而在入路选择方面，应结合肿瘤的部位、有无严重腹部手术史等实际情况，最终确定经腹膜入路还是经腹膜后入路。

（2）肾部分切除术（PN）

1）开放手术、腹腔镜手术与机器人辅助手术：开放和腹腔镜是传统的 PN 手术方式，近年来达·芬奇机器人手术系统的发展，使得机器人辅助手术在 PN 手术中逐渐占据较大的比例。针对腹腔镜 PN 和开放 PN 的区别，有研究显示，在具有腹腔镜条件的单位，2 种术式在无进展生存时间（progression-free survival，PFS）和 OS 方面差异无

统计学意义,而腹腔镜 PN 患者的预计失血量更少。其他方面,腹腔镜手术的手术时间一般较长,开放 PN 的热缺血时间较短。此外,腹腔镜 PN 术后即刻 GFR 下降更明显,但两者长期随访结果差异无统计学意义。

开放 PN 与机器人辅助 PN 的区别在于机器人辅助 PN 的预计失血量更少,住院时间更短。2 种术式在肾脏热缺血时间、手术时间、即时——早期和短期并发症、SCr 水平变化和病理切缘阳性率等方面均相似。1 项多中心的法国前瞻性研究比较了 1 800 例接受开放 PN 和机器人辅助 PN 的患者,治疗结果显示,虽然研究随访时间有限,但机器人辅助 PN 组的手术总体并发症和主要并发症均更少,输血更少,住院时间也明显缩短。

此外,1 项荟萃分析比较了机器人辅助 PN 和腹腔镜 PN 的围手术期结果,分析显示机器人 PN 组的转为开放手术和根治性手术的比例明显低于腹腔镜组,同时,肾脏的热缺血时间更短,术后 GFR 的变化更小,住院时间更短。此外,2 组在手术相关并发症、术后 SCr 变化、手术时间、预计失血量、手术切缘阳性率等方面均无显著性差异。

结合目前研究报道,开放、腹腔镜和机器人辅助的 PN 在肿瘤的肿瘤控制和癌症相关死亡率等方面无明显差异,而腹腔镜术式预计失血量更少,因此在具备腹腔镜技术的单位,对于合适的患者可优选腹腔镜手术。此外,机器人辅助 PN 在肾脏热缺血时间、对 GFR 影响方面进一步优于传统腹腔镜技术,并且降低转为开放和根治手术的比例,因此在配置机器人系统的单位,可选择机器人辅助手术进行 PN。

2)PN 与肾肿瘤剜除术:1 项旨在评估 PN 与肾肿瘤剜除术在治疗 T$_1$ 期肾癌的荟萃分析中,总共纳入了 13 项研究共计 1 792 例进行剜除术及 3 068 例行 PN 的患者,分析发现:与 PN 相比,肿瘤剜除术的手术时间更短、失血量更少、术后预计 GFR 变化更小,且围手术期并发症更少;而在热缺血时间、切缘阳性率、复发概率及生存率上两者并无显著差异。与之对应的,另 1 项针对临床 T$_{1b}$ 肾肿瘤术后病理的研究显示,瘤床上的肿瘤浸润和合并卫星灶的风险相对较低,提示对于该级别的肾肿瘤,进行肿瘤剜除术在组织病理学上是安全的技术。

综上所述,肾肿瘤剜除术不仅创伤小、恢复快,同时在肾功能保护方面更有优势,并且没有证据显示剜除术提高肿瘤复发风险及病死率;因此,针对孤立肾肾肿瘤、合并慢性肾脏病、多发肾肿瘤等患者需行 PN 手术时,可选择肿瘤剜除术进行治疗。

3)手术标本切缘阳性的处理:2%~8% 的患者 PN 出现手术切缘阳性。大多数研究显示,术中快速冰冻切片分析对确定术后阳性切缘没有帮助。手术切缘阳性通常发生在那些必须手术的(孤立肾和双侧肿瘤)和伴不良病理特征的患者(pT$_{2a}$,pT$_{3a}$,Ⅲ~Ⅳ级)。此外,阳性切缘对肿瘤预后是否存在潜在的负面影响仍存在争议。

在手术切缘阳性的患者中,有 16% 的患者出现局部瘤床复发,切缘阴性的患者复发率为 3%。因此,根据切缘阳性进一步行 RN 或者再次手术切除切缘在许多情况下会导致过度治疗。另一方面,阴性的手术切缘也并不能保证防止肿瘤复发。因此更恰当的做法是,应充分告知手术切缘阳性的患者病理状态,并建议他们进行更严格的监测随访。

3. 替代手术的治疗方法

(1)手术与非手术治疗:对于肾肿瘤,目前临床上常用的非手术治疗方案包括主动监测/观察等待、冷冻消融、射频消融(radiofrequency ablation,RFA)、立体定向放疗等。有研究比较了 <4cm 肾肿瘤进行手术(RN 或 PN)和非手术治疗的肿瘤预后,结果显示手术治疗的患者癌症特异性死亡率显著更低。然而,这些研究中可能存在显著的选择偏倚,分配进入监测组的患者年龄较大,可能基础条件较差,不适合手术治疗,与此相一致的是,非手术组的其他原因死亡率也明显高于手术组。而对老年患者(>75 岁)则未能显示出手术治疗在癌症特异性死亡率方面的获益优势。

(2)主动监测与观察等待:临床中可发现高龄伴有小肾肿瘤(最大直径 ≤4cm)患者的肿瘤特异性死亡率低,因此,可根据患者实际情况暂不行手术干预,而纳入主动监测的范畴。主动监测一般指通过一系列腹部成像(超声、CT 或 MRI)对肿瘤大小进行初始监测,并在定期随访期间及时对出现临床进展的肿瘤进行延迟干预。因此,主动监测的概念不等同于观察等待,观察等待一般是指患者因合并症不能进行任何后续积极干预,而且这部分患者不需要定期进行影像学检查,除非出现临床症状。

目前报道的最大样本的主动监测随访结果显示,肾肿瘤的生长速率较慢,且只有少数的患者在监测过程中出现肿瘤的转移;1 项前瞻性的多中心非随机的小肾肿瘤延迟干预和主动监测研究纳入了 497 例肾肿块直径<4cm 的患者,对比了选择主动监测或者积极干预后的区别,结果显示主动监测组的患者年龄更低,美国东部肿瘤协作组(Eastern Cooperative Oncology Group,ECOG)评分较差,合并症更多,肿瘤更小,且多为多发或双侧病变。在该研究选择主动监测的患者中,小肾肿瘤的中位生长速率是 0.09cm/ 年,并且生长速率随着随访时间的延长而逐渐减缓。此外,积极干预和主动监测的 2 年总生存期分别是 98% 和 96%,5 年总生存率分别是 92% 和 75%,肿瘤特异性生存率分别是 99% 和 100%。提示两者在肿瘤控制方面相似。然而,证据也显示接受及时干预的患者有着更高的生活质量评分。

总之,在有选择性的老年患者或者存在并发症的患者中,主动监测可适用于较小肾肿瘤的早期监测,并且如果临床需要,可在后续出现肿瘤进展时及时进行干预,在监测过程中要注重对患者的心理疏导。

(3)肿瘤消融

1)冷冻消融:冷冻消融技术以其消融范围大、无痛感、无须全身麻醉、治疗边界清晰、可实时影像监测等系列优点,被认为是一种具有潜力的局部消融治疗技术。目前使用经皮和腹腔镜辅助冷冻消融的技术成功率都较高,经皮治疗和腹腔镜消融的患者在 OS、CSS、PFS 及总体并发症方面相似,但经皮技术的平均住院时间更短。冷冻消融治疗的并发症的发生率在 8%~20%,大多数并发症是轻微的。因为操作更为便捷,对于生长位置合适的肿瘤建议经皮消融。

目前的证据显示,冷冻消融更适合 cT_{1a} 期肾肿瘤的治疗。1 项包含 308 例接受经皮冷冻消融的 cT_{1a} 和 cT_{1b} 期肿瘤的患者队列研究中,7.7% 的 cT_{1a} 肿瘤与 34.5% 的 cT_{1b} 肿瘤出现治疗后局部的复发。整个队列的 1 年无病生存率为 92.5%,2

年为 89.3%,3 年为 86.7%。对于 cT_{1b} 期的肿瘤,冷冻消融的局部肿瘤控制率显著下降。另 1 项研究也显示,冷冻消融治疗 cT_{1b} 期的肾肿瘤,3 年的局部肿瘤控制率仅为 60.3%。此外,与 PN 相比,cT_{1b} 期肿瘤的冷冻消融显著增加肾细胞癌相关的死亡风险。因此,目前的研究证据支持对于 cT_{1a} 期肾肿瘤行冷冻消融治疗,而对于更大的肿瘤,冷冻治疗后出现复发及肿瘤相关的死亡风险显著增大,需慎重考虑。

2)射频消融(RFA):RFA 也是目前临床肿瘤治疗的常见手段之一,其机制是在超声、CT 或者 MRI 等引导下,将针状或多针状电极刺入肿瘤部位,通过射频消融仪策动单元和计算机控制,将大功率射频能量通过消融电极传送到肿瘤组织内,使肿瘤组织产热进而发生不可逆的凝固性坏死,坏死组织进而被机体吸收。同样,RFA 也可通过腹腔镜或经皮进行,几项研究比较了腹腔镜或经皮 RFA 治疗的 cT_{1a} 期肿瘤患者,其中有 29% 的患者出现并发症,但大多比较轻微;同时腹腔镜和经皮治疗的患者在并发症发生率、肿瘤复发率和 CSS 等方面无明显差异。

治疗效果上,对于 cT_{1a} 期肿瘤,单次 RFA 术后早期(术后 1 个月)影像学评价的技术成功率为 94%,对于 cT_{1b} 期肿瘤则为 81%。单次 RFA 失败的患者可进行再次 RFA,总体技术成功率可超过 95%。有机构报道了 RFA 超过 5 年随访的长期结果,在有选择性的患者中,治疗后 5 年的总生存率为 73%~79%。与冷冻消融治疗结果相似,RFA 对 cT_{1a} 期的肿瘤治疗更为有效;10 年的无病生存率为 82%,但对于直径>3cm 的肾肿瘤,患者治疗后 10 年的无病生存率降至 68%。在 RFA 对 T_{1b} 肾肿瘤的治疗尝试中,5 年无病生存率为 74.5%~81.0%,但数据存在严重偏倚。一般来说,大多数肿瘤为局部复发,且超过 5 年的复发少见。此外,针对部分特殊的患者,如双侧肾肿瘤 RFA 治疗,对于不适合行外科手术治疗的患者,有研究进行了局部麻醉下超声及 CT 引导下的肾肿瘤 RFA 治疗的尝试,也取得有效肿瘤控制效果。

3)肿瘤消融与手术比较:欧洲泌尿外科学会(European Association of Urology,EAU)指南小组对肿瘤消融和 PN 治疗 $T_1N_0M_0$ 肾脏肿块的比较研究(研究纳入>50 例患者)进行了 1 项协议驱动的系统评价。评价纳入了 2000—2019 年发表的 26 项非 RCT 研究,共包含 16 780 例患者。4 项研究比较了腹腔镜肿瘤消融与腹腔镜/机器人 PN,16 项研究比较了腹腔镜或经皮肿瘤消融与开腹、腹腔镜或机器人 PN,2 项研究比较了不同技术的肿瘤消融,4 项研究比较了肿瘤消融、肾部分切除术(PN)与根治性肾切除术(RN)。该系统评价发现,肿瘤消融作为 T_1 期肾肿瘤的治疗在并发症和不良事件方面是安全可靠的,但与 PN 相比,其长期肿瘤控制效果仍不明确。这可能与研究数据的质量受限有关,纳入的大多数研究是回顾性研究,或短期随访的单臂病例系列。许多研究描述不清,缺乏明确的比较对象,研究方法上也有相当大的不同。因此,目前的数据尚不足以区分肿瘤消融治疗与 PN 的临床有效性。鉴于研究证据等级较低,因此,建议只向体质较差或者小肾肿瘤的患者推荐肿瘤消融治疗。

4)其他消融技术:既往认为肾癌对放疗不敏感,但近年来,随着肾癌放疗基础研究的深入以及放疗技术的革新进步,放疗治疗肾癌的临床疗效逐渐提升,并发症也逐步降低,放疗用于肾癌治疗的临床价值得以体现。立体定向消融放疗(stereotactic ablative radiotherapy,SABR)具有精度高、剂量高、适形度高和治疗次数少的技术优势,可达到缓解疼痛,控制复发转移,改善生存治疗的目的。SABR 已成为无法手术的局部 cT_{1a} 和 cT_{1b} 肿瘤患者的治疗选择。患者通常接受单次 26Gy、3 次 14Gy 或 5 次 6Gy。在系统评价或非比较性单臂研究中,SABR 治疗的局部控制率为 97.2%。1.5% 的患者出现 3 级或 4 级毒性。尽管 SABR 的早期结果令人鼓舞,但还需要更多随机试验的证据支持。

另外其他消融技术也进行了一些临床尝试,例如微波消融、高强度聚焦超声消融和非热不可逆电穿孔治疗等。目前,这些技术尚未大规模使用。这些尝试中,经皮微波消融技术相对成熟。在 1 项对 185 例患者进行 40 个月的随访研究中,经皮微波消融治疗后肿瘤 5 年局部进展率为 3.2%,4.3% 发生了远处转移。对于 cT_{1a} 期肾肿瘤,冷冻消融、RFA 和微波消融在并发症发生、肿瘤学控制和肾功能影响等方面差别不大。

(二)局部进展性肾细胞癌的治疗

除了以上针对局限性肾细胞癌的治疗之外,局部进展性肾细胞癌的治疗还会出现以下特定情况:

1. 局部进展性肾细胞癌淋巴结的管理 在局部进展期肾细胞癌中,LND 的作用仍存在争议,目前的研究或系统评价的结果相互矛盾,无法证实接受 LND 治疗的高风险肿瘤患者有任何生存获益。

对于临床阴性淋巴结(cN_-),经病理证实的淋巴结转移的概率为 0~25%,阳性概率主要取决于原发肿瘤的大小和是否存在远处转移。如果术前影像学提示 cN_-,则只有在术中可见或触及可疑淋巴结时才需 LND,虽然在肿瘤控制方面的益处未得到证明,但是至少对肿瘤分期和随访方面存在临床指导意义。此外,是否将 LND 扩展到腹膜后部位也存在争议。

对于临床阳性淋巴结(cN_+),经病理证实的淋巴结转移的概率在 10.3%(cT_1 肿瘤)到 54.5%(局部晚期肿瘤)之间。因此,在 cN_+ 肾肿瘤中,术中清扫可见或可触及的淋巴结是合理的。

2. 肾细胞癌合并静脉癌栓的管理 肾细胞癌患者的癌栓形成是一个重要的不良预后因素。静脉癌栓患者的传统治疗是接受手术切除患肾并取出癌栓,积极的手术切除是静脉癌栓患者治疗常规的选择。研究显示癌栓形成与肿瘤向淋巴结、肾周脂肪或远处转移无明显关系。因此,对于那些无转移的、活动评分好的肾细胞癌合并静脉癌栓的患者,应考虑进行手术干预。而不同患者的术式和入路应根据癌栓的范围来选择。

目前少量存在偏倚风险的研究显示:与传统的正中胸骨切开术相比,微创技术显著缩短了手术时间。体外循环与深低温停循环或常温下部分旁路或无循环支持的单腔静脉夹之间未见明显的肿瘤学差异。没有任何手术技术显示出对静脉癌栓的切除效果更好。手术方法的选择取决于肿瘤血栓的水平和 IVC 的闭塞程度。

3. 不可切除的局部进展期肾细胞癌的管理 对于局部晚期无法切除的肾细胞癌,建议进行多学科会诊评估,包括泌尿外科医师、肿瘤内科医师和放射治疗科医师,以最大限度地控制癌症、控制疼痛和提供最佳支持护理。对于不可切除的肾细胞癌患者,肾动脉栓塞可控制肉眼血尿或者腰痛等临床症状。不建议使用全身治疗缩小肿瘤(临床试验除外)。

(三)转移性肾细胞癌

1. 转移性肾细胞癌的局部治疗

(1)减瘤性肾切除术(cytoreductive nephrectomy,CN):对于大多数的 mRCC 患者,CN 一般是姑息性的,后续需要辅助全身的治疗。部分研究也显示出 CN 对于 mRCC 的治疗是有临床获益的。譬如,在比较 CN 联合干扰素(interferon,IFN)治疗和单纯 IFN 治疗的研究中发现,接受 CN 治疗的患者长期生存率增加。

对于 CN 在靶向治疗过程中的作用及先后顺序,目前有几项研究可以提供参考。其中,CARMENA(Cancer du Rein Metastatique Nephrectomie et Antiangiogéniques)是 1 项临床 III 期非劣效性 RCT 研究,它在纪念斯隆 - 凯特林癌症中心(MemorialSloan-Kettering Cancer Center,MSKCC)低中危的 mRCC 患者中,对比了 CN 联合术后舒尼替尼与单独舒尼替尼治疗的效果。结果表明,就 OS 而言,单独使用舒尼替尼不劣于 CN 联合术后舒尼替尼治疗。另外 1 项 EORTC(European Organisation for Research and Treatment of Cancer)SURTIME 研究则显示,CN 和舒尼替尼治疗的先后顺序不影响最终的 PFS,但是在次要终点 OS 上,在意向性治疗分析(intention to treat analysis,ITT analysis)人群中,舒尼替尼治疗后再进行 CN 的收益更明显,中位 OS 为 32.4 个月,相比之下,立即行 CN 人群的中位 OS 为 15.0 个月。此外,对于全身评分较低、国际转移性肾细胞癌联合数据库(International Metastatic Renal-Cell Carcinoma Database Consortium,IMDC)评分风险低、原发灶小、转移体积大或者伴肉瘤样病变的患者,不推荐行 CN。

目前,单纯 ICI+ICI 或治疗后进行 CN 的随机试验正在进行中,前期结果显示,与单独的舒尼替尼相比,ICI+ICI 或 TKI+ICI 的组合方式对原发肿瘤和转移部位的控制效果更好。因此,mRCC 患者应接受靶向药物或基于 ICI 的前期联合治疗,对全身治疗有临床反应的患者,可考虑随后进一步行 CN 治疗。

(2)肿瘤栓塞:对于不适合手术或不可切除的肿瘤,栓塞可以控制症状,包括肉眼血尿或腰痛。

2. 肾细胞癌转移灶的局部治疗

转移灶的局部干预措施包括转移灶切除术、消融、栓塞、各种方案的放疗及随访观察。目前,关于肾细胞癌转移灶局部治疗效果的报道较少,而且证据的等级有限,各研究之间差异较大,仅供临床参考。

大部分研究显示,完全性转移灶切除患者的中位 OS 和 CSS 显著长于部分切除或者不手术的患者。但也有少量的研究显示,完全性转移灶切除和不行手术之间的 CSS 没有显著性差异。1 项关于肾细胞癌肺转移的研究报道了转移灶切除术的中位 OS 显著高于仅行靶向和免疫的药物治疗。

转移灶切除术后 cM_0 患者的辅助治疗:转移灶切除术后且无疾病证据(cM_0)的患者仍有很高的复发风险。然而,有研究通过在转移灶切除术后进行 TKI(培唑帕尼或索拉非尼)辅助治疗并未改善 RFS。除此之外,还有 1 项小样本的单臂临床试验评价了帕博利珠单抗用于治疗肾癌转移灶切除术后的治疗,虽然,研究结果提示转移灶切除术后的患者能在帕博利珠单抗的治疗中获益,但目前还不能认为肾癌转移灶切除术后应用免疫治疗优于主动监测。因此,目前证据不推荐在行转移灶切除术后没有疾病证据的情况下行 TKI 或 ICI 的辅助治疗。

肾细胞癌骨转移的局部治疗:转移部位的局部放疗是肿瘤骨转移的基础治疗,有研究比较了单剂量图像引导放疗(image-guided radiotherapy,IGRT)与大分割 IGRT 对肾细胞癌骨转移患者的治疗效果。单剂量 IGRT(≥24Gy)具有更高的 3 个月 PFS。最后,对于单剂量立体定向放疗(stereotactic body radiationtherapy,SBRT)和常规放疗对肾细胞癌脊柱转移治疗的比较显示 2 种方案在疼痛缓解时间和疼痛缓解持续时间方面没有明显区别。

肾细胞癌脑转移的局部治疗:1 项三臂研究比较了立体定向放射外科(sterotacitic radiosurgery,SRS)、全脑放射治疗(whole-brain radiotherapy,WBRT)以及 SRS 联合 WBRT 对于肾癌脑转移的控制效果,结果显示单独使用 SRS 以及 SRS 联合 WBRT 治疗组的患者的 2 年 OS 和脑转移控制效果相似,并且都优于单独的 WBRT。同时,另外 1 项研究比较了分割立体定向放疗(fractionated stereotactic radiotherapy，FSRT）、转移灶切除术联合常规放疗以及单独常规放疗的治疗效果，结果显示，FSRT 组患者的 1 年、2 年和 3 年生存率较高，但与另外 2 组相比差异并不显著。

转移灶栓塞治疗：在切除富含血管的骨或脊柱转移瘤之前进行栓塞可减少术中失血。对于椎旁转移的患者，栓塞可以缓解转移引起的疼痛。

3. 转移性肾细胞癌的全身治疗

（1）化学疗法：目前证据已证实化疗在肾细胞癌的治疗中一般是无效的。只有集合管癌或髓样癌等少数患者可从化疗中获益。

（2）细胞因子治疗

1）干扰素 α（interferon-α，IFN-α）：舒尼替尼、贝伐珠单抗联合 IFN-α 相较于 IFN-α 单药治疗更有优势，IFN-α 已被靶向药物所替代。

2）白细胞介素 2（interleukin-2，IL-2）：IL-2 用于 mRCC 的治疗选择由来已久，但治疗的总体反应率有限，并且高剂量的 IL-2 虽然可以实现持久的治疗反应，但是目前，ICI 联合治疗可获得更佳的治疗效果，因此 IL-2 不再广泛使用。

（3）靶向治疗：在散发性肾透明细胞癌中，VHL 失活导致缺氧诱导因子（HIF）积累，进而诱导 VEGF 和 PDGF 过度表达，促进血管生成，从而极大地促进肾细胞癌的发生发展。目前，多种靶向该通路的药物批准用于 mRCC 的治疗，但主要针对透明细胞癌亚型，对非透明细胞型肾细胞癌的治疗证据有限。

1）酪氨酸激酶抑制剂（TKI）

a. 索拉非尼（sorafenib）：索拉非尼是一种口服多激酶抑制剂。在接受过全身细胞因子治疗失败或者不适合细胞因子治疗的患者中，索拉非尼能够显著改善这部分患者的 PFS。此外，对于那些舒尼替尼治疗耐受的肾肿瘤患者，索拉非尼与阿西替尼、多维替尼、替西罗莫司等药物治疗的存活率无明显差异。索拉非尼常见的不良反应包括皮疹、腹泻、血压的升高以及手掌和足底部的发红疼痛肿胀出现水泡等。

b. 舒尼替尼（sunitinib）：舒尼替尼是一种口服 TKI 抑制剂，同时具有抗肿瘤和抗血管生成的活性。与 IFN-α 治疗相比，舒尼替尼的一线单药治疗显著延长患者的 PFS，同时，接受舒尼替尼治疗的患者（26.4 个月）比接受 IFN-α（21.8 个月）治疗的患者的 OS 也更长。此外，在给药方案上，EFFECT 试验在转移性透明细胞型肾细胞癌患者中，比较了舒尼替尼 50mg/d（服用 4 周 / 停药 2 周）与连续不间断 37.5mg/d 给药方案，结果显示 2 组 OS 无显著差异，且毒性相当。然而，标准 50mg 给药方案的 PFS 更长（即使差异不显著），因此，临床多建议使用该方案。部分舒尼替尼治疗的患者会出现以下的不良反应，包括恶心、呕吐、食欲缺乏、乏力、皮疹、手足综合征、皮肤变色等，严重的可导致左心室功能障碍、Q-T 间期延长、出血、高血压和肾上腺功能、静脉血栓事件、可逆性脑后部白质病变综合征（reversible posterior leukoencephalopathy syndrome，RPLS）、精神功能改变、视力丧失等。

c. 培唑帕尼（pazopanib）：培唑帕尼也是一种口服血管生成抑制剂。在 1 项针对未接受过治疗或仅接受细胞因子治疗的 mRCC 患者进行的培唑帕尼或安慰剂试验中，观察到培唑帕尼显著改善患者的 PFS。此外，另 1 项培唑帕尼与舒尼替尼的非劣效性研究（COMPARZ）确定了培唑帕尼可替代舒尼替尼用于晚期肾癌的治疗。研究表明，培唑帕尼治疗组与舒尼替尼组的 PFS 或 OS 相似，并且，这 2 种药物具有不同的毒性特征，培唑帕尼治疗组患者的生活质量评分更高。与之结果类似的是，在另 1 项患者偏好研究（PISCES）中，由于治疗中不良反应的区别，患者更倾向使用培唑帕尼治疗而非舒尼替尼（70% vs 22%，P<0.05）。

d. 阿昔替尼（axitinib）：阿昔替尼是第二代口服血管内皮细胞生长因子受体 1（vascular endothelial growth factor receptor 1，VEGFR-1）、VEGFR-2 和 VEGFR-3 抑制剂。阿昔替尼被评估用于晚期肾癌的二线治疗选择。在国外临床试验（AXIS）中，对接受过细胞因子或靶向药物（主要是舒尼替尼）治疗失败的患者，将阿昔替尼与索拉非尼的治疗效果进行了比较，研究显示，阿昔替尼组的总体中位 PFS 大于索拉非尼。在舒尼替尼治疗期间出现疾病进展后，阿昔替尼与索拉非尼相比具有更长的 PFS（4.8 个月 vs 3.4 个月），但两者在 OS 方面没有显著差异。

e. 卡博替尼（cabozantinib）：卡博替尼是一种口服 TKI，其作用靶点包括肝细胞生长因子受体（MET proto-oncogene，receptor tyrosine kinase，MET）、VEGF、酪氨酸蛋白激酶受体（AXL receptor tyrosine kinase，AXL）和 KIT 等。在 1 项 I 期临床试验中，证实了卡博替尼对 VEGFR 和 mTOR 抑制剂耐药的患者有着明确的客观反应和肿瘤控制效果。接着在一项 RCT 试验中，比较了卡博替尼与依维莫司在一种或多种 VEGF 靶向治疗失败的透明细胞型肾细胞癌患者中的疗效，结果显示，在 VEGF 靶向治疗耐受的群体中，与依维莫司相比，卡博替尼治疗显著延长了患者的 PFS。该研究中，74% 的卡博替尼治疗的患者报道了 3 或 4 级不良事件，减少药物剂量可以缓解这些不良反应。

此外，II 期随机临床试验（Alliance A031203 CABOSUN）比较了卡博替尼与舒尼替尼对中至低危肾细胞癌患者的一线治疗效能，结果显示，卡博替尼作为一线治疗用药时的患者的中位 PFS 长于舒尼替尼，但 OS 无显著差异。卡博替尼和舒尼替尼的客观缓解率分别为 46% 和 18%，两者的全因 3 级或 4 级不良事件相似。但由于实验中统计分析方面的缺陷，使得该研究结果没有改变目前的治疗推荐，但仍可有效地指导临床用药。

f. 仑伐替尼（lenvatinib）：仑伐替尼是一种口服的针对 VEGFR-1、VEGFR-2 和 VEGFR-3 的多靶点 TKI 抑制剂，同时其对成纤维细胞生长因子受体 1（fibroblast growth factor receptor 1，FGFR1）、FGFR2、FGFR3、FGFR4、PDGFR-α、Ret 原癌基因酪氨酸蛋白激酶受体（Ret proto-oncogene，RET）、KIT 等靶点都有抑制作用。最近的一项 II 期临床试验评价了单药或联合依维莫司用于 VEGF 耐受患者的治疗，结果显示，仑伐替尼联合依维莫司以及仑伐替尼单药可使既往 VEGF 靶向治疗耐受的 mRCC 患者获得 PFS 获益。目前，针对仑伐替尼在 mRCC 患者的治疗在进一步的研究当中。

g. 替沃扎尼（tivozanib）：2021 年 3 月 10 日，美国 FDA 批准替沃扎尼用于治疗复发 / 难治性晚期肾癌患者。替沃扎尼是新一代有效的且有选择性的 VEGFR-1、VEGFR-2 和 VEGFR-3 的抑制剂。在与索拉非尼用于 mRCC 患者治疗比较的两项 III 期试验中，虽然在两项研究结果都显示替沃扎尼治疗组 PFS 更长，但是没有观察到 OS 优

势。即使目前未作为一线治疗进行推荐，但仍是临床上可供考虑的治疗选择。

2）抗循环内 VEGF 的单克隆抗体：贝伐珠单抗（bevacizumab）是一种人源化单克隆抗体，通过结合循环内的游离 VEGF，抑制肿瘤新生血管的生成，促使肿瘤血管正常化发挥作用。有研究（AVOREN 研究）比较了贝伐珠单抗联合 IFN-α 与 IFN-α 单药治疗 mRCC 的效果，结果显示，在 MSKCC 高风险患者中，贝伐珠单抗联合 IFN-α 组治疗的总体反应率更高。中位 PFS 从 IFN-α 单药的 5.4 个月增加到联合用药的 10.2 个月，但患者的中位 OS 并无显著提升（21.3 个月 vs 23.3 个月）。另外，贝伐珠单抗联合 IFN-α 组的总体毒性更大，3 级不良反应包括高血压、厌食、疲劳和蛋白尿的发生率明显更高。鉴于目前临床上有更佳的治疗选择，贝伐珠单抗单药或联合使用并未被广泛推荐用于 mRCC 治疗。

3）哺乳动物雷帕霉素靶蛋白（mTOR）抑制剂：mTOR 是一种丝氨酸 / 苏氨酸蛋白激酶，在体内可调节细胞生长、细胞增殖、细胞运动、细胞存活、蛋白质合成和转录。mTOR 属于磷脂酰肌醇3-激酶相关激酶蛋白家族。mTOR 通路在人类疾病中失调，例如糖尿病、肥胖症、抑郁症和某些癌症。mTOR 抑制剂可通过抑制其活性发挥治疗肿瘤的作用。

a. 替西罗莫司（tisirolimus）：替西罗莫司是 mTOR 的特异性抑制剂，用于 mRCC 的治疗推荐。但由于目前 TKI 及 ICI 药物更为出色的肿瘤控制效果，替西罗莫司目前已不再作为 mRCC 的一线治疗选择。

b. 依维莫司（everolimus）：依维莫司是一种口服 mTOR 抑制剂，主要用于治疗 VEGF 耐受性的肾细胞癌。RECORD-1 试验，在接受抗 VEGFR 治疗失败（或先前不耐受 VEGF 靶向治疗）的患者中比较了依维莫司联合最佳支持治疗（best supportive care，BSC）与安慰剂联合 BSC 方案的治疗效果，结果显示，依维莫司与安慰剂组的中位 PFS 分别为 4.0 个月与 1.9 个月。因此，对于那些 VEGFR 靶向治疗不耐受或失败的患者，依维莫司单药使用或者联合仑伐替尼可作为临床的治疗选择。

（4）免疫检查点阻断治疗：肿瘤免疫治疗，其

中以肿瘤免疫检查点抑制剂（ICI）的基础与临床研究最为成熟和充分，临床应用也最为广泛。免疫检查点是一类免疫抑制性的分子，参与调节机体内免疫反应的强弱，从而避免正常组织受到损伤与破坏，在肿瘤的发生、发展过程中发挥重要作用，免疫检查点活化也成为肿瘤免疫耐受的主要原因之一。ICI 就是通过阻断这类抑制性信号等一系列途径，以调节 T 细胞活性来杀伤肿瘤细胞的治疗方法。免疫检查点药物主要分为两大类，一类是以靶向程序性死亡受体 1（programmed death-1，PD-1）、程序性死亡受体配体 1（programmed death-ligand 1，PD-L1）和细胞毒性 T 淋巴细胞相关蛋白 4（cytotoxic T-lymphocyte associated protein 4，CTLA-4）等为代表的抑制剂，另一类是激活剂，激活剂目前还处于临床研究阶段。

1）免疫单药使用：目前，已有多款 ICI 单药疗法用于晚期肾癌的二线及三线治疗的尝试。首先，Checkmate 025 研究中，针对具有透明细胞成分的 mRCC 进行一线或二线 VEGF 靶向治疗后的患者，与依维莫司相比，纳武利尤单抗（nivolumab，一种 PD-1 抗体）治疗组显示出更长的 OS、更好的生活质量评分，以及更少的 3 级或 4 级不良事件。纳武利尤单抗在 VEGF 治疗耐受性的肾细胞癌中的 OS 要优于依维莫司（25 个月 vs 19.6 个月），但 PFS 方面没有显著差异。因为该试验纳入了多线的 VEGF 靶向治疗失败的患者，使该试验的研究结论具有普适性。

截至 2024 年 4 月，尚无 RCT 等级的研究结论支持在初治患者中使用单药免疫检查点阻断。在随机Ⅱ期的 Keynote 427 研究中，比较了阿替利珠单抗（atezolizumab）与舒尼替尼作为晚期肾透明细胞癌的一线治疗效果，结果显示，阿替利珠单抗治疗显示出 HR 为 1.19（95% CI 0.82~1.71），所以，即使研究中在生物标志物阳性的亚群中的阿替利珠单抗显示出很高的完全缓解率，但并不支持单药用于这类患者的临床一线治疗。因此，基于这些结果并且在缺乏 RCT 的Ⅲ期临床证据的支持下，不推荐单药 ICI 治疗作为晚期肾癌一线治疗的替代方案。

2）免疫联合治疗：目前已有多种 ICI 的联合用药方案用于晚期肾癌的治疗。首先，Ⅲ期临床试验 CheckMate 214 研究结果显示：纳武利尤单抗联合伊匹木单抗（一种 CTLA-4 抗体）治疗方案优于舒尼替尼；在 IMDC 中低风险人群中，联合用药获得更长的 OS（主要研究终点）。因此，该方案获批用于 mRCC，从而使 mRCC 治疗模式发生了转变。另外，该项实验结果进一步证实伊匹木单抗和纳武利尤单抗的联合有着更高的反应率、完全缓解率及更长的反应持续时间。该研究最新的 4 年随访结果显示：在 IMDC 中低风险人群，双免疫方案临床收益比舒尼替尼更佳，60 个月的 OS 百分比分别是 43%、31%。与此同时，纳武利尤单抗联合伊匹木单抗联合用药组有更低的 3~5 级的治疗相关不良事件率。

另外，Keynote 426 研究报道了在 861 例初治透明细胞型 mRCC 患者中比较阿昔替尼联合帕博利珠单抗（pembrolizumab，一种 PD-1 抗体）与舒尼替尼的治疗结果。ITT 人群的 OS 和 PFS 是主要研究终点，PD-L1 阳性群体的治疗反应率是次要研究终点。中位随访时间 12.8 个月。第一次中期分析结果显示，阿昔替尼联合帕博利珠单抗治疗组的中位 PFS 为 15.1 个月，显著长于舒尼替尼组的 11.1 个月（HR=0.69，95% CI 0.57~0.84，P<0.001）。2 组均未达到中位 OS，但与舒尼替尼组相比，阿昔替尼加帕博利珠单抗组的死亡风险降低了 47%（OS：HR=0.53，95% CI 0.38~0.74，P<0.000 1），同时治疗反应率也更高（59.3% vs 35.7%）。需要注意的是，这种临床获益与 IMDC 分组以及 PD-L1 表达情况无关。最近更新的 Keynote 426 研究随访结果显示，最短随访时间为 23.4 个月（中位数为 30.6 个月），证明阿昔替尼联合帕博利珠单抗在 ITT 人群中具有更好的 OS 与 PFS 获益，联合用药组中位 OS 为 45.7 个月，而舒尼替尼组为 40.1 个月。在 IMDC 低风险亚群中，两组之间 OS 相似，但在中高风险人群中，联合用药组显示出更好的 OS 获益。

此外，Ⅲ期临床试验 CheckMate 9ER 中将 651 例未经治疗的透明细胞型 mRCC 随机分到纳武利尤单抗联合卡博替尼组或舒尼替尼组，经 18.1 个月的随访发现，在 ITT 人群中，主要研究终点 PFS 在联合治疗组中显著延长（16.6 个月 vs 8.3 个月，HR=0.51，95% CI 0.41~0.64，P<0.000 1），并且相较于舒尼替尼组，联合用药组在次要终

点 OS 方面也有显著的优势（*HR*=0.60,95% *CI* 0.40~0.89,*P*=0.001)。联合用药组与舒尼替尼组的完全缓解率分别为 8% 与 4.6%。同样地,这种临床获益与患者的 IMDC 分级和 PD-L1 的表达情况无关,卡博替尼联合纳武利尤单抗治疗相关不良事件(adverse event,AE) (≥3 级)的发生率为 61%,而接受舒尼替尼的患者为 51%。

接着,最近 1 项 Ⅲ 期临床研究 CLEAR 披露了仑伐替尼 + 帕博利珠单抗、仑伐替尼 + 依维莫司相较于舒尼替尼治疗晚期肾细胞癌的三臂实验结果。该研究共纳入了 1 069 例患者,其中仑伐替尼 + 帕博利珠单抗组 355 例,仑伐替尼 + 依维莫司及舒尼替尼组为 357 例,结果显示,相较于舒尼替尼,仑伐替尼 + 帕博利珠单抗治疗显著延长患者的 PFS(主要研究终点) (*HR*= 0.39,95% *CI* 0.32~0.49,*P*<0.001),并且该方案疾病缓解率方面也十分优秀,有 71% 的患者客观缓解,其中有 16% 的患者完全缓解。临床获益在所有 IMDC 分级中都能观察到,并且与 PD-L1 的表达情况无关。3 级以上的治疗相关不良事件发生率为 72%。

最后,JAVELIN 是另 1 项 Ⅲ 期 RCT 研究,对比了阿维鲁单抗(avelumab, 一种 PD-L1 抗体)联合阿昔替尼与舒尼替尼在 886 例晚期肾细胞癌患者中的治疗作用。主要研究终点之一是 PD-L1 阳性群体的 PFS。结果显示,在 ITT 人群中,2 组的 PFS 与 OS 风险比分别为 0.69(95% *CI* 0.56~0.84) 与 0.78(95% *CI* 0.55~1.08),显示出联合治疗方案更强的肿瘤控制效果。

(5)非透明细胞 mRCC 的治疗:目前,已发表或在研的项目大都集中在透明细胞型肾癌,部分研究在患者入组时候纳入了部分透明细胞型以外的其他病理类型。目前,尚无完全非透明细胞型 mRCC 的 Ⅲ 期临床试验报道。而通过对其他的肾细胞癌相关研究的子集进行分析,结果表明,非透明细胞型 mRCC 患者接受靶向治疗的结果普遍比透明细胞型肾细胞癌差。目前非透明细胞型 mRCC 的靶向治疗药物主要集中在替西罗莫司、依维莫司、索拉非尼、舒尼替尼。

最常见的非透明细胞亚型是 Ⅰ 型和 Ⅱ 型 pRCC。一些小型的单臂试验评价舒尼替尼和依维莫司的治疗效果。其中,1 项对使用依维莫司用于治疗的两种类型 pRCC 的临床研究结果

显示,ITT 人群中位 PFS 为 3.7 个月,中位 OS 为 21.0 个月。在另 1 项非随机 Ⅱ 期试验中,Ⅱ 型 pRCC 合并 HLRCC〔是一种家族性癌症综合征,由延胡索酸水合酶(FH)基因的种系突变引起〕,贝伐珠单抗联合厄洛替尼的联合治疗方案在 HLRCC 群体中显示出了客观的治疗活性,研究中,给药组 3 级以上的治疗相关不良事件发生率为 47%,主要包括高血压与蛋白尿。

在 pRCC 的药物治疗选择中,SWOG PAPMET 随机临床试验提供了部分最新的证据,该研究纳入了 152 例乳头状 mRCC 患者,对比舒尼替尼、卡博替尼、克唑替尼(crizotinib)和赛沃替尼(savolitinib)的治疗效果。目前已报道的随访结果显示,卡博替尼治疗组(9.0 个月)PFS 显著长于舒尼替尼组(5.6 个月),2 组的反应率分别为 23% 与 4%,与此同时克唑替尼和赛沃替尼组的 PFS 与舒尼替尼差别不大。在治疗反应方面,74% 的接受卡博替尼治疗的患者出现了 3~4 级的治疗相关不良事件,与之相比,舒尼替尼的比例为 69%。这项研究的结果支持将卡博替尼作为乳头状 mRCC 患者治疗的一种选择。

此外,赛沃替尼还用于在 MET 驱动的 pRCC 患者中的一线治疗探索(SAVOIR 研究),这项研究被提前终止,但根据发表的随访数据来看,尽管患者人数和随访时间有限,但与舒尼替尼相比,赛沃替尼对 MET 驱动的 pRCC 的治疗效果仍积极,治疗中 3 级或以上的治疗相关不良事件以及治疗过程中药物剂量调整都更少。因此根据该阳性结果,有必要进一步研究赛沃替尼作为 MET 驱动的 pRCC 的治疗选择。

集合管癌和肾髓质癌对全身治疗具有高度耐药性。迄今为止,仅发布了一系列治疗方案的病例报道,目前尚无有效的建议。

(郭宏骞)

———— 主要参考文献 ————

[1] SIEGEL R L, MILLER K D, JEMAL A. Cancer statistics, 2018 [J]. CA Cancer J Clin, 2018, 68 (1): 7-30.

[2] CHEN W Q, ZHENG R S, BAADE P D, et al. Cancer statistics in China, 2015 [J]. CA Cancer J Clin, 2016, 66 (2): 115-132.

［3］ CAPITANIO U, BENSALAH K, BEX A, et al. Epidemiology of renal cell carcinoma [J]. Eur Urol, 2019, 75 (1): 74-84.

［4］ RATHMELL W K, RATHMELL J C, LINEHAN W M. Metabolic pathways in kidney cancer: current therapies and future directions [J]. J Clin Oncol, 2018: JCO2018792309.

［5］ WETTERSTEN H I. Reprogramming of metabolism in kidney cancer [J]. Semin Nephrol, 2020, 40 (1): 2-13.

［6］ BOSNIAK M A. The current radiological approach to renal cysts [J]. Radiology, 1986, 158 (1): 1-10.

［7］ POPPEL H V, POZZO L D, ALBRECHT W, et al. A prospective randomized EORTC intergroup phase 3 study comparing the complications of elective nephron-sparing surgery and radical nephrectomy for low-stage renal cell carcinoma [J]. Eur Urol, 2007, 51 (6): 1606-1615.

［8］ JANSSEN M W W, LINXWEILER J, TERWEY S, et al. Survival outcomes in patients with large (≥ 7cm) clear cell renal cell carcinomas treated with nephron-sparing surgery versus radical nephrectomy: results of a multicenter cohort with long-term follow-up [J]. PLoS One, 2018, 13 (5): e0196427.

［9］ UZOSIKE A C, PATEL H D, ALAM R, et al. Growth kinetics of small renal masses on active surveillance: variability and results from the DISSRM registry [J]. J Urol, 2018, 199 (3): 641-648.

［10］ HENG D Y C, WELLS J C, RINI B I, et al. Cytoreductive nephrectomy in patients with synchronous metastases from renal cell carcinoma: results from the International Metastatic Renal Cell Carcinoma Database Consortium [J]. Eur Urol, 2014, 66 (4): 704-710.

第五章

肾脏疾病与肿瘤

第一节　慢性肾脏病与肿瘤

一、引言

慢性肾脏病（chronic kidney disease，CKD）患者肿瘤发病率达 2.7%~6.0%，最常发生的肿瘤是泌尿系统肿瘤，如肾癌、膀胱癌等，直肠癌和肺癌也较为常见，肿瘤相关死亡是 CKD 患者第二位的死亡原因。年龄、性别、毒素蓄积、慢性肾脏病相关用药等是 CKD 患者发生肿瘤的危险因素。因此，在 CKD 人群中要进行肿瘤的筛查，结合肿瘤的原发灶症状、转移灶症状、副瘤综合征等症状、体征、影像和病理结果进行诊断。CKD 患者在治疗肿瘤时，除进行肿瘤的相关评估外，还需要特别注意评估患者的合并症、肾功能情况、肿瘤及肿瘤相关治疗对肾功能的影响等，以期达到更好治疗肿瘤、保护肾功能、提高患者生存率及生存质量的目的。

（一）CKD 发生肿瘤风险的流行病学

CKD 在我国成年人群中的患病率为 10.8%。近年来，越来越多的研究发现 CKD 患者中肿瘤风险率明显升高，而肿瘤导致 CKD 患者的病死率也明显升高。研究表明，心血管相关死亡是 CKD 患者的首要死亡原因，第二位即是肿瘤相关死亡。特别值得注意的是，在早期 CKD 患者中肿瘤相关死亡是这部分患者的首要死亡原因。因此，需高度关注 CKD 患者的肿瘤问题。

研究报道，CKD 患者肿瘤发病率达 2.7%~6.0%，因随访时间及纳入人群不同存在较大差异，平均随访 4~10 年，在透析患者中肿瘤发生率为 2.4%~6.7%，在肾移植受者中肿瘤发病率为 4.3%~13.4%。研究发现，CKD 患者最常发生的肿瘤是泌尿系统肿瘤，如肾癌、膀胱癌等，直肠癌和肺癌也较为常见。

CKD 患者可分为非透析 CKD 患者、透析患者、肾移植受者三大类。因三类 CKD 患者的不同特点，肿瘤发病风险在这三种状态时存在明显差异，维持性透析与肿瘤、肾移植与肿瘤将分别在第五章第二节、第三节具体阐述，本节内容主要讨论非透析 CKD 患者与肿瘤的相关内容。

（二）CKD 患者发生肿瘤的危险因素

1. 年龄　年龄是否是 CKD 患者发生肿瘤的危险因素仍存在争议，有研究发现 65 岁以上 CKD 患者发生肿瘤的风险高于青年患者，但也有研究表明青年男性 CKD 患者中肿瘤发生风险更高。

2. 性别　CKD 患者患癌风险存在性别差异，估算的肾小球滤过率（estimated glomerular filtration rate，eGFR）<55ml/（min·1.73m^2）的男性患者，随着肾小球滤过率（glomerular filtration rate，GFR）的下降，患癌风险明显增加，但在女性患者中并未发现类似关系。也有研究发现 CKD 3 期以上［eGFR<60ml/（min·1.73m^2）］患者患肾癌风险增加，特别是年轻男性。

3. 毒素蓄积　随着 CKD 的进展，各种小分子到中大分子毒素在体内蓄积，特别是到尿毒症期时，大量毒素可抑制淋巴细胞功能，引起免疫功能障碍。研究发现尿毒症患者抑癌基因 *Klotho* 表达降低，毒素可通过影响 DNA 甲基转移酶的活性降低 *Klotho* 的表达，从而使 *Klotho* 的抑癌作用降低，导致肿瘤的发生。尿毒症毒素造成免疫功能障碍和影响癌症相关基因的表达，可能促进了肿瘤发生的风险。

4. 药物治疗相关　激素和免疫抑制剂是免疫相关 CKD 患者的常用药物。激素及免疫抑制剂的使用均会导致感染风险增加和潜在肿瘤高发。例如，环磷酰胺增加膀胱癌发病风险；糖皮质激素通过干扰炎症过程，抑制抗原递呈，抑制细胞免疫和部分体液免疫来削弱免疫系统的反应能力，从而可能增加患者的肿瘤发生风险，危险程度与免疫抑制剂药物或激素的治疗时间可能相关。

红细胞生成素（erthropoitin，EPO）常用于治疗 CKD 相关的肾性贫血。EPO 是一种多效细胞因子，除刺激红细胞生成外，还具有促血管生成作用。有研究报道，肿瘤患者 EPO 受体表达增加，EPO 可刺激肿瘤细胞增殖，抑制凋亡，从而促进肿瘤进展。低氧诱导因子脯氨酸羟化酶抑制剂（hypoxia-inducible factor prolyl hydroxylase inhibitor,HIF-PHI)是新一代肾性贫血治疗药物，HIF-PHI影响的代谢通路在促进内源性EPO产生的同时，还可能参与血管内皮生长因子等下游基因的调控，通过促进血管再生等潜在机制促进肿瘤浸润和转移。虽然目前的临床研究数据并未发现该药对肿瘤的影响，但该药进入临床使用时间仍较短，是否会增加肿瘤风险仍需要真实世界的大样本和长程观察来证实。

CKD患者服用含马兜铃酸的药物会明显增加膀胱癌、肝癌及肾癌的发生率，因其从泌尿系统排泄，会导致肾小管慢性炎症，触发基因突变，从而导致尿路上皮癌发生率明显升高。

5. 维生素D缺乏 在普通人群中的研究提示，维生素D缺乏与乳腺癌、卵巢癌、前列腺癌、直肠癌等相关。CKD患者中维生素D缺乏发生率高，研究表明CKD患者维生素D缺乏不仅与全因死亡、心血管相关死亡风险增加相关，也与肿瘤等非心血管相关死亡增加相关。

(三)CKD患者的肿瘤筛查

研究显示，CKD患者在肾活检后0~3年内，45~64岁的患者有7.3%~15.8%发生肿瘤，>64岁的患者有11.8%~20.3%发生肿瘤。这些数据提示CKD患者需要高度重视肿瘤筛查。

中老年的肾病综合征患者，在诊断和鉴别诊断过程中，需要排查肿瘤的病因。特别是病理类型为膜性肾病，且病理表现提示不典型的膜性肾病［多部位的内皮下或者系膜区有免疫复合物沉积、肾小球内>8个白细胞浸润、系膜及细胞增殖显著、非IgG4亚型在肾小球沉积、抗磷脂酶A2受体(phospholipase A2 receptor,PLA2R)抗体阴性等］的患者，更需要进行全面细致的肿瘤筛查。病理表现为微小病变肾病的患者，如果出现不明原因的贫血、血免疫蛋白电泳异常、肝大、淋巴结肿大等，也需要注意筛查肿瘤。马兜铃酸肾损害的患者需要常规筛查尿路上皮癌和肝癌。

终末期肾病、与终末期肾病长期透析相关的获得性囊性肾病、肾移植受者需要进行肾癌的筛查。肾癌的筛查与诊断主要靠影像学检查，确诊需病理学检查，对高危人群建议每年行一次肾脏超声检查，可疑者建议CT或MRI。尿检中出现非肾小球源性血尿，也可作为提示尿路上皮细胞癌的线索。

既往文献提出，在终末期肾病中需要结合患者的预期寿命，考虑肿瘤筛查的价值，但随着患者的预后大大改善，需要更多的研究探讨在该人群中进行肿瘤筛查的具体方法。对肿瘤高危、预期寿命长、有肾移植计划的患者应开展系统的肿瘤筛查，以实现对肿瘤的早期发现和治疗。

(四)CKD发生肿瘤的诊断

CKD患者中肿瘤的诊断和鉴别诊断应贯穿于整个CKD的诊治过程。多种CKD患者在确诊时，需要临床医生进行充分的鉴别诊断，是否为肿瘤继发的肾脏病，特别是中老年肾病综合征、淋巴增殖性疾病相关的肾脏病等。在CKD进展过程中，当患者出现原发病无法解释的症状和体征时，需高度警惕肿瘤的发生。例如，原因不明的进行性消瘦、贫血、淋巴结肿大、包块等。CKD患者的肿瘤早期诊断具有挑战性。一方面，随着CKD进展，患者疲劳、乏力、消瘦等症状容易掩盖肿瘤的一些非特异性症状。另一方面，肿瘤的一些特异性症状，如泌尿系统肿瘤的血尿，也易被CKD患者原有的血尿症状所掩盖，易产生漏诊及误诊。

多数肿瘤患者早期无自觉症状，可在CKD诊疗中发现。肿瘤还可以出现原发灶症状、转移灶症状、副瘤综合征等症状。肿瘤部位较深的，可能缺乏特异性的体格检查异常，部分还可触及肿块或出现淋巴结肿大等。需要结合不同肿瘤的临床表现、查体、实验室检查、影像学改变、肿瘤病理学等得出肿瘤的诊断。泌尿系统肿瘤，如肾癌、尿路上皮癌是CKD患者常见的肿瘤。可出现间歇性、无痛性全程肉眼血尿或镜下血尿、腰部钝痛或隐痛、血尿严重时会形成血块，后者通过输尿管可引起肾绞痛或肾区疼痛，进一步可致尿痛、排尿困难，甚至尿潴留。肿瘤生长较大或位于肾下极时才发现腹部包块。部分患者以转移灶表现为首诊或伴发症状，如骨痛、骨折、咳嗽、咯血等。体检可见颈淋巴结肿大、继发性精索静脉曲张及双下肢水肿等，晚期也可表现消瘦、乏力、纳差等恶病质症状。也可以出现高血压、红细胞沉降率增快、红细胞增多症、肝功能异常、高钙血症、高血糖、神经肌肉病变、淀粉样变性、溢乳症、凝血机制异常等副瘤综合征。这些临床表现与体征均需要结合进一步的实验室、内镜及病理检查与CKD的相应表现进行鉴别诊断，以免误诊及漏诊。

除泌尿系统肿瘤外,肺癌和直肠癌等实体肿瘤也是 CKD 人群常见的肿瘤。需要结合不同肿瘤发生的高危因素、临床表现、影像学及病理学等综合诊断。除实体瘤外,也需要注意淋巴瘤及多发性骨髓瘤等血液系统肿瘤的诊断。多发性骨髓瘤患者可以出现贫血、肾功能不全、骨痛、高钙血症等表现,需要结合 M 蛋白检测、影像学和骨髓等检查进一步鉴别诊断。

(五) CKD 患者发生肿瘤的治疗

肿瘤的治疗包括手术治疗、放射治疗、药物治疗、分子靶向治疗和细胞治疗等。CKD 患者进行肿瘤治疗的时候除了充分评估患者的一般情况、肿瘤的分期、肿瘤的分子病理等外,还需要特别注意评估患者的合并症、肾功能情况,并且特别注意肿瘤治疗及治疗过程中的影像学评估需要使用造影剂等可能会对肾功能的影响。肿瘤治疗与肾脏损伤的相关内容在第二章有具体阐述。

目前,在治疗时常通过血清肌酐、肌酐清除率、GFR、尿蛋白等对肾脏损伤情况进行评估。肿瘤患者可能存在蛋白摄入不足、营养不良、脱水、肌肉消耗等,这些因素都会影响血清肌酐的水平,因此血清肌酐水平可能无法准确反映肿瘤患者的肾功能情况。血清肌酐不是灵敏的评估肾功能的指标,研究表明,通过测量的 GFR 评估,约 20% 血清肌酐正常的肿瘤患者存在肾功能下降。肿瘤及化疗药物可能会影响胱抑素 C 的检测,因此,胱抑素 C 在肿瘤患者肾功能的评估也受到限制。Cockcroft-Gault 公式是既往使用化疗药物时最常用的评估肾功能的方法,CKD-EPI 公式是目前推荐的评估肾功能的方法,在多个肿瘤患者的人群中得到验证。Calvert 公式不仅考虑了 GFR 还综合了药物的曲线下面积,在化疗药物特别是卡铂药物剂量的调整方面得到广泛应用。MDRD 公式得到一定程度的应用,但是在评估化疗是否需要减量方面还存在争议,基于胱抑素 C 的估算肾功能的方法在肿瘤治疗中尚未得到验证。

超过 50% 的肿瘤患者会因为肾功能的减退而对至少 1 种的抗肿瘤药物减量。但遗憾的是,轻中度的 CKD 患者常常被排除在超过 85% 的肿瘤治疗的临床研究以外,这导致关于 CKD 患者肿瘤治疗的循证医学证据极为有限,很多抗肿瘤药物缺乏在肾功能减退时是否需要减量及减量方案的临床数据。希望抗肿瘤药物的临床研究可以根据药物的特点,合理评估患者的肾功能和用药风险,纳入合适的 CKD 患者,使得更多的 CKD 患者可以从抗肿瘤的创新药物中获益。

二、肾脏损伤与肾脏肿瘤

流行病学资料显示急性肾损伤 (acute kidney injury, AKI) 和 CKD 患者肾脏肿瘤的发生风险增加。AKI、CKD、肾脏肿瘤有一些共同的危险因素,如高血压、糖尿病、肥胖、吸烟、肾毒性药物、重金属等。不同病理类型的肾脏肿瘤可能起源于肾脏的不同细胞,可能与不同部位的肾脏损伤存在关联。肾透明细胞癌可能与肾单位的高滤过和近端肾小管 S1/S2 段的代谢异常相关。肾乳头状癌可能与近端小管缺血性坏死 (S3 段) 相关,而且肾乳头状癌切除围手术期发生 AKI 的患者更容易发生肿瘤复发,提示肾脏的缺血灌注损伤可能促进了肿瘤的复发,AKI 的小鼠模型可出现肾乳头状腺瘤,延长观察时间,部分可以出现肾乳头状癌。锂剂可以损伤集合管,造成肾性尿崩,也可以发生慢性间质性肾炎、促进肾囊肿形成,造成集合管细胞来源的肾脏肿瘤。镰刀细胞贫血可造成肾脏缺血性肾损伤,有发生肾脏髓样癌的风险。肾脏损伤可能通过泛素化酶 von Hippel-Lindau 低氧诱导因子 (VHL-HIF)、哺乳动物雷帕霉素靶蛋白 (mammalian target of rapamycin, mTOR)、Notch、Hippo 等信号通路介导肾脏肿瘤的发生。

三、各种类型慢性肾脏病与肿瘤

(一) 膜性肾病与肿瘤

研究提示,肾活检 1 年内有 10% 的膜性肾病患者发生肿瘤,而且近半数的患者无明显肿瘤相关的症状。肾活检超过 5 年,膜性肾病患者的肿瘤发生风险仍然存在,因此对于膜性肾病的患者要针对年龄和性别进行肿瘤的筛查。膜性肾病常见的肿瘤为肺癌和胃癌,其次为肾癌、前列腺癌和胸腺瘤,结直肠癌、胰腺癌、食管癌等也均有报道。膜性肾病的相关抗体可能对其肿瘤发生的风险具有意义,肿瘤相关膜性肾病患者一般抗 PLA2R 抗体为阴性。抗 NEL-1 样蛋白 1 (NELL1) 抗体和抗 1 型血小板蛋白 7A 域 (THSD7A) 抗体阳性的膜性肾病患者发生肿瘤的风险增高。

NELL1 相关膜性肾病患者罹患的肿瘤通常包括前列腺癌、支气管肺癌及乳腺癌等，而这些部位的肿瘤组织通常也存在高 NELL1 表达。约 20% 的 THSD7A 阳性的膜性肾病患者在随访过程中被检出患有恶性肿瘤。肿瘤相关膜性肾病患者可存在大量蛋白尿、低蛋白血症、水肿和肾功能损害等，这些情况可能会影响肿瘤的治疗，如手术、化疗等，给肿瘤治疗带来挑战。建议积极使用血管紧张素转化酶抑制剂（angiotensin converting enzyme inhibitor，ACEI）或血管紧张素 Ⅱ 受体拮抗剂（angiotensin Ⅱ receptor blocker，ARB）减少尿蛋白、调脂、预防血栓、适当补充白蛋白、适当利尿减轻水肿等最佳支持治疗，必要时单纯超滤或者透析治疗基础上，为患者的积极肿瘤治疗创造条件。肿瘤相关膜性肾病患者，在肿瘤治疗缓解后膜性肾病可以长期缓解，但膜性肾病和肿瘤的因果关系及产生的具体机制目前仍未完全阐明。

（二）微小病变肾病与肿瘤

微小病变肾病，特别是起病时年龄大于 60 岁、对糖皮质激素治疗效果欠佳的微小病变肾病的患者，要注意进行肿瘤筛查。霍奇金及非霍奇金淋巴瘤、白血病、胸腺瘤、肺癌、结直肠癌和肾癌是常见的微小病变肾病患者发生的肿瘤。血管内皮生长因子（vascular endothelial growth factor，VEGF）能介导足细胞损伤，产生微小病变肾病，也在很多肿瘤中具有重要作用，可能是介导微小病变肾病和肿瘤的共同致病通路。微小病变肾病和肿瘤的因果关系或者是否是肿瘤发生的危险因素及产生的具体机制目前仍未完全清楚。

（三）膜增生性肾小球肾炎与肿瘤

膜增生性肾小球肾炎患者要特别注意鉴别是否为肿瘤继发的可能，慢性淋巴细胞白血病、单克隆免疫球蛋白相关血液肿瘤、肺癌、肾癌是常见的导致膜增生性肾小球肾炎的肿瘤。有纤维丝或单克隆免疫球蛋白沉积、冷球蛋白阳性、乙型肝炎病毒和丙型肝炎病毒阴性的膜增生性肾小球肾炎特别需要进行肿瘤筛查。

（四）IgA 肾病与肿瘤

瑞典 1 项纳入 3 882 例 IgA 肾病患者中位随访 12.6 年的研究表明：与同期的普通人群相比，IgA 肾病患者肿瘤发生的风险没有明显增高，但已进展至终末期的 IgA 肾病患者的肿瘤发生风险高于一般人群，IgA 肾病患者主要发生的肿瘤类型是肾癌和非黑色素皮肤瘤。但 IgA 肾病患者也需要鉴别和筛查是否为肿瘤继发的 IgA 肾病，肺癌、肾癌等均报道可以产生继发性 IgA 肾病。研究发现当实体肿瘤侵犯到呼吸道和鼻咽黏膜时，可在血中检测到异常糖基化的 IgA1，在肾脏观察到异常沉积的 IgA，部分肾癌切除的标本中也发现了异常 IgA 的沉积。

（五）肾脏意义的单克隆免疫球蛋白血症与肿瘤

肾脏意义的单克隆免疫球蛋白血症是指一类 B 细胞或者浆细胞克隆疾病，M 蛋白造成了肾脏的损伤，但是尚未达到血液系统疾病的治疗标准，其肾脏病理表现多种多样，淀粉样变肾病、轻链沉积肾病、轻重链沉积肾病、管型肾病、冷球蛋白血症肾损害等。这类肾脏疾病对激素及免疫抑制剂治疗效果欠佳，可能针对 B 细胞或者浆细胞克隆的治疗能取得好的疗效。但这类疾病患者有可能进展至需要进一步干预治疗的多发性骨髓瘤、华氏巨球蛋白血症或者慢性淋巴细胞白血病等，应密切监测。

（六）风湿免疫相关肾脏病与肿瘤

风湿免疫相关肾脏病是继发性肾脏病的常见原因，常见的疾病包括狼疮性肾炎、抗中性粒细胞胞质抗体（antineutrophil cytoplasmic antibody，ANCA）相关血管炎肾损害、干燥综合征相关肾损害、IgG4 相关肾损害、系统性硬化症肾损害、肌炎皮肌炎肾损害等。

肿瘤是狼疮性肾炎患者的第三位死亡原因，常见发生的肿瘤为甲状腺癌、宫颈癌、肺癌、膀胱癌、乳腺癌等。荟萃分析显示：与一般人群相比，系统性红斑狼疮患者的部分肿瘤，如淋巴瘤、骨髓瘤、肝癌、宫颈癌、膀胱癌、肺癌、甲状腺癌的风险增高，在乳腺癌、前列腺癌、黑色素瘤等肿瘤甚至风险降低，部分肿瘤的风险无明显变化。不同种族和人群的系统性红斑狼疮肿瘤风险研究的异质性高，结论存在争议。高的环磷酰胺累积剂量，可能是狼疮性肾炎患者发生肿瘤的危险因素。研究发现，系统性红斑狼疮的患者无论是否接受免疫抑制剂治疗，人乳头状瘤病毒（human papilloma virus，HPV）感染率均高于一般人群，但是宫颈癌的发生风险是否高于一般人群存在争议，推荐对系统性红斑狼疮患者进行宫颈癌及 HPV 感染的筛查，接种 HPV 疫苗是安全的，但是接种 HPV 疫苗后需要注意不良的免疫交叉反应。

ANCA 相关血管炎患者发生肿瘤的风险增高，肉芽肿性多血管炎的患者血液系统肿瘤、肺癌、膀胱癌风险增加，显微镜下多血管炎的患者肺癌风险增加，嗜酸性肉芽肿性多血管炎的血液系统肿瘤风险增加。年龄、男性、肉芽肿性多血管炎、环磷酰胺的使用是 ANCA 相关血管炎患者肿瘤风险增加的危险因素。但有研究并未发现 ANCA 相关血管炎或者 ANCA 相关血管炎肾损害患者的肿瘤风险增加。是否是环磷酰胺的使用增加了 ANCA 相关血管炎患者的肿瘤风险还存在争议。肿瘤是除了心血管事件和感染之外的 ANCA 相关血管炎患者的重要死亡原因，因此，ANCA 相关血管炎患者仍要注意肿瘤的筛查和防治。

干燥综合征患者可累及肾脏，发生肾小管酸中毒、间质性肾炎、膜性肾病等，部分可以发生淋巴瘤累及肾脏。干燥综合征患者最常发生的是 B 细胞淋巴瘤，不仅非淋巴瘤的血液系统肿瘤发生风险明显增高，肺癌、泌尿系统肿瘤、非黑色素瘤皮肤癌、肝癌等实体肿瘤发生风险也增加。腮腺肿大、紫癜、淋巴结肿大、CD4$^+$T 淋巴细胞减少、低 C4 补体血症、冷球蛋白阳性、活检的淋巴细胞聚集评分高等是干燥综合征发生淋巴瘤的危险因素，血的 B 细胞刺激因子（B-cell activating factor，BAFF）和 FMS 样酪氨酸激酶 3（recombinant FMS like tyrosine kinase 3，Flt3）也是潜在的预测干燥综合征患者发生淋巴瘤的生物标志物。

IgG4 相关的疾病可累及肾脏，常见表现为 IgG4 相关的间质性肾炎，也可以出现 IgG4 相关的膜性肾病或者膜增生性肾小球肾炎。在 IgG4 相关疾病诊断时，就需要与肿瘤相关的疾病进行鉴别诊断，如胰腺癌、肾癌、输尿管癌、Castleman 病、淋巴瘤等，需要密切结合患者的临床表现、影像学及病理学表现，与肿瘤进行充分的鉴别诊断，部分患者需要进一步结合糖皮质激素的治疗反应及随访预后鉴别。IgG4 相关疾病的患者出现胰腺癌和淋巴瘤的风险高于一般人群。合并自身免疫性胰腺炎及无明显血嗜酸性粒细胞增高，是 IgG4 相关疾病患者发生肿瘤的危险因素。

系统性硬化症可累及肾脏，硬皮病肾危象是最严重的系统性硬化症累及肾脏的表现，其他还可以出现血管炎、抗磷脂抗体肾病、肾动脉硬化等。系统性硬化症的患者肿瘤发生风险明显增高，硬皮病肾危象和抗拓扑异构酶 I 抗体阳性是患者发生肿瘤的危险因素。系统性硬化症的皮肤癌、血液系统肿瘤、消化系统肿瘤和肾癌的风险均明显增高，但有肿瘤的系统性硬化症患者的预后与一般人群类似。

自身免疫性肌肉疾病（皮肌炎和肌炎）可造成肾脏的损伤，如皮肌炎及肌炎可发生横纹肌溶解造成 AKI，也可发生系膜增生性肾小球肾炎或者膜性肾病。皮肌炎和肌炎的肿瘤发生风险很高，特别是皮肌炎的患者。抗转录中介因子 -1 抗体（transcription intermediary factor 1，TIF1）阳性、抗核基质蛋白（nuclear matrix protein，NXP）2 阳性、抗自身免疫性坏死性肌炎（immune-mediated necrotizing myopathies，IMNM）阴性的自身免疫性肌肉疾病患者的肿瘤风险增高，在诊断自身免疫性肌肉疾病的前后 1 年是肿瘤的高发时间，肿瘤增加的风险即使是诊断后的 10 年一直存在。肺癌、乳腺癌、卵巢癌、淋巴瘤是常见的高发肿瘤。因此，在自身免疫性肌肉疾病的诊断及随访过程中均需要密切进行肿瘤的筛查。

（七）糖尿病肾病与肿瘤

糖尿病肾病是糖尿病最重要的并发症之一，也是患者进展至终末期肾病的重要病因。糖尿病患者的胰腺癌及肝癌等的发生风险增加，胰岛素抵抗可能是糖尿病患者肿瘤风险增加的原因之一。研究表明糖尿病肾病患者的结直肠癌、肝癌和喉癌的发生风险增加。但是孟德尔随机化研究并未发现糖尿病会显著增加肿瘤的发生风险。有些降糖药，如二甲双胍的基础研究显示其具有抗肿瘤作用，但是仍缺乏临床研究验证二甲双胍可以降低肿瘤的发生风险和肿瘤相关死亡。合并糖尿病和 CKD 会显著增加肿瘤患者的死亡风险，因此，建议对糖尿病及糖尿病肾病患者进行肿瘤筛查。

（八）毒物药物相关肾损害与肿瘤

重金属（铅、镉、铜、砷、汞等）的污染或者暴露会导致 AKI、急性肾小管坏死、膜性肾病等多种肾脏疾病。这些重金属的暴露会明显增加肿瘤的发生风险,如前列腺癌、甲状腺癌等,也会增加肿瘤的死亡风险。

服用含马兜铃酸成分的中药或者食用被马兜铃酸污染的食物等可能会造成马兜铃酸肾损害,而且还会明显增加膀胱癌,肝癌及肾癌的发生率。马兜铃酸 DNA 加合物和 A 到 T 的突变标签是马兜铃酸相关上尿路上皮癌的生物标记。

(九)其他肾脏病与肿瘤

多囊肾是最常见的遗传性肾病,多囊肾患者的肿瘤或者肾脏肿瘤发生风险是否增加存在争议,多囊肾患者肝癌、肾癌和直肠癌风险可能增加,因多囊肾进行肾移植的患者,肿瘤发生风险甚至低于因其他肾病而肾移植的患者。

肾结石与肾脏肿瘤发生风险,特别是肾乳头状细胞癌和尿路上皮癌相关,肾结石的患者需要特别注意进行肾脏肿瘤的筛查。

泌尿系统感染可能与膀胱鳞癌等泌尿生殖系统肿瘤的发病相关,对于反复发生及治疗效果欠佳的泌尿系统感染要进行肿瘤筛查。

四、肾脏病相关用药与肿瘤

(一)血管紧张素转化酶抑制剂或血管紧张素受体拮抗剂

ACEI/ARB 因其降低尿蛋白及保护肾功能的作用,在肾脏疾病中得到广泛应用。随机对照研究的荟萃分析发现使用 ARB 或者 ACEI 联合 ARB 可能会轻微增加新发肿瘤的风险,特别是新发肺癌的风险,但是肿瘤相关死亡的风险无明显差异。但纳入大量观察性研究的荟萃分析则未发现 ACEI/ARB 的使用会增加患者的肿瘤风险。因此,ACEI/ARB 的使用是否会增加肿瘤的发生风险仍存在争议,可能受人群、用药时间及随访时间等因素影响,因此,仍推荐在肾脏病患者中根据指征使用 ACEI/ARB,并在长期随访中注意对肿瘤的筛查。

(二)糖皮质激素

糖皮质激素的使用对肿瘤风险的影响存在争议,糖皮质激素使用可能会增加肺癌和肝癌的风险,但是未发现会增加乳腺癌和结直肠癌的风险。糖皮质激素对不同肿瘤的影响存在显著差异,基础研究表明糖皮质激素可以促进乳腺癌、前列腺癌的转移,但部分临床研究未发现糖皮质激素的

使用会促进乳腺癌的复发。同时,糖皮质激素是淋巴系统、血液系统肿瘤等的重要基础治疗药物。因此,长期使用糖皮质激素的患者仍需要进行肿瘤筛查,对于合并肿瘤的肾脏病患者,需要进行个体化评估,充分评估肾脏疾病糖皮质激素的使用指征,也要考虑糖皮质激素对不同肿瘤的影响。

(三)免疫抑制剂

环磷酰胺是一种广泛使用的免疫抑制剂,能有效治疗多种免疫相关的肾脏疾病,但是在大量研究中发现环磷酰胺的使用会增加患者的肿瘤发生风险,常见相关的肿瘤为膀胱癌和皮肤癌。肿瘤发生的风险与环磷酰胺的累积剂量相关。在膜性肾病及 ANCA 相关血管炎肾损害的治疗研究中均观察到与使用环磷酰胺的患者相比,利妥昔单抗治疗的患者肿瘤发生风险更低。

钙调磷酸酶抑制剂主要包括环孢素 A 及他克莫司,目前研究表明,在肾移植患者中使用环孢素 A 及他克莫司并未增加患者肿瘤的风险。但有研究发现在白塞病或者银屑病患者中使用环孢素 A 可能增加肿瘤的风险,在一些皮肤的自身免疫性疾病中局部使用他克莫司可能增加淋巴瘤的风险。

使用硫唑嘌呤是否会增加患者的肿瘤风险存在争议,吗替麦考酚酯不会增加患者的肿瘤风险,而且使用吗替麦考酚酯的移植受者的肿瘤发生风险低于使用硫唑嘌呤的患者。

雷帕霉素具有抗肿瘤作用,可以减少肿瘤发生的风险,因此对于肾移植合并肿瘤的患者可以考虑使用雷帕霉素,减少其他免疫抑制剂的使用。

在临床应用中,特别是肾移植受者中可能会联合使用糖皮质激素及多种免疫抑制剂,因此需要综合考虑患者的免疫抑制情况,并定期评估肿瘤的风险,合理选择免疫抑制剂。

(四)红细胞生成素

EPO 是在 CKD 中广泛使用的治疗肾性贫血的药物,也被使用治疗肿瘤相关或者化疗相关的贫血,可以减少输血的风险,提高患者的生活质量。但是临床研究发现 EPO 可能会增加肿瘤发生及转移的风险。过高的血红蛋白水平及未治疗控制的肿瘤是 EPO 增加肿瘤相关死亡风险的危险因素。EPO 在 CKD 患者中的使用需要结合患者是否既往有肿瘤病史、肿瘤是否已经治疗等综

合考虑,且需要设立合理的血红蛋白靶目标,注意随访血栓发生、肿瘤发生及复发的风险。

(五）低氧诱导因子脯氨酰羟化酶抑制剂

HIF-PHI 通过模拟体内缺氧,抑制 HIF 脯氨酰羟化酶,稳定体内 HIF 水平,进而调控 HIF 信号通路下游靶基因的转录及表达,通过促进体内内源性生理浓度 EPO 的生成与 EPO 受体表达,促进与铁代谢相关蛋白的表达,降低铁调素水平等机制改善肾性贫血。低氧诱导因子通路能调控除了上述改善贫血的下游基因外,理论上还可能调控 VEGF 等下游基因,会潜在影响肿瘤的发生及转移。目前动物的药理毒理研究暂未发现 HIF-PHI 具有致癌作用,且临床研究的数据暂未发现肿瘤发生风险的增加。但因该类药物上市时间仍较短,目前暂不推荐在已有肿瘤的患者中使用,需要积累更长时间的观察数据。

（陈 崴）

参考文献

[1] 何丽娜, 楼伊云, 何金灿, 等. 慢性肾脏病患者肿瘤发病情况和相关危险因素 [J]. 中华肾脏病杂志, 2020, 36 (6): 487-491.

[2] PORTA C, BAMIAS A, DANESH F R, et al. KDIGO controversies conference on onco-nephrology: understanding kidney impairment and solid-organ malignancies, and managing kidney cancer [J]. Kidney Int, 2020, 98 (5): 1108-1119.

[3] MAŁYSZKO J, BAMIAS A, DANESH F R, et al. KDIGO controversies conference on onco-nephrology: kidney disease in hematological malignancies and the burden of cancer after kidney transplantation [J]. Kidney Int, 2020, 98 (6): 1407-1418.

[4] PEIRED A J, LAZZERI E, GUZZI F, et al. From kidney injury to kidney cancer [J]. Kidney Int, 2021, 100 (1): 55-66.

[5] LIEN Y H, LAI L W. Pathogenesis, diagnosis and management of paraneoplastic glomerulonephritis [J]. Nat Rev Nephrol, 2011, 7 (2): 85-95.

[6] JHAVERI K D, SHAH H H, PATEL C, et al. Glomerular diseases associated with cancer, chemotherapy, and hematopoietic stem cell transplantation [J]. Adv Chronic Kidney Dis, 2014, 21 (1): 48-55.

[7] ROSNER M H, JHAVERI K D, MCMAHON B A, et al. Onconephrology: the intersections between the kidney and cancer [J]. CA Cancer J Clin, 2021, 71 (1): 47-77.

[8] DE JAGER D J, VERVLOET M G, DEKKER F W. Noncardiovascular mortality in CKD: an epidemiological perspective [J]. Nat Rev Nephrol, 2014, 10 (4): 208-214.

第二节 维持性透析与肿瘤

一、透析患者肿瘤的发病率

肿瘤是威胁人类生命的重要疾病。2015 年，Butler 等使用美国 Medicare 数据对 1995—2010 年维持性透析患者的肿瘤发病情况进行了分析。在这段时间内进入透析的 482 510 例患者中，37 128 例在 5 年内诊断了肿瘤，发病率计算为（3 860~3 923）/10 万（患者·年），5 年累积肿瘤发病率为 9.48%（95% CI 9.39%~9.57%）。在全部部位的肿瘤中，有的发病率呈上升趋势，如肾脏肿瘤；有的发病率呈下降趋势，如结肠直肠癌、肺癌支气管癌、胰腺癌等；还有部分的发病率无明显变化，例如前列腺癌、女性乳腺癌、膀胱癌等。在全部肿瘤中，前列腺癌和女性乳腺癌发病率最高，年度发病率分别为 1 191/10 万（患者·年）和 718/10 万（患者·年）。

Butler 的报道也发现性别、开始透析的年龄、导致尿毒症的原发病、肾移植病史及透析龄对 5 年内肿瘤发生率有明显影响。男性透析患者 5 年累积肿瘤发病率为 10.65%，明显高于女性的 8.27%；≥65 岁进入透析的患者 5 年累积肿瘤发病率为 11.17%，明显高于 <44 岁进入透析的患者的 3.91%；糖尿病肾病导致的尿毒症患者，其 5 年累积肿瘤发病率为 8.14%，而尿毒症病因非糖尿病者，其数值均接近 11%；有肾移植病史者，其 5 年累积肿瘤发病率为 10.93%，而无肾移植病史者仅为 8.90%。

2012 年，我国台湾地区 Lin 等从数据库中抽取到 1997—2008 年的维持性透析患者，对其中已经维持性透析超过 3 个月，且未发生肿瘤的 92 348 例患者进行随访分析。在平均 4.4 年的随访过程中，共有 4 328 例发生了肿瘤，肿瘤的年度发生率为 1.1%。作者把尿毒症患者新发肿瘤风险与一般人群进行比较，发现总体来说，透析患者肿瘤发生风险比一般人群高 40%。虽然，年轻的透析患者新发肿瘤风险低于老年透析患者，但与同年龄段一般人群相比，接受维持性透析治疗的年轻患者比同年龄段一般人群新发肿瘤的风险增加了 8.2 倍。有趣的是，作者发现尿毒症患者进

入透析治疗后的第一年内发生肿瘤的风险最高，比一般人群高出了 7.2 倍；而维持性透析治疗 5 年后，其肿瘤发生风险甚至会低于一般人群。

综上所述，对维持性透析患者的队列分析发现，不同地区的透析患者新发肿瘤风险均高于一般人群（50%~160%），年度肿瘤发生率为 1%~2%；同年龄组相比，年轻的透析患者比老年透析患者发生肿瘤的风险更高（不同研究的结果不一致，可能与受观察人群特征不同有关）。不同地区的透析患者好发肿瘤的种类也不尽相同。但这些报道所依据的数据均为 10 年前，且类似的分析报道较少；近 10 年人类生活环境不断变化，疾病谱也随之变化，用于临床诊断和治疗的新型制剂不断问世，可能对维持性透析患者肿瘤的发病率、疾病谱有潜在影响，针对最近 10 年透析患者肿瘤发病率的报道能弥补这个资料缺失。

二、透析患者肿瘤的类型

（一）透析患者的新发肿瘤

在 2012 年我国台湾地区 Lin 等的报道中，透析患者常见的肿瘤似乎不同于 Butler 等的报道。在 Lin 的报道中，我国台湾地区透析患者中最常见的肿瘤依次为膀胱癌、肝癌、肾脏肿瘤、直肠/结肠癌，而 Butler 等报道中最常见的肿瘤依次为前列腺癌、肺癌/支气管癌、直肠结肠癌、肾脏和膀胱肿瘤。

根据 Lin 等的报道，维持性透析患者比一般人群更容易发生恶变的部位（括号内是比一般人群风险增高的倍数）依次为膀胱（7.2 倍）、肾脏（6.2 倍）、甲状腺（1.2 倍）、肝脏（0.4 倍）和淋巴瘤（0.3 倍）。

2016 年，Hortlund 等对欧洲的数据进行了分析。作者从患者登记国家数据库找到瑞典（1964—2011 年）和丹麦（1977—2013 年）2 个国家的肾移植和血液透析患者，通过患者的身份信息与丹麦和瑞典的肿瘤登记数据库相连接，从而找到在这段时间内发生肿瘤的移植和透析患者。

在 Hortlund 等的分析中，15 346 例男性和

9 352 例女性透析患者共接受平均 3.2 年随访,共提供了 79 881 患者年的随访数据,在此期间共发生肿瘤 1 873 例。透析患者新发肿瘤风险比同期一般人群高 60%,其中淋巴瘤、肾脏、甲状腺新发肿瘤风险分别比一般人群高 60%、180% 和 190%。

获得性肾囊肿是肾细胞癌的高危因素,在透析患者中有一种新发肿瘤与获得性肾囊肿有关。1977 年,Dunnill 等首次描述了 6 例尿毒症患者的肾细胞癌。1980 年,Konishi 等报道了 4 例尿毒症患者发生的肾细胞癌。这应该是英文期刊中有关获得性肾囊肿相关肾细胞癌的最早报道。1998 年,在 Dry 等报道的 2 例发生于尿毒症获得性肾囊肿的乳头状肾细胞癌患者中,首次描述了囊肿内和乳头内存在大量草酸盐结晶。2003 年,Nathalie 等再次描述了草酸盐结晶这一现象。2006 年,Tickoo 等报道了 66 例发生于尿毒症患者的肾细胞癌(52 例有获得性肾囊肿),在切除的 66 例患者的肾脏中发现了 261 个肉眼可见的肿块。病理检查发现每个肾脏上可有多个病理类型,其中只有少部分的病理类型与散发的肾细胞癌一致,这包括透明细胞癌、乳头状癌和嫌色细胞癌,占全部 66 例的 41%;而其余的肿瘤很难归于上述三类,首次明确提出了 2 种肾细胞癌,这包括获得性肾囊肿相关肾细胞癌和透明细胞乳头状肾细胞癌,分别占 66 例患者的 36% 和 23%,其中,透明细胞乳头状肾细胞癌后来被证明也可发生于非尿毒症患者。

综合不同的观察性研究,维持性透析患者肿瘤发生风险显著高于一般人群(表 5-2-1)。

表 5-2-1　相较一般人群维持性透析患者的肿瘤发生风险

肿瘤部位	较一般人群的风险比
全部	1.42
肾脏 / 肾盂	4.03
膀胱	1.57
乳腺(女)	1.42
非霍奇金淋巴瘤	1.37
肺部	1.28
结肠 / 直肠	1.27
胰腺	1.08
前列腺(男)	1.06

(二) 进入透析前的既存肿瘤

由于 DNA 损伤、免疫监控机制不良,慢性肾脏病(CKD)患者各系统肿瘤的发生率高于一般人群。关于这一点,可参见本书第五章第一节。

有些肿瘤可能在进入透析前已经确诊,而进入透析后短时间内即发现的肿瘤,可能在透析前就已存在,只不过是进入透析后被发现。

根据肿瘤是否与尿毒症有关,可将进入透析前的既存肿瘤分成两类,一类是肿瘤与肾脏疾病有直接关系,这包括:①泌尿系统本身的肿瘤,因梗阻或肾切除进入尿毒症;②实体肿瘤或血液系统肿瘤细胞的肾脏浸润;③肿瘤的产物或其引发的机体反应导致肾脏损伤。另一类是与肾脏疾病并存但与肾脏疾病无关的肿瘤,但针对肿瘤的药物治疗、放射治疗可能加剧肾损伤。

三、透析患者肿瘤发生的危险因素

世界卫生组织的国际癌症研究机构把致癌物分为 4 类:① 1 类,明确可以致癌。② 2A 类,在动物实验中证实有致癌作用,但在人类中的证据有限。③ 2B 类,对实验动物致癌性证据不充分,对人类致癌性证据有限;或对实验动物致癌性证据充分,对人类致癌性证据不足。④ 3 类,无充分的动物实验证据或人体证据,但有致癌性可能,没有明确证据不致癌。

知道危险因素才能针对病因采取预防措施。透析患者肿瘤危险因素可分为传统危险因素、与肾脏疾病相关的危险因素、与透析相关的危险因素。这些危险因素又分为可干预和不可干预因素。

(一) 传统危险因素

传统危险因素中,诸如性别、年龄、肿瘤家族史等属不可干预因素。已知多个因素与肿瘤有关,对这些因素的管理与一般人群并无不同。这包括:吸烟与肺癌、胃癌、结肠癌和肝癌有关;长期接触电离辐射和使用雌激素与乳腺癌有关;长期食用腌制食品或烧烤肉制品与胃癌有关;长期使用避孕药与肝癌有关;长期食用滚烫食物或饮品与食管癌有关;长期饮酒与肺癌、乳腺癌、胃癌、结肠癌有关;长期便秘与结肠癌有关;肥胖与乳腺癌、结肠癌有关等。

（二）与肾脏疾病相关的危险因素

肾脏疾病时存在体内炎症和内环境紊乱,这是肿瘤在肾脏疾病人群高发的重要原因。

导致 CKD 患者炎症和氧化应激的因素很多,包括潜在感染、酸中毒、脂肪组织的代谢改变、肠道菌群紊乱等。炎症可导致 DNA 损伤,而 CKD 患者的 DNA 修复潜力下降,容易形成不受监控的克隆性增殖的肿瘤细胞,而炎症又可协助肿瘤细胞逃逸免疫系统的监视和杀灭。

CKD 患者肾功能下降后,会有尿毒症毒素潴留。这些潴留的毒素,有些是致癌物质。例如 2-氨基 -6- 甲基二吡啶咪唑(Glu-P-1)、2- 氨基 - 二吡啶咪唑、喹喔啉等在肾功能不全患者的血浆浓度上升,且血液透析并不能使其正常化。

CKD 患者普遍存在的高甲状旁腺激素水平、成纤维细胞生长因子 23 水平升高和维生素 D 缺乏等可能也与肿瘤高发有一定关系。

某些透析患者发生的肿瘤可能与进入透析前使用的细胞毒性药物或免疫抑制剂有关。例如已知环磷酰胺可直接导致包括正常细胞在内的 DNA 损伤,使用超过 36g 时,在有生之年发生肿瘤的概率增加;吗替麦考酚酯的代谢物霉酚酸有增加肿瘤发生风险的报道。近些年不断有新型免疫抑制剂问世,其用于肾脏疾病时与新发肿瘤的研究还欠缺。出现在世界卫生组织的 1 类致癌物清单上的肾内科常用药物还包括硫唑嘌呤、苯丁酸氮芥、环孢素等。

除上述因素外,透析患者普遍使用红细胞生成素。虽然不确定外源性红细胞生成素是否直接促进了肿瘤细胞的增殖,但在多个临床研究中发现红细胞生成素的过量使用确实增加了某些肿瘤患者的死亡风险。外源性补充红细胞生成素可能通过刺激肿瘤细胞表面相应受体、促进肿瘤组织内血管增生和改善肿瘤组织血液供应,通过提高血红蛋白增加深静脉血栓发生率等多个机制增加肿瘤患者死亡风险。

有关肾脏疾病相关的肿瘤危险因素,可参见本书第五章第一节。

（三）与透析相关的危险因素

透析患者除了具有肾脏疾病相关的肿瘤危险因素外,还有透析相关的危险因素,即透析过程中体外循环管路和透析器的可沥滤物中,有些出现在世界卫生组织的致癌物列表中。

血液透析器所使用的材料,一般不单纯是高分子聚合物本身。在生产加工过程中需要使用高分子聚合物材料的单体,例如双酚 A;需要加入溶剂以溶解单体,并在一定条件下形成聚合物;需要使用黏合剂以粘接器具的不同部件,例如需要把透析器纤维丝固定在透析器外壳、需要把体外循环管路的泵管与管路其他部分相连接等;产品出厂前的灭菌过程可能残留消毒剂;为改善器械整体稳定性和粒料性能,还需要使用添加剂等等。这些聚合物单体、溶剂、黏合剂等在透析过程中能进入体内。在血液透析耗材的生产、贮存、运输及使用等过程中有可能会发生上述化学物质的水解、降解或其他反应,在特定情况下这些有可能产生的次级可沥滤物可能有致癌作用。这些物质中有些出现在世界卫生组织公布的致癌物清单中。

例如聚砜膜是由双酚 A 和 4,4'- 二氯二苯砜缩合制成的工程塑料膜。其中双酚 A 被证明具有致癌性,出现在世界卫生组织公布的 1 类致癌物名单中。如果透析过程中透析膜残留的单体双酚 A 的沥滤量超出安全范围,则长期使用有致癌作用。

透析器和管路有致癌作用的可沥滤物还包括用于制备透析器纤维丝的单体溶剂芳香烃类(1 类)、用于制备大孔树脂的溶剂氯代烃类(1 类)、增塑剂邻苯二甲酸二异辛酯单体(2B 类)、用于制作中心静脉导管的二苯基甲烷二异氰酸酯单体(2B 类)、产品出厂前残留的消毒剂环氧乙烷(1 类)、用于粘接透析器或管路的黏合剂环己酮(3 类)、封装材料丙二醛(3 类)等。

四、透析患者肿瘤的预后

Kida 等对日本大阪的人群肿瘤登记数据(2010—2015 年)进行了分析,作者把当地 36 家医院的患者数据与此间肿瘤登记数据库中新发肿瘤的患者数据进行整合,把患者分为透析依赖和非透析患者。在全部 158 964 例新发肿瘤患者中,有 2 161 例透析患者。透析患者的结肠癌、胃癌、肺癌、膀胱癌的死亡风险均明显高于非透析患者,经性别、年龄和肿瘤分期矫正后,风险比依次为 2.24、1.78、1.67 和 1.45;但肝癌和肾细胞癌的死亡风险与非透析癌症患者无差异。

Rosales 等对澳大利亚新西兰透析移植登记数据(1980—2013 年)进行了分析,作者同时比较了健康人群的监测数据。被分析的 59 648 例透析患者共提供了 269 598 患者年的随访资料,共发生 34 100 例死亡,其中 3 677 例死亡与肿瘤有关。总体的发现是:女性透析患者的肿瘤死亡风险比男性高 1.7 倍;血液透析患者肿瘤死亡风险比腹膜透析患者高出 30%(另外的报道称血液透析和腹膜透析患者肿瘤死亡风险一致);与一般人群相比,透析患者死亡风险高出 1.4 倍,口咽部肿瘤和多发性骨髓瘤死亡风险甚至高出一般人群 20 多倍。

在不同的报道中,肿瘤作为死亡原因的占比、与一般人群的死亡风险程度不同,导致这些现象的原因可能是多方面的:①不同地区在一般人群中的肿瘤发生率不同,这种不同可带入透析人群;②不同血液净化中心非肿瘤患者的死亡率不一致(可能由当地一般人群死亡率带入、也与透析患者管理模式有关);③透析患者中肿瘤患者的处理方式有差异,这种差异可反映在透析肿瘤患者的死亡风险差异。地区肿瘤发生率是血液净化中心内不可控因素,血液透析管理模式差异超出了肿瘤管理范围。如果不同报道中肿瘤患者的死亡风险差异是针对肿瘤的管理模式差异所致,则应找到最优管理模式,以降低透析肿瘤患者的死亡风险。例如:是否手术、术式选择;是否化疗、化疗方案选择、药物剂量调整;肿瘤的治疗后监测等。

五、透析患者肿瘤的预防和监测

(一)透析患者肿瘤的筛查

1. 一般人群的肿瘤筛查 在一般人群中,对具有某些临床特征的人群进行某种肿瘤的筛查,从卫生经济学角度考虑核算其成本是合理的。这样的筛查优势主要表现在几个方面:①能从相对较小的人群中筛查出肿瘤患者;②由于早期发现使得早期治疗成为可能,患者生活质量和生命周期得以提高,患者还可能能为社会做出更多的贡献;③虽然筛查会花费一定资金,但早期治疗能减少晚期肿瘤导致的严重并发症,从整体角度来说,这样的管理其实是减轻社会负担的。如针对一定年龄段的女性实施宫颈癌、乳腺癌的筛查,对一定年龄段的人群实施肺癌、消化道肿瘤的筛

查等。

在一般人群中的肿瘤筛查,通常是针对相对健康、预期生命较长者,肿瘤筛查的价值在于早期发现肿瘤并早期干预。筛查研究较多的是结肠癌和乳腺癌。1 项针对结肠癌的荟萃分析汇总了 4 个研究,共对近 46 万人进行了观察,这些研究设计为仅实施一次结肠镜检查、结肠镜检查后续实施粪便潜血筛查或每 3~5 年实施结肠镜检查。4 个研究纳入的人群是 50~74 岁,随访时长约 11.5 年,分析结果提示:因进行结肠癌筛查,相应的死亡风险降低了 22%~31%,相当于观察到 4.3 年时每 5 000 次结肠镜检查可预防 1 例死亡;观察到 9.4 年时每 1 000 次结肠镜检查可预防 1 例死亡。简而言之,当患者预期寿命长于 10 年时,结肠镜筛查对延长患者寿命才有益。另 1 项针对乳腺癌的研究也得到同样的结论,即对预期寿命超过 10 年的患者实施乳腺癌筛查才是有益的。美国的普通内科学会、美国家庭医学会、美国临床肿瘤学会、美国预防医学院、美国外科医师学会等学术组织,均建议限制在预期寿命较短的人群中实施乳腺癌、结肠癌、前列腺癌和宫颈癌的筛查。

2. 卫生经济学考虑透析人群中的肿瘤筛查 透析患者寿命普遍偏短,在透析患者整人群中实施肿瘤筛查是一个需要讨论的问题。根据美国肾脏疾病数据系统(United States Renal Data System,USRDS)报道,美国新进入血液透析或腹膜透析的患者的 3 年存活率分别仅为 57% 和 70%,而同性别和年龄的一般人群的 3 年存活率 95%。用一个具体的数字表示就是,对于一位 50 岁的健康者,其预期可生存到 77.7 岁;但如果他是位透析患者,那预期可生存到 57.7 岁。根据透析预后和患者管理模式研究(Dialysis Outcomes and Practice Patterns Study,DOPPS)结果,我国血液透析患者的年度死亡率是 8% 左右。考虑到肿瘤对寿命的影响,如果早期筛查不能带来额外的生存益处,则对他们进行肿瘤筛查就是无益的。

有一个根据真实数据建立的模型,在这个模型中,如果针对血液透析全人群进行包括宫颈癌、乳腺癌、结肠癌和前列腺癌的筛查,患者存活时间仅可平均延迟 5 天。因此,对肿瘤进行筛查的花费并未显著延长患者生命。基于以上考虑,有作者建议不如把此部分费用用于改善透析方案或

用于提高患者生活质量，从另一途径延长透析患者整人群的平均寿命。但上述模式是针对整个透析患者人群建立的，针对个体患者，并不排除应个体化实施肿瘤筛查，如：①对于没有合并症的慢性间质性肾炎、常染色体显性遗传多囊肾病等所致尿毒症年轻患者，其预期寿命相对较长，对他们实施定期的某些系统的肿瘤筛查也许是必要的。②对于有肿瘤家族史和预期寿命较长的患者实施相应的肿瘤筛查是必要的。③对于有特定的临床表现，在进行鉴别诊断时，有针对性地实施肿瘤筛查也是必要的，如乙型肝炎慢性感染或肝硬化患者的肝癌发生率是高的，应在此人群中实施筛查和定期监测；在患者进入尿毒症前针对肾脏疾病使用了大量环磷酰胺的患者，应筛查胃肠道肿瘤或泌尿系统肿瘤的可能；在使用含马兜铃酸类药物导致的尿毒症患者中，应筛查肾盂癌、输尿管癌和膀胱癌的可能。

另外，Naylor 等对加拿大新进入透析患者和新发肿瘤患者的存活情况进行了比较分析，发现透析患者 5 年存活率约 50%，显著低于大多数实体肿瘤患者的 5 年存活率。该研究提示：①针对透析患者提高或改进血液净化技术比进行肿瘤筛查更重要；②透析患者第一位的死亡原因是心脑血管疾病，占全部死因的一半左右，而因肿瘤导致的死亡，只占全部死因的 4% 左右。因此花更大的精力去预防和管理心脑血管疾病比把经费用于肿瘤筛查具有更好的卫生经济学效益。

3. 可能从透析人群中的肿瘤筛查获益 针对一般人群的预期寿命的研究较多，而针对透析患者的研究大多是研究其数年内的短期存活，这就给做出肿瘤筛查决定造成了困扰。

综合考虑肿瘤在一般人群中的发病率、患者预期生命、潜在危险因素、用药史和是否有肾移植计划等因素，肿瘤发生在透析患者中的风险进一步增加，Holley 等提出了一套效价比可能较高的在透析患者中实施肿瘤筛查的方案（表 5-2-2），同时作者也强调个体化的重要性。

对预期寿命超过 10 年的透析患者实施肿瘤筛查是合理的（表 5-2-2）。一般认为年龄 >75 岁、合并症很多、身体衰弱且营养不良的透析患者预期寿命较短，对这部分人群实施肿瘤筛查并不会有明显获益。有肾移植计划的透析患者，移植成

功后其寿命可大大延长。对这类人群，如果符合某些条件（表 5-2-2），实施肿瘤筛查是合理的。

表 5-2-2　建议的尿毒症患者肿瘤筛查方案

肿瘤部位	建议的方案（对于预期寿命超过 10 年或有肾移植计划者）
乳腺	20~39 岁：每 3 年临床检查 ≥40 岁：每年临床检查 + 乳腺影像学检查 有肾移植计划：每年乳腺影像学检查
肺	≥55 岁且吸烟或吸烟史：每年计算机断层扫描
结肠	≥50 岁且有肾移植计划：每年进行粪便潜血（化学法或免疫化学法）检测根据移植方案加做消化道影像学检查或内镜检查 如果粪便潜血阳性，则需要进一步检查
宫颈	21~65 岁且有肾移植计划：每年进行宫颈涂片检查；考虑人乳头瘤病毒 DNA 检测和使用相应疫苗
前列腺	≥50 岁且有肾移植计划：每年检测前列腺特异性抗原和实施直肠指检 ≥45 岁且直系亲属在 65 岁前发现前列腺癌：定期前列腺检查
肾脏	透析 ≥3 年且有肾移植计划：每年计算机断层扫描或磁共振成像检查

在对透析患者实施筛查时，应注意有些筛查手段可能导致残余肾功能丢失，例如造影剂的使用。还要注意对肿瘤的血清学标志物的解读可能也不同于一般人群，尿毒症患者中某些肿瘤标志物浓度普遍偏高。

（二）透析患者肿瘤的预防

对透析患者实施肿瘤预防，需要预防或纠正已知可干预的危险因素，包括传统危险因素、与肾脏疾病相关的危险因素、与透析相关的危险因素。

1. 传统危险因素 戒烟和避免吸入二手烟；避免长期接触电离辐射，不可避免时注意剂量控制；避免使用或有节制地使用雌激素；避免长期食用腌制食品或烧烤肉制品；避免或有节制使用某些避孕药物；避免食用滚烫食物或饮品；戒酒；保持大便通畅；减肥。这些措施预期能降低肿瘤的发生风险。另外，也已知锻炼或运动能降低多个系统的肿瘤发生率，例如肺癌、乳腺癌、肝癌、结肠癌等。

2. 与肾脏疾病相关的危险因素 纠正肾脏疾病时的体内炎症和内环境紊乱或使其保持在合理水平，理论上对降低 CKD 的肿瘤发生率可能

有益。但此方面的研究十分匮乏，普遍对肾脏疾病患者采用抗炎症治疗是否对降低肿瘤有效、成本效益是否合理还需要进一步研究确证。

随着 CKD 患者肾功能下降，尿毒症毒素潴留越来越重，现有的血液净化措施不能将尿毒症患者代谢产物水平恢复到正常范围。

CKD 患者普遍存在的高甲状旁腺激素水平、成纤维细胞生长因子 23 水平升高和维生素 D 缺乏也与肿瘤的高发有关。但针对他们的治疗可能涉及到复杂的钙磷代谢和骨代谢，然而，降低肿瘤风险还是维持良好的钙磷代谢和骨代谢，孰轻孰重也需要评估。

虽然某些透析患者发生的肿瘤可能与进入透析前使用的细胞毒性药物或免疫抑制剂有关，红细胞生成素的使用可能与肾脏疾病和透析患者肿瘤高发有关。但针对尿毒症原发病实施早期干预治疗是必需的、针对肾性贫血的治疗也是必需的。

针对肾性贫血的脯氨酸羟化酶抑制剂在近几年得到广泛使用，经合理调整用药剂量和频率，在动物实验中未见到新发肿瘤增加或原有肿瘤进展加速，但对人类是否有致癌或加速肿瘤进展的作用，还需要进一步观察。

3. 与透析相关的危险因素 与非透析肾脏疾病患者一样，透析患者除了具有肾脏疾病相关的肿瘤危险因素外，还有透析相关的危险因素，即透析过程中体外循环管路和透析器的可沥滤物中，有些出现在世界卫生组织的致癌物列表。

为保证血液净化安全，不同的学术组织或标准化机构规定了可沥滤物的安全范围（中华人民共和国国家标准 GB/T 16886.17、国际标准化组织标准 ISO 10993-17）。

六、透析患者肿瘤的治疗

（一）药物治疗

1. 一般考虑 药物代谢动力学包括 4 个方面，即药物的吸收、分布、代谢和排泄。药效动力学受到药物特性、药物相互作用、体内靶细胞或其受体以及在作用靶点的后续过程影响。

肾脏疾病时，下降的肾功能和内环境的病理状态影响了抗肿瘤药物的药物代谢动力学和药效动力学。有些药物虽然不是经肾脏代谢或排泄，但其产物是经肾脏排泄的，这些经肾脏排泄的药

物代谢产物的药物代谢动力学也会发生变化。如果药物的代谢产物仍然有效或有毒性，在使用这些药物时也要考虑剂量调整问题。另外，肾功能下降及其带来的内环境变化也会影响肝酶活性，从而影响药物的体内代谢过程。

然而，在对大多数抗肿瘤药物进行注册研究时，往往会排除肾功能不良的患者，导致这方面的研究数据十分匮乏。由于缺乏证据，目前几乎没有由专业协会发布的有关在肾功能不良的患者中使用抗肿瘤药物的指南或共识性意见：如何选择药物、如何调整药物剂量、根据什么指标来调整药物剂量等。由于 CKD 的人群患病率不断攀升、维持性透析治疗患者数量在不断增大，而且 CKD 和维持性透析患者是肿瘤的高发人群，因此，各利益相关方设法获得肾功能和透析对抗肿瘤药物代谢和药效的影响的数据是十分有意义的。

维持性血液透析治疗导致的对药物的清除是需要考虑的。血液透析对抗肿瘤药物的药物代谢动力学和药效学决定于以下几个因素。①透析方案：包括设定的血液流速、透析液流速、脱水量、选用的滤器及其膜面积、透析模式。对小分子药物或其代谢产物，蛋白结合率越低则单次透析清除越多，透析导致的药物浓度下降越明显。对分子量较大的药物，则高通量透析或血液透析滤过模式会导致更多的药物清除。而对蛋白结合率较高的药物，低通量透析、高通量透析或血液透析滤过均不导致明显的药物清除，而血液吸附或血浆吸附可能导致药物浓度下降。②药物特性：药物的分子量决定了滤器对它的筛选系数，分子量越大则筛选系数越低。药物的蛋白结合率决定了透析能否有效清除药物，蛋白结合率越高则其被透析清除的量越少。药物分布容积也是一项重要的影响药物的透析清除率的指标，药物分布容积越大，其相应的血浓度越低，则通过透析清除的量也越少。另外，因透析部分纠正了内环境紊乱，肝酶活性得以改善，则对药物代谢也有一定的影响。

与维持性血液透析治疗的间断实施不同，腹膜透析治疗是持续进行的，其提供的小分子溶质的清除率约 $7\text{ml}/(\text{min}\cdot1.73\text{m}^2)$。由于同样缺乏抗肿瘤药物在腹膜透析患者中的使用数据，可参照在 CKD 5 期非透析患者中的使用经验。

下面重点介绍经典的化疗药物、靶向治疗药

物和免疫检查点抑制剂三类抗肿瘤药物。这里只描述肾脏疾病或透析对药物代谢动力学和药效学的影响、药物对肾脏的损伤以及药物用于肾脏疾病或透析患者时的注意事项等与肾脏疾病或透析有关的内容。根据个案报道、厂商建议和专家观点，表 5-2-3 总结了常用药物在透析患者的剂量调整方法，而没有列出这些药物的详细使用方案。

表 5-2-3　常用抗肿瘤药物在血液透析或腹膜透析患者中的剂量调整方案

药物分类	药物名称	剂量, 剂量降低	血液透析后用药
经典小分子	砷制剂	52%~65%	是
	争光霉素	45%	—
	顺铂	25~50mg/m², 延长给药间隔	—
	卡铂	目标 AUC × (GFR + 25)	是
	环磷酰胺	25%	—
	阿糖胞苷	100%	透析前 6 小时内
	正定霉素	—	—
	依托泊苷	—	—
	伊立替康	50mg/m²	是
	异环磷酰胺	1.5~2mg/m²	
	培美曲塞	不建议使用	
	甲氨蝶呤	不建议使用	
	丝裂霉素 C	—	
	5- 氟尿嘧啶	不建议使用	
	卡培他滨	不建议使用	
	来那度胺	15mg, 1 次 /d	
靶向药物	VEGF 抑制剂	100%	否
	EGFR 抑制剂	100%	否
	酪氨酸激酶抑制剂	50%~100%	—
免疫检查点抑制剂	PD-1 拮抗剂	100%	否
	PD-L1 拮抗剂	100%	否
	CTLA-4 拮抗剂	100%	否

注：—，无资料；AUC，曲线下面积；VEGF，血管内皮生长因子；EGFR，表皮细胞生长因子受体；CTLA-4，细胞毒性 T 淋巴细胞相关抗原 4；GFR，肾小球滤过率；PD-1，程序性死亡受体 1；PD-L1，程序性死亡受体配体 1。

2. 经典化疗药物在透析患者中的使用

（1）顺铂：顺铂常被用来治疗多个系统的肿瘤，如脑部肿瘤、头颈部肿瘤、神经母细胞瘤、睾丸肿瘤、生殖细胞肿瘤、卵巢肿瘤、乳腺肿瘤、肺部肿瘤、消化道肿瘤、泌尿系统肿瘤等。

顺铂的常见副作用是肾脏毒性、骨髓抑制、神经系统毒性。对于维持性透析患者，如果尚有残余肾功能，经顺铂治疗后残余肾功能可能快速丢失并不可恢复；但大多数维持性透析患者已无残余肾功能，并不需要考虑顺铂的肾脏毒性。

在维持性透析患者中，顺铂的骨髓抑制作用和神经系统毒性更加明显。根据一组小样本报道，在数名血液透析患者中，使用顺铂后大多数需要输血来纠正贫血。

在非肾脏疾病患者，顺铂 90% 经肾脏排泄，所以如果不可避免要给维持性透析患者使用顺铂，则应降低剂量至通常剂量的一半，包括首剂和之后的重复使用。另外，顺铂的蛋白结合率超过 90%，且与血浆蛋白不可逆结合，所以用药时间点应在透析后或非透析日。

（2）卡铂：卡铂是第二代铂制剂。与顺铂不同的是，在使用卡铂后短时间内，它是以非蛋白结合的态势存在的，但之后在 24 小时内逐渐与蛋白结合，所以不能在用药后即刻实施透析治疗，以便能达到所需要的血药浓度。

（3）环磷酰胺：环磷酰胺常用于治疗淋巴瘤、骨髓瘤、白血病、卵巢肿瘤、乳腺肿瘤、小细胞肺癌、神经母细胞瘤和肉瘤。

环磷酰胺及其代谢产物相对分子质量小、蛋白结合率低，能被血液透析有效清除，应在透析后给药，且用药后 12 小时内应避免透析，以保证有效药物浓度。对于腹膜透析患者，有专家建议应减少 1/4 剂量。

对于尚有残余尿量的患者，应注意环磷酰胺引起出血性膀胱炎的可能性。由于在此类患者中不适合通过扩张容量增加尿量来预防出血性膀胱炎，因此应作为选用环磷酰胺的一个注意事项。

（4）异环磷酰胺：异环磷酰胺的结构与环磷酰胺有关，异环磷酰胺经肝脏代谢，它和它的代谢产物有肾脏毒性，可导致急性肾小管损伤和肾功能快速下降，这可能导致透析患者的残余肾功能丢失。但大多数透析患者已无残余肾功能，使用异环磷酰胺的主要关注点是骨髓抑制和神经毒性。

在透析患者的使用经验很少，有报道建议其用量是通常用量的 25% 左右，之后的透析方案调整和药物剂量调整需根据患者对治疗的反应，包括骨髓抑制的情况。

异环磷酰胺的蛋白结合率低，为保证血浓度，不建议在透析过程中使用。

（5）甲氨蝶呤：甲氨蝶呤是一种有机化合物，主要用作抗叶酸类抗肿瘤药，通过对二氢叶酸还原酶的抑制，阻碍肿瘤细胞的合成、抑制肿瘤细胞的生长与繁殖。

甲氨蝶呤主要经肾脏排泄。大剂量使用时，药物可在肾小管内沉积引起急性肾损伤，这可进一步升高其血药浓度，诱发或加重骨髓抑制的副作用。甲氨蝶呤蛋白结合率低，可有效使用血液透析清除过量药物。

因生产厂商明确注明，不建议把此药用于 CKD 4 期或更晚的患者，所以缺乏该药用于透析患者的经验和数据。

（6）5- 氟尿嘧啶：5- 氟尿嘧啶在肝脏代谢，经

肾脏排泄的比例不足 10%。虽然生产商不建议将药物用于肾小球滤过率 <30ml/(min·1.73m^2) 的患者，但实际上也有不少用于 CKD 4 期或更晚的患者的个例报道，患者大多能耐受治疗。

3. 靶向治疗药物在透析患者中的使用　靶向治疗是在细胞分子水平上设计相应的药物，药物进入体内会特异地选择攻击肿瘤细胞的表面目标、细胞内部的一个蛋白分子或基因片段，从而使肿瘤细胞死亡，而不伤及正常组织细胞。用于靶向治疗的药物可以是单克隆抗体，也可以是小分子化合物。

（1）单克隆抗体：单克隆抗体是一种免疫球蛋白，不在肾脏代谢。因其相对分子质量大，不能被肾小球滤过和清除，也不能被透析清除。所以在 CKD 或透析患者使用此类药物时不需要调整剂量。

有一类单克隆抗体就是血管内皮生长因子抑制剂，可直接导致肾实质损伤。血管内皮生长因子抑制剂可与循环血管内皮生长因子结合或与细胞表面的受体结合，从而使血管内皮生长因子不能作用于受体，起到抑制肿瘤组织内微血管生成的作用。但全身使用时，药物也可影响非肿瘤部位的血管生成（如围手术期的全身使用可延迟创口愈合）；药物可损伤血管内皮，导致血栓性微血管病样病变和相应的临床表现。肾脏内的血栓性微血管病样病变则表现为，新出现蛋白尿或原有蛋白尿加重、CKD 患者肾功能进一步下降或透析患者的残余肾功能丢失。

另一类可能导致透析患者残余肾功能丢失的单克隆抗体是表皮细胞生长因子的抑制剂。尽管这类抗体可能通过影响远端肾小管对镁的重吸收，导致低镁血症，而这对透析患者可能不是问题。表皮细胞生长因子在肾小管表皮细胞表达，并在肾小管损伤时促进其修复，因此，当肾小管遭遇损伤且同时使用该类抗体时，可能导致肾小管修复障碍，从而加重肾小管损伤。在血液透析患者中，当设置的干体质量低于实际干体质量而导致肾脏灌注不足时，此类药物可能加速残余肾功能丢失。

其他单克隆抗体大多没有直接的肾毒性，它们对肾脏以外的其他组织器官的副作用不尽相同。有些可间接导致肾损伤，如低血压或高血压、呕吐、腹泻及心肌毒性等，这些副作用导致肾脏灌

注不足,在CKD患者表现为急性肾损伤,在透析患者表现为残余肾功能丢失。例如人表皮生长因子2的单克隆抗体曲妥珠单抗,可能通过肿瘤溶解综合征、高血压、心肌毒性等机制间接导致肾损伤,在透析患者表现为残余肾功能快速丢失。

(2)酪氨酸激酶抑制剂:酪氨酸激酶催化三磷酸腺苷上的磷酸转移到蛋白质的酪氨酸残基上,可将多种蛋白质的酪氨酸残基作为底物。蛋白质酪氨酸残基磷酸化在肿瘤细胞的生长、增殖、分化中具有重要作用。酪氨酸激酶抑制剂是三磷酸腺苷与酪氨酸激酶结合的竞争性抑制剂,也可作为酪氨酸的类似物,阻断酪氨酸激酶的活性,抑制细胞增殖。

酪氨酸激酶抑制剂种类繁多,依据其类别,分为受体酪氨酸激酶抑制剂和细胞酪氨酸激酶抑制剂。受体酪氨酸激酶抑制剂又有血小板衍生生长因子受体家族、血管内皮生长因子受体家族、表皮生长因子受体家族等。这类药物仍在不断研发中,截至目前,只有少数这类药物用于肾脏疾病时需要调整剂量。

有报道酪氨酸激酶抑制剂可引起间质性肾炎、Fanconi综合征及急性肾损伤。另外,能阻断血管内皮生长因子和血小板衍生生长因子的后续信号通路的酪氨酸激酶抑制剂可导致肾脏血栓性微血管病样病变,在CKD可表现肾功能急剧下降,在透析患者可表现残余肾功能丢失。

4. 免疫检查点抑制剂 肿瘤的免疫治疗开启了肿瘤治疗的新纪元。与此途径有关的有两个蛋白,一个是表达在T细胞等免疫细胞表面的程序性死亡受体1(programmed death-1,PD-1),另一个是表达在肿瘤细胞表面的PD-1的配体(PD-L1)。当PD-1和PD-L1结合时,可封闭免疫细胞,使其不再攻击肿瘤细胞。而免疫检查点抑制剂可阻断PD-1与PD-L1的结合,使免疫细胞重新获得攻击肿瘤细胞的活性。免疫检查点抑制剂可以针对PD-1、PD-L1或细胞毒性T淋巴细胞相关抗原4。

在使用这类制剂的临床试验中,观察到部分患者血清肌酐上升,但肾上腺皮质激素治疗可快速缓解。后来有小样本肾穿刺证实,血清肌酐上升原因是急性间质性肾炎,但因患者往往同时使用质子泵抑制剂、非甾体抗炎药,导致急性间质性肾炎的原因不能确定只归因于这类生物制剂。

尽管如此,并未发现尿毒症患者比一般人群更容易发生肾损伤,药物在其他系统的副作用也未高于一般人群。

(二)手术治疗

尿毒症透析患者肿瘤的手术治疗原则,包括适应证、术式等与一般人群差别不大。但有些因素可能导致患者在围手术期发生医疗意外的风险增加,需要加以关注。

1. 尿毒症患者普遍存在凝血系统异常 尿毒症患者容易发生出血,主要原因:①尿毒症患者血小板减少者多见。②受尿毒症毒素的影响,导致血小板功能不良。③尿毒症患者贫血很常见,而贫血时,血小板的分布空间更广,到达血管损伤部位的数量相对减少。④乙型肝炎病毒感染后肝硬化或淤血性肝硬化等肝功能不良的患者,还可因凝血因子不足而出现出血。⑤血液透析使用的抗凝剂可能导致术中止血困难或术后渗血时间延长。然而,尿毒症患者也容易发生凝血,这是因为尿毒症毒素导致血管内皮损伤、血小板表面表达磷脂酰丝氨酸、蛋白C功能低下、抗磷脂抗体水平升高、炎症刺激内皮细胞和血小板等产生的微囊泡激活血小板。

因此,应密切关注并采取措施避免围手术期出血或血栓栓塞性事件。措施包括:①术前充分了解病史,评估出凝血机制、血小板数量和功能、贫血状态,纠正潜在的凝血机制缺陷。②术前合理安排血液净化时间和抗凝剂剂量。③术后观察手术创口出血情况。④避免术后出现深静脉血栓,尤其是肥胖和术后需要长时间制动的患者。

2. 尿毒症患者普遍存在心功能不良 受高血压、水负荷、贫血、钙磷代谢紊乱、尿毒症毒素等因素的长期影响,透析患者往往存在不同程度的心力衰竭。术中大量或快速输液可能导致血管内容量快速扩张而出现肺水肿,因此,应控制术中的输液速度和输液总量。

3. 尿毒症患者普遍血管壁结构异常 除了可能具有一般人群的血管内膜增厚和血管硬化,尿毒症患者普遍存在血管中层钙化,这可能导致术中止血或血管缝合困难、术后容易发生出血性事件、术后手术创口愈合延迟等诸多问题。因此,术前应对患者血管状况进行充分评估,制订相应的预案。

七、总结

除了传统的肿瘤危险因素,透析患者还具有肾脏疾病相关危险因素、透析相关危险因素,因此透析患者中肿瘤发生率高于一般人群。虽然,透析患者中肿瘤高发,但对此类人群进行肿瘤筛查应个体化,对预期寿命较长的患者实施筛查才有较高的卫生经济学价值。由于大多数关于肿瘤的药物研究均排除肾功能不良和透析患者,所以抗肿瘤药物用于治疗透析患者的数据、经验、共识或指南性意见十分匮乏。考虑到透析人群不断扩大,在此人群中观察抗肿瘤药物的药代动力学、药效动力学和副作用是十分有意义的。

(左 力)

参考文献

[1] BUTLER A M, OLSHAN A F, KSHIRSAGAR A V, et al. Cancer incidence among US Medicare ESRD patients receiving hemodialysis, 1996-2009 [J]. Am J Kidney Dis, 2015, 65 (5): 763-772.

[2] LIN H F, LI Y H, WANG C H, et al. Increased risk of cancer in chronic dialysis patients: a population-based cohort study in Taiwan [J]. Nephrol Dial Transplant, 2012, 27 (4): 1585-1590.

[3] LOY E Y, CHOONG H L, CHOW K Y. Cancer among end-stage renal disease patients on dialysis [J]. Ann Acad Med Singap, 2013, 42 (12): 640-645.

[4] HORTLUND M, ARROYO MÜHR L S, STORM H, et al. Cancer risks after solid organ transplantation and after long-term dialysis [J]. Int J Cancer, 2017, 140 (5): 1091-1101.

[5] DUNNILL M S, MILLARD P R, OLIVER D. Acquired cystic disease of the kidneys: a hazard of long-term intermittent maintenance haemodialysis [J]. J Clin Pathol, 1977, 30 (9): 868-877.

[6] KONISHI F, MUKAWA A, KITADA H. Acquired cystic disease of the kidney and renal cell carcinoma on long term hemodialysis four surgical cases of young adults in Japan [J]. Acta Pathol Jpn, 1980, 30 (5): 847-858.

[7] DRY S M, RENSHAW A A. Extensive calcium oxalate crystal deposition in papillary renal cell carcinoma: report of two cases [J]. Arch Pathol Lab Med, 1998, 122 (3): 260-261.

[8] RIOUX-LECLERCQ N C, EPSTEIN J I. Renal cell carcinoma with intratumoral calcium oxalate crystal deposition in patients with acquired cystic disease of the kidney [J]. Arch Pathol Lab Med, 2003, 127 (2): E89-E92.

[9] TICKOO S K, DE PERALTA-VENTURINA M N, HARIK L R, et al. Spectrum of epithelial neoplasms in end-stage renal disease: an experience from 66 tumor-bearing kidneys with emphasis on histologic patterns distinct from those in sporadic adult renal neoplasia [J]. Am J Surg Pathol, 2006, 30 (2): 141-153.

[10] HU M, WANG Q, LIU B, et al. Chronic kidney disease and cancer: inter-relationships and mechanisms [J]. Front Cell Dev Biol, 2022, 10: 868715.

[11] KIDA N, MORISHIMA T, TSUBAKIHARA Y, et al. Stage at diagnosis and prognosis of colorectal, stomach, lung, liver, kidney, and bladder cancers in dialysis patients: a multicenter retrospective study using cancer registry data and administrative data [J]. Nephron, 2022, 146 (5): 429-438.

[12] ROSALES B M, DE LA MATA N, VAJDIC C M, et al. Cancer mortality in people receiving dialysis for kidney failure: an Australian and New Zealand cohort study, 1980-2013 [J]. Am J Kidney Dis, 2022, 80 (4): 449-461.

[13] LEE Y C, HUNG S Y, WANG H K, et al. Is there different risk of cancer among end-stage renal disease patients undergoing hemodialysis and peritoneal dialysis [J]. Cancer Med, 2018, 7 (2): 485-498.

[14] CHERTOW G M, PALTIEL A D, OWEN W F JR, et al. Cost-effectiveness of cancer screening in end-stage renal disease [J]. Arch Intern Med, 1996, 156 (12): 1345-1350.

[15] SHIRAZIAN S, STARAKIEWICZ P, LATCHA S. Cancer screening in end-stage kidney disease [J]. Adv Chronic Kidney Dis, 2021, 28 (5): 502-508.

[16] NAYLOR K L, KIM S J, MCARTHUR E, et al. Mortality in incident maintenance dialysis patients versus incident solid organ cancer patients: a population-based cohort [J]. Am J Kidney Dis, 2019, 73 (6): 765-776.

[17] SHIRALI A C, SPRANGERS B. Cancer drug dosing in chronic kidney disease and dialysis [J]. Adv Chronic Kidney Dis, 2022, 29 (2): 208-216.

第三节　肾移植与肿瘤

器官移植受者生存率的提高与免疫抑制剂的发展和合理使用密切相关。从 20 世纪 60 年代硫唑嘌呤（azathioprine，AZA）应用于临床，到 80—90 年代钙调磷酸酶抑制剂（calcineurin inhibitors，CNI）和吗替麦考酚酯（mycophenolate mofetil，MMF）的临床应用获得了显著的临床效果。随着新型免疫抑制剂的不断问世，肾移植排斥失功的风险显著下降。然而，免疫抑制剂是把"双刃剑"，在保护肾脏免受急性排斥反应的同时，受者本身亦需承担着感染及肿瘤发生的风险。随着随访时间延长，肿瘤的发生逐渐成为影响移植受者长期存活的重要原因之一。因此，肾移植术后肿瘤的发生、筛查、诊断和个体化治疗需要值得关注。

一、肾移植术后肿瘤的发病率及死亡率

（一）发病率

与性别和年龄相匹配的一般人群比较，器官移植人群的肿瘤总体发病率是其 2~4 倍。据统计，肾移植术后实体器官肿瘤累积发病率从术后 5 年的 4%~5%，到术后 10 年的 10%，术后 20 年可超过 25%。而且，肾移植术后肿瘤发病率亦显著高于普通透析患者。1 项意大利研究显示，肾移植受者 5 年所有肿瘤累积发病率为 7.6%，10 年肿瘤累积发病率达 15%，是透析患者的 2.1 倍。

移植后的 3~5 年发病率最高，但这取决于受者的年龄和肿瘤类型。与普通人群相比，肾移植受者发生复发或新发肿瘤的预后相对较差。该队列的治疗具有挑战性，因为强化化疗和手术可能受到心血管疾病等合并症的限制，而且考虑到移植排斥反应和移植物丢失的风险，人们不愿减少免疫抑制，因此必须承担免疫抑制剂带来的潜在风险。

（二）死亡率

1 项对 12 805 例肾移植受者的巢式病例对照研究报告，在所有肾移植术后功能正常的受者中，56% 的死亡是恶性肿瘤所致。当年龄、性别和移植年份相匹配时，被诊断为恶性肿瘤的受者的生存期（中位生存期为 2.1 年）显著低于对照组（8.3 年），不同恶性肿瘤类型的受者的中位生存期不同（例如，肺癌 5 个月，结肠直肠癌 15 个月）。肾移植受者的恶性肿瘤死亡率与普通人群中患有相同恶性肿瘤的个体相比有所增加，这可能是由于临床表现时间的差异、免疫抑制影响下的肿瘤生物学差异和化疗方法的差异，在有相当多共病的受者中表现特别明显。

1 项研究发现，移植受者易在早期确诊肾细胞癌（RCC），但在肿瘤进展晚期才能确诊非小细胞肺癌、乳腺癌、前列腺癌、膀胱癌和恶性黑色素瘤；然而，无论在哪个阶段确诊，这些患者的所有恶性肿瘤类型的生存率都比一般人群的生存率差。在美国移植受者科学登记（Scientific Registry Transplant Recipent，SRTR）和恶性肿瘤登记的 1 项关联研究也出现了相似的诊断时期，肾移植受者更多地表现出晚期黑色素瘤和晚期膀胱癌。移植受者的晚期恶性肿瘤诊断可能是由于免疫抑制作用引起的某些恶性肿瘤的生物侵袭性增强导致的。然而，在所有的研究和所有的恶性肿瘤类型中，晚期恶性肿瘤的发病率一般不高，包括乳腺癌、肺癌和前列腺癌。

迄今为止，很少有研究评估肾移植受者的全因和部位特异性恶性肿瘤死亡率。来自欧洲肾脏协会欧洲透析和移植协会（ERA-EDTA）注册的数据显示：与普通人群相比，肾移植受者的恶性肿瘤标准化死亡率（standard mortality ratio，SMR）为 1.7。同样，加拿大 11 061 例实体器官移植受者的分析报告显示：总体恶性肿瘤 SMR 为 2.8，当仅考虑移植后新发恶性肿瘤时，SMR 为 1.9（9 937 例受者）。

恶性肿瘤的绝对死亡率也随着年龄的增长而增加。在 ERA-EDTA 队列中，20~29 岁的移植受者的恶性肿瘤死亡率最低，为每千例患者（年）死亡 0.5 例，而 80 岁的移植受者的恶性肿瘤死亡率逐渐增加到每千例患者（年）死亡 25.6 例。恶性肿瘤死亡风险的增加似乎也与恶性肿瘤类型有关：在澳大利亚肾移植受者的登记分析中，非霍

奇金淋巴瘤(non-Hodgkin's lymphoma,NHL)的恶性肿瘤 SMR 最高(11.4),其次是肾癌(7.8)和黑色素瘤(5.0)。

总之,肾移植受者在移植术后罹患恶性肿瘤的概率和死亡率均有所增加,尤其是患某些特定恶性肿瘤的风险大大增加,如非黑色素瘤皮肤癌(non-melanoma skin cancer,NMSC)、唇癌和移植后淋巴组织增殖性疾病(lymphoproliferative disease after transplantation,PTLD),但乳腺癌和前列腺癌的风险变化不大。

二、肾移植术后肿瘤发生的类型

各种注册分析显示:在不同的研究人群中,不同恶性肿瘤类型的标准化发病率大致相似,这证实了肾移植受者恶性肿瘤风险的差异取决于肿瘤类型(表 5-3-1)。

表 5-3-1　各地区不同类型恶性肿瘤风险相比于一般人群的倍率

肿瘤部位	澳大利亚	加拿大	芬兰	中国香港特别行政区	瑞典	英国	美国
所有部位	3.3(3.1~3.7)	2.5(2.3~2.7)	3.33(2.91~3.77)	2.94(2.62~3.29)	3.9(3.6~4.2)	2.4(2.3~2.5)	2.10(2.06~2.14)
非黑色素皮肤癌	—	—	39.22(29.29~51.43)	7.38(4.86~11.21)	57.7(51.0~65.1)	16.6(15.9~17.3)	13.85(11.92~16.00)
唇癌	47.1(41.8~52.9)	31.3(23.5~40.8)	22.98(12.56~38.55)		548(39.0~74.9)	65.6(49.9~84.6)	16.78(14.02~19.92)
非霍奇金淋巴瘤	9.9(8.4~11.5)	8.8(7.4~10.5)	—	15.79(11.90~20.95)	3.8(2.5~5.6)	12.5(11.2~13.8)	7.54(7.17~7.93)
结直肠	2.4(1.9~2.9)	1.4(1.0~1.8)	3.94(2.10~6.73)	1.75(1.22~2.52)	2.4(1.5~3.5)	1.8(1.6~2.1)	1.24(1.15~1.34)
肺部	2.5(2.0~3.0)	2.1(1.7~2.5)	—	1.68(1.17~2.42)	1.7(1.1~2.5)	1.4(1.2~1.6)	1.97(1.86~2.08)
前列腺	1.0(0.7~1.3)	0.9(0.6~1.3)		0.88(0.39~1.95)	1.1(0.7~1.7)	1.1(0.9~1.4)	0.92(0.87~0.98)
乳腺	1.0(0.8~1.4)	1.3(1.0~1.7)	—	1.66(1.00~2.75)	1.0(0.6~1.5)	1.0(0.8~1.2)	0.85(0.77~0.93)

西方国家报道显示:与普通人群相比,肾移植受者的恶性肿瘤发病率增加最多的是卡波西肉瘤(其发病率比其他健康人群高 300 倍)、唇癌和以病毒致瘤机制为发病机制的恶性肿瘤,如移植后淋巴增生性疾病(PTLD)和生殖器官恶性肿瘤。其他常见恶性肿瘤类型的风险略有增加,如结直肠癌和肺癌(约 1.5 倍)。相比之下,大多数肾移植受者乳腺癌和前列腺癌的风险没有增加。恶性肿瘤风险的增加是有类型特异性的,其中最大的风险是卡波西肉瘤、非黑色素细胞和黑色素细胞皮肤癌、非霍奇金淋巴瘤、结直肠癌、肾细胞癌和肛门生殖道恶性肿瘤,肺癌和多发性骨髓瘤的风险中度增加,乳腺癌、卵巢癌、前列腺癌和脑癌的风险不增加。

根据国内相关文献报道,我国肾移植肿瘤发生率为 1.7%~5.2%,总发生率为 2.95%。国内报道的肾移植后肿瘤以泌尿系统肿瘤(5.8%)为主,第二位为消化系统肿瘤(17.8%)。据浙江大学医学院附属第一医院(浙大一院)肾脏病中心肾移植数据库统计,截至 2017 年底浙大一院肾脏病中心共完成 5 411 例次肾移植手术,其中,共有 219 例术后新发恶性肿瘤。肾移植术后平均随访时间为(10.6±6.3)年,术后肿瘤总体发病率为 4.1%(219/5 374 例),其中,以消化系统肿瘤多见(28%),其次为泌尿系肿瘤(17%)。

我国与西方报道的发病率差异,除了种族差异、环境差异外,还可能与我国移植及肿瘤登记制度不完善、对移植术后肿瘤的认识不足有关。因此,随着肾移植受者存活时间的延长,肿瘤的发病问题将越加凸显,我国在肾移植术后肿瘤领域值得更为全面、更为深入的探索与研究。

三、肾移植术后肿瘤发生的危险因素及潜在起源

肾移植术后新发恶性肿瘤的发生受多种因素共同影响，可能与以下因素有关：免疫抑制药物、致瘤病毒感染、人种、环境、供者肿瘤史、HLA配型、基因易感性、再次移植次数及移植前透析时间。

免疫抑制剂的使用对于肾移植受者是肿瘤发生重要的危险因素。免疫抑制剂的使用，抑制了移植受者的免疫状态，降低了免疫细胞对肿瘤的免疫监视、抗病毒免疫、抗肿瘤效应等过程，直接诱导肿瘤的产生。同时，移植受者感染致癌病毒的风险升高，可导致肿瘤的发生率升高。移植术后3~6年为恶性肿瘤高发时段，由于免疫抑制药物的长期应用和积累，机体肿瘤免疫监视机制被逐步破坏，从而诱发恶性肿瘤的出现。

CNI类药物[以环孢素A（cyclosporin A，CsA）、他克莫司（tarolimus，Tac）为代表]可上调血管内皮生长因子（vascular endothelial growth factor，VEGF）和转化生长因子β1（transforming growth factor-β1，TGF-β1）的表达，利于肿瘤细胞的生长、侵袭和转移；上调膜受体酪氨酸蛋白激酶（RAS-RAF）信号通路、升高白细胞介素6（interleukin-6，IL-6）水平，导致皮肤癌、移植后淋巴增殖性疾病（posttransplant lymphoproliferative disorders，PTLD）的发生；降低DNA损伤修复，诱发肿瘤发生。同时CNI类药物会增加致癌病毒的感染风险，如EB病毒（epstein-barrvirus，EBV）、人类乳头状瘤病毒（human papillomavirus，HPV）等，导致PTLD、卡波西肉瘤、皮肤癌或宫颈癌的发生。

抗代谢免疫抑制剂[以AZA、霉酚酸类（mycophenolicacid，MPA）为代表]，通过干扰DNA复制、抑制T和B淋巴细胞增殖，同时限制DNA的修复过程，介导DNA突变，从而导致肿瘤发生。有研究提示，使用AZA发生特异性鳞状细胞皮肤癌（spindle cell sauamouscarcinoma，SCSC）的风险较MPA使用者高出2倍。由于AZA可增加受者对紫外线的敏感性，肾移植受者皮肤癌和淋巴瘤发生率大大升高。

雷帕霉素靶蛋白（mammalian target of rapamycin，mTOR）抑制剂如西罗莫司、依维莫司，通过抑制mTOR信号通路，抑制免疫细胞的生长与增殖的同时，可调控肿瘤细胞自噬并改变肿瘤生长的微环境，诱导肿瘤细胞凋亡；而且能下调VEGF诱导的血管内皮增殖，抑制新生血管生成，从而抑制肿瘤发展和侵袭。CONVERT研究发现，使用CNI类药物治疗的肾移植患受肿瘤发生率高于切换为西罗莫司的受者，且2组间发生急性排斥反应、移植肾失功、死亡的比例未见显著差异。mTOR抑制剂被认为是器官移植受者发生肿瘤时免疫抑制剂切换治疗的首选药物。

有研究显示：诱导治疗方案中，巴利昔单抗、达利珠单抗并不增加移植受者肿瘤的发生率，而阿仑单抗、抗胸腺细胞球蛋白（antithymocyte globulin，ATG）、CD3单克隆抗体（OKT3单抗）则会增加移植受者肿瘤的发生率。OKT3或ATG同样增加淋巴瘤的发生率。国外研究表明，多克隆抗体诱导治疗是移植术后并发恶性肿瘤的独立危险因素，使用多克隆抗体诱导治疗后肿瘤发生率是未行诱导治疗受者的2.16倍。

总体免疫抑制剂量（累积免疫抑制剂量）与移植术后恶性肿瘤风险增加相关。肾移植后维持免疫抑制是预防移植肾排斥反应的必要手段。尽管，总体免疫抑制剂量与移植术后恶性肿瘤风险增加相关已被接受，但不同免疫抑制药物的作用尚未确定。将免疫抑制剂量与恶性肿瘤发病率增加联系起来的机制有很多，包括对肿瘤的免疫监测下降，抗病毒反应降低导致病毒诱导肿瘤的特异性增加，可能还会出现免疫抑制药物如CsA和AZA的直接致癌作用。研究表明，既往接受免疫抑制治疗的原发性肾小球疾病或急性排斥反应患者发生恶性肿瘤的风险更高。Hibberd等报道了移植前免疫抑制与4种恶性肿瘤组[肛门生殖器癌、NHL、乳腺癌和尿路癌（不包括肾癌）]风险增加之间的关系。Grulich等分析了7项人类免疫缺陷病毒（human immunodificiency virus，HIV）/获得性免疫缺陷综合征（acquired immunodeficiency syndrome，AIDS）患者（444 172例）和5项移植受者（31 977例）针对28种恶性肿瘤中的20种的研究。在这2个人群中发现恶性肿瘤发病率显著增加，而且大多数发病率增加的恶性肿瘤涉及致癌病毒[如EBV、人类疱疹病

271

毒 8（human herpesvirus 8，HHV8）、HPV、乙型肝炎病毒（hepatitis B virus，HBV）和丙型肝炎病毒（hepatitis C virus，HCV）]。最常见的上皮性癌（乳腺癌或前列腺癌）发生率并未升高。这 2 个人群患恶性肿瘤风险增加的模式相似，这表明是免疫缺陷导致，而非其他风险因素。

致癌病毒被认为与肾移植术后发生恶性肿瘤密切相关，尤其是 EBV（霍奇金和非霍奇金淋巴瘤），HHV8，HPV（宫颈癌、外阴、阴道、肛门和一些口咽癌）和默克尔细胞多瘤病毒（默克尔细胞皮肤癌）。EBV 已明确参与肾移植后 PTLD 的发病机制，EBV 感染状态是 PTLD 最重要的危险因素之一。超过 50% 的 PTLD 病例与 EBV 相关，而且 EBV 供者和受者之间的不匹配（EBV 阴性受者与 EBV 阳性供者移植）与 PTLD 风险增加 20 倍相关。此外，移植后原发性 EBV 感染是早发 PTLD 患者 EBV 阳性 PTLD 的主要危险因素。此外，其他病毒也与恶性肿瘤的发展有关，如 HBV、HCV、肝癌和 BK 多瘤病毒（泌尿系统恶性肿瘤）。Grulich 等的研究强调了免疫系统在控制致癌病毒方面的核心作用，在实体器官移植受者和 HIV/AIDS 患者中观察到类似的病毒相关恶性肿瘤增加。至于巨细胞病毒（cytomegalovirus，CMV）与移植后恶性肿瘤的关系，已有报道的结果相互矛盾，因此目前尚不清楚 CMV 感染是否与移植后恶性肿瘤风险增加有关。最近的 1 项研究表明，儿童时期肾移植后与病毒相关的恶性肿瘤风险显著增加。

肾移植时受者高龄是发生恶性肿瘤的危险因素。肾移植时年龄越大术后发生恶性肿瘤的风险越大，并且，研究表明肾移植受者存活时间越长恶性肿瘤发生率也随之越高。肾移植术后恶性肿瘤发生率最高的年龄段位于 50~60 岁，众所周知中老年人是恶性肿瘤高发人群，高龄本身就是术后发生恶性肿瘤的高危因素。男性是肾移植术后发生恶性肿瘤的危险因素。

恶性肿瘤患者通常进行了多次移植，移植前透析时间更长。肾移植本身就是恶性肿瘤的一个危险因素，在移植后的前 2 年内恶性肿瘤的发病率急剧增加（每年 1.2%）。以后的发病率仍然不断增加，但随着时间的推移趋于稳定。血液透析时间 ≥ 3 年也是肾移植术后发生恶性肿瘤的危险

因素。

原发病是导致移植后肿瘤发生的危险因素。有研究报道了马兜铃酸致间质性肾炎患者肾移植术后发生泌尿系统恶性肿瘤的案例。

供者肿瘤史也被认为是肾移植术后发生恶性肿瘤的危险因素之一。供者传播的一些恶性肿瘤已被证实，包括黑色素瘤、肺癌、乳腺癌、结肠癌、直肠癌、肾癌、卡波西肉瘤和多型胶质母细胞瘤。供者传播是移植后恶性肿瘤发生的一种罕见的因素，传播率约为 0.03%。最常见的传播恶性肿瘤类型有肾癌、肺癌、黑色素瘤和淋巴瘤。供者传播的风险取决于原始供者恶性肿瘤的类型和程度。有黑色素瘤、肺癌或绒毛膜癌供者病史与高传播风险和死亡有关，不应接受来自这类供者的器官。相比之下，可以接受来自无包膜浸润的肾细胞癌和中枢神经系统肿瘤（髓母细胞瘤除外）供者的器官，因为其风险较低，反映了这些肿瘤的转移潜力有限。在预后方面，早期供者传播癌（移植 6 周确诊）较晚期供者传播癌预后更好；患有供者传播癌的肾脏受者的 5 年生存率为 83%，而非供者传播癌受者的 5 年生存率为 93%（$P=0.077$）。肾癌患者的预后最好，移植后 2 年生存率为 70%，而黑色素瘤和肺癌患者移植后 2 年生存率为 50%。

人种与环境也与肾移植术后恶性肿瘤的发生有关。淋巴瘤、皮肤癌、肺癌及消化道肿瘤发生率明显低于国内外统计报道，仍可由生活习惯及地理环境等存在较大差异解释。接受肾移植的白种人比非白种人（包括非洲裔和亚裔）患恶性肿瘤的风险高 20%~35%。潜在的原因尚不完全清楚，但可能是由于非白种人移植受者中某些恶性肿瘤（如黑色素瘤）的发病率较低，以及白种人中整体和移植物存活率较低。

此外，遗传易感性与肾移植术后恶性肿瘤有关，尤其是皮肤癌。IL-10 是一种参与肿瘤发生的细胞因子，研究表明，其基因启动子的多态性与产生的数量相关。有研究对 70 例发生鳞状细胞癌或基底细胞癌的肾移植受者进行了 IL-10 基因启动子多态性检测。研究了 -1082、-819 和 -592 位点的单碱基对突变。这些患者与 70 例健康对照者和 70 例匹配的无恶性肿瘤肾移植接受者进行比较，证明 IL-10 的分泌与预测表型的产生密切相关，并且在鳞状细胞癌患者中比在其他患者

中更高。结果表明,IL-10基因多态性和IL-10的产生能力可能与肾移植后皮肤鳞状细胞癌的发生有关。此外,有研究报道谷胱甘肽S转移酶M1(GSTM1)缺乏者及谷胱甘肽巯基转移酶PI(glutathione S-transferase Pi-1,GSTP1)纯合子者的肾移植受者皮肤癌发病率高。

肾移植受者发生恶性肿瘤是多因素的,其中非药物因素在肿瘤发生中同样起着重要作用。

四、免疫制剂应用和肾移植术后肿瘤

与普通人群相比,实体器官移植人群发生肿瘤的总体风险相对高2~4倍。对于肾移植受者,肿瘤的发病除了与高龄、男性、吸烟、透析年限、肿瘤病史等危险因素相关之外,免疫抑制剂的应用是重要的影响因素。已经有相当多的临床数据证实了免疫抑制剂的致癌作用。有文献荟萃分析了针对20种恶性肿瘤的7项HIV/AIDS患者和5项移植受者的研究。在这2个人群中都发现了恶性肿瘤的发病率显著增加,而且部分发病率增加的恶性肿瘤与致癌病毒(如EBV、HHV8、HPV、HBV和HCV)感染有关。这2个人群患癌率增高的相似性表明,主要是免疫缺陷引起了患癌风险的增加。

在免疫健全的状态下,免疫系统可以阻止肿瘤细胞的生长和增殖。这一过程被称为肿瘤免疫编辑学说,包括免疫监视和肿瘤的免疫逃逸。肿瘤免疫编辑可分为3个阶段:清除、平衡和逃逸。第一阶段,被称为免疫清除或肿瘤免疫监视,是机体免疫系统识别肿瘤,并通过激活固有免疫细胞和适应性免疫细胞等多种途径杀伤肿瘤细胞。如果免疫监测能够成功地清除肿瘤细胞,肿瘤免疫编辑就此结束。第二阶段,有些肿瘤细胞会进入免疫平衡阶段。在这个阶段,肿瘤细胞维持在免疫介导的潜伏期,虽有少量残存,但不致有害,不影响机体正常生化。最后一个阶段是逃逸期,在这一阶段肿瘤细胞进展到临床疾病或转移。

目前,肾移植受者常用的免疫抑制剂种类包括皮质类固醇激素、CNI、抗代谢药、mTOR抑制剂、生物制剂等。免疫抑制剂的使用可以改变移植受者的免疫状态与表型,降低免疫细胞对肿瘤的免疫监视、抗肿瘤效应,增加恶性肿瘤发生的风险。同时,移植受者因感染致癌病毒的概率升高,亦可导致肿瘤的发生率升高。

(一)皮质类固醇激素

皮质类固醇激素是临床上最早也是最常用的免疫抑制剂,常用药物包括泼尼松、甲泼尼龙、地塞米松等。皮质类固醇可通过减弱增殖的T细胞对特异性抗原及同种异体抗原的作用,而达到抑制炎症反应及移植物免疫反应的结果,时至今日仍作为基础免疫抑制剂广泛应用于器官移植领域。关于糖皮质激素致癌风险的数据还不清楚。目前认为,类固醇激素可能对免疫监视有部分作用,但并未在试验中得到充分支持,缺乏相关的研究数据,因此尚不清楚具体影响。

(二)钙调磷酸酶抑制剂(CNI)

CNI类药物包括CsA和Tac,是目前肾移植受者常用的免疫抑制剂。它通过抑制钙调磷酸酶所引起的细胞因子转录、分泌,从而阻止T细胞活化、增殖和分化,达到抑制免疫反应的作用,对T细胞起到高度选择性抑制作用。但是,CNI类药物可上调VEGF和TGF-β1的表达,利于肿瘤细胞的生长、侵袭和转移;上调RAS-RAF信号通路、升高IL-6水平,导致皮肤癌、移植后PTLD的发生;降低DNA损伤修复,诱发肿瘤发生。同时,CNI类药物的使用会增加如EBV、HHV8和HPV等致癌病毒的复制,并增加病毒诱导IL-1和IL-6的产生。这些病毒不受控制的感染可导致PTLD、卡波西肉瘤、皮肤癌或宫颈癌的发生。

研究统计表明:免疫抑制剂进入CsA时代后,肾移植受者的肿瘤患病率升高。而且,CsA在促进肿瘤发生方面有剂量依赖效应。Dantal等的1项随机对照临床研究,评估了231例肾移植受者术后12个月CsA标准剂量(谷浓度150~250ng/ml)和低剂量(谷浓度75~125ng/ml)的方案。经过66个月的中位随访,低剂量组的肿瘤发生率较低,不过发生急性排斥反应的概率相对更高,最终移植肾功能及存活率并无显著差异。这表明免疫抑制强度与肿瘤的发生有明显相关性。

与CsA类似的是,Tac也有同样的促肿瘤作用。Maluccio等在体外和体内证实了TGF-β1在Tac诱导下呈剂量依赖性增加,提示Tac诱导的TGF-β1可能参与了肿瘤的发展。有研究证实,Tac体内暴露量高的患者患肿瘤概率亦偏高。在

1项移植数据库的分析研究中发现,使用 Tac 的淋巴瘤患病率是使用 CsA 的 2 倍。然而,在相同研究中,并未发现 Tac 在肝移植受者中有类似作用。CNI 类药物的使用与促进肿瘤发展之间的关系仍是值得深入研究的课题。

(三)抗代谢类免疫抑制剂

抗代谢类免疫抑制剂以 AZA、MPA 为代表,通过干扰 DNA 复制,抑制 T、B 淋巴细胞增殖来发挥免疫抑制作用,但也同时限制了 DNA 的修复过程,介导 DNA 突变,易导致肿瘤发生。

在早期的移植年代,AZA 与淋巴瘤和其他实体瘤的风险增高有关。1 项荟萃分析发现暴露于 AZA 的器官移植受者发生 SCSC 的风险比未暴露者高 56%。可能是由于 AZA 的使用干扰了皮肤紫外线照射后 DNA 突变的修复过程。此外,有研究发现 AZA 与骨髓增生异常综合征的发生也有关。然而,对于更新免疫抑制方案的器官移植受者,在新方案中用或不用 AZA 却并未显示出恶性肿瘤患病率的差异。

目前,关于 MPA 药物继发恶性肿瘤风险的数据一致性较差。1 项关于肾移植受者恶性肿瘤长期风险的队列研究,评估了来自器官获取和移植网络(Organ procurement transplantationnetwork,OPTN)和器官共享联合网络(United Network for Organ Sharing,UNOS)数据库的随访数据,发现 MPA 使用并没有增加恶性肿瘤风险。Crane 等回顾分析了他们所在机构 28 年的 PTLD 病例数据,以及 OPTN/UNOS 数据库中的类似案例。研究发现,与非中枢神经系统相关 PTLD 相比,原发性中枢神经系统 PTLD 患者与肾移植受者、EBV 感染以及 MPA 的使用更为相关。此外,进一步评估 OPTN/UNOS 的数据也验证了 MPA 的使用与原发性中枢神经系统 PTLD 的发生风险相关,表明 MPA 存在致癌的潜在风险。

然而,也有一些研究得出了不同的结论。Coghill 等的 1 项研究评估了肾脏移植受者和心脏移植受者的免疫抑制方案与 SCSC 风险之间的关系,主要是为了评估 MPA 是否与 AZA 具有相同的皮肤癌风险。接受 AZA 治疗的参与者发生 SCSC 的可能性是未接受 AZA 治疗的参与者的 2 倍多(OR=2.67),而接受 MPA 治疗的参与者发生 SCSC 的风险较低(OR=0.45)。1 项美国移植

受者科学登记中心(Scientific Registry Transplant Recipent,SRTR)分析报告显示,MMF 的引入能使 PTLD 发生的相对风险大幅度降低。比较不同时期免疫抑制剂的患者预后时,也发现 MMF 的使用与 PTLD 发生率的降低有关。一种可能的解释是 MMF 方案能够降低急性排斥反应的概率。研究表明,急性排斥反应会提高随后恶性肿瘤的风险,是因为发生急性排斥反应的患者会接受免疫抑制剂的冲击治疗,从而增加了他们整体免疫抑制的负担。

(四)雷帕霉素靶蛋白(mTOR)抑制剂

mTOR 抑制剂如西罗莫司、依维莫司,通过抑制 mTOR 信号通路,抑制免疫细胞的生长与增殖的同时,可调控肿瘤细胞自噬并改变肿瘤生长的微环境,诱导肿瘤细胞凋亡;而且能下调 VEGF 诱导的血管内皮增殖,抑制新生血管生成,从而抑制肿瘤发展和侵袭。越来越多的证据表明,mTOR 抑制剂能够降低肿瘤风险。

目前,有几项大型的移植登记数据库分析研究评估了西罗莫司和移植术后恶性肿瘤的发生率。1 项研究回顾分析了美国肾移植登记数据库的 32 604 例肾移植受者,发现 5 687 例患者使用西罗莫司期间肿瘤发生率降低,但前列腺癌发病率增高了。这可能与筛选偏移或监测偏差有关,其中,基底细胞癌和鳞状细胞癌未纳入本研究。另外,通过协同移植研究 CTS 数据库,包括 78 146 例死亡供者的肾移植受者(其中有 4 279 例 mTOR 抑制剂使用者和 73 867 例非 mTOR 抑制剂使用者)的数据分析显示:在肾移植后一开始就使用 mTOR 抑制剂,能够大大降低患者皮肤基底细胞癌的风险。然而,对其他肿瘤无影响。

TUMORAPA 研究显示:与持续接受 CNI 治疗的患者相比,有鳞状细胞癌病史的患者使用西罗莫司治疗能够显著降低恶性肿瘤复发风险。在肾移植受者中进行的 CONVERT 试验表明:与接受 CNI 治疗的患者相比,改用西罗莫司(移植后 6~120 个月)的患者在 12 个月和 24 个月的恶性肿瘤发生率较低。西罗莫司组每 100 人年的恶性肿瘤总发生率为 2.1,而 CNI 连续使用组为 6.0,存在显著性差异;其中,非黑色素瘤的皮肤癌占恶性肿瘤的大多数。另外 1 项对于肾移植 5 年后的患者研究显示:相比西罗莫司与 CsA 联合治

疗组,停用 CsA 而单用西罗莫司组的皮肤及非皮肤恶性肿瘤的发病率均降低。1 项关于 21 项随机临床研究的荟萃分析显示:与对照组相比,西罗莫司能够降低 40% 的恶性肿瘤发病风险,以及 56% 的非黑色素瘤皮肤癌的罹患风险。不过,这一结果解释仅限于从已有的免疫抑制方案向西罗莫司转换的患者中,因为他们非黑色素瘤皮肤癌以及其他恶性肿瘤的患病风险更低。而对于从一开始就使用西罗莫司的患者来说,对照组和试验组的恶性肿瘤的风险并无很大差异。

此外,mTOR 抑制剂已被用于移植后肝细胞癌复发、皮肤癌和卡波西肉瘤的治疗。有病例报告称,肾移植受者在患卡波西肉瘤的治疗过程中,从 CsA 转向西罗莫司可使卡波西肉瘤完全治愈。不过,肿瘤治疗剂量和免疫抑制维持剂量相差较大。以依维莫司为例,依维莫司肿瘤治疗剂量为 5~10mg/d,而移植维持免疫抑制剂量为 0.75~1.00mg,2 次/d。

不过,mTOR 抑制剂的使用仍需权衡药物不良反应风险。mTOR 抑制剂不良反应包括腹泻、恶心、高胆固醇血症、外周水肿、黏膜炎和伤口延迟愈合。另外,有荟萃分析显示,西罗莫司使用会引起死亡率的升高。在西罗莫司组中,死亡率的升高大多数是由心血管和感染事件增加引起。类似的死亡率升高的情况也出现在另 1 项分析实验中,这项实验采用了 129 370 例美国肾移植受者作为试验对象,比较其在一开始就使用 mTOR 抑制剂或者 CNI 的临床结果。作者推测,西罗莫司诱发心血管危险因素(如贫血、蛋白尿、高血糖和高脂血症等)和过度免疫抑制可能导致死亡率升高。然而,之后另 1 项荟萃分析显示:移植术后受者使用 mTOR 抑制剂治疗时无论是否与 CNIs 联合使用,恶性肿瘤发生率都较低。即使排除了皮肤基底细胞癌,这种有益效果仍然显著。而且与 CNI 治疗相比,该研究中使用 mTOR 抑制剂方案的受者和其移植物的生存率并无明显的不同或降低。

除了上述研究之外,最近几年还有非常多关于西罗莫司转换治疗的分析报告,结果均指向恶性肿瘤患病率的降低及其罹患时间的延长,足以证明 mTOR 抑制剂在肾移植后肿瘤预防中能起到有益作用。因此,虽然关于包含 mTOR 抑制剂的免疫抑制方案在长期降低肾移植受者新发肿瘤风险以及死亡率的升高等方面还存在争议,mTOR 抑制剂仍被认为是器官移植后肿瘤患者免疫抑制剂切换治疗的首选药物。

(五)免疫诱导生物制剂

如今,越来越多的免疫诱导生物制剂被应用于肾移植后的免疫抑制维持治疗。达利珠单抗、巴利昔单抗可通过拮抗 IL-2 与 IL-2R 的结合从而逆转排斥反应,并选择性地只作用于活化 T 细胞,而不影响循环淋巴细胞总数;ATG 通过抗体依赖的细胞介导的细胞毒性作用(antibody-dependent cell-mediated cytotoxicity,ADCC),脾、肝、肺中的网状内皮细胞依赖性的吞噬作用(调理作用),以及与胸腺内和移植物内的 T 细胞产生黏附,进而发挥的清除作用;利妥昔单抗是一种人鼠嵌合性单克隆抗体,能特异性地与前 B 淋巴细胞和成熟 B 淋巴细胞表面的跨膜抗原 CD20 结合,通过 CDC 作用和 ADCC 作用介导 B 细胞溶解的免疫反应;OKT3 可作用于全部的成熟 T 细胞,通过杀伤 T 细胞或阻断细胞免疫反应来达到抗急性排斥反应的目的;而阿仑单抗是人源化抗 CD52 单克隆抗体,靶分子是 CD52,可去除受者体内的 T、B 淋巴细胞和树突状细胞,从而降低急性排斥反应及骨髓移植后移植物抗宿主病(graft-versus-host disease,GVHD)的发病率,并减轻其严重程度,是一种极具潜在应用前景的强力淋巴细胞清除剂。

由于 CD4$^+$T 细胞和 CD8$^+$T 细胞在适应性抗病毒免疫中发挥着至关重要的作用,Th1 细胞、细胞毒 T 细胞和自然杀伤(natural killer cell,NK)细胞有直接的抗肿瘤效应,使用耗尽这几种细胞群体的免疫诱导生物制剂,会增加个体对肿瘤相关病毒的易感性。多克隆抗体靶向多种 T 细胞和 NK 细胞来源细胞的表位,包括 CD2、CD3、CD4、CD8 和 CD16,也可作用于白细胞、B 细胞和浆细胞表达的标志物,这可能解释了使用这些药物引发恶性肿瘤的原因。

多项研究结果显示:在诱导治疗方案中,巴利昔单抗、达利珠单抗并不增加移植受者肿瘤的发生率,然而 T 细胞消耗剂会导致恶性肿瘤及其死亡率的小幅增加,如阿仑单抗、ATG、OKT3 单抗会增加移植受者肿瘤的发生率。与未接受诱导治疗或未经历急性排斥的移植受者相比，T 细胞消耗剂使用可使罹患 NHL 的风险增加 30%~80%。1 项研究表明，接受马抗胸腺细胞球蛋白（antilymphocyte globulin，ALG）、兔抗胸腺细胞球蛋白（thymoglobulin）或 OKT3 单抗诱导治疗的患者，与匹配的普通人群相比，淋巴瘤发生率高达 20 倍。

在 20 世纪 80 年代和 90 年代初，OKT3 和兔抗胸腺球蛋白（rATG）制剂的应用最为广泛，这与移植后 PTLD 的发生率显著增加有关。从 20 世纪 90 年代后期开始，rATG 成为美国最常用的多克隆剂，后来逐渐扩展到世界范围。从剂量方面来看，rATG 在 20 世纪 80 年代的使用剂量明显高于如今的临床剂量（当时总剂量为 14mg/kg，而现在为 6mg/kg），而且已经证明，较高的 rATG 剂量与 PTLD 的高风险相关。

阿仑单抗作为新型淋巴细胞清除剂，亦可增加肿瘤发生率。在 1 项研究移植后发生恶性肿瘤的相关研究中，使用阿仑单抗作为诱导治疗使移植后 NHL 发生率增加 79%、大肠癌增加 2.5 倍、甲状腺癌增加 3 倍。相比之下，接受 IL-2 受体抗体（如巴利昔单抗和达利珠单抗）诱导治疗的 2 000 例移植受者与未接受诱导治疗的受者相比，恶性肿瘤风险总体上没有增加。另外 1 项对接受阿仑单抗的小肠同种异体移植受者的研究表明：与接受 IL-2Ra 诱导剂达利珠单抗的患者相比，接受阿仑单抗的患者会更早出现淋巴浆细胞病理性增生（B 淋巴细胞克隆扩增最缓慢的形式）。

除了上述几种常见的免疫抑制剂外，贝拉西普是近年来在肾移植中应用越来越广泛的一种生物制剂。贝拉西普通过阻断选择性 T 细胞的共刺激通道来实行免疫抑制作用。有临床研究显示，贝拉西普会提高 PTLD 发病率，特别是中枢神经系统 PTLD。另外，因为 EBV 血清阴性肾移植受者使用贝拉西普后 PTLD 风险是 EBV 血清阳性的 9 倍，所以美国 FDA 禁止此类患者使用贝拉西普。BENEFIT 研究和最近的随访数据表明，低免疫风险患者从 CNI 治疗转向贝拉西普，其移植后恶性肿瘤发病率略有升高。

目前，对于不同免疫抑制剂之间存在的致癌性的差异仍在不断研究与总结之中，值得注意的是，这些差异可能会被其他更大的已知危险因素所掩盖，比如年龄、吸烟史、潜在的肾脏疾病和既往肿瘤史。比起免疫抑制方案中的个别成分，总的恶性肿瘤风险与免疫抑制方案使用的剂量和维持时间也有极大的关联，累积免疫抑制剂量（整个生命周期的净免疫抑制剂量）与移植后恶性肿瘤风险相关。

在避免移植排斥失功的同时，为了减少感染及肿瘤发生，如何做到低剂量的免疫抑制剂维持治疗？早期切换 mTOR 抑制剂是否获益？移植术后肿瘤患者如何免疫抑制剂减量或切换 mTOR 抑制剂？这些都是当下临床免疫抑制剂使用所面临的新困惑。对于移植后肿瘤患者应该如何调整免疫抑制剂，目前尚无标准的国际方案。然而，任何对于免疫抑制剂方案的调整都应权衡排斥反应或移植肾功能恶化的风险。我们需要更多的临床个体化经验，也需要更多的临床研究，基于肿瘤风险、预期寿命和并发症的个体化方案，应当在未来被采用。另外，新型免疫抑制剂的开发并应用于临床，如贝拉西普等，其对肿瘤发生的影响亦值得进一步评价和研究。

五、肾移植受者移植后肿瘤的结局

继心血管疾病之后，肿瘤是肾移植受者死亡的第二大常见原因。随着心血管疾病防治水平的提高，心血管疾病死亡率正在下降。而肿瘤作为肾移植受者死亡原因的比例却在上升。在美国，恶性肿瘤占肾移植受者所有死亡原因的 8%~10%，在澳大利亚约占 30%。由于研究数据有限，肾移植受者发生肿瘤后死亡率是否大大超过一般人群仍存在一定争议。基于现有文献报道，肾移植受者移植后发生肿瘤的结局，包括死亡率和移植肾失功，预后相对较差。而相应的肿瘤结局与地区差异、受者年龄、受者性别、肿瘤类型等因素有关。

（一）地区差异

标准化死亡比（standardized mortality ratio，SMR）是为了不同国家、不同地区对同种疾病死亡率进行比较的一个指标。恶性肿瘤 SMR 可用于不同年龄和性别分布的肾移植受者群体恶性肿瘤的死亡率与一般人口的死亡率进行比较。

截至目前，仅有少数流行病学研究评估了肾移植受者全因和发生部位特异性肿瘤死亡率，且存在一定地区差异性。1项早期基于美国肾脏病数据系统(The United States Renal Data System, USRDS)的报告统计了164 078例肾移植受者,恶性肿瘤死亡率为每年206/10万人,而一般人群的肿瘤死亡率为每年215/10万人。矫正年龄性别后,恶性肿瘤SMR仅为0.96,显示肾移植受者与普通人群的总体恶性肿瘤死亡率相似。然而,后续的大部分研究表明肾移植受者的恶性肿瘤死亡率相对更高。欧洲肾脏协会-欧洲透析和移植协会(ERA-EDTA)注册数据显示相较于普通人群,44 540例移植受者的恶性肿瘤SMR为1.7。加拿大1项对11 061例实体器官移植受者的分析报告称总体恶性肿瘤SMR为2.8,排除移植前恶性肿瘤受者后,SMR下降到1.9。基于澳大利亚和新西兰肾移植人群的队列研究报告总体恶性肿瘤SMR为2.9。在亚洲人群中,我国香港特别行政区肾脏登记处的数据显示肾移植受者SMR值为2.3,而韩国报道的肾移植受者恶性肿瘤SMR仅为1.4。

(二)年龄差异

与一般人群相似,肾移植受者的恶性肿瘤绝对死亡率随着年龄的增长而升高。在ERA-EDTA队列中,20~29岁的移植受者的恶性肿瘤死亡率最低,为每千例患者年0.5例死亡,而大于80岁移植受者的恶性肿瘤死亡率逐渐增加到每千例患者年25.6例死亡。然而,恶性肿瘤SMR却呈相反趋势,年龄较大的移植受者的恶性肿瘤SMR是同龄普通人群的2倍,20~29岁的移植受者的相对风险最高,是同龄普通人群的16~18倍。

(三)性别差异

性别差异与肿瘤发生率、肿瘤发生类型都存在一定相关性。在一般人群中,肺癌、肝癌、胃癌是男性最为常见的恶性肿瘤死亡原因,而乳腺癌、肺癌、结直肠癌、宫颈癌是女性最常见的恶性肿瘤死亡原因。但是,关于肾移植受者性别差异的数据相对较少,且存在一定异质性。1项基于澳大利亚和新西兰透析与移植登记处16 820例肾移植受者的研究分析,男性受者恶性肿瘤死亡率为每年764/10万人,高于女性(每年653/10万人)。然而,与年龄匹配的普通人群相比,女性的恶性肿瘤SMR更高,为2.9,男性SMR为2.6。

(四)肿瘤类型与发生时间差异

恶性肿瘤死亡风险的增加似乎也与其类型有

关。恶性肿瘤SMR最高的肿瘤类型是淋巴瘤。在澳大利亚肾移植受者的登记分析中观察到恶性肿瘤SMR最高的分别是NHL(11.4),肾癌(7.8)和黑色素瘤(5.7)。而且,与没有接受移植的患者相比,接受移植的患者的恶性肿瘤侵袭性更强,而且发展得更晚。1项美国SRTR数据分析显示,移植受者在诊断时更有可能出现晚期黑色素瘤和膀胱癌。另外,研究表明,移植前罹患肿瘤的患者移植后肿瘤发生率和死亡率均增高。1项英国数据库分析显示:与肾移植前无肿瘤病史的受者比较,肾移植前罹患肿瘤的患者在术后肿瘤特异性死亡风险增加15倍。所以,移植前肿瘤的筛查,以及肿瘤患者移植前一定的等待观察时间是有必要的。

(五)肿瘤发生后的移植肾存活情况

1项面对12 545例肾移植接受者(11 361例未患肿瘤,1 184例在移植肾失功前罹患肿瘤)的研究表明,超过50%的恶性肿瘤患者在确诊后5年内移植物丢失,其中77.3%是由于受者死亡引起的。其中,与非恶性肿瘤患者相比,恶性肿瘤患者移植物丢失的风险比是4.37,恶性肿瘤死亡的风险比是9.68,全因死亡的风险比是5.78。肾移植术后发生恶性肿瘤是导致移植肾失功和全因死亡的重要危险因素。

总之,肾移植受者在移植后罹患恶性肿瘤的概率和死亡率都有所增加,尤其是患某些特定恶性肿瘤的风险大大增加,如NMSC、唇癌和PTLD。肾移植受者移植后肿瘤的死亡率存在不同国家地区的报道差异,也与受者性别、年龄、肿瘤类型因素有关。目前,相关研究报道仍偏少,未来更多的研究将有助于阐明肾移植受者恶性肿瘤死亡率升高的潜在原因。

六、肾移植后肿瘤的治疗

由于缺乏足够的循证医学证据,肾移植后肿瘤的治疗方案大多是由普通人群的适用方案外推而定。但是,肾移植后肿瘤治疗的管理是相对复杂的。比如,因为肾功能降低,潜在的肾毒性与免疫抑制剂间药物相互作用,临床上需要更为详细地评估化疗药物的剂量和安全性。鉴于免疫抑制剂存在促进肿瘤生长的潜在风险,减少免疫抑制是目前肿瘤治疗的共识,但是需要个体化谨慎评估移植肾排斥反应的风险。

（一）免疫抑制剂的调整策略

1. 减少整体免疫抑制剂获益与风险 减少整体免疫抑制剂剂量,在一定程度上取决于肿瘤的类型、分期及其他因素。目前对于与免疫抑制状态和感染相关的肿瘤,如 PTLD 和卡波西肉瘤,适量地减少免疫抑制是一种共识。诊断 PTLD 时,很多研究建议减少或者停用免疫抑制剂剂量,如将 MPA 药物停药,将 CNI 药物剂量减少 25%~50%。1 项关于卡波西肉瘤的研究数据显示,降低免疫抑制强度可使部分有黏膜皮肤病变的患者(17%)和内脏受累患者(16%)的卡波西肉瘤消退。未自行消退的病例可能需行额外治疗,治疗方案与普通患者相似。

尽管 CNI 类药物与恶性肿瘤风险增高有关,但患者移植后出现严重恶性肿瘤时,我们的初始措施是停用抗代谢药。这是因为使用 CNI+糖皮质激素的双药联合治疗时,患者出现排斥反应的可能性小于抗代谢药+糖皮质激素。为预防肿瘤复发,可以考虑将 CNI 药物的血谷浓度降至传统下限水平以下(如 Tac<5ng/ml,CsA<100ng/ml)。而对于移植后肿瘤患者是否可以完全停止 CNI 类药物,这一直是人们关注的问题。在 1 项对 104 例 PTLD 患者的多中心回顾性队列研究中,CNI 停药显示移植物丢失风险比为 3.07 和死亡风险比为 4,是最重要的危险因素。此外,另 1 项研究表明 PTLD 诊断后维持免疫抑制中 CNI 完全撤除是移植肾丢失的独立危险因素。移植肾病理组织学研究表明,CNI 的维持使用可降低新生 DSA 和抗体介导排斥反应发生的风险。

对于如何减少免疫抑制药物并无标准的方案,也缺少广泛的临床数据。另外,在肾移植前后发病率相似的恶性肿瘤患者(如乳腺癌和前列腺癌),减少免疫抑制药物受益可能不多。值得注意的是免疫抑制方案的调整需要权衡移植排斥反应或肾功能恶化的风险。

2. CNI 切换为 mTOR 抑制剂获益与风险 用具有免疫抑制和抗肿瘤作用的 mTOR 抑制剂替代 CNI 的策略可能是预防肿瘤复发的有效策略。尽管目前临床有效性证据主要集中于非黑色素瘤皮肤癌和卡波西肉瘤。1 项随机对照试验表明非肿瘤患者移植后不同时间点从 CsA 切换为 mTOR 抑制剂(西罗莫司,目标血浓度 8~20ng/ml),可使非皮肤癌相关的肿瘤发生风险降低一半。

然而,从目前对肿瘤患者的研究来看,mTOR 抑制剂的抗肿瘤作用似乎是剂量依赖性的。以依维莫司为例,依维莫司肿瘤治疗剂量为 5~10mg/d,而移植维持免疫抑制剂量为 0.75~1.00mg,2 次/d。对肿瘤最有效的 mTOR 抑制剂剂量往往难以耐受。对非肿瘤肾移植受者的研究表明,mTOR 抑制剂剂量处于潜在有效剂量的下限,即使在如此低的剂量下,CsA 转换西罗莫司也与由于不良反应而导致的西罗莫司停药风险增加有关。值得注意的是,在相同的研究中,从 CsA 切换至 mTOR 抑制剂可能与死亡率增加相关,在用西罗莫司替换 CsA 的患者中,4 年死亡率增加了 20%。然而,最近的 1 项 5 年随访研究并未证实 CsA 转化为依维莫司(目标 6~10ng/ml)会增加死亡风险。另外,从 CNI 切换为 mTOR 抑制剂导致移植失功风险可能与移植肾功能基础有关。当转换时移植肾功能良好的受者(eGFR>40ml/min,尿蛋白/肌酐比值≤0.1),移植肾失功风险相对最低。也有部分证据表明,从 CNI 转换到 mTOR 抑制剂可能会增加发生慢性排斥反应的风险。不过,如果受者联用的 MPA 和类固醇激素免疫抑制足够的情况下,排斥风险是有限的。

3. CNI+MPA 转换为 CNI+mTOR 抑制剂获益与风险 采用 mTOR 抑制剂(如依维莫司目标 5.5ng/ml)替代 MPA,同时保持低剂量 CNI 类药物(目标 Tac 谷浓度 4ng/ml;CsA 谷浓度 50ng/ml),在排斥反应风险和不良反应方面可能比前面的策略更安全。目前,随机对照研究表明:与 CsA 切换为西罗莫司相比,用 mTOR 抑制剂替代 MPA,降低非皮肤癌相关的肿瘤发生风险可能是相似的,同时并未增加排斥反应、移植物丢失或死亡的风险,而且 mTOR 抑制剂使用的耐受性较好。然而,mTOR 抑制剂仍可能导致一些不良反应,如外周性水肿、口腔炎、口腔溃疡和血液系统并发症,可导致停药。

另外,关于 mTOR 抑制剂使用的时机选择,目前专家建议 mTOR 抑制剂应在肿瘤手术后使用,而不是在术前。由于 mTOR 抑制剂影响切口愈合,建议术后 30 天观察期过后使用。

（二）化疗

关于肾移植后肿瘤化疗方案,应该考虑到化疗药物对移植器官的不良反应、器官功能障碍和药物间的相互作用等。例如,铂类中顺铂容易引起肾小管损伤,大剂量的抗代谢药甲氨蝶呤可引起肾小管性急性肾衰竭,VEGF 抑制剂贝伐珠单抗可能引起血栓性微血管病,还有肿瘤的化疗可能出现肿瘤溶解综合征等等。因此,肾移植后肿瘤的化疗方案、化疗药物是否需要根据肾功能减量都需要由肿瘤科医师和移植医师共同探讨而制定。

1. 铂类化疗药 以铂类为基础的化疗方案,包括顺铂、卡铂或奥沙利铂,广泛用于实体肿瘤的治疗。铂类化疗药用于治疗肾移植后肿瘤,应根据其疗效和毒性特征而定。目前,仅有小样本的研究报道了铂类化疗药在肾移植受者中使用的经验,且局限于尿路上皮癌和头颈癌患者的回顾性研究。在所有潜在的不良反应中,应特别注意肾移植受者的肾毒性和骨髓抑制。对于如肺癌、头颈部癌和尿路上皮癌等这些肿瘤,研究显示,顺铂比卡铂有效性更可靠。因此,对于肾功能良好的患者,首选顺铂。建议遵循顺铂可行性标准,并在治疗过程中监测肾功能。铂类化疗药的选择应考虑风险与效益比、预期寿命、合并症和治疗的预期毒性。另外,当铂类与其他细胞毒性药物联合使用时,应仔细评估增加肾毒性的可能性。

2. 抗血管生成药物的使用 抗血管生成药物作用于 VEGF 受体或通路,包括生物单抗和小分子激酶抑制剂,是肾细胞癌、结直肠癌、肺癌、卵巢癌和分化甲状腺癌等肿瘤治疗的里程碑式药物。蛋白尿和肾病综合征是抗血管生成药物可能出现的不良反应,肾移植受者中发生的风险可能较高。而另一常见的不良反应——腹泻,可能导致肾移植受者肾功能恶化。血栓性微血管病是抗血管生成药物的一种相对罕见但是典型的不良反应。在肾移植受者中,CNI 和 mTOR 抑制剂的使用可能会增加血栓性微血管病变发生的风险。因此,必须仔细评估使用抗血管生成药物患者的蛋白尿和血栓性微血管病变的早期迹象,比如贫血、血小板降低等。

不同的临床试验对抗血管生成药物联合 mTOR 抑制剂治疗不同类型肿瘤的有效性和安全性进行了Ⅰ期和Ⅱ期临床研究。与普通肿瘤患者相比,抗血管生成药物联合 mTOR 抑制剂治疗在移植受者中的安全性相似。为了最大限度地提高疗效,建议安全剂量使用的抗血管生成药物,当出现不良反应时再适当减量。由于 mTOR 抑制剂的免疫抑制剂量与抗肿瘤剂量相差较大,因此,两种治疗的抗肿瘤协同作用可能有限。蛋白尿和肾功能恶化是 mTOR 抑制剂和抗血管生成药物联合使用的预期不良事件,因此,在肾移植受者治疗期间应仔细检查和监测。

3. 内分泌疗法 在许多实体肿瘤中,内分泌疗法被用于治疗目的。如前列腺癌或乳腺癌的新辅助治疗或辅助治疗,以降低复发风险。目前,关于在肾移植中使用内分泌疗法的数据仍相对缺乏。事实上,内分泌疗法和免疫抑制剂之间的药代动力学或药效学相互作用,或其对肾脏功能的影响都没有相应证据。此外,尚未见报道内分泌疗法对免疫功能有直接影响。因此,在肾移植后肿瘤患者中使用内分泌疗法并没有明确的禁忌证。

4. 免疫检查点抑制剂 免疫检查点抑制剂,如抗细胞毒性 T 淋巴细胞相关蛋白 4(cytotoxic-Tlymphocyteassociatedantigen 4,CTLA-4)、抗程序性死亡受体 1(programmed death-1,PD-1)抗体,可恢复肿瘤细胞被体内自身免疫系统识别、杀伤的作用,从而产生抗肿瘤活性,可用于治疗转移性黑色素瘤、乳腺癌和肺癌。然而,一些报道的病例显示,这些抗体与肾移植受者中的细胞和抗体介导的排斥反应有关,并且也有相关肾移植接受者急性排斥反应的案例报道。CTLA-4 和 PD-1 的阻断增加了 T 细胞的激活,不仅针对癌细胞,也针对其他细胞,如肾移植供者抗原。此外,如果免疫抑制减弱或移植器官先前致敏,B 细胞也可能被激活,直接影响表达 PD-1 的记忆 B 细胞。因此,在移植后使用这些药物时应非常谨慎,并与患者充分沟通其中存在的风险。

最近报道了一个免疫抑制方案调整的移植肾受者,在使用 PD-1 抑制剂后并未发生急性排斥反应。据此推测,预先应用糖皮质激素和 mTOR 抑制剂的方案可能能够预防免疫检查点抑制剂在肾移植受者中的不良免疫反应。然而,在肾移植受者中使用这种方法,仍旧缺乏大型临床试验数

(三) 手术

对于实体肿瘤,原位癌和许多早期浸润癌可通过手术治愈;而晚期恶性肿瘤治疗相对棘手,可通过标准的手术切除结合放疗、化疗的治疗综合管理。

1. 移植肾肾细胞癌治疗 源于移植肾的肾细胞癌有很多治疗选择。对于没有转移性疾病的患者,移植肾全切可能有效,但需要重新开始透析治疗。如何最大限度地保全肾功能是一个艰巨的挑战。移植后常规随访彩色多普勒超声可能有助于发现保守治疗时期的病变。必要时行肾肿块活检,便于诊断分型和制订相应的治疗计划。近年来,不断进展的手术技术更青睐肿块部分切除术和热射频消融,而不是移植肾切除术。有研究者建议,对<4cm且位于肾外周的非转移肾细胞癌考虑保留肾单位手术,但迄今只有少数病例报道了这种方法。另外,经皮的局部治疗(热消融、射频、近距离放疗、电化疗、冷冻消融、立体放疗、质子)可作为保留肾单位手术的有效替代治疗手段。如果是转移性疾病,应停止免疫抑制治疗、行移植肾切除术以及免疫治疗。

2. 前列腺癌治疗 前列腺癌在肾移植接受者中的发病率明显较高,根治性放疗和手术是降低复发率的首要选择。根治性前列腺切除术,被认为是一种安全的治疗方法。目前,外科技术之间的优势并无明显区别,手术方式一般根据外科医生的经验和偏好来选择。关于肾移植接受者中局部晚期/转移性前列腺癌的观察等待和治疗的数据很少。类似于一般人群转移性前列腺癌的治疗方法,完全的雄激素阻断和内分泌治疗是可行的。

3. 尿路上皮癌和膀胱癌(原位肾、输尿管、膀胱的肿瘤) 大多数患者表现为镜下或肉眼血尿,并接受多次经尿道膀胱切除术;少数患者接受膀胱切除术或肾输尿管切除术。一般而言,尿路上皮癌的治疗是基于分期的:①表浅的膀胱尿路上皮癌——采用经尿道膀胱肿瘤切除术(transurethral resection of bladder tumor,TURBT),术后切片病理分型,并考虑膀胱内灌注卡介苗(Calmette Guerin bacillus vaccine,BCG)或丝裂霉素;②肌层浸润性膀胱尿路上皮癌——新辅助化疗及根治性膀胱切除术加上尿流改道术;③浸润性移植肾输尿管上皮癌——移植肾输尿管全切术。重要的是,尿路上皮癌也会生长在上尿路,比如肾和输尿管中,还包括移植肾骨盆,以及肾集合系统,这时候就需要考虑采取激进的肾输尿管切除术。

(四) 放疗

由于大多数移植肾位于下腹,盆腔放疗对肾移植受者存在着巨大的挑战。在许多情况下,对于胃肠道肿瘤、妇科肿瘤、淋巴瘤和上腹部肉瘤的放射治疗以及全身放射治疗(total body irradiation,TBI),肾脏是剂量限制器官。根据临床指南中对正常组织效应的定量分析,对非TBI、双侧肾脏照射(估计肾病风险<5%)的建议剂量是平均肾剂量为<18Gy,V_{20}(即肾接受>20Gy照射的体积)与总体积比<32%,V_6<30%。尽管如此,在TBI背景下对肾脏毒性的研究已经表明,接受低至8~12Gy肾治疗的患者肾病发生率增加。

考虑到天然肾脏的相对放射敏感性,质子治疗对盆腔肾脏和盆腔恶性肿瘤患者的组织保留效果是至关重要的。质子治疗作为一种强度调节放疗的替代疗法正在被研究当中,因为它有可能最大限度地减少对移植肾和其他器官的辐射暴露风险。先前的剂量学研究表明:与强度调节放疗相比,强度调节质子治疗可降低器官风险,且不会牺牲靶体积的覆盖范围。虽然,短期肾功能得以保留,但放射引起的肾损伤是亚临床的,经常出现在亚急性期(3~18个月)和慢性期(18个月)。尽管目前的结果令人鼓舞,但仍需要进行持续的研究来评估长期的肾功能。

(五) 其他

PTLD的治疗因PTLD亚型、移植类型及医疗机构的不同而显著不同。初始治疗的主要选择是减少免疫抑制、应用利妥昔单抗进行免疫治疗、化疗、放疗,或这些方法联合使用。采用EBV特异性杀伤性T淋巴细胞的过继免疫治疗(EBV-CTLs)等其他治疗方法,一般只用于初始治疗后病情仍持续的患者。选择治疗方案时,必须考虑PTLD的侵袭性、每种治疗方法缓解疾病所需时间及相关毒性。应注意,利妥昔单抗仅对CD20阳性PTLD有效。

世界卫生组织（World Health Organization，WHO）造血和淋巴组织肿瘤分类系统利用形态学、免疫表型、遗传学及临床特点，确定了4种主要PTLD类型。初始治疗方案主要取决于PTLD类型：①早期病变。建议大多数早期病变减少免疫抑制治疗，不联用其他治疗方案。其他疗法一般仅用于减少免疫抑制后仍有残留疾病的患者或不能耐受减少免疫抑制的患者。尚不确定能确保疾病缓解的减少免疫抑制治疗最佳方案。有研究根据PTLD的严重程度尝试了不同的方案。所用的方案是基于疾病的严重程度，以及移植物丢失可能相关的健康风险。免疫抑制应减至可耐受的最低水平。肾移植患者的免疫抑制常减至基线水平的25%~50%。②多形性PTLD。对于大多数表达CD20的PTLD患者（CD20阳性PTLD），在可耐受的情况下，建议使用利妥昔单抗联合减少免疫抑制治疗，而不是单用减少免疫抑制治疗。部分全身性疾病患者可加用化疗，而一些局限性疾病患者可考虑加用手术治疗。③单形性PTLD。对于单形性CD20阳性PTLD患者，建议在减少免疫抑制基础上，给予利妥昔单抗和/或化疗。症状轻微的患者和体能状态差不适合初始化疗的患者可考虑单用利妥昔单抗。其他所有CD20阳性PTLD患者可同时或序贯使用利妥昔单抗与联合化疗（如CHOP方案：环磷酰胺+多柔比星+长春新碱+泼尼松）。肿瘤不表达CD20的患者不适合使用利妥昔单抗，可采用联合化疗，还可予以减少免疫抑制治疗。手术治疗仅用于有并发症的患者，如穿孔或梗阻。如有条件，相比于化疗，首选EBV-CTLs，因为后者对血细胞计数抑制较小且其他毒副作用也较少。除滤泡性淋巴瘤外，对其他PTLD患者停用CNI和抗代谢药，继续使用低剂量（5mg/d）泼尼松并开始化疗。通常在化疗结束后，重启mTOR抑制剂。如果不能耐受mTOR抑制剂，就开始使用AZA或MPA，笔者采用这种方法的疗效很好。④经典型霍奇金淋巴瘤样PTLD。经典型霍奇金淋巴瘤样PTLD最为少见，其治疗相关资料缺乏。建议大多数这类患者根据经典型霍奇金淋巴瘤的治疗方案予以化疗和/或放疗。

对于肾移植后PTLD，利妥昔单抗单药治疗可使约20%的患者获得完全缓解。利妥昔单抗诱导治疗后达到完全缓解的CD20阳性PTLD患者，可不再需要化疗。对于CD20阳性PTLD患者，通常给予化疗联合利妥昔单抗。肿瘤不表达CD20的患者不适合利妥昔单抗治疗，仅采用化疗。建议大多数PTLD患者使用R-CHOP化疗方案（利妥昔单抗+环磷酰胺+多柔比星+长春新碱+泼尼松）；不表达CD20的PTLD患者，给予CHOP（无利妥昔单抗）方案。NHL的其他化疗方案可能适用于某些病例。尚无随机试验比较治疗PTLD的不同化疗方案，治疗选择通常根据医生经验和药物不良反应。

对于肾移植后肿瘤患者，不同类型、不同分期的肿瘤的治疗方案的选择存在明显差异。减少免疫抑制，是目前肾移植后肿瘤治疗的共识，但是具体的免疫抑制剂调节策略尚无统一标准。调整免疫抑制剂方案应该个体化权衡预防肿瘤的收益和移植肾排斥风险。另外，具体的手术、化疗和放疗的肿瘤治疗方案，在肾移植后肿瘤患者中的选择应该兼顾患者的生存收益、移植肾预后、毒副作用等来综合考量。

七、预防和监测在改善肾移植后肿瘤患者预后的作用

在移植前首先需要注意预防的是供者来源的恶性肿瘤。供者来源的恶性肿瘤相对比较罕见，估计发病率在0.01%~0.05%，罹患供者来源恶性肿瘤引发的死亡率约占20%。其中最常见的传播性恶性肿瘤类型分别是肾癌（19%）、黑色素瘤（17%）、淋巴瘤（14%）和肺癌（14%）。世界卫生组织与意大利国家移植中心建立了一个相关的全球数据库，NOTIFY图书馆，以监测和核对有关器官或组织捐赠不良事件的信息。

移植前同样重要的是对移植候选者进行肿瘤筛查。临床指南一般建议有恶性肿瘤病史的潜在受者在移植前等待2~5年，以防潜在疾病的复发。对于复发风险高的恶性肿瘤，如侵袭性黑色素瘤、侵袭性或晚期乳腺癌、结直肠癌和子宫癌，建议至少等待5年；而对于复发风险较低的恶性肿瘤，如偶然发现的肾癌、原位癌、原发基底细胞皮肤癌及低级别的膀胱癌，则可以缩短等待年限至最短2年。

目前，有许多商业检测的可行性正在测试中，

检测目标包括早期乳腺癌、结直肠癌和肺癌的潜在患者。但也有临床数据证明,对无症状的潜在移植候选者进行更频繁或额外的筛查是缺乏益处且没有必要的,比如进行移植前结肠镜检查。

肾脏移植手术后,考虑到移植肾受者恶性肿瘤发病率的升高会导致预后的恶化,对于肿瘤的监测也是十分必要的。目前,移植后各类肿瘤的筛查方法尚无达成统一共识的国际指南,下文是结合各国相关医学学会给出的针对不同类型肿瘤的一些建议。

肾移植受者的宫颈癌发病率是年龄和性别匹配人群的2~3倍,在免疫抑制剂的影响下,癌前病变会进展得更快。根据美国指南的建议,肾移植受者应在21岁时开始进行每年1次的盆腔检查和巴氏涂片检查。而英国指南则建议,25~49岁的人群每3年进行1次巴氏细胞学检查,50~64岁的人群每5年进行1次,对于有异常涂片史的65岁以上人群,进行更频繁的监测或继续筛查。虽然二价和四价HPV疫苗已被证明可以降低普通人群中HPV-16和HPV-18相关宫颈发育不良的发生率,但其免疫原性和益处尚未在移植队列中得到证实。然而,由于HPV疫苗是一种灭活疫苗,因此,在移植前或移植后均可安全接种。

对于肾移植受者的乳腺癌监测与一般人群无明显差异,欧美建议对所有50~69岁的女性移植受者进行1次乳腺癌筛查;对于40~49岁的移植妇女,建议每年或每2年接受1次筛查。

在结直肠癌的监测方面,大多数国家的指南建议每年进行1次粪便潜血试验检查,对于有阳性结果的患者进行结肠镜检。当然,对于55岁以上的阴性患者也可以考虑进行1次结肠镜筛查,美国则建议每5年行1次诊断性结肠镜检查。

对于肾癌一般采用超声检测进行筛查,此类检查受操作者、患者的体质、肾脏和肿瘤特征的影响,且对微小病变不敏感,因此其有效性仍待评估。虽然,肾癌在移植后受者中的患病率不低,但一般不建议进行肾癌的常规筛查。

对于移植肾受者的肝细胞癌监测仍缺乏建议。美国肝病研究协会发布的指南建议,对高危慢性HBV感染患者和普通人群中所有肝硬化患者进行肝细胞癌监测。

非黑色素瘤性皮肤癌(non-melanoma skin cancer,NMSC)是移植受者最常见的恶性肿瘤,鳞状和基底细胞癌占所有皮肤癌的90%以上。此外,移植大大提高了高危人群卡波西肉瘤的发病率。建议肾移植受者了解阳光照射的不良影响,并根据他们独特的风险暴露程度进行个性化评估。所有患者都应采取一般的预防措施(使用防晒霜、戴帽子、避免在太阳高峰期暴露于紫外线辐射)。在所有移植肾受者中,统一建议进行临床皮肤检查的筛查方式,检查应由皮肤科医生或专家医师进行,从移植后第5年开始,每年进行1次专业医疗人员的皮肤检查。此外,建议根据皮肤类型和其他危险因素(包括种族)对患者进行风险分层,制订更有针对性的个性化监测方案。在既往NMSCs ≥ 2例的患者中,阿维汀[0.2~0.4mg/(kg·d)]可减少NMSCs,因此既往皮肤癌患者应考虑使用阿维汀。此外,将免疫抑制改为以mTORi为基础的治疗可能会降低二次肿瘤发生的风险,但这可能会牺牲部分甚至全部移植物功能并且产生某些不良反应。

PTLD是实体器官移植的一种严重并发症,其表现从简单的传染性单核细胞增多症到血液系统恶性肿瘤不等。EBV被认为在PTLD的发病机制中起关键作用。术前、术后及在治疗排斥反应后应监测EBV病毒载量,当EBV滴度显著升高时应降低整体免疫抑制,这些监测有助于识别有PTLD风险的患者。

恶性肿瘤是肾移植受者发病和死亡的主要原因,治疗涉及多学科方法。恶性肿瘤监测、早期发现和治疗可能改善这些患者的预后。然而,至于如何实施这一计划,各方均未达成共识。在肾移植受者中,针对移植受者个体的不同预后和预期寿命,恶性肿瘤筛查需要制订个性化方法——考虑个体风险、其他合并症的竞争优先级和患者对恶性肿瘤筛查的偏好,而不是"一刀切"的筛查方法。

对于伴随疾病少且恶性肿瘤风险高的患者,可以通过更频繁的检测来锁定目标,而对于有竞争性合并症和预期寿命降低的患者应更关注当前并存疾病的管理,而不是考虑筛查未来可能发生或可能不发生的恶性肿瘤。对这些具有竞争性合并症和预期寿命降低的患者,可能更合适不进行筛查或采用不太积极的筛查方法。

总之,由于免疫抑制剂等多重因素共同作用下,肾脏移植术后肿瘤的发病率明显高于普通人群,且具有侵袭性强、复发转移率高等特点,预后较差。因此,移植术前肿瘤、癌前病变筛查是关键。肾移植术后在避免排斥风险的原则下,应维持低剂量免疫抑制剂,或考虑 mTOR 抑制剂的切换,减少肿瘤的发生。同时需严密监测及筛查肿瘤,做到早诊断、早治疗。

（陈大进　陈江华）

———— 主要参考文献 ————

［1］AU E, WONG G, CHAPMAN J R. Cancer in kidney transplant recipients [J]. Nat Rev Nephrol, 2018, 14 (8): 508-520.

［2］CHEUNG C Y, TANG S. An update on cancer after kidney transplantation [J]. Nephrol Dial Transplant, 2019, 34 (6): 914-920.

［3］KRISL J C, DOAN V P. Chemotherapy and transplantation: the role of immunosuppression in malignancy and a review of antineoplastic agents in solid organ transplant recipients [J]. Am J Transplant, 2017, 17 (8): 1974-1991.

［4］SPRANGERS B, NAIR V, LAUNAY-VACHER V, et al. Risk factors associated with post-kidney transplant malignancies: an article from the Cancer-Kidney International Network [J]. Clin Kidney J, 2018, 11 (3): 315-329.

［5］WOLF S, HOFFMANN V S, HABICHT A, et al. Effects of mTOR-Is on malignancy and survival following renal transplantation: a systematic review and meta-analysis of randomized trials with a minimum follow-up of 24 months [J]. PLoS One, 2018, 13 (4): e0194975.

［6］ROMAGNOLI J, TAGLIAFERRI L, ACAMPORA A, et al. Management of the kidney transplant patient with cancer: report from a multidisciplinary consensus conference [J]. Transplant Rev (Orlando), 2021, 35 (3): 100636.

［7］HELLEMANS R, PENGEL L, CHOQUET S, et al. Managing immunosuppressive therapy in potentially cured post-kidney transplant cancer (excluding non-melanoma skin cancer): an overview of the available evidence and guidance for shared decision-making [J]. Transpl Int, 2021, 34 (10): 1789-1800.

第五章

肾脏疾病与肿瘤

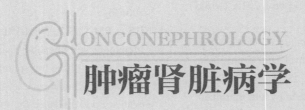

肿瘤肾脏病学

第六章

肿瘤患者肾脏相关特殊问题

第一节 肿瘤患者肾功能评估及用药指导

随着肿瘤诊断技术和治疗方法的不断发展，伴有慢性肾脏病（chronic kidney disease，CKD）和终末期肾病（end stage renal disease，ESRD）的肿瘤患者越来越多，对这类患者肾功能评估开始受到学术界的关注。CKD肿瘤患者肾功能的正确评估，关系到患者治疗方案的制订，药物剂量的调整，外科手术和麻醉的实施，以及造影检查的选择。在治疗随访过程中，定期对肾功能进行监测还关系到患者预后的判断。因此，本节将重点结合肿瘤患者的自身特点，介绍这类患者肾功能评估的时机和方法，与肾脏代谢密切相关的常用抗癌药物的方案和剂量调整。

一、肿瘤患者肾功能评估的重要性

肿瘤患者的肾功能状态直接影响其全因死亡率，对于肿瘤患者而言，即使在采用其他相关参数进行矫正的情况下，估算的肾小球滤过率（estimated glomerular filtration rate，eGFR）$<60ml/(min \cdot 1.73m^2)$是高死亡率的独立预测因素［相较于 eGFR $\geqslant 60ml/(min \cdot 1.73m^2)$］。有数据显示，对于血液系统恶性肿瘤和妇科肿瘤，eGFR $<60ml/(min \cdot 1.73m^2)$是死亡的独立预测因素，风险系数显著高于其他类型肿瘤。一系列研究明确指出：患有严重肾功能减退，即CKD 3~4期的恶性肿瘤患者较肾功能正常的恶性肿瘤患者死亡风险高出12%~27%。虽然数据尚存争议，但是很容易理解，肾功能严重受损的恶性肿瘤患者在抗癌药物的选择上会受到明显限制，还包括可能被排除在一些新药或者新疗法的临床试验之外，因而降低其近期或远期生存率。

有关恶性肿瘤患者伴或不伴CKD的比例各研究不尽相同。在肾功能不全和抗癌药物（renal insufficiency and anticancer medications，IRMA）研究中，合并CKD的比例是50%~60%［以GFR $<90ml/(min \cdot 1.73m^2)$为诊断标准］，其中相当部分患者血清肌酐（serum creatinine，SCr）值处于正常范围（$<1.24mg/dl$）。由此可见，对于肿瘤患者，仅从SCr数值不足以判断肾功能损伤具体情况，容易高估肾功能指标。

目前，对一些传统的细胞毒性药物肾毒性作用已较为清楚，随着医学的发展，肿瘤治疗新药不断呈现，一些靶向治疗药物或者免疫检查点抑制剂（immune checkpoint inhibitor，ICI）均被报道具有肾毒性。值得注意的是，部分ICI介导的肾脏毒副作用临床表现不典型，不容易被察觉，多被漏诊。因此，对于这类新药的治疗，同样需要在治疗决策之前和治疗过程中严密监测肾脏损伤情况，定期查验肾功能指标，评估肾功能状态。

此外，肾功能受损增加了系统性化疗的毒性，可能影响肿瘤治疗的连续性，并且限制了部分患者参加新药或新疗法的临床试验，失去了有可能获得进一步治疗的机会。因此，医生需要适合肿瘤患者诊疗决策的方法来准确评估恶性肿瘤患者肾脏功能、判断疾病预后、评估化疗药物风险、避免药物过量带来的副作用，以及调整化疗药物剂量、避免给药不足影响疗效的相关指导和指南。

概括来讲，围绕肾功能评估，需密切关注以下几个方面：①伴急性肾损伤（acute kidney injury，AKI）、CKD、ESRD和肾脏替代治疗患者，处理抗肿瘤药物治疗过程中肾脏相关并发症，以及调整抗肿瘤药物剂量；②肾癌患者手术方案、围手术期护理、麻醉、术后止痛方案评估；③肿瘤患者造影检查造影剂剂量调整；④肾移植受者抗肿瘤药物和抗排斥药物方案的制订；⑤肾功能损伤情况下恶性肿瘤镇痛药物的选择；⑥启动/终止肾脏替代治疗的伦理问题讨论。此外，还有一些在临床决策时基于不同GFR及GFR评估方式应考虑的实际问题参见表6-1-1。

表 6-1-1　临床决策时基于不同 GFR 及 GFR 评估方式应考虑的问题

预期肌酐清除率有差异的患者
年老体弱患者
大体质量
短期体质量变化(大于总体质量的 10%)
化疗管理
具有已知肾毒性或系统相关毒性的经肾脏代谢药物,尤其用于 CKD 患者时
肾癌
根治性肾切除术和部分性肾切除术的术式选择
术后评估,尤其考虑到肾切除术后的慢性肾衰竭
膀胱癌
早期发现术后并发症,如复发性尿路感染、肾盂积水、输尿管肠系膜成形术致上尿路梗阻
评估是否适用顺铂化疗,若 eGFR<60ml/(min·1.73m²),则不考虑顺铂化疗
eGFR<45ml/(min·1.73m²)的膀胱切除术后患者禁用可控性分流(增加尿液重吸收导致代谢紊乱的风险)
外科患者管理
精准识别 CKD 患者,以便采取适当的治疗方法(围手术期水化,避免使用抗炎药,根据肾功能调整抗生素);常规适用的支持性药物:镇痛药、阿片类药物、抗生素和泻药
碘造影剂
精准识别 CKD 患者治疗方案以预防造影剂肾病。恶性肿瘤患者因连续检查、脱水、化疗和器官衰竭而具有更高的造影剂肾病风险,发病率高达暴露患者的 10%

注:CKD,慢性肾脏病;GFR,肾小球滤过率;eGFR,估算的肾小球滤过率。

二、肿瘤患者肾功能评估的方法

传统的测定 GFR 的方法是利用测算菊粉清除率,放射性标志物 ^{51}Cr-EDTA(chromium-51EDTA)或 ^{99m}Tc-DTPA(^{99m}Tc-diethylene triamine penta-acetic acid)血浆清除率,或碘酞酸盐清除率来测算,称为测量 GFR(measured GFR,mGFR)。Chantler 于 1969 年首次报道 ^{51}Cr-EDTA 血浆清除率测算 GFR 方法,利用 ^{51}Cr-EDTA 或 ^{99m}Tc-DTPA 清除率来计算 GFR,是目前被认为较为准确的肾功能测定方法,也是临床上众多有关 GFR 新型计算公式设计和验证的参照标准。然而,该方法费用昂贵,步骤烦琐、耗时长,且需要专业人士操作设备进行检测,因此对于患者、医疗机构设备和医务人员专业素质要求甚多,限制其实际应用。因此,理想的 GFR 测量应有标准化的方法,即具有普遍性的、公式化的计算工作模型,并且能够快速床边计算,以服务临床诊疗决策。eGFR 的概念应运而生。

(一)传统的肿瘤患者 eGFR 计算公式

临床上用于评估 eGFR 方程公式有很多,参数变量采用临床常用相关指标,如 SCr、性别、年龄、体质量和身高。之前常用的有 1976 年发表的 Cockcroft-Gault 公式,以及后续的 MDRD(modification of diet in renal disease)公式和简化的 MDRD 公式。1999 年,Levey 等基于 MDRD 研究队列,设计了 MDRD 公式,该公式基于青年 CKD 人群数据得出,缺乏较高水平 GFR 患者和老年人群的验证;随后 2006 年,该团队对 MDRD 公式基于矫正的 SCr 数值或非矫正 SCr 数值分别计算,并且规范了 SCr 的检测方法和标准,新建立的以 4 个变量进行计算的 MDRD 公式更具准确性,通过使用这个方程和标准化的 SCr 测定法(酶法测定 SCr 的结果较 Jaffe 比色法可靠),不同的实验室可以更加统一和准确地报告 GFR 的估算值。该研究团队于 2009 年发布的 CKD-EPI(chronic kidney disease epidemiology collaboration)公式是在 MDRD 基础上进一步提升了 eGFR 评估的准确性。CKD-EPI 方程比 MDRD 方程更精确,尤其是针对更高的 GFR 阈值范围人群。

目前,CKD 患者中用于评估 GFR 的公式主要是基于 SCr 参数的方程,但由于肿瘤患者存在全身肌肉含量显著下降(内生肌酐减少)和摄食量减少的情况,因此,该类方程容易导致高估 GFR。血清胱抑素 C(serum cystatin C,CysC)被认为可以替代 SCr 作为滤过标志物,然而,由 CysC 和 SCr 估算的 GFR 之间的联系和差别并不十分确切。采用联合 SCr 和 CysC 2 个参数的测量方法来评估 eGFR 的公式,对绝大多数人群和 CKD 患者而言是足够精准的。但是,这些公式并未在恶性肿瘤患者中得到足够验证。比如非霍奇金 B 细胞淋巴瘤患者,未成熟的树突状细胞合成 CysC 显著增加,这就导致了该类公式难以测算出准确的 GFR。实体肿瘤患者体内 CysC 浓度也偏高,主要原因是这些肿瘤细胞自身的生物学特征可能发挥半胱氨酸蛋白酶抑制剂的作用。目前，MDRD 和 CKD-EPI 公式仍然是评估恶性肿瘤患者 GFR 的主要方法。国际老年肿瘤学学会（International Society of Geriatric Oncology，ISGO）还推荐在 65 岁以上老年患者中，应采用 MDRD 公式。

由此可见，需要一些研究来比较、探讨目前临床工作中采用的这一系列公式，包括最常用的 Cockroft-Gault 公式、MDRD 公式和 CKD-EPI 公式，以提高肿瘤患者，尤其是合并 CKD 的患者 GFR 评估的准确性。表 6-1-2 汇总了 19 世纪 70 年代以来临床中使用的 eGFR 计算方程。

表 6-1-2　临床常用的 eGFR 计算公式

类别	性别	肌酐	公式	适用范围	缺点
Cockcroft-Gault	—	（非酶法）	$[(140-年龄)×体质量/(肌酐×72)]（女性×0.85）$	常用于调整药物剂量，计算简便	用于窄治疗窗药物剂量调整时可靠性差，老年患者准确度差（一般高估 GFR 10%~40%）
改良 MDRD	—	（酶法）	$186×肌酐^{-1.154}×（年龄）^{-0.203}×1.233×[女性×0.742]$	中国成人（18<年龄<85，非妊娠）；国际老年肿瘤学会推荐用于 65 岁以上肿瘤患者	GFR>60ml/(min·1.73m^2) 时准确度不高；恶性肿瘤患者因营养状态差、肌肉萎缩等原因，应用此公式易高估 GFR
CKD-EPI	女	≤0.7mg/dl（酶法）	$144×（肌酐/0.7）^{-0.329}×(0.993)^{年龄}$	成人（18<年龄<85，非妊娠）KDIGO 指南推荐；GFR>60ml/(min·1.73m^2) 时准确度高于 MDRD	恶性肿瘤患者因营养状态差、肌肉萎缩等原因，应用此公式易高估 GFR
	女	>0.7mg/dl（酶法）	$144×（肌酐/0.7）^{-1.209}×(0.993)^{年龄}$		
	男	≤0.9mg/dl（酶法）	$141×（肌酐/0.9）^{-0.411}×(0.993)^{年龄}$		
	男	>0.9mg/dl（酶法）	$141×（肌酐/0.9）^{-1.209}×(0.993)^{年龄}$		
校正体表面积的 CKD-EPI	—	（酶法）	CKD-EPI 公式得出的 eGFR×体表面积（m^2）/1.73	成人（18<年龄<85，非妊娠）；可推荐用于肿瘤患者	校正体表面积；其余同 CKD-EPI
2012 CKD-EPICr/CysC	—	—	$135×min（肌酐/\kappa,1）^{\alpha}×max（肌酐/\kappa,1）^{-0.601}×min（胱抑素C/0.8,1）^{-0.375}×max（胱抑素C/0.8,1）^{-0.711}×0.995^{年龄}[女性×0.969][黑种人×1.08]$ 女性：$\kappa=0.7$，$\alpha=-0.248$ 男性：$\kappa=0.9$，$\alpha=-0.207$ min 表示 SCr/κ 的最小值或 1，max 表示 SCr/κ 的最大值或 1	成人（年龄>18，非妊娠）；KDIGO 指南推荐用于 CKD-EPI 的 eGFR 为 45~59ml/(min·1.73m^2) 但无明确肾脏损伤的人群计算数据	胱抑素测定成本较高，计算复杂；肿瘤患者因受激素、炎症等影响胱抑素 C 水平可升高
Janowit & Williams	—	—	$\sqrt{eGFR}=1.8140+0.01914^{年龄}+4.7328^{体表面积}-3.7162×\log（肌酐）-0.9142×\log（肌酐）^2+1.0628\log（肌酐）^3-0.0297^{年龄}×体表面积+（0.0202+0.0125^{年龄}）$	肿瘤患者卡铂/顺铂治疗时评估肾功能	研究限于白种人；未分析白蛋白、肌肉含量、饮食、液体摄入等因素的影响

注：eGFR，估算的肾小球滤过率；CKD，慢性肾脏病；GFR，肾小球滤过率；体表面积 =(0.425 体质量 ×0.725 身高)×0.007 184(身高 cm、体质量 kg)；年龄，岁；体质量，kg；肌酐，mg/dl。

第六章　肿瘤患者肾脏相关特殊问题

（二）新型的肿瘤患者 eGFR 计算公式

肿瘤患者应用比较多的是通过 Cockroft-Gault 公式或基于 SCr 水平来调整治疗药物的剂量，鉴于恶性肿瘤患者普遍存在营养状态不佳，全身肌肉含量减少，甚至出现恶病质状态，这些都可以直接导致 GFR 的评估不准确。Janowitz 等设计并发表了一个新的公式，在 CKD-EPI 公式基础上进行修正，补充体质量和身高参数，即体表面积（body surface area，BSA），以期获得一个更精确的评估恶性肿瘤患者 GFR 的公式。

Janowitz 等研究者从 GFR 对于调整卡铂（carboplatin）化疗剂量的影响入手研究这个问题，他们对 2 471 例成年（18 周岁以上）白种人恶性肿瘤患者进行研究。首先，通过年龄、性别、身高、体质量和 SCr 水平，基于 ^{51}Cr-EDTA 清除率得出 mGFR。研究者利用回归分析建立一个计算 GFR 的多元线性回归模型，并将新模型结果，以及既往研究常用的几种模型得出的 eGFR 结果与 ^{51}Cr-EDTA GFR 结果进行比对，比较统计指标包括均方根误差（root-mean-squared-error，RMSE）、中位数残差（median residual）以及内部和外部验证数据集（internal and external validation data set）。最后，研究以绝对百分比误差>20% 为基础，对卡铂给药的准确性进行了比较。研究者使用内部验证数据集，将新模型的性能与已发布模型的性能进行比较。Bland-Altman 和残差图表明新模型更准确、更少偏倚、更少异方差，即在不同亚群体中具有更恒定的方差。并且，该新模型与 CKD-EPI 和 BSA 校正的 CKD-EPI 方程是目前已报道的公式中最能准确计算 eGFR 的公式。因此，业内认为 Janowitz & Williams GFR 方程在 CKD-EPI 基础上使用 BSA 进行校正，是目前最精准、偏差最小的评估恶性肿瘤患者 GFR 的公式。

三、肾功能与肿瘤用药方案调整

鉴于 CKD 人群恶性肿瘤患病率高，肾脏病医师和肿瘤科医师需要共同关注 CKD 患者抗癌疗法的方案、剂量调整和安全性。目前，大多数肿瘤相关临床试验入组时排除了中度至重度肾功能损伤的 CKD 患者，因此，这类患者肿瘤药物的用药经验大多来自回顾性的临床病例报道或小样本的队列研究。本节将基于已经发表的指南或者个案报道，介绍目前对于合并 CKD 或者 ESRD 接受肾脏替代治疗的肿瘤患者，接受传统和新型生物制剂抗癌治疗的经验和建议，为临床制订抗肿瘤方案和药物剂量的调整提供参考。

（一）传统抗肿瘤药物的方案与用药指导

1. 烷化剂（alkylating agents）

（1）氮芥类（nitrogen mustards）：氮芥（mechlorethamine，nitrogen mustard）的剂量以理想的干重为基础，该药物代谢迅速，尿液排泄量小，因此在肾功能不全时不需要调整剂量。苯乙酸氮芥（chlorambucil）原形药物及其代谢物随尿液排出的比例不到 1%，因此肾功能不全时不建议减少剂量。

环磷酰胺（cyclophosphamide，CTX）代谢物和 25% 的原形化合物被肾脏清除，严重肾衰竭的情况下，药物的清除率显著下降；因此，CKD 患者使用 CTX 需注意累积剂量。由于血液透析（hemodialysis，HD）可清除大部分的 CTX 及其代谢物，对于 ESRD 患者，为获得最佳治疗剂量，应考虑 HD 的治疗时间和 CTX 给药间隙。异环磷酰胺（ifosfamide，IFO）是 CTX 的异构体，HD 可清除药物，因此，应在 HD 后以减半剂量给药。对于腹膜透析（peritoneal dialysis，PD）患者，也建议减量 50%。

美法仑因肾功能水平对其药代动力学有明显影响，根据肾功能调整用药建议：GFR $10\sim40\text{ml}/(\text{min}\cdot1.73\text{m}^2)$ 时，建议剂量减少 25%；GFR < $10\text{ml}/(\text{min}\cdot1.73\text{m}^2)$，则进一步减少 50%。在 HD 患者中可使用常规剂量美法仑。目前，缺乏此类药物在 PD 患者中的用药指导建议。

（2）乙烯亚胺类/甲胺类（ethylenimines/methylmelamines）：六甲蜜胺（altretamine，hexamethylmelamine）给药 24 小时后仅不足 1% 的药物经尿液排出，因此，肾衰竭患者无须减少给药剂量。塞替派（thiotepa）约 11% 经肾脏清除；因此，建议在肾功能显著减退（CKD 4~5 期）患者中应减少给药剂量。

（3）烷基磺酸盐类（alkyl sulfonates）：白消安（busulfan）主要通过与谷胱甘肽偶联消除，在肾衰竭时通常不需要减少剂量。常规 HD 维持治疗一般不会显著影响白消安的血药浓度。目前，缺乏白消安在 PD 患者中的用药指导建议。

（4）亚硝基脲类（nitrosoureas）：常用药物有卡莫司汀（carmustine，BCNU）、洛莫司汀（lomustine，CCNU）和司莫司汀（semustine，methyl-CCNU），均主要通过尿液排泄，口服给药24小时后，分别有43%、50%和47%的药物经尿液排泄，因此，肾衰竭时均建议调整剂量。卡莫司汀，建议GFR 45~59ml/(min·1.73m²)时减少20%给药，GFR 30~44ml/(min·1.73m²)时减少25%给药，GFR<30ml/(min·1.73m²)时应避免给药，透析不可清除该药。洛莫司汀，GFR 45~59ml/(min·1.73m²)时，应减少25%给药，GFR 30~44ml/(min·1.73m²)时，应减少50%给药，GFR<30ml/(min·1.73m²)时也应避免使用该药。司莫司汀目前尚无明确的文献指导肾功能不全患者用药，但根据其药代动力学特征，可能同样适用上述同类药物减量给药方案。

链脲菌素（streptozocin）约15%~20%通过尿液排泄，GFR 10~49ml/(min·1.73m²)情况下建议减少25%的剂量，GFR<10ml/(min·1.73m²)时建议减少50%的剂量。目前，缺乏此类药物在HD或PD患者中的用药指导建议。不过，已知该药具有剂量相关的肾毒性作用，因此，在晚期肾衰竭或肾功能恶化的情况下应避免使用。

（5）三氮烯类（triazenes）：达卡巴嗪（dacarbazine，DTIC）40%的药物通过小管分泌在尿液中以原形排出，其用药指导意见：GFR处于30~59ml/(min·1.73m²)时，建议减少25%的剂量，GFR处于10~29ml/(min·1.73m²)时，建议减少50%的剂量，GFR<10ml/(min·1.73m²)时应避免使用该药。然而，达卡巴嗪可被透析清除，因此，对于已经行HD维持治疗患者可使用该药。替莫唑胺（temozolomid，TMZ）经肾脏清除量很少，所以TMZ晚期肾衰竭患者中也可以安全使用。

表6-1-3描述了传统化疗药物在CKD和ESRD患者中的推荐剂量和方案调整建议。

表6-1-3　CKD及ESRD患者应用传统化疗药物的用药指导

名称	肾排泄率	CKD患者的用药剂量调整	ESRD患者的用药剂量调整
烷化剂			
美法仑	35%	CrCl 10~40ml/min，减量25% CrCl<10ml/min，减量50%	HD，全剂量 PD，暂无指导意见
苯丁酸氮芥		CrCl<50ml/min，减量50% CrCl<10ml/min，减量75%	HD，暂无指导意见 PD，减量50%
亚硝基脲类			
卡莫司汀（BCNU）		CrCl 45~59ml/min，减量20% CrCl 30~44ml/min，减量25% CrCl<30ml/min，避免使用	不可被透析清除，剂量的增加和减少取决于白细胞数量 PD，暂无指导意见
洛莫司汀（CCNU）；司莫司汀（methyl-CCNU）	CCNU为50% methyl-CCNU为47%	CrCl 45~59ml/min，减量25% CrCl 30~44ml/min，减量50% CrCl<30ml/min，避免使用	HD和PD，暂无指导意见
链脲佐菌素	15%~20%	CrCl 10~49ml/min，减量25% CrCl<10ml/min，减量50%	HD和PD，暂无指导意见
三氮类			
达卡巴嗪（DITC）	40%	CrCl 30~59ml/min，减量25% CrCl 10~29ml/min，减量50% CrCl<10ml/min，避免使用	HD，治疗结束后给药
抗代谢药			
甲氨蝶呤	>90%	CrCl<50ml/min，减量50%或避免使用	HD，治疗结束后给药，减量50% PD，避免使用
培美曲塞	几乎完全是肾排泄	CrCl<40ml/min，避免使用	HD，避免使用 PD，避免使用

名称	肾排泄率	CKD 患者的用药剂量调整	ESRD 患者的用药剂量调整
嘧啶类似物			
卡培他滨		CrCl 30~49ml/min，减少 25% CrCl<30ml/min，避免使用	HD，正常使用 PD，暂无指导意见
阿糖胞苷（ARA-C）	10%~30%	CrCl 45~59ml/min，减量 40% CrCl 30~44ml/min，减量 50% CrCl<30ml/min，避免使用	HD，治疗结束后给药，减量 50% PD，适当减少剂量
嘌呤类似物及相关抑制剂			
喷司他丁	>90%	CrCl 41~60ml/min，减量 25% CrCl 21~40ml/min，减量 50%	HD，以 1~3mg/m² 的剂量给药，在给药 1~2h 后用 HD 清除系统中残留的药物 PD，暂无指导意见
氟达拉滨	60%	CrCl 30~70ml/min，减量 20% CrCl<30ml/min，减量 40%	HD，减量 75% 给药 PD，减量（20mg/m² × 2 次）
克拉屈滨	51%	CrCl 10~49ml/min，减量 25% CrCl<10ml/min，减量 50%	HD，避免使用 PD，避免使用
鬼臼毒素类			
依托泊苷	20%~40%	CrCl 10~50ml/min，减量 25% CrCl<10ml/min，减量 50%	HD，可以全剂量给药 HD 或 PD，避免使用
喜树碱			
拓扑替康	49%	CrCl 30~59ml/min，减量 25% CrCl 10~29ml/min，减量 50% CrCl<10ml/min，避免使用	在 HD 和 PD 中，减量 50%
蒽环类药物			
博来霉素	45%~66%	CrCl 30~59ml/min 减量 30% CrCl<30ml/min，减量 50%	HD 或 PD，暂无指导意见
丝裂霉素 C	<20%	CrCl 30~59ml/min，减量 25% CrCl 10~29ml/min，减量 50% CrCl<10ml/min，避免使用	HD 或 HD，治疗后给药 4.7mg/m² PD，暂无指导意见
铂配位络合物			
顺铂	30%~75%	CrCl 45~59ml/min，减量 50% CrCl 30~44ml/min，减量 75% CrCl<30ml/min，禁用	HD，减量 50% PD，禁用
卡铂	70%	使用 Calvert 公式计算剂量，没有调整 BSA 时使用 CKD-EPI 计算 GFR	HD 后 3h，GFR 为 0 时使用 Calvert 公式计算剂量 在 PD 中，与肾功能正常的患者相比，其半衰期延长了 1 倍
奥沙利铂		减少剂量，CrCl<60ml/min	在透析结束后或非透析日给药剂量减少 30% 输注标准剂量后立即进行 HD PD，暂无指导意见

注：CrCl，肌酐清除率；CKD，慢性肾脏病；ESRD，终末期肾病；HD，血液透析；PD，腹膜透析；GFR，肾小球滤过率。

第六章　肿瘤患者肾脏相关特殊问题

2. 抗代谢类药物（antimetabolites）

（1）叶酸类似物（folic acid analogs）：甲氨蝶呤（methotrexate，MTX）几乎完全经肾脏清除，高剂量给药（>1g/m²）可致肾毒性，因此，严重肾衰竭患者禁用。由于透析对于降低 MTX 毒性作用有限，因此，维持性透析治疗患者也不建议使用该药。

培美曲塞（pemetrexed）目前已发表的大型临床试验数据主要来源于 GFR>45ml/（min·1.73m²）的患者，因此，对于 CKD 3a 期以上患者而言，可以采用标准剂量培美曲塞（500mg/m²）给药方案，对于肾功能较严重受损的患者应避免使用培美曲塞。目前缺乏这 2 种药物在 PD 患者中的用药指导建议。

（2）嘧啶类似物（pyrimidine analogs）：此类药物主要包括 5- 氟尿嘧啶（5-fluorouracil）、卡培他滨（capecitabine）、阿糖胞苷（cytarabine，cytosine arabinoside）、5- 阿扎胞苷（5-azacitidine）和吉西他滨（gemcitabine）。5- 氟尿嘧啶最终的分解代谢产物会累积并且可能增加毒性，因此，肾衰竭患者需要减少剂量，HD 维持治疗患者建议将给药剂量减少 50%。PD 对药物清除率的影响可以忽略不计，因此，PD 患者也应考虑减少 50% 给药剂量。

卡培他滨的药代动力学不受肾功能影响，但会导致 5′-DFUR 的药物暴露量增加，增加肾衰竭相关的不良事件发生率，建议 GFR 在 30~49ml/（min·1.73m²）的中度肾功能损害患者减少治疗剂量，相当于标准起始剂量的 75%，该剂量可以维持卡培他滨的耐受性和抗肿瘤活性。当 GFR<30ml/（min·1.73m²）时应避免使用。有报道卡培他滨安全用于严重肾功能损害的患者，包括 HD 患者，但建议严密监测药物浓度和安全性。目前缺乏这 2 种药物在 PD 患者中的用药指导建议。

阿糖胞苷约 10%~30% 通过尿液排出。在急性髓系白血病（acute myeloid leukemia，AML）治疗中，可应用以下治疗方案减少药物的神经毒性：在治疗期间患者的 SCr 水平在 1.5~1.9mg/dl 或 SCr 每增加 0.5~1.2mg/dl，ARA-C 剂量应减少 1g/m²。患者 SCr 水平超过 2.0mg/dl 或 SCr 升高大于基线 1.2mg/dl，剂量减至 0.1g/（m²·d）。另有建议，当给药剂量为 1~3g/m² 时，GFR 45~59ml/（min·1.73m²），

给药剂量为 60%；GFR 30~44ml/（min·1.73m²），给药剂量为 50%；GFR<30ml/（min·1.73m²），应避免使用。HD 可清除血浆中的药物及其代谢产物，常规用于预防药物蓄积并最大限度地减少 ESRD 患者的不良反应。在 PD 患者中，建议减少给药剂量。

阿扎胞苷主要经肾脏清除。当出现由阿扎胞苷引起的肾毒性时，如果在下一个化疗周期开始时肾功能恢复到基线水平，可以给药，但必须减少一半的标准剂量。HD 患者可以使用标准剂量的阿扎胞苷，尚无针对 PD 患者的用药指导意见。

吉西他滨约 10% 经肾脏滤过，给药后 1 周内，90% 以上经尿液排出。轻度至中度肾功能损伤对吉西他滨药代动力学和毒性影响存在显著个体差异，一般当 GFR<30ml/（min·1.73m²）时建议减少给药剂量。目前缺乏该药在透析患者中的用药指导建议。

（3）嘌呤类似物及相关抑制剂：这类药物主要包括喷司他丁（pentostatin）、氟达拉滨（fludarabine），以及克拉屈滨（cladribine）。

喷司他丁在肾功能不全患者用药指导意见：GFR>60ml/（min·1.73m²）时无须调整剂量，GFR 在 41~60ml/（min·1.73m²）之间应减少 25%，GFR 在 21~40ml/（min·1.73m²）之间应减少 50%。HD 患者以 1~3mg/m² 的剂量给药，在给药 1~2h 之后 HD 清除体内残留的药物，可以避免严重不良事件。目前缺乏喷司他丁在 PD 患者中的用药指导建议。

氟达拉滨根据肾功能水平调整剂量意见，GFR 在 30~70ml/（min·1.73m²），给予 80% 的剂量；GFR<30ml/（min·1.73m²），给予 60% 的剂量。氟达拉滨可经 HD 清除，药物清除率约为正常水平的 25%，因此对于肾脏替代治疗的肿瘤患者可以采用氟达拉滨抗癌方案。对于 PD 患者，减少剂量（20mg/m²）使用，且分次给药能有效避免副作用。

克拉屈滨根据肾功能水平推荐用药方案：建议 GFR 10~49ml/（min·1.73m²）时，给药剂量减少 25%；GFR<10ml/（min·1.73m²），给药剂量减少 50%。尚无该药在透析患者中的用药指导建议。

3. 天然化合物

（1）鬼臼毒素类（epipodophyllotoxins）：依托泊

苷（etoposide）20%～40% 经尿液排泄，因此 GFR 是影响药物代谢的重要指标。肾功能不全时的推荐调整剂量：GFR 10～50ml/（min·1.73m²）时，剂量减少 20%～25%；GFR＜10ml/（min·1.73m²）时，剂量减少 50%。依托泊苷不能被 HD 或 PD 清除，因此，维持性肾脏替代治疗患者应慎用此药。

（2）长春花生物碱（vinca alkaloids）：这类药物主要是长春碱（vinblastine）、长春新碱（vincristine）、长春地辛（vindesine）及长春瑞滨（vinorelbine），均较少经尿液排泄。该类药物的用药指导意见为，轻度肾功能减退时一般无须调整剂量，维持性 HD 治疗患者建议减少 50% 给药剂量。暂时尚无该类药物在 PD 患者中的用药指导建议。

（3）紫杉醇类（taxanes）：代表药物为紫杉醇（paclitaxel），约 10% 经肾脏排泄，肾衰竭时不需要调整剂量，且可用于 HD 患者。由于紫杉醇不被 HD 清除，腹膜清除率也可忽略不计，透析治疗患者血浆药代动力学不受影响，因此，可以在 HD 和 PD 治疗之前或之后给药。多烯紫杉醇（docetaxel）是紫杉醇的半合成类似物，在尿液中排泄的率低于 10%，肾脏病患者的用药指导建议与紫杉醇相同。

（4）喜树碱类（camptothecins）：该类药物主要有拓扑替康（topotecan）和伊立替康（irinotecan）。当 GFR 在 30～59ml/（min·1.73m²）时，建议给予全部剂量的 75%；GFR 在 10～29ml/（min·1.73m²）时，建议减少 50% 给药；对于 ESRD 患者应避免使用。由于肾功能损害的患者用药累积暴露增加，可能引起危及生命的骨髓抑制，因此，也有建议 CKD 患者不仅根据其 GFR 水平来调整用药，也要根据既往的骨髓抑制程度来减少剂量。比如，对于 GFR 超过 40ml/min 的患者，如果之前没有接受过广泛的化疗，则不应调整首次给药剂量；然而，对于之前接受过广泛化疗或放疗的患者，骨髓抑制风险增加，即使 GFR 为 40～59ml/（min·1.73m²），也应减少 1/3 给药剂量，GFR 为 20～39ml/（min·1.73m²）患者剂量应减少 50%。在 HD 和 PD 中，拓扑替康均可被部分清除，因此可能影响血药浓度，需酌情处理，兼顾抗癌药效，防止严重并发症。伊立替康 15%～30% 经尿排出，轻度肾功能受损患者通常不建议调整伊立替康的剂量，对于 HD 患者，则建议避免使用该药。目前尚无伊立替康在 PD 患者中的用药指导建议。

4. 抗生素类（antibiotics） 临床常用的具有抗肿瘤作用的抗生素类药物主要包括柔红霉素（daunorubicin）、阿霉素（doxorubicin）、盐酸表柔比星和伊达比星（epirubicin and idarubicin）、博来霉素（bleomycin），以及丝裂霉素 C（mitomycin C）。

柔红霉素在肾功能轻度减退时通常不需要减少给药剂量，如果 SCr 水平超过 3mg/dl 或正常上限 2 倍时，建议减少 50% 的给药剂量。柔红霉素不可被透析清除，因此，HD 患者使用时也需减少剂量。阿霉素不足 3% 在尿液中以阿霉素盐酸盐形式排出，当 GFR＜10ml/（min·1.73m²），建议减少 25% 的给药剂量。维持性 HD 治疗患者体内阿霉素及其代谢物的 AUC 比其他慢性肾脏病患者可以增加 1.5～3 倍，因此，对于维持性 HD 治疗患者，在接受该药物时必须减量，且认真评估副作用。

表柔比星约 9% 经肾脏清除，只有当 GFR 严重下降时才考虑减量给药。表柔比星可以安全用于 HD 治疗患者。伊达比星也很少经肾脏排泄，只有当 SCr 水平＞2.5mg/dl 时才提倡减少剂量。

博来霉素主要经肾脏排泄，GFR 水平与血浆中博来霉素含量之间存在相关性，GFR 下降与博来霉素的肺毒性发生率增加之间有相关性，尤其是联用顺铂的情况下。因此，当 GFR 处于 30～59ml/（min·1.73m²）时建议减少 30% 的给药剂量，当 GFR＜30ml/（min·1.73m²）时，建议减少 50% 给药剂量。此外，在每次给药前，需对肺功能进行评估。目前尚无该药用于 ESRD 和肾脏替代治疗患者的用药建议。

丝裂霉素 C 只有不到 20% 的药物通过尿液排出，当 GFR 在 30～59ml/（min·1.73m²）时，建议减少 25% 的给药剂量；当 GFR 在 10～29ml/（min·1.73m²）时，建议减少 50% 的给药剂量；当 GFR＜10ml/（min·1.73m²）时则避免使用该药。此外，如果用药过程中出现溶血性尿毒症综合征（hemolytic uremic syndrome，HUS）应立即停药。当丝裂霉素 C 累积剂量超过 40mg/m² 时，就需要警惕易发 HUS。HD 患者可以使用丝裂霉素 C，推荐剂量为 4.7mg/m²，一般于 HD 结束后给药。目前尚无丝裂霉素 C 在 PD 患者中的用药指导建议。

5. 铂配位化合物(platinum coordination complex) 主要药物即顺铂(cisplatin)、奥沙利铂(oxaliplatin)和卡铂(carboplatin)。顺铂的肾毒性是限制其应用剂量的主要原因,当 GFR 处于 $45\sim59ml/(min\cdot1.73m^2)$ 时,剂量应减少 50%;当 GFR 处于 $30\sim44ml/(min\cdot1.73m^2)$ 时,剂量应减少 75%;当 GFR $<30ml/(min\cdot1.73m^2)$ 时,禁忌使用。由于顺铂极易引起肾损害,大多数的化疗方案建议在 GFR $<60ml/(min\cdot1.73m^2)$ 时避免使用此药。对于进行 HD 的患者,顺铂的初始剂量必须减少 50%,建议剂量为每 $3\sim6$ 周 $25\sim50mg/m^2$。游离顺铂可被透析清除,为了保证抗癌药效,顺铂应在 HD 治疗后或非透析日使用。PD 仅能极少量地清除顺铂,所以,此类肿瘤患者也必须相应减少给药剂量。

奥沙利铂主要经尿液排泄清除,血浆游离药物浓度与 GFR 水平呈负相关。奥沙利铂的服用剂量一般为每 3 周给药 1 次,剂量 $130mg/m^2$。轻至中度肾功能不全的患者一般不需调整剂量;当单用此药化疗过程时,可以放宽到 GFR $>20ml/(min\cdot1.73m^2)$ 的患者都没必要减少剂量。HD 对于奥沙利铂的清除率达 80% 以上,因此,建议在透析结束后或非透析日时给药,同时减少 30% 剂量。目前尚无奥沙利铂在 PD 患者中的用药指导建议。

卡铂主要通过肾脏清除,给药后 24h 内大多数药物成分以原形经尿液排出,因此,GFR 测定对于该药的剂量调整至关重要。既往临床工作中多采用 Calvert 公式计算卡铂给药剂量,以达到目标 AUC,具体计算公式:给药剂量(mg)= 目标 AUC $[(mg/ml)\cdot min]\times(GFR+25)(ml/min)$,其中 25ml/min 作为常数表示卡铂不经肾脏代谢的非 GFR 清除率部分。在 Calvert 等人的研究中,使用 ^{51}Cr-EDTA 方法测量患者 GFR;如前文所述,该方法测定 GFR 相对烦琐,现在的临床实际工作中多采用 eGFR 替代,包括 Janowitz 等提出了新的适用于肿瘤患者的 GFR 计算公式(表 6-1-2),在 CKD-EPI 基础上采用 BSA 进行校正。卡铂可用于肾脏替代治疗的无尿患者抗癌治疗,由于其蛋白结合能力低和分子量相对中等的特点,使其容易被透析清除。因此,基于卡铂药代动力学特点,HD 应在药物蛋白结合率较低时进行,最佳治疗时间为给药后 3 小时,以保持血药浓度稳定。HD 患者使用 Calvert 公式计算剂量时,公式中的 GFR 应设为零。卡铂也可用于 PD 患者,与肾功能正常的患者相比,药物半衰期延长了 1 倍,仅 20% 通过 PD 透析液被清除,因此需要相应减少给药剂量。

(二)新型分子靶向生物疗法(novel and biological therapies)

分子靶向抗癌药物的靶点大多在正常肾组织上都有表达,不同分子靶向药物可能对肾组织相关部位造成损伤。因此,在评估 CKD 患者采用分子靶向药物抗肿瘤治疗时,同样需要兼顾肾功能水平以调整给药剂量和药物的肾毒性作用。下面分种类介绍常见的分子靶向药物在 CKD 患者抗肿瘤治疗中的用药指导。

1. 血管内皮生长因子(vascular endothelial growth factor,VEGF)通路靶向治疗

贝伐珠单抗(bevacizumab)是一种直接与 VEGF 结合的单克隆抗体,不经肾脏排出,因此对于 CKD 患者不需调整剂量。对于透析治疗患者,建议采用标准剂量的一半,即起始剂量为每 2 周给药 5mg/kg,透析前后药代动力学参数与肾功能正常患者相当。

舒尼替尼(sunitinib)、索拉非尼(sorafenib)、阿昔替尼(axitinib)和瑞戈非尼(regorafenib)都是 VEGF 酪氨酸激酶抑制剂(tyrosine kinase inhibitors,TKI)。仅 20%~25% 的 VEGF TKI 经肾脏排泄。因此,轻度肾功能损害患者不需要调整剂量,CKD 1~3 期患者长期使用 VEGF TKI 也相对安全,少见由药物导致的 GFR 下降。对于 HD 维持治疗患者,舒尼替尼给药方案建议减半(即每 4 周服用 25mg),阿昔替尼方案给药剂量可以为每日 12mg。索拉非尼相对肾毒性报道多见于其他 TKI,因此建议将起始剂量减至 400mg/d。表 6-1-4 描述了新型分子靶向抗肿瘤药物在 CKD 和 ESRD 患者中的推荐剂量和方案调整建议。

2. 人表皮生长因子受体(human epidermal growth factor receptors,HER)和表皮生长因子受体抑制剂靶向治疗

HER 家族共有 4 名成员:HER 1(亦称表皮生长因子受体,EGFR)、HER 2、HER 3 和 HER 4,包括曲妥珠单抗(trastuzumab)、帕妥珠单抗

表 6-1-4　CKD 及 ESRD 患者中分子靶向抗肿瘤制剂的用药指导

抑制靶点	名称	建议剂量	肾脏清除	在 CKD 中的剂量调整	在 ESRD 中的剂量调整
VEGR 抑制剂					
VEGR	贝伐珠单抗	宫颈癌,NSCLC:15mg/kg,每 3 周 1 次 结直肠癌:5mg/kg,每 2 周 1 次 RCC:10mg/kg,每 2 周 1 次	无	无须调整	5mg/kg,每 2 周 1 次
VEGF-TKI	舒尼替尼	胃肠道间质瘤,RCC,甲状腺癌:50mg/kg,每 4 周 1 次 胰腺神经内分泌肿瘤,软组织肉瘤:37.5mg,1 次 /d	<20%	无须调整	
	索拉非尼	肝细胞癌,RCC,甲状腺癌:400mg,每 2 天 1 次	<20%	无须调整	RCC:400mg,1 次 /d
	阿昔替尼	甲状腺癌,RCC:5mg,每 2 天 1 次	<25%	无须调整	RCC:6mg,每 2 天 1 次
	瑞戈非尼	结直肠癌,胃肠道间质瘤,肝细胞癌:160mg/d	<25%	无须调整	暂无指导意见
EGFR 抑制剂					
EGFR	西妥昔单抗	结直肠癌,NSCLC,头颈部肿瘤,鳞状细胞皮肤癌:400mg/m² 负荷剂量 每周 250mg/m² 维持剂量	无	骨肉瘤:GFR<35ml/min 时,400mg/m²	结直肠癌:400mg/m² 负荷剂量 每周 250mg/m² 维持剂量
	帕尼单抗	结直肠癌,转移癌:6mg/kg,每 14 天 1 次	无	无须调整	结直肠癌:5mg/kg,每 14 天 1 次
EGFR-TKI	厄洛替尼	NSCLC:150mg/d 胰腺癌:100mg/d	<10%	无须调整	NSCLC:150mg/d
	吉非替尼	NSCLC:250mg/d	<5%	NSCLC:250mg/d	NSCLC,250mg/d
	阿法替尼	NSCLC:40mg/d	<5%	eGFR 15~29ml/(min·1.73m²),30mg/d	肺腺癌:30mg/d
HER2 抑制剂					
HER2	曲妥珠单抗	乳腺癌,辅助治疗,HER2⁺:4mg/kg 负荷剂量 每周 2mg/kg 维持剂量 乳腺癌,转移癌,HER2⁺:4mg/kg 负荷剂量 每周 2mg/kg 维持剂量 胃癌,转移癌,HER2⁺:8mg/kg 负荷剂量 每 3 周 6mg/kg 维持剂量	无	无须调整	乳腺癌:8mg/kg 负荷剂量 每 21 天维持 6mg/kg
	帕妥珠单抗	乳腺癌,辅助治疗,HER2⁺:840mg 负荷剂量 420mg 维持剂量,每 3 周 1 次 乳腺癌,转移癌,HER2⁺:840mg 负荷剂量 420mg 维持剂量,每 3 周 1 次	<2%	无须调整	乳腺癌:1 250mg/d

抑制靶点	名称	建议剂量	肾脏清除	在 CKD 中的剂量调整	在 ESRD 中的剂量调整
PD 抑制剂					
PD-1	纳武利尤单抗	结直肠癌,转移癌,肝细胞癌,黑色素瘤,NSCLC,RCC,尿路上皮癌:240mg,每 2 周 1 次 头颈部鳞状癌,霍奇金淋巴瘤:3mg/kg,每 2 周 1 次	无	无须调整	无剂量调整
PD-L1	帕博利珠单抗	胃癌,头颈部癌,霍奇金淋巴瘤,黑色素瘤,NSCLC,转移癌,尿路上皮癌:200mg,每 3 周 1 次	无数据	无须调整	无剂量调整
BRAF 抑制剂					
BRAF	维莫非尼	黑色素瘤,NSCLC:960mg,每 12 小时 1 次	<5%	无须调整	暂无指导意见
	达拉非尼	黑色素瘤,NSCLC:150mg,每 12 小时 1 次	<25%	GFR>30ml/min 无须调整	暂无指导意见
蛋白酶抑制剂					
	硼替佐米	多发性骨髓瘤:1.3mg/m^2 在每 42 天一个治疗周期的特定天数给药 套细胞淋巴瘤:1.3mg/m^2 在每 21 天治疗周期的特定天数给药	无	无须调整	无须调整
	卡非佐米	多发性骨髓瘤: 周期 1:20mg/m^2 在每 28 天一个周期中的特定日期给药 周期 2~12:27mg/m^2 在每 28 天一个周期中的特定日期给药 周期 13 及以后:27mg/m^2 在每 28 天一个周期中的特定日期给药	无	无须调整	无须调整
ALK TKI					
	克唑替尼	NSCLC:250mg,每 2 天 1 次	无	CrCl<30ml/min:250mg/d	暂无指导意见

注:CrCl,肌酐清除率;ESRD,终末期肾病;PD-L1,程序性死亡受体配体 1;AIK,间变性淋巴瘤激酶;BRAF,b-Raf 激酶;CKD,慢性肾脏病;eGFR,估算的肾小球滤过率;EGFR,上皮生长因子受体;GFR,肾小球滤过率;HER2,人表皮生长因子受体 2;NSCLC,非小细胞肺癌;PD-1,程序性死亡受体 1;RCC,肾细胞癌;TKI,酪氨酸激酶抑制剂;VEGF,血管内皮生长因子。

(pertuzumab)和拉帕替尼(lapatinib)等。目前,还没有这类药物详细的针对 CKD 或透析患者的用药指导意见,一些使用 EGFR 和 EGFR TKI 的靶向药物临床试验中也少见 CKD 和 ESRD 患者病例数据,因此,针对肾功能受损,尤其是肾脏替代治疗患者应个体化制定治疗方案。有研究显示,HD 治疗患者在透析的最后 90 分钟内给予曲妥珠单抗(6mg/kg 剂量)未表现出严重副作用,且具有抗癌效果。一些个案报道显示,西妥昔单抗可用于 CKD 3~5 期患者;而大多数 EGFR TKI 均可用于 CKD 或透析患者。

3. 免疫检查点抑制剂(ICI) 既往大部分临床试验未纳入肾功能损伤患者,所以 CKD 患者的推荐剂量多基于病例报道研究。目前认为 CKD 患者可以常规使用此类药物。对于 ESRD 患者,一般也不需要调整剂量。

4. 鼠类肉瘤病毒基因同族体 B(V-raf murine sarcoma viral oncogene homolog B,BRAF)抑制剂 BRAF 抑制剂与蛋白质结合紧密,主要在肝脏代谢,通过粪便排出,因此 CKD 或 ESRD 患者一般无须调整剂量。但是,达拉非尼肾脏代谢率可达 23%,因此对于 GFR>30ml/min 的患者不用调整剂量，但对于 CKD 4~5 期或者肾脏替代治疗患者暂无指导意见。

5. 蛋白酶体抑制剂 目前使用的 3 种蛋白酶体抑制剂包括硼替佐米（bortezomib）、卡非佐米（carfilzomib）和伊沙佐米（ixazomib）。对于多发性骨髓瘤（MM）而言，肾功能损害往往继发于肿瘤，积极的抗肿瘤治疗对于肾功能恢复有重要临床意义。对于 MM 或有肾脏意义的单克隆免疫球蛋白病（monoclonal gammopathy of renal significance，MGRS）而言，目前针对 GFR<44ml/(min·1.73m^2)和透析治疗阶段的 CKD 患者，缺乏国内外相应的诊疗指南，来自真实世界研究数据也不多。虽然硼替佐米在临床试验中可改善 MM 患者肾功能，但 GFR 严重下降患者发生严重不良事件的风险也显著增加，应结合临床症状及时调整剂量。卡非佐米药代动力学研究表明 GFR 对其血药浓度影响不大，因此，对于 CKD 和肾脏替代治疗患者一般也无须调整剂量。

6. 过敏性淋巴瘤激酶酪氨酸激酶抑制剂 此类药物临床试验中鲜有合并 CKD 或者透析治疗患者，因此也缺乏针对性的用药指南。仅个案报道显示此类药物可用于肾功能受损或肾脏替代治疗患者。

综上所述，大量的个案报告和观察性研究提供了不同 GFR 水平患者使用抗癌治疗的经验，大多数常规化疗药物可安全应用于合并 CKD 患者的治疗，根据 GFR 调整剂量；而大多数新型的分子靶向治疗药物一般不需要根据肾功能水平大幅度调整药物剂量。虽然分子靶向药物引起的肾毒性可采用 HD 治疗，但 ESRD 患者的病理生理学状态（如低蛋白血症、水肿、代谢性酸中毒、肠道和药物代谢异常或肾小管重吸收障碍）可改变药物的药代动力学谱，从而增加药物剂量相关的不良反应的风险。因此，ESRD 患者使用新型分子靶向药物，尤其是合并使用常规化疗药物时，需谨慎处置。未来临床实际工作中需要更多的药代动力学研究，并在抗肿瘤治疗临床试验中纳入中重度 CKD 患者，进一步了解抗肿瘤药物对于肾功能不全患者的安全性、有效性，以利于临床医师有更多循证医学证据来及时调整药物方案，为临床实际工作提供有力的指导意见。

四、疼痛治疗药物的剂量调整

疼痛是几乎每一个恶性肿瘤患者都会经历的病痛，因此恶性肿瘤患者的镇痛治疗是抗肿瘤治疗中重要的一部分。不管是否进行积极的抗肿瘤治疗，在 AKI 或 CKD 患者中均可能遇到需要使用镇痛剂的情况。一些非甾体抗炎药本身就可能会引起 AKI，或加重原有肾脏疾病患者的肾损伤。其他的镇痛剂，如阿片类药物，在 AKI、CKD 或者 ESRD 患者长期使用可导致体内药物蓄积，引起副作用。所以，镇痛剂是一把双刃剑，临床医师和药剂师必须熟知此类药物的药理学和药代动力学知识，尤其是肾功能受损情况下的使用说明。

五、小结

肿瘤患者肾功能评估应被纳入肿瘤患者治疗的规范医疗工作中，实时评估肾损伤性质和程度，其中包括对肾功能的测定，基础肾脏疾病的诊断，水、电解质和酸碱平衡的分析，以及尿液分析等。临床医师应注重多学科合作，共同参与抗肿瘤方案的制订和疗效评估。以期让患者最大限度获益，减少毒副作用，提高生活质量，改善远期预后。

（张 炯 刘志红）

———— **参考文献** ————

[1] PORTA C, BAMIAS A, DANESH F R, et al. KDIGO Controversies Conference on onco-nephrology: understanding kidney impairment and solid-organ malignancies, and managing kidney cancer [J]. Kidney Int, 2020, 98 (5): 1108-1119.

[2] MAŁYSZKO J, BAMIAS A, DANESH F R, et al. KDIGO Controversies Conference on onco-nephrology: kidney disease in hematological malignancies and the burden of cancer after kidney transplantation [J]. Kidney Int, 2020, 98 (6): 1407-1418.

[3] COSMAI L, PORTA C, FORAMITTI M, et al. The basics of onco-nephrology in the renal clinic [J]. J Nephrol, 2020, 33 (6): 1143-1149.

[4] COSMAI L, PORTA C, PERAZELLA M A, et al. Opening an onconephrology clinic: recommendations and basic requirements [J]. Nephrol Dial Transplant, 2018, 33 (9): 1503-1510.

第六章 肿瘤患者肾脏相关特殊问题

［5］ STEVENS P E, LEVIN A. Kidney Disease: Improving Global Outcomes Chronic Kidney Disease Guideline Development Work Group Members. Evaluation and management of chronic kidney disease: synopsis of the kidney disease: improving global outcomes 2012 clinical practice guideline [J]. Ann Intern Med, 2013, 158 (11): 825-830.

［6］ KHWAJA A. KDIGO clinical practice guidelines for acute kidney injury [J]. Nephron Clin Pract, 2012, 120 (4): c179-c184.

［7］ SPRANGERS B, ABUDAYYEH A, LATCHA S, et al. How to determine kidney function in cancer patients ? [J]. Eur J Cancer, 2020, 132: 141-149.

［8］ JANOWITZ T, WILLIAMS E H, MARSHALL A, et al. New model for estimating glomerular filtration rate in patients with cancer [J]. J Clin Oncol, 2017, 35 (24): 2798-2805.

［9］ SLEILALTY G, EL RASSY E, ASSI T, et al. Evaluation of chronic kidney disease in cancer patients: is there a preferred estimation formula ? [J]. Intern Med J, 2018, 48 (11): 1382-1388.

［10］ CHANCHAROENTHANA W, WATTANATORN S, VADCHARAVIVAD S, et al. Agreement and precision analyses of various estimated glomerular filtration rate formulae in cancer patients [J]. Sci Rep, 2019, 9 (1): 19356.

第六章

肿瘤患者肾脏相关特殊问题

第二节 肿瘤患者电解质及酸碱平衡紊乱

肿瘤可以出现多种类型的电解质和酸碱平衡紊乱。可能与肾脏基础疾病有关，即患者本身的肾脏疾病导致；也可能是肿瘤本身导致，肿瘤可分泌一些激素等导致电解质紊乱，典型的如肿瘤不适当分泌抗利尿激素（antidiuretic hormone，ADH）导致低钠血症和低渗透压血症等；或肿瘤治疗所导致，如药物治疗或其他治疗过程中患者发生严重呕吐，或者治疗导致肿瘤患者发生溶瘤综合征（tumor lysis syndrome，TLS）。TLS 发生时，肿瘤细胞自发或因治疗而破坏分解，将细胞内的内容物释放到循环中，导致高尿酸血症、高钾血症、高磷血症、继发性低钙血症、代谢性酸中毒，同时易发生急性肾损伤（acute kidney injury，AKI），进一步加重患者的电解质和酸碱紊乱。患者也可能因为肿瘤化疗引起严重呕吐，从而导致低钾血症；因肿瘤本身或化疗导致腹泻及乳酸生成过多，从而发生代谢性酸中毒。

临床上，各种电解质和酸碱紊乱都可能增加肿瘤患者的风险，严重者甚至可导致患者立即死亡。同时，也可能影响临床上对肿瘤本身的治疗。因此，及时诊断、寻找病因和正确处理肿瘤患者的电解质和酸碱异常，对于患者管理和改善预后至关重要。本章重点讨论肿瘤患者的电解质紊乱和代谢性酸中毒。

一、流行病学资料

电解质和酸碱紊乱在肿瘤患者中很常见。但遗憾的是，缺乏对肿瘤患者电解质和酸碱紊乱发病率的准确数据，原因可能包括肿瘤类型繁多、研究难以全覆盖、缺乏大样本研究、多是横断面分析及缺乏对肿瘤患者长期随访过程中电解质和酸碱紊乱的调查，且不同研究的患者疾病差异也很大。例如丹麦 1 项研究纳入 6 995 例非小细胞肺癌（non-small cell lung cancer，NSCLC）和 1 171 例小细胞肺癌（small cell lung cancer，SCLC）患者，低钠血症的发生率分别为 16% 和 26%。

1 项对非小细胞肺癌患者 4 364 例的荟萃分析显示低钠血症患病率为 13%~96%，平均 39%。研究表明低钠血症增加患者死亡风险（*HR*=2.02，95% *CI* 1.65~2.47）。单中心 3 357 例恶性肿瘤相关的入院患者研究中，47% 的实体瘤患者有低钠血症，其中 11% 为中度（钠 120~129mmol/L）至重度（钠 <120mmol/L）低钠血症，而 24% 是住院期间获得的低钠血症。同样，不论是轻度，还是中至重度低钠血症，均显著增加这些肿瘤患者的死亡风险。这些数据表明电解质和酸碱紊乱在肿瘤患者中很常见，且可能增加患者不良预后的风险。

非实体肿瘤患者低钠血症的发生率较低。例如，在急性白血病中，低钠血症的患病率仅为 10%，而低钾血症的患病率在 43%~64%。这表明不同病理生理机制的差异可能导致不同恶性肿瘤中特殊的电解质紊乱。

二、肿瘤患者最常见的电解质和酸碱紊乱

（一）低钠血症

低钠血症指患者血清钠浓度 <135mmol/L。恶性肿瘤是导致住院患者低钠血症的常见原因。低钠血症会严重影响恶性肿瘤患者的临床表现和预后。研究发现，低钠血症会导致恶性肿瘤患者精细的神经认知缺陷，降低其运动能力，易发生跌倒，降低化疗的反应及延长缓解时间，延长患者住院时间，增加医疗花费，明显增加患者 90 天死亡率。研究发现：在小细胞肺癌患者中，在开始化疗前出现低钠血症是生存率降低的预测标志。

一些潜在的原因与恶性肿瘤相关的低钠血症发生相关，肿瘤本身或患者并发症及治疗均可能导致低钠血症的发生，表 6-2-1 中列出了恶性肿瘤发生低钠血症的部分常见原因。

表 6-2-1　恶性肿瘤患者低钠血症的常见原因

病因	恶性肿瘤特定状况
假性低钠血症	副蛋白血症
水排泄减少	罹患 CKD 或 AKI
循环容量下降	恶心、呕吐、鼻胃管引流、腹泻；吐血或便血（胃肠道恶性肿瘤或激素性溃疡病）
有效循环容量减少	潜在或新发 CHF、肝硬化、腹水、严重低蛋白血症、静脉栓塞性疾病
SIADH	肿瘤直接释放 ADH，化疗或其他药物，其他因素影响
盐耗	顺铂

注：CKD，慢性肾脏病；AKI，急性肾损伤；ADH，抗利尿激素；CHF，充血性心力衰竭；SIADH，抗利尿激素分泌失调综合征。

患者同时伴发慢性肾脏病（chronic kidney disease，CKD）或 AKI，可以导致水排泄减少，发生低钠血症。环磷酰胺可以增强远端肾单位对水的通透性，从而导致低钠血症。临床上一些常用药物，如噻嗪类利尿剂可导致低渗性低钠血症。顺铂是另一种与低钠血症有关的抗肿瘤药物，其机制涉及 Henle 袢的盐耗（salt wasting），顺铂会影响小管上皮细胞钠通道的活性。有报道 70 例接受顺铂治疗的患者，在 18 个月治疗期间有 10% 的患者出现低钠血症，患者尿钠浓度高，同时伴有严重容量不足和体位性低血压。因此，这些患者与容量充足的抗利尿激素分泌失调综合征（syndrome of inappropriate secretion of antidiuretic hormone，SIADH）患者不同，需要用生理盐水扩容以纠正低钠血症。这表明对于低钠血症患者，进行正确病因诊断才能恰当治疗。

尽管恶性肿瘤患者发生低钠血症的原因多种多样，但 SIADH 是其中恶性肿瘤最常见的直接病因。这是因为恶性肿瘤患者中，非容量性和非渗透性刺激可促进 ADH 释放，包括恶心、呕吐、疼痛，或使用环磷酰胺等药物。一些特殊的肿瘤亚型，尤其是 SCLC 和头颈部癌，会伴发 ADH 的副肿瘤性释放。约 10% 的 SCLC 患者会出现 SIADH。在所有恶性肿瘤相关 SIADH 中，SCLC 约占 75%。一些化疗药物通过增强 ADH 的释放或作用，促进低钠血症发生，这些药物包括长春碱（长春花碱）、长春新碱和环磷酰胺等。恶性肿瘤患

者 SIADH 的病因详见表 6-2-2。

表 6-2-2　恶性肿瘤患者 SIADH 的病因

与恶性肿瘤直接相关的 SIADH
原发性副肿瘤内分泌效应
　小细胞肺癌
　头颈癌
　其他导致大量 ADH 分泌的恶性肿瘤
脑部受累的恶性肿瘤（原发性或转移性）
肺部受累的恶性肿瘤（原发性或转移性）

与恶性肿瘤无直接关系的 SIADH
抗肿瘤药物
　增加血管加压素的产生 / 释放
　　长春花碱类：长春新碱、长春花碱
　　烷化剂：环磷酰胺、异环磷酰胺
　　铂化合物：顺铂、卡铂
　　甲氨蝶呤
　　α 干扰素
　　γ 干扰素
　　伊马替尼
　增加远端肾单位对水的通透性
　　环磷酰胺
　原因未明
　　布立尼布（brivanib）
　　西妥昔单抗（cetuximab）
　　培唑帕尼（pazopanib）
　　BRAF/MEK 抑制剂
　　塞利尼索（selinexor）
肺部感染
疼痛
恶心、呕吐

注：SIADH，抗利尿激素分泌失调综合征；ADH，抗利尿激素；BRAF，BRAF 原癌基因；MEK，丝裂原活化蛋白激酶。

新型靶向治疗也可能导致低钠血症或 SIADH 发生，尽管对于很多药物的致病机制还不清楚。对 13 项随机对照试验的荟萃分析发现：6 670 例恶性肿瘤患者中，联合布立尼布和西妥昔单抗治疗时低钠血症发生率最高，高达 63.4%（95% CI 58.5%~68.3%）；培唑帕尼次之，为 31.7%（95% CI 26.3%~37.1%）；酪氨酸激酶抑制剂阿法替尼（afatinib）最低，为 1.7%（95% CI 0~3.0%）。治疗多发性骨髓瘤的塞利尼索，其低钠血症发生率为 7%~26%。

患者临床症状的严重程度与低钠血症的程度及血清钠下降速度有关。轻度或中度低钠血症的患者可能无任何临床症状，尤其是缓慢发生的

低钠血症;伴中度至重度低钠血症时,可能会出现头痛、疲劳和精神状态变化。速发的低钠血症可引起脑水肿,脑水肿引起的症状包括易激惹、躁动、人格变化、意识模糊、昏迷、癫痫发作和呼吸骤停。肝硬化等导致第三间隙体液积聚且循环容量减少或严重水肿时,患者可发生直立性低血压。

这些患者的尿液检查可以提示重要信息,结合检查数据,尿液研究是必不可少的,尿钠<20mmol/L 提示容量不足,尿钠>40mmol/L 提示正常血容量患者出现 SIADH,或由于顺铂治疗发生盐耗。

在临床诊断时,需要注意一些特殊情况。如果恶性肿瘤患者同时存在高血糖,应根据血糖效应来校正血清钠浓度,以排除高渗性低钠血症。为计算"校正"的血清钠水平,可采用下述比例计算:血糖浓度每增加 5.5mmol/L,钠浓度大约下降 2mmol/L。严重高脂血症、重度梗阻性黄疸或浆细胞病的患者可能出现假性低钠血症。原因是当

甘油三酯、脂蛋白 X 或球蛋白显著升高时,即血清或血浆的固相部分增加时,如果使用离子选择性电极进行间接电位法或火焰光度法测定血钠,则可出现实验室检测偏差。

恶性肿瘤患者低钠血症的诊断流程可以参考图 6-2-1。

应根据患者基础疾病、临床表现及低钠血症的严重程度制订治疗方案。血清钠浓度<110mmol/L 且有神经系统症状的严重低钠血症患者,可能需要 3% 高渗盐水进行紧急治疗,但临床使用需要谨慎,纠正血钠的速度为 1~2mmol/(L·h),24 小时纠正不超过 8~10mmol/L。实际上,血清钠浓度增加 4~6mmol/L 似乎足以逆转最严重的低钠血症表现。血清钠浓度在 24 小时内增加 10~12mmol/L 以上或在 48 小时内增加 18mmol/L 以上的重度低钠血症患者,易发生严重的渗透性脱髓鞘综合征。

对于 SIADH 的治疗,应该着重于治疗恶性肿

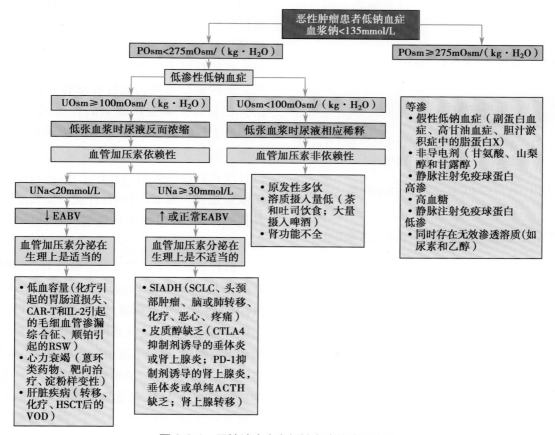

图 6-2-1 恶性肿瘤患者低钠血症的诊断流程

注:ACTH,促肾上腺皮质激素;CAR-T,嵌合抗原受体 T 细胞;CTLA,细胞毒性 T 淋巴细胞相关蛋白;EABV,有效动脉血容量;HSCT,造血干细胞移植;IL-2,白细胞介素 2;PD-1,程序性死亡受体 1;POsm,血浆渗透压;RSW,肾性盐耗;SCLC,小细胞肺癌;SIADH,抗利尿激素分泌失调综合征;UNa,尿钠;UOsm,尿渗透压;VOD,静脉栓塞性疾病。

瘤。大多数 SCLC 患者的低钠血症会在开始化疗后几周内缓解。对于慢性或持续时间不明的低钠血症，可输注生理盐水恢复正常血容量。液体限制是治疗 SIADH 的主要方法，同时应当停用导致 SIADH 的药物，口服盐片和使用袢利尿剂作为辅助疗法，也可以通过补充尿素片（15g，2 次 /d）来增加患者的渗透压。其他治疗包括使用选择性血管加压素 2 受体（vasopressin 2 receptor，V2-R）抑制剂，如托伐普坦等。该类药物是通过以抑制集合管中水重吸收，产生利水效应来纠正低钠血症，但不能用于肝病（包括肝硬化）患者。

（二）低钾血症

低钾血症（hypokalemia）指血清钾<3.5mmol/L。低钾血症是恶性肿瘤患者中一种常见的临床问题，由非恶性肿瘤性原因和恶性肿瘤特异性原因引起（表 6-2-3）。临床上更常见是由这两类原因共同引起。低钾血症的发生原因主要包括钾摄入减少；钾向细胞内转运增多；或胃肠道或尿中钾丢失增多。这些因素在恶性肿瘤患者均可以出现。

表 6-2-3　恶性肿瘤患者低钾血症的非肿瘤性和肿瘤特异性病因

低钾血症的病因	非肿瘤性	肿瘤特异性
假性低钾血症	止血带过紧的静脉穿刺	白血病的克隆性白细胞增多
向细胞内再分布	使用 GM-CSF 或维生素 B_{12}	白血病危象
摄入不足	厌食、恶心、黏膜炎	肿瘤性吞咽困难
肾外丢失	化疗或放射性肠炎引起的呕吐、腹泻	血管活性肠肽肿瘤，绒毛状腺瘤（罕见）
肾性丢失	低镁血症，化疗导致的 Fanconi 综合征	溶菌血症、轻链损伤（骨髓瘤）所致 Fanconi 综合征、异位 ACTH 生成

注：ACTH，促肾上腺皮质激素；GM-CSF，粒细胞巨噬细胞集落刺激因子。

正常情况下，钾的摄入量为 40~120mmol/d。当存在钾缺乏时，肾脏可将钾排泄减至 5~25mmol/d，所以单纯地减少摄入极少会引起低钾血症。体内

钾总量主要位于细胞内，主要依赖 Na-K-ATP 酶泵维持其分布。Na-K-ATP 酶泵活性增加和 / 或其他钾转运通道的改变，可使进入细胞的钾增多，从而引起低钾血症。导致这种现象的常见例子包括胰岛素作用增强，β 肾上腺素能活性增强，细胞外 pH 升高等。此外，任何原因（呕吐、腹泻、轻泻药或导管引流）导致的胃或肠分泌物丢失都可引起钾丢失，甚至导致低钾血症。尿钾消耗导致的低钾血症通常需要有盐皮质激素过量（常因为醛固酮增多）和 / 或远端部位流量增加。尿钾消耗的主要原因包括排钾利尿剂、皮质激素活性增加及不能重吸收的阴离子的排泄增加。低钾血症可发生于出汗过多的患者，以及接受透析或血浆置换的患者。

恶性肿瘤可通过不同机制导致低钾血症，化疗通过食欲 / 摄入量下降、呕吐和腹泻等不良反应间接导致低钾血症，或直接通过肾小管效应导致低钾血症。例如，异环磷酰胺会导致肾钾消耗，无论是作为孤立的近端小管病变还是范科尼综合征，化疗后可能会长期持续存在。在接受异环磷酰胺治疗的儿童恶性肿瘤患者中，15% 在治疗结束后数年内表现出持续性低钾血症。低钾血症常见的恶性肿瘤特异性原因为分泌异位促肾上腺皮质激素的肿瘤，如小 SCLC、胸腺或支气管类癌、甲状腺髓样癌或神经内分泌肿瘤。虽然这些情况临床不常见，但这些肿瘤通过过度释放皮质醇刺激肾钾消耗，从而激活盐皮质激素途径。因此，也同时存在高皮质醇血症的其他临床特征，包括皮肤色素沉着、糖尿病和高血压。

低钾血症的另一种恶性肿瘤特异性病因在急性髓系白血病（acute myeloid leukemia，AML）的 M4 和 M5 亚型中很明显，这些亚型长期以来一直与低钾血症相关。这些恶性肿瘤增加了血清溶菌酶和溶菌酶尿，导致了溶菌酶介导的肾小管损伤，将钾（和其他电解质）泄漏到尿液中。另一个推测的机制可能是 AML 母细胞刺激盐皮质激素途径的肾素样活性。在这些情况下，钾的流失可能非常严重，需要积极补充。

低钾血症临床表现的严重程度通常与血清钾降低的程度和持续时间相关。一般情况下，在患者血清钾浓度<3.0mmol/L 之前，并不会出现

症状,除非患者的血清钾浓度快速下降或存在其他加重因素,例如使用洋地黄而易引发心律失常。纠正低钾血症后,症状通常缓解。严重者可出现肌无力或横纹肌溶解。血清钾浓度<2.5mmol/L时可发生严重肌无力,低钾血症急性发作(如低血钾性周期性麻痹或甲状腺毒性周期性瘫痪)时高于此浓度值也可发生严重肌无力。血清钾<2.5mmol/L时也可导致肌肉痛性痉挛、横纹肌溶解和肌红蛋白尿。钾浓度恢复后,临床或病理异常会得到逆转。一个潜在的诊断问题是横纹肌溶解使钾从细胞中释放,这一过程可能掩盖基础低钾血症的严重程度,甚至导致血钾浓度正常或升高。低钾血症还可造成肌肉系统其他的功能障碍:呼吸肌无力,严重者可导致呼吸衰竭和死亡;肠蠕动消失及相关症状,如腹胀、厌食、恶心和呕吐,甚至肠梗阻。低钾血症的另一个常见问题是可见各种类型心律失常,包括房性期前收缩、室性早搏、窦性心动过缓、阵发性房性或交界性心动过速、房室传导阻滞、室性心动过速或心室颤动。引起心电图改变或心律失常进展的血清钾浓度,在患者间存在很大差异。此外,长期的低钾血症可导致肾脏的多种结构和功能改变。包括浓缩功能受损、氨生成增多、碳酸氢盐重吸收增多、钠重吸收改变、低血钾性肾病及血压升高等。部分患者还可以出现葡萄糖耐受不良。

正确诊断首先需要排除假性低钾血症,可能是由于静脉切开或穿刺术后的钾跨细胞转移所致,这种转移可见于严重白细胞增多症患者的血液样本未冷冻或未立即分析等情况。低钾血症患者的评估首先要评估肌力,进行心电图检查以评价低钾血症的心电效应,尤其要注意QT间期。低钾血症可产生特征性的心电图改变,但这些改变并不见于所有患者。典型的心电图改变为ST段压低、T波压低和T波结束后出现的U波波幅增高。U波常见于侧面的心前区导联(V_4~V_6)。低钾血症也可使QT间期延长。

一旦确诊为低钾血症,测量尿钾和跨肾小管钾梯度有助于分析肾钾消耗。同时测量患者血压、动脉血pH、肾功能、血肾素和醛固酮、尿氯离子等,有助于进一步鉴别低钾血症的原因。

低钾血症的病因通常易于从病史中获悉。例如,患者可能主诉呕吐、腹泻或使用袢利尿剂或噻嗪类利尿剂。在不确定其病因时,诊断性评估主要有两部分:

1. 通过评估尿钾排泄来区分肾性失钾(如利尿剂治疗及原发性醛固酮增多症)与低钾血症的其他原因(如胃肠道丢失及跨细胞钾转移)。同时评估患者酸碱状态,因为低钾血症的一些原因与代谢性碱中毒或代谢性酸中毒相关。尿钾排泄评估的最佳方法是测量24小时尿液样本中的钾排泄。钾排泄量>30mmol/d表明存在不适当的肾性钾丢失。若无法实施24小时尿液收集,测量随机尿的钾浓度和肌酐浓度是替代方法。随机尿中钾与肌酐比值>13mmol/g肌酐,通常提示不适当的肾钾丢失。

2. 另一种区分肾外失钾和肾性失钾的方法是评估机体对补钾的反应,先前有肾外钾丢失(如腹泻)但已停止的患者,其对补钾有反应。在利尿剂引起的低钾血症中,如果已经停用利尿剂,也会对补钾发生反应。但存在持续肾钾丢失的患者补钾时血清钾浓度仅会轻度升高,而随之发生与摄入钾量相匹配的尿钾丢失增多,较轻程度的低钾血症将持续存在。

恶性肿瘤患者低钾血症的治疗原则与非恶性肿瘤患者相同,但应注意的是恶性肿瘤患者可能因恶心、黏膜炎等原因难以口服用药,通常需要静脉给药。

低钾血症的治疗目标是预防或治疗危及生命的并发症(心律失常、肌肉麻痹、横纹肌溶解和膈肌无力等),补充体内缺乏的钾,诊断并治疗基础病因。治疗的紧迫性取决于低钾血症的严重程度、相关和/或共存疾病,以及血清钾浓度的下降速度。低钾血症引发心律失常的风险在以下患者中最高:年龄较大患者、器质性心脏病患者,以及使用地高辛或抗心律失常药物的患者。

补钾是低钾血症的主要治疗方法。肾脏或胃肠道失钾所致的低钾血症患者明确需要补钾。当钾从细胞外液进入细胞内而导致低钾血症时(如低血钾性周期性麻痹和胰岛素治疗),如果存在或即将出现严重并发症(如麻痹、横纹肌溶解或心律失常),也应考虑补钾。在临床上需要尽快确定低钾血症的基础病因,尤其是存在低镁血症或重分布性低钾血症时。腹泻或利尿剂治疗导致同时丢失镁和钾，或低镁血症为原发疾病的患者经肾失钾，这类患者同时存在低钾血症和低镁血症，仅补钾可能难以治疗。

随着导致钾重分布的初始病程缓解或得到纠正，对重分布性低钾血症进行补钾治疗的潜在并发症是反跳性高钾血症。这类患者可发生致命性高血钾性心律失常。当认为增强的交感神经张力发挥重要作用时，应考虑给予非特异性β受体阻滞剂（如普萘洛尔）。

对缺钾程度的评估，假设的前提是钾在细胞内与细胞外液间正常分布。这种评估方式不适用的最常见情况为糖尿病酮症酸中毒或非酮症性高血糖，以及重分布性低钾血症（如低血钾性周期性麻痹）。

对于失钾引起的低钾血症患者，补钾的目的是快速提高血清钾浓度至安全水平，然后在数日至数周内缓慢补充剩余的钾缺乏，从而达到血浆钾与细胞内储存钾之间的平衡。缺钾量可以根据血钾水平估计，体内总的钾储存量每减少100mmol，血清钾浓度下降约0.27mmol/L，而在慢性低钾血症患者中，血清钾浓度下降1mmol/L，需要钾损失200~400mmol。然而，这些估计值仅仅是近似值，临床治疗中需要严密监测。

可通过给予氯化钾、碳酸氢钾或其前体（枸橼酸钾和醋酸钾）或葡萄糖酸钾等来补充钾。静脉给予氯化钾可用于不能口服治疗的患者，或作为口服补充治疗的辅助治疗，用于有重度症状性低钾血症的患者。必须密切监测接受钾治疗的患者。建议治疗初期应每2~4小时测量1次血清钾浓度，以确定治疗反应。如果患者可耐受，应维持该方案至血清钾浓度持续高于3.0~3.5mmol/L且低钾血症导致的症状或体征消失。此后，可将给药剂量和频率减少至轻度至中度低钾血症时的剂量和频率，因为不再需要积极补钾，并且这样可避免胃刺激。

（三）低镁血症

低镁血症（hypomagnesemia）指血清镁<0.75mmol/L。恶性肿瘤患者的低镁血症可能是摄入减少或肾脏镁消耗所致。前者包括腹泻、吸收不良、脂肪泻和小肠旁路手术、急性胰腺炎、质子泵抑制剂、遗传性疾病。肾脏镁消耗包括药物治疗（如袢利尿剂或噻嗪类利尿剂，氨基糖苷、两

性霉素、戊脒等抗生素，钙调磷酸酶抑制剂，肿瘤治疗药物等）、扩容、未控制的糖尿病、酗酒、高钙血症、获得性肾小管功能障碍、急性肾小管坏死的恢复期、梗阻后利尿等。

肿瘤治疗药物导致肾脏镁丢失主要是由于药物介导的远端肾单位损伤所致，远端肾单位是肾单位中活性镁重吸收的部位。化疗药物，尤其是顺铂、异环磷酰胺，以及表皮生长因子受体（epidermal growth factor receptor，EGFR）通路抑制剂，可导致尿镁流失和低镁血症。使用顺铂时尤其如此，而且这种情况可在用药后持续多年。近年越来越多的病例被归因于靶向EGFR药物的使用。抗EGFR的单克隆抗体，如西妥昔单抗和帕尼单抗，对多种恶性肿瘤具有杀瘤活性，但它们也阻止镁通道，即瞬时受体电位M6（TRPM6）插入远端肾小管细胞的细胞膜，致使镁不能从肾小管腔被重新吸收，血清镁水平下降。西妥昔单抗早期临床试验中10%~36%患者的镁排泄受影响。

低镁血症的主要临床表现包括：①神经肌肉兴奋性过高，如震颤、手足搐搦、惊厥、肌无力、情感淡漠、谵妄和昏迷。②心血管表现，包括中度镁缺乏时QRS波增宽和T波高尖以及重度镁缺乏时PR间期延长、T波低平以及房性和室性心律失常。③钙代谢异常，低钙血症及骨化三醇合成减少等。④合并低钾血症等。

治疗包括补充镁，通常需要静脉注射，因为腹泻是口服镁的剂量限制性副作用。应当根据低镁血症本身及其临床表现的严重程度来选择补镁的途径和剂量。症状严重的患者，如存在手足搐搦、心律失常或癫痫发作，应静脉补镁，并持续监测心功能。若患者处于急性期且血流动力学不稳定，包括心律失常符合尖端扭转型室性心动过速且合并低血镁，则最初可给予硫酸镁1~2g，输注2~15min。

对于化疗药物，停用EGFR拮抗剂后，随着时间的推移，肾脏镁消耗逐渐减轻。然而，铂类药物中，肾脏镁消耗可能是永久性的。

（四）高钙血症

高钙血症（hypercalcemia）指血清钙>2.5mmol/L。许多恶性肿瘤患者会发生高钙血症，包括实体瘤和白血病。20%~30%的恶性肿瘤患者在疾病进程中出现高钙血症，临床上以乳腺癌、肾癌、肺癌

和多发性骨髓瘤等最为常见。恶性肿瘤在引起高钙血症前通常已有明显的临床表现，高钙血症也是恶性肿瘤患者预后不良的预测因素。临床上，恶性肿瘤患者高钙血症的程度往往高于原发性甲状旁腺功能亢进症患者。

恶性肿瘤发生高钙血症主要有 3 种机制：① 肿瘤分泌甲状旁腺激素相关蛋白（parathyroid hormone-related protein，PTHrP）；② 肿瘤溶骨性转移伴局部释放细胞因子（包括破骨细胞活化因子等）；③ 肿瘤产生 $1,25(OH)_2D$（骨化三醇）。另一种少见的情况是肿瘤异位分泌甲状旁腺激素（parathyroid hormone，PTH）引起高钙血症。恶性肿瘤相关的高钙血症详见表 6-2-4。

表 6-2-4　恶性肿瘤相关的高钙血症

体液性高钙血症
鳞状细胞癌
肾癌
膀胱癌
乳腺癌
卵巢癌
前列腺癌
大肠癌
非霍奇金淋巴瘤
慢性髓系白血病
白血病
淋巴瘤
溶骨性转移
乳腺癌
多发性骨髓瘤
淋巴瘤
白血病
$1,25(OH)_2D$
淋巴瘤（非霍奇金、霍奇金、淋巴瘤 / 肉芽肿）
卵巢无性细胞瘤
异位甲状旁腺激素分泌
卵巢癌
肺癌
神经外胚层肿瘤
甲状腺乳头状癌
横纹肌肉瘤
胰腺癌

高钙血症的最常见原因为 PTHrP 的分泌，这种情况也称为恶性肿瘤体液性高钙血症（humoral hypercalcemia of malignancy，HHM），约占恶性肿瘤高钙血症的 80%。HHM 患者中最常见鳞状细胞癌（肺部、头部和颈部）、肾癌、膀胱癌、乳腺癌或卵巢癌。PTHrP 是一种正常的基因产物，表达于多种神经内分泌组织、上皮组织及来源于中胚层的组织。因此，除了实体瘤患者外，非霍奇金淋巴瘤、慢性髓系白血病急变期及成人 T 细胞白血病 - 淋巴瘤患者也可能存在 PTHrP 诱导的高钙血症。PTHrP 与 PTH 存在一些同源性，尤其在氨基末端，此处前 13 个氨基酸几乎相同。它能与 PTH 一样结合于相同的 PTH-1 受体，从而激活相似的受体后通路。因此，PTHrP 具有一些与 PTH 相似的作用，包括增加骨质吸收、远端肾小管对钙的重吸收，以及抑制近端小管对磷酸盐的转运。但 PTHrP 与 PTH 结构上的差异，导致其刺激 $1,25(OH)_2D$ 生成的可能性较低。所以，PTHrP 不会增加肠道钙吸收。在 HHM 患者中，骨质吸收增强，而骨形成减弱，导致大量钙从骨流入循环中，同时肾对钙的清除能力降低，两者共同导致 HHM 患者发生显著的高钙血症。HHM 患者的高钙血症是由于 PTHrP 对肾脏和骨的综合作用。

约 20% 的恶性肿瘤高钙血症病例是由溶骨性转移所致。肿瘤细胞诱导局部骨质溶解常见于一些发生骨转移的实体瘤，其中乳腺癌最常见；在多发性骨髓瘤中也常见。溶骨性转移中骨破坏主要由破骨细胞介导。肿瘤产生的许多因子可刺激破骨细胞在局部生成和发挥作用，从而增加骨吸收，导致高钙血症。乳腺癌患者骨转移病灶较软组织病灶或原发肿瘤灶癌细胞更常表达 PTHrP，后者通过局部效应导致骨质溶解。多发性骨髓瘤及肿瘤浸润骨髓的部分淋巴瘤病例，高钙血症的原因是肿瘤细胞释放破骨细胞活化因子，例如淋巴毒素、白细胞介素 6（IL-6）、肝细胞生长因子以及核因子 κB 受体活化因子配体（receptor activator of nuclear factor kappa B ligand，RANKL）。活化的破骨细胞诱导的骨质吸收可发生于不连续的局部区域（溶骨性病变）或整个骨骼。

$1,25(OH)_2D$ 生成增多是霍奇金淋巴瘤中几乎所有高钙血症病例以及非霍奇金淋巴瘤中约 1/3 高钙血症病例的原因。但是，偶有霍奇金淋巴瘤患者与部分非霍奇金淋巴瘤患者一样存在 PTHrP 引起的高钙血症。淋巴瘤中 $1,25(OH)_2D$

生成抑制的缺陷是由于恶性淋巴细胞、巨噬细胞或两者以PTH非依赖的方式将25(OH)D在肾外转化为1,25(OH)₂D。血清高1,25(OH)₂D引起的肠道钙吸收增加是主要的异常。

高钙血症可影响多个器官系统。其症状取决于高钙血症的程度及血清钙浓度升高的速率。此外，症状表现存在个体差异。血清钙轻度升高但<3mmol/L的患者通常无症状，尤其是血清钙慢性升高的情况下。血清钙中度升高(3.0~3.5mmol/L)患者可能有多尿、烦渴、厌食、恶心及便秘症状。随着钙浓度增加，症状逐渐加重，包括无力、难以集中注意力、意识模糊、木僵及昏迷。高钙血症最常见的肾脏表现是多尿(肾浓缩能力缺陷所致)，可导致脱水。慢性高钙血症伴高钙尿症可导致肾结石或肾钙沉着症。重度高钙血症(血清钙>3.5mmol/L)患者可能出现心律失常，但这种情况不太常见。慢性高钙血症还可导致心脏瓣膜、冠状动脉和心肌纤维钙质沉积，高血压和心肌病。

HHM患者典型的实验室检查结果包括血清PTHrP水平升高；血清全段PTH水平极低或受到抑制(PTHrP介导的高钙血症抑制了内源性PTH的分泌)；血清1,25(OH)₂D水平正常或偏低。对于肿瘤诱导的高钙血症患者，血清PTHrP水平可提供预后信息：作为评估肿瘤治疗效果的一个有价值的肿瘤标记物；可预测骨吸收抑制剂的疗效。

溶骨性转移患者的典型表现：血清全段PTH水平低或受抑制；血清1,25(OH)₂D水平低或处于正常低限；血清PTHrP水平低或处于正常低限(尽管肿瘤骨转移可局部分泌PTHrP，但在血清检测中其通常检测不到)；广泛性骨转移或骨髓浸润。

1,25(OH)₂D生成增加患者的血清全段PTH(iPTH)水平通常偏低或受到抑制，但1,25(OH)₂D水平升高。部分患者的1,25(OH)₂D和PTHrP水平均升高。PTH异位分泌患者血清iPTH水平升高。

基于上述检查，恶性肿瘤相关高钙血症的诊断思路如图6-2-2所示。

恶性肿瘤高钙血症的治疗重点在于增加尿钙排泄和抑制高钙血症钙的来源。无症状或症状轻

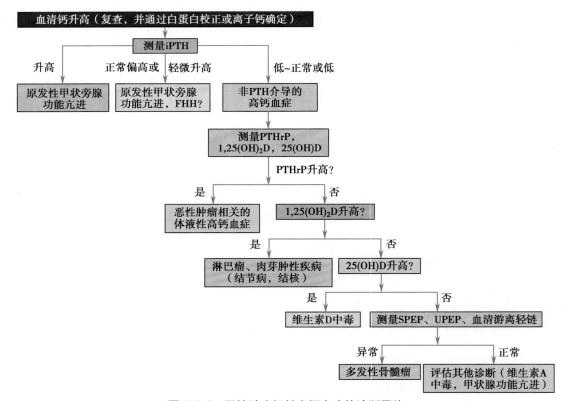

图6-2-2　恶性肿瘤相关高钙血症的诊断思路
注：PTH，甲状旁腺激素；iPTH，全段甲状旁腺激素；FHH，家族性低钙血症；PTHrP，甲状旁腺激素相关蛋白；SPEP，血清蛋白电泳；UPEP，尿蛋白电泳。

微的高钙血症(血清钙<3mmol/L)患者不需要立即治疗。但应建议患者避免可加重高钙血症的因素,包括应用噻嗪类利尿剂和碳酸锂、容量不足、长时间卧床休息或不活动、补充维生素D以及高钙饮食等。无症状或症状轻微的慢性中度高钙血症(血清钙3.0~3.5mmol/L)患者可能不需要立即治疗。然而,如果血清钙急剧升至该范围,则可能导致胃肠道症状及神志改变,需按重度高钙血症的治疗方法予以处理。

更严重的(血清钙>3.5mmol/L)或有症状的高钙血症患者通常有脱水情况,需补充生理盐水作为初始治疗,补液的同时可促进尿钙排泄。以200~300ml/h的初始速度静脉输注等张盐水,然后调整输液速度,以维持尿量在100~150ml/h。呋塞米可增加尿量,但对于钙的影响尚不明确,只能用于容量超负荷的患者。对有嗜睡、昏睡等症状的重度高钙血症患者应即刻进行治疗,可使用降钙素联合生理盐水补液。

对于过度骨吸收所致较严重或有症状的重度高钙血症患者,为了长期控制高钙血症,可加用静脉用双膦酸盐类药物。使用双膦酸盐(如唑来膦酸盐或帕米膦酸盐)抑制破骨细胞活性可减少钙的来源。前者可能会导致急性肾小管损伤,后者有报道与局灶节段性肾小球硬化(塌陷型)有关,大剂量静脉注射时应谨慎使用,尤其是对已有慢性肾脏病的患者更应注意。直接针对恶性肿瘤高钙血症途径的一个新型选择是使用RANKL抑制剂,如denosumab。这些药物在治疗骨转移癌的骨骼相关事件方面优于双膦酸盐。临床证据表明,它们在治疗恶性肿瘤的高钙血症方面有效。对于唑来膦酸无效或因重度肾损伤禁用双膦酸盐类药物的高钙血症患者,可使用地舒单抗。但需要仔细监测患者的血清钙水平,因为地舒单抗引起低钙血症的风险高于双膦酸盐类药物。

其他治疗包括糖皮质激素或透析等。糖皮质激素可有效治疗由一些淋巴瘤、结节病或其他肉芽肿性疾病引起的高钙血症。如果患者存在严重高钙血症,药物治疗效果不佳或无相应药物时,透析可以用于降低血钙,但通常仅用于重度高钙血症患者。

(五)低磷血症

低磷血症(hypophosphatemia)指血清磷<0.80mmol/L。约5%的住院患者可能存在低磷血症,但酗酒患者及严重脓毒症或创伤患者中低磷血症的患病率超过30%~50%。重度低磷血症(<0.32mmol/L)则很少见。

低磷血症发生主要有4种机制(表6-2-5),包括磷酸盐从细胞外液进入细胞的重分布、肠道对磷酸盐的吸收减少、尿磷排泄增加、肾脏替代治疗清除磷酸盐。恶性肿瘤患者通常因化疗而出现低磷血症。这可能是由于厌食导致的全身性营养不良或营养不良导致摄入不足,也可能是药物诱导的近端小管病变和范科尼综合征导致的肾磷酸盐消耗的结果。如前所述,范科尼综合征在异环磷酰胺的使用中很常见,但也与顺铂和伊马替尼的使用有关。5%的低磷血症属于肾性磷酸盐消耗。

表6-2-5 低磷血症的主要原因

内部再分配
胰岛素分泌增加,尤其是再进食时
急性呼吸性碱中毒
骨饥饿综合征
肠道吸收减少
摄入不足
抑制磷酸盐吸收(如抗酸剂、磷酸盐黏合剂、烟酸)
脂肪泻或慢性腹泻
维生素D缺乏或抵抗
尿排泄增加
原发性和继发性甲状旁腺功能亢进
维生素D缺乏或抵抗
遗传性低磷血症性佝偻病
癌性骨软化症
范科尼综合征
其他-乙酰唑胺、替诺福韦、静脉注射铁、化疗药物
肾脏替代疗法清除

低磷血症很少出现症状,除非血清磷<0.64mmol/L。因此,大部分低磷血症患者只需接受针对基础病因的治疗。例如,维生素D缺乏者需要补充维生素D。血清磷<0.64mmol/L的低磷血症患者,建议补充磷酸盐治疗:①无症状患者,采取口服磷酸盐治疗;②有症状患者的治疗因低磷血症的严重程度而异,如果血清磷在0.32~0.63mmol/L,采取口服磷酸盐治疗;如果血清磷<0.32mmol/L,采取静脉磷酸盐治疗,并在血清磷升至0.5mmol/L以上时改为口服补充。

血清磷≥0.64mmol/L时,若无长期治疗指征,如持续性尿磷流失,则停止补充磷酸盐。

需要注意的是,静脉用磷酸盐有可能引发危险,它可与钙结合形成磷酸钙并沉积在组织中,从而产生多种不良反应,包括低钙血症、肾衰竭及可能致命的心律失常。应每6小时监测1次血清磷酸盐浓度和血清钙浓度。

低磷血症的一个罕见原因是肿瘤诱导的骨软化症,其机制依赖于磷脂酸、成纤维细胞生长因子23(fibroblast growth factor 23,FGF-23)。FGF-23表达受到磷酸盐、1,25(OH)$_2$D和其他因素的严格调控。在肿瘤诱导的骨软化症中,FGF-23持续产生活化,导致严重的磷尿症、低磷血症和骨软化症。几种肿瘤可出现骨软化症,包括巨细胞瘤和成骨细胞瘤等。这类原因所导致的低磷血症,最好的治疗方法是手术切除肿瘤,因为磷酸盐严重消耗,药物治疗可能效果不佳。

(六)代谢性酸中毒

阴离子间隙(anion gap,AG)酸中毒和非阴离子间隙(non-anion gap,NAG)酸中毒在恶性肿瘤患者中普遍存在。代谢性酸中毒主要发生机制:酸生成增加,碳酸氢根丢失及肾脏酸排泄减少。

在各种AG酸中毒疾病中,乳酸酸中毒(lactic acidosis,LA)在恶性肿瘤患者中最常见。LA通常可分为两型:组织氧合明显受损相关型(A型);全身性氧合受损不明显或未受损型(B型)。恶性肿瘤患者可能因败血症或心力衰竭导致的组织缺氧而患有A型LA,但他们也可能患B型LA,而没有组织缺血的证据。在白血病和淋巴瘤中,B型LA报道较多。其他报道的病例包括多发性骨髓瘤、胃癌和乳腺癌。恶性肿瘤相关LA的病理生理学尚不清楚,可能包括肿瘤细胞的厌氧糖酵解、肿瘤源性细胞因子刺激乳酸生成和硫胺素缺乏。

治疗包括降低肿瘤负荷及纠正酸中毒。对于血清pH的临界下降,可能需要输注碳酸氢盐,但需要注意的是,补充碳酸氢盐可能会刺激更多乳酸的产生。乳酸酸中毒通常需要透析,但间歇或连续透析方式的清除往往不足以对抗其持续产生。恶性肿瘤患者的NAG酸中毒很可能与感染或治疗相关腹泻有关,也应注意有无肾小管酸中毒。化疗引起的肾小管损伤,多发性骨髓瘤中的

轻链相关肾小管损伤,均可导致肾小管酸中毒,两者也引起范科尼综合征,加重肾小管酸中毒。肾小管酸中毒患者有时需要补充碳酸氢盐。

三、肿瘤溶解综合征导致的电解质异常

肿瘤溶解综合征(tumor lysis syndrome,TLS)是由大量肿瘤细胞溶解并释放大量的钾、磷和核苷酸进入体循环所造成的一种肿瘤急症。

TLS最常发生在对高级别淋巴瘤和急性淋巴细胞白血病患者开始使用细胞毒治疗后。然而,TLS可自行发生,也可在其他类型肿瘤存在增殖率较高、肿瘤负荷较大或对细胞毒治疗高度敏感时发生。增殖率高、肿瘤负荷大和/或对治疗高度敏感的恶性肿瘤,使用细胞毒化疗、溶细胞抗体治疗或放疗可导致肿瘤细胞快速溶解,有时仅使用糖皮质激素治疗也可导致这种情况发生。随着新型有效靶向抗癌药或新的药物联合方案出现,也可以诱发TLS。

TLS发生后,大量的细胞内物质(钾、磷和可代谢产生尿酸的核苷酸)释放进入体循环。所引起的电解质紊乱和酸碱代谢紊乱,包括高钾血症、高磷血症、继发性低钙血症、高尿酸血症及AKI。核苷酸分解代谢产生尿酸,导致严重的高尿酸血症,尿酸排泄显著增加可导致尿酸沉积于肾小管,也可引起肾血管收缩、肾脏自动调节功能损害、肾血流量减少及炎症,从而造成AKI。高磷血症及肾小管中的磷酸钙沉积也可引起AKI。

TLS的症状主要来源于相关的代谢异常,即高钾血症、高磷血症和低钙血症,以及AKI导致的临床表现。这些症状包括恶心、呕吐、腹泻、厌食、嗜睡、血尿、少尿或无尿、急性心力衰竭、心律失常、癫痫发作、肌肉痛性痉挛、手足搐搦、晕厥,以及有可能猝死。

关于TLS的Cairo-Bishop定义是2004年提出的,它提供了特定的实验室标准来诊断就诊时以及治疗7日内的TLS。该定义包括实验室标准和临床标准。

实验室TLS是指在充分补液(碱化或不碱化尿液)并使用降尿酸药物的情况下,在开始化疗前3日内或开始后7日内出现表中(表6-2-6)至少2项血清检测值异常,即检测值高于ULN或相比基线值增加25%。

表 6-2-6　肿瘤溶解综合征 Cairo-Bishop 的实验室标准

指标	标准	从基线变化
尿酸	≥ 476mmol/L	增加 25%
钾	≥ 6.0mmol/L	增加 25%
磷	≥ 2.1mmol/L（儿童）或 ≥ 1.45mmol/L（成人）	增加 25%
钙	≤ 1.75mmol/L	降低 25%

临床 TLS 是指在满足实验室 TLS 定义的基础上具有以下至少 1 项异常,且与治疗药物无直接关联或很可能无关:血清肌酐浓度升高(≥ 正常参考上限的 1.5 倍)、心律失常 / 猝死或癫痫发作。

某些肿瘤本身相关因素可能与更高的风险有关。这些因素包括肿瘤细胞增殖率高;恶性肿瘤对化疗敏感;肿瘤负荷大。容易发生 TLS 的临床特征包括治疗前高尿酸血症或高磷血症;已有肾病或肾毒性物质暴露;少尿和 / 或酸性尿;脱水、容量不足或治疗期间补液不足。

临床上可使用肿瘤及患者相关因素来评估各患者发生 TLS 的风险。对于 TLS,预防是最重要的措施。基于专家组关于 TLS 预防和治疗的推荐意见,TLS 预防的措施包括补液和碱化尿液,降尿酸药使用等。所有 TLS 中危或高危患者,需要积极补液(1 日 2~3L/m²),使尿量至少达到每小时 80~100ml/m²。如果没有急性尿路梗阻和 / 或低血容量的证据,可按需使用袢利尿剂来维持尿量。降尿酸药物包括别嘌醇、拉布立酶(尿酸氧化酶)和非布司他。葡萄糖 -6- 磷酸脱氢酶(G6PD)缺乏症患者一般不应使用拉布立酶,否则易发生严重的溶血。

TLS 高危患者应连续监护心脏、密切监测尿量和体液平衡,以及频繁连续测定电解质、肌酐和尿酸。TLS 中危或高危儿童和成人,应在初始化疗后 4~6 小时检测血清尿酸、磷酸盐、钾、肌酐、钙及乳酸脱氢酶的水平,此后每 6~12 小时复查 1 次。如果出现 TLS 的证据或尿酸水平升高,则应立即采取治疗性干预措施。

发生 TLS 的患者应接受强化治疗,治疗包括联合以下措施:治疗电解质异常和 / 或 AKI,使用拉布立酶(如果最初未给予),尝试使用袢利尿剂和静脉液体清除梗阻性尿酸结晶,以及适当使用肾脏替代治疗。并持续心脏监护且每 4~6 小时测定 1 次电解质、肌酐和尿酸。

四、其他电解质和酸碱紊乱

恶性肿瘤患者可能有电解质和酸碱异常,恶性肿瘤还可发生尿崩症,表现为多尿和烦渴,如果患者不能获取水或不能饮水,则会发生高钠血症。导致尿崩症的原因包括原发性或继发性脑恶性肿瘤(最常继发于肺癌、白血病或淋巴瘤)可累及下丘脑 - 垂体区,并导致中枢性尿崩症;针对脑肿瘤的神经外科手术也是一个重要原因;恶性肿瘤患者中的高钙血症可导致可逆性肾性尿崩症。高钾血症可能见于任何原因所致肾衰竭或 TLS。高钾血症、高磷血症和低钙血症是 TLS 常见的表现。代谢性碱中毒可能伴随罕见的肾素生成肿瘤,但更常见于持续呕吐或利尿剂使用。呼吸性碱中毒可能与脑桥肿瘤或感染相关的中枢呼吸中枢刺激有关。

总之,多种与恶性肿瘤本身或治疗相关的电解质和酸碱紊乱会影响患者。这些电解质和酸碱紊乱的发病率并不低。尽管大多数患者病情较轻,但多种电解质和酸碱紊乱会影响患者临床表现、治疗和预后。准确及时地诊断电解质和酸碱异常,并迅速启动恰当的管理和治疗,对于改善恶性肿瘤患者预后至关重要。

(李贵森)

———— 主要参考文献 ————

[1] WORKENEH B T, JHAVERI K D, RONDON-BERRIOS H. Hyponatremia in the cancer patient [J]. Kidney Int, 2020, 98 (4): 870-882.

[2] STERNS R H. Treatment of severe hyponatremia [J]. Clin J Am Soc Nephrol, 2018, 13 (4): 641-649.

[3] HOORN E J, ZIETSE R. Diagnosis and treatment of hyponatremia: compilation of the guidelines [J]. J Am Soc Nephrol, 2017, 28 (5): 1340-1349.

[4] UPPAL N N, WORKENEH B T, RONDON-BERRIOS H, et al. Electrolyte and acid-base disorders associated with cancer immunotherapy [J]. Clin J Am Soc Nephrol, 2022, 17 (6): 922-933.

[5] ROSNER M H, JHAVERI K D, MCMAHON B A, et al. Onconephrology: the intersections between the kidney and cancer [J]. CA Cancer J Clin, 2021, 71 (1): 47-77.

[6] HOWARD S C, JONES D P, PUI C H. The tumor lysis syndrome [J]. N Engl J Med, 2011, 364 (19): 1844-1854.

第三节　肿瘤患者高血压及管理

一、概述及流行病学资料

在全球范围内,由于人口老龄化的加剧,预计2040较2020年恶性肿瘤负担将增加50%,届时全球新发肿瘤病例数将达到近3 000万。2022年中国国家恶性肿瘤中心发布的最新一期的全国肿瘤统计数据显示:在中国2020年恶性肿瘤新发病例457万例,肿瘤死亡病例300万例,均居世界前列。在过去的10余年里,我国恶性肿瘤生存率呈现逐渐上升趋势,目前我国恶性肿瘤的5年相对生存率约为40.5%,与10年前相比,我国恶性肿瘤生存率总体约提高10%。近年来,肿瘤学在治疗方面不断进步,显著改变了恶性肿瘤临床进程,死亡率呈下降趋势,使恶性肿瘤已经逐渐从不治之症转变为慢性病。因此,现今恶性肿瘤患者的管理不再仅仅与生存前景有关,还与生活质量密切相关。但是肿瘤治疗取得的巨大成效往往还会被越来越多的证据所抵消,近年来,肿瘤及抗肿瘤治疗与心血管疾病之间紧密相关,心脏相关不良事件的发生可能会导致有效的抗肿瘤治疗过早中断,或也可作为阻碍肿瘤治疗成功的晚期事件发生。与肿瘤治疗相关的心血管并发症包括心力衰竭/心肌病、冠状动脉疾病、瓣膜性心脏病、心律失常、心包疾病等,而治疗相关的系统性并发症还包括高血压、动脉粥样硬化快速进展、血栓栓塞性疾病及肺动脉高压等。高血压是60岁以上成年人的常见问题,患病率高达70%~80%,高血压也是肿瘤患者最常见的共病,两者间具有很多共同的危险因素,如高体质量指数(body mass index,BMI)、不健康的饮食习惯、低运动量、吸烟、饮酒及精神心理疾病等。高血压的发生也是抗肿瘤治疗的常见不良反应,许多抗肿瘤治疗药物都可能会导致血压的升高,甚至可能会影响化疗的疗程及疗效,最终影响到肿瘤患者的生存。此外,还有研究发现高血压患者发生肿瘤的风险是正常血压者的2倍,且恶性肿瘤发生风险随血压的升高而增加。目前有很多研究已经证实,高血压与肿瘤存在流行病学相关性,两者之间可能存在密切相关的病理生理联系,专门针对肿瘤幸存者心血管疾

病、高血压的发病率及相关机制的研究也在不断深入。有效管理肿瘤相关的高血压,尤其是抗肿瘤治疗药物相关的高血压显得至关重要,预防严重的心血管事件发生,不致由此过早中止肿瘤的治疗,这也是降低肿瘤患者死亡率的重要举措。

肿瘤高血压是近期提出的一个新概念,包括肿瘤高血压诊断标准、与高血压发生相关的抗肿瘤药物及其机制,肿瘤患者高血压管理的最佳策略,以及如何建立跨学科的诊疗团队等都需要进一步深入的临床和基础研究。

二、肿瘤、相关药物与高血压

(一)肿瘤与高血压

1. 高血压与肿瘤发生风险　目前认为高血压也是肿瘤发生的潜在危险因素之一。最近的流行病学研究表明,高血压患者与发生肾细胞癌(renal cell carcinoma,RCC)、结肠癌、食管鳞状细胞癌(squamous cell carcinoma,SCC)、头颈癌、皮肤鳞状细胞癌、绝经后乳腺癌和子宫腺癌等高风险相关。目前已知肥胖、糖尿病、钠摄入量过多和低体力活动等这些共同的风险因素,可能会同时影响高血压和肿瘤的发生。但是尚无法确定高血压和肿瘤之间的因果关系,以及新诊断肿瘤患者既往的高血压与肿瘤特异性死亡率间的相关性。

2. 高血压与不同类型肿瘤的发生风险

(1)肾细胞癌(RCC):据报道,高血压与RCC之间可能存在潜在关联。有基础实验研究发现,高血压诱导的肾脏缺氧上调了低氧诱导因子(hypoxia inducible factor,HIF)的转录,导致HIF反应性肿瘤发生的基因表达增加,包括VEGF和血小板衍生生长因子(platelet derived growth factor,PDGF)等表达增加。此外,在RCC细胞系中还检测到血管紧张素受体(angiotensin receptors,ATR)的过度表达和血管紧张素转化酶(angiotensin converting enzyme,ACE)的下调,尾加压素Ⅱ(urotensin Ⅱ,U Ⅱ)、肾上腺髓质激素和内皮素等血管活性肽也可在人RCC细胞系中过度表达,均可能导致RCC患者血压升高。

（2）消化道肿瘤：高血压还与SCC发生的高风险显著相关,但与食管腺癌或胃癌无关。高血压与结直肠癌间关系目前定论不一致。

高血压在肝细胞癌和副瘤综合征患者中很常见,肝脏的肿瘤细胞可分泌肾素或血管紧张素I（angiotensin-I, Ang I）等血管活性肽导致高血压,在肝细胞癌以及合并高血压患者中都可以观察到循环中血管紧张素水平升高。

（3）妇科肿瘤：绝经后妇女血压的升高与患乳腺癌的较高风险相关,可能是与身体中过量脂肪组织堆积所致的慢性炎症状态有关。有研究表明,肥胖女性的高血压与子宫内膜癌发生之间的关联性可能更强；高血压与宫颈鳞状细胞癌的发生风险更相关。

（4）前列腺癌：有研究表明,与无高血压的患者相比,高血压患者患前列腺癌的风险更高。其中可能的机制是,男性高血压患者交感神经活性增加可能与雄激素介导的前列腺癌进展有关。

综上所述,高血压与某些特定类型的肿瘤相关,目前仍不十分清楚关联背后的确切机制,目前流行病学研究的结果也不足以推断高血压与肿瘤之间的因果关系,需要进行随机临床试验,以确定抗高血压治疗是否能减少高血压患者的肿瘤发生发展。但是两者的相关性也提示我们：高血压的管理至关重要,严格达标可能还会降低某些肿瘤发生的风险。

（二）药物与肿瘤发生风险的相关性

1. 高血压治疗药物 目前的研究都集中在与长期服用高血压治疗药物相关的肿瘤风险上。从汇集一些观察性研究的系统综述中发现,利尿剂的使用与RCC的风险增加显著相关,并且这种风险随着治疗时间的延长而增加。其中皮肤癌发生风险与噻嗪类利尿剂长期使用有关。推测可能的机制是,噻嗪类利尿剂是一种光敏剂,可损伤DNA并引起慢性亚临床皮肤炎症,长期使用可能会导致皮肤癌发生的风险。1项对19个随机对照试验进行的荟萃分析（至少随访12个月）结果表明血管紧张素II受体拮抗剂（angiotensin receptor blocker, ARB）与安慰剂比较在肿瘤发生风险方面无显著差异。与ARB相比,血管紧张素转化酶抑制剂（angiotensin-converting enzyme inhibitor, ACEI）的使用与肺癌风险升高相关,两者相比,ACEI可增加14%的风险。目前,抗高血压药物ARB或ACEI的长期服用与肿瘤风险之间的关联尚需要长期随访数据进一步明确。对于高血压/肿瘤高血压中老年患者,长期服用高血压药物治疗时,需要定期筛查肿瘤发生及肿瘤进展的风险；对于肿瘤高风险人群,建议高血压治疗药物的选择需要个体化或定期更换抗高血压药物种类。

2. 抗肿瘤药物与高血压

（1）概述：目前诸多研究已经表明,接受不同类型抗肿瘤药物治疗的患者都有可能会发生肿瘤药物相关的高血压或者加重原发性高血压,这可能是直接作用或通过肾脏相关机制的间接作用所致。烷基化剂（alkylating agent）,如顺铂、环磷酰胺、苯达莫司汀（bendamustine）和白消安（busulfan）都会引起血管毒性和肾毒性,从而导致高血压。在使用抗代谢物吉西他滨（gemcitabine）以及使用蛋白酶体抑制剂（proteasome inhibitor）,如硼替佐米（bortezomib）和卡非佐米（carfilzomib）进行治疗的病例中,有发现血栓性微血管病相关高血压的发生。此外,肿瘤的辅助治疗药物如钙调磷酸酶抑制剂（calcineurin inhibitor, CNI）、非甾体抗炎药、皮质类固醇、红细胞生成素刺激剂等的应用都可能导致新发高血压或既往高血压发生恶化。头颈部肿瘤放射治疗时可导致压力感受器功能衰竭,致高血压或低血压的发生。抗肿瘤治疗导致高血压的主要药物是酪氨酸激酶抑制剂（tyrosine kinase inhibitor, TKI）及VEGF抑制剂。

（2）血管内皮生长因子（VEGF）抑制剂：在高血压和肿瘤的发生发展中具有一些相同的致病因子,如VEGF作为刺激血管生成的重要激素因子,是一种高度特异性的促血管内皮细胞生长因子,具有促进血管通透性增加、细胞外基质变性、血管内皮细胞迁移、增殖和血管形成等作用。其与高血压所致的内皮损伤及小血管生成异常的机制相似,同时,VEGF在致肿瘤生成机制中也发挥了关键作用,甚至可以使肿瘤能够侵蚀血管从而获得营养,获得自我增殖能力等。抑制VEGF通路可干扰肿瘤血管生成,是治疗多种实体瘤恶性肿瘤的有效方法,目前用于治疗多形性胶质母细胞瘤、RCC、结直肠癌、肺癌、妇科和非小细胞肺癌等。接受抗VEGF治疗的患者继发高血压的机制,包括抑制VEGF途径,阻断内皮型一氧化氮合酶的磷酸化和激活,从而抑制一氧化氮(nitric oxide,NO)的产生;抑制环氧化酶2(cyclooxygenase 2,COX-2)的活性,致前列腺素I_2(prostaglandin I_2,PGI_2)的生成减少;VEGF激活还可降低内皮素1(endothelin-1,ET-1)的产生,因此抗VEGF治疗中ET-1水平会显著增加。NO和PGI_2都是有效的血管扩张剂,ET-1是强血管收缩剂,因此,抗VEGF治疗中,上述机制的联合作用下,就会导致高血压病的高发。此外,VEGF还维持了毛细血管网络的完整性,当该通路被阻断时,毛细血管床的密度降低、稀疏,这也可能有助于高血压的发生及进展。抑制VEGF,使肾脏通过NO信号的改变将血压钠尿曲线向右移动,通过干扰淋巴管生成提升血压对于钠的敏感性。

目前,VEGF抑制剂包括抗VEGF配体的抗体(贝伐珠单抗bevacizumab)、可溶性VEGF受体(阿柏西普aflibercept)、抗VEGF受体的抗体(雷莫西尤单抗ramucirumab)和TKI(舒尼替尼sunitinib、索拉非尼sorafenib、阿昔替尼asitinib、培唑帕尼pazopanib)。现已明确,高血压是VEGF抑制剂治疗的类效应,而且血压的升高在开始VEGF抑制剂治疗后就会迅速发生。VEGF抑制剂相关的高血压风险可能还是剂量依赖性的,不同种类的VEGF抑制剂也会有导致高血压风险的差异。例如,在使用TKI的随机对照试验的荟萃分析中,阿昔替尼的高血压风险最高,而索拉非尼的风险最低。多项研究表明,VEGF和VEGF受体2(VEGFR2)基因的多态性会增加患高血压的风险,某些等位基因与血压的保护或有害影响之间存在一定的关联。服用VEGF抑制剂的高血压发生风险的临床预测因素包括既往高血压病史、高龄(年龄>60岁)和较高BMI等。

ET-1是一种有效的血管收缩剂,多项动物和人类研究也表明:在服用VEGF抑制剂后,ET-1水平会随血压升高而升高,而服用双阻断α/β内皮素受体的拮抗剂后可改善或抑制血压的升高。目前尚不清楚VEGF是否直接抑制ET-1水平的生成或是通过减少NO介导的ET-1的产生;虽然有证据表明随着VEGF抑制剂的应用,存在微血管减少,但是如果微血管结构异常导致的高血压,会需要更长时间的病程。

又有许多研究发现,继发于VEGF抑制剂的高血压与改善肿瘤无进展生存率之间存在关联。

对转移性结直肠癌使用贝伐珠单抗的荟萃分析发现,高血压的发生与无肿瘤进展生存率和总生存率的改善相关。如果大型前瞻性研究证实了VEGF抑制剂相关的高血压与肿瘤预后改善之间存在密切关系,也许未来高血压的发生可能成为抗肿瘤药物疗效观察和剂量滴定调整的早期生物标志物。

在普通人群中,治疗高血压的目标是预防长期血压升高导致的重要靶器官损伤和高死亡率。但是由于VEGF抑制剂的治疗疗程通常是短期的,相关的高血压在数周到数月内就会缓解,而且接受这种治疗的患者的预期寿命往往有限,因此目前尚不清楚在使用VEGF抑制剂的新发或恶化高血压患者中,严格控制血压能否带来临床受益。但是可以推测,由于这一类药物相关高血压的特点是致血压突然升高,同样可以带来更高的高血压终末靶器官损害的风险,早期治疗高血压会预防严重并发症发生,如心力衰竭或卒中等。此外,VEGF抑制剂还会增加心肌梗死和心力衰竭的风险,并可能因合并严重高血压而增加上述事件发生的风险。虽然尚缺乏明确的证据来支持积极管理VEGF抑制剂相关高血压,但专家共识认为筛查和治疗这些患者的高血压同样非常重要。

综上所述,使用VEGF抑制剂这一类抗肿瘤药物时,需严密监测患者的血压,出现高血压急症时需要积极处理,随时根据血压的变化个体化地调整抗高血压药的使用。血压的严格管理也是肿瘤患者获益的重要因素之一。

(3)磷脂酰肌醇3-激酶(phosphatidylinositol 3-kinase,PI3K)抑制剂:PI3K抑制剂目前主要用于治疗血液系统恶性肿瘤,也已通过临床试验并获批用于治疗某些实体肿瘤,例如可泮利塞(copanlisib)、阿培利司(alpelisib)、度维利塞(duvelisib)、艾代拉里斯(idelalisib)。PI3K传导通路几乎存在于身体的每一种细胞类型中,并调节体内多种生理功能。PI3K本身具有丝氨酸/苏氨酸(Ser/Thr)激酶的活性,也具有磷脂酰肌醇激酶的活性。PI3K可分为3类,其结构与功能各异。其中研究最广泛的为Ⅰ类PI3K,在恶性肿瘤中发挥作用,此类PI3K为异源二聚体,由一个调节亚基和一个催化亚基组成,其中的催化亚基有4种,即α、β、δ、γ四型,δ和γ亚型仅限于白细胞上分布,其余α和β亚型则广泛分布于各种细胞中。

该通路途径的活化具有多种上游激活剂和下游效应剂,调节全身细胞的存活、生长、分裂、代谢以及免疫系统功能。在肿瘤患者中,PI3Kα 亚型经常发生突变,直接导致了恶性肿瘤细胞的存活和增殖,也是 PI3K 抑制剂治疗的关键靶点。各种 PI3K 抑制剂对这四种亚型都有独特的效应范围。

并非所有这类药物都会导致高血压。在几项试验中,静脉注射 PI3K 抑制剂可泮利塞与血压升高有关。其中 1 项针对 142 例因难治性或复发性惰性 B 细胞淋巴瘤患者,接受可泮利塞治疗的前瞻性研究中,29.6% 的患者出现了各种严重程度的高血压,23.2% 的患者出现了 3 级高血压(>160/100mmHg)。另 1 项在可泮利塞治疗包括多种恶性肿瘤的患者中进行的临床研究,发现 21% 的患者出现了各种严重程度的高血压,14% 的患者出现了 3 级高血压,但是高血压只是一种短暂的效应,在输注后约 2 小时达到峰值,并在 24 小时内缓解。接受可泮利塞治疗的患者,应按照说明书建议在血压降达 150/90mmHg 时再开始使用;如果化疗开始后血压超过 150/90mmHg,需要降压治疗,并减少化疗药物剂量,并且应该在"血压升高伴可能导致危及生命的后果"时停止化疗。多学科的专家共识建议抗肿瘤药物相关高血压的治疗应根据先前存在的临床情况和血压升高的严重程度进行个体化决策,此外,由于预期化疗后血压升高的持续时间较短,应首选短效抗高血压药进行降压治疗。

(4)蛋白酶体抑制剂(proteasome inhibitors,PI):用于治疗多发性骨髓瘤和淋巴瘤,如硼替佐米(bortezomib)和卡非佐米(carfilzomib),既可以作为单一化疗药物进行治疗,也可以与其他化疗药物联合使用。蛋白酶体通过清除具有细胞毒性的、错误折叠的或未折叠的蛋白质来帮助维持蛋白质的稳态。各类 PI 都与包括高血压、充血性心力衰竭和心律失常在内的多种心血管并发症有关,而其中卡非佐米的相关性最强。1 项在 929 例多发性骨髓瘤患者中对比卡非佐米和硼替佐米的Ⅲ期临床研究显示:服用卡非佐米的患者中 15% 的患者出现了 3 级或 4 级高血压,而服用硼替佐米的患者中只有 3% 的患者出现。1 项对 24 个前瞻性试验(共 2 594 例患者)进行的大型荟萃分析结果也显示,服用卡非佐米的患者中有 12.2% 出现了高血压,与卡非佐米相关的高血压

可能还具有剂量依赖性的特性。蛋白酶体抑制剂通过对内皮细胞的损伤作用导致血管功能障碍、血管张力和反应性增加,终致卡非佐米药物相关性高血压的发生。

建议患者在开始服用卡非佐米之前应控制血压达标。在服用卡非佐米期间,应经常监测血压,如果血压难以控制,可考虑减少化疗药物剂量。此类药物在高血压危象时禁用,高血压危象解除后,如果评估使用该药物获益大于风险,可以恢复使用。

(5)雷帕霉素靶蛋白(mammalian target of rapamycin,mTOR)抑制剂:mTOR 是一种细胞内的丝氨酸/苏氨酸蛋白激酶,可由包括 PI3K/AKT、Ras/Raf/ERK 以及代谢、营养等应激信号在内的多种信号转导途径激活。恶性细胞中 mTOR 信号的传导失调导致肿瘤细胞异常增殖、血管生成以及细胞存活率增加,抑制 mTOR 信号传导通路可产生抗肿瘤作用。mTOR 抑制剂,特别是依维莫司(everolimus)和替西罗莫司(temsirolimus),目前已被批准用于治疗 RCC、晚期乳腺癌、转移的或不可切除的胰腺神经内分泌瘤和不可切除的室管膜下巨细胞星形细胞瘤。mTOR 抑制剂与高达 30% 的高血压风险有关,但这些数据主要来自具有其他高血压危险因素的肿瘤患者。同样,由于肿瘤化疗时 mTOR 抑制剂经常与 VEGF 抑制剂联合使用,而后者明确可引起高血压,因此有时很难确定 mTOR 抑制剂是否也会导致正在接受化疗的患者产生高血压。mTOR 抑制剂相关高血压的潜在机制目前尚不清楚。在 1 项依维莫司治疗 RCC 的临床试验中,10% 的患者出现了高血压,其中只有 2% 的患者出现了 3 级或 4 级高血压,严重高血压发生比例较低。同时,该项研究还报道了联合服用依维莫司和仑伐替尼(VEGF 抑制剂)的患者中有 42% 的患者发生了高血压,而单独服用仑伐替尼的患者中有 48% 出现了高血压,这些都提示我们也许 mTOR 抑制剂继发高血压风险及严重程度可能远远低于 VEGF 抑制剂。

(6)布鲁顿酪氨酸激酶(Bruton's tyrosine kinase,BTK)抑制剂:2013 年,第一个 BTK 抑制剂伊布替尼(ibrutinib)被批准用于治疗 B 细胞恶性肿瘤。随后,此类药物中的其他药物也陆续得到了开发和批准,如阿可替尼(acalabrutinib)和泽布替尼(zanubrutinib)。BTK 位于 B 细胞受体的下游,

恶性 B 细胞中该通路的异常激活导致细胞存活、增殖和迁移。抑制 BTK 阻断了这一途径的激活，导致肿瘤细胞的生长和存活率降低。伊布替尼与高血压发生风险密切相关。但是 BTK 抑制剂导致高血压发生的机制尚不十分清楚。其机制可能与 PI3K 信号传导减少、VEGF 减少、血管重塑和内皮细胞功能障碍等有关。1 项汇总了 3 个 III 期临床研究数据的分析结果显示，应用伊布替尼的患者中有 18% 的患者出现了高血压，其中 3 级高血压患者比例占 6%。1 项回顾性队列研究发现 247 例服用伊布替尼至少 6 个月的患者中 65.7% 的患者出现了新发的高血压，49.5 的患者出现了原有高血压的恶化，达到峰值血压的中位时间约为 6 个月。1 项回顾性研究显示，新发和恶化的高血压会使正在使用此类药物化疗的患者主要不良心血管事件的风险增加，且无论应用何种方法抗高血压治疗都会降低不良心血管事件的发生风险。该研究结果强调了在临床上应用伊布替尼的患者监测血压和治疗高血压的重要性。

（7）免疫检查点抑制剂（immune checkpoint inhibitors，ICI）：ICI 主要用于治疗多种恶性肿瘤，包括 RCC、肺癌、黑色素瘤、乳腺癌、结肠癌及淋巴瘤等。它们是单克隆抗体，通过抑制细胞毒性 T 淋巴细胞相关抗原 4（cytotoxic T lymphocyte associated antigen-4，CTLA-4）或程序性死亡途径中的一种受/配体（程序性死亡受体 1，programmed death-1，PD-1/程序性死亡受体配体 1，programmed death-ligand 1，PD-L1）来阻断免疫系统的下调因子，从而导致免疫系统对抗肿瘤细胞的活性增强，但是免疫系统活性增加也会导致炎症性不良反应，因此也可以引起免疫相关不良事件（immune-related adverse drug reaction，irAEs）。其中受影响最大的是皮肤、胃肠道和内分泌系统。ICI 的心血管副作用包括心肌炎、心肌病、心肌纤维化和心力衰竭。还可发生免疫介导的肾毒性（急性肾小管间质肾炎）和 AKI。目前尚不清楚 ICI 是否有增加高血压发生的风险。

（8）传统化疗药物

1）烷化剂：烷化剂是最古老的抗肿瘤药物，用于治疗实体瘤和白血病，也用于造血干细胞移植前的清髓预处理。此类药物的细胞毒性作用主要是通过 DNA 烷基化来干扰 DNA 的复制和转录。目前尚不清楚烷化剂与高血压发病风险之间

的关系，部分增加高血压风险的原因可能是此类药物几乎总是与其他抗肿瘤药物联合使用。烷化剂导致高血压的可能机制包括钠稳态的改变、内皮细胞损伤、VEGF 循环减少和肾损伤。

2）蒽环类药物（anthracyclines）：蒽环类药物，如多柔比星（doxorubicin），可通过抑制拓扑异构酶 2 及其后的 DNA 复制对多种实体肿瘤和血液系统恶性肿瘤治疗有效。虽然蒽环类药物在导致高血压方面的重要作用尚不十分明确，但强有力的证据表明，接受此类药物治疗的高血压患者致心脏毒性的风险更大，因此，有必要在化疗前、化疗中、化疗后监测和维持血压正常。接受蒽环类药物治疗的高血压患者，使用 RASI 和 β 受体阻滞剂抗高血压治疗还可以保护患者避免心脏毒性作用。

3）铂制剂（platinum agents）：以铂制剂为基础的化疗除用于治疗恶性肿瘤外，还用于治疗膀胱癌、睾丸癌、卵巢癌和头颈癌等。通过与嘌呤核苷酸的交联，铂制剂干扰 DNA 修复并导致细胞凋亡。关于铂制剂化疗与血压相关的数据大多来自对顺铂（cisplatin）的研究。有研究表明，接受顺铂治疗的肿瘤幸存者长期随访中高血压和其他心血管合并症的发生率更高，并提出顺铂剂量越高，患高血压的风险越高，可能存在剂量相关性的效应。但是由于肿瘤患者使用其他化疗药物等诸多混杂因素，很难将这些结果直接归因于顺铂治疗的结果。以顺铂为基础的化疗可能通过血管内皮细胞的毒性作用、肾毒性、激素水平的变化和肥胖风险的增加等导致高血压的发生。

4）吉西他滨（gemcitabine）：吉西他滨是一种干扰 DNA 合成的核苷类似物，用于治疗实体肿瘤和血液系统恶性肿瘤。高血压常继发于吉西他滨相关的血栓性微血管病（thrombotic microangiopathy，TMA）。据报道，服用吉西他滨的患者有 0.15%~0.40% 会发生 TMA，由内皮功能障碍所致，这些患者中 60%~90% 有新发或急剧恶化的高血压。建议吉西他滨化疗的患者，临床警惕 TMA 的症状出现，并密切监测血压。

5）长春花生物碱类药物（vinca alkaloids）：长春新碱（vincristine）和长春花碱（vinblastine）等长春花生物碱类药物，通过抑制微管聚合的作用来阻止细胞分裂，常被联合其他化疗药物用于治疗乳腺癌、睾丸癌、淋巴瘤和其他恶性肿瘤。长春新

碱与高血压发生风险以及因心血管自主神经疾病引起的低血压风险有关。长春花碱联合铂类制剂治疗睾丸癌的化疗方案中,长春花碱与慢性长期的高血压有关,但尚难确定它是否是发生高血压的真正原因。临床应用此类化疗药物时,密切监测血压,维持血压稳定非常重要。

(9)激素类药物

1)糖皮质激素(glucocorticoids):糖皮质激素主要用于治疗恶性血液病,它们抑制细胞生长并诱导淋巴细胞的凋亡。高血压是糖皮质激素的常见副作用,糖皮质激素导致高血压的可能机制包括激活盐皮质激素受体,肾脏对钠和水的重吸收增加,血容量增加,抑制肾素和醛固酮水平,增加血管对循环中的儿茶酚胺和血管紧张素Ⅱ等血管活性物质的敏感性,最终导致高血压的发生。此外,类固醇激素可能通过影响过氧化物酶体增殖物激活受体α(peroxisome proliferators-activated receptors-α,PPAR-α)、脂肪酸激活的转录因子及其他相关途径导致胰岛素抵抗和高血压。糖皮质激素所致的高血压在老年人群和有高血压家族史的患者中较为常见。在开始服用抗高血压药之前,改变生活方式非常重要,如低钠饮食,还可以考虑给予此类患者利尿剂抗高血压治疗。

2)抗雄激素类药物(anti-androgens):阿比特龙(abiraterone)用于去势治疗抵抗的前列腺癌患者,通过阻断细胞色素P450c17酶(cytochrome P450c17,CYP17)来抑制肾上腺、睾丸和前列腺癌内雄激素的生物合成,会导致盐皮质激素过多,从而导致高血压、低钾血症和液体潴留。

三、肿瘤高血压的治疗

(一)生活方式的干预

同一般人群的高血压治疗一样,无论使用何种抗癌治疗,都建议首先改变生活方式和减少钠盐的摄入量,这对许多患者有降低血压的作用。还有减重及治疗夜间睡眠呼吸暂停等对于血压的降低也非常重要

(二)肿瘤高血压的药物治疗

肿瘤高血压的治疗通常也需要多种药物联合。欧洲心脏病学会提出ACEI、ARB和二氢吡啶类钙通道阻滞剂(calcium channel blocker,CCB)作为一线疗法。众所周知,ACEI及ARB在抗高血压治疗的同时,可以更好地降低蛋白尿,保护心肾功能。还有研究者建议单/双硝酸异山梨酯,也可作为难治性肿瘤高血压患者的补充治疗药物。如果不存在蛋白尿,则对血压高于目标值的患者建议使用二氢吡啶类CCB,如果存在蛋白尿,则使用ACEI/ARB,并滴定至有效剂量。也可在开始治疗前测量血浆肾素和醛固酮水平,指导进行有效的抗高血压治疗:肾素水平高则使用ACEI/ARB,而肾素水平低则开始使用二氢吡啶类CCB。若无禁忌证,加用利尿剂治疗,以及盐皮质激素拮抗剂或β受体阻滞剂。最后可以选择α受体阻滞剂或α、β受体阻滞剂,或者使用硝酸酯类药物。对于抗高血压药物难以控制的中高危难治性高血压,也可以考虑减少化疗剂量,甚至是"化疗药物假期"。

对于VEGF抑制剂相关高血压的首选抗高血压药物存在争议。几乎所有常用的抗高血压药物均有效。大多数已发表的相关文献建议,使用CCB或RASI作为高血压的一线治疗。鉴于临床上在使用VEGF抑制剂后,原发性高血压与药物继发的高血压往往可能混杂在一起,应该制定个体化的治疗方案。对于使用TKI的患者,应避免使用非二氢吡啶类CCB,因为它们会抑制代谢TKI的细胞色素P450系统,因此可能会加重血压进一步升高。β受体阻滞剂必要时可作为二线或三线药物,存在其他适应证的情况下可提前启动。由于在使用VEGF抑制剂化疗方案中,患者会经常出现呕吐、腹泻和食欲减退等症状,使用利尿剂和/或RASI过程中需特别关注血容量不足症状的加重,以防药物性AKI的发生。硝酸酯类药物属于一氧化氮供体类的药物,虽然具有通过抑制VEGF通路直接降低血压的潜在机制,但也有可能出现长期应用抵消化疗药物抑制血管生成的作用。内皮素受体拮抗剂在预防和治疗VEGF抑制剂诱导的高血压方面可能也具有显著的疗效,这可能也是未来此类高血压治疗的重要选择。

在开始VEGF抑制剂治疗之前,预防性给予抗高血压药物治疗可能会带来益处,但是化疗中密切监测血压以及必要时快速开始抗高血压药物治疗不容忽视,停止化疗后密切监测血压也很重要,因为停止化疗后患者的血压可能会下降,需要减少或停用抗高血压药物治疗。

综上所述,强调临床医生还需重视:①抗高血

压药物可能也会导致血压过度下降,患者症状恶化、心肾等脏器功能损伤,维持肿瘤患者的血压稳定很重要。②肿瘤患者循环血容量受多种因素影响,经常会不稳定,如恶心或吞咽困难导致的液体摄入不足(如头颈部放疗后)、液体过度流失(腹泻)、肾毒性药物(顺铂),RASI 或者大剂量利尿剂的使用可能会在血容量不足情况下导致肾小球滤过率降低,因此应谨慎监测肿瘤患者的肾功能及对血容量进行监测评估。③一些抗肿瘤药物(如伊马替尼)及 CCB 同时应用时会加重血管渗漏导致的腿部肿胀。

高血压是肿瘤患者极为常见的共病和不良事件,因此应密切监测。一般当血压 ≥135/ 85mmHg 时,应开始治疗,并根据需要联合多种抗高血压药。肿瘤高血压的分级诊疗策略详见表 6-3-1。

表 6-3-1 肿瘤高血压的分级诊疗策略

分级	血压的标准	相应的治疗
1 级	收缩压 120~139mmHg 或舒张压 80~90mmHg	不需要药物治疗
2 级	收缩压 140~159mmHg 或舒张压 90~99mmHg(先前在正常范围)	开始单药治疗
3 级	收缩压 ≥160mmHg 或舒张压 ≥100mmHg	使用一种以上的药物或在既往治疗基础上强化药物干预治疗
4 级	危及生命的后果(例如恶性高血压、一过性或永久性神经功能障碍、高血压危象)	紧急治疗干预
5 级	死亡	

高血压是肿瘤患者常见的并发症。许多抗肿瘤药物可通过多种机制导致新发高血压及原有高血压加重。应仔细考虑肿瘤化疗方案对高血压发展和治疗方案的影响,预防心血管疾病发病率和死亡率对活动性肿瘤患者和肿瘤幸存者都至关重要。进一步更好地了解肿瘤相关高血压的患病率和病理生理学机制,将有助于为正在接受化疗的恶性肿瘤患者提出最佳的抗高血压方案,以及在出现无法控制的高血压时个体化地改变化疗方案。所有患者化疗前、化疗中及化疗后都应谨慎地密切监测血压,根据一般人群的高血压指南选择合适的治疗方案。改变生活方式、加强随访、监测高血压及相关的心血管并发症的发生,以及建立多学科诊疗团队(MDT),都是降低肿瘤高血压患者的死亡率和改善总体预后的有效措施。

肿瘤患者的高血压确实是一个临床重要问题。虽然高血压与心血管疾病的发病率和死亡率的相关性在普通人群中已经很明确。鉴于肿瘤患者和带瘤幸存者的比例逐年增加,以及新型抗肿瘤药物的快速引入和应用,与肿瘤治疗相关的高血压在未得到有效抗高血压治疗下,是否也具有同样的远期影响,还需要更多的高质量临床研究证据,有必要在这一领域进一步研究。

(程 虹)

主要参考文献

[1] XIE L, WU K, XU N, et al. Hypertension is associated with a high risk of cancer [J]. J Hum Hypertens, 1999, 13 (5): 295-301.
[2] TINI G, SAROCCHI M, TOCCI G, et al. Arterial hypertension in cancer: the elephant in the room [J]. Int J Cardiol, 2019, 281: 133-139.
[3] RUF R, YARANDI N, ORTIZ-MELOAND D I, et al. Onco-hypertension: overview of hypertension with anti-cancer agents [J]. Journal of Onco-Nephrology, 2021, 5 (1): 57-69.
[4] ESSA H, PETTITT A R, LIP G. Hypertension and cardiovascular risk factors when treating cancer patients: underrecognised and undertreated [J]. J Hum Hypertens, 2021, 35 (4): 301-303.
[5] KIDOGUCHI S, SUGANO N, TOKUDOME G, et al. New concept of onco-hypertension and future perspectives [J]. Hypertension, 2021, 77 (1): 16-27.
[6] ANGEL-KORMAN A, RAPOPORT V, LEIBA A. The relationship between hypertension and cancer [J]. Isr Med Assoc J, 2022, 24 (3): 165-169.
[7] KIM C S, HAN K D, CHOI H S, et al. Association of hypertension and blood pressure with kidney cancer risk: a nationwide population-based cohort study [J]. Hypertension, 2020, 75 (6): 1439-1446.
[8] PETRELLI F, GHIDINI A, CABIDDU M, et al. Effects of hypertension on cancer survival: a meta-analysis [J]. Eur J Clin Invest, 2021, 51 (6): e13493.
[9] ESSA H, DOBSON R, WRIGHT D, et al. Hypertension management in cardio-oncology [J]. J Hum Hypertens, 2020, 34 (10): 673-681.
[10] CHENG K H, WU Y W, HOU C J, et al. An overview of cardio-oncology, a new frontier to be explored [J]. Acta Cardiol Sin, 2021, 37 (5): 457-463.

泌尿系感染又称尿路感染（urinary tract infection，UTI），是一种临床常见的疾病，常因各种病原微生物在肾盂肾盏及尿路中异常生长繁殖而引起系列临床表现。尿路感染的原因及诱因众多，如育龄期、老年、免疫功能低下、存在尿路器质性或功能性异常等。泌尿系统肿瘤或泌尿系统外肿瘤患者也是发生尿路感染的重要人群。

一、肿瘤患者尿路感染的流行病学与危害

恶性肿瘤患者的感染风险较高，其平均年发病率为 1 465/10 万，与非恶性肿瘤患者相比，感染的相对风险（relative risk，RR）为 9.77。尽管恶性肿瘤患者的尿路感染较常见，且高于普通人群的发生率，但目前尚缺乏确切的发病率数据，血液系统恶性肿瘤患者较实体瘤患者发生尿路感染的研究数据相对多一点。法国 1 项有关血液系统恶性肿瘤患者的研究显示：3 355 例患者中共有 170 例尿路感染，检出率（诊断出的感染数量/100 例患者）为 5.1，每 1 000 例患者尿路感染日风险为 2.92。在这项研究中，大肠埃希菌是尿路感染最主要的病原体（占 60%），真菌感染约占 10%，而病毒仅占 3%。恶性肿瘤患者面临的泌尿系统细菌、真菌、病毒、寄生虫及特殊病原体等感染的风险均增加。据统计恶性肿瘤患者的尿路感染仍以细菌感染为主，其次是真菌感染，另外病毒的感染也并非罕见，寄生虫和其他特殊病原体感染发生的频率相对较低。

各种微生物侵入泌尿系统，均可能由局部感染发展至全身感染，甚至发生致命的脓毒症。研究提示，入住重症监护病房（intensive care unit，ICU）的恶性肿瘤患者中约 20% 存在脓毒症。另 1 项研究显示，在肿瘤专科 ICU 的 1 332 例患者中，563 例（42%）患者诊断脓毒症，其中 8% 的患者诊断尿路感染。

二、肿瘤患者尿路感染的易感因素

导致恶性肿瘤患者尿路感染风险增加的因素

很多，涉及自身的天然防御系统和定植的微生物之间的相互作用，一旦天然防御系统功能异常或微生物毒力过强，其结果即是感染概率增加。

（一）恶性肿瘤引起的免疫功能紊乱

先天性免疫和适应性免疫是机体抵抗外来病原体感染的重要防线。机体的先天性免疫成分包括黏膜屏障、分泌酶如溶菌酶、抗菌肽、吞噬细胞（如中性粒细胞、巨噬细胞、肥大细胞和自然杀伤细胞）、某些炎症蛋白、细胞受体 Toll 样受体等。适应性免疫系统由 T 淋巴细胞和 B 淋巴细胞组成，在识别不同的外来抗原和肿瘤抗原时辅助产生免疫反应。一般情况下，定植于皮肤、呼吸道和胃肠道的各种微生物构成了微生物群，被认为有助于免疫系统的成熟，并控制致病性微生物过度生长。

恶性肿瘤可直接影响先天性和适应性免疫反应。肿瘤细胞的异常增殖可导致细胞及体液免疫失衡，主要表现为细胞免疫功能障碍，包括 $CD3^+$、$CD3^+CD4^+$ T 淋巴细胞以及自然杀伤细胞（natural killer cell，NK 细胞）数量减低，$CD3^+CD8^+$ T 淋巴细胞比例上升，$CD4^+/CD8^+$ T 细胞比例下降。肿瘤细胞在体内生长，可进入血液或骨髓，与免疫细胞竞争生存空间和营养，导致机体免疫系统的破坏。在某些血液系统肿瘤如多发性骨髓瘤和慢性淋巴细胞白血病中，抗体产生和免疫复合物清除的减少，导致荚膜细菌如肺炎链球菌和流感嗜血杆菌的感染风险增加。其他恶性肿瘤如淋巴瘤可造成细胞免疫功能缺陷，导致细胞内微生物如李斯特菌、沙门菌、隐球菌和分枝杆菌的感染风险增加。

（二）化疗和放疗

化疗本身在杀伤杀灭癌细胞的同时，可导致抗体生理屏障被破坏，对免疫系统的不同组成部分造成严重损害，如中性粒细胞、单核细胞减少，不同程度的淋巴细胞数量减少等。一旦免疫细胞的功能障碍，抗菌肽等体液因子的产生也随之减少。部分化疗药物呈剂量依赖毒性增大，有丝分裂细胞被破坏后，导致骨髓造血能力降低。免疫

功能障碍及骨髓造血抑制,感染随即发生。

临床上放疗的副作用与其频率、总剂量、照射面积和照射野范围(包括深度)等因素相关。治疗性辐射本身在杀伤杀死肿瘤细胞的同时,导致免疫屏障功能破坏及粒细胞减少,从而诱发感染。与此同时,放疗还可导致粒细胞趋化性及吞噬能力降低,激活核因子 κB(nuclear factor-κB,NF-κB)启动炎症级联反应,促使巨噬细胞和内皮细胞等产生和释放促炎因子和趋化因子[白细胞介素(interleukin,IL)-1、IL-6、IL-8、肿瘤坏死因子 α(tumor necrosis factor-α,TNF-α)、干扰素 γ(interferon-γ,IFN-γ)等],诱导炎症反应及细胞凋亡,促进微生物的扩散并加重非特异性炎症反应。在 1 项前瞻性研究中,盆腔放疗导致 17% 的研究对象发生了尿路感染。另 1 项 36 例妇科恶性肿瘤患者的研究中,25% 的患者在放疗期间出现细菌尿。该研究建议,妇科恶性肿瘤拟进行放疗的患者尤其接受膀胱镜检查者,须在放疗前进行尿培养,以评估放疗对尿路感染的影响。

(三)糖皮质激素和其他药物的使用

糖皮质激素是临床常用的免疫抑制剂,肿瘤患者在使用糖皮质激素时,可能通过以下机制影响机体免疫功能,导致感染的发生。①糖皮质激素通过直接抑制细胞基因转录或与其他转录因子相互作用,抑制巨噬细胞和树突状细胞的功能,从而抑制先天免疫反应;②糖皮质激素可诱发淋巴细胞凋亡和功能障碍;③糖皮质激素可刺激骨髓中性粒细胞释放进入血液,使中性粒细胞数量增加,其向炎症部位的迁移、浸润,加重炎症反应。

近年来,多种单克隆抗体用于临床抗肿瘤治疗,在其取得抗肿瘤治疗效果时,肿瘤患者微生物感染的机会也随之增加。其中,利妥昔单抗和替伊莫单抗均可特异性地作用于成熟 B 和前 B 淋巴细胞的跨膜抗原 CD20,启动介导 B 细胞溶解的免疫反应,使体液免疫受损,免疫球蛋白产生受抑制。在此过程中,T 淋巴细胞反应受损,从而抑制抗原抗体反应。阿仑单抗则可与正常 T、B 淋巴细胞和恶性淋巴细胞上高表达的 CD52 结合,其导致抗体与 T、B 淋巴细胞 CD52 抗原结合后,促使白血病细胞溶解,与此同时可能导致淋巴细胞减少而继发感染。

(四)营养不良

营养状态是机体抵御各种微生物侵袭的基础。因肿瘤细胞异常增殖,恶性肿瘤患者常常出现营养不良,甚至恶病质。其营养不良由多方面因素引起,包括摄入不足、肿瘤细胞能量消耗和细胞分解代谢增加、化疗药物导致的恶心呕吐等消化道反应、胃肠道肿瘤手术、胃肠道梗阻等。营养不良可引起黏膜萎缩和上皮脱落,甚至黏膜炎,黏膜屏障受损其结果是溶菌酶、IgA 分泌减少,以及补体经典和旁路途径异常等,最终机体免疫功能低下。乳铁蛋白、溶菌酶、防御素、维生素 A、过氧化物酶和 IgA 等的缺乏,将导致病原体清除障碍,也是感染风险增加的另一原因。

(五)尿路梗阻

尿路梗阻是诱发患者尿路感染及感染易于向上移行的重要原因。泌尿系统肿瘤或泌尿系统外肿瘤的浸润,使泌尿系统局部结构与功能改变,形成尿路梗阻。尿路梗阻可引起尿流不畅、反流,细菌滞留,滞留的细菌在尿路局部大量繁殖,诱发上行性尿路感染。此外,梗阻以上部位的尿路组织压力增加,影响泌尿系统的血液供应及生理功能,降低尿道黏膜的抵抗力,从而易于感染。

(六)医源性因素

恶性肿瘤患者泌尿系统受累时,需使用侵入性器械进行诊断及治疗,包括留置导尿管或导尿、膀胱镜、输尿管镜检查和逆行性尿路造影等。当泌尿系统出现梗阻性病变时,可能需要留置 D-J 管、行肾造瘘术或假体等治疗方式解除梗阻。这些医学诊断或治疗手段无疑可损伤尿路黏膜,病原微生物侵入泌尿道,导致尿路感染。

三、病原学

(一)细菌性感染

细菌是恶性肿瘤患者尿路感染最常见的病原体。1 项纳入 393 例恶性肿瘤患者的研究中,66 例发生尿路感染,大肠埃希菌是主要致病细菌。另 1 项回顾性研究在疑似恶性肿瘤尿路感染患者的 497 份尿液样本中,证明 100 份尿培养标本有细菌生长。这 100 份标本的尿培养结果显示:第一位是大肠埃希菌(40%),其次是肺炎克雷伯菌(25%),另外还有铜绿假单胞菌(11%)、肠球菌(11%)和变形杆菌(5%)等。临床上由于抗肿瘤药物和/或抗生素的使用,恶性肿瘤患者体内细菌对抗生素的耐药性也较高。资料显示,90%的尿培养分离物对喹诺酮类药物有耐药性,67%对头孢类药物有耐药性,46%对氨基糖苷类药物有耐药性,28%对碳青霉烯类药物有耐药性。由于细菌的耐药性增加,导致恶性肿瘤合并尿路感染的有效治疗困难重重。

(二)分枝杆菌感染

1. 卡介苗感染 卡介苗膀胱内灌注被认为是治疗膀胱肿瘤的有效佐剂。这种生物疗法可能导致约 5% 的膀胱肿瘤患者出现全身或局部的卡介苗感染并发症。接受卡介苗膀胱内灌注治疗后,少数患者可能出现泌尿生殖道感染症状,表现为膀胱溃疡、前列腺炎、附睾炎等,通常需抗结核治疗。组织活检病理改变常显示为坏死性肉芽肿性炎症。

另外,卡介苗灌注还可能导致间质性肾炎,伴/不伴肉芽肿,部分患者可伴有血清肌酐升高。少数病例报道描述了卡介苗治疗后的其他病变,包括急性肾损伤伴肾小球肾炎、膜性肾病、溶血性尿毒综合征、横纹肌溶解症和多器官衰竭等。

2. 结核分枝杆菌 虽然结核分枝杆菌主要影响肺部,但其他器官也可能受累。肺部感染结核分枝杆菌后,可通过血源性传播到达肾脏、附睾和前列腺。由于肾皮质和附睾小球系血管较丰富的部位,一旦这些部位发生结核感染,往往双侧受累。恶性肿瘤患者体内潜伏的结核分枝杆菌重新激活被感染的风险也增加,这可能由于恶性肿瘤引起的固有免疫缺陷,或治疗因素如氟达拉滨和糖皮质激素应用可损害细胞介导的免疫功能所导致的结果。

泌尿生殖系统结核其临床表现通常为排尿困难伴无菌性脓尿或无痛性阴囊肿块,也有部分可出现尿路刺激症状,以及全身结核中毒症状如低热、盗汗等。这类患者需完善结核菌素纯蛋白衍生物(tuberculin purified protein derivative,PPD)皮试、结核分枝杆菌感染 T 细胞斑点试验(T cell spot test for tuberculosis infection,T-SPOT)等结核常规检测,还可采集尿液、前列腺分泌物和精液涂片行抗酸染色、分枝杆菌培养以及聚合酶链反应(polymerase chain reaction,PCR)检测。值得一提的是,泌尿生殖系统结核诊断的金标准是从尿液中分离出分枝杆菌,这对抗结核治疗具有指导性意义。

(三)真菌感染

较长期广谱抗生素的应用、导管的留置、化疗药物或放疗导致黏膜屏障损伤及中性粒细胞减少等因素,使恶性肿瘤患者发生侵袭性真菌感染的风险增加。此外,潜在的恶性肿瘤、肿瘤合并糖尿病或肺部疾病时真菌感染风险也会增加。

1. 念珠菌 念珠菌是条件致病菌,由于肿瘤患者免疫抑制剂和广谱抗菌药物的大量使用,尿潴留、排尿不畅等情况,为泌尿系统念珠菌感染提供了易感性与生长条件。上行性感染和血源性感染是其主要的感染途径。临床表现为无症状念珠菌尿、膀胱炎及肾盂肾炎。肾脏念珠菌感染可以由血源性传播或上行性感染引起,可播散到肾脏集合系统,形成肾脓肿。念珠菌肾盂肾炎往往起病较急,主要表现为畏寒发热、乏力、腰痛、小便混浊等。下尿路念珠菌感染临床表现不一,可无症状,或表现为轻度膀胱刺激征、尿道口瘙痒和尿液混浊。

如果有持续的念珠菌尿,需完善尿液真菌培养,并进行影像学检查以寻找肾脓肿、真菌球或泌尿系统梗阻的证据。

2. 曲霉菌 曲霉菌也属于条件致病菌,是长期中性粒细胞减少或骨髓移植患者常见的霉菌病原体。临床表现以发热、全身中毒症状、腰痛等为主。曲霉菌属具有血管侵袭性特点,大多数曲霉菌感染发生在肺部,也可播散到包括肾脏在内的其他器官。肾曲霉菌感染常见表现包括肾脏内多个脓肿的形成、肾盂内结节,甚至罕见的肾梗死病例也有报道。

3. 毛霉菌 肿瘤患者免疫功能低下,主要通过吸入真菌孢子囊而感染毛霉菌,也可偶尔通过摄入被污染食物或皮肤受创伤而感染。毛霉菌病的特点是侵犯血管和导致组织坏死。Lee 等报道了 2 例造血干细胞移植后的播散性毛霉菌病,其中 1 例患者出现了由毛霉菌导致的肾脓肿,并累及脾脏。该患者予以脾切除术、停用环孢素 A 和甲泼尼龙,采用两性霉素脂质体和 5- 氟尿嘧啶治疗后病情得到控制。

4. 隐球菌 隐球菌感染最常表现为隐球菌脑膜炎。恶性肿瘤患者的隐球菌性肾病的发病率尚无明确报道。有报道在脑膜炎治疗成功后,隐球菌可滞留于前列腺,在前列腺按摩后的前列腺分泌物中可发现隐球菌感染的证据。

(四)病毒感染

细胞免疫的抑制是病毒激活的一个主要风险因素,其风险与 T 细胞受抑制的程度、强度和持续时间相关。血液系统恶性肿瘤患者较其他恶性肿瘤患者病毒感染的风险相对更高。而实体瘤的手术切除及传统化疗,对细胞免疫的影响相对较小,病毒再激活的风险相对较低。因此,对单纯疱疹病毒(herpes simplex virus,HSV)、水痘带状疱疹病毒(varicella-herpes zoster virus,VZV)、EB 病毒(Epstein-Barr virus,EBV)或巨细胞病毒(cytomegalovirus,CMV)的预防性治疗并不作为恶性肿瘤患者的常规治疗手段。

当今,单克隆抗体如阿仑单抗、硼替佐米及利妥昔单抗等在恶性肿瘤患者中广泛使用,其在临床应用同时可能导致肿瘤患者病毒重新激活,值得临床医生注意。

1. 肝炎病毒 在乙型肝炎表面抗原(hepatitis B surface antigen,HBsAg)阳性和/或抗 HBc 抗体阳性的恶性肿瘤患者中,免疫抑制治疗后乙型肝炎病毒(hepatitis B virus,HBV)再激活感染的风险增加。在肿瘤并乙型肝炎血清学阳性的患者中,如再次接受化疗,30%~80% 的患者发生 HBV 的再激活。因此,建议在进行细胞毒性药物化疗或免疫抑制治疗前对乙型肝炎进行普遍筛查,同时进行抑制 HBV 复制相关治疗。

乙型肝炎的肝外表现包括肾小球肾炎、反应性关节炎或血管炎等。目前认为乙型肝炎导致肾脏受累的发病机制是由病毒感染后,其抗原诱导的抗体产生,形成免疫复合物介导肾损伤,而并非病毒的直接损伤所致。

恶性肿瘤患者中丙型肝炎病毒(hepatitis C virus,HCV)再激活的数据不如 HBV 感染明确。恶性肿瘤患者中 HCV 感染的总体流行率高达 32%,但 HCV 导致肾脏感染情况目前尚不清楚。

2. BK 病毒(bovine kobu virus,BKV) 一般而言,成年人感染 BKV 大多数为无症状感染。在严重免疫抑制的恶性肿瘤患者中,BKV 可从尿道膜上重新激活。血液系统恶性肿瘤患者在使用单克隆抗体(如利妥昔单抗)后,其自体肾中的 BKV 也可重新激活。其症状包括无症状血尿、出血性膀胱炎、反复炎症后输尿管狭窄、间质性肾炎,甚至肾功能不全等。

3. 巨细胞病毒(CMV) CMV 感染是肿瘤患者尿路感染常见的病毒感染之一。诊断 CMV 尿路感染可通过尿液病毒培养或尿液 PCR 检测。CMV 感染患者可表现为多器官受累,如胃肠炎、肝炎、间质性肾炎。间质性肾炎是肿瘤患者 CMV 感染最常见的肾脏表现,也可表现为肾小球病变和血栓性微血管病。其病理改变是肾小球内皮细胞和足细胞的细胞病变,一般无明显的炎症反应。

4. EB 病毒(EBV) 肿瘤患者 EBV 感染后可引起咽炎、发热、肝脾大和淋巴结病。少数患者可能出现亚临床肾脏受累,但严重的肾脏疾病较罕见。有报道显示,EBV 也可引起间质性肾炎,导致急性肾损伤。肾活检显示肾间质单核细胞浸润,也可表现肾小球微小病变。

5. 腺病毒(adenovirus,ADV) ADV 感染最常见的表现为上呼吸道感染,也可出现胃肠道症状、出血性膀胱炎和肺炎。大多数 ADV 感染呈自限性,偶尔也有造血干细胞移植患者出现 ADV 肾脏感染的报道。ADV 肾炎可表现为发热、肉眼血尿和腹痛。严重时可出现氮质血症,偶尔出现肾积水。

诊断 ADV 尿路感染可通过尿液病毒培养或尿液 PCR 检测。如果怀疑是 ADV 肾炎,则需要进行肾活检明确诊断。

6. 人类免疫缺陷病毒(human immunodeficiency virus,HIV) 恶性肿瘤患者 HIV 感染的肾脏表现与非恶性肿瘤患者相似。在接受造血干细胞移植的恶性肿瘤患者中,HIV 感染的发生风险增加。HIV 患者的肾脏受累可表现为 HIV 相关肾病、免疫复合物肾病、血栓性微血管病和抗逆转录病毒诱导的肾损伤。HIV 相关肾病可表现为伴或不伴冷球蛋白血症的膜增生性肾小球肾炎、膜性肾病和局灶节段性肾小球硬化(focal segmental glomerulosclerosis,FSGS)。HIV 感染后肾小球肾炎和纤维性肾小球肾炎也有报道。HIV 患者合并 HCV 感染也较常见,因此 HCV 相关肾病需作为鉴别诊断之一。

(五)寄生虫感染

1. 血吸虫病 血吸虫感染是恶性肿瘤患者

尿路感染最常见和最重要的寄生虫感染。但恶性肿瘤患者血吸虫感染的发生率尚不清楚。膀胱黏膜炎症和溃疡导致的血尿和排尿困难可在原发感染3~4个月后出现。约50%的病例可出现急性泌尿生殖系统的症状，如血尿、排尿困难及尿频等。泌尿系彩超显示，膀胱壁增厚、肉芽肿及肾积水。血吸虫病的发病机制是多方面的，如机体对沉积在膀胱的虫卵产生炎症反应，且与氧自由基的产生有关。血吸虫感染也是膀胱癌发生的危险因素，通常是鳞癌和腺癌类型，而非移行型。氧自由基已被证明能诱发基因突变和/或促进致癌化合物（如N-亚硝胺和多环芳烃）的产生，从而导致恶性转化。

血吸虫尿路感染可通过鉴定尿液或活检中的血吸虫卵或血清学检测来确诊。

2. 圆线虫病 对于免疫力低下的肿瘤患者，特别是接受皮质类固醇治疗者，有症状的圆线虫病是一种致命的机会性感染。肿瘤患者泌尿系圆线虫感染可表现为免疫复合物介导的肾小球病变。有关于微小病变是圆线虫病最常见的肾小球疾病的病例报道，但文献中也有少数FSGS的病例。

四、临床表现

（一）下尿路感染

恶性肿瘤患者常易发生下尿路感染，即输尿管和膀胱交界点以下部位的感染，以膀胱炎为主。下尿路感染的症状和体征与非恶性肿瘤患者尿路感染的症状相似。成年妇女膀胱炎主要表现为尿频、尿急、尿痛等膀胱刺激征，以及白细胞尿，偶有血尿甚至肉眼血尿，排尿困难，耻骨联合上的疼痛或压痛等。尿液可混浊，带异味。一般而言，患者无明显全身感染相关症状，血白细胞计数一般不高。如果患者有明显的全身感染表现，表明可能同时合并上尿路感染。膀胱炎的致病菌多为大肠埃希菌，其他细菌如凝固酶阴性葡萄球菌、变形杆菌、铜绿假单胞菌等也可出现。

（二）上尿路感染

输尿管和膀胱交界点以上部位的感染称为上尿路感染，包括急性肾盂肾炎与慢性肾盂肾炎。

1. 急性肾盂肾炎

（1）全身症状：新发或加重的发热、寒战、全身酸痛、乏力、恶心呕吐、食欲下降等，体温多在38℃以上，多呈弛张热，也可为稽留热或间歇热。部分患者可出现革兰氏阴性杆菌败血症。

（2）泌尿系统症状：尿频、尿急、尿痛、排尿困难、腰痛及下腹部疼痛等。部分患者的膀胱刺激症状不典型或缺如。

（3）体格检查及辅助检查：除发热、心动过速等外，还可出现一侧或两侧肋脊角或输尿管点压痛，和/或肾区叩击痛。常伴血白细胞、红细胞沉降率、C反应蛋白及降钙素原升高。

需注意：有部分肾盂肾炎患者的临床表现与膀胱炎类似，两者的临床症状可有重叠，需予以鉴别。

2. 慢性肾盂肾炎 临床表现较复杂，全身症状和泌尿系统症状可不典型，大部分患者可有急性肾盂肾炎病史，伴不同程度的低热，可间歇性出现尿频、排尿不适、腰痛和肾小管功能受损，如夜尿增多等表现。慢性肾盂肾炎急性发作时其临床表现与急性肾盂肾炎类似，其特点如下。

（1）尿路感染表现：可不明显，平时一般无明显临床表现，少数患者以肾盂肾炎间歇性发作为表现，还有部分患者表现为间歇性尿路刺激症状（尿频、尿急、尿痛等）或间歇性无症状细菌尿。

（2）慢性间质性肾炎表现：如尿浓缩功能受损，表现为多尿、夜尿增多等，可伴血压升高；肾小管重吸收功能减退而致低钠，低血钾或高血钾等其他电解质紊乱，甚至肾小管酸中毒。慢性肾盂肾炎患者其肾小管功能受损往往较肾小球功能更突出。

（三）导管相关性尿路感染

导管相关性尿路感染是指留置导管后或者拔除导尿管48小时内发生的尿路感染。在开始使用抗生素之前，应从新放置的导管中取样进行尿液培养及药物敏感试验，便于治疗过程抗菌药物选择的参考。

（四）无症状细菌尿

无症状细菌尿又称隐匿性细菌尿，指有真性细菌尿，但患者无明显尿路感染的临床症状。该类患者可无急性尿路感染病史或由症状性尿路感染演变而来。恶性肿瘤患者可出现无症状性细菌尿，可能长期无明显临床症状，或尿路感染症状被肿瘤相关临床表现所掩盖，但尿培养有真性细菌尿,其致病菌多为大肠埃希菌。

五、辅助检查

(一)尿液检查

1. 尿常规 尿沉渣镜检尿白细胞计数>5个/HP对尿路感染有诊断意义。部分患者尿检可表现为白细胞尿、血尿及微量蛋白尿。肾盂肾炎患者可出现尿白细胞管型。

尿常规中尿白细胞酯酶阳性对尿路感染的灵敏度为75%~96%,但也可因污染致假阳性,因此,检测结果为阳性者需结合尿沉渣镜检及尿细菌培养等进行确诊。亚硝酸盐还原试验对大肠埃希菌等革兰氏阴性杆菌尿路感染的灵敏度>70%,特异度>90%,有较好的临床诊断价值。

2. 尿白细胞排泄率 准确留取3小时的全部尿液,立即计数尿白细胞,所获得的白细胞数按每小时折算。正常人白细胞计数<20万/h,如白细胞计数>30万/h则为阳性,白细胞计数20~30万/h者为可疑,需结合临床表现和其他化验结果进行判断。

(二)尿细菌学检查

1. 尿细菌培养 尿细菌培养是诊断尿路感染的关键指标。要求按无菌接尿方式留取清洁中段尿、导尿和膀胱穿刺收取尿液进行细菌培养和细菌计数,三者中膀胱穿刺收取尿液进行尿培养结果最客观可靠。

清洁中段尿细菌数≥10^5/ml,称为有诊断意义的细菌尿。真性细菌尿可确诊尿路感染。导尿细菌定量培养≥10^5/ml,也为真性细菌尿。膀胱穿刺尿定性培养只要有细菌生长,即为真性细菌尿。尿细菌定量培养为10^4~10^5/ml,为可疑阳性,需复查;如<10^4/ml时,则污染的可能性大。

2. 尿涂片细菌检查 采用清洁中段尿进行沉渣涂片,可以不染色用高倍镜或革兰氏染色用油镜检查,计算10个视野细菌数,取平均值,比如≥1个/HP则提示尿路感染。本法简单方便,检出率可达80%~90%,可初步明确感染细菌为革兰氏阴性杆菌或革兰氏阳性球菌,尿涂片细菌检查对及时选择有效抗生素有一定参考价值。

(三)影像学检查

影像学检查如B超和X线检查包括腹部X线平片、静脉肾盂造影(intravenous pyelography,

IVP)、排尿期膀胱输尿管反流造影及逆行性肾盂造影等,主要目的是了解尿路情况,明确有无导致尿路感染反复发作的因素如结石、梗阻、畸形、反流等。值得注意的是,尿路感染急性期,一般不宜行静脉肾盂造影,如有必要可行B超检查。女性初发急性尿路感染一般不需行尿路X线检查。男性尿路感染患者,无论初发还是复发,均应行尿路X线检查,寻找尿路感染的原因或诱因。

六、诊断及分类

(一)尿路感染的诊断

典型的尿路感染症状,结合尿液改变和尿液细菌检查,即可诊断。清洁中段尿细菌培养菌落数10^4~10^5/ml的女性患者,如伴明显尿路刺激症状(如尿频、尿急、尿痛等),尿白细胞增多,可拟诊为尿路感染。

(二)尿路感染的定位诊断

尿路感染的诊断确立后,进一步明确是上尿路感染还是下尿路感染,其方法如下。

1. 根据临床表现定位 患者的临床症状有助于进行定位诊断。发热、寒战、腰痛、乏力、肾区叩痛等全身表现常为上尿路感染的临床特征。而下尿路感染以膀胱刺激征为突出表现,一般全身症状较少见。临床实际工作中,上尿路感染与下尿路感染往往症状可重叠。因此,单凭临床症状和体征来进行尿路感染定位诊断尚有限。

2. 根据实验室检查定位

(1)输尿管导管法:一种尿路感染的直接定位方法。

先留取首次尿液标本,做膀胱灭菌,再通过膀胱镜插入输尿管导管,采尿进行培养。优点为诊断的准确性高,可明确哪一侧肾脏发生感染;缺点是属于有创性检查,不作为临床常规检查方法。

(2)膀胱冲洗后尿培养法:也是尿路感染的直接定位方法。与输尿管导尿法相比,更简便和准确。

检查步骤:先插入导尿管,排空膀胱,留取尿液标本进行细菌培养(0号标本),再从导尿管内注入生理盐水100ml,内含卡那霉素1g及α糜蛋白酶10mg,留置45min,再次排空膀胱,用2L生理盐水冲洗膀胱,排空后收集最后数滴尿液,进行培养(1号标本)。以后每隔15min收集尿液进行培养，共4次(分别为2、3、4、5号标本)。结果判断：如0号标本细菌数>10^5/ml，提示仍有细菌尿；如1~5号标本全部无菌，提示下尿路感染；如2~5号细菌数>10^5/ml，并较1号标本细菌量超过10倍，提示上尿路感染。

(3)尿沉渣镜检示白细胞管型：白细胞尿对肾盂肾炎和膀胱炎的定位诊断意义不大。而白细胞管型是上尿路感染的有力证据，需排除免疫性损伤，如狼疮性肾炎及间质性肾炎等。

3. 根据疗效及随访结果帮助定位 单剂抗菌药治疗尿路感染患者后，随访6周，膀胱炎患者可以治愈，如症状反复、疗效欠佳则多为肾盂肾炎。经抗生素治疗后症状消失，但不久后(多于停药后6周内)复发者多为肾盂肾炎。故尿路感染患者对抗生素的疗效也可作为定位诊断的参考指标之一。

4. 慢性肾盂肾炎的诊断 慢性肾盂肾炎指除慢性间质性肾炎改变外，还有肾盂肾盏炎症、纤维化及肾盂肾盏变形，且在病史或细菌学上有尿路感染证据。急性或慢性肾盂肾炎鉴别，除明确有无反复发作尿路感染的病史外，还需结合影像学及肾脏功能等检查。

(1)影像学检查示肾脏凹凸不平，双肾大小不一。

(2)静脉肾盂造影显示肾盂、肾盏变形及缩窄。

(3)持续性的肾小管功能损害。

具备上述第(1)、(2)项的任意一项再加第(3)项，可诊断慢性肾盂肾炎。

(三)尿路感染的分类诊断

1. 根据感染的部位 分为上尿路感染和下尿路感染，前者一般指肾盂肾炎，后者主要包括膀胱炎和尿道炎。而肾盂肾炎及膀胱炎又可分为急性和慢性。

2. 根据有无尿路解剖或功能异常 分为复杂性和非复杂性尿路感染。复杂性尿路感染是指伴尿路引流不畅、尿路梗阻、先天畸形、结石、膀胱-输尿管反流等解剖或功能的异常，或在慢性肾实质性疾病的基础上发生的尿路感染。反之则为非复杂性尿路感染。

3. 根据有无临床症状 分为症状性尿路感

染及无症状细菌尿。

4. 根据是初发还是再发 分为初发性尿路感染(首次发生)和再发性尿路感染(6个月内发作≥2次或1年内≥3次)，后者又可分为复发和重新感染。复发指治疗后症状消失，尿培养阴性，6周内再次出现菌尿，菌株与上次尿路感染相同且为同一血清型。重新感染指经过治疗后症状消失，尿培养转阴，但停药6周后再次发现真性菌尿，且菌株与上次尿路感染不同。

(四)尿路感染的病原学诊断

需根据病原学检查进行明确。清洁中段尿培养联合药敏试验，可明确尿路感染的致病微生物如细菌、真菌、结核分枝杆菌及病毒的同时，还可指导抗生素的选择。

(五)尿路感染的鉴别诊断

1. 全身感染性疾病 恶性肿瘤患者急性肾盂肾炎的全身感染症状如发热等明显，而尿路局部症状不突出时，可能被误诊为流行性感冒、脓毒症、疟疾及伤寒等发热性疾病。但上述疾病具有各自的临床特征及实验室检查特点，结合病史询问、体格检查、尿沉渣及尿液细菌性检查，可资鉴别。肿瘤可出现发热，需与尿路感染所致中毒症状相鉴别。

2. 邻近器官炎症 部分尿路感染患者无明显尿路局部刺激症状，而出现腹痛、恶心、呕吐、发热等，可能被误诊为妇科炎症(如阴道炎、宫颈炎等)或急性阑尾炎、急性胃肠炎、急性盆腔炎等泌尿系统邻近器官感染。可通过详细询问病史、体格检查、尿常规、尿培养等进行鉴别，必要时通过影像学检查鉴别。

3. 尿道综合征 尿道综合征主要表现为尿频、尿急、尿痛、排尿不适及膀胱区疼痛等尿路刺激症状，多见于中年妇女，但多次检查均无白细胞尿及真性细菌尿。部分可能因逼尿肌与膀胱括约肌功能不协调、尿路局部损伤、神经焦虑、妇科或肛周疾病等所致。可通过尿沉渣、尿培养等检查进行鉴别。

七、治疗

(一)一般治疗及预防

与非恶性肿瘤尿路感染患者一样，除了一般治疗是恶性肿瘤尿路感染患者的基础治疗外，寻找尿路感染诱因采取积极预防措施也是非常重要的任务。

1. 急性期应多休息，多饮水，勤排尿，强调易消化、高热量及富含维生素的饮食。

2. 对症治疗。膀胱刺激征和血尿明显者，口服或静脉使用碳酸氢钠碱化尿液，缓解症状。

3. 女性患者应保持外阴部清洁，与性生活相关的尿路感染，建议性生活后立即排尿，也可口服一次抗生素予以预防。男性包皮过长者，应按医嘱清洗局部，减少尿道口细菌群感染的机会。

4. 尽量避免使用尿路诊查相关器械，如病情需要而不可避免时，必须严格无菌操作并加强导尿管、引流管等的护理。

（二）抗肿瘤药物的调整

如果因抗肿瘤药物导致机体抵抗力低下而诱发尿路感染时，在专科医生评估病情后，适当调整抗肿瘤药物和/或免疫抑制药物的剂量及频率，有助于控制尿路感染。

（三）泌尿系统解剖学或功能性因素的处理

对于尿路感染反复发作者，尤其是泌尿系统恶性肿瘤患者，应积极针对造成尿路感染的可逆解剖学结构或功能性因素（包括梗阻）进行评估和处理，及时去除诱因。如泌尿系统肿瘤合并感染，必要时在泌尿外科医生指导下采用膀胱镜、输尿管镜作相应治疗。

（四）抗感染治疗

恶性肿瘤患者尿路感染的治疗原则：积极控制感染，防治并发症，降低耐药性，减少复发。

恶性肿瘤患者和非恶性肿瘤患者尿路感染的微生物学特点虽然非常类似，但恶性肿瘤患者由于自身免疫力低下或反复感染，其抗菌药物耐药性更高。恶性肿瘤患者对喹诺酮类、头孢类、氨基糖苷类及复方磺胺甲噁唑等药物产生的耐药病例均有报道，这就强调在经验性抗感染治疗前进行尿培养的重要性。抗生素的药敏数据可用来指导最初的抗生素治疗。在一个特定的地区，如果对某种抗生素的耐药性超过20%，不建议将其用于经验性治疗。

恶性肿瘤尿路感染患者抗感染治疗应注意以下事项：①根据尿路感染的位置（上尿路、下尿路还是全身感染）以及是否存在复杂尿路感染因素来选择抗生素的种类、剂量及疗程。②选用对致

病菌敏感的抗生素。在无病原学结果前，一般首选对革兰氏阴性杆菌有效的抗生素，尤其是初发性尿路感染。治疗3天症状无改善，应按药敏结果调整用药。③选择在尿液和肾脏内浓度高的抗生素。④尽量选用肾毒性及副作用少的抗生素。⑤单一药物治疗失败、严重感染、混合感染或出现耐药菌株应联合用药。

随着医药行业的进步与发展，针对复杂性尿路感染或特殊类型尿路感染在经典抗生素治疗基础上新衍生的抗生素也不断问世，临床抗生素选择也出现多样化。尿路感染常用的抗生素包括以下几种：β内酰胺类（青霉素类、头孢菌素类、单内酰胺类如氨曲南、碳青霉烯类如亚胺培南及美罗培南）、喹诺酮类（如左氧氟沙星、诺氟沙星）、硝基呋喃类（呋喃妥因）、磺胺类（磺胺甲噁唑＋甲氧苄啶）、林可酰胺类（克林霉素）、氨基糖苷类（如阿米卡星、依替米星）、多肽类（万古霉素、替考拉宁）、多黏菌素类（多黏菌素B）等。这些抗生素需根据恶性肿瘤尿路感染患者肝肾功能情况和药代动力学特点做出相应选择（表6-4-1）。

恶性肿瘤患者合并尿路感染的临床治疗如下。

1. 下尿路感染

（1）单剂量疗法：推荐使用单剂量抗生素，常用氧氟沙星0.4~0.6g，一次顿服；阿莫西林1.0g，一次顿服；磺胺甲噁唑2.0g＋甲氧苄啶0.4g＋碳酸氢钠1.0g，一次顿服。磺胺类药物因易形成尿路结晶和消化道反应等副作用，临床已较少作为首选治疗。单剂量疗法副作用小，依从性高，但复发率较高。

（2）短疗程（3天）疗法：与单剂量疗法相比，短疗程疗法疗效更好，具有耐药性低、复发率低等优点，常用药有喹诺酮类、半合成青霉素类、头孢类或磺胺类等抗生素，可任选其中一种，连用3天。

（3）7天疗法：对于妊娠妇女、老年、糖尿病、男性患者及免疫力低下者不宜采用单剂量及短疗程疗法，根据病情及病原学特点建议选用抗生素治疗7天或7天以上。

2. 上尿路感染的治疗 在留取尿培养标本后应立即开始经验治疗，首选针对革兰氏阴性杆

表 6-4-1 各类可用于尿路感染的抗细菌药物的药代动力学参数

药物		半衰期/h	生物利用度	达峰时间/h	血浆峰浓度/(mg·L⁻¹)	肾排泄	推荐剂量	改变剂量或注意事项
β内酰胺类	青霉素类 氨苄西林	1.0~1.5	口服吸收尚好	IM: 0.5~1.0	PO: 4 IM: 12 IV: 17	PO20%~60% IM 50% IV 70%	PO: 0.25~0.75g/次，q.i.d.；IM: 2.0~4.0g/d，分4次给药；IV: 4.0~8.0g/d，分2~4次给药；重症感染：一日剂量可以增加至12g，一日最高剂量为14g，分2~4次静脉滴注	肾功能不全：Ccr为10~50ml/min或<10ml/min时，给药同期应分别延长至6~12h和12~24h
	阿莫西林	1.0~1.3	口服吸收良好，75%~90%	1~2	PO: 10 IV: 42.6	60%(50%~70%)	PO 0.5g/次，t.i.d. 或 q.i.d.；疗程5天	肾功能严重不全：Ccr为10~30ml/min的患者 0.25~0.50g/12h；Ccr<10ml/min的患者 0.25~0.50g/24h
	头孢菌素类 头孢氨苄	0.6~1.0	口服接近100%	1	(第一次达峰时间)常释剂组：13.21±2.10 长释剂组：8.81±1.94	93.7%(70%~100%)，基本排泄完全	PO 0.25~0.50g/次，q.i.d. 或 b.i.d.；疗程5天	肾功能减退的患者，应根据肾功能减退的程度，减量用药
	头孢噻吩	0.5~0.8	肌内注射吸收迅速	0.5	17.2±2.8	70%为原形，30%为其代谢产物	IM 或 IV 0.5~1.0g/次，q.i.d.	肾功能减退患者须调整减量，①Ccr 50~79ml/min，2g/6h；②Ccr 25~49ml/min，1.5g/6h；③Ccr 10~24ml/min，1g/6h；④Ccr<10ml/min，0.5g/6h；⑤无尿患者每天维持剂量为1.5g，分次给药
	头孢克洛	0.6~0.9	口服吸收良好，与食物摄入无关(70%~90%)	0.56(0.5~1.0)	20.51±3.48	77%(60%~85%)	PO 0.25g/次，t.i.d.，疗程5天	肾功能轻度不全者可不减量，肾功能中度利重度减退者的剂量应分别减为正常剂量的1/2和1/4

药物		半衰期/h	生物利用度	达峰时间/h	血浆峰浓度/(mg·L⁻¹)	肾排泄	推荐剂量	改变剂量或注意事项
β内酰胺类	头孢菌素类 头孢泊肟	2.7(2.09~2.84)	空腹时为50%,饭后服用可使其生物利用度增加,达到70%	3~4	3.6	40%~50%	PO 单纯性尿路感染:0.1g/次,b.i.d.,疗程5~7天;复杂性尿路感染:0.2g/次,b.i.d.,疗程7~14天	随肾功能降低而导致尿中排泄延迟,血清药物浓度增加,故须谨慎用药
	头孢他啶	1.8(1.5~2.8)	口服吸收很少	输注期结束后立即达到;肌内注射约1h	静脉滴注:70~72; IV:120~146	80%~90%	IV/IM 单纯性尿路感染:0.5~1.0g/次 b.i.d.;复杂性尿路感染:2.0~4.0g/d,b.i.d.,疗程7~14天	Ccr 31~50ml/min,1g/12h; Ccr 16~30ml/min,1g/24h; Ccr 6~15ml/min,0.5g/24h; Ccr<5ml/min,0.5g/24h; 正在血液透析的患者,可用1g的负荷量,每次血液透析后加用1g; 正在腹膜透析的患者,可用1g的负荷量,接着每24小时给0.5g
	头孢曲松	5.8~8.7	口服低于1%,仅作为注射剂使用	2	IM 500mg:43; IM 1000mg:80; IV 500mg:150.9	50%~60%以原形分泌于尿液,40%~50%以原形分泌于胆汁中,最终以无活性代谢物随粪便排泄	肌内或静脉滴注,1.0~2.0g/d 或 0.5~1.0g/次,b.i.d.。一日最高剂量4.0g,疗程7~14d	肾功能不全:无须减量
碳青霉烯类	亚胺培南/西司他丁	1	不能有效从胃肠道吸收,注射的生物利用度为89%	0.4	32.15±5.01	单独应用时,尿液中仅少量原形药物。西司他丁保护亚胺培南在肾脏中不受破坏,因此尿液的原形药物回收可达70%	推荐使用IM或IV 2.0~4.0g/d,分2~4次给药	肾功能不全患者,应参照药物说明书,根据Ccr调整药物剂量;本品无法透过血脑屏障,故不适用于脑膜炎
	美罗培南	1	口服无法利用	0.5	23.08±4.00	约70%美罗培南以原形从尿中排泄	IV 尿路感染:0.5g/次,q8h.;合并血流感染:1.0g/次,q8h.	肾功能不全患者:Ccr>50ml/min不必调整用量;Ccr 26~50ml/min,500mg,b.i.d.;10~25ml/min,250mg,b.i.d.;<10ml/min,250mg,q.d.

药物		半衰期/h	生物利用度	达峰时间/h	血浆峰浓度/($mg \cdot L^{-1}$)	肾排泄	推荐剂量	改变剂量或注意事项
β内酰胺类	单内酰胺类 氨曲南	1.5~2.0	口服胃肠道吸收<1%,肌内注射完全吸收	IM:1; IV:注射时即峰值	IM:45; 静脉滴注:90; IV:125	60%~70%以原形随尿液排泄	①尿路感染,0.5~1.0g/次,q12h.或q8h. ②中度感染,1.0~2.0g/次,q12h.或q8h. ③重症感染,1.0~2.0g/次,q6h.或q8h.每日最大剂量为8g ④铜绿假单胞菌感染应按重症感染剂量给药	肾功能不全患者:首剂与肾功能正常者相同,维持剂量应调整,Ccr为10~30ml/min者,维持剂量减半;Ccr<10ml/min者,维持剂量为肾功能正常者剂量的1/4;血液透析患者每次透析后补充首次剂量的1/8
	复方制剂 阿莫西林/克拉维酸	1.31±0.56	口服吸收良好,97%/75%	1.40±0.54	7.70±0.75	50%~78%/46%	(0.5+0.125)g/次 q8h.;持续时间:5天	肾功能不全者其血Ccr为10~30ml/min,2~9ml/min时,给药间期应分别调整为q12h.、q.d.
	头孢他啶/阿维巴坦	2.76/2.71	口服吸收很少	IV时即峰值	90.4/14.6	80%~90%/85%	IV(2.0+0.5)g/次,q8h.,每次输注时间2h,疗程7~14天	老年人无须调剂量 轻度肾功能损伤患者无须调整剂量(Ccr 51~80ml/min):每次输注时间2h;Ccr 31~50ml/min:1g/0.25g,t.i.d.;Ccr 16~30ml/min:0.75g/0.19g,b.i.d.;Ccr 6~15ml/min:0.75g/0.19g,q.d.;Ccr≤5ml/min:2天1次 肝功能损伤患者无须调整剂量
	哌拉西林/他唑巴坦	0.66±0.09/ 0.75±0.37	口服吸收不佳	0.5	116.72±16.28/ 23.56±6.47	68%哌拉西林以原形自尿中排出,他唑巴坦及其代谢物主要由肾脏排泄,80%为原形	IV:4.5g/次,q8h.;疗程7~10天	肾功能不全患者:①Ccr>40ml/min者,无须调整剂量;②Ccr为20~40ml/min者,13.5g/d分次用药,4.5g/次,q8h.;③Ccr<20ml/min,9g/d分次用药,4.5g/次,q12h. 肝硬化患者的哌拉西林和他唑巴坦的血消除半衰期分别延长25%和18%,但无须调整剂量

第六章 肿瘤患者肾脏相关特殊问题

第六章 肿瘤患者肾脏相关特殊问题

药物		半衰期/h	生物利用度	达峰时间/h	血浆峰浓度/(mg·L⁻¹)	肾排泄	推荐剂量	改变剂量或注意事项
β内酰胺类	复方制剂 氨苄西林/舒巴坦	1	氨苄西林口服吸收尚好	IM: 0.5~1; IV: 注射时即是峰值	IM 1 500mg后: 8~37/6~24 IV 3 000mg后: 109~150/44~88	给药后8h两者75%~85%以原形经尿排出	1.5~3.0g/次,q.i.d.(其中IM 1日不超过6.0g,IV 1日不超过12.0g,舒巴坦剂量不超过4.0g/d)	Ccr ≥ 30ml/min,给药间隔6~8h;Ccr 15~29ml/min,给药间隔12h;Ccr 5~14ml/min,给药间隔24h
喹诺酮类	诺氟沙星	3~4	70%,餐后口服利用度降低	1~2	1.32~1.58	27.88%(24%~30%)	0.4g/次,b.i.d.	肾功能不全患者应根据Ccr减量
	氧氟沙星	4.7~7	98%(95%~100%)	4.2 ± 1.8	(3 419 ± 1 034) μg/L	65%~80%	急性单纯性下尿路感染:PO或IV 0.2g/次,b.i.d.,疗程5~7d;复杂性尿路感染:PO或IV 0.2g/次,b.i.d.,疗程10~14d	注射液仅用于缓慢静脉注,每200mg静脉滴注时间应>30min;老年人及肾功能不全者应调整剂量
	环丙沙星	4(3~6)	70%	1~2	0.94(0.8~1.9)	30%~50%	PO 0.5~1.5g/d,分2~3次;严重病例可静脉滴注给药,0.4~0.6g/d,分2次	肾功能减退时宜减量(Ccr<20ml/min时剂量减半,肝功能减退者须权衡利弊)
	左氧氟沙星	6~8	99%,进食时生物利用度降低	1.6(0.6~2.6)	PO: 5.7 ± 1.4 IV: 6.4 ± 0.8	约87%的药物在48h内以原形形式由尿中排出	PO 0.25g/d,q.d.	Ccr ≥ 50ml/min时不需调整用量;Ccr<50ml/min时需根据药物说明书减量
	莫西沙星	12(11.5~15.6)	91%	3.13 ± 0.32	3.1(2.1~4.1)	45%的莫西沙星口服剂量和静脉给药剂量以原形药物排出(尿液中约20%,粪便中约25%)	PO 0.4g/次,q.d.	肝肾功能受损无须调整剂量

药物		半衰期/h	生物利用度	达峰时间/h	血浆峰浓度/(mg·L⁻¹)	肾排泄	推荐剂量	改变剂量或注意事项
氨基糖苷类	阿米卡星	2~3	IM 或 IV 给药后迅速吸收;从腹膜和胸膜快速吸收;口服和局部吸收不良	0.75~2.00	31.56±4.73	94%~98%	IM 或 IV 0.25g/次 q12h.	肾功能不全患者需参考药物说明书,根据 Ccr 减量或停药;Ccr 51~90ml/min 者每 12h 给予正常剂量(7.5mg/kg)的 60%~90%;Ccr 10~50ml/min 者每 24~48h 用 7.5mg/kg 的 20%~30%
	依替米星	1.5	口服吸收不良,需 IV 给药	IV 后即达血药浓度高峰	19.5±0.9	80%	IV 0.10~0.15g/次 b.i.d. 或 0.2~0.3g/次 q.d.,疗程 5~10d	对于肾功能不全者,原则上不用,必要时应调整剂量,并应监测血清依替米星浓度;病情严重或败血症者可适当延长疗程,必要时可与 β 内酰胺类或其他抗生素联合应用
磷霉素氨基丁三醇		5.7(5~7)	32%~43%	2~2.5	25~32	35%~50%	单纯性尿路感染:3g/次,q.d. 复杂性尿路感染:3g/次,q.d.,连续 3 天	对本品有过敏者,Ccr<10ml/min 者、有溶血性疾病者禁用
呋喃妥因		0.3~1 或 0.72~0.78	微晶型在小肠内迅速而完全吸收,大结晶型的吸收较缓;与食物同服可增加 2 种结晶型的生物利用度;约 90%	0.5~1	0.21~0.45	30%~40% 迅速以原形经尿排出,大结晶型的排泄较慢	PO 50~100mg/次,3~4 次/d。单纯性下尿路感染用低剂量;1 个月以上小儿每日按体质量 5~7mg/kg,分 4 次服。疗程至少 1 周,或用至尿培养转阴后至少 3 天。对尿路感染预防者,成人 50~100mg/d,睡前服,儿童每日 1mg/kg	肾功能不全者(Ccr<50ml/min)不宜采用该品,因其代谢物的蓄积可引起毒性反应。采用长期抑制治疗者每日量需酌减

第六章 肿瘤患者肾脏相关特殊问题

药物	半衰期/h	生物利用度	达峰时间/h	血浆峰浓度/(mg·L⁻¹)	肾排泄	推荐剂量	改变剂量或注意事项
磺胺类 复方新诺明(磺胺甲噁唑/甲氧苄啶)(0.4g/0.08g)	10(10~12)	口服后迅速吸收,85%~90%	1~4	40~60/1~2	尿液中回收约84.5%的单次口服剂量的磺胺甲噁唑,其中约30%是游离磺胺甲噁唑,其余是N_4乙酰化代谢物	PO 0.96g/次(0.8g/0.16g),q12h.	巨幼红细胞性贫血患者禁用,重度肝肾功能损害者禁用该品
糖肽类 万古霉素	6(4~11)	胃肠道吸收不良,腹腔注射可达60%	IV时即峰值	46.31±4.48	81.1%~90%	IV 0.5g/次 q6h. 或 1.0g/次 q12h.(每次静脉滴注在60min以上)	老年人500mg/12h或1g/24h,静脉滴注,每次给药时间在60min以上;儿童:每次总量10mg/kg,q6h.静脉滴注,每次给药时间为60min以上;肾功能不全患者应根据Ccr调整剂量,本品每日剂量以mg为单位,约为Ccr(ml/min)的15倍。比如Ccr 100ml/min,剂量1545mg/24h;Ccr 50ml/min,剂量770mg/24h;Ccr 10ml/min,剂量155mg/24h
多黏菌素类 多黏菌素E甲磺酸钠	2	口服效果差	7	0.7~1.2	只有约30%的多黏菌素E甲磺酸盐转变为多黏菌素E,尿排泄多黏菌素E甲磺酸盐原形药可达60%以上	每日总剂量为2.5~5.0mg/kg,分2~4次给药。每日给药剂量不超过5mg/kg	肾功能不全患者应减少每日给药剂量,可根据肾损害程度降低给药频率。可根据肾损害程度降低给药一半剂量药液的输注速度。Ccr(≥80ml/min):日剂量2.5~5.0mg/kg,分2~4次给药;Ccr(50~79ml/min):日剂量2.5~3.8mg/kg,分2次给药;Ccr(30~49ml/min):日剂量2.5mg/kg,分1~2次给药;Ccr(10~29ml/min):日剂量1.5mg/kg,每36h给药1次

药物		半衰期/h	生物利用度	达峰时间/h	血浆峰浓度/($mg \cdot L^{-1}$)	肾排泄	推荐剂量	改变剂量或注意事项
四环素类	多西环素	12~22	口服后几乎完全吸收，90%以上	2	2.6(1.8~2.9)	给药后24h内可排出约35%~40%	非淋球菌性尿道炎或沙眼衣原体所致的单纯性尿道炎：PO 0.1g/次，b.i.d.，疗程7天	肾功能不全：无须减少剂量，可安全使用
	米诺环素	PO: 11.1~22.1 IV: 15~23	口服吸收完全，很少受食物影响	PO 2.5	PO: 3.1(2.1~5.1)	静脉注射：4.5%~9%在尿液中回收；口服：10%~19.5%在尿液中回收	首次剂量 0.2g，此后 0.1g/次，b.i.d.，2次/d 或 0.05g/次，q.d.	肾功能不全：无须减少剂量

注：PO，口服；IM，肌内注射；IV，静脉注射；Ccr，肌酐清除率；q.i.d.，4次/d；t.i.d.，3次/d；q.d.，1次/d；b.i.d.，2次/d；q8h.，每8小时1次；q12h.，每12小时1次；q6h.，每6小时1次。

第六章 肿瘤患者肾脏相关特殊问题

菌有效的药物进行治疗。72小时显效者无须调整药物，否则需按药敏结果更换抗生素。

（1）病情较轻者：可口服药物治疗，疗程10~14天。常用药物有喹诺酮类（如氧氟沙星，环丙沙星）、半合成青霉素类（如阿莫西林）、头孢菌素类（如头孢呋辛）等。如尿培养细菌仍为阳性，应按药敏试验选择抗生素继续治疗，如尿路感染反复发作者，可根据病情采取车轮疗法，必要时治疗时间可延长至4~6周。

（2）严重感染且全身症状明显者：一般需经过静脉给药。常用药物有氨苄西林、头孢噻肟钠、头孢曲松、左氧氟沙星等，必要时需联合用药。经过静脉应用抗生素治疗后如病情好转，在体温正常后继续用药3天，以后改为口服抗生素，完成2周的疗程。如治疗72小时症状无好转，应根据药敏结果调整抗生素，疗程不少于2周。经过上述治疗仍持续发热者，需注意有无肾盂积脓及肾周脓肿等并发症发生。

（3）慢性肾盂肾炎常为复杂性尿路感染，治疗关键是积极寻找并去除易感因素或诱因。如急性发作，其治疗同急性肾盂肾炎。

3. 特殊类型尿路感染的治疗

（1）导管相关性尿路感染：对于所有的导管相关性尿路感染，应尽快拔除导尿管。如留置导尿管超过2周，并且需要继续保留者，应在开始抗生素治疗前更换新导尿管。

导管相关感染在抗生素开始治疗之前应进行尿培养（脓毒症患者需进行血培养），根据病情及相关辅助检查选择抗生素，虽然抗菌药物治疗的最佳时间尚不清楚，但对大多数导管相关性尿路感染患者而言，可采用相对较短的治疗时间（≤7天）进行治疗。目前仍以尿培养或血培养及药物敏感试验作为选择抗生素种类及治疗时间的依据。

（2）复杂性尿路感染：恶性肿瘤患者可因种种原因出现复杂性尿路感染，针对这类患者一般采用14天或以上的抗感染疗程。尿路感染控制后尽可能纠正潜在的尿路解剖或功能异常等复杂因素，以免复发。

复杂性尿路感染易出现耐药菌感染，是临床上治疗的难题，宜根据尿培养和药敏试验结果选择敏感药物进行治疗。耐药菌感染的药物选择见表6-4-2。

表 6-4-2　耐药菌感染的药物选择

耐药菌		药物选择
CRE	耐碳青霉烯类的肺炎克雷伯菌	①头孢他啶/阿维巴坦或美罗培南/瓦博巴坦+/–磷霉素+/–庆大霉素 ②美罗培南双剂量延长输注+/–磷霉素+/–庆大霉素
	耐碳青霉烯类的大肠埃希菌	联合使用磷霉素、替加霉素、阿米卡星
ESBL-E	产ESBL的肺炎克雷伯菌	①氨曲南+头孢他啶/阿维巴坦 ②如果庆大霉素敏感，考虑庆大霉素 ③如果对黏菌素敏感，则考虑黏菌素
	产ESBL的大肠埃希菌	①呋喃妥因和磺胺甲噁唑/甲氧苄啶治疗单纯性膀胱炎（下尿路感染） ②如果效果不佳，阿莫西林-克拉维酸、单剂量氨基糖苷类和口服磷霉素 ③若发生肾盂肾炎（上尿路感染）或复杂性尿路感染，考虑厄他培南、美罗培南、亚胺培南、环丙沙星、左氧氟沙星或磺胺甲噁唑/甲氧苄啶
DTR-铜绿假单胞菌		①厄他培南、美罗培南、亚胺培南、环丙沙星、左氧氟沙星或磺胺甲噁唑/甲氧苄啶首选治疗单纯性膀胱炎 ②若治疗失败，可用黏菌素替代 ③头孢洛扎-他唑巴坦、头孢他啶-阿维巴坦、亚胺培南-西司他丁-雷利巴坦和头孢地尔治疗肾盂肾炎和复杂性尿路感染，特别是碳青霉烯耐药的铜绿假单胞菌（CRPA） ④对于肾毒性可接受的患者，每日一次氨基糖苷类是替代方案

耐药菌	药物选择
MRSA	选择万古霉素联合夫西地酸、磷霉素氨丁三醇、利福平、喹诺酮类
VRE	目前认为有效治疗的药物有喹奴普丁/达福普丁、替考拉宁、奥利万星、利奈唑胺和达托霉素

注：CRE，碳青霉烯类耐药肠杆菌科细菌；DTR-铜绿假单胞菌，难治耐药性铜绿假单胞菌；ESBL-E，产超广谱β内酰胺酶的肠杆菌科细菌；MRSA，耐甲氧西林金黄色葡萄球菌；VRE，耐万古霉素肠球菌。

4. 无症状细菌尿 无症状细菌尿是否需要治疗仍存在争议。如无复杂因素，对有症状者才进行处理。一般认为如有以下情况者可给予抗生素治疗：①妊娠期发生的无症状性菌尿；②将要进行创伤性泌尿生殖道手术的患者。

5. 其他病原体感染的治疗

（1）结核感染：一般使用标准的4种抗结核药物（异烟肼、利福平、吡嗪酰胺、乙胺丁醇）治疗。当肾功能不全时，部分抗结核药物的剂量需要调整。另外利福平可与多种药物相互作用，并可影响恶性肿瘤患者多种药物在体内的代谢，如类固醇、环孢素和他克莫司等。因此，使用利福平时需要对上述药物进行药物浓度监测并作相应剂量调整。抗结核药物的药动学参数见表6-4-3。

（2）真菌感染

1）念珠菌感染：如泌尿系念珠菌感染确诊，首先应消除发病诱因，如拔除导尿管，尽量停止或减少广谱抗生素或免疫抑制剂的使用。及时应用抗真菌药物，如氟康唑、两性霉素B、5-氟胞嘧啶等。其中氟康唑是治疗念珠菌性膀胱炎的首选药物。其他选择包括两性霉素B膀胱灌注或静脉使用两性霉素B制剂、5-氟胞嘧啶等。

2）曲霉菌感染

曲霉菌感染的抗真菌治疗药物包括：

a. 多烯类抗真菌药：常用药物为两性霉素B及其衍生剂型（两性霉素B脂质体）。两性霉素B脱氧胆酸盐及其脂质衍生物可作为曲霉菌

感染初始治疗以及伏立康唑无法用药时的补救治疗。

b. 三唑类抗真菌药：包括第一代的伊曲康唑，第二代的伏立康唑、泊沙康唑，以及新近生产的艾沙康唑这三种抗真菌药物可供临床选择，其均对曲霉菌感染有效。

c. 棘白菌素类抗真菌药：为静脉给药途径，此类药物很少透过血脑屏障。推荐卡泊芬净/米卡芬净可作为补救治疗，或与多烯类或唑类药物联合用药，以发挥二者的协同作用。

d. 联合治疗：将具有不同作用机制的抗真菌药物（如三唑类药物+棘白菌素、多烯类+棘白菌素、多烯类+三唑类药物+棘白菌素）联合治疗，这种疗法对于高危侵袭性曲霉菌病有效。

3）毛霉菌病

毛霉菌病的抗真菌治疗措施包括：

a. 一线单药疗法：抗毛霉菌的一线单药治疗有3种情况，一是两性霉素脂质体B进行一线治疗（强烈推荐），剂量为5~10mg/(kg·d)。强调起始应足量，避免缓慢增加剂量，因为缓慢增加剂量可能增加不良反应发生率。二是艾沙康唑用于毛霉菌病的一线治疗（一般推荐）。三是泊沙康唑缓释片和静脉剂型作为一线治疗（一般推荐）。

b. 一线联合疗法：抗真菌联合疗法证据尚不确切。有限的资料支持多烯加唑类或多烯加棘白菌素类药物组合。在毒性无明显增加情况下，可合理予以联合治疗。抗真菌药物的药动学参数见表6-4-4。

表 6-4-3　抗结核药物的药动学参数

药物		半衰期	生物利用	达峰时间	血浆峰浓度/(mg·L⁻¹)	肾排泄	每日推荐剂量(WHO)	其他服药方案	改变剂量或注意事项
一线药物	异烟肼	快代谢型:1.5(0.5~1.6)h 慢代谢型:4(2~5)h	95%，口服易于吸收	0.75~2h	3~6	50%~70%	PO 每日0.3g，顿服；或与其他抗结核药合用,5mg/kg(4~6mg/kg),最大0.3g/d	IM 或 IV 0.1~0.3g/d	儿童：10~20mg/kg，每日最大0.3g 肝功能不正常者，严重肾功能损害者，精神病患者和癫痫患者禁用
	利福平	2~5h	口服吸收良好	2(1.5~4)h	8~24	6%~15%的药物以原形,15%为活性代谢物经尿排出,7%则以无活性的3-甲酰衍生物排出	10mg/kg(8~12mg/kg；最大0.6g/d)	IM 0.6g/d	儿童或青少年：10mg/kg(8~12mg/kg；最大0.6g/d) 老年人：10mg/kg，q.d.
	乙胺丁醇	3.3(2~4)h	75%~80%	2~4h	2~6	约80%在24h内排出,至少50%以原形排泄,约15%为无活性代谢物排出。	15~20mg/kg(最大2.5g/d)	复治：按25mg/kg,每日一次顿服,连续60d,继以15mg/kg,q.d.顿服	儿童或青少年：15mg/kg 非典型分枝杆菌感染：每日15~25mg/kg，一次顿服
	链霉素	2.5(2.4~2.7)h	口服利用不佳,IM后吸收良好	IM: 0.5~1.5h IV: 注射结束时	25~50	80%~98%	IM 0.5g/次,q12h;或0.75g/次,q.d.;或按20mg/kg,q.d.	采用间歇疗法：1.0g/次,每周给药2~3次	儿童：IM 15~25mg/kg，分2次给药 老年患者：0.50~0.75g/次，q.d. 肾功能减退患者：Ccr 51~90ml/min，每24h给予正常剂量的50%；Ccr 为 10~50ml/min，每24~72h给予正常剂量的50%；Ccr<10ml/min，每72~96h给予正常剂量的50%
	吡嗪酰胺	9~10h	口服吸收迅速且良好,70%~90%	1~2h	20~60	70%	25mg/kg(20~30mg/kg)	50~70mg/kg,每周2~3次	儿童或青少年：25mg/kg(20~30mg/kg)

药物		半衰期	生物利用	达峰时间	血浆峰浓度/(mg·L⁻¹)	肾排泄	每日推荐剂量(WHO)	其他服药方案	改变剂量或注意事项
二线药物	阿米卡星/卡那霉	2~3h/2.5(2~4)h	口服吸收不良,肌内注射后迅速吸收	IM: 0.5~2h 1~2h IV: 注射结束时	35~45	94%~98%/80%~90%	15~20mg/kg(最大1.0g/d),通常0.75~1.0g/d	无	儿童或青少年:15~30mg/kg 肾功能不全:①延长给药间期(h),每次用量不变(7.5mg/kg),给药间期=患者SCr(mg/100ml)×9 或 ②减少每次给药量,每12h用药一次:每次剂量=患者用量Ccr(ml/min)×7.5(mg/kg)/正常人Ccr(ml/min)
	氧氟沙星	4.7~7h	98%(95%~100%),食物对本品的吸收影响很少。	4.2±1.8h	2.5~4.5	65%~80%	7.5~10.0mg/kg,通常0.8g/d	IV 每0.2g静滴时间应大于30min	儿童或青少年:7.5~10.0mg/kg 老年人及肾功能不全者应调整剂量
	左氧氟沙星	9h	85%	1~2h	5~10	80%	7.5~10.0mg/kg,通常0.50~0.75g/d	无	儿童或青少年:7.5~10.0mg/kg 老年患者常有肾功能减退,因本品部分经肾排出,需减量应用
	莫西沙星	7h	91%	1~2h	3~5	45%	7.5~10.0mg/kg,通常0.4g/d	无	儿童或青少年:7.5~10.0mg/kg 该药对肝肾功能受损患者依旧可以与正常人同剂量使用
	环丝氨酸/特立齐酮	7(2~10)h	70%~90%	2~4h	20~35	65%	10~15mg/kg(最大1.0g/d),通常0.50~0.75g/d	无	儿童或青少年:10~20mg/kg 患有癫痫,严重忧郁症,烦躁或精神病者,严重肝肾功能损害者,嗜好饮酒者禁用

第六章 肿瘤患者肾脏相关特殊问题

药物		半衰期	生物利用	达峰时间	血浆峰浓度/(mg·L⁻¹)	肾排泄	每日推荐剂量（WHO）	其他服药方案	改变剂量或注意事项
二线药物	乙硫异烟胺	2~3h	口服后基本完全吸收,80%~100%	2(1~3)h	2~5	经肾排泄,1%为原形,5%为有活性代谢物,其余均为无活性代谢产物。	15~20mg/kg（最大 1.0g/d,通常 0.50~0.75g/d）	必要时也可从小剂量（0.3g/d）开始	儿童或青少年: 15~20mg/kg
	卷曲霉素	3~6h	口服后吸收很少,必须肠外给药,10%~20%	1~2h	28~32	50%~60%	IM 15~20mg/kg（通常 1.0g/d）	IV 1g/d（<55kg, 0.75g/d）	儿童或青少年: 15-30mg/kg; 肾功能不全: Ccr ≥110ml/min,按正常用量；Ccr ≥100ml/min,12.7mg/kg, q.d.; Ccr ≥ 80ml/min, 10.4mg/kg,q.d.;Ccr ≥60ml/min, q.d., 8.2mg/kg; Ccr ≥50ml/min, 7mg/kg, q.d. 或 每 48h 14mg/kg; Ccr ≥40ml/min,5.9mg/kg,q.d. 或 每 48h 11.7mg/kg; Ccr ≥30ml/min, 4.7mg/kg; Ccr q.d. 或每 48h 9.5mg/kg; Ccr ≥20ml/min,3.6mg/kg, q.d. 或每 48h 7.2mg/kg; Ccr ≥10ml/min,2.4mg/kg, q.d. 或 每 48h 4.9mg/kg; Ccr ≥0ml/min,1.3mg/kg, q.d. 或每 48h 2.6mg/kg 或每 72h 3.9mg/kg

药物		半衰期	生物利用	达峰时间	血浆峰浓度 / (mg·L⁻¹)	肾排泄	每日推荐剂量 (WHO)	其他服药方案	改变剂量或注意事项
二线药物	对氨基水杨酸	1h	口服吸收良好，60%~80%	4~8h	20~60	85%经肾小球过滤和肾小管分泌迅速排出，14%~33%以原形经肾排出，50%为代谢物	150mg/kg（通常10.0~12.0g/d）	IV 4.0~12.0g/d,2~3h 滴完	儿童或青少年：150mg/kg
	氯法齐明	25d（其中单次给药后消除半衰期约为10d）	口服吸收率个体差异大，45%~62%	6（2~7）h	0.5~2.0	24h内以原形及代谢产物经尿排泄仅为微量，占0.01%~0.41%	50~100mg/d, q.d.（最大0.3g/d）	无	严重肝、肾功能障碍及胃肠道疾病患者禁用
	罗红霉素	12（8.4~15.5）h	口服吸收迅速且良好，进食可使生物利用度下降约一半	2h	6.6~7.9	约7.4%	0.15g/d,b.i.d.，疗程5~12d	0.3g/d,q.d.	肝功能不全者慎用。严重肝硬化者的半衰期延长至正常水平2倍以上，如确实需要使用，则一次给药150mg（1片）,q.d.；轻度肾功能不全者不须所作剂量调整，严重肾功能不全者给药时间延长1倍，一次给药150mg（1片）,q.d.
	利奈唑胺	5~6h	口服后广泛吸收，约100%，不受与食物共同给药的显著影响	1.5（1~2）h	12~26	非肾脏清除率占利奈唑胺总清除率的65%。稳态时，约有30%药物以利奈唑胺的形式，40%以代谢产物 b 的形式，10%以代谢产物 a 的形式随尿排泄	IV 初始剂量 0.6g/次,b.i.d.。治疗1~2个月后可根据受度不良反应及耐受度调整剂量 0.6g/次,q.d.	无	11 岁及>11 岁儿童患者：10mg/kg,t.i.d.；12 岁及其以上的儿童患者：0.6g/次,b.i.d.；老年人：无须对老年患者做剂量调整；肾功能不全：无须调整剂量；肝功能不全：无须对至中度肝功能不全患者调整剂量

药物	半衰期	生物利用	达峰时间	血浆峰浓度 /（mg·L⁻¹）	肾排泄	每日推荐剂量（WHO）	其他服药方案	改变剂量或注意事项
新型抗结核药物 利福喷汀	15h	口服后吸收迅速且良好	5h	8~30	仅部分由尿中排出，约17%	无	同歇疗法：0.6g/d，q.d.，1周服药1~2次。肺结核患者其疗程一般为6~9个月	肝功能减退患者必须密切观察肝功能的变化
贝达喹啉	贝达喹啉及代谢物的平均终末消除半衰期约为5.5个月	与食物同时，生物利用度比空腹时增加2倍	5h	5.5	<0.001%	PO 0.4g,q.d.，用药后2周；然后0.2g，3次/周，用药（每次服药至少间隔48h）22周（治疗的总持续时间是24周）	无	轻度或中度肝损害患者不需要进行剂量调整；轻度或中度肾损害的患者用药时不需要进行剂量调整
德拉马尼	30~38h	口服为25%~47%，与食物同时服用时，约是空腹条件下的2.7倍	4h	135ng/ml	德拉马尼很少经尿液排泄，<5%	0.1g/次，b.i.d.，疗程24周	无	对于轻度和中度肾功能损伤的患者，无须调整剂量；对于轻度肝功能损伤的患者，无须调整剂量；不建议在重度肾功能损伤和重度肝功能损伤的患者身上运用

注：PO，口服；IM，肌内注射；IV，静脉注射；q.d.，1次/d；b.i.d.，2次/d；t.i.d.，3次/d；q12h.，每12小时1次；Ccr，肌酐清除率；SCr，血肌酐。

第六章 肿瘤患者肾脏相关特殊问题

表 6-4-4　抗真菌药物的药动学参数

两性霉素B 药物		半衰期	生物利用度	达峰时间	血浆峰浓度 / （mg·L⁻¹）	肾排泄	推荐剂量	改变剂量或注意事项
多烯类抗真菌药	两性霉素B	24h	5%	6h	2~4	代谢产物中仅5%的原形药从尿中排出	静脉给药，每天0.5~1.0mg/kg，每天或间隔1~2天给药一次，总累积量1.5~3.0g，疗程1~3个月，也可长至6个月	传统两性霉素B制剂具有严重的肾脏毒性，需对患者进行严密的肾功能及血钾水平监测，在肾功能显著下降的情况下应予以减量，并应避免与其他肾毒性药物合用
	两性霉素B脂质体	(37.5±9.3)h	不同的脂质体生物利用度差异很大	IV 即峰值	4.99±1.80	肾组织内浓度低，呈现非线性消除（注：本品未在中国人/体内进行人体药代动力学研究）	IV：起始剂量为每天1mg/kg，经验治疗推荐剂量为每天3mg/kg，确诊治疗为每天3mg/kg或5mg/kg，静脉输注时间应不少于1h	肾功能轻、中度损害的患者如病情需要仍可选用本品，重度肾功能损害者则需延长给药间期或减量应用，应用其最小有效量；当治疗累积剂量>4g时可引起不可逆性肾功能损害；肝功能不全：本品可致肝毒性，肝病患者避免应用本品
三唑类抗真菌药	氟康唑	27~37h	90%	空腹服用氟康唑后0.5~1.5h	4.5~8.0	主要自肾排泄，以原形自尿中排出给药量的80%以上	播散性念珠菌病（如尿路感染）：首次剂量0.4g，以后0.2g/次，q.d.	由于本品主要自肾排出，因此治疗中需定期检查肾功能。用于肾功能减退患者需减量应用
	泊沙康唑	20~66h（平均35h）	禁食情况下54%，摄食或摄入营养液后AUC增加	3~5h	2~4	17%	口服混悬液：预防感染时推荐剂量为0.2g，4次/d，疗程根据中性粒细胞减少症或免疫抑制的恢复程度而定；或注射液：负荷剂量0.3g，第1天2次。维持剂量0.3g，第2天开始，1次/d，推荐总疗程6~12周	轻度至中度肾脏受损的患者无须调整剂量，重度肾损害患者应严格监测肾功能情况；轻度至重度的肝损害患者无须调整剂量
	艾沙康唑	PO：110h IV：115h	98%	2~3h	7.5	50%	负荷剂量：前48小时内，2粒胶囊（相当于0.2g的艾沙康唑），q8h.，共给药6次；维持剂量：从末次负荷剂量给药后12~24h开始每次2粒胶囊 q.d.	老年人、肾功能损害者、轻度或中度肝损伤（Child-Pugh A级和B级）患者不需要调整剂量

注：PO，口服；IV，静脉注射；q.d.，1 次 /d；AUC，药时曲线下面积，代表药物的生物利用度；q8h.，每 8 小时 1 次。

(3)病毒感染

1) BKV 感染：已有研究认为预防和治疗 BKV 肾病的关键是减少免疫抑制治疗。西多福韦是最早用于抗 BKV 感染的抗病毒药物。来氟米特、静脉注射免疫球蛋白和喹诺酮类药物也具有协同抗 BKV 的效果。然而，上述药物的确切疗效仍需进一步评估。

2) CMV 感染：对于活动性 CMV 感染，可口服缬更昔洛韦；如果有胃肠道吸收不良，可静脉使用更昔洛韦。如果出现中性粒细胞减少症，foscarnet 也可作为替代治疗。治疗疗程取决于疾病的严重程度、临床表现及病毒学反应。一般需治疗 2~4 周，直到临床症状缓解，并且相隔 1~2 周至少 2 次血清 CMV PCR 检测阴性。此后，根据临床过程和免疫抑制情况，在 1~3 个月内减少剂量或停药。

3) ADV 尿路感染：在免疫抑制的恶性肿瘤患者中，如果疾病严重，用西多福韦治疗被认为是安全和有效的。也有关于利巴韦林治疗 ADV 尿路感染的相关报道。

4) 肝炎病毒：拉米夫定、恩替卡韦、阿德福韦和替诺福韦是 HBsAg 和 / 或 HBcAb 阳性并接受免疫抑制治疗的患者可选择的预防性治疗药物。

(4)血吸虫感染：单剂吡喹酮服用，可控制 80% 左右的血吸虫尿路感染患者的症状。建议在治疗 3 个月后对恶性肿瘤血吸虫尿路感染患者进行尿液的寄生虫检测，以确定有无治疗失败需重复治疗的患者。

（周巧玲　唐荣　李春辉）

────── 主要参考文献 ──────

[1] ROLSTON K V. Infections in cancer patients with solid tumors: a review [J]. Infect Dis Ther, 2017, 6 (1): 69-83.

[2] ROSOLEM M M, RABELLO L S, LISBOA T, et al. Critically ill patients with cancer and sepsis: clinical course and prognostic factors [J]. J Crit Care, 2012, 27 (3): 301-307.

[3] BAHU R, CHAFTARI A M, HACHEM R Y, et al. Nephrostomy tube related pyelonephritis in patients with cancer: epidemiology, infection rate and risk factors [J]. J Urol, 2013, 189 (1): 130-135.

[4] MOHAMMED A, ARASTU Z. Emerging concepts and spectrum of renal injury following Intravesical BCG for non-muscle invasive bladder cancer [J]. BMC Urol, 2017, 17 (1): 114.

[5] FISHER J F, SOBEL J D, KAUFFMAN C A, e al. Candida urinary tract infections: treatment [J]. Clin Infect Dis, 2011, 52 (Suppl 6): S457-S466.

[6] SANDHERR M, HENTRICH M, VON LILIENFELD-TOAL M, et al. Antiviral prophylaxis in patients with solid tumours and haematological malignancies: update of the Guidelines of the Infectious Diseases Working Party (AGIHO) of the German Society for Hematology and Medical Oncology (DGHO)[J]. Ann Hematol, 2015, 94 (9): 1441-1450.

[7] HUANG H, LI X, ZHU J, et al. Entecavir vs lamivudine for prevention of hepatitis B virus reactivation among patients with untreated diffuse large B-cell lymphoma receiving R-CHOP chemotherapy: a randomized clinical trial [J]. JAMA, 2014, 312 (23): 2521-2530.

[8] BULUT Y, OZDEMIR E, OZERCAN H I, et al. Potential relationship between BK virus and renal cell carcinoma [J]. J Med Virol, 2013, 85 (6): 1085-1089.

[9] SCHLICK K, GRUNDBICHLER M, AUBERGER J, et al. Cytomegalovirus reactivation and its clinical impact in patients with solid tumors [J]. Infect Agent Cancer, 2015, 10: 45.

[10] VAN TONG H, BRINDLEY P J, MEYER C G, et al. Parasite infection, carcinogenesis and human malignancy [J]. EBioMedicine, 2017, 15: 12-23.

随着医学科学发展进步,肿瘤患者的治疗是多学科共同进行的,治疗目标也是多层次立体全面的。很多肿瘤患者生存期得以改善,其生存质量受到广泛关注。早在 1946 年世界卫生组织(World Health Organization,WHO)成立伊始就提出,对健康的定义不只是没有疾病或消除衰弱,而是达到生理、心理和社会功能的良好状态。对于肿瘤患者,评估各个层面的状态,包括疾病症状相关的、心理状态和情绪相关的以及能否适应社会角色是非常重要的。让患者达到多层面的健康状态——是生活质量评估和干预的重要意义。在肿瘤和慢性肾脏病(chronic kidney disease,CKD)领域的研究方向都在从以"治疗疾病"为导向到"以患者为中心"进行转变,生活质量评估是"以患者为中心"的诊疗基石。

生活质量评估包括,普适的评估方法和疾病特异的评估方法。肿瘤这类疾病及其治疗过程中的特点也影响这群患者的生活质量,本节就相关问题做简单的介绍和讨论。

膳食和营养,既是人类生存不可或缺的一部分,也是影响患者幸福感和生活质量的重要组成部分,好的膳食营养可以帮助患者恢复健康,而营养膳食中的问题也会导致营养不良、肌少症和老年人中的衰弱及肿瘤患者中的恶病质,而上述这些概念不是孤立的,而是营养问题存在于多病或共病,特别是老年患者中的一系列表现。概念既有重叠,临床上又可以相互转化,其干预的方式也是一脉相承的。不同原发肿瘤、不同治疗方式和不同治疗阶段的患者,需要不同的营养筛查和干预方式。而慢性肾功能不全患者,在上述基础上,本身又有特殊的营养需求。在本节将会聚焦肿瘤患者,特别是肿瘤合并慢性肾功能不全患者中的营养问题和干预方式。

一、生存质量的评估方式

(一) 生存质量及其定义

生存质量也称生活质量或生命质量,是指一个人在日常生活中的机能能力和主观感觉,是一个包含体力、精神、情感和社会功能的多维度概念。WHO 对生存质量的描述是"一种完整的,包含躯体、精神和社会功能的幸福状态,而不只是没有病痛"。而健康相关生存质量(health related quality of life,HRQoL)是聚焦生存质量中直接受健康状况影响或直接影响健康状况的方面。例如疾病症状和治疗副作用、治疗满意度、身体机能和幸福感、疾病和治疗过程中社会功能和生活幸福感,以及精神健康(包括情绪健康状况及认知功能)。

生存质量评估是肿瘤患者治疗的重要组成部分。通过评估生存质量,我们可以更全面地评估肿瘤及其治疗对患者的影响。很多新型抗肿瘤药物会把生存质量作为临床终点之一。对于终末期恶性肿瘤患者,由于生存期有限,提升 HRQoL 对于患者和照护者更加具有意义。生存质量的定义有 2 个重要的要素:主观性和多维性。主观性是指生存质量必须是患者自己报道的,是对疾病或治疗对其影响的自主评价,每个人的预期和应对能力不同,所以即使相同的疾病状态也可能有不同的生存质量。多维性是指生存质量应涵盖身体健康、精神健康及社会健康等多个维度(表 6-5-1)。

表 6-5-1　健康相关生存质量的维度

维度	举例
生理功能和幸福感	能量水平和疲乏感,疼痛和不适,睡眠和休息情况
心理健康和情绪幸福感	外表和自我形象,负面情绪,积极情绪,自尊,思考学习记忆和集中精力的能力
社会功能	个人社会关系,有能力享受生活,可以和家人、朋友互动
职业功能和独立程度	活动能力,工作和获得报酬,可进行基本的家务劳动,是否完全依赖于药物或医疗辅助设备

(二) 生存质量的评估方法

评估生存质量的方法包括通用评估和疾病特异性评估,通用评估是总体评价患者多个领域的健康相关情况,不针对特定的疾病人群。通用评估的优势是可用于任何疾病群体,可用于比较不同疾病、疾病严重程度或干预类型对生存质量的影响。但是，通用评估可能会忽略某些特殊疾病群体的特定问题。比如在关节炎患者中，运动能力对生存质量影响更大。相对地，疾病特异性生存质量评估是针对某种疾病或者接受某种治疗的患者开发的。比如针对肺癌接受化疗的患者，或针对前列腺癌接受激素治疗的患者，相比其他类型的评估工具，这些工具对特定疾病的评估更加详细，对特定治疗相关 HRQoL 变化的灵敏度也更高。但是不同疾病之间的生存方式评估无法直接比较。

评估生存质量的工具有很多，主要是各种量表（表 6-5-2），信度和效度是评估量表工具优劣的重要指标。信度指若测量对象不变，多次测量是否能够得到一致的结果；而效度是指量表能否测定开发者想测定的内容。在选择评估工具时需要注意这些工具开发的初衷及适用人群，因为量表的信度和效度在不同文化背景的人群中可能不同。

1. 通用生存质量评估 通用生存质量评估工具不仅可评估一般健康状况，通常还可评估个体对疾病或残疾所致功能影响的感知情况。常用的有健康调查简表（Short-form 36-item Health Survey, SF-36）、WHO 生存质量量表（WHO QOL-100）、欧洲五维度健康量表（EQ-5D）和疾病影响程度量表（Sickness Impact Profile, SIP）。

（1）SF-36 是较常用的通用型生存质量评估工具，是由美国医学结局研究组（Medical Outcomes Study, MOS）开发的，目前有不同条目不同语言背景的多种版本，其中含有 36 个条目的健康调查问卷简化版 SF-36 应用较多，已有针对中国人群的版本。该量表涵盖生理功能、身份角色限制、躯体疼痛、总体健康、活力、社会功能、情感职能、情绪角色限制和健康变化 9 个维度共 36 个条目。

（2）WHO QOL-100 和 WHO QOL-BREF 是用于测定患者生存质量的国际性普适性量表，WHO QOL-100 是由多个不同文化背景、经济发展水平的国家地区协商研制而成，由生理、心理、独立性、社会关系、环境和精神支柱 / 宗教 / 个人信仰 6 个领域构成，包括 24 个方面，共计 100 个条目。由于原量表过于冗长又研制了包含 26 个问题的简化量表（WHO QOL-BREF）。1999 年，方积乾等已先后将 WHO QOL-100 及 WHO QOL-BREF 汉化翻译为中文版。

（3）EQ-5D 是 1990 年由欧洲生命质量小组开发研制的通用型量表，主要包括 5 个维度 3 个水平的量表（EQ-5D-3L）和直观模拟标度尺（visual analogue scale, VAS）（EQ-VAS）两部分。5 个维度分别是行动能力、自己照顾自己能力、日常活动、疼痛 / 不舒服，以及焦虑 / 抑郁；每个维度又分为 3 个水平，没有任何困难、有些困难及有极度困难。EQ-VAS 是一个长 20cm 的视觉刻度尺，顶端赋值 100 分表示"心目中最好的健康状况"；底端赋值 0 分表示"心目中最差的健康状况"，被测者通过在刻度尺上画线来评价当天的整体健康状况。由于该量表条目较少，对受试者受教育水平要求不高，常用于大规模的人群调查。

（4）SIP 最初发表于 1976 年，该量表包括步行、活动、保健 / 运动、交流、机制行为、情绪行为、社会交往、睡眠 / 休息、饮食、工作、家庭管理、消遣 / 娱乐 12 个维度的内容，共 136 个条目。该量表的关注点是功能变化对受试者行为能力的影响，而非主观感受。但因项目较多，在肿瘤患者中应用较少。

2. 疾病特异性生存质量评估 目前常用的肿瘤疾病特异性生存质量评估量表包括癌症治疗功能评估问卷（Functional Assessment for Cancer Therapy-general, FACT-G）、欧洲癌症研究与治疗组织生命质量核心问卷（European Organization for Research and Treatment of Cancer Core Questionnaire-QLQ, EORTC QLQ-C30）及癌症患者生存质量测定量表（Quality of Life Instruments for Cancer Patients, QLICP）。

（1）FACT-G 是在多种不同肿瘤类型患者中开发的评估癌症患者生存质量的量表。FACT-G 涵盖生理状况、社会 / 家庭状况、情感状况、功能状况 4 个领域，以及患者与治疗的关系，共 27 个条目。该量表也有用于多种肿瘤的特异性模块。因其可重复性高，对临床变化灵敏度高，常用于肿瘤的临床研究。量表可以自评需要约 10 分钟的时间完成。

（2）EORTC QLQ-C30 是由欧洲癌症研究与治疗组织开发的评估肿瘤患者生存质量的量表。该量表评估了功能状况、生理状况、心理状况和社会功能 4 个方面,共 30 个条目。设定了常见肿瘤的特定模块,如乳腺癌、肺癌、头颈部肿瘤、卵巢癌、胃癌、宫颈癌和多发性骨髓瘤。问题采用 5 阶设定测量尺度。完成量表约需 15 分钟,可以采用自评或者访谈者评定的方式。在不同肿瘤、接受不同治疗及终末期舒缓医疗患者中都有应用。

(3) QLICP 是中国研究者在生存质量量表和癌症治疗功能评价的基础上开发的,具有中国文化特色的癌症患者专用生存质量测定量表。该量表由 1 个可用于所有癌症患者的共性模块和多个特异模块组成,可评估肺癌、头颈癌、乳腺癌、胃癌、结直肠癌和宫颈癌等多种常见癌症的生存质量。

表 6-5-2　常用的生存质量评估量表

量表名称	测量的领域	条目 / 所需时间	中国人群验证	量表特点
通用生存质量评估(整体评估)量表				
SF-36	生理功能、身份角色的限制、躯体疼痛、总体健康感受、活力、社会功能、由于情绪问题导致的日常活动受限、总体精神健康	36 条 /5~10 分钟	是	简单省时,适用多个人群;计分需要选择符合人群偏好的量化标准
WHO QOL-100	生理、心理、独立性、社会关系、环境、精神信仰	100 条 /20 分钟	是	多个国家文化可用,可比性强
WHO QOL-BREF	生理、心理、独立性、社会关系、环境、精神信仰	26 条 /5~10 分钟	是	
SIP	步行、活动、运动、交流、行为、情绪行为、社会交往、睡眠休息、饮食、工作、家庭管理、娱乐	136 条 /30 分钟	是	关注功能变化对患者行为能力的影响,条目较多
EQ-5D	行动、自我照顾、日常生活、疼痛不适、焦虑抑郁以及健康状态视觉量表	5 条 /5 分钟	是	条目少易于操作,适合大规模人群调查
疾病特异性生存质量评估量表				
FACT-G	生理健康,社会功能,情感功能,体能状态,与医疗提供者的关系	27 条 /15 分钟	是	有各种不同类型的肿瘤特异性模块。简单易行,对变化敏感,缺乏对疼痛的评估模块
EORTC QLQ-C30	整体健康状态(体能水平、角色功能、情感功能、认知功能、社会功能)、症状相关项目(乏力、恶心和呕吐、疼痛、憋气、失眠、食欲下降、便秘、腹泻、经济困难)	30 条 /15 分钟	是	在多个国家证实,症状特异项目是在乳腺癌患者中开发的,可能对其他肿瘤不适用
QLICP	生理功能、心理功能、社会功能、常见症状和不良反应	32 条 /15 分钟	是	中国研究者开发,具有整体评估和疾病特异性模块

(4) 肾脏病生存质量评估(KDQOL-36)是最常用的在肾脏病患者中的生存质量评价量表,该量表经过了多种语言的信效度研究,包含通用评价和疾病特异性评价的部分。KDQOL-36 通用评价部分采用 12 个问题的简短版医疗结果研究量表(SF-12),疾病特异性评价包含 3 个亚量表,即症状和问题量表(12 个条目)、肾脏病负担量表(4 个条目),以及肾脏病对生存影响量表(8 个条目)。

CKD 患者会受到包括疲劳、瘙痒、味觉改变、睡眠异常、焦虑抑郁等在内的各种症状的影响。所以，评估肾脏病患者的症状及这些症状对患者生存质量的影响也很重要。KDQOL-36 的亚量表中生存质量评分降低和肾脏病患者总死亡率即心血管死亡率独立相关。

3. 体能状态评分 体能状态是指患者进行日常活动的能力，是患者能够达到基本自我照护需求和维持幸福状态的重要组分，反映了患者的自理能力和实际生活中的自理情况。躯体症状、认知、感觉和社会功能都会影响体能状态，是影响肿瘤患者预后的重要因素。

常用的体能状态评分有卡氏功能状态评分（Karnofsky Performance Status，KPS）及美国东部肿瘤协作组（Eastern Cooperative Oncology Group，ECOG）体能状态评分。

KPS 和 ECOG 均只有 1 个条目，由医务人员评价患者的体能状态，KPS 是从 100 分（无疾病）到 0 分（死亡），70 分以上是无须照顾，40 分以上是生活可以自理但是需要帮助，ECOG 评分为从 0 分（健康正常）到 5 分（死亡），ECOG 3~4 分者需要部分或完全卧床。2 种量表的评价简单，在一定条件下可以相互转换，有利于研究者对使用这 2 种量表的人群进行比较。体能状态评分已经是肿瘤患者常规评估的组分。体能状态下降会导致化疗所致毒性风险升高，关于化疗毒性预测指标的研究也证实体能状态是关键的预测指标。一般要求满足 KPS 不小于 70 分、ECOG 评分不大于 2 分者才考虑化疗。

生存质量的评估方式是多维度的，以患者自我评估为主体。其评估具有语言和文化特异性，在选择评估方式时，要注意是否适合我国患者的语言和文化背景。

生存质量评估是从群体角度评估肿瘤治疗方案效果的方式。好的生存质量评估可以帮助医患共同制订适合患者的临床诊疗计划。针对具体患者使用何种问卷或者什么调查方式，应当充分个体化。何种程度的生存质量改变需要治疗团队做出相应的治疗调整，或者生存质量评判是否存在与预后相关的明确切点，需要更多临床研究来明确。

二、肿瘤患者的生存质量及影响因素

生存质量的评估对肿瘤患者有其积极的意义也有局限性，本部分内容将简述肿瘤患者生存质量评估的临床意义，并且简要介绍影响肿瘤患者生存质量的因素。

（一）生存质量对于肿瘤患者的意义

评估生存质量对于肿瘤的诊治有积极的临床意义。

生存质量的数据作为次要终点已经被广泛应用在肿瘤相关临床研究中。肿瘤患者的很多症状和功能水平无法通过常规实验室化验指标测定，但这些症状又对患者很重要。治疗期间生存质量改善的获益，甚至可以弥补生存时间上的微小损失。所以在肿瘤相关的临床研究中，生存质量常常作为临床终点之外的次要终点。

生存质量对于预后有预测作用。肿瘤生存质量研究发现，治疗前的整体生存质量和患者的预后相关。在结直肠癌、非小细胞肺癌、肝细胞肝癌、卵巢癌、前列腺癌等多种肿瘤的研究中，都证实了治疗开始前的生存质量和生存期相关。即便是在控制了社会经济水平、体能水平等可能的混杂因素之后仍是如此。在治疗过程中生存质量的变化可能早于疾病复发或进展。如在乳腺癌的研究中发现恶心、呕吐以及躯体功能变化能够预测复发。

生存质量可以帮助临床治疗，加强医患沟通。生存质量的多维性可以弥补繁忙临床工作中会遗漏的问题。整体生存质量评分的变化可以提示医护人员患者需要更多的关注。在晚期肺癌患者中的研究提示，患者对每周进行 HRQoL 评估的接纳度和依从性均较高，多数患者认为每周评估有助于与治疗团队开展有重点的讨论。填写生存质量量表的过程本身，会改善患者的医护交流过程和提升其心理幸福感。

生存质量评估可以帮助治疗决策。对于肿瘤患者，特别是晚期肿瘤，治疗不再一味追求延长生存期，而是倾向于追求生存质量。在权衡积极、延长生命的治疗及临终决策时，必须考虑到每例患者对生命意义的看法，做出个体化的决定。有一些患者仍然会选择积极接受有毒性的治疗，而另一些患者会选择姑息治疗或者减少花费。

生存质量评估可以帮助卫生经济学研究和政策制定。肿瘤目前是全世界范围内的第二大死因,但医疗资源有限,怎样在最小的预算中获得最大的治疗效果是肿瘤卫生经济学研究的重点。可以通过测定生存质量和质量调整寿命年(quality adjusted life years,QALYs)来评估和比较治疗干预方式。有些治疗方式可以延长寿命但是会损失生存质量,另外一些虽然延长的寿命没有那么多但是生存质量更高,再配合每种治疗方式的花费,可以评估哪种治疗方式更经济。

但生存质量评估也存在一些问题。生存质量评估的很多领域,比如情感功能、社会功能等对于临床医师是不熟悉的,如何将生存质量评估的结果应用到临床诊疗中仍值得进一步探讨。另外,由于生存质量评估具有主观性,缺乏"金标准",如何对比评估的结果以及如何设定开始干预的"阈值",也是临床上会面临的问题。

(二)肿瘤患者生存质量的影响因素

在一般人群中生存质量可能受到年龄、性别、信仰、受教育水平、收入水平和家庭状况的影响,而在肿瘤患者中,疾病的严重程度、功能状态、接受的治疗、在疾病诊疗过程的社会支持强度都会影响生存质量。肿瘤患者一般会经历肿瘤的诊断时期、治疗的早期、长期的无病生存期、肿瘤的复发或者转移阶段。在疾病发展的不同阶段,生存质量也会有不同的特点。肿瘤的不同治疗方式也将导致不同的生存质量结局,例如化疗导致的恶心呕吐、疲劳,放射治疗导致的疼痛,手术导致的外观改变等。

提高患者的生存质量已经和延长生存时间一样成为了肿瘤患者治疗的主要目标。研究影响生存质量的因素,有助于在临床上有针对性地改善相关内容。常见的生存质量影响因素见图6-5-1,包括固有因素和临床上可以改善的可变因素。固有因素包括年龄、性别、受教育水平和收入等人口学因素,也包括肿瘤的部位和分期等疾病相关因素,还有患者本身的人格特性和宗教信仰。可变因素包括肿瘤的治疗方式和强度、社会及家庭支持、是否给予辅助治疗等。

1. 人口学因素 影响人群生存质量的人口学因素主要包括性别、年龄、婚姻、文化程度、职业和经济状况等。在中国普通人群中的研究发现,女性各维度的健康问题比例高于男性;已婚或者同居者的生存质量高于单身;生存质量随着年龄增加而下降,随着收入增加而升高。在肿瘤患者中的研究也提示,收入水平高者生存质量更好。受教育水平低和无固定工作也对生存质量有负面影响。上海地区乳腺癌患者生存质量的研究发现,更好的社会支持、家庭收入更高、医疗保险自费支付比例低的患者生存质量更好。

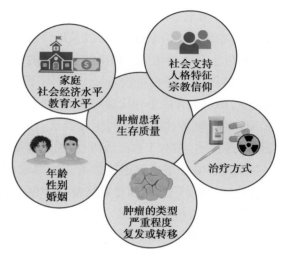

图 6-5-1　肿瘤患者常见的生存质量影响因素

2. 肿瘤相关的因素 原发肿瘤的部位、肿瘤相关的症状、肿瘤的分期、是否转移以及是否复发对生存质量有不同的影响。有研究显示,在乳腺癌的患者中,肿瘤复发者生存质量中的症状和生理功能领域较原发肿瘤转移者更差。在多种实体肿瘤患者中的研究证实,肿瘤的每次复发进展都会对生存质量有负面影响。

3. 治疗相关因素 有很多研究聚焦各种治疗方式对生存质量的不同维度的影响。肿瘤化疗对生存质量中的躯体功能和情感功能的负面影响更大。不同的术式对于生存质量也有影响,比如在乳腺癌患者中,乳腺切除以及接受化疗的患者比部分切除或未接受化疗者生理功能更差。一些辅助治疗可以提高生存质量。1项双盲随机临床试验发现:对接受乳腺手术和腋窝淋巴结清扫术的乳腺癌患者,手术后给予物理治疗和健康教育,可以预防继发性的淋巴水肿,提高生存质量。上海地区1 160例女性乳腺癌的生存质量影响因素研究发现:接受中医治疗的患者生存质量高,而接受化疗者较低。另外,还有研究发现,低强度运动和瑜伽等能提高乳腺癌患者生存质量。

4. 肾脏病相关因素 肾脏疾病患者的生存质量普遍低于健康人群。来自美国慢性肾功能不全和西班牙裔慢性肾功能不全的2个前瞻性队列的3 837例患者的数据显示：慢性肾功能不全患者的生存质量低于健康对照。而透析患者的生存质量亦低于非透析患者。与CKD患者生存质量相关的主要因素包括CKD分期、受教育水平、经济水平、血红蛋白水平及白蛋白水平是否达标、合并症情况等。年轻、女性、受教育水平低、糖尿病、血管病变、充血性心力衰竭、肥胖以及低肾小球滤过率都与低生存质量相关。肾功能下降快的患者生存质量的评分下降也更快,提示肾功能下降及进入透析,都对患者的生存质量有重大影响。

不同的肾脏替代方式会对生存质量有影响。有系统综述提示,相对于血液透析,腹膜透析患者的生存质量可能优于血液透析患者。特别地,在体力活动、生活受限程度和肾脏病症状对生活的影响方面,腹膜透析可能更优。

5. 社会因素 家庭环境、社会支持、民族与宗教文化等关系到人群的心理状况,影响着个人对健康的认识,肿瘤患者中社会支持较少且对社会支持的利用度低者生存质量较差。

总体来讲,加强支持治疗,增加对肿瘤患者的社会和家庭支持,关注治疗对患者各维度功能状态的影响,是有效改善患者生存质量的方式。

综上所述,生存质量作为评价肿瘤患者健康的重要工具,在临床治疗、药物研究、卫生经济评价和缓和医疗方面都有广泛的应用和很好的前景,应加强标准统一的生存质量量表开发,开展针对我国肿瘤患者生存质量的大规模的流行病学研究和纵向研究,通过队列追踪,深入探讨肿瘤患者生存质量的影响因素,为制定我国肿瘤患者诊治的卫生政策提供科学依据。

三、肿瘤患者的营养问题及评价

营养不良是肿瘤患者经常遇到的临床问题。肿瘤本身以及针对肿瘤的外科及内科治疗都会导致营养不良,而营养不良会进一步降低肿瘤患者的生存质量,增加治疗相关并发症,并最终影响患者生存率。据估计,10%~20%的肿瘤患者是死于营养不良及其并发症而非肿瘤本身。因此,营养

支持在肿瘤患者的治疗中起到了重要的作用。从肿瘤确诊开始,就需要关注营养问题,对营养状态的调整和针对营养不良的治疗应该和针对原发肿瘤的治疗同时进行。但在世界范围内,对肿瘤相关的营养不良问题的认识和及时干预仍然不足。

肿瘤患者的营养问题有其异质性,要根据不同的原发肿瘤部位、疾病发展的不同阶段、不同的治疗方式给予相应的营养关注。及时发现、预防和干预营养问题是多学科协作治疗肿瘤的重要组成部分。

本部分将从肿瘤患者的营养问题(定义、病理生理学)、肿瘤患者营养问题的患病率和预后、肿瘤患者的营养评估三个方面介绍肿瘤患者的营养问题及评价。

(一)肿瘤患者的营养问题

体质量下降和进食减少是肿瘤患者中常见的临床问题。随着人们对营养和肿瘤疾病发展之间相互作用的认识深入,又把广义的营养不良分为不同种类,肿瘤患者中常见的3种营养问题是营养不良、恶病质和肌少症,三者密切相关但又有所区别,在临床上有不同的预后价值和干预方式。

1. 常见营养相关问题的定义

(1)营养不良(malnutrition):疾病相关的摄入减少和组织分解,所导致的体质量下降、身体成分改变和活动受限。营养不良的诊断目前主要依据2019年全球领导人发起的营养不良(global leadership initiative on malnutrition,GLIM)诊断标准共识,将营养不良的评定分为"营养筛查"和"营养评估"2个步骤,在诊断时还需要考虑临床表型和病因2个方面。

(2)肿瘤恶病质(cachexia):肿瘤恶病质是指摄入不足和代谢异常所致的负蛋白质和负能量平衡,表现为体质量下降,肌肉消耗伴或不伴脂肪组织减少。恶病质与单纯营养不良的重要区别是,恶病质的发病过程中有慢性炎症状态参与,无法通过单纯补充热量和增加进食来逆转。

(3)肌少症(sacropenia):定义为肌肉含量减少伴有肌肉功能下降。一般以骨骼肌减少至低于同性别年轻成人2个标准差为分界,但由于不同人种的肌肉含量正常值不同,目前肌少症的诊断缺乏统一的标准。

这3种营养问题在临床上并不是互斥的,他

们的定义之间有所重叠,比如营养不良可能是单纯一段时间摄入不足的表现,也可能是恶病质前期的表现,恶病质患者从定义上讲都会伴有肌少症,但是肌少症不一定都有恶病质。这些定义反映了整个医疗群体对肿瘤相关营养问题认识的逐渐深入,有助于学术交流中的术语统一,但更重要的临床价值是帮助更多临床医师认识、早期发现并且干预肿瘤患者的营养问题。慢性肾功能不全患者本身就是蛋白质能量营养不良的高危人群,随着肾功能不全进展,含氮废物堆积和代谢性酸中毒会导致厌食和肌肉消耗,另外,慢性肾功能不全的患者在膳食摄入上有很多限制,包括限磷、限钾、限制蛋白质摄入,还有长期透析患者均存在不同程度营养不良,如果同时存在肿瘤,会让营养问题变得更加复杂。

2. 肿瘤相关营养问题的病理生理学 肿瘤相关的营养问题是一个多病因的复杂病理生理过程。肿瘤本身对不同器官的影响,食物摄入减少,热量和蛋白质需求增加,体力活动等刺激合成的信号减少都会导致营养问题。这也提示对肿瘤相关营养问题要进行多层面、多靶点的干预。

(1)肿瘤本身:不同的原发部位的肿瘤会影响到进食和食物消化吸收排泄过程,如头颈部肿瘤及其治疗会经常导致口干、溃疡、出血、黏膜炎从而导致进食不佳和体质量下降,消化道肿瘤及其治疗会导致腹泻、吸收不良、乳糖不耐受等问题。腹部肿块或腹水会导致早饱和胃肠动力减弱。肿瘤的多种非特异性症状包括恶心、口干、味觉改变、疼痛等也都会造成营养摄入吸收问题。晚期肿瘤患者常见的合并症,包括抑郁状态等也会导致进食减少。长期卧床的肿瘤患者会出现肌肉废用性萎缩,这是肿瘤患者肌少症的原因之一。

(2)慢性炎症状态和细胞因子:肿瘤的存在会让身体处于慢性炎症状态,导致促炎症细胞因子如肿瘤坏死因子 α(tumor necrosis factor-α,TNF-α)、白细胞介素(interleukin,IL)-1β 及 IL-6 的释放,这些细胞因子会加重厌食和食欲下降,同时造成组织分解,增加能量需求,最终导致热量消耗大于摄入,进而出现慢性消耗状态。

(3)抗肿瘤治疗:抗肿瘤治疗也可以造成体质量特别是瘦体质量的下降,化疗可以导致味觉和嗅觉改变从而导致食欲下降,放疗会导致局部

症状,如口干、黏膜炎、瘢痕梗阻和肠道梗阻等。40% 患者在化疗期间出现黏膜炎,100% 的放疗患者会出现黏膜炎,60% 的消化道肿瘤和头颈部肿瘤患者在开始治疗后出现明显的体质量下降。内分泌治疗,如晚期前列腺癌患者的抗雄激素治疗会减少肌肉合成,其他靶向治疗如酪氨酸激酶抑制剂索拉非尼、血管内皮生长因子的单克隆抗体贝伐珠单抗等也有报道会造成肌肉减少。

(二)肿瘤患者营养问题的患病率和预后

1. 患病率 肿瘤患者营养问题的患病情况受到肿瘤类型、疾病阶段、治疗方式的影响,同时还受到患病人群基础年龄和社会状态的影响,晚期肿瘤患者、住院患者的营养不良比例高于早期肿瘤和居家患者。同时由于营养不良、恶病质和肌少症的定义和诊断标准在文献中并不统一,不同的流行病学研究所报道的患病率有差异。

(1)营养不良:文献中恶性肿瘤患者营养不良的患病率是 15%~40%。肿瘤患者营养不良的患病率受肿瘤发生部位的影响,来自许多国家的研究支持发生在影响进食和营养吸收器官的肿瘤更容易导致营养不良,这主要包括头颈部肿瘤、食管癌、胃癌及胰腺癌。根据营养风险筛查 2002(nutritional risk screening 2002,NRS-2002)结果,60%~70% 的食管癌和胰腺癌患者存在营养不良的风险。而根据体质量下降的情况诊断的营养不良,在上消化道肿瘤的患者中发生率为 40%~50%。在肺癌患者中发生率为 26%~43%,血液肿瘤中发生率在 35% 左右。

中国肿瘤营养调查协作组的多中心横断面研究显示:来自 14 个城市 29 家三甲医院的 1 138 例住院肿瘤患者中,按照体质量 6 个月内下降大于 5% 或基础体质量指数(body mass index,BMI)$<20kg/m^2$ 且 6 个月内体质量下降 2% 的诊断标准,41.3% 可诊断营养不良。其中头颈部恶性肿瘤、胰腺癌和胃食管癌营养不良比例最高,分别为 67%、63% 和 59%。

(2)恶病质:根据 2011 年《肿瘤恶病质的国际共识》,肿瘤恶病质的诊断是基于以下 3 条中的任何 1 条:①在 6 个月内非自主性的体质量下降 >5%;② BMI$<20kg/m^2$ 并伴有体质量进行性下降,在 6 个月内下降 >2%;③在 6 个月内体质量下降 >2% 伴有肌肉减少。系统综述的结果提

示,在欧洲地区和美国的肿瘤患者队列中恶病质的患病率在30%左右,其中肝癌(50%)、胰腺癌(45.6%)和头颈部恶性肿瘤(42.3%)的恶病质发生率最高。

(3)肌少症:除了非自主性体质量下降和脂肪组织减少,肌肉含量下降也是肿瘤患者重要的营养问题,但是体质量正常的患者也可能存在肌少症。所以,需要使用适合的方式(如影像学检查、身体成分测定和肌肉功能评估)来诊断肌少症。1项系统综述报道,在接受抗肿瘤治疗前就已经有38.6%的患者达到肌少症的标准。其中食管癌和肺癌患者的患病率最高。

2. 营养状况对预后的影响

(1)营养不良是预后不良的预测因素。1项多中心、回顾性研究纳入了来自ECOG临床试验的3 041例恶性肿瘤患者,发现启动化疗前体质量较发病前减轻5%以上是早期死亡的预测因素。体质量减轻的预测价值独立于疾病阶段、肿瘤组织学及患者的日常体能状态。1项纳入上千例肺癌患者的前瞻观察性研究提示,体质量下降 ≥2% 和总体预后不佳明确相关。营养不良增加治疗相关毒性反应,降低生存质量,影响患者日常功能。在体质量减轻患者中还存在对化疗反应率较低的趋势。

(2)恶病质患者死亡率明显升高。在发生恶病质的恶性肿瘤患者中,其死亡率可高达80%。癌性恶病质会影响患者生存质量、增加治疗不良反应、降低化疗效果、增加术后并发症发生率、缩短患者生存期,给恶性肿瘤患者的生活和生存带来巨大影响。恶病质除造成不良预后及治疗反应降低之外,严重的恶病质还可直接导致肿瘤患者死亡。1项回顾性尸检研究发现:在486例恶性肿瘤患者中,大约1%的患者死于恶病质本身。

(3)肌少症和预后。肌少症对预后有不良的影响。在临床实践中需要注意,很多患者在出现体质量明显下降之前就已经开始出现肌肉减少了。体质量减轻、肌肉消耗及计算机断层扫描术(computer tomography,CT)扫描评估显示,低肌肉组织衰减(提示肌肉组织中脂肪浸润)预示预后

差,与实际体质量无关。无论基础体质量如何,肌肉减少都和化疗毒性高、外科手术后恢复差、肿瘤进展快及生存率下降相关。

在接受手术治疗的食管癌患者中,术前肌肉含量减少和术后出现并发症有相关性。在肺癌患者中,肌少症和治疗反应率低以及无进展生存时间短相关。对于老年患者,肌肉含量减少和肌肉功能下降同时存在者预后更差。联合肌肉含量和功能的诊断标准似乎对预后有更好的预测意义。

(三)肿瘤患者的营养评估

营养不良和恶病质不是突然发生的,而是逐渐进展的疾病谱系,仅仅有厌食症状而无明显体重下降是恶病质前期,随着疾病进展和抗肿瘤治疗的进行,可能会逐渐发展到恶病质甚至难治性恶病质,在这个进展过程中越早进行干预效果越好。各国的营养指南一致建议,一旦肿瘤确诊就要开始营养风险筛查,对于筛查存在营养风险的患者应该进行全面评估及相应治疗。对于暂时没有风险的患者应进行定期的重复筛查。

临床上常常把患者体质量下降、慢性消耗或者进食不足的状态统称为"营养不良",实际上营养不良的诊断不只是依据某个简单的数值,而是分为营养风险筛查、营养不良诊断和严重程度分型三步。2019年GLIM诊断标准共识统一了营养不良的筛查和诊断标准(图6-5-2)。

1. 营养筛查 肿瘤患者的营养筛查,推荐使用经临床验证的筛查工具。但对于最佳的筛查工具尚无一致的推荐。GLIM推荐使用NRS-2002、营养不良通用筛查工具(malnutrition universal screening tool,MUST)和微型营养评定简表(MNA-SF)等工具。MUST和MNA-SF是筛查发生营养不良的风险,而NRS-2002是筛查现存的或潜在的营养不良因素可能造成不良临床结局的风险(表6-5-3)。

营养筛查应在确诊恶性肿瘤的时候就开始进行,最好在进行抗肿瘤治疗之前。在肿瘤治疗的过程中需要定期进行营养筛查,并及时发现营养风险。对于预计生存期少于数月的患者,应该进行进食相关问题的筛查以维持生存质量。

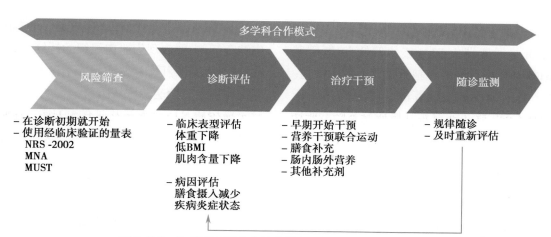

图 6-5-2　肿瘤患者营养支持从筛查、诊断到治疗监测的流程

注：NRS-2002，营养风险筛查 2002；MNA，微型营养评定量表；MUST，营养不良通用筛查工具；
BMI，体质量指数。

表 6-5-3　常用的营养筛查工具及主要内容

内容	NRS-2002	MNA-SF	MUST	SGA
病因评估				
膳食摄入减少	X	X	X	X
疾病炎症	X	X	X	X
症状评估				
厌食		X		X
衰弱		X		X
临床表现				
体质量下降	X	X	X	X
体质量指数	X	X	X	
瘦体质量 / 去脂体质量		X		X
脂肪含量				X
液体潴留 / 腹水				X
肌肉功能如握力				X

2. 营养不良、恶病质和肌少症的诊断

（1）营养不良：GLIM 推荐在营养筛查的基础上，分别利用 3 个临床表型即非自主性体质量丢失、低 BMI、肌肉量降低和 2 个病因表型即食物摄入吸收减少和疾病炎症状态对患者营养不良进行诊断和严重程度分级。要想诊断营养不良需要至少满足 1 条临床表型和 1 条病因表型（表6-5-4）。

表 6-5-4　GLIM 营养不良诊断标准

临床表型			病因表型	
体质量下降	低体质量指数 /(kg·m⁻²)	肌肉含量减少	膳食摄入减少	炎症状态
6 个月内下降 >5% 或总下降 10%	亚洲人群 <18.5（70 岁以下）或 <20（70 岁以上）	采用经验证的肌肉含量测定方法（DEXA，BIA，CT，MRI 或人体学测量上臂围或小腿围） 注：肌肉含量减少需根据特定人群的标准评定	相关疾病：胰腺分泌功能异常、短肠综合征、食管狭窄、慢性腹泻或脂肪泻	急性严重炎症状态：重大感染、烧伤、外伤慢性炎症状态：肿瘤、慢性阻塞性肺疾病、充血性心力衰竭、慢性肾脏病

临床表型中的 BMI 的切点和评定的人种相关,有研究显示亚洲人 BMI 整体偏低,诊断肥胖和超重的 BMI 切点均低于基于欧美人群的数值。中国的《临床诊疗指南推荐的营养不良诊断标准》为 BMI<18.5kg/m² 伴有一般情况差。需要注意 BMI 对于肌肉的减少不敏感,对于肥胖患者可能会高估身体状态。

肌肉含量的最佳评估方式尚无共识,GLIM 推荐使用经验证的身体成分测定方式评估肌肉含量,如双能 X 线、生物电阻抗、超声、CT 或磁共振成像(magnetic resonance imaging,MRI),如果不具备这些测定方法,也可以使用上臂围或小腿围来评估肌肉含量。肌肉含量的正常值需要和同性别同年龄段同人种的正常值进行比较,对于我国患者目前没有国人年龄分组的正常值,但可以参考亚洲肌少症工作组(Asian Working Group for Sarcopenia,AWGS)在 2019 年更新的诊断共识,其中给出了肌肉含量减少和肌肉功能下降的标准。

膳食摄入不足指持续 1 周无法进食,或者持续 1~2 周无法摄入热量需求 60% 以上的食物。食物或营养素摄入减少也包括存在会导致吸收不良的疾病如食管狭窄、胃轻瘫、肠道假性梗阻、短肠综合征、胰腺功能不全或胃部分切除术后。还有一些影响进食的症状如吞咽困难、恶心、呕吐、腹泻、便秘和慢性腹痛等也会导致膳食摄入不足。这些症状可以作为评估膳食摄入的辅助标准。

对于营养不良诊断,需要特别指出的是,虽然体质量是体现营养状况的重要指标,但在肥胖患病率明显上升的今天,仅仅靠体质量来评估营养状态是不够的,还需要考虑在体质量下降之前就可能存在的代谢异常,比如炎症导致的食欲下降,以及肌肉量和功能的改变。

(2)肿瘤恶病质:肿瘤恶病质是一个多因素临床综合征,主要表现为肌肉组织的持续丢失,能导致进行性功能障碍,和普通营养不良不同,常规营养支持不能完全逆转恶病质。

恶病质是一个逐渐进展的消耗状态,恶病质的进展取决于原发肿瘤的部位和分期,全身炎症状态和对抗肿瘤治疗的反应,根据严重程度临床上可以分为恶病质前期、恶病质和难治性恶病质三个阶段(图 6-5-3)。

其中难治性恶病质指的是一种肿瘤进展的终末状态,抗肿瘤治疗无效,全身分解代谢明显,针对体质量下降的干预已经不能起到作用。这一阶段的患者预期生存期<3 个月,体能状态评分为 ECOG 3~4 分即为半卧床或完全卧床状态。不是每个患者都会经历这三个阶段,例如有些患者在恶病质前期经过原发病治疗和营养干预可以避免进入恶病质。这样的分期主要是为了指导相应的治疗,比如对于难治性恶病质,有创的全肠外营养(PN)等方式可能获益有限,反而应该针对患者和看护者的主观不适进行对症治疗。

(3)肌少症:肌少症的诊断主要分为 2 部分。①肌肉含量减少;②肌肉功能下降,主要包括握力下降和物理活动能力下降。

肌肉含量的诊断方法主要通过经验证的身体成分分析方法。人体成分分析一般把体质量分为脂肪组织重量和去脂肪体质量两部分,去脂肪体质量包括所有脂肪以外的组织如内脏、骨骼肌、骨骼和水分。而瘦体质量指除去脂肪和骨骼的身体成分,主要的组成部分即肌少症中的肌肉含量。

常见的身体成分分析方法包括双能 X 射线吸收法(dual energy X-ray absorptiometry,DEXA)和生物电阻抗法(bioelectric impedance analysis,BIA),还有 CT 和 MRI 等影像学检查。DEXA 是

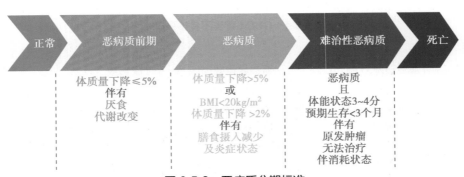

图 6-5-3 恶病质分期标准

一种通过两个能量源的低放射剂量的 X 线分析身体成分,而 BIA 是根据脂肪组织和其他组织含水量不同所致的电阻不同来估计身体成分的方法。这些方法测定的肌肉含量,需要和同性别同人种的青年正常值比较,AWGS 的 2019 年共识提出了适合亚洲人群的诊断标准,其中肌肉含量减少定义为 DEXA 男性<7.0kg/m²,女性<5.4kg/m² 或 BIA 法男性<7.0kg/m²,女性<5.7kg/m²。但这个切点在中国老年人中尚未得到系统的验证。

肌肉功能的评估分为肌肉力量(即握力)和运动功能评估,AWGS 的诊断标准中握力男性<28kg/m²,女性<18kg/m² 为肌肉力量减少。而运动功能包括了 3 个测试,分别为 6 米步行试验(诊断标准为<1.0m/s),5 次坐下站起试验(诊断标准为 ≥12s)或简易身体功能表现量表(包含平衡站立测定、步速测定和坐下站起试验,诊断标准为 ≤9 分),任何一项达到诊断标准即可诊断为肌肉功能降低。

如果患者满足肌肉含量减少或肌肉功能下降中的一项可以诊断为肌少症,若同时满足两项则诊断为严重肌少症。

3. 营养评价的方式 除了诊断标准中提到的测试,还有一些其他的营养相关评估是临床上经常用到的,包括评定患者热量需求、评定营养相关症状、评估膳食摄入的方法和营养相关生化指标。

(1)热量需求量评估:人的热量消耗分为基础代谢率、食物热效应和运动热消耗,其中基础代谢率占每日热量需求的 60%~70%,食物热效应比较恒定,一般占每日热量消耗的 10%,所以评估热量需求主要就是测定基础代谢率。基础代谢率的金标准是间接热量计(indirect calorimetry),它是利用呼吸气体交换来估算能量消耗,可同时测定基础代谢率与呼吸商。对于临床病情不稳定或者接受手术入住重症监护病房(intensive care unit, ICU)的患者推荐使用该方法。但是间接热量计并不普及,更多的时候会通过公式来计算基础代谢率,常用的 Harris-Benedict 公式,可通过患者的性别、年龄、身高、体质量等基础信息来计算每日无其他消耗时所需要的热量,但有研究显示公式法可能会低估肿瘤患者的基础代谢 12%~13%。

Harris-Benedict 公式:

男性基础代谢率 =10× 体质量(kg)+6.25× 身高(cm)-5× 年龄(岁)+ 5

女性基础代谢率 =10× 体质量(kg)+6.25× 身高(cm)-5× 年龄(岁)-161

(2)膳食摄入:对于经口进食的患者,可能需要评估其膳食摄入和摄入的变化,目前主要的方式是 24 小时膳食回顾,就是在营养师的帮助下让患者回顾过去 24 小时的饮食,其他的膳食记录方法,如膳食频率量表不适用于摄入情况发生突然变化的患者,而食物日记则不适合生活不能自理的患者。

(3)症状评估:临床上常需要评估影响营养状况的症状。肿瘤患者中常见的症状包括口干、味觉改变、口腔溃疡、恶心、呕吐、厌食、腹泻、疼痛、水肿等。

(4)生化指标:血清中的白蛋白及其他蛋白是肝脏合成的蛋白质,常用于评估患者营养和合成状态,其中白蛋白半衰期 18~20 天,由肝脏合成,前白蛋白半衰期仅 2 天,对短期营养状态的灵敏度高于白蛋白但受影响因素比较多,转铁蛋白半衰期 7 天但是合成受到身体铁储备的影响。血红蛋白的合成受造血及其原料的影响,评估营养性贫血还可完善血清铁蛋白、叶酸及维生素 B₁₂ 等。另外有一些观察性研究显示,血清维生素 D 及其活性代谢产物水平和肿瘤进展及预后不良相关可作为辅助营养指标。

(5)体能状态水平:肿瘤患者的功能水平和预后相关,也反映了营养摄入水平,更好的功能水平是很多抗肿瘤治疗的前提。常用的体能状态评分,如 Karnofsky 量表或 ECOG 量表应用于患者营养状态的常规评估,具体评估方法见上文肿瘤患者的"生存质量的评估方式"。

(6)评价炎症:肿瘤相关营养不良和恶病质的特点是除了进食不足之外还有疾病本身所致的慢性炎症状态参与。临床上也有一些评估炎症状态的尝试,如格拉斯哥预后评分(GPS)就是根据血清 C 反应蛋白和白蛋白水平来评估炎症状况的,GPS 应用起来比较容易,并且与肿瘤患者的预后相关。

(7)综合评估量表:很多量表可用于辅助营养不良的评估,包括患者自评主观整体评定量表(Patient-generated Subjective Global Assessment,

PG-SGA），微型营养评定量表（Mini-nutritional Assessment，MNA），MUST 和简化营养食欲问卷（Simplified Nutritional Appetite Questionnaire，SNAQ）。这些量表试图通过整合体重、体格检查、食物摄入、功能状态、影响膳食摄入的症状等指标评估患者整体营养状态并指导预后和治疗，一部分筛查工具中也涵盖了恶病质的特定内容，包括储备耗竭、肌肉质量和肌力、厌食或食物摄入减少、分解代谢因素和功能/社会心理缺陷。PG-SGA 在各年龄段的恶性肿瘤患者中得到过验证，但目前没有一种量表是公认的最佳方法，GLIM 也没有推荐使用综合评定量表来诊断营养不良。临床上可以选择适合的量表作为营养评估的辅助工具。

肿瘤患者常见的营养问题，包括营养不良、恶病质和肌少症，这三者不是孤立的，而是反映了肿瘤患者中营养问题的演变谱系。在评估的方法上，营养评估依靠的绝不是单一指标，而是从营养风险、营养状况、身体成分、肌肉功能到膳食摄入情况的综合评估。早期筛查、综合评估、及时干预、定期监测是肿瘤患者营养评估的关键。

四、肿瘤患者的营养支持

营养问题会阻碍肿瘤患者接受最佳的抗肿瘤治疗，影响患者生存质量，最终影响患者预后。但目前对肿瘤患者的营养问题普遍认识不足。来自中国 14 个城市的横断面研究显示：只有 40% 的营养不良患者接受了营养支持，63.2% 的患者有食欲下降的主诉，但是只有 14% 接受了膳食指导。全球 14 个国家肿瘤专科医师的调查显示：48% 的医师一般会等到患者体质量下降 ≥15% 才开始恶病质的诊疗，而 61%~77% 的医师在临床实践中不会对非Ⅳ期肿瘤的患者给予针对恶病质的药物治疗。这些结果提示，全球范围内肿瘤相关营养问题和恶病质的支持力度亟须提高。

肿瘤患者的营养治疗常常需要多学科合作，多靶点干预，治疗的主要目的包括预防和纠正营养素的不足、减少短期和长期并发症、增加对肿瘤治疗的耐受性，在治疗期间提高生存质量、维持最佳的体质量和身体成分。同时也包括处理进食异常所导致的情感和社会问题。无论是肿瘤患者发生了肾病，抑或是 CKD 和/或透析患者合并肿瘤，因肿瘤整体预后不佳，相关治疗以肿瘤治疗为主，包括营养支持。营养支持的方式包括营养咨询、药物治疗、口服营养补充剂（oral nutritional supplement，ONS）、肠内营养（enteral nutrition，EN）和肠外营养（parenteral nutrition，PN）。选择治疗方式时需要个体化，与患者的疾病阶段、生存预期相匹配。肿瘤患者的营养支持方式及流程见图 6-5-4。

对于所有接受抗肿瘤治疗预期生存期大于数月的患者，都应该积极给予营养支持，通过营养咨询鼓励患者选择高热量、高蛋白质含量和强化添加蛋白质优质脂肪的食物，并且可加入 ONS，对于经口进食不足者应考虑管饲或者静脉营养补充。对于接受手术治疗的肿瘤患者，营养支持非常重要。因为营养不良是术后恢复不佳的重要因素，围手术期营养支持可以减少手术后的感染和

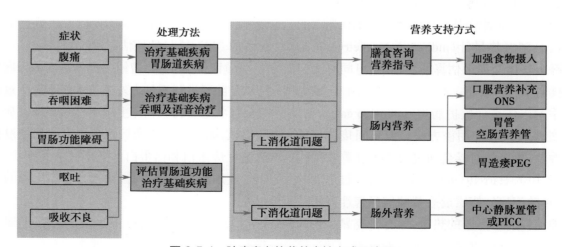

图 6-5-4 肿瘤患者的营养支持方式及流程

注：PEG，经皮内镜胃造口术；PICC，经外周静脉穿刺的中心静脉导管。

非感染并发症,以及减少住院时间。对于无法接受抗肿瘤治疗预期生存期小于数月的患者,营养支持应选择并发症少、风险低的方式,优选营养咨询和ONS。下面将从营养咨询和ONS、EN、PN、药物治疗,以及恶病质、肌少症的特殊治疗几个方面简介肿瘤患者的营养支持。

(一)普通营养支持

营养咨询和ONS:各国的营养指南都推荐营养师参与肿瘤患者的多学科治疗团队,并给出营养咨询和膳食建议。下文将简单介绍适合肿瘤患者的营养建议。

1. 热量需求 建议通过间接热量计评估患者热量需求,如果不具备条件可使用Harris-Benedict公式等公式计算基础代谢率,并且乘以1.0~1.5的活动系数作为患者每日热量需求。通过膳食指导让患者尽量通过经口进食达到热量摄入要求。这样的热量需求和慢性肾功能不全患者中的25~35kcal/(kg·d)的热量摄入推荐是一致的。

2. 宏量营养素 宏量营养素中较为重要的是蛋白质,而肿瘤患者需求和慢性肾功能不全患者需求的主要矛盾也存在于蛋白质的摄入量。普通人群中的蛋白质摄入推荐为0.8g/(kg·d);代谢稳定的慢性肾功能不全患者,推荐小于该值的低蛋白膳食以延缓肾脏疾病进展;对已经进入维持性血液透析和腹膜透析的患者,推荐摄入1.0~1.2g/(kg·d)。而肿瘤患者由于疾病消耗状态,推荐蛋白质摄入至少为1.0g/(kg·d)最好达1.5g/(kg·d)。由于慢性肾功能不全的低蛋白膳食推荐仅适用于代谢稳定的患者,而恶性肿瘤会带来代谢异常,且蛋白质和热量摄入不足所导致的消耗对患者生存有明确的不利影响,所以应该以满足肿瘤患者的营养需求为主,但也不可摄入过多的蛋白质,应控制在1.0~1.2g/(kg·d)。而对于急性肾功能不全的患者,由于存在急性疾病甚至开始透析所带来的高分解代谢,不推荐限制膳食的蛋白质摄入。关于肿瘤患者蛋白质质量和来源的相关研究和证据较少,但是专家意见推荐尽量摄入高生物效价的蛋白质,即能提供更多必需氨基酸的蛋白质,主要包括动物来源蛋白质(肉蛋奶海产品)及大豆。如果通过正常膳食无法达到蛋白质需求,可以通过口服补充剂(如蛋白粉)来提高蛋白质摄入。肿瘤患者的脂肪供能推荐与常规患者不同,体重下降的肿瘤患者脂肪的利用度可能增加,欧洲临床营养与代谢协会(European Society Clinical Nutrition Metabolism,ESPEN)根据专家共识推荐,在伴胰岛素抵抗的肿瘤患者中,可通过增加脂肪供能比例来提高膳食的能量密度,并减少血糖负荷。正常人的膳食推荐中脂肪供能比例为20%~35%总热量,而肿瘤患者可超过35%的总热量。增加ω-3长链脂肪酸的摄入甚至可以改善食欲和增加瘦体质量,ω-3长链脂肪酸主要存在于深海鱼类、坚果(核桃和亚麻籽等)以及海藻中。但关于最佳脂肪摄入的种类目前尚无推荐。

3. 微量营养素 一般肿瘤患者的微量营养素推荐和正常人群没有差别。目前,营养指南并不推荐微量元素不缺乏的肿瘤患者额外或者超生理需求量地补充维生素和矿物质。高于最高摄入量的维生素C、维生素E、胡萝卜素和硒不能增加生存或改善对治疗的反应。过度补充维生素E,可能会影响抗高血压药物和抗凝药物的吸收和作用效果,甚至增加第二肿瘤的发生率和减少生存时间。

患者在疾病诊断和治疗的过程中会从各种渠道获取营养建议,其中很多有相互矛盾之处,且很多肿瘤患者都会自行寻求替代治疗(alternative medicine)方式,如草药和膳食补充剂。在临床上应不带偏见地询问患者所使用的替代治疗,并且监测可能出现的副作用,及时指导患者停止可能有害的治疗方式。

肿瘤患者的营养咨询中需要注意影响进食的症状,如恶心、呕吐、味觉改变、黏膜炎、吞咽困难、胃肠道梗阻、腹泻和便秘等。

ONS是专门研制的液态、半液态或粉末状物质,可以特定地补充宏量营养素或微量营养素。目前,有不同的形式(果汁、酸奶、奶昔)、不同的剂型(液体、粉剂、布丁、预增稠型)、不同营养类型(高蛋白型、含纤维型、低容量型)、能量密度(一般认为>1kcal/ml的为高能量密度)和多种口味的ONS。高蛋白ONS可能适于接受手术等治疗的患者。预增稠型补充剂和布丁有助于帮助吞咽困难患者进食。有研究支持营养咨询配合ONS可增加患者能量摄入,增加体质量和改善情绪和胃口从而提高生存质量。其中含有ω-3长链脂肪酸和蛋白质的 ONS 对于在接受化疗、放疗的肿瘤患者体重增长效果更佳。

（二）肠内营养和肠外营养

当患者经口进食无法满足每日热量需求时，定义为连续每日热量摄入小于总热量消耗的 50%，一周或每日热量摄入小于总热量消耗的 75% 持续 1~2 周，则需要开始进行 EN 或 PN 支持。肿瘤患者的 EN 和 PN 指征及禁忌证与其他慢性疾病患者无差异，但对于肿瘤患者，需要考虑到其预计生存期和改善营养状态对生存质量的影响，如果预计生存期仅仅是数周，则需要权衡有创营养支持的利弊，此时推荐以缓解症状和提供心理社会支持为主。

1. 肠内营养（EN）

（1）适应证和禁忌证：只要肠道仍有功能，应首选 EN，可以更好地保留肠道屏障作用，减少肠道缺血和菌群易位的发生。EN 适用于有恶心、口干、吞咽困难等症状，或局部消化道梗阻如食管局部狭窄无法进食者。有证据显示：头颈部肿瘤 III 或 IV 期接受放射治疗者，EN 可以增加对治疗的耐受以及获得更好的预后；在食管癌患者中，EN 可以帮助维持体重，增加治疗耐受性和生存。和 PN 相比，在接受干细胞移植的血液肿瘤患者中，使用 EN 会减少感染相关并发症。EN 的禁忌证包括麻痹性肠梗阻、无法控制的恶心呕吐、腹膜炎、严重胃瘫，而相对禁忌为短肠综合征等吸收不良疾病。

（2）EN 的通路：EN 方式主要是各种管饲，涉及 EN 的通路和制剂选择两方面的问题。

EN 管饲的通路包括：鼻胃管、鼻空肠管或经皮内镜胃造口术（percutaneous endoscopic gastrostomy，PEG）。鼻胃管、鼻空肠管的置入和移除更方便，对于口咽或食管堵塞的且需要较长时间营养支持的患者，可以考虑 PEG。对于恶性胃出口梗阻或肠梗阻患者可能需要安置 PEG 来进行胃肠减压，此时可同时安置一根单独的空肠造瘘管来提供 EN，对于误吸风险大的患者可推荐在安置 PEG 时同时放置空肠延长管。不推荐在晚期或肿瘤无法治疗的患者中进行 PEG。

（3）EN 的处方：处方需要考虑到患者的热量需求、蛋白质需求、液体需求，热量一般在 25~30kcal/（kg·d），热量应由碳水化合物和脂肪而非由蛋白质来提供。也可以按照测定或计算的基础

代谢率给予热量，蛋白质需求一般在 1.2~1.5g/kg，液体需求一般体质量的第一个 20kg 给予 1 500ml 之后每公斤体重加 20ml，在选择制剂的时候还需要考虑渗透压 [280~350mOsm/（kg·H$_2$O）]，能量密度等。目前，有许多商品化的 EN 产品，这些产品在渗透压、能量密度、蛋白质含量、电解质、维生素及微量元素等方面存在一定差异，但绝大部分配方在患者每日摄入热卡不少于约 1 000kcal 时均能保证提供 100% 的每日维生素和微量元素推荐摄入量。除此之外，不同 EN 配方还在蛋白质提供形式（整蛋白还是预消化）、是否含有纤维素、是否含有某些疾病特需的营养素等方面存在差异。

1）浓缩高能量配方 EN，能量密度高于 1kcal/ml，渗透压比普通 EN 高，适合需要容量限制患者，但需注意渗透压和喂养速度。

2）预消化配方制剂中的蛋白质是以水解后短肽的形式存在，还有以氨基酸形式提供蛋白质的要素营养，这类制剂的碳水化合物也比较简单。同标准配方制剂相比，脂肪总量可能更低，中链三酰甘油的比例有所增加或混含多种脂肪酸。这类制剂适合存在消化功能缺陷的患者如胰酶减少者，或者无法耐受标准配方的 EN 患者。临床上对于消化功能受损或短肠综合征的患者，可先采用预消化制剂进行起始喂养，当患者耐受后，再过渡到标准的 EN 配方。

在开始 EN 时应缓慢，在使用空肠营养管的时候推荐用泵控制速度，使用单次灌注的时候不要超过 250~300ml/ 次，中间间隔最好 3 小时或以上，以避免胃潴留及误吸。

（4）EN 的并发症：常见误吸、腹泻、代谢异常和机械并发症。胃肠营养会增加误吸风险，严重的误吸可导致肺部感染，抬高床头、采取幽门后喂养方式（如空肠营养管或 PEG）、使用促胃动力药物是一些常用的防止误吸的方式。使用 EN 会增加腹泻的发生率，可能和输注高渗营养液或 EN 中糖醇赋形剂的使用相关，可以通过逐渐过渡的方式，以及控制输注速度、温度等来缓解，无须因腹泻而中断 EN。代谢并发症包括高血糖、微量元素缺乏和再喂养综合征。

再喂养综合征指给营养不良患者经口、肠内或胃肠外喂养后，患者体内液体和电解质迅速变化所引起的一种可能致命的情况。对于长期进食

不佳的肿瘤患者,开始营养支持时需要特别注意。再喂养综合征的主要特征标志是严重低磷血症,可导致心力衰竭、呼吸衰竭、横纹肌溶解、癫痫发作和谵妄,另外,也可出现低钾血症和低镁血症以及其他微量营养素(如维生素 B_1)的缺乏。在使用 EN 时,应逐渐加量至目标量,并且在最初几天补充维生素 B_1 200~300mg/d,并且保证 EN 制剂中加入各种微量营养素。监测血电解质水平,如果必要可以补充钾、磷、镁等电解质。

2. 肠外营养(PN) 对于无法通过经口进食和管饲达到足够热量和营养素需求的患者,可考虑进行 PN 支持。这常见于胃肠道功能障碍或衰竭者,如肿瘤伴严重恶心、厌食、呕吐、腹痛或者胃肠梗阻、吸收不良。家庭 PN 也是很多肿瘤患者常用的营养支持方式。但需注意,PN 并不能改善恶性肿瘤患者的生存时间,并且可能会增加感染并发症以及导管相关并发症,需要在与患者及看护者详细讨论利弊后再决定是否选用。在 PN 过程中也要持续评估胃肠功能,如果胃肠功能可恢复就要过渡回 EN。PN 的常见问题包括通路选择、处方和并发症。

(1)PN 的通路:PN 因配方的渗透压高,若需 1~2 周以上的 PN 支持则应通过中心静脉置管进行。一般来说会选择经外周静脉穿刺的中心静脉导管(peripherally inserted central venous catheter,PICC)或隧道式中心静脉导管,很少采用中心静脉置管输注静脉营养,因为感染及相关并发症高发。

(2)PN 处方:PN 是混合溶液,含有葡萄糖、氨基酸、电解质、维生素、矿物质和微量元素,脂肪乳可以加入到 PN 混合溶液中输注也可以单独输注。可以输注含有混合好的 3 种宏量营养素的

PN 制剂,也可以单独输注各种营养溶液,前者的使用更方便。在处方时需注意液体总量,正常状态下成人每日需水 30~40ml/kg。静脉葡萄糖对胰岛素分泌的刺激作用不如肠内给予葡萄糖,故在肠外输注葡萄糖时可按每 4~6g 比 1U 的配比给予胰岛素,最好监测血糖水平直至稳定。

脂肪乳分为长链脂肪乳、中长链脂肪乳、结构脂肪乳(中链和长链脂肪酸特定配比)和长链 ω-3 脂肪酸,其中,中链脂肪乳更容易吸收,而 ω-3 脂肪酸有助于减轻炎症反应。肿瘤患者补充 ω-3 脂肪酸可增加食欲、减少瘦体质量消耗,对于上消化道肿瘤接受手术治疗的患者,在围手术期使用含有精氨酸、ω-3 脂肪酸及核苷酸的营养制剂,可减少围手术期感染并发症。

对于有肾脏基础疾病的患者,有肾用氨基酸制剂可用于 PN,这种制剂只含有组氨酸和 8 种人体必需氨基酸而非常规的 18 种氨基酸,但没有试验证实肾用氨基酸在肾病肿瘤患者中是否有临床益处。

(3)PN 的并发症:感染、代谢相关并发症和静脉通路相关并发症。

感染并发症和营养输注的通路相关,代谢相关并发症包括高血糖、电解质异常、再喂养综合征和肝功能、血脂异常,再喂养综合征在上文已经提到。接受脂肪乳输注的患者可能诱发或加重高甘油三酯血症或出现转氨酶异常,应每日或数日监测血清电解质、葡萄糖、肝功能及血脂,并调整营养配比。血甘油三酯>11.3mmol/L 是输注脂肪乳的禁忌证。静脉通路相关并发症包括出血、血气胸、血栓形成、空气栓塞和心律失常等。在终末期肿瘤患者中尤其需要权衡这些并发症的风险和 PN 的获益。EN 和 PN 的比较见表 6-5-5。

表 6-5-5 肠内营养和肠外营养的比较

项目	肠内营养	肠外营养
通路	胃管、空肠营养管 PEG	外周静脉(短期<2 周) 中心静脉及 PICC(长期>2 周)
优势	便宜 利用胃肠黏膜屏障 减少胃肠缺血 减少肠外营养相关的炎症和脂代谢异常	简单 可以早期开始 无须依赖胃肠功能 减少中断
劣势	鼻胃管可能造成鼻窦炎 误吸肺炎风险高 代谢并发症(高血糖、再喂养综合征) 不耐受和并发症[腹泻、机械并发症(比如梗阻)]	导管相关并发症(菌血症、血栓) 代谢并发症(高血糖更明显、再喂养综合征、血脂异常、肝功能异常)

注:PEG,经皮内镜胃造口术;PICC,经外周静脉穿刺的中心静脉导管。

(三) 恶病质的治疗

恶病质的药物治疗主要针对厌食、炎症和肌肉减少。对于处在恶病质或者难治性恶病质的患者，由于缺乏运动的刺激以及慢性全身炎症状态，单独基于热量和营养素的支持很难逆转组织消耗，所以需要针对炎症状态进行治疗。临床上常用的有食欲刺激剂、胃肠动力药物、糖皮质激素、同化类固醇(雄激素和雄激素类似物)、非甾体抗炎药(nonsteroidal anti-inflammatory drug，NSAIDs)和大麻类药物、含支链氨基酸精氨酸和谷氨酰胺的氨基酸制剂、ω-3脂肪酸等(表6-5-6)。

表 6-5-6　肿瘤恶病质治疗中的常用药物

药物	效果	不良反应
糖皮质激素	刺激食欲增加摄入 减少全身炎症反应 改善生存质量和活动能力	效果不持久 代谢异常、库欣综合征、骨质疏松、增加感染风险
孕激素及类似物	刺激食欲，增加体质量	血栓事件、抑制性腺轴功能
胃肠促动力药	刺激食欲，减少恶心	神经系统异常
大麻和类似物	刺激食欲，改善味觉异常	神经精神症状
ω-3脂肪酸	刺激食欲，减少全身炎症反应，增加体质量	高剂量应用会造成出血倾向
非甾体抗炎药	减少全身炎症反应 改善活动能力	消化道出血 肾功能异常

1. 可能有效的治疗　目前还没有任何一种药物被证实能够治疗恶病质，只有糖皮质激素和孕激素类似物在临床试验中被证实可以改善食欲和增加体质量，但是也存在需要警惕的不良反应。

(1) 糖皮质激素：糖皮质激素可以增加代谢、改善食欲，同时具有抗炎作用。短时间小剂量应用不良反应小。长时间使用会造成肌肉减少、骨质疏松、胰岛素抵抗和增加感染风险。临床研究中糖皮质激素可以短暂改善肿瘤患者食欲，效果很难持续超过数周。地塞米松、泼尼松和甲泼尼龙都有报道使用，剂型之间没有优劣。

(2) 孕激素类似物：1项Cochrane系统综述显示，醋酸甲地孕酮160~800mg/d可改善肿瘤恶病质患者的食欲、体质量，但对生存质量改善不明显。不良反应主要是增加血栓栓塞风险、水肿，以及抑制男性患者的性腺轴功能。

2. 其他药物　也有一些其他药物被用于肿瘤恶病质的治疗，但效果多不确切。

(1) 奥氮平：奥氮平是一种非典型抗精神病药物，主要作用于多巴胺受体和五羟色胺受体，这2种受体都和食欲调节相关。在临床上联合醋酸甲地孕酮和奥氮平可以减轻癌症相关厌食和增加体质量。可尝试使用奥氮平5mg/d治疗化疗、放疗无关的恶心或者呕吐患者。

(2) 促动力药物：甲氧氯普胺和多潘立酮可以通过促进胃肠动力治疗消化不良和胃轻瘫。在肿瘤患者中，甲氧氯普胺可治疗恶心但是对增加食欲效果不大。在使用这2种药物时需注意神经系统不良反应，如抽动、抑郁、迟发性运动障碍和尿潴留。

(3) 同化类固醇：雄激素和选择性雄激素受体调节剂可以增加肌肉含量，有一些研究支持该类药物能够增加肌肉含量，但对于食欲的增加作用没有孕激素类似物强。

(4) 大麻类药物：在肿瘤患者中的应用主要是由于该类药物可以刺激食欲。但随机对照研究没有证实大麻类药物对食欲和生存质量有改善。由于目前对这类药物的安全性尚有疑问，并不推荐使用。

(5) 非甾体抗炎药(NSAIDs)：NSAIDs有抗炎的作用，有研究支持NSAIDs可改善体质量和提高生存质量。但目前在肿瘤患者中，其改善恶病质增加体质量的证据较弱。但由于不良反应较少，对于需疼痛控制的患者，可以考虑使用。但由于NSAIDs可减少肾小球的灌注压，从而导致或加重肾功能不全，在CKD患者中应用需非常谨慎。

（6）ω-3 脂肪酸：目前对于这类脂肪酸能否治疗恶病质和炎症状态尚无明确证据，大量摄入也没有能够减少炎症因子的水平。但可以作为肿瘤恶病质患者的优质脂肪来源提供热量。

3. 治疗中的其他问题

（1）心理和社会支持：恶病质所致的食欲减退和消耗状态会让患者和照料者感到痛苦，且目前缺乏有效的治疗手段。另外，抑郁、疼痛等问题会加重营养不良和恶病质。临终患者的喂养和停止喂养也是照料者常遇到的问题。必要的时候需要专业的缓和医疗团队进行心理治疗。

（2）多学科合作：肿瘤恶病质的病因是多层面的，包含膳食指导、物理治疗、运动指导、社会心理支持的多学科合作的治疗可能更有效。但目前没有统一的治疗模式，需要根据具体的医疗水平来选择。

（四）肌少症治疗中的特殊问题

肌少症的发生随着年龄增长而增加。体力活动减少、蛋白质摄入不足、促炎症细胞因子和内分泌改变都会加剧肌少症的发生发展。运动和维持足够的蛋白质摄入是肌少症最主要的治疗方式。另外，还有一些蛋白质补剂包括必需氨基酸、支链氨基酸、β-羟基-β-甲基丁酸酯（HMB，一种亮氨酸代谢产物）被应用在肌少症的治疗中。但在肿瘤患者中尚无明确有效的证据。

对于肿瘤患者，除非有禁忌证（如极度血小板减少、活动性感染或者安全问题）都应进行个体化的运动训练，运动不但可以促进肌肉合成，同时还能改善炎症状态、对抗胰岛素抵抗、减少抑郁症状、提高生存质量。开具运动处方应该个体化，考虑到患者的年龄、性别、肿瘤类型和治疗情况。

有综述显示：在肿瘤恶病质患者中，可以安全有效地开展全身抗阻训练，其中离心收缩为主的力量训练效果更好。且对于恶病质的治疗有益。可以增加肌肉含量、加强肌肉功能，并且对抗炎症和增加食欲，但需循序渐进增加运动量。

小结：肿瘤患者营养不良的治疗是多学科合作和循序渐进的，从营养需求的角度，要满足肿瘤患者日常消耗；从症状缓解角度，要帮助控制消化道和胃肠功能障碍症状。对于恶病质有一些特异性的抗炎和增加食欲治疗，肌少症的患者还需要联合肌肉功能锻炼。早期干预和个体化的治疗对于患者最为重要。

（郑西希　李雪梅）

───── 主要参考文献 ─────

［1］MARSCHNER N, ZACHARIAS S, LORDICK F, et al. Association of disease progression with health-related quality of life among adults with breast, lung, pancreatic, and colorectal cancer [J]. JAMA Netw Open, 2020, 3 (3): e200643.

［2］MUSCARITOLI M, ARENDS J, BACHMANN P, et al. ESPEN practical guideline: clinical nutrition in cancer [J]. Clin Nutr, 2021, 40 (5): 2898-2913.

［3］LE-RADEMACHER J, LOPEZ C, WOLFE E, et al. Weight loss over time and survival: a landmark analysis of 1000+ prospectively treated and monitored lung cancer patients [J]. J Cachexia Sarcopenia Muscle, 2020, 11 (6): 1501-1508.

［4］CHEN L K, WOO J, ASSANTACHAI P, et al. Asian Working Group for Sarcopenia: 2019 consensus update on sarcopenia diagnosis and treatment [J]. J Am Med Dir Assoc, 2020, 21 (3): 300-307.

［5］DUNNE R F, LOH K P, WILLIAMS G R, et al. Cachexia and sarcopenia in older adults with cancer: a comprehensive review [J]. Cancers (Basel), 2019, 11 (12): 1861.

［6］MUSCARITOLI M, ROSSI FANELLI F, MOLFINO A. Perspectives of health care professionals on cancer cachexia: results from three global surveys [J]. Ann Oncol, 2016, 27 (12): 2230-2236.

［7］IKIZLER T A, BURROWES J D, BYHAM-GRAY L D, et al. KDOQI clinical practice guideline for nutrition in CKD: 2020 update [J]. Am J Kidney Dis, 2020, 76 (3 Suppl 1): S1-S107.

［8］CEDERHOLM T, JENSEN G L, CORREIA M I T D, et al. GLIM criteria for the diagnosis of malnutrition: a consensus report from the global clinical nutrition community [J]. Clin Nutr, 2019, 38 (1): 1-9.

［9］PRADO C M, LAVIANO A, GILLIS C, et al. Examining guidelines and new evidence in oncology nutrition: a position paper on gaps and opportunities in multimodal approaches to improve patient care [J]. Support Care Cancer, 2022, 30 (4): 3073-3083.

第六章　肿瘤患者肾脏相关特殊问题